U0343842

围术期经食管超声心动图学

Perioperative Transesophageal Echocardiography

A companion to Kaplan's Cardiac Anesthesia

主编

David L. Reich   Gregory W. Fischer

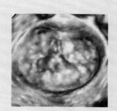

主译

于晖   王晟   宋海波   彭勇刚

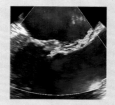

主审

刘进   左明章   于晖   彭勇刚

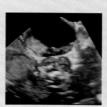

人民卫生出版社

图书在版编目(CIP)数据

围术期经食管超声心动图学/(美)大卫·L·莱希
(David L. Reich)主编;于晖等主译. —北京:人民卫生
出版社,2018

ISBN 978-7-117-26183-8

Ⅰ.①围…　Ⅱ.①大…②于…　Ⅲ.①超声心动图
Ⅳ.①R540.4

中国版本图书馆 CIP 数据核字(2018)第 039375 号

| 人卫智网 | www.ipmph.com | 医学教育、学术、考试、健康,
购书智慧智能综合服务平台 |
| 人卫官网 | www.pmph.com | 人卫官方资讯发布平台 |

围术期经食管超声心动图学

主　　译:于晖　王晟　宋海波　彭勇刚
出版发行:人民卫生出版社(中继线 010-59780011)
地　　址:北京市朝阳区潘家园南里 19 号
邮　　编:100021
E - mail: pmph @ pmph. com
购书热线:010-59787592　010-59787584　010-65264830
印　　刷:北京顶佳世纪印刷有限公司
经　　销:新华书店
开　　本:889×1194　1/16　　印张:26
字　　数:842 千字
版　　次:2018 年 4 月第 1 版　2018 年 4 月第 1 版第 1 次印刷
标准书号:ISBN 978-7-117-26183-8/R·26184
定　　价:286.00 元
打击盗版举报电话:010-59787491　E-mail:WQ @ pmph. com
(凡属印装质量问题请与本社市场营销中心联系退换)

围术期经食管超声心动图学

Perioperative Transesophageal Echocardiography

A companion to Kaplan's Cardiac Anesthesia

主编

David L. Reich   Gregory W. Fischer

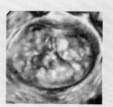

主译

于晖　王晟　宋海波　彭勇刚

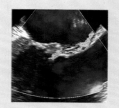

主审

刘进　左明章　于晖　彭勇刚

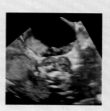

人民卫生出版社

ELSEVIER

Elsevier(Singapore)Pte Ltd.

3 Killiney Road

#08-01 Winsland House I

Singapore 239519

Tel:(65)6349-0200

Fax:(65)6733-1817

译校者名单 (按姓氏汉语拼音排序)

中文姓名	英文姓名	单位
卜心怡	Bu Xinyi	南京市第一医院
邓晓倩	Deng Xiaoqian	四川大学华西医院
都义日	Du Yiri	内蒙古医科大学附属医院
葛亚力	Ge Yali	南京市第一医院
郭文娟	Guo Wenjuan	北京协和医院
郭翔	Guo Xiang	北京医院
何毅	He Yi	广东省人民医院
黄佳鹏	Huang Jiapeng	Clinical professor of Anesthesiology & Perioperative Medicine，University of Louisville，Louisville，KY，USA
黄小聪	Huang Xiaocong	广东省人民医院
姜春玲	Jiang Chunling	四川大学华西医院
梁霄	Liang Xiao	四川大学华西医院
刘进	Liu Jin	四川大学华西医院
苗永盛	Miao Yongsheng	北京医院
彭玲	Peng Ling	四川大学华西医院
彭勇刚	Peng Yonggang	Professor of Anesthesiology，Chief，Cardiothoracic Anesthesia，University of Florida，College of Medicine，Gainesville，FL，USA
尚游	Shang You	华中科技大学同济医学院附属协和医院
宋海波	Song Haibo	四川大学华西医院
汪红	Wang Hong	Professor and Vice Chair of Clinical Operations，Department of Anesthesiology，West Virginia University，Morgantown，WV，USA
王晟	Wang Sheng	广东省人民医院
王鑫	Wang Xin	北京中医药大学东方医院
魏蔚	Wei Wei	四川大学华西医院
薛瑛	Xue Ying	广东省人民医院
叶颖娴	Ye Yingxian	广东省人民医院
于春华	Yu Chunhua	北京协和医院
余海	Yu Hai	四川大学华西医院
于晖	Yu Hui	北京医院
袁婷	Yuan Ting	华中科技大学同济医学院附属协和医院
曾俊	Zeng Jun	四川大学华西医院
张莹	Zhang Ying	北京医院
赵楠楠	Zhao Nannan	北京医院
郑建桥	Zheng Jianqiao	四川大学华西医院
周雁	Zhou Yan	积水潭医院
左明章	Zuo Mingzhang	北京医院

Jafer Ali, MD
Assistant Professor
Department of Anesthesiology and Perioperative Medicine
Case Western Reserve University School of Medicine
Cleveland, Ohio

Diana Anca, MD
Assistant Professor of Clinical Anesthesiology
Columbia University College of Physicians and Surgeons;
Division of Cardiothoracic Anesthesia, Department
　of Anesthesiology
St. Luke's Roosevelt Hospital Center
New York, New York

Patricia M. Applegate, MD
Director, Echocardiography
Department of Cardiology
Jerry L. Pettis Loma Linda VA Hospital;
Associate Professor of Medicine
Department of Cardiology
Loma Linda University School of Medicine
Loma Linda, California

Richard L. Applegate II, MD
Professor and Vice Chair
Department of Anesthesiology
Loma Linda University School of Medicine
Loma Linda, California

John G. Augoustides, MD, FASE, FAHA
Associate Professor
Cardiothoracic and Vascular Section
Department of Anesthesiology and Critical Care
Perelman School of Medicine
University of Pennsylvania
Philadelphia, Pennsylvania

Edwin G. Avery IV, MD
Chief, Division of Cardiac Anesthesia
Vice Chairman, Director of Research
Department of Anesthesiology and Perioperative Medicine
University Hospitals, Case Medical Center
Associate Professor of Anesthesiology
Case Western Reserve University School of Medicine
Cleveland, Ohio

Dalia A. Banks, MD, FASE
Associate Clinical Professor
Medical Director for Procedural Treatment Unit/Cardiovascular
　Anesthesia Sulpizio Cardiovascular Center
Director of CT Anesthesia Fellowship
University of California San Diego Medical Center
San Diego, California

Manish Bansal, MD
Consultant
Department of Cardiology
Medanta-The Medicity
Gurgaon, Haryana, India

Dominique A. Bettex, MD
Associate Professor
Department of Anesthesiology
University Hospital Zurich
Zurich, Switzerland

Puneet Bhatla, MD
Noninvasive Imaging Fellow
Division of Pediatric Cardiology
Mount Sinai Medical Center
New York, New York

Marco Bosshart, MD
Institute of Anesthesiology
University Hospital Zurich
Zurich, Switzerland

Mary W. Brandon, DO
Fellow
Division of Cardiothoracic Anesthesiology and Critical Care
　Medicine, Department of Anesthesiology
Duke University Health System
Durham, North Carolina

Albert T. Cheung, MD
Professor
Department of Anesthesiology and Critical Care
Perelman School of Medicine
University of Pennsylvania
Philadelphia, Pennsylvania

Joanna Chikwe, MD, FRCS
Department of Cardiothoracic Surgery
Mount Sinai Medical Center
New York, New York

Pierre Couture, MD, FRCPC
Associate Professor of Anesthesiology
Montreal Heart Institute
Montreal, Quebec, Canada

André Y. Denault, MD, FRCP(C), PhD
Clinical Associate Professor
Department of Anesthesiology
University of Montreal;
Anesthesiologist, Intensivist
Department of Anesthesiology
Montreal Heart Institute
Anesthesiologist, Intensivist
Department of Anesthesiology and Intensive Care
Centre Hospitalier de L'Universite de Montreal
Montreal, Quebec, Canada

Alain Deschamps, MD, FRCPC
Associate Professor of Anesthesiology
University of Montreal
Associate Professor of Anesthesiology
Montreal Heart Institute
Montreal, Quebec, Canada

Stephen A. Esper, MD, MBA
Fellow
Division of Cardiothoracic Anesthesiology and Critical Care
  Medicine, Department of Anesthesiology
Duke University Health System
Durham, North Carolina

Renata G. Ferreira, MD
Fellow
Division of Cardiothoracic Anesthesiology and Critical Care
  Medicine, Department of Anesthesiology
Duke University Health System
Durham, North Carolina

Gregory W. Fischer, MD
Associate Professor of Anesthesiology and Cardiothoracic Surgery
Director of Adult Cardiothoracic Anesthesia
Department of Anesthesiology
Mount Sinai School of Medicine
New York, New York

Jonathan K. Frogel, MD
Assistant Professor
Department of Anesthesiology and Critical Care
Hospital of the University of Pennsylvania
Philadelphia, Pennsylvania

Maria Galati, MBA
Vice Chair, Administration
Department of Anesthesiology
Mount Sinai School of Medicine
New York, New York

Martin E. Goldman, MD
Director of the Echocardiography Laboratory
Mount Sinai Medical Center
Professor of Cardiology
Mount Sinai School of Medicine
New York, New York

Matthias Greutmann, MD
Head, Congenital Heart Disease
Department of Cardiology
University Hospital Zurich
Zurich, Switzerland

Jacob T. Gutsche, MD
Assistant Professor
Department of Anesthesiology and Critical Care
University of Pennsylvania
Philadelphia, Pennsylvania

Rafael Honikman, MD
Assistant Professor
Department of Anesthesiology
Mount Sinai School of Medicine
New York, New York

Gregory M. Janelle, MD
Associate Professor of Anesthesiology and Surgery
Chief, Division of Cardiovascular Anesthesiology
Department of Anesthesiology
University of Florida College of Medicine
Gainesville, Florida

Ronald A. Kahn, MD
Professor of Anesthesiology and Surgery
Mount Sinai Medical Center
New York, New York

Marc S. Kanchuger, MD
Associate Professor and Vice Chair of Performance
  Improvement and Risk Management
Department of Anesthsiology
New York University School of Medicine
Attending
Department of Anesthesiology
New York University Langone Medical Center
New York, New York

John C. Klick, MD
Assistant Professor
Department of Anesthesiology and Perioperative Medicine
Case Western Reserve University School of Medicine
Cleveland, Ohio

Sandeep Krishnan, MD
Assistant Professor of Anesthesiology
New York University Langone Medical Center
New York, New York

Michelle M. Liao, MD
Chief Resident
Department of Anesthesiology
Columbia University College of Physicians and Surgeons
New York, New York

Sanford M. Littwin, MD
Assistant Professor of Clinical Anesthesiology
Columbia University College of Physicians and Surgeons
Director, Clinical Anesthesia (CA I) Education
Division of Cardiothoracic and Pediatric Anesthesia,
  Department of Anesthesiology
St. Luke's Roosevelt Hospital Center
New York, New York

Sansan S. Lo, MD
Assistant Professor
Division of Cardiothoracic Anesthesiology
Department of Anesthesiology
Columbia University
New York Presbyterian Hospital
New York, New York

William J. Mauermann, MD
Assistant Professor of Anesthesiology
Department of Anesthesiology
Mayo Clinic College of Medicine
Rochester, Minnesota

Timothy Maus, MD, FASE
Assistant Clinical Professor
Department of Anesthesiology
University of California San Diego Medical Center
San Diego, California

Teresa A. Mulaikal, MD
Cardiothoracic and Critical Care Fellow
Department of Anesthesiology
Columbia University
New York Presbyterian Hospital
New York, New York

Jagat Narula, MD, PhD
Zena and Michael A. Wiener Cardiovascular Institute
Mount Sinai School of Medicine
New York, New York

Jennie Y. Ngai, MD
Assistant Professor
Department of Anesthesiology
New York University Langone Medical Center
New York, New York

Gregory A. Nuttall, MD
Professor of Anesthesiology
Department of Anesthesiology
Mayo Clinic College of Medicine
Rochester, Minnesota

William C. Oliver, Jr., MD
Professor of Anesthesiology
Department of Anesthesiology
Mayo Clinic College of Medicine
Rochester, Minnesota

Jeremy S. Poppers, MD, PhD
Assistant Professor of Anesthesiology
Division of Cardiothoracic Anesthesiology
Columbia University College of Physicians and Surgeons
New York, New York

Kent H. Rehfeldt, MD
Assistant Professor of Anesthesiology
Department of Anesthesiology
Mayo Clinic College of Medicine
Rochester, Minnesota

David L. Reich, MD
Horace W. Goldsmith Professor and Chair of Anesthesiology
Mount Sinai School of Medicine
New York, New York

Amanda J. Rhee, MD
Assistant Professor
Department of Anesthesiology
Mount Sinai Medical Center
New York, New York

Antoine G. Rochon, MD, FRCPC
Assistant Professor of Anesthesiology
Montreal Heart Institute
Montreal, Quebec, Canada

Cesar Rodriguez-Diaz, MD
Assistant Professor
Department of Anesthesiology
Mount Sinai School of Medicine
New York, New York

Ivan S. Salgo, MD, MS
Senior Director, Global Cardiology
Philips Ultrasound
Andover, Massachusetts

Joseph S. Savino, MD
Professor and Vice Chairman
Department of Anesthesiology and Critical Care
University of Pennsylvania Perelman School of Medicine
Hospital of the University of Pennsylvania
Philadelphia, Pennsylvania

Barry J. Segal, MD
Associate Professor
Department of Anesthesiology
Mount Sinai School of Medicine
New York, New York

Partho P. Sengupta, MD, DM, FASE
Zena and Michael A. Wiener Cardiovascular Institute
Mount Sinai School of Medicine
New York, New York

Jack S. Shanewise, MD
Professor of Clinical Anesthesiology
Columbia University College of Physicians and Surgeons;
Director, Division of Cardiothoracic Anesthesiology
Columbia University Medical Center
New York, New York

W. Brit Smith, MD
Fellow, Adult Cardiothoracic Anesthesiology
Department of Anesthesiology
University of Florida College of Medicine
Gainesville, Florida

Shubhika Srivastava, MBBS
Associate Professor of Pediatrics
Director, Pediatric and Fetal Echocardiography
Division of Pediatric Cardiology
Mount Sinai Medical Center
New York, New York

Marc E. Stone, MD
Associate Professor
Program Director, Fellowship in Cardiothoracic Anesthesiology
Department of Anesthesiology
Mount Sinai School of Medicine
New York, New York

Madhav Swaminathan, MD, FASE, FAHA, MBBS
Associate Professor
Division of Cardiothoracic Anesthesiology and Critical Care
    Medicine, Department of Anesthesiology
Duke University Health System
Durham, North Carolina

James E. Szalados, MD, MBA, MHA, JD, FCCP, FCLM, FCCM, Esq.
Professor of Anesthesiology and Medicine
University of Rochester;
Director, Surgical Critical Care, SICU, and Critical
 Care Telemedicine
Rochester General Hospital;
Critical Care, Medicine, and Anesthesiology
Unity Health System
Rochester, New York;
Vice President for Medical Affairs
Chief Medical Officer
Lakeside Health System
Brockport, New York;
Principal, Counselor, and Attorney at Law
The Szalados Law Firm
Hilton, New York

Daniel M. Thys, MD
Professor Emeritus of Anesthesiology
Columbia University College of Physicians and Surgeons;
Chairman Emeritus
Department of Anesthesiology
St. Luke's Roosevelt Hospital Center
New York, New York

Paula Trigo, MD
Former Cardiothoracic Anesthesiology Fellow
Icahn School of Medicine
Mount Sinai Medical Center
New York, New York

William J. Vernick, MD
Assistant Professor
Department of Anesthesiology and Critical Care
Hospital of the University of Pennsylvania
University of Pennsylvania;
Director of Cardiac Anesthesia
Department of Anesthesia and Critical Care
Penn-Presbyterian Medical Center
Philadelphia, Pennsylvania

David J. West, MD
Attending Anesthesiologist
TeamHealth Anesthesia at Palm Beach Gardens
 Medical Center
Palm Beach Gardens, Florida

Robert Williams, MBA, RRT
Director, Clinical Operations
Department of Anesthesiology
Mount Sinai Medical Center
New York, New York

经食管超声心动图监测作为第一个引入临床麻醉主要监测项目的影像学技术，其意义是重大的。该应用不仅局限于心脏手术，也覆盖了非心脏手术和危急重症的诊断和治疗，使众多病患在围术期受益。多年来作为麻醉学科的临床医师，我们一直在各个层面不遗余力地推广此技术的应用，当看到此技术已被越来越多的临床麻醉医师所掌握时，内心是十分欣慰的。

《围术期经食管超声心动图学》（*Perioperative Transesophageal Echocardiography*）是一本主要针对临床麻醉医生的围术期经食管超声心动图学专著，也是第6版《卡普兰心脏麻醉学：超声时代》的系列图书。这本书自出版以来受到世界同仁的广泛认可，是欧美等国家围术期经食管超声心动图教学用书，被誉为"最有价值的学习工具"。本书涵盖了经食管超声心动图原理、对心脏生理病理状态的解读以及围术期的质控、监督与管理等内容，同时对临床医学、法律、医保等环节亦有涉猎，故而对在我国现阶段下应用推广此技术具有广泛并重要的指导意义。

受人民卫生出版社委托，在以于晖、王晟、宋海波和彭勇刚为主的海内外翻译团队的精心工作下，《围术期经食管超声心动图学》（*Perioperative Transesophageal Echocardiography*）一书终于成功出版。感谢纽约大学医学院邹圣平教授推荐此书，邹教授是于晖医生在美学习时的指导老师。感谢纵横律师事务所合伙人王慧律师从法律角度给予的指导。由于水平有限、中英两种语言差异以及时间紧迫，译文难免有不妥之处，欢迎批评指正！

在围术期医学快速发展的今天，相信本书的出版会有助于规范麻醉医师的培训，提高他们的诊治水平，更好地保证围术期麻醉的质量和安全、改善患者的预后和转归，促进围术期的管理水平。

感谢所有人为此付出的努力！

刘进

麻醉科主任
四川大学华西医院

左明章

手术麻醉科主任
北京医院　国家老年医学中心

献给我们敬爱的人，尤其是我们的导师：

你们是我们汲取力量和灵感的源泉。

原著前言

过去的三十年间,围术期超声心动图已经成为心脏手术患者围术期治疗不可缺少的工具。除了已发表的证据和专业操作参数,最能够证明围术期超声心动图价值的或许就是外科医生在做复杂手术时坚持要有称职的超声检查者合作。因此,心脏麻醉的亚专业已经将围术期超声心动图列为现代实践的基础之一,同时在麻醉专业领域心脏麻醉医生也已享有得天独厚的地位。由麻醉医生主导的围术期解剖和功能评估不仅优化了麻醉和外科治疗,并已将心脏麻醉医生完全整合为外科团队的一员。

围术期超声心动图虽然很重要,但也只是心脏麻醉技能与科学的一部分。围术期超声心动图促进了围术期治疗,但必须在透彻理解患者病史和计划手术目标的前提下使用。本书的主要目的是将超声心动图的洞察作为心脏病患者整体管理方法的一部分。因此,有几章介绍了心脏病专家和心脏外科医生的专业知识。

虽然多位作者对本书的出版作出了贡献,但我们尽力使书中的内容和编辑的反馈保持一致。这本书分为四个主要部分:

1. 基本原理及正常心脏解剖和生理。
2. 理解超声心动图如何表现心血管病理状态。
3. 保持围术期超声心动图的质量。
4. 监督和管理。

市面上有许多关于围术期超声心动图的优秀图书。本书继承了这些书的传统,同时对诸如三维 TEE、斑点跟踪和血流可视化等更新的超声心动图模式提出了独到的见解。除了关于物理、瓣膜病理生理学等经典章节,还纳入了非临床的补充章节,如"设备、感染控制和安全"和"经食管超声心动图相关的监管、法律和责任问题"。

我们向各个章节的作者表示真诚的感谢。没有他们的努力工作和奉献,本书不可能完成。我们也要感谢 Elsevier 出版社 Andrea Vosburgh 的专业精神和才华。

David L. Reich,MD
Gregory W. Fischer,MD
(于晖 译)

目录

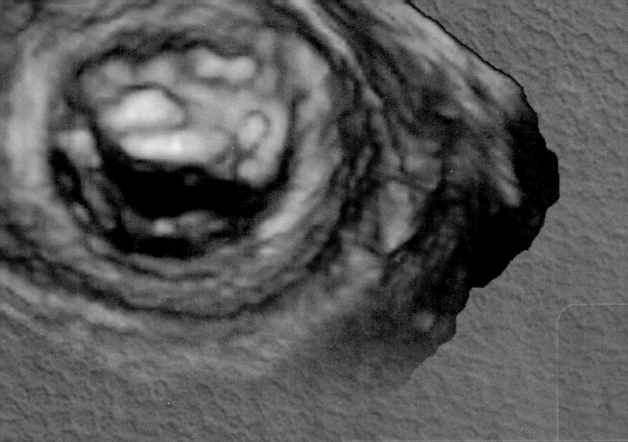

第一部分
原理和正常心脏

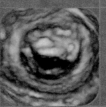

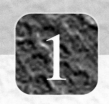

开始学习超声心动图：二十个标准切面

SANSAN S. LO ｜ JEREMY S. POPPERS ｜ TERESA A. MULAIKAL ｜ DAVID J. WEST MICHELLE M. LIAO ｜ JACK S. SHANEWISE

翻译：邓晓倩　校对：于晖　审阅：彭勇刚

▣ TEE：适应证、禁忌证、探头的置入和操作

自从 20 世纪 80 年代经食管超声心动图(transesophageal echocardiography,TEE)开始用于围术期,它的临床应用已经得到扩展。TEE 是可以评价心功能和诊断意外情况的多功能工具。1996 年美国麻醉医师协会(American Society of Anesthesiologists,ASA)和美国心血管麻醉医师协会(Society of Cardiovascular Anesthesiologists,SCA)发布了术中 TEE 应用指南,将术中 TEE 使用指征归入以下三类情况[1]。A 类指征包括支持性文献表明临床情况能够强烈受益于应用 TEE 临床评估。实例包括瓣膜修补术、先天性心脏缺损、肥厚性梗阻型心肌病、主动脉夹层、感染性心内膜炎,以及不稳定的血流动力学状态。B 类指征是指有证据提示患者能获益于 TEE 的情况,包括心肌缺血、瓣膜置换、心脏动脉瘤和心内肿瘤。C 类指征是指文献模棱两可的情况,包括心肌灌注、骨科手术中监测血栓以及放置动脉内球囊反搏和肺动脉导管。2010 年又修订了这个指南,现在主张在没有 TEE 禁忌证的成年患者中,所有开胸心脏手术(例如瓣膜手术)和胸主动脉手术都应使用 TEE,冠脉搭桥的手术可考虑使用 TEE 以便:①明确和完善术前诊断;②发现新的或者可疑的病理改变;③根据 TEE 所见调整麻醉和手术计划;④评估手术治疗效果[2]。

虽然 TEE 被认为是相对安全和非侵入性的检查,但是 TEE 的探头可能引起口咽、食管或者胃的创伤。TEE 其他并发症还包括牙齿损伤、喉部功能障碍、术后误吸、气管导管移位以及上消化道出血。婴儿还可能出现支气管和主动脉受压。因此在置入 TEE 探头之前,了解病史应针对询问是否有食管疾病、吞咽困难和呕血。同时需要回顾患者既往病史。TEE 的相对禁忌证包括吞咽困难、吞咽疼痛、纵隔放疗史、近期上消化道手术、近期上消化道出血、胸主动脉瘤、食管狭窄/肿瘤/憩室/静脉曲张、食管炎和最近胸部创伤的病史。对于食管远端或者胃有病变的患者,努力得到必要的信息而不要将探头伸至食管远端。当 TEE 的风险不明确时,应考虑术前行食管镜检查。

在置入 TEE 探头前,经胃管吸净食管及胃的空气很有帮助。然后左手提起下颌,使下颚向前,右手置入涂有润滑剂的探头,探头朝着咽后壁的方向,沿正中轴送至食管。探头经过食管括约肌时会有轻微的阻力,但在置入及操作探头时应该注意动作要轻柔,绝不能用力过猛。如果需要,甚至可以在喉镜帮助下抬下颚暴露食管开口。向前屈曲颈部有助于置入探头,而颈部后伸则使探头的置入更加困难。一旦探头到达食管胸段(略距离门齿 30cm),心脏会显影在超声屏幕上。极少数情况下,有经验的操作者多次尝试仍不能成功将 TEE 探头置入食管时,则应放弃置入以避免损伤患者。

当使用 TEE 成像心脏时,显示的结构取决于探头在食管上段和胃之间的位置以及超声束的方向。比如,探头在食管上段、食管中段和胃内时,紧挨 TEE 探头的结构分别是大血管、左心房和左心室。这些结构会展示在成像部分的顶端或上方。

可以对 TEE 探头进行一些操作和调整以优化心脏的解剖成像(图 1-1)。移动探头之前,探头手柄上的大转盘应在解锁状态并处于正中位以避免损伤。探头可以在食管中前进或者后撤,也可通过手动旋转探头手柄来控制超声束的方向,旋转探头朝向患者的左侧(逆时针转动)或患者的右侧(顺时针转动)。顺时针旋转手柄处的大转盘可使探头前屈(使探头尖端向前屈曲),而逆时针旋转大转盘可使探头后屈(探头

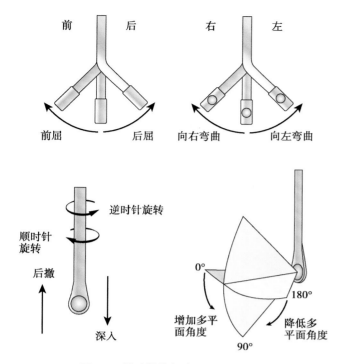

图 1-1   描述操作探头及晶片的术语

可以从 0°(水平)到 90°(垂直)再到 180°(0°水平切面的镜面成像),而探头尖端却保持在固定的位置。根据超声束和屏幕成像来判断方位可能会困惑。有一个帮助超声操作者进行定向判断简便的方法是使用右手,将右手的大拇指指向左侧而手掌朝向地面。当患者仰卧位时,操作者站在患者头侧,面朝患者的足侧。在这个位置,手指代表了超声束的方向,超声束从探头头部垂直发出。在 0°时,大拇指指向心脏左侧的结构会显示在屏幕的右方。当平面角度逐渐增加到 90°时,右手顺时针旋转直到大拇指指向天花板,心脏前面部分的结构将显示在屏幕的右侧,下方的心脏结构将显示在屏幕的左侧。

二十个标准切面

尖端向后伸展)。手柄上的小转盘可使探头向右或是向左屈曲。若使用多平面探头,探头晶片旋转的角度

美国心脏超声协会(American society of echocardiography ,ASE)及美国心血管麻醉医师协会(SCA)在1999 年公布了术中行 TEE 全面检查的指南,并对 20个 TEE 标准切面进行了描述和命名。这 20 个标准切面构成了完整的术中 TEE 常规检查[3]。表 1-1 对这20 个标准切面进行了总结和描述。

表 1-1   TEE 标准切面

标准切面	角度(°)	探头深度	可以观察的结构
食管中段四腔心切面	0 ~ 20	距门齿 30 ~ 40cm	左心房 右心房 左心室 右心室 三尖瓣 二尖瓣 左、右肺静脉
食管中段二尖瓣交界区切面	50 ~ 80	距门齿 30 ~ 40cm	左心房 左心室 前外侧乳头肌 后内侧乳头肌 二尖瓣 P1-A2-P3
食管中段两腔心切面	90	距门齿 30 ~ 40cm	左心房 左心耳 二尖瓣 左心室前壁 左心室下壁 回旋支短轴 冠状静脉窦短轴左肺静脉
食管中段长轴切面	110 ~ 160	距门齿 30 ~ 40cm	左心房 二尖瓣 A2-P2 左心室前间隔壁 左心室下侧壁 主动脉瓣长轴 右冠状动脉

续表

标准切面	角度(°)	探头深度	可以观察的结构
食管中段主动脉瓣短轴切面	30~60	距门齿 30~40cm	左心房 房间隔 右心房 右心室流出道 肺动脉瓣 主动脉瓣短轴 左冠状动脉
食管中段主动脉瓣长轴切面	110~160	距门齿 30~40cm	主动脉瓣长轴 主动脉瓣环 主动脉窦 主动脉窦管交界处 二尖瓣 左心房 左心室 右冠状动脉
食管中段右心室流入-流出道切面	60~90	距门齿 30~40cm	左心房 房间隔 右心房 三尖瓣 右心室 右心室流出道 肺动脉瓣 主肺动脉 主动脉瓣短轴 左冠状动脉
食管中段双房上下腔静脉切面	90~110	距门齿 30~40cm	右心房 上腔静脉长轴 下腔静脉长轴 左心房 右上肺静脉
食管中段升主动脉短轴切面	0	距门齿 30~40cm	升主动脉短轴 主肺动脉长轴 右肺动脉长轴 上腔静脉短轴
食管中段升主动脉长轴切面	90	距门齿 30~40cm	升主动脉长轴 右肺动脉短轴
经胃中段乳头肌短轴切面	0	距门齿经胃 40~45cm	前外侧和后内侧乳头肌 左心室的前壁、侧壁、下壁以及间壁
经胃两腔心切面	90	距门齿经胃 40~45cm	左心室前壁 左心室下壁 二尖瓣瓣下结构
经胃长轴切面	110~140	距门齿经胃 40~45cm	左心室前间隔壁 左心室下外侧壁 左心室流出道 主动脉瓣长轴
经胃右心室流入道切面	90~120	距门齿经胃 40~45cm	右心房 右心室 三尖瓣瓣下结构 右心室乳头肌

标准切面	角度(°)	探头深度	可以观察的结构
经胃基底段短轴切面	0	距门齿经胃深部 40~45cm	左心室基底段 二尖瓣前叶及后叶
经胃深部长轴切面	0	距门齿经胃深部 40~45cm	左心房 二尖瓣 左心室 左心室流出道 主动脉瓣长轴
降主动脉短轴切面	0	距门齿 30~40cm	降主动脉短轴 左侧胸膜角
降主动脉长轴切面	90	距门齿 30~40cm	降主动脉长轴 左侧胸膜角
食管上段主动脉弓长轴切面	0	距门齿食管上段 20~25cm	主动脉弓长轴 左锁骨下动脉
食管上段主动脉弓短轴切面	70~90	距门齿食管上段 20~25cm	主动脉弓短轴 肺动脉瓣长轴 右心室流出道 左锁骨下动脉

食管中段四腔心切面(ME Four-Chamber)

典型的食管中段四腔心图像(图 1-2)在探头距门齿 30~40cm 处。四腔心图像经常是多平面 0°~20° 放置探头时第一个出现的图像。从图像上可看见左右心房、心室、二尖瓣和三尖瓣。与 X 光胸片成像类似,患者左侧的结构成像在屏幕的右侧,反之亦然。三尖瓣的隔叶、前叶或者后叶以及二尖瓣的前叶和后叶都可呈现在图像中央。探头前屈的角度决定了究竟是三

尖瓣的前叶还是后叶会呈现在图像的左侧。

食管中段二尖瓣交界区切面(ME Mitral Commissural)

从食管中段四腔心切面,将多平面角度旋转至 50°~80°即获得二尖瓣交界区切面(图 1-3)。在屏幕正中可见二尖瓣的 P1-A2-P3 的结构。在屏幕的右侧可见前外侧乳头肌发出的腱索和 P1 及 A2 的外侧相连。在屏幕的左侧可见后内侧乳头肌发出的腱索和

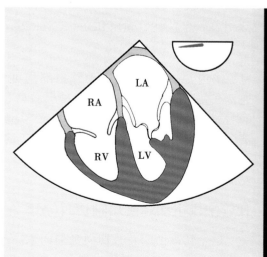
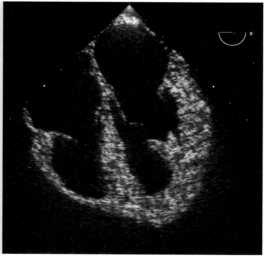

图 1-2　食管中段四腔心切面。LA,左心房;LV,左心室;RA,右心房;RV,右心室。(使用 Heartworks, Inventive Medical Ltd. ,London,UK 开发软件生成的 TEE2D 图像)

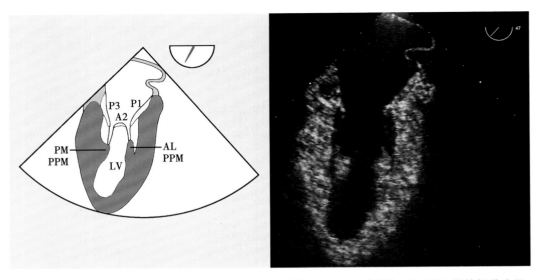

图 1-3   食管中段二尖瓣交界区切面。P3 A2 P1，二尖瓣（P3，A2，P1 节段）；AL PPM，前外侧乳头肌；LV，左心室；PM PPM，后内侧乳头肌。（使用 Heartworks，Inventive Medical Ltd.，London，UK 开发软件生成的 TEE2D 图像）

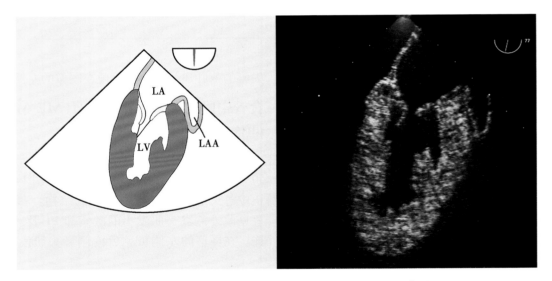

图 1-4   食管中段两腔心切面。LA，左心房；LAA，左心耳；LV，左心室。（使用 Heartworks，Inventive Medical Ltd.，London，UK 开发软件生成的 TEE2D 图像）

P3 及 A2 的中间部分相连接。

食管中段两腔心切面（ME Two-Chamber）

从二尖瓣交界区切面，继续旋转到 90°获得左心房左心室的两腔心切面（图 1-4）。左心室前壁和下壁分别显示在屏幕的右侧和左侧。左心耳显示在屏幕的右上方。回旋支和冠状静脉窦常常显示在图像的右侧和左侧。

食管中段长轴切面（ME LAX）

从食管中段两腔心切面，继续旋转至 110°到 160°。左心房位于图像的顶端，二尖瓣、左心室、左心室流出道，主动脉瓣及主动脉根部均可见（图 1-5）。通常在朝向图像底部的位置可能会看见起源于乏氏窦的右冠状动脉。在这个切面上可见二尖瓣的 A2 和 P2 部分，二尖瓣前叶构成了左心室流出道的上部。左心室的前间隔和下外侧壁分别显示在图像的右侧和左侧。

食管中段主动脉瓣短轴切面（ME AV SAX）

这个切面由四腔心切面延伸而来，在四腔心切面后撤探头，直到主动脉瓣出现在屏幕中央，再旋转探头至 30°～60°，直至显露所有的主动脉瓣瓣叶（图 1-6）。位于图像顶端的是左心房。位于图像左侧底部的是

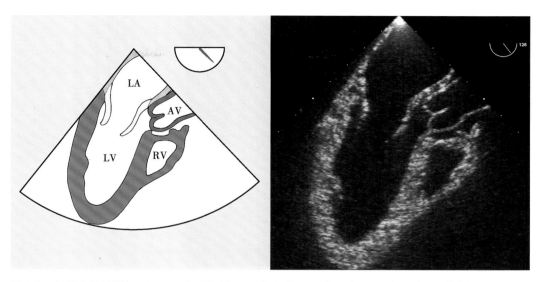

图 1-5   食管中段长轴切面。AV,主动脉瓣;LA,左心房;LV,左心室;RV,右心室。(使用 Heartworks,Inventive Medical Ltd. ,London,UK 开发软件生成的 TEE2D 图像)

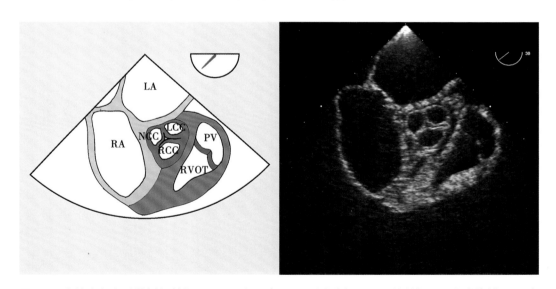

图 1-6   食管中段主动脉瓣短轴切面。LA,左心房;LCC,左冠瓣;NCC,无冠瓣;PV,肺动脉瓣;RA,右心房;RCC,右冠瓣;RVOT,右心室流出道。(使用 Heartworks,Inventive Medical Ltd. ,London,UK 开发软件生成的 TEE2D 图像)

右心房。房间隔分隔左、右心房。位于图像中央的是主动脉瓣短轴相。紧邻房间隔的是主动脉瓣的无冠瓣。图像中紧邻无冠瓣右侧的是左冠瓣。在图像底部的是右冠瓣。通常,在左冠瓣的右侧可以看见左冠状动脉。

食管中段主动脉瓣长轴切面(ME AV LAX)

从食管中段主动脉瓣短轴切面再旋转 90°,可获得该切面。通常角度会在 110°~160°之间。轻微右旋探头可看见左心室流出道、主动脉瓣、升主动脉近端同时显示在屏幕上。左心房位于图像的顶端。左心房的底部是开口朝向左心室的二尖瓣。左心室的出口是左心室流出道,血液经左心室流出道到主动脉瓣、主动脉窦、窦管交界及升主动脉的近端。通常可见右冠状动脉起源于乏氏窦,并朝向图像的底部走行。

食管中段右心室流入流出切面(ME RV In-flow-Outflow)

从食管中段四腔心切面出发,逐步增加角度至 60°~90°(图 1-8)。右心室会逐渐出现出屏幕的底部。主动脉瓣一直处在图像的中央。通常,可在左冠窦的右侧看见左冠状动脉。从图像的顶点开始,按反时针顺序出现的结构有:左心房、房间隔、右心房、三尖瓣、右心室、右心室流出道、肺动脉瓣及肺动脉主干。

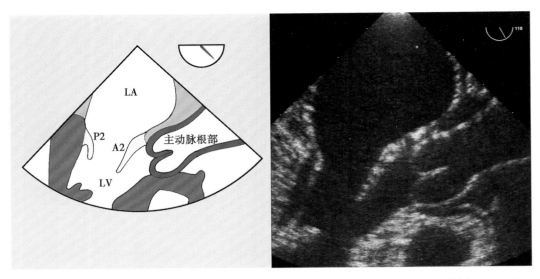

图 1-7　食管中段主动脉瓣长轴切面。LA，左心房，二尖瓣［P2 A2］；LV，左心室。（使用 Heartworks，Inventive Medical Ltd.，London，UK 开发软件生成的 TEE2D 图像）

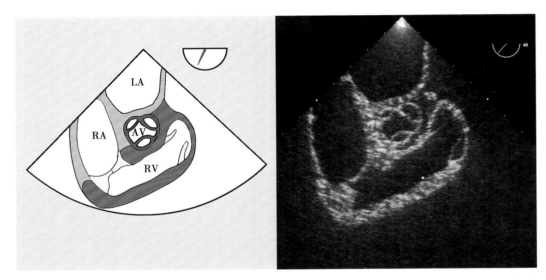

图 1-8　食管中段右心室流入-流出道。AV，主动脉瓣；LA，左心房；RA，右心房；RV，右心室。（使用 Heartworks，Inventive Medical Ltd.，London，UK 开发软件生成的 TEE2D 图像）

食管中段双房上下腔静脉双腔静脉切面（ME Bicaval）

将探头从四腔心切面转向右侧，并逐步增加角度至 90°～110°（图 1-9）。在这个切面，左心房位于扇形区域的顶端，右心房在左心房下方。房间隔分隔双房。上腔静脉位于图像的右侧，下腔静脉位于图像的左侧。

食管中段升主动脉短轴切面（ME Asc Aortic SAX）

升主动脉短轴切面是在食管中段四腔心切面后撤探头直到主动脉瓣从图像上消失，然后前屈探头（图

1-10）。在这个切面上，可看见主肺动脉及其分叉处和左右肺动脉。右肺动脉更靠近探头，因此更靠近图像的顶端。在右肺动脉的前方是升主动脉的短轴（朝向屏幕的底部）。通常上腔静脉位于图像中升主动脉的左侧（患者的右侧）。

食管中段升主动脉长轴切面（ME Asc Aortic LAX）

从食管中段升主动脉短轴切面开始逐步增加角度至 90°（通常需要将多平面角度调整到 90°［图 1-11］）。在这个切面可看见位于图像顶端的右肺动脉短轴相。在右肺动脉的前方可看见升主动脉的长轴相（朝向屏幕的底部）。

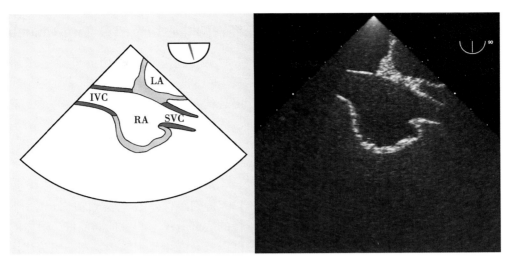

图 1-9　食管中段双房上下腔切面。IVC，下腔静脉；LA，左心房；RA，右心房；SVC，上腔静脉。（使用 Heartworks，Inventive Medical Ltd.，London，UK 开发软件生成的 TEE2D 图像）

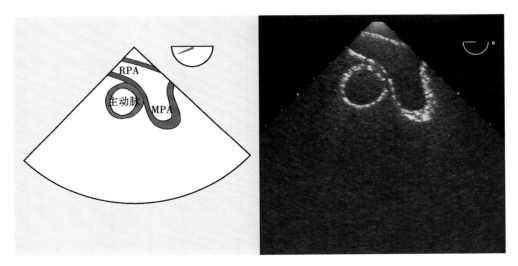

图 1-10　食管中段升主动脉短轴。MPA，主肺动脉；RPA，右肺动脉。（使用 Heartworks，Inventive Medical Ltd.，London，UK 开发软件生成的 TEE2D 图像）

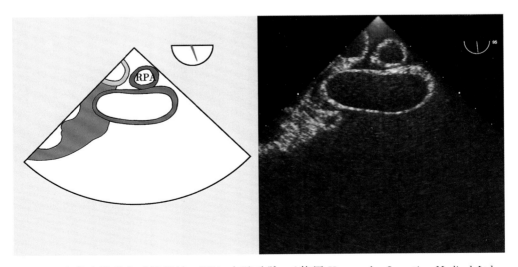

图 1-11　食管中段升主动脉长轴。RPA，右肺动脉。（使用 Heartworks，Inventive Medical Ltd.，London，UK 开发软件生成的 TEE2D 图像）

经胃中段乳头肌短轴切面（TG Mid SAX）

典型的经胃切面是探头距门齿 40～45cm（图 1-12）。首先需要获取食管中段四腔心切面（探头回归至 0°），将左心室置于图像的中央，将探头向胃部深入几厘米并略过左心室基底段。轻微的前倾探头直到看见经胃左心室乳头肌中部短轴切面。若未见此图像，则轻微后撤探头使其和胃壁更好的接触（切勿在探头未回归中立位时在食管中前进或者后退，可能会造成食管黏膜的撕裂）。在这个切面，左心室位于图像的右侧，右心室位于图像的左侧，室间隔位于左右心室之间。在图像的靠右的位置和顶部可分别看见左心室内的前外侧乳头肌和后内侧乳头肌。

经胃两腔心切面（TG Two-Chamber）

从胃乳头肌短轴切面开始逐渐增加角度至 90°（图 1-13）。在这个切面，屏幕的右侧可看见左心房，屏幕的左侧可看见左心室。在左心房和左心室之间是二尖瓣，包括瓣膜各部分及瓣下腱索结构。

经胃长轴切面（TG LAX）

从经胃两腔心切面，继续旋转探头角度至 110°～130° 得到经胃左心室长轴切面（图 1-14）。可以在图像的底部看见左心室前间隔壁，图像的顶部是下外侧壁以及二尖瓣瓣下结构。左心室流出道及主动脉瓣显像在图像的右侧底部。

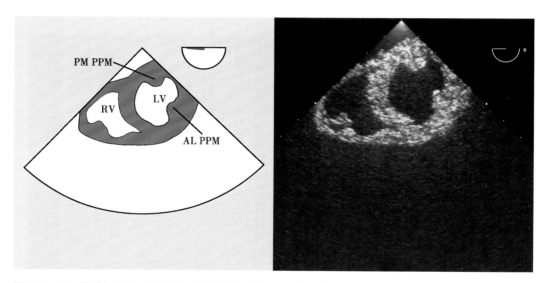

图 1-12　经胃短轴切面。AL PPM，前外侧乳头肌；LV，左心室；PM PPM，后内侧乳头肌；RV，右心室。（使用 Heartworks，Inventive Medical Ltd.，London，UK 开发软件生成的 TEE2D 图像）

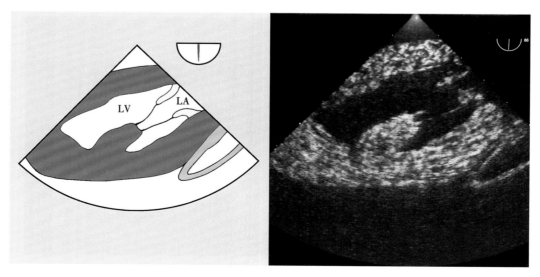

图 1-13　经胃两腔心切面。LA，左心房；LV，左心室。（使用 Heartworks，Inventive Medical Ltd.，London，UK 开发软件生成的 TEE2D 图像）

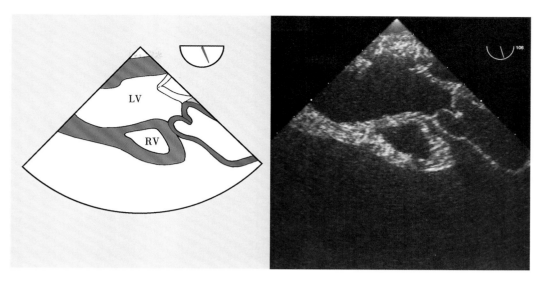

图 1-14　经胃长轴切面。LV，左心室；RV，右心室。（使用 Heartworks，Inventive Medical Ltd.，London，UK 开发软件生成的 TEE2D 图像）

经胃右心室流入道切面（TG RV Inflow）

从经胃中段乳头肌短轴切面开始慢慢旋转探头，将探头轻微转向患者的右侧，直至出现右心室流入道图像（图 1-15）。逐步增加角度至右心室尖端出现在图像的左侧，通常角度在 90°～120°。右心房位于图像的右侧，右心室位于图像的左侧，三尖瓣腱索位于三尖瓣下方。

经胃基底段短轴切面（TG Basal SAX）

从经胃中部短轴切面，探头轻微后撤并前屈（图 1-16）。在这个切面上，二尖瓣后叶位于图像的上方，

二尖瓣前叶和后叶相对，朝向图像的中央。与此类似，二尖瓣后内侧交界区靠近室间隔，通常朝向屏幕的顶端，而二尖瓣前外侧交界区和后内交界区相对，靠近图像的右侧。

经胃深部长轴切面（Deep TG LAX）

这个图像始于经胃中部短轴观，继续深入探头至左心室心尖部（图 1-17）。前屈和左旋探头以获得更佳的图像。从图像的右侧开始，反时针顺序，依次是左心房、二尖瓣及其瓣下结构、左心室、左心室流出道以及主动脉瓣。偶尔，右心室会出现在屏幕的左侧紧邻左心室。

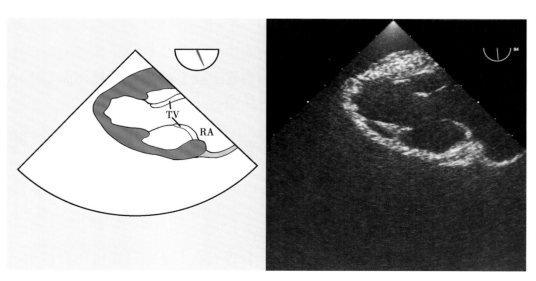

图 1-15　经胃右心室流入道切面。RA，右心房；TV，三尖瓣。（使用 Heartworks，Inventive Medical Ltd.，London，UK 开发软件生成的 TEE2D 图像）

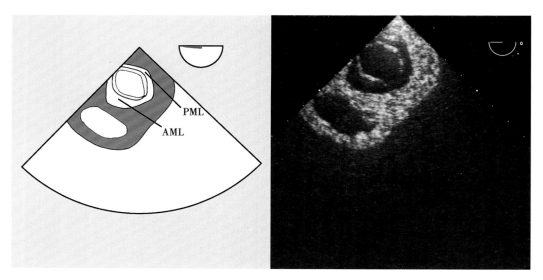

图 1-16　经胃基底段短轴切面。AML，二尖瓣前叶；PML，二尖瓣后叶。（使用 Heartworks，Inventive Medical Ltd.，London，UK 开发软件生成的 TEE2D 图像）

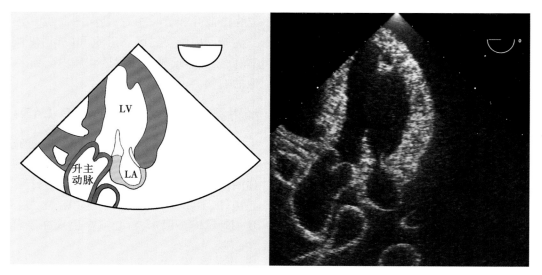

图 1-17　经胃深部左心室长轴切面。LA，左心房；LV，左心室。（使用 Heartworks，Inventive Medical Ltd.，London，UK 开发软件生成的 TEE2D 图像）

降主动脉短轴切面（Desc Aortic SAX）

在经胃深部长轴切面，放松前屈的探头并将探头转向患者的左侧，以成像降主动脉短轴切面（图 1-18）。减浅图像的深度至 8cm 同时调高近场的时间增益补偿以获得最优的图像质量。缓慢后撤探头并适当旋转探头使整个主动脉的短轴显示在图像的中央。

降主动脉长轴切面（Desc Aortic LAX）

在降主动脉短轴切面将探头旋转 90°将会显示降主动脉长轴图像（图 1-19），具有三维功能的新式 TEE 机器可同时成像主动脉的长轴和短轴相（X 切面的功能）。

食管上段主动脉弓长轴切面（UE Aortic Arch LAX）

从降主动脉短轴切面开始进一步后撤探头并轻微转向患者的右侧，主动脉弓长轴切面将显露在屏幕上（图 1-20）。常可在屏幕的右侧近场部分看见左侧锁骨下动脉从主动脉弓分出。气管使主动脉弓近端显露不清，因此通过 TEE 来观察无名动脉和左颈总动脉通常十分困难。

食管上端主动脉弓短轴切面（UE Aortic Arch SAX）

从食管上段主动脉弓长轴切面开始，逐步增加探

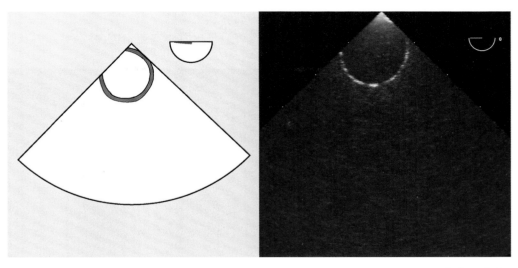

图 1-18 降主动脉短轴。(使用 Heartworks, Inventive Medical Ltd., London, UK 开发软件生成的 TEE2D 图像)

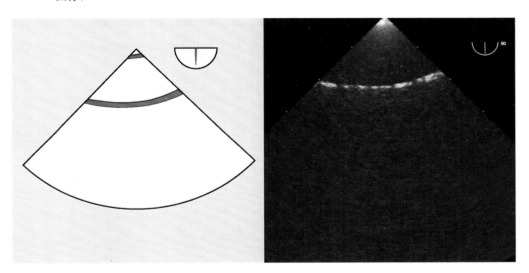

图 1-19 降主动脉长轴切面。(使用 Heartworks, Inventive Medical Ltd., London, UK 开发软件生成的 TEE2D 图像)

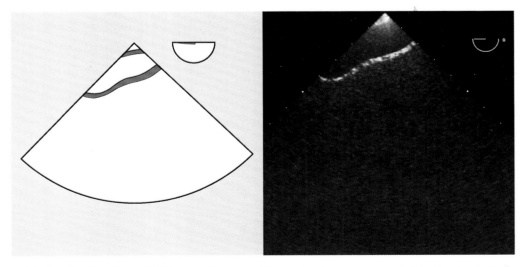

图 1-20 食管上端主动脉弓长轴切面。(使用 Heartworks, Inventive Medical Ltd., London, UK 开发软件生成的 TEE2D 图像)

头的角度至 70°～90°，可显示主动脉弓短轴切面（图1-21）。偶尔，在图像的右侧近场部分可看见左锁骨下动脉从主动脉分出。在一些患者中，图像的左侧部分可显示出右心室流出道，肺动脉瓣以及肺动脉。

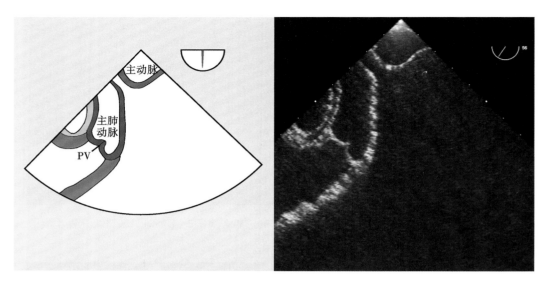

图 1-21　食管上端主动脉弓短轴切面。PV，肺动脉瓣。（使用 Heartworks，Inventive Medical Ltd.，London，UK 开发软件生成的 TEE2D 图像）

参考文献

1. Practice guidelines for perioperative transesophageal echocardiography: a report by the American Society of Anesthesiologists and the Society of Cardiovascular Anesthesiologists Task Force on Transesophageal Echocardiography. *Anesthesiology*. 1996;84:985-1006.

2. Practice guidelines for perioperative transesophageal echocardiography: an updated report by the American Society of Anesthesiologists and the Society of Cardiovascular Anesthesiologists Task Force on Transesophageal Echocardiography. *Anesthesiology*. 2010;112:1084-1096.

3. Shanewise JS, Cheung AT, Aronson S, et al. ASE/SCA guidelines for performing a comprehensive intraoperative multiplane transesophageal echocardiography examination: recommendations of the American Society of Echocardiography Council for Intraoperative Echocardiography and the Society of Cardiovascular Anesthesiologists Task Force for Certification in Perioperative Transesophageal Echocardiography. *Anesth Analg*. 1999;89:870-884.

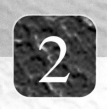

超声的基本原理和物理现象

RONALD A. KAHN ∣ IVAN S. SALGO

翻译:邓晓倩　校对:王晟　审阅:于晖　彭勇刚

超声束是由探头的传感器或者波生成器发出的一连串持续或间断的机械波或者压力波。这些波可以存在于任何固体媒介中(但不能存在于真空中)。当这些波沿着超声束经过任何固定一点时,这些压力波形以波峰波谷的形式有规律和持续的循环。每秒钟循环的次数(Hz)称为波的频率。可感知的声波频率介于 20~20 000Hz。超声的频率高于 20kHz,而医学上常使用的超声频率介于 2~12MHz。除了频率,超声波的特性还取决于其波长和声速[1]。波长是在沿着波的传播方向上,具有相同压力和密度的最近两点之间的距离,而声速是声波在媒介中传播的速度。频率(f)、波长(λ)及声速(V)之间的关系如下公式所示:

$$V = f \times \lambda$$

超声波的速度取决于它穿过的媒介的性质。在低密度的气体中,分子必须运动较远的距离来遇见附近的分子,因此声波传播的速度相对较慢。在空气中,超声的传播速度是 330m/s。相反,分子受限于固体中声波的传播速度相对较高。在软组织中,速度大概接近 1540m/s,范围波动在 1475~1620m/s 之间,在骨性结构中,传播速度接近 3360m/s。由于超声束的频率取决于发射超声的传感器的特性,而超声在穿透软组织时的速率几乎是恒定的,因此波长和超声频率成反比。

超声波在穿越媒介时也在传递能量;单位时间内传递的能量称之为"功率"(P),用每秒多少焦耳或是瓦特表示[1]。因为医学上超声通常聚焦在较小的区域,超声束的强度通常用单位时间内声波通过垂直于传播方向单位面积的声能量或者用"强度"表示(W/m²)。在大多数情况下,强度用标准强度来替代。例如,用超声原始信号的强度对比反射信号的强度。由于超声波振幅变化范围较大,可以达到 10^5 数量级甚至更多,可用对数比——分贝(dB)来表示,如下公式所示:

$$分贝(dB) = 10 \cdot \log(P_1 / P_{ref})$$

P_1 是被比较波的功率,P_{ref} 是基准功率。

因为这是用对数表示,正值表示被测量波的强度较基准波大,负值意味着被测量波的强度比基准波小。逐步增加波的强度至 $P_1/P_{ref} = 100$,则声音强度为 20 分贝;将波的强度增加至 $P_1/P_{ref} = 10$,则声音强度为 10 分贝,若增加至 $P_1/P_{ref} = 2$,则声音强度为 3 分贝。

超声束

在物理学上,传导意味着能量从一种形式转换为另一种形式。发热物体的要素即为传感器将电能转换为热能。压电晶体让超声(压力)和电信号二者进行互相转换。当存在高频电信号(脉冲)时,可通过晶体振荡产生超声能量。当出现超声波震动时,可产生交替的电流信号。大多数在临床使用的压电晶体都是使用陶瓷的铁电材料,最常用的是钛酸钡、偏铌酸盐、铅、锆酸钛酸铅。一些现代化的压电材料在其固态时具有同质性,因此能更为有效的产生广泛的带宽脉冲(比如产生更高或是更低频率的脉冲)。对于一个脉冲而言,带宽越宽,在频域,频谱越宽,在时域,脉冲更短。在大多数的超声设备使用过程中,均从压电晶体发射出简短的超声信号,并指向成像区域。典型的脉冲传播为 1~2 毫秒。在一次突发性的发射后,晶体在再次发出冲动前会暂停一段时间,等待从远处传来的"回声"。这个循环的长度定义为脉冲重复频率(pulse repetition frequency,PRF),须等待足够长的时间让信号到达被观察的结构,并从该结构反射回来。一般而言,脉冲重复频率为 1~10kHz,因此每次脉冲之间的间隔时间为 0.1~1 毫秒。当反射波返回压电晶体时,它们转换并显示为经过处理后的电信号。电循环通路记录超声波发射及接收到回声之间的时间延迟。由于超声波在组织中的传播速度是恒定的,因此这个延迟的时间可以精确转换为传感器和被观察组织之间的距离。返回的超声波的振幅和强度提供了远处观察组织的特征信息。

超声束的三维成像既依靠超声信号的物理特性又依靠传感器的设计,特别是它的孔径。更多的关于超声传感器的细节将在第五章进行讨论。非聚焦的超声束可被认为是倒置的漏斗,靠探头最近的柱状区域被称为"近区"(同样也可称为近场),在近场之后的圆锥形区域被认为是"远区"(同样也称之为远场)(图2-1)。近场的长度和传感器的直径的平方成正相关,和波长成反比例关系。

$$F_n = D^2/4\lambda$$

F_n 是近场的长度,D 是传感器的直径,而 λ 是超声的波长。

增加超声的频率将增加近场的长度。在近场,大多数能量被限制于束宽中,束宽则小于传感器的直径。在医学上超声检查更偏向使用长的近场,往往通过使用大直径的传感器和高频率的超声得以实现。远场的分散角度(θ)和波长(λ)成正相关和传感器直径成反比,用公式表示如下:

$$\sin\theta = 1.22\lambda/D$$

D 是传感器的直径

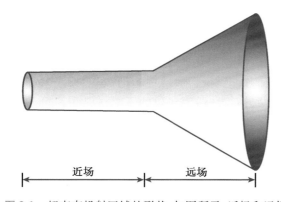

图 2-1   超声束投射区域的形状,如图所示,近场和远场

若进一步对超声几何形状进行调整,则需使用声透镜或者改变压电晶体的形状。理想情况下,图像应成像在近场或是聚焦在超声束的范围,因为超声束是平行光束且有最大的密度,组织界面应尽可能垂直于超声束。

衰减、反射及散射

当波在另外一种介质中传播的时候,会彼此发生作用,这种现象叫干扰。波和媒介之间的相互作用方式取决于它们的密度和同质性。当波在非同质的媒介中传播的时候,会部分发生反射,部分被吸收,部分被散射。

为了在超声上得到物体的成像,要求超声波必须能够精确地反映被投射的物体,同时再从该物体反射

回传感器。当投射的物体的反射界面大于四分之一超声波波长的时候,超声波会发生反射。由于超声在软组织中的速度相对恒定,若增加超声束的频率会得到较短的波长。较大的物体需用较低的频率方可显影(如较长的波长)。较小的物体则需要更高的频率方可显影(如:较短的波长)。除此之外,被观察物的超声阻抗还应该和附近组织的超声阻抗不一样,这样超声才能发现该物体。某个介质的超声阻抗等于它的密度乘以超声的传播速度。空气的密度和传播速度较低,因此它的超声阻抗较低。骨组织的密度和传播速度较高,它的超声阻抗较高。正入射的公式如下所示,等于反射脉冲和入射脉冲的分数比。

$$I_r = (Z_2 - Z_1)^2/(Z_2 + Z_1)^2$$

在这里 I_r 是反射强度的系数,Z_1 和 Z_2 是两个媒介的声阻抗。

在同一界面两物体的声阻抗差别越大,超声的反射越强。由于空气和骨的声阻抗和血液的声阻抗差别很大,因此在这些界面超声波能发生强烈的反射,从而限制超声检查深部的组织结构。反射的回声,同样也被称为"镜面回声",它通常强于散射回声。当超声波比所反射结构的波长短时可发生镜面反射。在完全异质的媒介中,比如充满血液的房室腔中的瓣膜,由于它们的声阻抗完全不同,因此在血/瓣膜的界面将会发生强烈的镜面反射。除此之外,如果两个物体相交的界面未和超声束垂直,则反射信号将以一定角度发生散射,信号可能无法反射回传感器从而无法形成图像。

如果物体小于超声波长或是在相交面的声阻抗差别不大,则超声将向各个方向发生散射而并不仅仅局限于180°之内。比如肌肉在微观水平上不具有同质性,且它附近的结构声阻抗较低,体积较小,因此更多情况下会发生散射。这些较小结构产生的回声以不同的角度向多个方向进行散射,因而只有很少一部分的原始信号能够回到传感器。散射波之间要么相互增强,要么相互削弱,形成了新的界面叫做"斑点"。斑点其实为组织结构的显影。相比于镜面回声,反射回的超声信号幅度较低并成像为较暗的图像。如果使用高频探头虽然也能看见较小的物体(如短波长),但这些高频信号将会发生更为明显的衰减,从而限制了超声穿透深部组织结构。

当超声穿透组织时伴随着能量的损耗称之为衰减。衰减和超声的反射、散射及吸收有关。超声反射及散射的越多,深部组织能够获得的超声能量就越少,特别在使用高频探头时,这个现象就更明显。通常情

况下,吸收是导致超声衰减的主要原因[2]。吸收是由超声波穿过组织时引发组织振荡的结果。组织的振荡将产生摩擦力,同时将超声的能量转换为热能。当超声波穿过介质时会导致分子的移位,分子被压缩,该过程需要将热能转换为势能。当分子被压缩到最大程度时,动能最小而势能最大。当分子从被压缩的状态回到最初的位置时又需要将势能转换为动能。该过程不断被重复。大多数情况下,这种能量的转换(要么动能转换为势能,要么势能转换为动能)并不会产生100%的效能,能量会以热能的形式丢失[1]。

吸收程度取决于超声穿过的媒介及超声的频率。当超声穿过某一固定厚度的媒介时,其衰减的程度可由以下公式表示:

$$衰减(dB) = a \cdot freq \cdot x$$

其中 a 为衰减系数,用 dB/cm 每 MHz 来表示,freq 为超声的频率,单位为 MHz,x 是组织的厚度,单位为 cm。

超声在水、血液及肌肉中组织衰减度较低,而在空气和骨结构有较高的组织衰减度,因此超声穿透这些结构受限制。

📷 成像技术

正如前面讨论过的,超声心动图是将心脏和大血管置于声场中,这个声场的波段超出人类的听觉范围。超声进入胸腔后部分被心脏结构反射。从这些反射中,可以解析出胸内结构和探头之间的距离、速度以及组织密度。

M 型超声

M 型心脏超声是最基础的超声成像。在这种模式下,超声束穿过的狭窄通路上(如沿着一条直线)所有组织的密度和位置将会按照时间的先后顺序来成像(图2-2)。这种方式产生的是实时的、持续的记录观察对象的某一部分在几秒钟内的时间变化曲线。因为显示的是实时的动态变化(正常情况下心脏总是在运动),所以被称为"M 型"。由于在某一时点只能观察心脏很局限的某一部分,并且需要对图像进行繁琐的解析,因此现在 M 型超声不作为成像的首选。但是,在涉及需要精确判断异常情况出现在心脏运动周期的哪个时点时 M 型超声有其优越性,同时也常常合并应用彩色多普勒对异常血流出现的时点进行判断。由于M 型超声的图像每秒钟更新 1000 次,因此它能提供比二维心脏超声更好的瞬时分辨力,能捕捉到物体更细

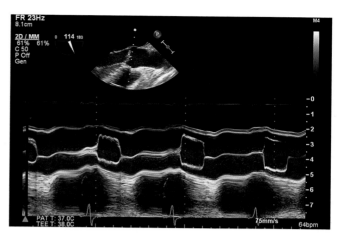

图 2-2　M 型超声图像。所有组织的密度和位置在超声束狭窄通路上的显影(如:沿着一条直线)。在这个图像中,超声束从左心房的后部穿透到升主动脉的前部。能够精确地测量收缩期主动脉瓣的运动

微的运动和大小的变化。

B 型超声

心脏内各个组织结构对超声的不同反射导致了接收到的超声波的多样性。那些探测到的超声信号是将大量的反射信号的振幅转换为亮度并表现为辉度图像(B 型)。沿着不同的半径在扇形区域内进行快速、重复的扫描生成心脏的二维图像。在二维平面上关于心脏结构和运动的信息每秒钟更新了 20~40 次。这种重复更新的过程产生了心脏的实况转播图像(即时图像)(图2-3)。

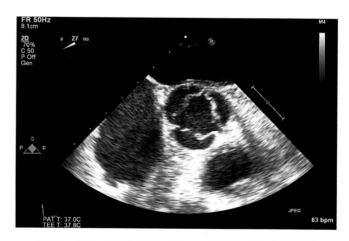

图 2-3　B 型或二维超声成像。二维图像是沿着不同的半径在扇形区域内进行快速、重复扫描生成的。图像显示为经食管中段主动脉瓣短轴切面

谐波图像

谐波频率是指超声在传输过程中融合了多个初始频率。比如,基础频率是 4MHz,第二个谐波频率是

8MHz,第三个基础频率是12MHz,以此类推。谐波频率涉及B型超声的成像技术,超声信号以一个给定的频率进行传播,在此传播过程中,它会"听"见其中一个的谐波频率[3,4]。当超声穿越组织时,超声波会短暂改变局部组织的密度,因此相应的组织会经历轻微的压缩和膨胀。由于超声的传播速度与其密度成正相关,波峰的传播速度略微快于波谷的传播速度。这种波峰、波谷传播速度的不同会导致出现扭曲的正弦波,结果出现更尖的波峰(图2-4)。这个波峰包含基础频率及谐波频率。在近场很少会出现超声波的扭曲图像,越靠近传感器谐波中所含的能量越少(图2-5)。

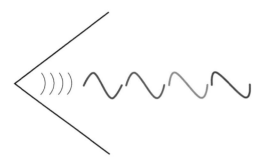

图2-4   谐波成像。超声传播的速度和密度成正相关,因此超声在波峰要轻微快于在波谷的速度。随着时间的变化,波峰和波谷速度的不同会造成正弦波的扭曲,结果出现更尖的波峰。(From Kahn RA, Skubas N, Fischer G, et al. Intraoperative transesophageal echocardiography. In:Kaplan JA, Reich DL, Savino J, eds. Cardiac Anesthesia. 6th ed. Elsevier:St. Louis;2011.)

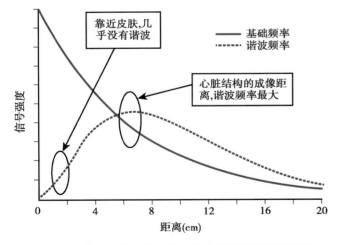

图2-5   图像的成像距离和基础频率以及谐波频率强度之间的关系。随着超声脉冲传播,基础频率的强度会逐渐下降,而谐波频率的强度将会逐渐增加。通常心脏结构的成像距离,谐波频率的强度是最大的。注意:在这个图中,谐波频率的强度被夸大了。谐波频率强度明显低于基础频率的信号强度。(From Thomas JD, Rubin DN. Tissue harmonic imaging:why does it work? J Am Soc Echocardiogr 1998;11:803-808.)

随着超声传输的距离增加,将会出现更多的波峰并且在谐波频率中蕴含了更多的能量。最后随着谐波振幅的下降,其衰减现象更为明显。由于在高频超声中衰减现象最为明显,因此常采用第二谐波。

组织谐波成像技术的应用和B型成像技术的发展紧密联系。基础成像常有近场散射的问题,因为在近场超声波尚未发生扭曲,所以在近场很少有谐波生成。当使用谐波成像技术的时候能使近场散射的问题最小化。随着更高频的应用,将会获得更高的分辨率。最后,组织谐波成像的应用能明显降低旁瓣伪像,并逐步增加横向分辨率。(见第6章)

分辨率

超声图像需要从纵向分辨率、横向分辨率及深度分辨率进行描述。纵向分辨率是两个物体之间沿着超声束方向能够成像为不同物体界面的最短距离。最精准的成像方式是沿着纵轴切面。超声信号的频率越高,纵向分辨率越好,这可能是因为超声波使用的是短波。更短的超声波(如:短脉冲长度)会有更好的纵向分辨率。脉冲长度不应大于两个或三个周期。频率的范围应在给定的所谓频带宽度之内。一般而言,超声脉冲越短,频带宽度越广。由于短脉冲和高频带的关系,高频带有着更好的纵轴分辨率。传感器频带越高,深部组织结构的分辨率越好。

横向分辨率是沿着垂直于超声束的方向,两个界面之间的最小距离。决定横向分辨率最重要的因素是超声束的宽度或是超声束的聚焦能力;超声束越窄,横向分辨率越好。若小物体在近场,则横向分辨率更高。若出现在远场,随着超声束宽度的增加该物体的成像也在变大。这种处于远场的物体体积增大的情况,会使深部结构变得模糊。深度分辨率是决定图像平面厚度的能力。超声束的厚度是决定深度分辨率的主要因素。

参考文献

1. Hendee WR, Ritenour ER. Medical Imaging Physics. 4th Ed. New York: Wiley-Liss; 2002.
2. Hangiandreou NJ. AAPM/RSNA Physics Tutorial for Residents: Topics in US. B-mode US: Basic Concepts and New Technology. Radiographics. 2003;23:1019-1033.
3. Kerut EK, McIlwain EF, Plotnick GD. Handbook of Echo-Doppler Interpretation. 2nd ed. Blackwell Futura: New York; 2004.
4. Thomas JD, Rubin DN. Tissue harmonic imaging: why does it work? J Am Soc Echocardiogr. 1998;11:803-808.

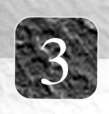

3

原理与物理:超声多普勒的原理

RONALD A. KAHN ┃ IVAN S. SALGO

翻译:郑建桥　校对:王晟　审阅:于晖　彭勇刚

▣ 超声多普勒原理

当声波遇到运动物体发生反射后,声波的频率与初始发射波的频率会发生改变,该频率的改变即为多普勒原理。频率偏移的幅度和方向取决于波速和运动靶物体的方向。靶物体的速度可通过多普勒公式来计算:

$$v = (cf_d)/(2f_0 \cos \theta)$$

其中

v=靶目标的速度(血流速度)
c=声波在组织中的传播速度
f_d=多普勒频移
f_0=超声探头发出声波的频率
θ=超声波束与靶物体速度(血流)方向之间的角度
公式调整后

$$f_d = v(2f_0 \cos \theta)/c$$

第二个公式中明确指出,研究物体的速度越快,多普勒的频移越大(图3-1)。另外,频移的幅度直接与

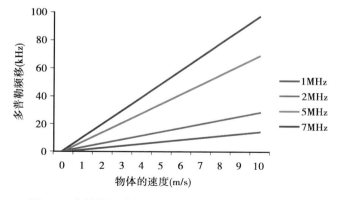

图3-1　多普勒频移与不同发射频率的超声波速度。速度为给定值时,较低发射频率的超声波导致较低的多普勒频移。在发生混叠前,可以对该较低的多普勒频移进行高速测量。(*From Kahn RA, Skubas N, Fischer G, et al. Intraoperative transesophageal echocardiography. In: Kaplan JA, Reich DL, Savino J, eds. Cardiac Anesthesia. 6th ed. St. Louis: Elsevier; 2011.*)

波的初始发射频率成比例。较低的发射频率产生较低的多普勒频移,而较高的发射频率导致较高的多普勒频移。在混叠情况下,该现象更为重要,稍后将进行讨论。而且,第二个公式中唯一不明确的即为超声信号的方向,取决于发射或接收波束。按照惯例,多普勒显示以接收波束作为参考,当血流和反射波束的方向相同,入射角即为0°,余弦值是+1。因此,反射信号的频率会高于发射信号的频率。

大多数现代超声扫描仪结合了多普勒功能及二维成像功能,可通过分析流动的红细胞反射后产生的声波频移而获得血流动力学的相关信息[1,2]。血流速度、方向和加速度很快便能获得。通过二维超声心动图获得所需的心脏图像后,多普勒波束以光标的形式叠加在二维图像上。操作者将光标尽可能标记到与预测血流方向平行的位置,然后经验性调整波束方向,以优化反射多普勒信号的音频和视频的表现形式。目前为止,多普勒技术至少可用四种方式测量血流速度:脉冲多普勒、高重复频率多普勒、连续多普勒和彩色多普勒。

目前临床实践中使用的仪器大多数将多普勒血流速度显示为波形。波形由纵坐标的速度光谱分析和横坐标的时间组成。按照惯例,血流朝向探头,波形在基线上方,血流远离探头,波形在基线下方。当血流垂直超声波束,血流方向无法被监测。入射角的余弦值在多普勒公式中为可变量,因而在超声束与血流方向平行或反向平行时,测量的血流速度最准确。临床实践中,能够接受与血流平行方向偏离20°的偏差,因其产生的误差仅为6%或更小。

▣ 脉冲多普勒(PWD)

在脉冲多普勒(pulsed wave Doppler, PWD)中,通过特定频率的超声(脉冲重复频率,简称PRF)发出重复的短脉冲,同时分析特定采样频率(f_s)的反射波频移,以获得精确位置的血流参数(图3-2)。发射超声信号到收录反射信号之间的时间延迟决定了采样速度的位置深度;该延迟与探头和速度测量位置的距离成

比例。为了在指定的深度取样(D),要有充足的时间以确保信号能往返于2倍取样深度(从探头到采样体然后返回)之间。

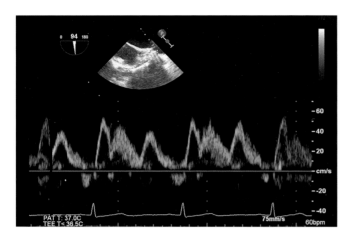

图 3-2 脉冲多普勒示例。心脏中精确位置的血流参数测量可通过特定频率的超声发出重复的短脉冲同时分析特定采样频率的反射波频移来获得。该例显示为右上肺静脉的血流速度频谱

操作者通过改变发射的超声波信号和反射波取样之间的时间延迟来改变取样深度。实践中,取样位置或取样容积可通过小的标记来代表,通过上移或下移多普勒光标可在沿超声束的任何一点定位这个标记。一些设备还可以调整取样容积的宽度和高度。

在精确位置测量血流的固有限制在于,当血流速度非常快时会得到模棱两可的信息。信息论认为,未知的周期信号必须在每个周期至少取样两次以便确定例如脉冲基频等最基本的信息,因此脉冲多普勒(PWD)的脉冲重复频率(PRF)的比率必须至少是血流引起多普勒频移频率的2倍[3]。如果不是这样,频移即为"抽样不足"。换言之,对频移抽样过少,仪器报告的频率会错误性偏低[4]。

简单以西方电影为例来阐明该问题。当公共马车行驶时,可以观察到其车轮的辐条会正确地朝向行驶方向旋转。当辐条的速度接近相机帧频的频率时,辐条却像是向相反方向旋转。不确定性会存在于脉冲多普勒中,因为测量的多普勒频移(f_d)和采样频率(f_s)并不在相同的频率范围。如果f_d小于f_s的一半时,会避免不确定性:

$$f_d < f_s/2$$

表达式$f_s/2$即为尼奎斯特极限。高于尼奎斯特极限的多普勒频移会产生伪像,称为"混叠"或"卷褶",同时血流速度好像与传统方向相反(图3-3)。朝向探头的高速血流会导致流速呈现在基线的上方和下方。所能测得没有混叠的最高速度公式如下:

$$V_m = c^2/8Rf_0$$

其中
V_m = 明确测量到的最大速度
c = 声波在组织中的传播速度
R = 探头到被测量部位的范围或距离
f_0 = 超声探头发出声波的频率

基于该公式,可以通过极小化R或f_0避免"混叠"伪像。减少取样容积的深度,实质会增加f_s。这种更高的取样频率需要高速多普勒频移频率(即更高的速度)更为准确的测定。此外,既然f_0直接与f_d相关(参见公式2),指定速度时,较低的发射波频率会产生更低的多普勒频移(见图3-1)。这种较低的多普勒频移可在保证在混叠发生前进行高速测量。

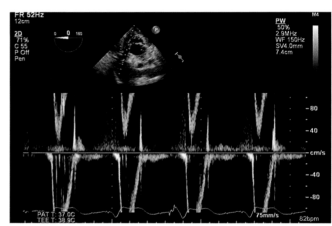

图 3-3 混叠示例。当多普勒频移接近脉冲重复频率时,会产生"混叠"或"卷褶"的伪像。血流速度的方向会与传统方向相反

高脉冲重复频率多普勒(HPRF)

有些仪器中,脉冲多普勒(PWD)可切换到高脉冲重复频率(high pulse repetition frequency,HPRF)模式。传统的脉冲多普勒(PWD)被认定为在任何特定的时间仅发射单一的超声波,但在高脉冲重复频率多普勒(HPRF)中,可同时显示2到5个取样体积。返回探头的信息可能来自于初始取样体的2倍、3倍或4倍的深度。返回的信号可能是多种信号的混合,包括前面已经发出和已经到达远端的信号以及刚发送和从近端返回的信号。

高脉冲重复频率(HPRF)模式允许增加取样频率,因为扫描仪并不会等到远端信号返回;但是它将接受特定时间窗口内返回的信息。因为使用高更的取样率,用该方法测得的速度会高于用脉冲多普勒(PWD)

测得的速度,但是因为超声信号反射所在的精确位置并不明确,因此 HPRF 具有距离模糊性。

彩色血流多普勒(CFD)

技术的进步使得心脏中的实时血流以颜色的形式展示出来,同时将二维图像用黑色和白色显示。除了显示位置、方向和心脏血流速度外,通过生成的图像可以估计血流加速度、区分血液的层流和湍流。彩色血流多普勒(color flow doppler,CFD)超声心动图基于多深度脉冲多普勒的原理,血流速度取样于构成整个成像区域的不同位置线中[5]。同时,该扇区被扫描后生成二维图像。

血流朝向探头方向(图像的顶部)通常标记为红色,而背离探头方向标记为蓝色(图3-4)。颜色的分配是人为的,取决于仪器制造商和使用者的指定颜色。在最常见的血流颜色编码中,血流速度越快(达到上限),显示的颜色越强烈。在短暂的时间间隔内,血流速度的改变超过预设值时(血流变异或加速)可能产生额外的色调充填。迅速加速的层流(血流速度的改变)和湍流(血流方向的改变)均符合速度快速改变的标准。

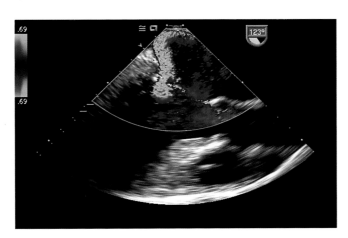

图 3-4 彩色血流多普勒。血流朝向探头颜色分配为红色,血流背向探头颜色分配为蓝色。血流的变化和加速用额外的色调表示。该例显示食管中段长轴图像;可以看到二尖瓣的反流

连续多普勒(CWD)

连续多普勒(continuous wave doppler,CWD)技术使用的是连续的而非离散的超声波脉冲(图3-5)。连续超声中,由单独的探头持续发出和接收超声波。因此,测量区域中得到的血流动力学信息不能准确定位。原因在于较大的距离范围同时接收到超声波,较大的频率范围会返回到探头。这样大的频率范围等同于较

大的血流速度范围,被称为频谱加宽效应。连续多普勒中的频谱加宽效应与脉冲多普勒(PWD)得到的同质环绕曲线产生对比(图3-6)。因为取样频率很高,

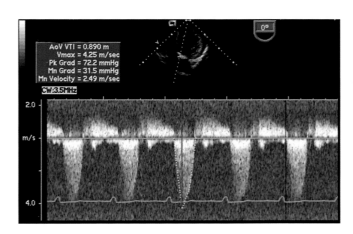

图 3-5 连续超声中,由单独的探头持续发出和接收超声波,能够测量高速血流(以空间特异性为代价)。该例中,经胃深部切面图像用来评估主动脉瓣狭窄患者通过主动脉瓣的高速血流

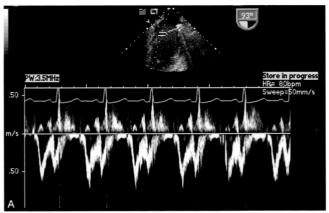

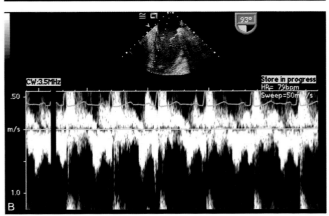

图 3-6 频谱加宽效应。脉冲多普勒(PWD)与连续多普勒(CWD)。两图均为通过二尖瓣的血流多普勒频谱。A,脉冲多普勒(PWD)。因感兴趣的特殊区域由多普勒门控来确定,经过二尖瓣的血流显示为清晰的抛物线。B,连续多普勒(CWD),因失去空间特异性,显示为速度的频谱加宽效应

所以对于高速血流所测得的流速也有很高的准确性。连续多普勒(CWD)尤其适用于预计会有较高的压力/速度信号的情况,即评估狭窄性瓣膜病变或先天性心脏病的患者。尝试从多普勒信号中获得血流动力学信息时,也会偏爱该方法。

🔲 组织运动的测定:组织多普勒和斑点分析

多普勒频谱通常用于测定血流速度。这些速度相对较高,而多普勒信号的波幅相对较低,高波幅/低速度的超声信号常常会被忽略。相反,组织多普勒测定中,首要感兴趣的是心肌产生的高波幅/低速度的超声信号,而低波幅/高速度的信号被忽略。二尖瓣瓣环的组织多普勒成像(doppler tissue imaging,DTI)技术可用于评估心脏舒张功能[6]。多数现代的超声仪器预设优化组织多普勒分析,包括通常被去除的高波幅/低速度的信号。

组织多普勒分析主要的局限性为其需要将组织运动与多普勒声束调整为一直线。如果组织运动与投射声束垂直,则无法测定 DTI。替代测量组织运动的方法为不受超声束方向影响的斑点分析。超声与心肌的相互作用导致反射和散射,会产生微小的灰色阴影即斑点模式。每个心肌区域有独一无二的斑点模式,且在整个心动周期中相对稳定。斑点具有标记作用,均匀分布于心肌中,帧之间改变其位置与外周组织运动相一致。在斑点追踪成像中,指定感兴趣的区域中的斑点会一帧一帧的自动被追踪,其几何位置的改变(等同于该区域组织的运动)常常被用于从中提取其运动的相关信息。因为这些声学信号在任何方向都能被追踪,所以斑点追踪是二维计算心脏形变的非多普勒、非角度依赖的技术。

参考文献

1. Hatle L, Angelsen B. *Doppler Ultrasound in Cardiology.* 2nd ed. Philadelphia: Lea & Febiger; 1984.
2. Kisslo J, Adams D, Mark DB. *Basic Doppler Echocardiography.* New York: Churchill Livingstone; 1986.
3. Evans DH, McDicken WN, Skidmore R, et al. *Doppler Ultrasound: Physics Instrumentation and Clinical Applications.* New York: John Wiley & Sons; 1989.
4. Hendee WR, Ritenour ER. *Medical Imaging Physics Fourth Edition.* New York: Wiley-Liss; 2002.
5. Kisslo J, Adams DB, Belkin RN. *Doppler ColorFlow Imaging.* New York: Churchill Livingstone; 1988.
6. Ommen SR, Nishimura RA. A clinical approach to the assessment of left ventricular diastolic function by Doppler echocardiography: Update 2003. *Heart.* 2003;89(Suppl III):iii18-iii23.

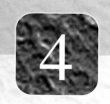

原理与物理:需要记忆的方程(伯努利方程、速度-时间积分及连续方程)

RONALD A. KAHN ǀ IVAN S. SALGO

翻译:郑建桥　校对:王晟　审阅:于晖

伯努利方程

超声心动图技术可用于评估心腔和血管内的压力梯度和血流。牛顿能量守恒定律指出封闭系统内的能量必须保持不变。如果血液通过狭窄的区域,势能(表现为较高的压力)必须转化成动能,即为高速血流。此外,部分能量会消耗于循环系统中血液加速和减速。最终,部分能量以摩擦力导致黏滞度并产生热能的形式丢失。

伯努利方程描述上述的关系为:

$$p_1 - p_2 = 0.5\rho(v_2^2 - v_1^2) + \rho\int(dv/dt)ds + R(\mu)$$

(方程4-1)

其中:

p_1 =阻塞近端的压力

p_2 =阻塞远端的压力

$p_1 - p_2$ =越过阻塞的压力差

v_1 =阻塞近端的速度

v_2 =阻塞远端的速度

ρ =血液密度,大约等于 $1060kg/m^3$

$\int(dv/dt)ds$ =流过指定距离血流的加速度积分

$R(\mu)$ =阻力,R,指血液黏滞度功能,μ

方程第一项代表动能消耗导致血液加速跨过阻塞位置。方程的第二项代表泵出的血流加速和减速的不稳定性。上述为惯性项。最后一项代表动能因黏性摩擦而丢失。伯努利方程假设血液不能被压缩。临床应用中,能量消耗于循环中的加速和减速以及消耗于黏性摩擦的部分微不足道,可被忽略,仅留下第一项。因为两个速度都是平方的形式,同时 v_2 明显大于 $v_1(v_2 \gg v_1)$,v_1 也可以忽略不计。因此,方程可简化为 $p_1 - p_2 =$

$0.5\rho(v_2^2)$。

对临床超声心动图而言,简化的伯努利方程可被修改以进一步转化为国际标准单位(帕斯卡,kg/m^2)为 mmHg。因为 1mmHg 等于 133.3Pa:

$$p_1 - p_2 \times 133.3 = 0.5 \times 1060 \times v_2^2$$

因此,$p_1 - p_2 = 3.976v_2^2$,临床相关的简化后的伯努利方程为:

$$p_1 - p_2 = 4v_2^2$$

(方程4-2)

根据这个方程,可以估算跨过固定孔径的压力梯度。这可以用于测量血管内的压力,也可以测量通过狭窄孔径的压力梯度。

血管内压力的测量

伯努利方程可用于估算心腔内的压力。通过测量流经关闭不全的瓣膜血液反流速度,可以测定跨过瓣膜的收缩压,进而评估心腔内压力。例如,三尖瓣反流(tricuspid regurgitation,TR)束的最大速度能够反映跨过反流的三尖瓣压力(regurgitant tricuspid valve,P_{TR})下降情况,而该收缩压为右心室(right ventricle,RV)和右心房(right atrium,RA)的压力差。右心室(RV)的收缩压可通过估算或测量得到的右心房压力(RA pressure,RAP)加收缩期跨过三尖瓣的收缩压差来获得。假定存在某种程度的三尖瓣反流(TR),可通过连续多普勒(CWD)测量收缩期跨过三尖瓣血流的峰流速,如第三章所述。可以用简单的伯努利方程(方程4-2)计算三尖瓣的跨瓣压。如果将该值加上估算或测量的右心房压力,可得到右心室收缩末期压力(RV end-systolic pressure,RVESP)。在右心室流出道没有梗阻的情况下,肺动脉(pulmonary artery,PA)收缩压

等于 RVESP。例如

$$P_{RV} = P_{TR} + P_{RA}$$

如果 TR 流速 = 3.0m/s，且 RAP = 8mmHg，那么

$$RVESP = (TR\ 最高流速)^2 \times 4 + RAP$$
$$RVESP = (3)^2 \times 4 + 8$$
$$RVESP = PA\ 收缩压 = 44mmHg$$

类似，肺动脉反流（PR）速度反映了肺动脉（PA）和右心室（RV）之间的收缩压差。因此，PA 收缩压 = RV 舒张末压力（RV end-diastolic pressure，RVEDP）+ 4 ×（PR 舒张末流速）^{2}，假定 RVEDP 等于 RAP（估计或测量）。类似的，二尖瓣反流（mitral regurgitation，MR）束的速度反映了左心室（left ventricle，LV）和左心房（left atrium，LA）之间的收缩压差。不合并左心室流出道梗阻或主动脉瓣狭窄的患者，收缩压（systolic blood pressure，SBP）基本上等于左心室收缩压。因此，左心房压力等于 SBP − 4 ×（二尖瓣反流流速）^{2}。最后，主动脉瓣反流（aortic regurgitation，AR）流速反映主动脉和左心室的舒张压力差。总结：

$$PAP\ 收缩压 = RVESP = 4 \times (TR)^2 + RAP$$
$$PAP\ 舒张压 = 4 \times (PR)^2 + RAP$$
$$LAP = SBP - 4 \times (MR)^2$$
$$LVEDP = DBP - 4 \times (AR)^2$$

Stevenson 比较了 6 种不同的测量 PA 压力的超声心动图方法[1]。与直接测量相比，这些方法具有很精确的相关性（r = 0.97），但并不适用于所有患者。

■ 血流的多普勒测量方法：速度时间积分（VTI）

除了测量压力梯度外，通过测得的血液流速可以评估指定结构内的血流。函数的导数为指定点的曲线的斜率，而函数的积分为其 X 轴上两点之间的曲线下面积。指定的方程能够表达横向距离，则任何指定点的时间导数或斜率即为其速度，任何指定点速度的时间导数则为其加速度（图 4-1）。类似，指定加速度和时间的图像，通过积分可以进行速度测定；速度和时间的图像的积分，可产生横向距离。CWD 速度变化图显示的是速度和时间。如果将两点之间的速度变化图一体化（即计算曲线下面积），则可以估算该期间内"区域血流"流经的横向距离。因为流动周期中血流速度不恒定，整个喷射期的所有血流速度被整合成对该"区域血流"所"流过距离"的测量。在指定时段对血

流速度的整合称为速度-时间积分（velocity-time integral，VTI），同时产生长度或距离（记为 cm 或 m）。当获得左心室流出道或主动脉的特定位点的血流时（例如，需要空间特异性），如果速度不会超过 PW 的尼奎斯特限制时，应该使用 PWD。也可以使用高脉冲重复频率多普勒（HPRF）。多数投射返回后的点显示为光标的模糊区域。如果速度过快，若不进行预设，不可能确定射出的声波。

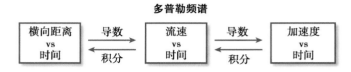

图 4-1　距离、速度和加速度的关系。距离方程对时间的导数即为速度；任何指定点速度的时间导数则为其加速度。相反，加速度对时间的积分为速度，速度对时间的积分为传播距离。该图显示为多普勒频谱的速度和时间。整合两点间的多普勒频谱（即计算曲线下面积），则可估算该时间段内的横向距离

VTI 可以用于计算血流。圆形孔如左心室流出道（left ventricular outflow tract，LVOT）的横截面积（cross-sectional area，CSA）如下：

$$CSA = \pi(D/2)^2 \qquad (方程\ 4\text{-}3)$$

其中 D 为二维图像获得的圆形孔直径。血流通过既定的孔径所产生的横截面积与孔径的横截面积相同，联合其在心动周期中的横向距离，可用于计算 VTI。下面方程适用于"圆柱形"的血流：该血流恰恰能布满通过横截面积产生的圆柱形容积并形成 VTI 的高度。每搏输出量（stroke volume，SV）和心输出量（cardiac output，CO）可通过以下方程计算：

$$SV = CSA \times VTI \qquad (方程\ 4\text{-}4)$$
$$CO = SV \times HR \qquad (方程\ 4\text{-}5)$$

使用上述方程时必须基于几项假设：①该区域中的血流为层流；②流速分布为平流或冲流，以保证血流通过横截面积后能相对的保持一致性；③多普勒声束的入射角与血流的主方向之间的夹角在 20° 以内，以便将估计流速的误差控制在 6% 以内。

多种多普勒方法被尝试用于计算 SV。最流行且被认可的方法可能是利用左心室流出道（LVOT）的方法。其他尝试使用二尖瓣、三尖瓣和肺动脉的方法结果不稳定，其准确性取决于受声波作用的多普勒信号与血流之间的角度。应该注意的是，不管使用何种方法测量 SV，对 CSA 的准确测量是决定结果变异性的

最主要因素。如方程4-3所示,CSA的测量直接与半径的平方相关,因此,测量直径时的任何偏差,最终在结果中会被平方。

测量血流时可变性的另一来源为适当的记录可重现的多普勒信号。如果选择LVOT作为横截面积,应该在该水平获得测量VTI的多普勒信号。为达到该目的,应使用经胃深部或经胃长轴切面来获得收缩期的前向血流。脉冲多普勒的取样容积应放在LVOT的较高位置,且精确到与直径测量的位置在同一水平。偶尔多普勒信号较难获得,频谱的形态类似三角形的峰值速度中的尖峰,而不是圆的"钟形"流速信号。在这种情况下,不适合评估VTI,因为结果可能被低估或高估。如果都采用正确的记录技术,在正常受试者中测量主动脉的VTI时,观察者间的差异性不到5%。

采用脉冲多普勒(PWD)测量每搏输出量的示例见图4-2,经食管中段长轴切面获得LVOT的图像。其中LVOT的直径为2.2cm,其半径为1.1cm。如前所述:

$$横截面积 = \pi r^2$$
$$= 3.14(1.1)^2$$
$$= 3.80 cm^2$$

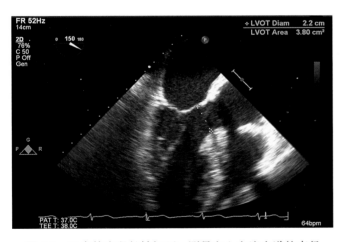

图4-2 经食管中段长轴切面。测量左心室流出道的直径

如图4-3所示,采用经胃深部切面测量通过LVOT的脉冲多普勒频谱,计算所得的VTI为19cm。每搏输出量为:

$$每搏输出量 = 横截面积 \times 速度-时间积分$$
$$= 3.8 \times (19)$$
$$= 72 cm^3$$

三维超声心动图会增加测量心输出量的准确性。在测量中,几何图形的变异性更容易获得补偿,可计算

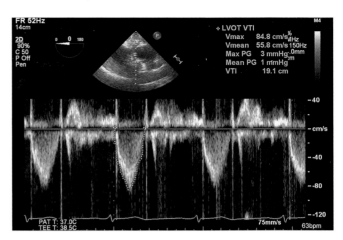

图4-3 流经左心室流出道的速度-时间积分。根据空间特异性的需要,应使用脉冲多普勒频谱

收缩末期和舒张末期的容积,从而得到心输出量。在20例行心脏手术的患者中,Culp等[2]对心肺转流前3D超声心动图和热稀释法测得的心输出量进行比较。该研究中,平均偏差为0.27L/min,其可信区间为±35%,两种测量方法的结果有较高的相关性,但两种方法在测量中都有明显的偏差和较宽的可信区间。离线分析3D超声心动图图像可用于估算心输出量。对40例行心脏移植患者进行研究发现,使用3D超声心动图技术能对左心室舒张末期和收缩末期容量进行重建,进而计算SV和CO。上述测得的心输出量与热稀释法测得的数值密切相关,均值偏差0.06L/min,标准差为0.4L/min[3]。尽管如此,需要注意的是,每个病例需耗时3分钟,且有4例患者因图像质量差而被排除。经胸3D超声的每搏输出量与介入测得的数据有较高的一致性[4]。这些3D数值低估了7.5ml或17%的每搏输出量。

如前所述,超声所测量的血流被假设为同质的层流和圆柱形的流出道,但事实上并不是这样。在此,可采用3D彩色多普勒超声心动图更精确地确定左心室流出道或二尖瓣的横截面积,同时可更准确地表述该区域的血流。3D彩色多普勒测量心输出量时,需在特定的层面获得多个2D超声心动图切面及其相关的多普勒数据。血流数据可通过叠加曲面法线的所有分速度来估算。

▣ 连续方程

连续方程描述了物理量的守恒,如能量和质量。临床超声心动图中,意味着心脏内一部分的血流必须等于另一部分的血流。假设不存在心内分流,血流会通过心房、心室到动脉。简言之,进入多少就流出多少。

连续方程常用于计算主动脉瓣面积(aortic valve area,AVA)。计算 AVA 时,假设左心室流出道水平的血流(每搏输出量)必须等于通过主动脉瓣的血流。如前讨论,可用一个心动周期中,血流通过特定孔径的横截面积乘以速度-时间积分来计算每搏输出量。当评价主动脉瓣的狭窄程度时,通过测量左心室流出道的每搏输出量来计算未知的主动脉瓣横截面积。

使用经胃深部或经胃长轴切面,显示主动脉瓣和左心室流出道的多普勒频谱。因左心室流出道的测量需要空间特异性,因此采用脉冲多普勒。通过狭窄的主动脉瓣的高速血流会发生混叠(即超过尼奎斯特极限),因此不使用脉冲多普勒,而采用连续多普勒。连续多普勒虽然没有空间特异性,但并不重要,因为生理学上如果孔径最小,必然会有最高速的血流通过狭窄的主动脉瓣。一旦得到上述的多普勒频谱,便可计算一个心动周期中通过每处心脏结构的速度-时间积分。可以从食管中段长轴切面测量获得左心室流出道的直径。

连续方程指出通过左心室流出道的每搏输出量必须等于通过主动脉瓣的每搏输出量,或:

$$SV_{LVOT} = SV_{AV} \qquad (方程 4-6)$$

替换每搏输出量后,转换为连续方程

$$CSA_{LVOT} \times VTI_{LVOT} = AVA \times VTI_{AV} \quad (方程 4-7)$$

移项后

$$AVA = CSA_{LVOT} \times VTI_{LVOT} / VTI_{AV} \quad (方程 4-8)$$

既然左心室流出道本质上为圆柱体,左心室流出道的横截面积可通过下面方程进行估算:

$$CSA_{LVOT} = \pi(半径_{LVOT})^2 = \pi(直径_{LVOT}/2)^2$$
$$(方程 4-9)$$

图 4-4 所示为通过患者主动脉瓣的连续波多普勒的频谱。该例中,峰值速度接近 2.6m/秒,其相当于跨瓣压力为 27mmHg。通过主动脉瓣的速度时间积分为 53cm。使用方程 4-8 及图 4-1 和图 4-2 图像中获得的数值:

$$AVA = CSA_{LVOT} \times VTI_{LVOT} / VTI_{AV}$$
$$= 3.8cm^2 \times 19cm / 53cm$$
$$= 1.36cm^2$$

使用连续方程计算主动脉瓣面积时会有多种误差

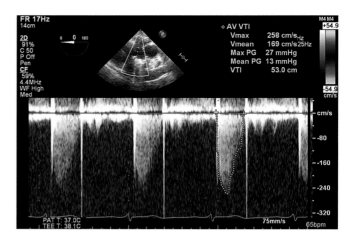

图 4-4　流经主动脉瓣的速度-时间积分。因为预计通过主动脉瓣的血流为高速血流,所以使用连续多普勒

来源[5]。LVOT 的测量差异为 5% 到 8%,在连续方程中进行平方后,其误差来源会更大。因为通过左心室流出道测量 SV 的准确性是基于层流,所以任何来源的湍流都会影响结果。当主动脉瓣关闭不全时,收缩期速度补偿的增加会导致歪曲的速度分布图。

主动脉瓣钙化严重时,用多个经食管超声心动图(TEE)平面估计主动脉瓣面积存在瑕疵,但和 Gorlin 法测值相比,使用连续方程的测值仍然准确[6,7]。Stoddard 等研究 TEE 时报告,使用连续方程和平面法测量的主动脉瓣面积具有较好的相关性。但是,研究指出获得合适的经胃长轴图像,使超声束与流过主动脉瓣的血流方向完全在同一直线上,其学习曲线十分陡峭[8]。

近端等速表面积(PISA)

质能守恒还可用于量化瓣膜的反流程度,最常见的为二尖瓣反流(MR),可采用近端等速表面积(proximal isovelocity surface area,PISA)法。PISA 法量化二尖瓣反流时,假定血流流向反流病变时,血流会呈放射状汇聚并加速[9]。该聚合伴随着等速半球形的增加而出现,并汇聚于病变的反流位置(图 4-5)。通过瓣膜反流孔后,任一半球形的血流必须与其他半球形的血流相同。彩色血流多普勒(CFD)可显示靠近反流病变位置时流速增快的半球形(通过混叠识别),可用于确定血流。采用 PISA 法计算前,彩色血流多普勒混叠位置必须得到界定明确的半球形图像(见图 4-5)。该图像可采用降低尼奎斯限定或将彩色血流多普勒的绘图基线移向血流的方向

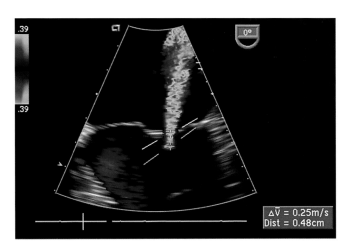

图 4-5 标注的近端等速表面积(PISA)。血流朝向反流病变时,血流呈放射状汇聚,其生成伴随着不断增加的等速半球

来获得。

指定时间点的血流可由以下方程计算:

$$血流 = (速度) \times (面积) \quad (方程 4-10)$$

需要提醒的是,该方程计算的血流是测量瞬时血流,必须与每搏输出量和心输出量的测量(容量测量)相区分,稍后会进行探讨。

运用方程 4-10,血流流过界定明确的半球时:

$$血流 = (半球的速度)(半球的表面积)$$
$$\quad (方程 4-11)$$
$$半球的表面积 = 2\pi r^2 \quad (方程 4-12)$$

r 为半球的半径。指定时间在混叠点流过半球的血流:

$$血流通过 PISA 层 = 2\pi r^2 v_n \quad (方程 4-13)$$

其中 v_n 为尼奎斯特极限。

类似,将方程 4-10 用于二尖瓣反流,

$$血流通过反流的二尖瓣 = (ROA) \times (V_o)$$
$$\quad (方程 4-14)$$

ROA 为反流区域的面积,V_o 为反流最高速度。

运用连续方程,流经等速球形的血流与流经反流病变的血流相等,方程 4-13 和方程 4-14 可合并为:

$$2\pi r^2 v_n = ROA \ V_o \quad (方程 4-15)$$

ROA 的求值:

$$ROA = 2\pi r^2 v_n / V_o \quad (方程 4-16)$$

例如,图 4-5 中,当尼奎斯特极限设定为 39cm/s

时,PISA 层的半径为 0.48cm。图 4-6 为通过反流的二尖瓣的连续多普勒的频谱。最大速度为 471cm/s。运用方程 4-16,

$$ROA = 2\pi r^2 v_n / V_o$$
$$= 2\pi (0.48)^2 (39)/417$$
$$= 0.12 cm^2$$

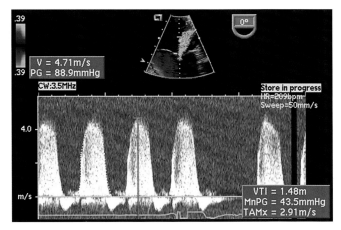

图 4-6 收缩期通过二尖瓣的连续多普勒频谱

一旦能算出反流区域的面积,则可得到反流容积。运用方程 4-4 的原理,容量为通过横截面积的速度-时间积分,反流病变的面积(regurgitant orifice area,ROA)乘以反流速度的速度-时间积分($VTI_{反流}$)可得到反流容积:

$$反流容积 = VTI_{反流}(ROA) = VTI_{反流}(2\pi r^2 v_n / V_o)$$
$$\quad (方程 4-17)$$

使用图 4-6 中得到的速度-时间积分,反流容积为18ml。PISA 法测定二尖瓣反流很耗时,但仍是测量二尖瓣重度反流患者的有效方法[10]。通常,测量中央型血流比偏心型血流准确[9]。因为半球的半径会被平方,因此在确定和测量界定清楚的半球形区域时必须十分仔细。

如果将尼奎斯特极限设定为 40cm/s,且假设患者的收缩压"正常"(左心室收缩压和左心房压之间差约为 100mmHg,多普勒速度相当于 5m/s[500cm/s]),反流区域面积可估算为:

$$ROA = 2\pi r^2 v_n / V_o$$
$$= 2\pi r^2 (40)/500$$
$$ROA = r^2/2$$

r 为以 cm 为单位的 PISA 半球形的半径[11]。

参考文献

1. Stevenson JG. Comparison of several noninvasive methods for estimation of pulmonary artery pressure. *J Am Soc Echocardiogr*. 1989;2:157.
2. Culp Jr WC, Ball TR, Burnett CJ. Validation and feasibility of intraoperative three-dimensional transesophageal echocardiographic cardiac output. *Anesth Analg*. 2007 Nov;105(5):1219-1223.
3. Hoole SP, Boyd J, Ninios V, Parameshwar J, Rusk RA. Measurement of cardiac output by real-time 3D echocardiography in patients undergoing assessment for cardiac transplantation. *Eur J Echocardiogr*. 2008 May;9(3):334-337.
4. Fleming SM, Cumberledge B, Kiesewetter C, Parry G, Kenny A. Usefulness of real-time three-dimensional echocardiography for reliable measurement of cardiac output in patients with ischemic or idiopathic dilated cardiomyopathy. *Am J Cardiol*. 2005 Jan 15;95(2):308-310.
5. Baumgartner H, Hung J, Bermejo J, et al. Echocardiographic assessment of valve stenosis: EAE/ASE recommendations for clinical practice. *J Am Soc Echocardiogr*. 2009;22:1-23.
6. Cormier B, Iung B, Porte JM, et al. Value of multiplane transesophageal echocardiography in determining aortic valve area in aortic stenosis. *Am J Cardiol*. 1996;15:882.
7. Hoffmann R, Flachskampf FA, Hanrath P. Planimetry of orifice area in aortic stenosis using multiplane transesophageal echocardiography. *J Am Coll Cardiol*. 1993;22:529.
8. Stoddard MF, Hammons RT, Longaker RA. Doppler transesophageal echocardiographic determination of aortic valve area in adults with aortic stenosis. *Am Heart J*. 1996;132:337.
9. Chandra S, Salgo IS, Sugeng L, et al. A three-dimensional insight into the complexity of flow convergence in mitral regurgitation: adjunctive benefit of anatomic regurgitant orifice area *Am J Physiol Heart Circ Physiol*. 2011 Sep;301(3):H1015-H1024:Epub 2011 Jun 10.
10. Xie G, Berk MR, Hixson CS, et al. Quantification of mitral regurgitant volume by the color Doppler proximal isovelocity surface area method: a clinical study. *J Am Soc Echocardiogr*. 1995;8:48.
11. Lambert AS. Proximal isovelocity surface area should be routinely measured in evaluating mitral regurgitation: a core review. *Anesth Analg*. 2007;105:940-943.

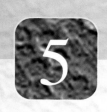

5

原理与物理:探头传感器特性

IVAN S. SALGO | RONALD A. KAHN

翻译:梁霄 校对:于春华 审阅:于晖

传感器

正如第 2 章所述,压电晶体可将超声波(压力波)

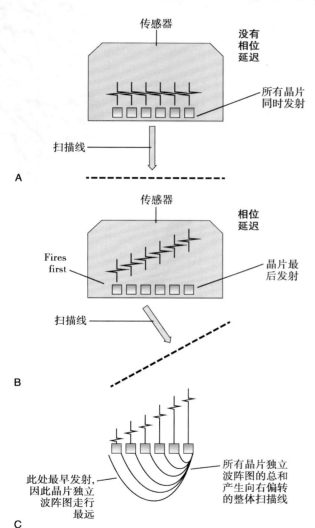

图 5-1 波束成形控制传输事件的延迟并创建扫描线。如果所有晶片同时发射,则有效波在晶片前直线前进。每个晶片的波阵面总和生成扫描线。如果一侧的晶片相位延迟,声束也会朝这个方向偏转。**A**,扫描线向前直线偏转;**B**,因为图中右边的晶片延迟最长,扫描线向右偏转;**C**,每个独立晶片有效的波阵图的总和生成一个有效的整体波叫做扫描线

和电信号进行双向转换。具体地说,当压电晶体接收高频电信号时,这些晶体产生超声能量,反之接收超声能量则产生交流电信号。多数超声机器中,压电晶体向成像区域发出超声脉冲波 1 ~ 2 毫秒,之后暂停发射一段时间以便接收组织反射回来的声波。脉冲波发射与接收之间的时间延迟与被检测对象的距离成比例,图像因此而呈现(图 5-1)。

目前的二维(two-dimensional,2D)超声是在二维平面发射和接收声束。通常,一个传统的传感器是由64 到 128 个晶片组成,它们之间的间隔取决于声振动的极限频率(和由此形成的波长);声振动沿扫描线方向呈放射状传播。改变每个晶片传播过程中的时空相将产生干扰波,阵元利用干扰波引出外部超声束(图5-2)。简单地说,如果所有的晶体同时被激发,累加的光束直接转向前方;如果晶体按照从右到左的顺序被激发,则累加的光束转向左。相对于 M 型(一个空间和一个时间维度),二维扫描系统是在二维成像平面里扫描;光束的角位置随着"方位角"的维度而变化。即使传统的二维扫描是由两个空间维度加一个时间维度组成,我们也不称之为"三维(3D)成像",这些原则适用于任何相控阵系统[1]。

分辨率用于区分两个不同的靶点。扫描线并非是一条完美的"细薄"线,实际上它是有宽度或"模糊不

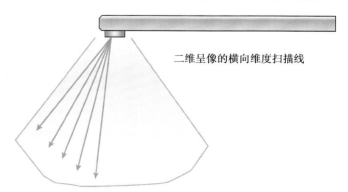

图 5-2 二维呈像是通过扫描相互有成角间距的超声扫描线产生,间距越小,分辨率越高。然而,每帧激活更多的扫描线(等深度)会降低帧频。所以帧频应与分辨率保持平衡

29

清"的。线的厚度随着深度、焦点和其他物理参数的变化而变化[2]。物理学家称其为点扩散函数。聚焦是将点扩散函数尽可能精确地引入目标的行为。如果目标在近场中,则焦点必须调整到近场。增加光圈的大小会提高聚焦能力。然而,物理光圈不能太大否则探头顶端不能放置在食管内。用于扫描肝脏的放射探头有更大的光圈和聚焦能力。

　　传统的经食管探头由一个手柄、探头管、可弯曲颈和探头顶端组成。传统的二维成像探头有 64 个晶片安装在一个电极板上(图 5-3)。电脉冲可以有一个 50 伏或更大的驱动电位,所以电绝缘是很重要的。晶片之间的距离(称为间距)决定了分辨率的极限。现代系统通常使用四分之一波长为间距。随着更高超声频率的应用,波长相应增加,导致晶片之间的距离更接近。当晶片间距大于半波长($\lambda/2$)时,会出现相应的大幅度成角栅瓣。实际上,由于现代设备不会超过频率极限,栅瓣是看不到的,因此超声波长是大于间距的。

第一代 TEE

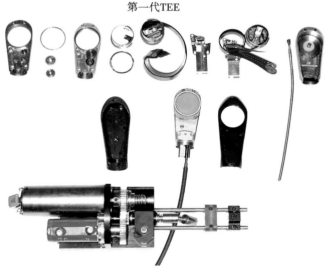

图 5-3　一个多平面传感器包括一"堆"超声晶片、透镜和窗口,图中用绿色显示。下方的电机(位于手柄)通过旋转一个缆绳,将转盘旋转 0°～180°;在装配中使用的齿轮图片已展示。晶片间的导电连接(绿色透镜下)和可灵活弯曲的索线如上图所示。通常情况下,用于激活晶片的电位是 50～100V,因此,外壳是电绝缘的

　　电极板还包含一个透镜和背面吸收层。透镜将声波耦合到食管。背面吸收层限制了反射顶端背面到透镜的超声波脉冲的返回。64 个晶片排列安装在一个可旋转 0°到 180°的转盘上。在二维呈像中,这种旋转可以通过转动转盘使得多平面呈像。这些探头只产生一个相对"平整"的波束,呈现二维断面。现代二维传感器因此包含成千上万个电活性晶片,这些晶片使扫

描线"左右"以及"上下"移动。较新的材料允许更多的宽频(即,同时高频和低频),使这些矩阵阵列传感器产生的图像同时具有更高的穿透性和分辨率[3]。

　　从 20 世纪 80 年代开始,真正的三维超声的操控已成为很多学术界和工业界的研究方向。为了操控超声波束,一个二维矩阵阵列包含行和列数目相等的晶片,这些晶片由钻石头锯子"切割"传感器材料制造成(图 5-4)。当代三维成像矩阵阵列传感器包括成千上万的晶片,可以超过 60 行和列。请注意,这是一个"二维矩阵"生成的"三维图像"。每个晶片的电独立性使操纵成为可能。这种控制实现了方位角和高度的独立性,从而成就了一个真正的三维扫描线。虽然具有电独立性,但是早期的传感器不是每个晶片都有电活跃性;连接这种密集阵列的技术还没有创造出来。较新型的电路技术,可以独立连接每个晶片,在 2002 年初才被商业化。

第四代 TEE

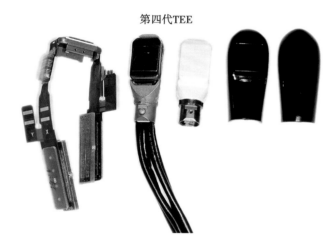

图 5-4　现代三维经食管心脏彩超(TEE)探头的二维(2D)矩阵阵列在探头尖端没有移动部件(如没有齿轮、电缆等)。二维矩阵阵列显示在左侧金属箔下面

　　三维成像经食管探头更为复杂,除了可以弯曲的颈部,探头顶端没有能移动的部分(图 5-5)。目前,小

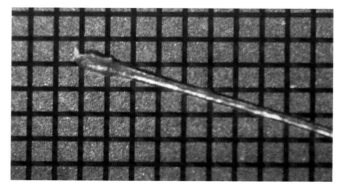

图 5-5　一个二维矩阵阵列包含垂直和方位维相等的晶片,这些晶片由钻石头锯子"切割"传感器材料制造成。图中间显示为人的头发

型化已经可以将成千上万个完全取样的晶片融入经食管超声传感器的顶端。物理孔径不得不以实用为目标设计。每个维度的孔径越宽，扫描线聚焦的越好。为了控制光束在左右和上下方向，三维矩阵阵列经食管心脏超声（TEE）探头通过变化时间来刺激晶片序列（在"棋盘"上）。

波束形成

波束形成包括对传输和接收的扫描线进行转向和聚焦。每个晶片都受到超声系统独立的电控制；传统的电缆来连接各个晶片会使传感器电缆笨重。为减少电缆的尺寸和电力消耗的问题，光束转向的重要部分是在传感器高度专业化的集成电路中完成。主系统遇到粗角转向，但传感器电路转向过程中精细的增量称为微波束形成。这为随后处理的声信息创建了一个3D球面楔。

共振频率（resonance frequency，RF）的数据使用各种信号技术总结和处理，并最终被电路和软件里的3D扫描变换器转化成直角（Cartesian）坐标空间；这是传统相控阵方法的一个扩展。在20世纪90年代使用的老的三维技术不是电子化转向，而是结合45～100个心动周期并将它们重组来创建一个三维数据集。这适用于静态结构，但不规则的心律限制了心跳节拍的门控重建。在捕捉这些门控过程中，传感器的任何运动将造成伪影，而且需要一个非常大量的平稳的数据。虽然这减少了对"滑动"或错位的关注，但如果需要明显的拼接，就会降低了整体图像的质量。

在电子化转向三维系统中有两种主要的黑白模式。第一个是"直播"模式，系统扫描在三维中是实时的；如果传感器挪走，图像将消失。与扇形扫描一样，锥形体积可以缩小到一个很宽的扇区聚焦模式。对于当今的计算机和波束形成处理能力，组织内的声速是限制因素。离晶片矩阵远些的较大体积的锥形体导致非常低的帧频，这种频率中的时间分辨率限制了诊断价值。少的只有4～8个心动周期的门控促进产生体积更大的锥形体，同时保持帧频。这是在大扇形模式"拼接"四个或更多门控完成的。帧频大于30个周期/秒（赫兹）时可以产生大于90°的扫描范围。心律失常的患者，当RR间期超出设定范围时，采集的次容量不准确而不宜采用，系统重新扫描，直至从适宜的心动周期采集到全部的次容量。因此，心律不齐患者，只要平均RR间期在合理范围内，就可以重建全容量。

参考文献

1. Blackstock DT. Fundamentals of Physical Acoustics. *John Wiley Interscience*. 2000.
2. Kinsler LE, Frey AR, Coppens AB, Sander JV. *Fundamentals of Acoustics*. 4th ed. John Wiley; 2000.
3. Szabo TL. *Diagnostic Ultrasound Imaging: Inside Out*. Academic Press; 2004.

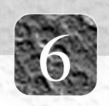

6

原理与物理:成像伪影和缺陷

IVAN S. SALGO | RONALD A. KAHN

翻译:梁霄　校对:于春华　审阅:于晖

超声以横向波方式在传播方向上传播,伴随着组织在传播方向的压缩和膨胀。由于光和超声都是波现象,所以波的物理特性在图像生成中起到很大的作用。了解波的物理学对于正确解读正常组织形成的伪影至关重要。此外,了解超声的局限性也是非常重要的,有利于正确评估解剖结构和病理组织。

超声成像包括传导、波束形成和图像呈现。为了得到完美的图像,每个过程都必须通过调整传输频率、增益、图像亮度和对比度来优化。传感器应使用适用于扇区长度的传输频率。更高的频率将给予选定对象最佳的分辨率,但它们比较低的频率更容易衰减,限制了它们的穿透力。增益可以被理解成是一个音量控制。调整整体和部分的时间增益补偿不影响超声传播的强度,但是会改变它的显示方式。系统的处理,如"流畅化",可以使诸如小斑块或赘生物的小结构平整化。最后,应调节图像的亮度和对比度来优化模糊的图像。所有的这些调节都用来优化信息噪音比。

反射和多路径

超声的声束形成器是假设超声以直线到达目标并返回。特殊的目标,如人工心脏瓣膜,会使超声波"偏离"。这种镜像反射会导致超声能量向其他方向反射。图 6-1 中,有两个目标,超声波束直接射向目标 1,

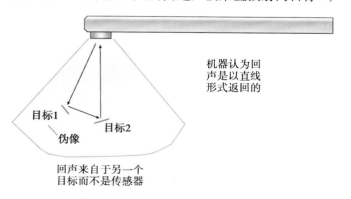

图 6-1　多路径伪像是由回声在两个目标间来回反射形成的。扫描区域内两个目标间的内部反射会造成这种伪像

大部分的能量由这个目标反射至传感器,并精确成像。另一部分的能量由目标 1 反射到目标 2 再迂回到传感器。由于"飞行时间"与深度成正比,多路径传输的长度越长,在初始轴线上反映出的目标越深(即,在目标 1 的轴线上),伪影便由此产生。

折射伪影

折射伪影的产生与多路径伪影相似。在多路径伪影中,反射线产生于两个目标间。在折射伪影中,超声束被折射体折射(图 6-2)。超声扫描线在直线路径是定向的。然而在它们传输过程中,有些可能被折射(遇角转向)。这些被折射的光束可能被反射回传感器。机器可以测量折射回声,也可以测量非折射回声,但前提是假设所有的回声都是沿直线传播的。因此可以看到两种图像:直线路径的回声形成的目标真像和折射束形成的假的双像。

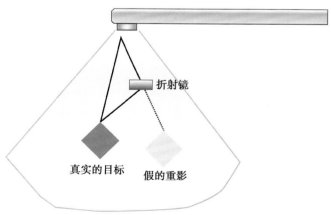

图 6-2　折射可以使沿直线传播的超声能量改变方向。这些折射的曲线被波束形成器认定为直线,因此产生了双重影像。光束首先传播到真实的目标。有些能量沿轴线回归。然而,一些偏离轴线传输的能量传输回折射镜,由此能量返回并被传感器接收。由于接收到的能量来自真实目标不同的角度,所以出现了一个假的重影

振铃效应、震动、混响伪像

目标结构的成像是基于假设超声脉冲被目标对象只反射一次。目标的尺寸通常是由发出和接收的信号间的时长来决定的。然而,某些高声阻抗的目标可能会捕捉住超声波,导致超声能量在其内部来回反射。这种混响伪像看起来可能既像镜像伪像又像线性混响(振铃伪像)。例如,当一个人试图成像一个烧杯,烧杯的一侧壁接近传感器而另一侧则远离传感器。如果超声能量从每侧烧杯壁只反射一次,那么该目标会精确成像,但是有可能超声波在各壁之间不断的反射,因此超声能量返回至传感器被延迟。由于超声传感器无法区分单次反射波和多次反射波,复制的图像出现在远场(图6-3)。另一种情况是超声能量可能被捕获在一个非常薄的对象中。困在小空间中的超声能量可能会不断地返回至传感器,由此显示的回声线称为线性混响或振铃伪像。目标发出的震动和声响使得目标显像明亮,但限制了混响目标之外远场的成像。

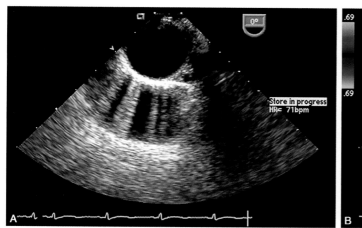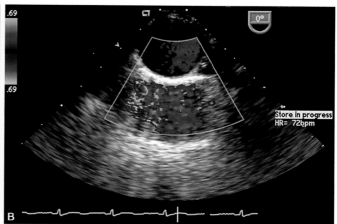

图6-3 混响伪像。**A**,在降主动脉的横截面上举例说明混响伪像。动脉钙化导致声能的"震动"或内反射。这些内部的激发造成了线性混响或振铃伪像,形成了明亮的"闪光"伪像。第二个例子,当主动脉在近场清楚地显像,同样在远场可以看到一个主动脉的附加镜像。**B**,彩色血流多普勒的应用显示了真正的主动脉腔和混响中的血流

衰减

正如第二章所讨论的,超声能量可能被组织或其他目标吸收(转换为热)或反射。由于超声通过组织传播,这些相互作用导致超声失去信号强度,使得成像模糊,并且高亮组织在远场显像昏暗。这种现象称之为衰减。这些相互作用有几个决定因素(正如之前所讨论的),但是最主要也可能是最容易控制的因素是超声频率。高频提供更好的分辨率,但是比低频更快地衰减。相反,低频更益于远场成像。系统通常都会设定频率为可调控的。

反射声影

超声图像的反射度主要取决于结构间声阻抗的差异。低声阻抗的结构(如空气)可能会有界面,或更常见的是高声阻抗的结构如人工瓣膜或钙化可能会有界面。当遇到这些结构时,几乎所有的超声能量都反射回传感器。对象本身将表现出很强的回声(图6-4)。这些强反射体也可以防止超声能量的进一步传播,形成的无回声条纹被称为"声影"。这些声影表现为源

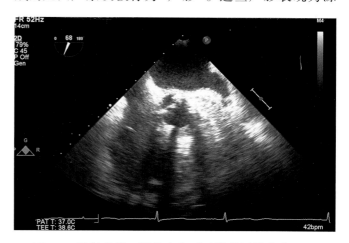

图6-4 反射声影。图片中向下延伸的黑线产自于超声能量传播中的早期反射。没有更多的能量能够渗透至远场,波束合成器探测不到声能量便形成了声影

于可反射的回声结构的"黑色"闪光。例如,重度主动脉瓣钙化的斑点可以阻止瓣膜远处或"下方"组织成像。如果整个瓣膜都高度钙化,则远处组织是不可能成像的。当远场成像被物理现象所限制时,必须采用其他切面和声窗来精确成像感兴趣的结构。

近场杂波

为了产生超声信号,压电晶体产生高频振动。虽然这是超声波产生的一个必要条件,但晶体的振动可能会干扰靠近传感器的图像形成,导致近场杂波。这种伪像常见于当探头放置在升主动脉前表面时的主动脉表面超声检查。近场杂波限制了前壁的成像。通过在传感器和所测目标间放置回声间隔可以消除杂波,这样目标在物理上就离传感器的近场远些了。

旁瓣

在图像形成中,软件假设超声波束是在传感器的中心产生和传播的,遗憾的是,实际情况并非总是如此。超声波信号是以多个辐射瓣在各种角度发射出的,而不是产生一条狭窄的光束。从探头的光圈产生的能量被总和为建设性的和破坏性的干扰模式。最优的"结构"形成了能量的主瓣。然而,较小的能量瓣也可以沿着传感器的面传播(图6-5)。旁瓣能量的强度

随着产生角度的增加而减少。软件无法区别反射信号来自于旁瓣还是主瓣。旁瓣将目标本身的回声与目标旁组织的回声重叠在一起,所以靠近传感器主波束旁的结构更易呈现在中央(图6-6)。通常这些旁瓣产生

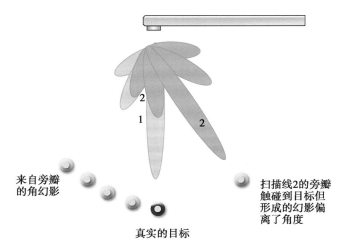

图6-6　尽管只有一个目标,旁瓣创建了一个目标图像的"角弥散"

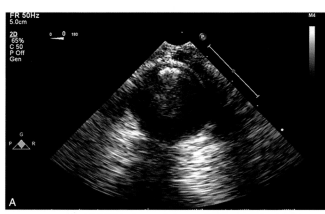

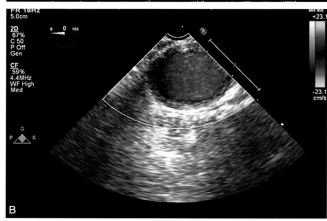

图6-7　旁瓣。降主动脉横截面图像。**A**,主动脉的中央部分通常回声增强,但此病例中包含了一个强回声的旁瓣伪影;**B**,彩色多普勒频谱叠加在图像上。整个管腔内可见层流。如果这个旁瓣伪影是管腔内的真实结构,主动脉血流将会受到影响

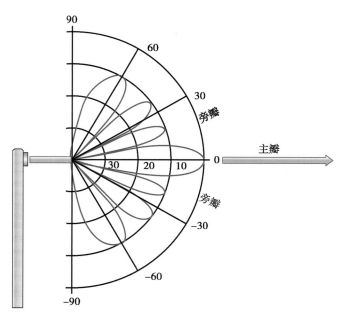

图6-5　超声能量并非是沿着一条完美的直线传播的,而是多晶片激发的总和。这形成了能量的主瓣(传播线),但主瓣旁也有能量产生。此处为了说明问题夸大了旁瓣

的图像在解剖上不是精确的;结构可能出现在很大的无回声区如左心房或降主动脉(图6-7)。由于主瓣和旁瓣能量的比值是相当大的,这些旁瓣伪像通常不像在中央成像的结构那样回声强。这些回声的产生通常会增加图像中的噪声,但一个明亮的金属反射器(例如人工瓣膜)可以发送显著的旁瓣能量。

栅瓣

栅瓣是旁瓣的一种类型。它产生于一个多元相控阵探头或天线。当晶片间距大于半个波长($\lambda/2$)时,会出现相对大强度的角瓣,趋向显著大于旁瓣。由于制造商能够确保晶片间距持续低于这个波长阈值,事实上栅瓣并不经常出现。

次优聚焦和横向分辨率

如前所述,传播的波束并非是"完美的细薄线"。正如第2章所讨论的,非聚焦超声束包含近场和远场。近场通常是以相对平行的超声波为特征,然而远场包含类似于一个倒置漏斗的发散波(图6-8)。主瓣的宽度和散度影响分辨率。由于目标的位置远于聚焦区,光束的宽度或点扩展函数变大。这意味着,聚焦区的点状结构在远离焦点的地方开始表现为平整。这种发散降低横向分辨率,或降低聚焦垂直于超声波方向的物质的能力。虽然可以使用声学透镜聚焦超声束从而增加横向分辨率,但近场的长度仍然取决于超声频率和传感器的直径。

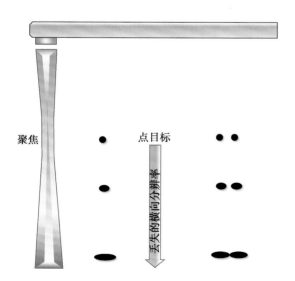

图6-8　因为超声波束发散,目标不呈现点状

范围模糊

在图像生成过程中,压电晶体发出一个超声短波,然后"接收"返回的信号。绝大多数情况下,超声机一直持续接收返回的信号。和潜艇的声纳一样,超声系统通过测量信号从发射到返回至晶体所需的时间来计算目标距离。因为声音的速度大致上是个常数,可以很容易计算出物体的距离:

目标到探头之间的距离 = 声波在组织中的速度/(声波发出到接收的时间/2)

这个设想建立于假设所有返回的声波都是源于最初发射的超声。然而,有可能前次发出的声波因为被深部组织反射而返回延迟(图6-9)。在这种情况下,深部结构反而会显得更表浅。例如,前一个发射的脉冲传播了很长的距离,并在深度30cm处抵达一个深部目标,它在下一个接收期间返回并显示在图像中,譬如显示在15cm深度的位置。这是因为系统的"计时"程序将以前发射的信号与一个它刚发射的信号混淆了。

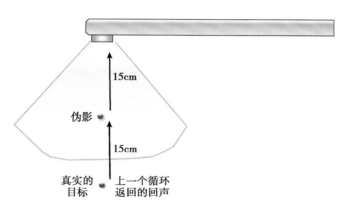

图6-9　来自较早返回信号的范围模糊伪影。该机器假定产生于远处目标的回声是来自于当前的循环。一个离传感器30cm的目标看起来只有15cm深

参考文献

1. Blackstock DT. *Fundamentals of Physical Acoustics*. New York: Wiley-Interscience; 2000.
2. Kinsler Lawrence E, Frey Austin R, Coppens Alan B, James V. *Fundamentals of Acoustics*. 4th ed. Sanders, John Wiley; 2000.
3. Szabo Thomas L, Lewin. *Diagnostic Ultrasound Imaging: Inside Out*. Academic Press; 2004.

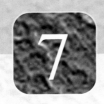

全面检查中正常的解剖与血流:全面检查的组成部分

JEREMY S. POPPERS l SANSAN S. LO l DAVID J. WEST l TERESA A. MULAIKAL l MICHELLE M. LIAO l JACK S. SHANEWISE

翻译:王晟 叶颖娴 校对:于晖 审阅:彭勇刚

引言

每个临床医生都有自己的系统方法来评估瓣膜病变和双心室功能。在此章中,我们将讨论一种以结构为基础的方法来进行常规经食管超声心动图(TEE)检查(表7-1)。在手术室,也许应该首先获取多普勒及全容积三维(3D)超声图像,因为使用电刀会干扰应用这些方法来获取图像。

表 7-1 基于结构的 TEE 检查

结构	切面	诊断用途
LA	ME 四腔心	LA 大小;房间隔完整性
	ME 两腔心	LA 大小;LAA 形态;左上肺静脉流入(稍微调整探头)
	ME 双房上下腔静脉	LA 大小;房间隔的完整性;气泡试验
	ME LAX	右上肺静脉流入
LV	ME 四腔心	左心室功能;LV 大小
	ME 两腔心	左心室功能
	ME LAX	左心室功能
	TG 基底段 SAX	左心室功能
	TG 中段 SAX	左心室功能;左心室舒张末内径(LVEDD);LV 室壁厚度
	TG 两腔心	左心室功能
MV	ME 四腔心	MV 形态;MV 病理;跨二尖瓣血流
	ME 二尖瓣交界部	MV 形态;MV 病理;MV 内-外瓣环直径;跨二尖瓣血流
	ME 两腔心	MV 形态;MV 病理;跨二尖瓣血流
	ME LAX	MV 形态;MV 病理;MV 前-后瓣环直径
	TG 基底段 SAX	MV 形态;MV 病理
	TG 两腔心	瓣下结构
	TG 深部 LAX	瓣下结构
AV	ME AV SAX	AV 瓣叶形态;AV 病理
	ME AV LAX	AV 病理;LVOT 测量,AV 瓣环,SV,STJ 及升主动脉
	TG LAX	AV 病理;LVOT VTI;AV VTI
	TG 深部 LAX	AV 病理;LVOT VTI;AV VTI
RA	ME 四腔心	RA 大小;冠状静脉窦;房间隔完整性
	ME 双房上下腔静脉	RA 大小;房间隔完整性;气泡试验;RA 内异物(例如,中心静脉导丝/管路,起搏器电极,等等)
RV	ME 四腔心	RV 功能;RV 大小;TAPSE
	ME RV 流入-流出道	RV 功能
	TG 中段 SAX	RV 功能;RV 大小
	TG RV 流入道	RV 功能;瓣下结构

续表

结构	切面	诊 断 用 途
TV	ME 四腔心	TV 瓣叶形态；TV 病理
	ME RV 流入-流出道	TV 瓣叶形态；TV 病理；预测 PASP
	TG RV 流入道	TV 形态；TV 瓣下结构
	TG 中段 SAX	TV 形态；TV 病理
PV	ME AV SAX	PV 形态；PV 病理
	ME RV 流入-流出道	PV 形态；PV 病理
	UE 主动脉弓 SAX	主 PA 内径；PA VTI；计算右心室的每搏输出量
Ao	降主动脉 SAX	降主动脉的大小、形状和完整性；粥样硬化
	降主动脉 LAX	降主动脉的大小、形状和完整性；粥样硬化
	UE 主动脉弓 LAX	主动脉弓的大小、形状和完整性；粥样硬化
	UE 主动脉弓 SAX	主 PA 内径；PA VTI；计算右心室的每搏输出量
	ME 升主动脉 SAX	升主动脉的大小、形状和完整性；粥样硬化；主 PA 内径
	ME 升主动脉 LAX	在右 PA 水平升主动脉的大小、形状和完整性；粥样硬化；右 PA 内径

Ao，主动脉；AV，主动脉瓣；LA，左心房；LAA，左心耳；LAX，长轴；LV，左心室，LVEDD，左心室舒张末内径；LVOT，左心室流出道；ME，食管中段；MV，二尖瓣；PA，肺动脉；PASP，肺动脉收缩压；PV，肺动脉瓣；RA，右心房；RV，右心室；SAX，短轴；STJ，窦管交界；SV，Valsalva 窦；TAPSE，三尖瓣环收缩期位移；TG，经胃；TV，三尖瓣；UE，食管上段；VTI，流速-时间积分

左心房、肺静脉及左心耳

左心房位于食管的正前方，是离 TEE 探头最近的结构。它显示在扇形图像的顶端，是接收肺静脉血流的心腔。左心耳（left atrial appendage，LAA）成像位于左心房内。冠状静脉窦在左心房后行走于房室间沟，携带非氧合血回到右心房。冠状动脉左主干的分支回旋支走行在左心房室间沟横向的前方部分和左心房的下方。

因为在评估二尖瓣反流及舒张功能中解剖及生理功能上的相关性，肺静脉通常与左心房和二尖瓣结构联合成像。左肺静脉的图像可通过食管中段（midesophageal，ME）两腔心切面（图 7-1）及四腔心切面（图 7-2）获得。在 ME 两腔心切面中，稍微后撤探头并向左旋转，可见左上肺静脉在 LAA 上方，位于扇形图像的右侧。左上肺静脉理想的平面角度变化较多，从 0°（ME 四腔心）至 90°（ME 两腔心）的任意角度都可能发现。一旦辨认左上肺静脉，稍微前进探头有时候能看见左下肺静脉进入视野，汇入左上肺静脉。

右上及右下肺静脉可首先从 ME 四腔心切面成像。稍微右转并缓慢后退探头可显示右肺静脉汇合并通向左心房。或者，可以首先定位 ME 长轴切面（图 7-3），然后右转探头，右上肺静脉会出现在扇形图像的右下方，从上腔静脉（superior vena cava，SVC）的后方进入左心房。

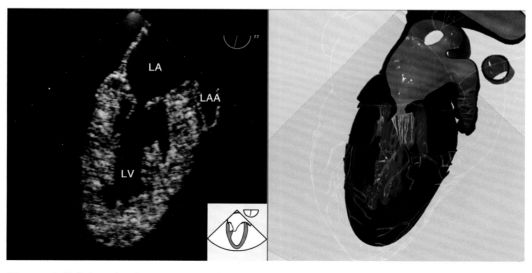

图 7-1　食管中段两腔心切面。LA，左心房；LAA，左心耳；LV，左心室。（二维 TEE 图像及三维图片由软件生成，软件开发：Heartworks，Inventive Medical.，London，UK）

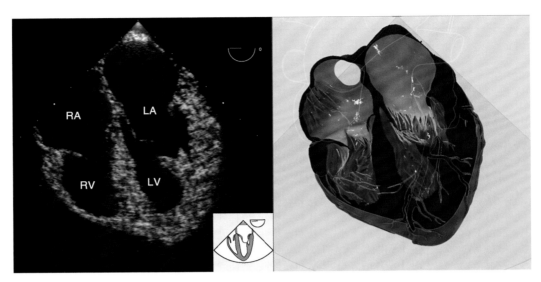

图7-2 食管中段四腔心切面。LA,左心房;LV,左心室;RA,右心房;RV,右心室。(二维 TEE 图像及三维图片由软件生成,软件开发:Heartworks,Inventive Medical.,London,UK)

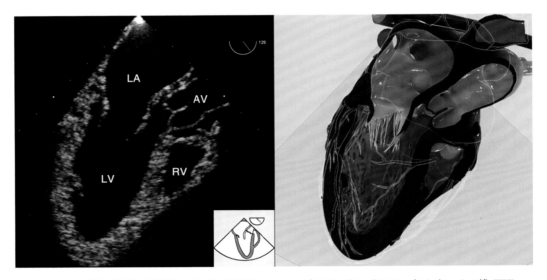

图7-3 食管中段长轴切面。AV,主动脉瓣;LA,左心房;LV,左心室;RV,右心室。(二维 TEE 图像及三维图片由软件生成,软件开发:Heartworks,Inventive Medical.,London,UK)

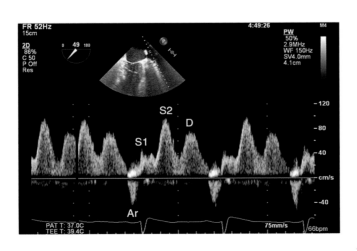

图7-4 正常的左上肺静脉(left upper pulmonary vein,LUPV)脉冲多普勒速度特征。S1 对应收缩期的左心房舒张。S2 代表左心室收缩的效应及左心室收缩期的二尖瓣反流。D 波表示舒张早期从 LUPV 到左心房的前向血流。Ar 波是舒张晚期心房收缩产生的流向 LUPV 的逆向血流

正常肺静脉血流的多普勒流速频谱为四相（图7-4）。将脉冲多普勒采样框置于距肺静脉内1cm处以评估流入信号。前向收缩部分称为S波，由两相构成，即S1和S2，不过通常只见单一尖峰。S1表示收缩期LA舒张，而S2如果出现则表示左心室收缩及二尖瓣反流的效应。肺静脉多普勒血流速度频谱的第三相，D波，对应舒张早期的前向血流。最后一相A，波是收缩晚期心房收缩导致的肺静脉逆向血流[1,2]。

左心室

左心室（LV）的全面评价包括心腔大小、室壁厚度及功能。左心室功能可通过定性及定量评估。左心室功能的定性评估是一项需要时间积累才能获得的技能，并经常需要与左心室功能的定量测量结果比对（例如心内膜缩短分数、面积变化分数、圆盘方法和三维全容积等）。节段性室壁运动由各节段心内膜偏移（心内膜朝向左心室中心的运动）及室壁增厚程度来分析。正常的心内膜偏移为大于30%，正常的室壁增厚为30%~50%[3]。

为了便于描述左心室功能及局部室壁运动异常，

将LV分解为一个17节段的模型进行描述[4]，在此模型中，LV从基底到心尖分为四个水平，分别是基底水平、中段水平、心尖水平及心尖顶端（图7-5）。基底水平沿圆周分为六个节段，分别是基底前室间隔壁、基底前壁、基底前外侧壁、基底下外侧壁、基底下壁、基底下间隔壁。中间水平同样沿圆周分为六个节段，分别是中段前室间隔、中段前壁、中段前外侧壁、中段下外侧壁、中段下壁、中段下室间隔。心尖水平沿圆周分为四个节段，分别是心尖前壁、心尖侧壁、心尖下壁、心尖室间隔壁。心尖顶端是指左心室心腔外的尖端部分。描述左心室功能时，建议17节段模型的每个节段在不止一个切面中独立分析。有一个数字评分系统根据量化各节段的运动和收缩期增厚来界定各节段的左心室功能：正常或过度运动=1，活动减弱=2，无活动（几乎无增厚）=3，运动障碍（收缩期矛盾运动）=4，瘤样形成（舒张期变形）=5[4]。

评估LV所有节段需要至少三个切面。使用下述的全部六个切面会有点重复（每个节段在不止一个切面中出现），也可能会提高局部室壁运动评估的准确性。左心室功能的检查从ME四腔心切面开始（见图7-2）。在此切面中稍微后屈探头可帮助避免在评估时

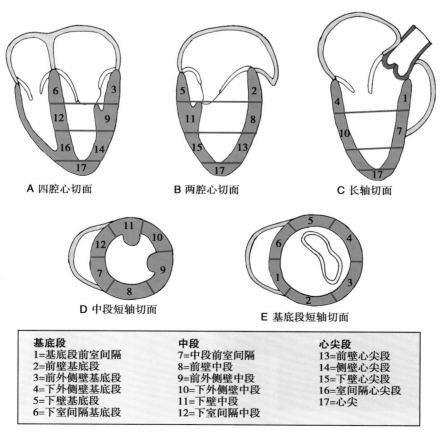

A　四腔心切面　　　　B　两腔心切面　　　　C　长轴切面

D　中段短轴切面　　　　E　基底段短轴切面

基底段	中段	心尖段
1=基底段前室间隔	7=中段前室间隔	13=前壁心尖段
2=前壁基底段	8=前壁中段	14=侧壁心尖段
3=前外侧壁基底段	9=前外侧壁中段	15=下壁心尖段
4=下外侧壁基底段	10=下外侧壁中段	16=室间隔心尖段
5=下壁基底段	11=下壁中段	17=心尖
6=下室间隔基底段	12=下室间隔中段	

图7-5　LV17节段模型

左心室的轴向缩短。检查左心室每个节段有无节段性室壁运动异常。在 ME 四腔心切面评估 LV 以下节段：下室间隔（基底段、中段及心尖段）、前外侧壁（基底段、中段及心尖段）以及心尖顶端。接下来，将切面角度增加至 ME 两腔心切面（见图 7-1），评估 LV 以下节段：前壁（基底段、中段及心尖段）、下壁（基底段、中段及心尖段）以及心尖顶端。然后，将切面角度增加至 ME 长轴切面（见图 7-3），评估左心室以下节段：前室间隔（基底段、中段及心尖段）、下侧壁（基底段、中段及心尖段）以及心尖顶端。接着，将探头深入至胃内得到经胃（transgastric，TG）基底水平短轴切面（图 7-6），评估 LV 以下节段：前室间隔基底段、前外侧壁基底段、下外侧壁基底段、下壁基底段、下室间隔基底及

前室间隔基底段。然后获取 TG 中段乳头肌短轴切面（图 7-7）评估以下节段：前壁中段、前外侧壁中段、下外侧壁中段、下壁中段、下室间隔中段和中段前室间隔。将探头稍微前进在短轴评估心尖。最后，从 TG 乳头肌中段短轴切面增加至 90°获得 TG 两腔心切面（图 7-8）。在此切面中，下壁位于扇形图像的顶部，而前壁位于屏幕的底部。

　　LV 心腔大小和室壁厚度的确切值最容易从 TG 中段短轴切面获得。正常的左心室室间隔及下外侧室壁厚度为女性 0.6~0.9cm，男性 0.6~1cm。左心室舒张末内径的正常值为女性 3.9~5.3cm，男性 4.2~5.9cm[4]。应使用心电图以保证在心动周期相应的时间点来获得所需要的测量值。

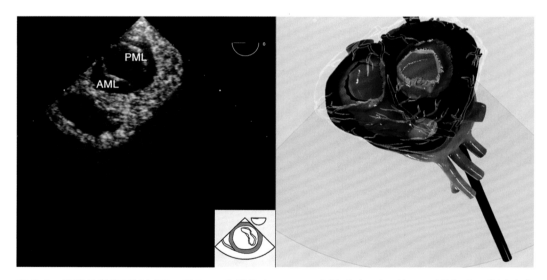

图 7-6　经胃基底段短轴切面。AML，二尖瓣前叶；PML，二尖瓣后叶。（二维 TEE 图像及三维图片由软件生成，软件开发：Heartworks，Inventive Medical.，London，UK）

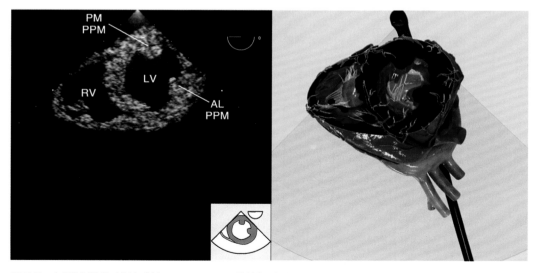

图 7-7　经胃中段乳头肌短轴切面。AL PPM，前外侧乳头肌；LV，左心室；PM PPM，后内侧乳头肌；RV，右心室。（二维 TEE 图像及三维图片由软件生成，软件开发：Heartworks，Inventive Medical.，London，UK）

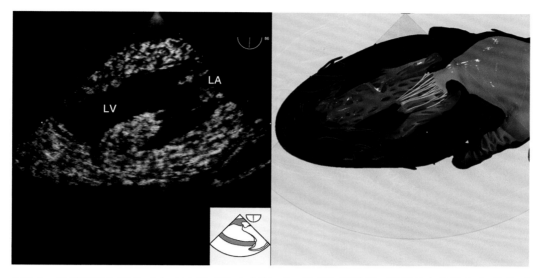

图7-8　经胃两腔心切面。LA,左心房;LV,左心室。(二维 TEE 图像及三维图片由软件生成,软件开发:Heartworks,Inventive Medical. ,London,UK)

二尖瓣

　　具有两个瓣叶的二尖瓣是血流从左心房流向左心室的通道。较大的前叶构成了整个瓣叶表面积的 2/3,而只连接瓣环周长的 1/3[5]。二尖瓣前叶与主动脉瓣的左冠瓣及无冠瓣相邻。二尖瓣后叶较小,呈圆齿状,构成了瓣环周长的 2/3。Carpentier 命名法最常用于鉴定二尖瓣瓣叶的多个解剖节段(图7-9)。从外侧到内侧,前叶分为 A1、A2 及 A3 节段,对应后叶的 P1、P2 和 P3 的扇形凹口。前外侧和后内侧的联合部分别对应 A1 和 P1、A3 和 P3 的连接点。前外侧乳头肌和后

内侧乳头肌支撑二尖瓣瓣叶,并与相似名字的联合部相连。共三级腱索连接二尖瓣和乳头肌。一级腱索连接二尖瓣瓣叶的游离缘。二级腱索连接瓣叶的中间,或者瓣叶的主体。三级腱索仅连接后叶与后内侧乳头肌。二尖瓣与回旋支、冠状静脉窦、右纤维三角及希氏束相近,使得这些组织在二尖瓣手术中容易被损伤[5]。

　　二尖瓣可从 ME 和 TG 多个切面进行评估。在 ME 四腔心切面(参见图7-2),前叶位于图像扇形中央,而后叶位于图像的右侧。也可以观察到任何二尖瓣瓣下结构的异常,如瓣叶活动过度或受限、瓣环或瓣下钙化、冗余或黏液样的瓣叶组织。彩色多普勒(CFD)可用于评估二尖瓣狭窄或反流。

　　从 ME 四腔心切面,旋转平面角度至 60°左右可得到 ME 二尖瓣交界区切面(图7-10)。具体的角度取决于解剖的个体特征,通常从 50°至 80°。在中间位置,可见位于图像的中间至右侧为二尖瓣的 P3-A2-P1 节段。从前外侧乳头肌发出的腱索位于扇形图像的右侧,连接 A2 外侧和 P1。从 A2 内侧和 P3 发出的腱索连接后内侧乳头肌,显示在扇形图像的左侧。再次应用 CFD 记录有无反流或狭窄。二尖瓣瓣环内外径可在 ME 交界区切面测量。最后,通过向左旋转探头(逆时针),可观察二尖瓣后叶的三个扇形分段,而向右旋转(顺时针)则可观察前瓣的三个节段。进一步右旋探头可在图像中央显示主动脉瓣,强调了主动脉瓣和二尖瓣的解剖关系,主动脉瓣位于二尖瓣前面。

　　扫描平面进一步增加到 90°可获得 ME 两腔心

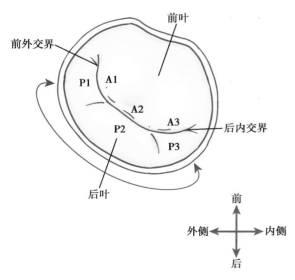

图7-9　Carpentier 命名法对二尖瓣后叶的三个扇形和前叶的三个节段的描述

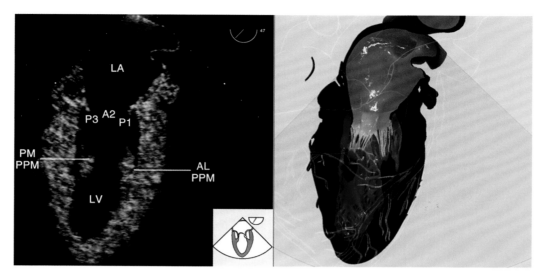

图 7-10　食管中段二尖瓣交界区切面。二尖瓣（P3，A2，P1）。AL PPM，前外侧乳头肌；LA，左心房；LV，左心室；PM PPM，后内侧乳头肌。（二维 TEE 图像及三维图片由软件生成，软件开发：Heartworks，Inventive Medical. ，London，UK）

切面（见图 7-1）。前叶位于图像的右侧，LAA 附近，而后叶可见于图像的左侧。增加平面角度至 110°~160°，可在 ME 长轴切面（见图 7-3）观察二尖瓣。在此切面中，P2 位于图像中央，而 A2 位于图像的右侧。可明显地看出二尖瓣的前叶构成了左心室流出道（LVOT）的后上部分。二尖瓣瓣环前后径在此切面测量，再次应用 CFD 记录有无二尖瓣反流或狭窄。从左向右旋转探头，完成扫描运动，分别检查二尖瓣的 A1-P1、A3-P3。前外侧交界（A1-P1）可通过向左旋转探头获取，后内侧交界可通过向右旋转探头获取。

跨二尖瓣血流速度频谱可从 ME 四腔心切面、交界区切面或两腔心切面获取。选择一个二尖瓣跨瓣血流与多普勒声束平行成直线的最佳图像，将脉冲多普勒的取样点置于二尖瓣瓣叶对合缘上方，以获得理想

的速度频谱（图 7-11）。舒张期共有四相：等容舒张期、快速充盈期、减速充盈期以及舒张末期或心房收缩期。跨二尖瓣 E 波代表舒张早期的左心室充盈。在舒张末期，心房收缩被标记为跨二尖瓣的 A 波。二者之间的间隔就是减速充盈期。正常的二尖瓣血流特征受一系列因素影响，包括前负荷、后负荷、舒张功能及心律[6]。

经胃切面对评价二尖瓣也很有意义。TG 基底段短轴切面或"鱼嘴"切面（图 7-6）提供了一个从瓣膜心室面观察的角度。较大的前叶可见于图像的中央，后叶位于图像的右侧。此切面可观察瓣叶的对合以及瓣叶本身的缺陷。由于可直接分辨反流的来源，因此 CFD 在这个切面中尤其有用。二尖瓣瓣下结构可通过 TG 两腔心切面（见图 7-8）及 TG 深部长轴切面（图 7-12）来检查有无腱索增厚和钙化。

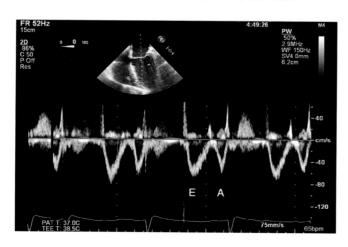

图 7-11　正常二尖瓣跨瓣血流的脉冲多普勒血流频谱。E 波对应舒张早期左心室的充盈；A 波代表舒张末期的心房收缩

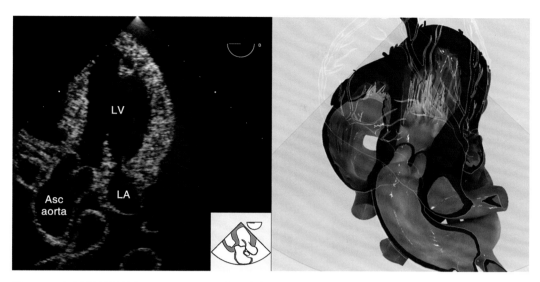

图 7-12　经胃深部长轴切面。Asc aorta，升主动脉；LA，左心房；LV，左心室。（二维 TEE 图像及三维图片由软件生成，软件开发：Heartworks，Inventive Medical. ，London，UK）

主动脉瓣

　　主动脉瓣由右冠瓣、左冠瓣及无冠瓣三个半月形瓣叶组成，位于主动脉的根部。主动脉根部位于二尖瓣前叶和室间隔之间，从主动脉瓣延伸至窦管交界。左右冠状动脉从相应的乏氏窦发出[7]。

　　主动脉瓣可以从 ME 和 TG 的切面进行评估。从 ME 四腔心切面（见图 7-2），后撤探头直到图像中出现主动脉瓣，旋转平面角度至 30°~60°直到看见瓣膜的短轴切面。在 ME 主动脉瓣短轴切面（图 7-13）中，可

见主动脉瓣的所有瓣叶，它们收缩期的外观表现为正常的三叶瓣瓣膜。所有瓣叶的运动和对合均在此平面评估。将 CFD 置于主动脉瓣上评估是否存在关闭不全。从 ME 主动脉瓣短轴切面，旋转平面角度至 110°~160°可获得主动脉瓣的长轴图像。在 ME 主动脉瓣长轴切面（图 7-14）中，LVOT、瓣环、Valsava 窦、窦管交界处及升主动脉的测量均应在收缩中期进行。二维（2D）的瓣环大小从主动脉瓣瓣叶的对合点测量获取。将 CFD 置于主动脉瓣上，聚焦于 LVOT，以便观察有无反流。LVOT 或升主动脉收缩期的彩色血流的湍流分别提示 LVOT 梗阻或主动脉瓣狭窄。

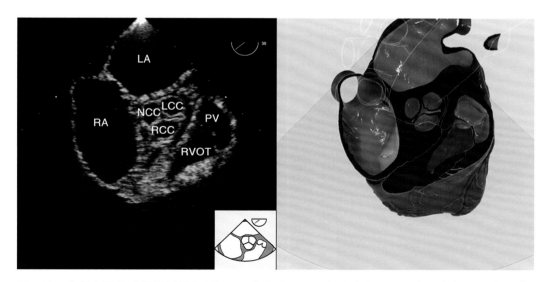

图 7-13　食管中段主动脉瓣短轴切面。LA，左心房；LCC，左乏氏窦；NCC，无乏氏窦；RA，右心房；RCC，右乏氏窦；RVOT，右心室流出道。（二维 TEE 图像及三维图片由软件生成，软件开发：Heart-works，Inventive Medical. ，London，UK）

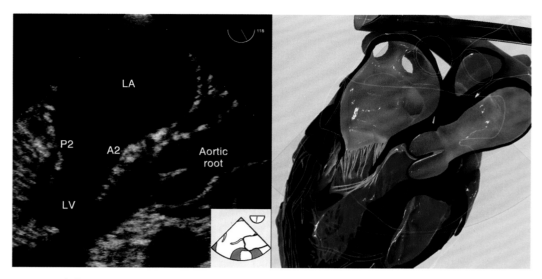

图7-14   食管中段主动脉瓣长轴切面。LA,左心房;LV,左心室;二尖瓣(P2,A2)(二维 TEE 图像及三维图片由软件生成,软件开发:Heartworks,Inventive Medical. ,London,UK)

跨主动脉瓣压力阶差的量化测量、通过连续性方程计算瓣膜面积和预计左心室心输出量都可以在经胃深部长轴切面(见图7-12)或经胃长轴切面(图7-15),取决于哪个图像可以使多普勒声束与被测量的血流方向尽量在一条平行线上。首先将探头伸进胃内获得主动脉瓣的 TG 切面,旋转平面角度至 0°并继续前进探头至 TG 深部长轴切面。前屈并向左旋转探头直至显示主动脉瓣。或者,稍微后撤探头并增加平面角度至110°~130°得到 TG 主动脉瓣长轴切面。CFD 评估主动脉瓣的反流或狭窄的方法如前所述。然后,将连续多普勒声束置于主动脉瓣及 LVOT,平行于血流方向(图7-16,A)。在此切面中,舒张期基线上方或流向传感器的血流是反流至 LVOT 的血流,而收缩期基线下方的血流则提示 LVOT 和主动脉瓣的前向血流。图像产生一对可追踪的抛物线,一条位于基线上,一条位于基线下,通过描记抛物线,可以定量评估主动脉瓣的速度-时间积分(VTI)、峰流速、峰值压差以及平均压差。类似地,将脉冲多普勒取样框置于 LVOT 内距主动脉瓣开口约 0.5~1cm 处可测量 LVOT VTI 及血流速度(图7-16,B)。接下来,通过测量 LVOT 的直径,将$(d/2)^2$乘以 π 计算它的面积。将 LVOT 每搏输出量(SV)除以主动脉瓣的 VTI,计算主动脉瓣面积(AVA)。左心的心输出量(CO)可通过 LVOT 每搏输出量乘以心率(heart rate,HR)估计。

$$AVA = (Area_{LVOT} \times VTI_{LVOT}) / VTI_{AV}$$

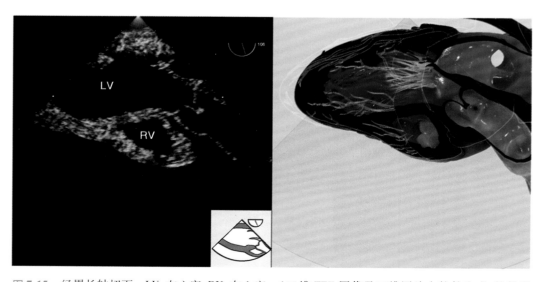

图7-15   经胃长轴切面。LV,左心室;RV,右心室。(二维 TEE 图像及三维图片由软件生成,软件开发:Heartworks,Inventive Medical. ,London,UK)

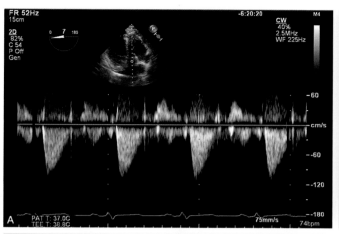

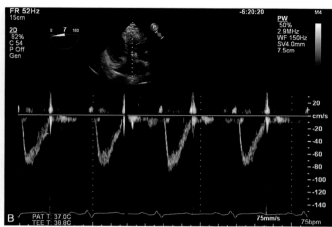

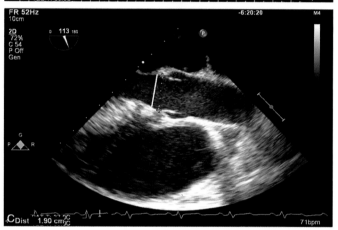

图 7-16 **A**,主动脉瓣连续多普勒血流特征及速度-时间积分(VTI)描记图;**B**,左心室流出道(LVOT)的脉冲多普勒血流速度特征及 VTI 描图;**C**,LVOT 直径;应在距主动脉瓣 0.5~1cm 处测量(实线)。主动脉瓣瓣环的测量(虚线)

因此,

$$AVA = \pi (d_{LVOT}/2)^2 \times VTI_{LVOT}/VTI_{AV}$$
$$CO_{LV} = SV_{LVOT} \times HR$$

其中,

$$SV_{LVOT} = \pi (d_{LVOT}/2)^2 \times VTI_{LVOT}$$

因此,

$$CO_{LV} = \pi (d_{LVOT}/2)^2 \times VTI_{LVOT} \times HR$$

■ 右心房、下腔静脉、上腔静脉和房间隔

右心房(RA)的检查从 ME 四腔心切面(见图 7-2)开始。在这个切面中,右心房的大小绝对值可以通过 TEE 机器测量。接着将 RA 置于图像中央,前进或后退探头从上缘至下缘尽可能完整地检查 RA。前进探头时可见冠状静脉窦出现在图像的中间-右上部对角线上,并引流至 RA 的后下部。在此切面中,结合 3D 超声心动图,可有效协助外科医生放置冠状静脉窦导管。偶尔可见冠状静脉窦瓣在冠状静脉窦窦入口处。

冠状静脉窦的短轴图像同样可见于 ME 两腔心切面(见图 7-1),它在扫描图中正好位于房室间沟的左侧。

接下来,将探头向右旋转并增加平面角度至 90°~110°,在 ME 双房上下腔静脉切面(图 7-17)中检查 RA。上腔静脉(SVC)位于图像的右侧而下腔静脉(inferior vena cava,IVC)在左侧。最后,将探头从左向右旋转,从内侧缘至外侧缘检查 RA。

欧氏瓣(在成人并非真正的瓣膜)可表现为各种大小的薄崎状组织,位于图像的下缘 RA 和 IVC 之间。偶尔可见从欧氏瓣发出被称为 Chiari 网的更薄的移动丝状突起。和欧氏瓣相似,Chiari 网被认为是一种正常变异和退化残余。同样,RA 和 SVC 的连接处可见一个称为界崎的脊样突起。经颈内或锁骨下静脉放置中心静脉导管时,ME 双腔静脉切面是确认导丝位置的理想切面。

房间隔(interatrial septum,IAS)应从 ME 四腔心切面和 ME 双腔静脉切面评估。在这两个切面中,IAS 的完整性应先由 2D 再由 CFD 评估。评价卵圆孔未闭(patent foramen ovale,PFO)时,CFD 的 Nyquist 极限应降至 20~30cm/s,因为穿过 PFO 的血流速度通常较低,若使用更高的 Nyquist 极限可能忽略掉。如果 CFD 未能发现 PFO 或房间隔缺损,应通过盐水造影试验评

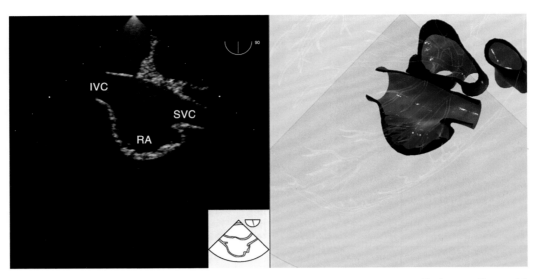

图 7-17　食管中段双房上下腔静脉切面。IVC,下腔静脉;RA,右心房;SVC,上腔静脉。（二维 TEE 图像及三维图片由软件生成,软件开发:Heartworks,Inventive Medical.,London,UK）

估 IAS 的完整性。实施该试验时,要准备约 10ml 震荡的盐水或血用于注射,内含不超过 0.5ml 的空气。接下来,在气管插管的患者中给予足够的气道正压(positivie airway pressure,PAP)维持,然后释放以增加中心静脉压(central venous pressure,CVP),将 IAS 移向 LA。此时,应警惕注意患者的血压;过度或过久的 PAP 会减少前负荷导致血压的显著下降。在清醒和(或)镇静的患者中,可通过 Valsalva 动作如咳嗽等增加 CVP。PAP 释放后立即快速注射血或盐水。IAS 有缺损时,气泡试验阳性是指气泡在少于 5 个心动周期内出现在 LA,以区别后来出现的来源于肺静脉的气泡。

肝静脉

肝静脉每分钟接收约 1500ml 血或 20% ~ 25% 的心输出量,其中 3/4 来自门静脉,1/4 来自肝动脉[8-10]。来自门静脉的血流经过此低阻系统至肝窦、肝静脉和下腔静脉,最终汇入 RA。门静脉的压力最高,RA 的最低,有利于血流流向心脏。

肝静脉的显像可从 ME 四腔心切面(见图 7-2)深入并向右旋转探头直到看见肝脏。平面角度应增加,通常至 50° ~ 90°,直到 IVC 几乎水平地穿过扇形图像,可见肝静脉汇入下腔静脉(图 7-18,A)。或者,肝静脉的定位可以从 ME 双房上下腔静脉切面(见图 7-17)跟踪 IVC,前进探头并向右旋转获得。

将脉冲多普勒取样点置于肝静脉内 1cm 邻近 IVC 处,检查肝静脉的血流频谱。正常的肝静脉血流由四部分组成。第一部分,S 波,代表朝向 RA 的前向血流,对应心房舒张和心室收缩,在此期间右心室(RV)在收缩时将三尖瓣环拉向心尖方向。S 波位于基线以上。接

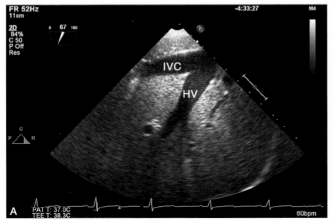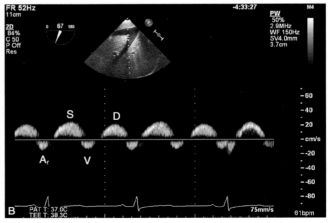

图 7-18　A,肝静脉(hepatic vein,HV)与下腔静脉(IVC)的分叉处;B,HV 的脉冲多普勒血流速度特征。S 波代表流向右心房的前向血流,对应心房舒张和心室收缩。V 波是接近心室收缩末期的短暂反向血流。D 波是舒张期前向血流。A,波代表舒张末期心房收缩时的逆向血流

下来是一个生理收缩的逆向血流,称为 V 波。再接下来的是 D 波或舒张期前向血流,对应早期的心室充盈。最后,逆向的 A 波(A$_r$)代表舒张末期的心房收缩[11]。

右心室

右心室(RV)是体循环静脉回流并泵入肺循环的重要通路。在 ME 四腔心切面(见图 7-2),RV 的基底段前游离壁位于扇形图像的左侧,心尖部的前游离壁位于图像的中央。此切面对于量化评估 RV 的大小和功能非常有用。与 LV 相比,RV 室壁更薄,在此切面占总心室大小的约 1/3。正常而言,只有 LV 组成心脏的心尖部。若 RV 参与构成心尖则考虑 RV 扩大。若

RV 大小超过 LV 的 2/3 也考虑 RV 扩大。调节束是 RV 里面一束特定的小梁,从 RV 游离壁延伸至室间隔。

为明确 RV 功能应检查 RV 游离壁和三尖瓣环的运动。三尖瓣环平面收缩期位移(tricuspid annular plane systolic excursion,TAPSE)是测量收缩期三尖瓣环外侧向心尖方向的移动距离;正常心脏中测量值约为 20～25mm[12]。若存在三尖瓣环距离较远的局部室壁运动异常,单纯使用 TAPSE 可能高估 RV 收缩功能。因此在做出任何诊断结论之前,需要应用一种以上的方法或切面。增加平面角度至 60°～90°显示 ME RV 流入-流出道切面(图 7-19)。右心室流出道显示在图像扇形的右方,而 RV 的膈肌部分游离壁显示在

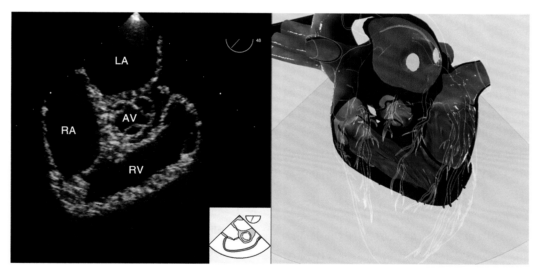

图 7-19　食管中段右心室流入-流出道切面。AV,主动脉瓣;LA,左心房;RA,右心房;RV,右心室。(二维 TEE 图像及三维图片由软件生成,软件开发:Heartworks,Inventive Medical. ,London,UK)

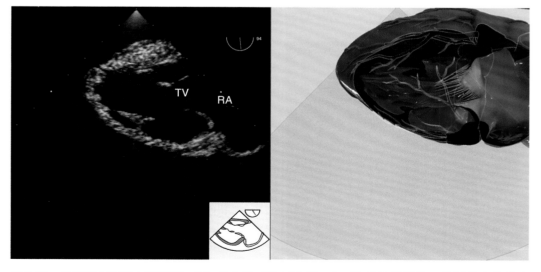

图 7-20　经胃右心室流入道切面。RA,右心房;TV,三尖瓣。(二维 TEE 图像及三维图片由软件生成,软件开发:Heartworks,Inventive Medical. ,London,UK)

图像的底部。这切面可理想地评价 RV 功能和 RV 室壁厚度。

最后,RV 功能从 TG 切面进行检查。在 TG 中段乳头肌短轴切面(见图 7-7),RV 的短轴面位于图像的左方,显示为一个新月形(突向右侧)的结构。再次观察 RV 室壁厚度和功能。从 TG 中段乳头肌短轴切面,将平面角度增加至 90° ~ 120°,并将探头转向患者的右侧,显示 TG RV 流入道切面(图 7-20)。在这个切面,可见 RV 的顶端位于图像的左方,而 RV 离膈肌最近的节段接近图像的顶端。

三尖瓣

三尖瓣(tricuspid valve,TV)是一个由前瓣、后瓣和隔瓣组成的三瓣叶结构。TV 首先由 ME 四腔心切面(见图 7-2)进行检查,此切面中,隔瓣位于 RV 的右侧,而前瓣或后瓣(显示的瓣叶取决于心脏的旋转)可见于图像的左侧。与 MV 相比,在这个切面 TV 更向心尖部移位。应使用 2D 检查三尖瓣的正常瓣叶活动和形态,并用 CFD 检查有无狭窄和反流。将平面角度增加至 60° ~ 90°,显示 ME RV 流入-流出道切面(见图 7-19),TV 隔瓣在图像的左侧,而前瓣更靠近内侧。

在 ME RV 流入-流出道切面,若有足够的三尖瓣反流束(图 7-21),即可预计肺动脉收缩压(pulmonary artery systolic pressure,PASP)。首先,应用连续多普勒确定三尖瓣反流束的速度(V_{TR})。然后,RV 和 RA 的压力差异(ΔP)可通过简化的贝努利方程计算,$\Delta P = 4(V_{TR})^2$。接着 PASP 就可以通过右心房压力(CVP)加上心室收缩时 RV 和 RA 的压力差异进

行计算:

$$PASP = CVP + \Delta P$$

其中

$$\Delta P = 4(V_{TR})^2$$

因此,

$$PASP = CVP + 4(V_{TR})^2$$

此公式假设无肺动脉瓣狭窄。

接下来,通过 TG RV 流入道切面(见图 7-20)检查 TV,TV 显示在图像中央。这个切面可理想地评估三级腱索的完整性及 TV 瓣下结构的三个乳头肌。

最后,从 TG 中段乳头肌短轴切面(见图 7-7),稍微前屈探头可见三尖瓣的三个瓣叶位于图像的左侧。图像中前瓣靠近 RV 的底部,隔瓣位于 RV 的右侧(靠近间隔),而后瓣靠近图像的顶端。

肺动脉瓣

肺动脉瓣(pulmonic valve,PV)具有三个瓣叶:前瓣,左瓣和右瓣。肺动脉瓣半月形瓣膜连接 RV 和肺动脉(PA)。在 TEE 中 PV 通常难以显像,这是因为瓣膜结构薄,与食管之间的距离比其他的心脏瓣膜远,以及主动脉瓣远处声影造成潜在的缺失。应检查 PV 的正常瓣叶活动,正常瓣叶形态,有无狭窄和反流。在心脏内,PV 和主动脉瓣垂直。在 ME 主动脉瓣短轴切面(见图 7-13)及 RV 流入-流出道切面(见图 7-19),可见 PV 位于屏幕的右侧,在图像上紧贴着主动脉瓣的右下方。此外,在部分的患者中,可通过食管上段主动脉弓短轴切面(图 7-22)来检查 PV,在此切面,PV 和主 PA 位于扇形图像的左侧。这是测量右心室心输出量(right ventricular cardiac output,CO_{RV})的理想切面。首先,通过测量主 PA 的直径(d_{PA})并将($d_{PA}/2$)^2 乘以 π。接着,将脉冲多普勒取样点置于主 PA 距离 PV 开口约 0.5 ~ 1cm 处(图 7-23)。追踪此多普勒频谱测量主 PA 的速度-时间积分(VTI)(VTI_{PA})。将 PA 每搏输出量(SV_{PA})乘以心率(HR)来预测 CO_{RV}:

$$CO_{RV} = SV_{PA} \times HR$$

其中

$$SV_{PA} = \pi(d_{PA}/2)^2 \times VTI_{PA}$$

因此,

$$CO_{RV} = \pi(d_{PA}/2)^2 \times VTI_{PA} \times HR$$

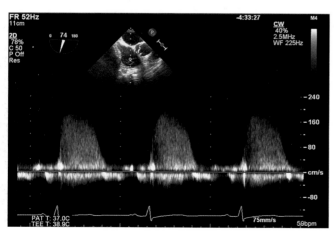

图 7-21　三尖瓣反流束的连续多普勒血流速度特征及速度-时间积分描图

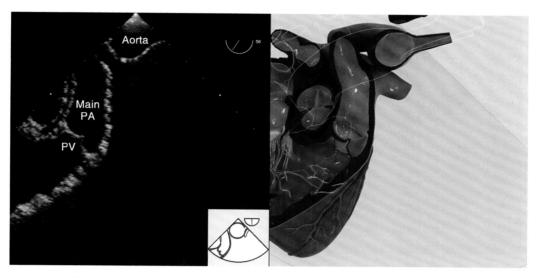

图 7-22　食管上段主动脉弓短轴切面。PA,肺动脉;PV,肺动脉瓣。(二维 TEE 图像及三维图片由软件生成,软件开发:Heartworks,Inventive Medical. ,London,UK)

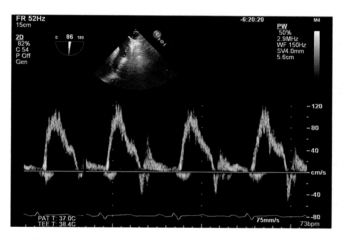

图 7-23　肺动脉的脉冲多普勒速度特征,与相应的速度-血流积分描记

主动脉

升主动脉、主动脉弓和降主动脉均可通过 TEE 成像。但是,升主动脉远端及主动脉弓近端通常会因为左主支气管的阻挡而无法通过 TEE 观察。应评估主动脉有无扩张、动脉瘤、夹层和粥样硬化。

首先,将探头深入至胃内。向患者的左侧旋转探头直至获得降主动脉短轴切面(图 7-24)。增加平面角度值 90°可显示降主动脉长轴切面(图 7-25)。若探头具有 3D 性能,X-plane 功能可用于同时评估短轴和长轴切面。逐渐后退 TEE 探头,并维持主动脉位于图像的顶部,在这些切面中,可评价降主动脉的大小、形状、完整性及粥样硬化的程度。当探头到达主动脉弓水平,需要将探头稍微向患者的右侧旋转来维持主动脉的图像。这是食管上段主动脉弓长轴切面(图 7-26)。增加平面角度至 70°～90°显示食管上段主动脉弓短轴切面(见图 7-22)。主 PA 和肺动脉瓣可见位于图像扇形的左下部。

接下来,回到 ME 四腔心切面并稍微后撤探头,主动脉瓣开始出现在图像的中间。前屈探头可显示 ME 升主动脉短轴切面(图 7-27),升主动脉和在它左侧较小的 SVC 都可以在短轴切面进行评估并测量对应的直径。在这个切面可以见到主 PA、右 PA 及左 PA 近端的长轴图像。增加平面角度至 90°得到 ME 升主动脉长轴切面(图 7-28)。在这个切面,升主动脉中段大致位于右 PA 的水平。

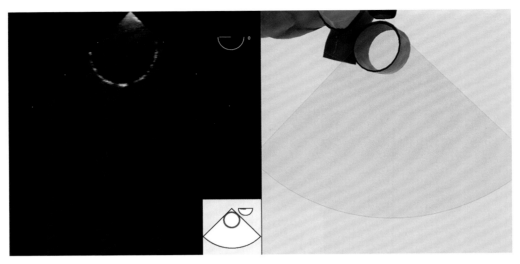

图 7-24   降主动脉短轴切面。(二维 TEE 图像及三维图片由软件生成,软件开发:Heartworks,Inventive Medical.,London,UK)

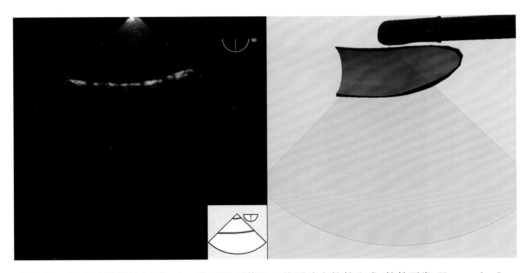

图 7-25   降主动脉长轴切面。(二维 TEE 图像及三维图片由软件生成,软件开发:Heartworks,Inventive Medical.,London,UK)

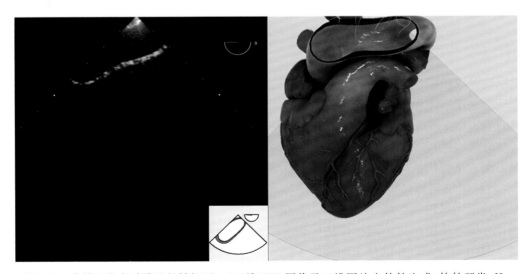

图 7-26   食管上段主动脉弓长轴切面。(二维 TEE 图像及三维图片由软件生成,软件开发:Heartworks,Inventive Medical.,London,UK)

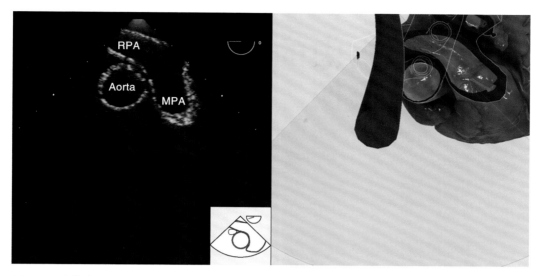

图 7-27　食管中段升主动脉短轴切面。MPA,主肺动脉;RPA,右肺动脉。(二维 TEE 图像及三维图片由软件生成,软件开发:Heartworks,Inventive Medical.,London,UK)

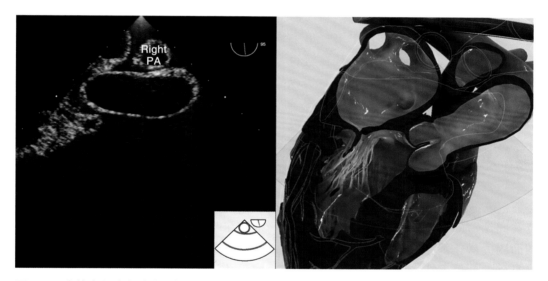

图 7-28　食管中段升主动脉长轴切面。PA,肺动脉。(二维 TEE 图像及三维图片由软件生成,软件开发:Heartworks,Inventive Medical.,London,UK)

参考文献

1. Shernan SK. A Practical Approach to the Echocardiographic Evaluation of Ventricular Diastolic Function. In: Perrino AC, Reeves ST, eds. *A Practical Approach to Transesophageal Echocardiography*. 2nd ed. Philadelphia: Lippincott Williams & Wilkins; 2008:153-155.
2. Troianos CA, Konstadt S. Evaluation of mitral regurgitation. *Semin Cardiothorac Vasc Anesth*. 2006;10(1):67-71.
3. London MJ. Diagnosis of Myocardial Ischemia. In: Perrino AC, Reeves ST, eds. *A Practical Approach to Transesophageal Echocardiography*. 2nd ed. Philadelphia: Lippincott Williams & Wilkins; 2008:87-92.
4. Lang RM, Bierig M, Devereux RB, Flachskampf FA, Foster E, Pellikka PA, et al. Recommendations for chamber quantification: a report from the American Society of Echocardiography's Guidelines and Standards Committee and the Chamber Quantification Writing Group, developed in conjunction with the European Association of Echocardiography, a branch of the European Society of Cardiology. *J Am Soc Echocardiogr*. 2005;18:1440-1463.
5. Doty JR, Timek T. Mitral Valve Disease. In: Yuh DD, Vricella LA, Baumgartner WA, eds. *The Johns Hopkins Manual of Cardiothoracic Surgery*. 1st ed. New York: McGraw-Hill Medical; 2007:607-622.
6. Khouri SJ, Maly GT, Suh DD, Walsh TE. A practical approach to the echocardiographic evaluation of diastolic function. *J Am Soc Echocardiogr*. 2004;17(3):290-297.
7. Piazza N, de Jaegere P, Schultz C, Becker AE, Serruys PW, Anderson RH. Anatomy of the aortic valvular complex and its implications for transcatheter implantation of the aortic valve. *Circ Cardiovasc Interv*. 2008;1(1):74-81.
8. Lautt WW. Regulatory processes interacting to maintain hepatic blood flow constancy: Vascular compliance, hepatic arterial buffer response, hepatorenal reflex, liver regeneration, escape from vasoconstriction. *Hepatol Res*. 2007;37(11):891-903.
9. Reynaert H, Thompson MG, Thomas T, Geerts A. Hepatic stellate cells: role in microcirculation and pathophysiology of portal hypertension. *Gut*. 2002;50(4):571-581.
10. Sheth K, Bankey P. The liver as an immune organ. *Curr Opin Crit Care*. 2001;7(2):99-104.
11. Abu-Yousef MM. Duplex Doppler sonography of the hepatic vein in tricuspid regurgitation. *AJR Am J Roentgenol*. 1991;156(1):79-83.
12. Rudski LG, Lai WW, Afilalo J, Hua L, Handschumacher MD, Chandrasekaran K, et al. Guidelines for the Echocardiographic Assessment of the Right Heart in Adults: A Report from the American Society of Echocardiography Endorsed by the European Association of Echocardiography, a registered branch of the European Society of Cardiology, and the Canadian Society of Echocardiography. *J Am Soc Echocardiogr*. 2010;23:685-713.

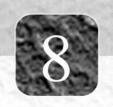

全面检查中的正常解剖和血流：经主动脉成像

RAFAEL HONIKMAN | AMANDA J. RHEE

翻译：王晟　薛瑛　校对：于晖　审阅：彭勇刚

引言

主动脉表面超声（Epiaortic Ultrasound，EAU）是指操作者将探头直接放置在解剖暴露的主动脉上的一种成像模式。EAU 提供了描述主动脉解剖和病理的高质量超声数据。将超声成像直接用于术野早于术中经食管超声（TEE）[1,2]。20 世纪 80 年代在纽约西奈山医疗中心和哥伦比亚大学医学院心表面超声被用于评估左心室功能、心肌灌注、心腔内气体和二尖瓣修复术后的二尖瓣功能[3-6]。对于心脏超声医生而言，除了心表面超声，EAU 也是有用的医疗设备，在主动脉操作和置管时可以对主动脉疾病程度进行评估。

由美国心脏超声协会（ASE）和美国心血管麻醉医师协会（SCA）共同编写的最新指南推荐 5 个标准切面[7]。这些切面因为操作简便、耗时最短、并发症发生率低以及高准确性使得 EAU 成为一种极富吸引力的工具。指南推荐在发生栓塞事件高风险的患者中使用 EAU，而且考虑到其良好的风险/利益比，推测未来会有更广泛的应用前景。

本章将讨论 EAU 应用的适应证和理论基础以及图像优化的技术问题。本章还将介绍标准超声切面和正常主动脉解剖。最后，复习重要的病理发现，包括主动脉粥样硬化分级，从而使医生之间能够进行有效的交流和制定决策。

适应证

EAU 应用的动力源自降低心脏手术围术期脑卒中发生率。2008 年 ASE/SCA 术中超声心动图综合检查指南推荐，在有栓塞性脑卒中的高风险患者、有脑血管疾病史、周围血管疾病及其他影像检查提示存在主动脉粥样硬化的患者中可使用 EAU[7]。心脏手术术中发生脑卒中的危险因素包括高龄、女性、近端主动脉粥样硬化、主动脉钙化、脑血管疾病史、周围血管病史、糖尿病、高血压、心脏手术史、术前感染（包括心内膜炎）、急诊手术、体外循环（cardiopulmonary bypass，CPB）时间超过 2h、术中血液超滤和输血。EAU 能辨别主动脉的粥样硬化斑块、钙化或可致远端栓塞的高风险栓塞[8]。一旦确认这些病变部位，则将更改手术入路甚至放弃手术以降低风险[9]。除了改变手术策略外，该检查还能提供相关信息以便对患者发生远端栓塞并发症的风险进行分级。

脑卒中

脑卒中（脑血管意外）是一个影响心脏手术成败的潜在的灾难性并发症。尽管在 CPB 后有很多种类型的脑损伤，如短暂性脑缺血发作、谵妄和认知功能障碍等，但是本章节重点关注脑卒中。世界卫生组织将脑卒中定义为"脑血管原因导致的神经缺陷并持续超过 24 小时或在 24 小时内死亡"。神经系统并发症是心脏术后最常见的导致发病率和病死率增加的原因，仅次于心衰。脑卒中会导致患者从长期护理设施出院延迟，增加住院时间和死亡率[10,11]。由于试验设计和调查人群不同，在不同的文献中报道的围术期脑卒中发生率各不相同[12-14]。可以明确的是脑卒中的发生率随着年龄、心血管合并疾病、CPB 时间和手术的复杂程度的增加而增加。在一项已发表的综述中，对美国胸外科医师协会（Society of Thoracic Surgeons，STS）数据库进行了回顾，收集了 2002 年至 2006 年的 70 多万例冠状动脉搭桥手术（coronary artery bypass grafting，CABG）和超过 10 万例的二尖瓣手术，发现脑卒中在同期行二尖瓣和 CABG 手术的患者中最常见，而在单独行 CABG 的患者中最少见（表 8-1）[15-17]。

表8-1　美国胸外科医师协会冠脉搭桥和
瓣膜手术中风发生率(2002—2006)*

手 术 类 型	脑卒中发生率
CABG	1.4%
仅行主动脉瓣置换	1.5%
仅行二尖瓣修复术	1.4%
仅行二尖瓣置换术	2.1%
瓣膜术及 CABG	2.9%
二尖瓣及 CABG	3.9%

* 2002~2006 胸外科医师协会数据库所描述的中风发生率。脑卒中发生频率最高的患者队列是同时接受了二尖瓣和 CABG 手术的患者。脑卒中风险最小的是单独行 CABG 的患者。
数据来自 Shahian DM, et al. The Society of Thoracic Surgeons 2008 cardiac surgery risk models:part 1—coronary artery bypass grafting surgery. *Ann Thorac Surg*. 2009;88:S2;O'Brien SM, et al. The Society of Thoracic Surgeons 2008 cardiac surgery risk models:part 2—isolated valve surgery. *Ann Thorac Surg*. 2009;88:S23;Shahian DM, et al. The Society of Thoracic Surgeons 2008 cardiac surgery risk models:part 3—valve plus coronary artery bypass graft surgery. *Ann Thorac Surg*. 2009;88:S43

其他的危险因素和普通人群中发生脑卒中的危险因素是相似的。这些因素包括脑卒中史、糖尿病、女性、肾衰竭、高血压、房颤周围血管病和其他因素[18-22]。与我们讨论的关系最密切的危险因素是通过上述超声检查发现的严重的胸主动脉粥样硬化疾病。尽管在普通人群中主动脉粥样硬化作为脑卒中危险因素的重要性仍然存在争议,但在行心脏手术的人群中已明确建立主动脉斑块与术后脑卒中发生率的相关关系[9,23-42]。斑块越广泛越复杂,术后发生脑卒中的风险越高。

脑卒中的可能机制包括从动脉至动脉的斑块或血栓栓塞、心内来源的栓塞或者通过心内或心外分流而来的由静脉至动脉的矛盾栓塞[43-48]。其他病因途径包括原位动脉血栓导致严重堵塞影响了脑灌注,以及低血压和心输出量降低导致的低血流动力学状态引发的缺血损伤。由开放的心血管结构进入的空气已被认为和心脏术后脑卒中及轻微的神经损伤有关[49]。脑卒中也可能由脑出血、脑静脉引流下降引起,也可能是癫痫持续发作的一种后遗症。放射成像研究发现,脑动脉系统栓塞是导致心脏术后脑卒中的最常见病因[50,51]。

三种常见的引起栓塞并导致神经系统损伤的物质是富含胆固醇的主动脉斑块、血栓颗粒和吸入的空气。栓塞的颗粒越大,栓塞事件发生频率越高,神经损伤的发生率及严重程度就越大[52,53]。低流量状态也被认为是由于不能将脑循环的阻塞颗粒"冲出"而放大了栓塞颗粒所致的缺血损伤[54-56]。

心脏手术中,几个涉及主动脉的操作步骤都可能导致斑块破裂和栓塞发生。这些操作包括主动脉钳夹和开放、主动脉插管、顺行心搏停跳液灌注、冠状动脉移植术近端吻合及主动脉切开。行 CPB 时主动脉插管来的血流会产生一种"喷砂效应(sandblasting effect)",可能破坏插管下游的斑块[57-59]。

几种方法可被用于检测和描述患者升主动脉粥样硬化的严重程度。术前可通过计算机断层成像(computed tomography,CT)的放射扫描或者磁共振成像(magnetic resonance imaging,MRI)发现斑块和钙化。目前术中有三种方法可用:外科医生直接触摸主动脉感受钙化的硬度、TEE 和 EAU。一些研究明确表示 TEE 和 EAU 优于外科触诊。外科触诊很大程度地低估了粥样硬化的严重性,其敏感性明显低于超声检查;EAU 的敏感性最高[59-67]。在一项研究中,Linden 等人连续检查了 921 个心脏手术患者。EAU 检查发现 26% 的患者升主动脉有斑块且测量厚度超过 5mm,而通过外科触诊仅发现了其中的 40%[30]。外科医生可感觉到的钙化区域可能是稳定的斑块,发生栓塞的风险低于可能仅能由超声发现的粥样硬化软斑块[68]。

尽管 TEE 探头放置到位后,术中使用不会打断外科操作,但 EAU 较 TEE 在描述主动脉斑块方面仍具备几大优势。大多数外科操作是在升主动脉区域进行,而该区域被认为是 TEE 的盲点。在这里气管和左主支气管介于食管和主动脉中间,导致超声传播的中断。因此,尽管通过 TEE 可以看到部分升主动脉,Konstadt 等认为 TEE 常常不能显示医生最感兴趣的升主动脉区域[69,70]。由于 EAU 被放置在感兴趣的区域附近,因此可使用更高频率的探头,从而可获取高质量低伪影的图像。

目前尚缺乏设计良好、能够证明 EAU 降低并发症发生率和死亡率的试验,但是越来越多的数据表明在高风险的患者中使用 EAU 可以改变外科手术策略,而且这些改变可能是有益的[56,71-78]。比如改善手术技术的例子如不停跳(相对于停跳)的 CABG、"无接触"技术以及改变在主动脉上的操作和置管的位置(例如,腋动脉插管),或是采用更为激进的手术方式包括主动脉内膜剥脱术或者主动脉弓置换,尽管这些方式可能导致更糟的结果[79-83]。

使用 EAU 的缺点较少,包括放置探头至术野时可能造成术野的污染以及当探头接触心脏时可能导致心律失常。

探头与使用技术

EAU 检查容易开展。在外科暴露主动脉后,将套有无菌保护套的手持探头直接放置在升主动脉上或者与主动脉保持一定的声学距离(sonographic "stand-off")。声学距离("standoff")指的是探头和感兴趣区域的物体之间的距离,稍后讨论。获得的超声切面用于分析和储存。

使用超声直接评估主动脉的第一步是暴露升主动脉。外科医生通过正中切口打开胸腔,然后切开并悬吊心包,让升主动脉的根部到弓部区域完整地暴露出来。随后外科医生和超声科医生将超声探头套上一层或两层无菌套膜,以备在无菌术野使用。有三种不同类型的探头可用于 EAU 成像,线阵探头产生一个矩形图像,相控阵和矩阵探头都产生楔形界面。尽管各自都有其优缺点,但所有的探头都能被很好地使用。

线阵探头同时扫查主动脉的前壁(近场)和后壁(远场),不需要声学距离("standoff")。一个缺点是线阵探头需要占据较大的心脏表面区域,即需要探头有较大的接触表面积。因此,线阵探头很难应用于小切口手术。第二个缺点是主动脉完整的从左到右的直径并不适合显示在单个超声平面里,会产生一种"隧道样"视野,可能需要将探头左移或右移以获得整个主动脉的整体横截面图像(图 8-1)。

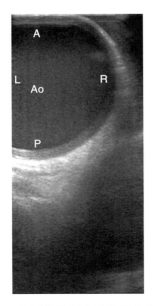

图 8-1　使用线阵探头显示管状升主动脉(Ao)。A,前壁;L,左外侧壁;P,后壁;R,右侧壁

相控阵或矩阵探头产生的楔形图像能够同时成像主动脉的左右壁,而且所需要的接触面积较小,在术野内的可操作性更强。相控阵或矩阵探头的缺点是需要声学距离。由于楔形成像的缘故,如果将探头直接放置在主动脉上,主动脉前壁(近场)将不能完全显示,或者只能显示一小部分而剩下的都在扇面图像外。为了获得近场的完整图像,探头需要放置在距离主动脉一定距离的地方(声学距离)(图 8-2)。这需要一个额外的传导超声的介质。因为空气是超声的不良传导体,所以隔离可由凝胶来代替。这种胶体或者是以凝胶垫的形式售卖,或者包绕在探头前端并且一并套入无菌保护套内。另外一种简单的方法是将无菌保护套内装满生理盐水,使得探头离开主动脉的同时超声束能穿过生理盐水到达主动脉。笔者的医院是将无菌胶体放入无菌保护套,用温暖的生理盐水充满心包腔,并将探头浸入生理盐水但与主动脉壁保持一段距离,即可看到完整的主动脉前壁。

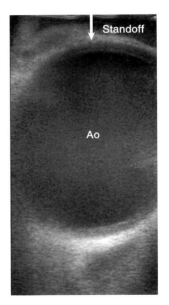

图 8-2　有声学距离("standoff")的升主动脉表面的超声成像,避免了升主动脉的变形

极其重要的是手持探头将其放入术野时需保持无菌操作。探头从有菌区域应该通过无菌保护套再被放置到术野。一些医院使用双层保护套,操作时格外小心。笔者的医院在不同的患者之间使用探头后需要进行探头消毒,也用到探头保护套。值得注意的是不同生产厂家推荐的探头消毒方法不同,请务必按照厂家推荐的适合的清洁方法操作(见第 29 章)。

使用探头进行扫描时,必须确认正确的探头握持方向,以确保检查有序的进行从而便于和外科医生进行有效的交流。在超声探头侧面有一个标示探头方向的标记。这个标记应当和屏幕上显示的圆点方向一致。另外一种确定"方向"的方法是用手指触碰探头同时观察屏幕上的改变。在心脏超声中，标准情况下是将患者的左侧显示在屏幕的右侧。如果没有按这种常规进行，那么应当在图像中标记指示方向，以便稍后精确解读储存的图像。

成像平面

应全面地扫查升主动脉和主动脉弓，应贯穿全长并特别注意拟行主动脉操作的部位。几篇文献较早提出了主动脉扫查的标准方案[7,84,85]。从窦管交界、无名动脉至主动脉弓，完成一项完整的 EAU 检查推荐至少采用五个切面。通常 TEE 能观察到近端的升主动脉和远端的主动脉弓[86]。

升主动脉被分为近段、中段和远段。升主动脉的每一个节段都可以描述为四个壁：前壁（近场）、后壁（远场）、右壁和左壁。这将升主动脉划分为 12 个完整的部分进行描述。气管和左主支气管的位置会干扰超声波，影响升主动脉远端和主动脉弓近端的成像。因此，如果有指征，推荐在这些区域使用 EAU 进行检查。

升主动脉的近段、中段和远段中的每一个节段都应行短轴和长轴切面评估。短轴扫描时超声探头与主动脉垂直，从主动脉近场内侧缘至远场内侧缘测量主动脉的每一个节段。将探头放置在垂直方向，从近端向远端移动探头可以评估升主动脉的全部三个节段。近段升主动脉以窦管交界起始划分，此处常见主动脉瓣和右肺动脉。中段升主动脉定义为与右肺动脉并列的那部分主动脉（图 8-3）。远段升主动脉是从右肺动脉远端到无名动脉。继续往远处移动探头可以检查主

动脉弓近端，如 TEE 不能清晰显示，则 EAU 检查就很必要（图 8-4）。

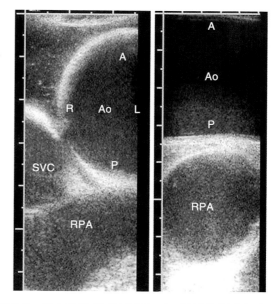

图 8-3　经主动脉超声（EAU）：左，用线阵探头探查升主动脉中段（Ao）短轴。右，使用线阵探头探查升主动脉中段（Ao）长轴。A，主动脉前壁；L，主动脉左侧壁；P，主动脉后壁；R，主动脉右侧壁；RPA，右肺动脉；SVC，上腔静脉

从短轴切面旋转 90°可以获得长轴切面，平面内可以显示升主动脉内血流方向。近端长轴切面可以观察到 Vlasalva 窦、窦管交接和主动脉瓣。向远端延续可探查中段升主动脉。最后远端升主动脉的检查应包含无名动脉。发出左颈总动脉和左锁骨下动脉的主动脉弓应该作为检查的最后部分（见图 8-4，B）。

在检查过程中，需对主动脉弓粥样硬化程度进行分级并测量直径大小。对外科医生需要进行操作的主动脉区域在检查时需要特别注意。发现有栓塞风险的病理学异常（如粥样硬化区域、活动性斑块和溃疡性

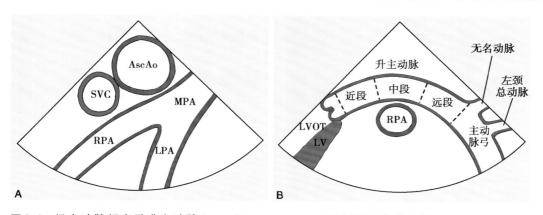

图 8-4　经主动脉超声示升主动脉（ascending aorta，AscAo）及周围结构的短轴（**A**）和长轴（**B**）。LPA，左肺动脉；LV，左心室；LVOT，左心室流出道；MAP，主肺动脉；RPA，右肺动脉；SVC，上腔静脉

斑块)时需要和外科医生进行交流,可能会改变手术计划。需要排除其他的主动脉病理改变,如夹层内膜片和壁内血肿,如果发现这些异常需要及时沟通。应该根据各个中心的流程对全面检查的动态和静态图像进行存储以备日后的解读。

主动脉粥样硬化斑块分级

对粥样硬化斑块的严重程度和主动脉疾病的严重程度进行分级是非常有用的。建立一个标准化的分级系统有以下几个优点。首先,它提供一种共通的语言,使不同的学科之间能够对疾病进行精确的描述。这有利于临床医生之间更好的交流和讨论,有助于做出最明智的决策。其次,为科学研究提供了一个分类描述的平台。然而,到目前为止,对于采用何种分级系统尚未达成共识。关于 EAU 检查的 ASE/SCA 指南在众多的分级系统中列出了八个,分成两级到五级不等;这些分级系统具有很多共性,并试图将斑块特征与脑卒中风险联系起来进行相关研究。一些研究观察围术期心脏手术患者,而其他研究观察普通脑卒中人群。评估的等级可能包括了正常主动脉或微小病变低风险主动脉。大多数是通过定义斑块的大小来决定其分级,即突出的斑块越大脑卒中风险越高;不同的试验定义的斑块大小不同。高风险斑块定义为从主动脉内膜到中膜的 5mm 厚有局灶强回声区域的斑块和(或)溃疡病损、可活动结构或管腔不规则[87]。所有研究中,无论采用哪种大小作为分级标准,超过临界值的较大斑块意味着较高的脑卒中风险。最高风险的病损是"复杂斑块",其特征包括溃疡、重度钙化、附壁血栓和含有可移动成分的任何斑块。笔者的医院使用 Katz 等人描述的五点分级系统(表 8-2)。然而,在一种分级系

表 8-2　主动脉粥样斑块的 Katz 分级系统

分级	描　　述
1	主动脉内膜正常至轻度增厚
2	重度内膜增厚,无突出的粥样斑块
3	突出的粥样斑块<5mm,凸向管腔
4	突出的粥样斑块≥5mm,凸向管腔
5	可活动的粥样斑块

来自 Katz ES, Tunick PA, Rusinek H, Ribakove G, Spencer FC, Kronzon I. Protruding aortic atheromas predict stroke in elderly patients undergoing cardiopulmonary bypass: experience with intraoperative transesophageal echocardiography. J Am Coll Cardiol. 1992;20;70-7.

统被公认为最优之前,其他分级系统只要能提示不同斑块的风险级别,那么这些分级系统都是可以被接受的(图 8-5)。

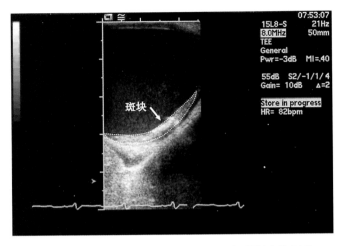

图 8-5　经升主动脉动脉超声显示的三级粥样斑块图像

除了先前描述的粥样斑块特征外,在不同的主动脉节段粥样斑块的严重程度不同。升主动脉被分为三段:近段、中段和远段。每一段都有四个壁,每个壁的粥样斑块严重程度不同,需要分别进行评估。这四个壁是前壁(近场)、后壁(远场)、右壁和左壁。为了更好地描述升主动脉粥样斑块的准确位置,需要对 12 个壁段的情况分别进行描述。

越来越多的研究致力于采用不同的方法对主动脉粥样硬化斑块的严重程度进行描述。一篇文献比较了每个节段发生的最严重的粥样硬化病变时的图像。他们将斑块面积与整个主动脉横截面积进行比较。然后计算出了两面积的比值将其作为粥样硬化程度的指标[88]。其他研究小组则通过后处理分析研究斑块的声学密度,尝试辨别脂质、纤维化或钙化等组织病理学改变,并把这些发现与血栓栓塞事件相关联[89,90]。随着实时三维(3D)超声探头的出现,真实地评估粥样硬化疾病的严重程度成为可能[91,92]。

正常径线

正常升主动脉的直径数据来源于不同性别、体表面积、身高和年龄的人群。这些直径数据通过 MRI、CT、螺旋 CT、侵入性血管造影和心脏超声检查获得[93-97]。尽管一些研究认为升主动脉直径与年龄没有关系,但绝大多数研究发现升主动脉直径随着年龄的增加而增加。Framingham 心脏研究(Framingham Heart Study)显示在男性和女性中年龄是决定主动脉

根部大小最为重要的因素。该项研究发现在不同的年龄、性别和体型的人群中，通过累积测量法测得的主动脉根部数值变化范围很大[97-100]。

根据 ASE 推荐的心腔定量评估，应使用二维（2D）超声对升主动脉进行 4 个方面的评估[101]。这些推荐虽然是针对 TEE 和经胸心脏超声的，但同样也适用于主动脉表面超声。尽管一些临床医生使用内侧缘到内侧缘的测量技术，但标准的方法更倾向于采用前缘到前缘的测量技术。应当被测量的径线包括主动脉瓣环、Valsalva 窦和窦管交界。升主动脉短轴径线对制定外科手术方案也很有用。应在收缩期最大直径时进行测量，尽可能使探头和主动脉垂直。Biaggi 等人使用心脏超声测量了 64 686 个正常人的升主动脉径线。在收缩末期使用前缘对前缘的方法测得平均 Valsalva 窦径线，男性为 3.4cm，女性为 3.1cm。以右肺动脉作为标识测得平均升主动脉径线，男性为 3.2cm，女性为 3.0cm[96]。主动脉瓣环正常直径为 2.2cm（图 8-6）[102]。

在乏氏窦处主动脉根部扩张定义为主动脉根部直径超过与体表面积和年龄相对应的正常径线的 95% 可信区间（图 8-7）[97]。Roman 等人观察了 135 个正常成年人，发现乏氏窦的正常绝对上限在男性是 4.0cm，女性是 3.6cm；主动脉上嵴在男性是 3.5cm，女性是 3.2cm。使用的是在舒张末期从前缘到前缘的测量方法[97]。

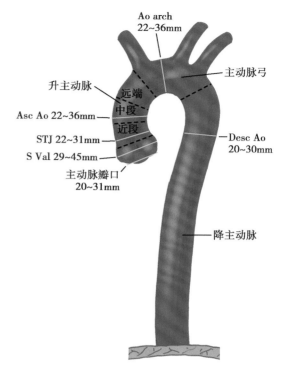

图 8-6　主动脉正常解剖图像以及从主动脉瓣到膈肌的径线直径。升主动脉（Asc Ao）被分为 3 段：近端升主动脉是从乏氏窦（S Val）到肺动脉水平，中段升主动脉被界定为紧邻肺动脉的那一段，远端升主动脉是从肺动脉水平到无名动脉起始处。主动脉弓（Ao arch）是从无名动脉到左锁骨下动脉，降主动脉（Desc Ao）是指从锁骨下动脉向远端延伸至膈肌下髂动脉分叉处。在图中标示了各段的直径大小。STJ，窦管交界

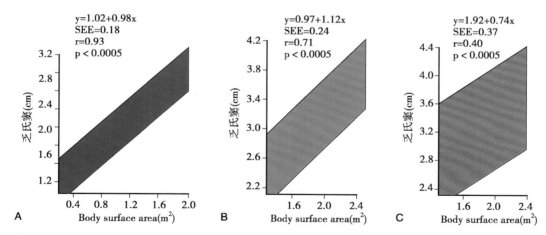

图 8-7　（A）儿童和青少年，（B）年龄 20～39 岁的成人，（C）年龄 ≥40 岁的成人乏氏窦扩张大小的 95% 可信区间。图片描述了乏氏窦和体表面积及年龄的关系。（来自 Lang RM, Bierig M, Devereux RV, et al. Recommendations for chamber quantification: a report from the American Society of Echocardiography's Guidelines and Standards Committee and the Chamber Quantification Writing Group, developed in conjunction with the European Association of Echocardiography, a branch of the European Society of Cardiology. J Am Soc Echocardiogr. 2005;18;1440-1463.）

升主动脉和主动脉瓣的多普勒评估

使用 EAU 对主动脉瓣行多普勒评估的作用有限。在一些病例中,彩色多普勒在诊断有无夹层和血肿时可能很有用[103]。EAU 被用于指导 A 型主动脉夹层患者的主动脉插管。在这些病例中,可使用二维 EAU 和彩色多普勒 EAU 帮助区分真假主动脉腔以便主动脉插管能成功置入真腔[104,105]。一篇病例报道描述了在使用 TEE 测量狭窄的主动脉瓣跨瓣压差时,因多普勒超声入射角度过大而改用 EAU 测量[106]。

目前并没有指南推荐如何使用 EAU 行多普勒检查。在升主动脉的很多部位要使多普勒声束的方向与主动脉血流方向平行非常困难,因为在大多数情况下,超声探头的方向与主动脉血流方向垂直(图 8-8)。我们必须清晰地认识到当多普勒超声束与血流方向不平行时容易产生错误。超声束与主动脉内血流方向的夹角被称为入射角。该夹角应小于 30°,可使错误的发生率小于 15%。

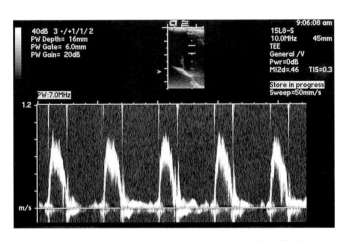

图 8-8　用线阵主动脉超声探头行升主动脉的脉冲多普勒检查

总结

在心脏手术中,EAU 是评估升主动脉情况并帮助外科医生制定手术策略的有效工具。与 TEE 和外科触诊相比,EAU 具备更多的优点且风险不大,能够对动脉粥样硬化、扩张及夹层等病理改变进行识别、分级和定位。未来的发展方向为通过矩阵探头的三维技术对这些病理改变进行更好的描述及对测量斑块面积的一些应用。

参考文献

1. Wild JJ, Crawford HD, Reid JM. Visualization of the excised human heart by means of reflected ultrasound of echography; preliminary report. *Am Heart J.* 1957;54:903-906.
2. Johnson ML, Holmes JH, Spangler RD, Paton BC. Usefulness of echocardiography in patients undergoing mitral valve surgery. *J Thorac Cardiovasc Surg.* 1972;64:922-934.
3. Dubroff JM, Wong CY, et al. Left ventricular ejection fraction during cardiac surgery: A two-dimensional echocardiographic study. *Circulation.* 1983;68:95-103.
4. Goldman ME, Mindich BP. Intraoperative cardioplegic contrast echocardiography for assessing myocardial perfusion during open heart surgery. *J Am Coll Cardiol.* 1984;4:1029-1034.
5. Rodigas PC, Meyer FJ, Haasler GB, et al. Intraoperative 2-dimensional echocardiography: ejection of microbubbles from the left ventricle after cardiac surgery. *Am J Cardiol.* 1982;50:1130-1132.
6. Goldman ME, Mindich BP, Teichholz LE, et al. Intraoperative contrast echocardiography to evaluate mitral valve operations. *J Am Coll Cardiol.* 1984;4:1035-1040.
7. Glas KE, et al. Guidelines for the performance of a comprehensive intraoperative epiaortic ultrasonographic examination: recommendations of the American Society of Echocardiography and the Society of Cardiovascular Anesthesiologists; endorsed by the Society of Thoracic Surgeons. *J Am Soc Echocardiogr.* 2007;20:1227-1235.
8. Bucerius J, Gummert JF, Borger MA, et al. Stroke after cardiac surgery: a risk factor analysis of 16.184 consecutive adult patients. *Ann Thorac Surg.* 2003;75:472-478.
9. Djaiai G, Ali M, Borger MA, et al. Epiaortic scanning modified planned intraoperative surgical management but not cerebral embolic load during coronary artery bypass surgery. *Anesth Analg.* 2008;106:1611-1618.
10. Roach GW, Kanchuger M, Mangano CM, et al. Adverse cerebral outcomes after coronary bypass surgery. *N Engl J Med.* 1996;335:1857-1863.
11. McKhann GM, et al. Encephalopathy and stroke after coronary artery bypass grafting; incidence, consequences, and prediction. *Arch Neurol.* 2002;59:1422-1428.
12. Anyanwu AC, Filsoufi F, Salzberg SP, Bronster DJ, Adams DH. Epidemiology of stroke after cardiac surgery in the current era. *J Thorac Cardiovasc Surg.* 2007;134:1121-1127.
13. Coffey CE, Massey EW, Roberts KB, Curtis S, Jones RH, Pryor DB. Natural history of cerebral complications of coronary artery bypass graft surgery. *Neurology.* 1983;33(11):1416-1421.
14. Breuer AC, et al. Central nervous system complications of coronary artery bypass graft surgery: prospective analysis of 421 patients. *Stroke.* 1983;14(5):682-687.
15. Shahian DM, et al. The Society of Thoracic Surgeons 2008 cardiac surgery risk models: part 1–coronary artery bypass grafting surgery. *Ann Thorac Surg.* 2009;88:S2.
16. O'Brien SM, et al. The Society of Thoracic Surgeons 2008 cardiac surgery risk models: part 2–isolated valve surgery. *Ann Thorac Surg.* 2009;88:S23.
17. Shahian DM, et al. The Society of Thoracic Surgeons 2008 cardiac surgery risk models: part 3–valve plus coronary artery bypass graft surgery. *Ann Thorac Surg.* 2009;88:S43.
18. Stamou SC, Hill PC, Dangas G, et al. Stroke after coronary artery bypass; incidence, predictors, and clinical outcomes. *Stroke.* 2001;32:1508-1513.
19. Hogue Jr CW, Barzilai B, Pieper KS, et al. Sex differences in neurological outcomes and mortality after cardiac surgery; a Society of Thoracic Surgery National Database report. *Circulation.* 2001;103:2133-2137.
20. Charlesworth DC, Likosky DS, Marrin CAS, et al. Development and validation of a prediction model for strokes after coronary artery bypass grafting. *Ann Thorac Surg.* 2003;76:436-443.
21. Puskas JD, Winston AD, Wright CE. Stroke after coronary artery operation: incidence, correlates, outcome, and cost. *Ann Thorac Surg.* 2000;69:1053-1056.
22. McKhann GM, Goldsborough MA, Borowicz Jr LM. Predictors of stroke risk in coronary artery bypass patients. *Ann Thorac Surgery.* 1997;63:516-521.
23. Amarenco P, Duyckaerts C, Tzourio C, Henin D, Bousser MG, Hauw JJ. The prevalence of ulcerated plaques in the aortic arch in patients with stroke. *N Engl J Med.* 1992;326:221-225.
24. Amarenco P, Cohen A, Tzourio C, et al. Atherosclerotic disease of the aortic arch and the risk of ischemic stroke. *N Engl J Med.* 1994;331:1474-1479.
25. Amarenco P, Hienzlef O, Lucas C, et al. The French Study of the Aortic Plaques in Stroke Group. Atherosclerotic disease of the aortic arch as a risk factor for recurrent ischemic stroke. *N Engl J Med.* 1996;334:1216-1221.
26. Di Tullio MR, Russo C, Jin Z, Sacco RL, Mohr JP, Homma S. Aortic arch plaques and risk of recurrent stroke and death. *Circulation.* 2009;119:2376-2382.
27. Tunick PA, Perez JL, Kronzon I. Protruding atheromas in the thoracic aorta and systemic embolization. *Ann Intern Med.* 1991;115:423-427.
28. Karalis DG, Chandrasekaran K, Victor MF, Ross JJ, Mintz GS. Recognition and embolic potential of intraaortic atherosclerotic debris. *J Am Coll Cardiol.* 1991;17:73-78.
29. Tunick PA, Rosenzweig BP, Katz ES, Freedberg RS, Perez JL, Kronzon I. High risk for vascular events in patients with protruding aortic atheromas: a prospective study. *J Am Coll Cardiol.* 1994;23:1085-1090.
30. Ferrari E, Vidal R, Chevallier T, Baudouy M. Atherosclerosis of the aorta and aortic debris as a marker of poor prognosis: benefit of oral anticoagulants. *J Am Coll Cardiol.* 1999;33:1317-1322.
31. Tunick PA, Ambika CN, Goodkin GM, et al. Effect of treatment on the incidence of stroke and other emboli in 519 patients with severe thoracic aortic plaque. *Am J Cardiol.* 2002;90:1320-1325.
32. Russo C, Kin z, Rundek T, Homma S, Sacco RL, Di Tullio MR. Atherosclerotic Disease of the Proximal Aorta and the Risk of Vascular Events in a Population-Based Cohort; The Aortic Plaques and Risk of Ischemic Stroke (APRIS) Study. *Stroke.* 2009;40:2313-2318.
33. Petty GW, Khandheria BK, Meissner I, et al. Population-Based Study of the Relationship Between Atherosclerotic Aortic Debris and Cerebrovascular Ischemic Events. *Mayo Clin Proc.* 2006;81(5):609-614.
34. Meissner I, Khandheria BK, Sheps SG, et al. Atherosclerosis of the Aorta: Risk Factor, Risk Marker, or Innocent Bystander; A Prospective Population-Based Transesophageal Echocardiography Study. *J Am Coll Cardiol.* 2004;44:1018-1024.
35. Wolman RL, Nussmeier NA, Aggarwal A, et al. Cerebral Injury after Cardiac Surgery; Identification of a Group at Extraordinary Risk. *Stroke.* 1999;30:514-522.
36. Hartman GS, Yao FSF, Bruefach III M, et al. Severity of Aortic Atheromatous Disease Diagnosed by Transesophageal Echocardiography Predicts Stroke and Other Outcomes Associated With Coronary Artery Surgery: A prospective Study. *Anesth Analg.* 1996;83:701-708.
37. Linden JVD, Hadjinikolaou L, Bergman P, Lindblom D. Postoperative Stroke in Cardiac Surgery Is Related to the Location and Extent of Atherosclerotic Disease in the Ascending Aorta. *J Am Coll Cardiol.* 2001;38:131-135.
38. Katz ES, Tunick PA, Rusinek H, Ribakove G, Spencer FC, Kronzon I. Protruding Aortic Atheromas Predict Stroke in Elderly Patient's Undergoing Cardiopulmonary Bypass: Experience With Intraoperative Transesophageal Echocardiography. *J Am Coll Cardiol.* 1992;20:70-77.
39. Davila-Roman VG, Murphy SF, Nickerson NJ, Kouchoukos NT, Schechtman KB, Barzilai B. Atherosclerosis of the Ascending Aorta Is an Independent Predictor of Long-Tern Neurologic Events and Mortality. *J Am Coll Cardiol.* 1999;33:1308-1316.
40. John R, Choudhri AF, Weinberg AD. Ting w, Rose EAU, Smith CR, OZ MC. Multicenter Review of Preoperative Risk Factors for Stroke After Coronary Bypass Grafting. *Ann Thorac Surg.* 2000;69:30-36.
41. Hogue Jr CW, Murphy SF, Schechtman KB, Davila-Roman VG. Risk Factors For Early Or Delayed Stroke After Cardiac Surgery. *Circulation.* 1999;100:642-647.
42. Gardner TJ, Horneffer PJ, Manolio TA, et al. Stroke following coronary artery bypass grafting: a ten-year study. *Ann Thorac Surg.* 1985;40(6):574-581.

43. Doty JR, Wilentz RE, Salazar JD, Hruban RH, Cameron DE. Atheroembolism in Cardiac Surgery. *Ann Thorac Surg*. 2003;75(4):1221-1226.
44. Thurlbeck WM, Castleman B. Atheromatous emboli to the kidneys after aortic surgery. *N Engl J Med*. 1957;257(10):442-447.
45. Freedberg RS, Tunick PA, Kronzon I. Emboli in transit: the missing link. *J Am Soc Echocardiogr*. 1998;11(8):826-828.
46. Ezzeddine MA, Primavera JM, Rosand J, Hedley-Whyte ET, Rordorf G. Clinical characteristics of pathologically proved cholesterol emboli to the brain. *Neurology*. 2000;54:1681-1683.
47. Cross SS. How common is cholesterol embolism? *J Clin Pathol*. 1991;44:859-861.
48. Fukumoto Y, Tsutsui H, Tsuchihashi M, Masunoto A, Takeshita A. Cholesterol Embolism Study (Chest) Investigators: The Incidence and Risk Factors of Cholesterol Embolization, A Complication of Cardiac Catheterization: A Prospective Study. *J Am Coll Cardiol*. 2003;42:211-216.
49. Hammon Jr JW, Stump DA, Kon ND, et al. Risk factors and Solutions for the Development of Neurobehavioral Changes after Coronary Bypass Grafting. *Ann Thorac Surg*. 1997;63(6):1613-1618.
50. Ascione R, Reeves BC, Chamberlain MH, Ghosh AK, Lim KH, Angelini GD. Predictors of Stroke in the Modern Era of Coronary Artery Bypass Grafting: A Case Control Study. *Ann Thorac Surg*. 2002;74(2):474-480.
51. Likosky DS, Marrin CAS, Caplan LR, et al. Determination of Etiologic Mechanism of Strokes Secondary to Coronary Artery Bypass Graft Surgery. *Stroke*. 2003;34:2830-2834.
52. Blauth CI. Macroemboli and Microemboli During Cardiopulmonary Bypass. *Ann Thorac Surg*. 1995;59:1300-1303.
53. Abu-Omar Y, Balacumaraswami L, Matthews PM, Taggart Solid DP, Cerebral Gaseous. Microembolization during Off-Pump, On-Pump, and Open Cardiac Surgery Procedures. *J Thorac Cardiovasc Surg*. 2004;127:1759-1765.
54. Schreiber S, Serdaroglu M, Schreiber F, Skalej M, Heinze HJ, Goertler M. Simultaneous Occurrence and Interaction of Hypoperfusion and Embolism in a Patient with Severe Middle Cerebral Artery Stenosis*Stroke*. 2009;40(7):e478-e480 (epub).
55. Sedlaczek O, Caplan L, Hennerici M. Impaired Washout—Embolism and Ischemic Stroke: Further Examples and Proof of Concept. *Cerebrovasc Dis*. 2005;19(6):396-401.
56. Caplan LR, Hennerici M. Impaired Clearance of Emboli (Washout) is an Important Link Between Hypoperfusion, Embolism, and Ischemic Stroke. *Arch Neurol*. 1998;55(11):1475-1482.
57. Swaminathan M, Grocott HP, Mackensen GB, Podgoreanu MV, Glower DD, Matthew JP. The "Sandblasting Effect of Aortic Cannula on Arch Atheroma During Cardiopulmonary Bypass. *Anesth Analg*. 2007;104(6):1350-1351.
58. Hamano K, Ikeda Y, Okada H, et al. Atheromatous Plaque in the Distal Aortic Arch Creating the Potential for Cerebral Embolism During Cardiopulmonary bypass. *Jpn Circ J*. 2001;65(3):161-164.
59. Mackensen GB, Ti LK, Phillips-Bute BG, et al. Cerebral embolization during cardiac surgery: Impact of aortic atheroma burden. *Br J Anaesth*. 2003;91:656.
60. Sharony R, Bizekis CS, Kanchuger M, et al. Off-pump coronary artery bypass grafting reduces mortality and stroke in patients with atheromatous aortas: A case control study*Circulation*. 2003;9(suppl I):II-115.
61. Arrowsmith JE, Grocott HP, Reves JG, et al. Central nervous system complications of cardiac surgery. *Br J Anaesth*. 2000;84:378.
62. Davila-Roman VG, Phillips KJ, Daily BB, Davila RM, Kouchoukos NT, Barzilai B. Intraoperative Transesophageal Echocardiography and Epiaortic Ultrasound for Assessment of Atherosclerosis of the Thoracic Aorta. *J Am Coll Cardiol*. 1996;28:942-947.
63. Marshall Jr WG, Barzilai B, Kouchoukos NT, Saffitz J. Intraoperative Ultrasonic Imaging of the Ascending Aorta. *Ann Thorac Surg*. 1989;48(3):339-344.
64. Royse C, Royse A, Blake D, Grigg L. Screening the Thoracic Aorta for Atheroma: A Comparison of Manual Palpation, Transesophageal and Epiaortic Ultrasonography. *Ann Thorac Cardiovasc Surg*. 1998;4(6):347-350.
65. Ohteki H, Itoh T, Natsuaki M, Minato N, Suda H. Intraoperative Ultrasonic Imaging of the Ascending Aorta in Ischemic Heart Disease. *Ann Thorac Surg*. 1990;50(4):539-542.
66. Wareing TH, Davila-Roman VG, Barzilai B, Murphy SF, Kouchoukos NT. Management of the severely atherosclerotic ascending aorta during cardiac operations. a strategy for detection and treatment. *J Thorac Cardiovasc Surg*. 1992;103(3):453-462.
67. St Amand MA, Murkin JM, Menkis AH, et al. Aortic atherosclerotic plaque identified by epiaortic scanning predicts cerebral embolic load in cardiac surgery. *Can J Anaesth*. 1997;44:A7.
68. Cohen A, Tzourio C, Bertran B, Chauvel C, Bousser MG, Amarenco Aortic Plaque Morphology P, Events Vascular. A Follow-Up Study in Patients With Ischemic Stroke; FAPS Investigators. French Study of Aortic Plaques in Stroke. *Circulation*. 1997;96:3838-3841.
69. Konstadt SN, Reich DL, Kahn R, et al. Transesophageal echocardiography can be used to screen for ascending aortic atherosclerosis. *Anesth Analg*. 1995;81:225-228.
70. Konstadt SN, Reich DL, Quintana C, Levy M. The ascending aorta: how much does transesophageal echocardiography see? *Anesth Analg*. 1994;78:240-244.
71. Hangler BH, Nagele G, Danzmayr M, et al. Modification of surgical technique for ascending aortic atherosclerosis: impact on stroke reduction in coronary artery bypass grafting. *J Thorac Cardiovasc Surg*. 2003;126:391-400.
72. Barzilai B, Marshall Jr WG, Saffitz JE, Kouchoukos N. Avoidance of embolic complications by ultrasonic characterization of the ascending aorta. *Circulation*. 1989;80(3 Pt 1):1275-1279.
73. Trehan N, Mishra M, Kasliwal R, Mishra A. Reduced neurological injury during CABG in patients with mobile aortic atheromas: a five-year follow-up study. *Ann Thorac Surg*. 2000;70:1558-1564.
74. Djaiani G, Ali M, Borger MA, et al. Epiaortic Scanning Modifies planned Intraoperative Surgical Management But Not Cerebral Embolic Load During Coronary Artery Bypass Surgery. *Anesth Analg*. 2008;106:1611-1618.
75. Gold JP, Torres KE, Maldarelli W, Zhuravlev I, Condit D, Wasnick J. Improving Outcomes in Coronary Surgery: The Impact of Echo-Directed Aortic Cannulation and Perioperative Hemodynamic Management in 500 Patients. *Ann Thorac Surg*. 2004;78:579-585.
76. Davila-Roman VG, Barzilai B, Wareing TH, Murphy SF, Kouchoukos NT. Intraoperative Ultrasono-

graphic Evaluation of the ascending aorta in 100 Consecutive Patients Undergoing Cardiac Surgery. *Circulation*. 1991;84(suppl 5):11147-11153.
77. Ribakove GH, Katz ES, Galloway AC, et al. Surgical Implications of Transesophageal Echocardiography to Grade the Atheromatous Aortic Arch. *Ann Thorac Surg*. 1992;53(3):758-761.
78. Trehan N, Mishra M, Dhole S, Mishra A, Karlekar A, Kohli VN. Significantly Reduced Incidence of Stroke During Coronary Artery Bypass Grafting Using Transesophageal Echocardiography. *Eur J Cardiothorac Surg*. 1997;11(2):234-242.
79. Kapetanakis EI, Stamou S, Dullum MKC, et al. The Impact of Aortic Manipulation on Neurologic Outcomes After Coronary Artery Bypass Surgery: A Risk-Adjusted Study. *Ann Thorac Surg*. 2004;78:1564-1571.
80. Royse AG, Royse CF, Ajani AE. Reduced Neuropsychological Dysfunction Using Epiaortic Echocardiography and the Exclusive Y. *Graft. Ann Thorac Surg*. 2000;69:1431-1438.
81. Dijk DV, Jansen EWL, Hijman R, et al. Cognitive Outcome After Off-Pump and On-Pump Coronary Artery Bypass Graft Surgery. *JAMA*. 2002;287:1405-1412.
82. Cleveland Jr JC, Shroyer ALW, Chen AY, Peterson E, Grover FL. Off-Pump Coronary Artery Bypass Grafting Decreases Risk-Adjusted Mortality and Morbidity. *Ann Thorac Surg*. 2001;72:1282-1289.
83. Stern A, Tunick PA, Culliford AT, et al. Protruding aortic arch atheromas: risk of stroke during heart surgery with and without aortic arch endarterectomy. *Am Heart J*. 1999;138(4 Pt 1):746-752.
84. Eltzschig HK, Kallmeyer IJ, Mihaljevic T, Alapati S, Shernan SK. A practical approach to a comprehensive epicardial and epiaortic echocardiographic examination*J Cardiothorac Vasc Anesth*. 2003;17(4):442-429.
85. Royse A, Royse C. A Standardized intraoperative Ultrasound Examination of the Aorta and Proximal Coronary Arteries. *Interact Cardiovasc Thorac Surg*. 2006;5:701-704.
86. Glas K, Swaminathan M, Reeves S, et al. Guidelines for the performance of a comprehensive intraoperative epiaortic ultrasonographic examination: recommendations of the American Society of Echocardiography and the Society of Cardiovascular Anesthesiologists; Endorsed by the Society of Thoracic Surgeons. *Anesth Analg*. 2008;106:1376-1384.
87. Sekoranja L, Vuille C, Bianchi-Demicheli F, et al. Thoracic aortic plaques, transesophageal echocardiography and coronary artery disease. *Swiss Med Wkly*. 2004;134:75-78.
88. MacKenson GB, et al. The Perioperative Outcomes Research Group and Cardiothoracic Anesthesiology Research Endeavors (C.A.R.E.) Investigators of the Duke Heart Center. Preliminary report on the interaction of apolipoprotein E polymorphism with aortic atherosclerosis and acute nephropathy after CABG. *Ann Thorac Surg*. 2004;78:520-526.
89. Barzilai B, Saffitz JE, Miller JG, Sobel BE. Quantitative Ultrasound Characterization of the Nature of Atherosclerotic Plaques in Human Aorta. *Circ Res*. 1987;60:459-463.
90. Nohara H, Shida T, Mukohara N, Obo H, Higami T. Ultrasonic Plaque Density of Aortic Atheroma and Stroke in Patients Undergoing On-Pump Coronary Bypass Surgery. *Ann Thorac Cardiovasc Surg*. 2004;10:235-240.
91. Bainbridge DT, Murkin JM, Menkis A, Kiaii B. The Use of 3D Epiaortic Scanning to Enhance Evaluation of Atherosclerotic Plaque in the Ascending Aorta: A Case Series. *Heart Surg Forum*. 2004;7(6):E636-E639.
92. Bainbridge D. 3-D Imaging for Aortic Plaque Assessment. *Semin Cardiothorac Vasc Anesth*. 2005;9(2):163-165.
93. Hager A, Kaemmerer H, Rapp-Bernhardt U, et al. Diameters of the thoracic aorta throughout life as measured with helical computed tomography. J Thorac Cardiovasc Surg 123(6): 1060-1066.
94. Wolak A, Gransar H, Thomson EJ, Friedman JD, et al. Aortic size assessment by noncontrast cardiac computed tomography: normal limits by age, gender, and body surface area. *JACC Cardiovasc Imaging*. 2008;1(2):200-209.
95. O'Rourke M, Farnsworth A, O'Rourke J. Aortic dimensions and stiffness in normal adults. *JACC Cardiovasc Imaging*. 2008;1(6):749-751.
96. Biaggi P, Matthews F, Braun J, Rousson V, Kaufmann PA, Jenni R. Gender, age, and body surface area are the major determinants of ascending aorta dimensions in subjects with apparently normal echocardiograms. *J Am Soc Echocardiogr*. 2009;22:720-725.
97. Roman MJ, Devereux RB, Kramer-Fox R, O'Loughlin J. Two-dimensional echocardiographic aortic root dimensions in normal children and adults. *Am J Cardiol*. 1989;64:507-512.
98. Vasan RS, Larson MG, Benjamin EJ, Levy D. Echocardiographic reference values for aortic root size: the Framingham Heart Study. *J Am Soc Echocardiogr*. 1995;8(6):793-800.
99. Vasan RS, Mg Larson, Levy D. Determinants of echocardiographic aortic root size. The Framingham Study. *Circulation*. 1995;91(3):734-30.
100. Erbel R, Alfonso F, Boileau C, et al. Diagnosis and management of aortic dissection. *Eur Heart J*. 2001;22:1642-1681.
101. Lang RM, Bierig M, Devereux RV, et al. Recommendations for chamber quantification: a report from the American Society of Echocardiography's Guidelines and Standards Committee and the Chamber Quantification Writing Group, developed in conjunction with the European Association of Echocardiography, a branch of the European Society of Cardiology. *J Am Soc Echocardiogr*. 2005;18:1440-1463.
102. Kazui R, Izumoto H, Yoshioka K, et al. Dynamic morphologic changes in the normal aortic annulus during systole and diastole. *J Heart Valve Dis*. 2006;15:617-621.
103. Demertzis S, Casso G, Torre T, et al. Direct epiaortic ultrasound scanning for the rapid confirmation of intraoperative aortic dissection. *Interact Cardiovasc Thorac Surg*. 2008;7:725-726.
104. Inoue Y, Takahashi R, Ueda T, et al. Synchronized epiaortic two-dimensional and color Doppler echocardiographic guidance enables routine ascending aortic cannulation in type A acute aortic dissection. *J Thorac Cardiovasc Surg*. 2011;141:354-360.
105. Seki T, Maruyama R, Inoue Y, et al. Ascending aorta cannulation in Stanford type a acute aortic dissection. *Kyobu Geka*. 2012;65:184-188.
106. Edrich T, Shernan SK, Smith B, et al. Usefulness of intraoperative epiaortic echocardiography to resolve discrepancy between transthoracic and transesophageal measurements of aortic valve gradient—a case report. *Can J Anesth*. 2003;50:293-296.

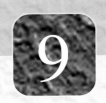

全面检查中的正常解剖和血流:三维超声视野:复制外科医生视野

GREGORY W. FISCHER

翻译:王晟　薛瑛　校对:于晖　审阅:彭勇刚

无创性心脏成像的焦点是对心脏结构和功能的显像和量化能力。目前,临床医师可选择多种方式来解决这些问题(例如 MRI、CT 和核医学)。尽管 CT 和 MRI 设备提供了高分辨率和三维(3D)容积定量分析能力的成像技术,但这些成像方式对空间和基础设备支持的需求妨碍了其在手术室的实用性。相反,心脏超声仪器较好的可移动性使其很容易融入到手术室环境中。最近,技术的进步促成心脏实时三维成像技术,使心脏超声能与这些更昂贵、需要严密操控的成像方式相竞争。最近几年内,实时三维经食道超声心动图(TEE)用于临床,为围术期团队提供了新的定性和定量的图像评估功能。

有关于二维(2D)TEE,Shanewise 等人发表的里程碑式的文章被认为是进行全面围术期 TEE 检查的终极标准[1]。该全面检查包含 20 个成像平面(见第 1 章)。这些平面的定位由食管到心脏(经食管切面)或胃到心脏(经胃切面)的解剖关系决定。遗憾的是,因为二维超声显示定位和屏幕的特点,很难直观地做出阐释,因而要掌握二维心脏超声的技巧,需要经过几个月的专业训练。有经验的心脏超声医生能从多个二维成像切面中提取有用信息,在头脑里将感兴趣的心脏结构重建成三维图像。但是经验欠缺的超声医生或非心脏专业的超声医生会发现理解二维超声切面很具有挑战性,这会影响围术期信息的传递。

三维心脏超声一个主要的优点是心脏超声检查者能够根据自己的判断改变空间方位和剪裁所获得的数据库。因此,图像定位和三维结构应该便于外科医生和心脏超声医生交流,特别是当定位显示的图像来自复制外科医生的术中视野时。本章将对三维心脏超声做概述并展示在最常见的外科手术操作中模拟外科医生的最佳视角观察心脏结构时的定位图像。

■ 传感器设计

心脏超声的基础围绕着电能转化为机械能(如振动波),反之亦然。心脏超声的限制参数(互相制约的声学三角)包括①帧频;②扇区/容积大小和③图像分辨率。通常,在假设其他参数如扫描的发射次数维持恒定的情况下,增加这三项中的一项都会导致其他两项中任意一项或其他两项同时降低(图 9-1)。欠缺心脏超声经验的临床医生通常相信三维 TEE 提供的图像质量要优于二维 TEE,这里需注意的非常重要的一点是三维心脏超声和二维心脏超声本质上一样要遵从同样的声学物理原理。三维超声、二维和 M 型超声中,例如余振伪差、混响、伪影和衰减等伪像都是一样存在的。

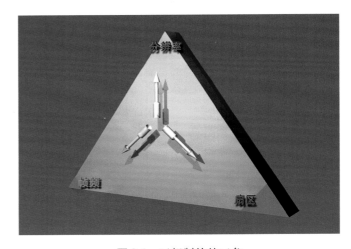

图 9-1　互相制约的三角

传统的二维超声成像传感器在一个单一的扫描平面内发射和接受声束。一条扫描线往返扫描可以产生扇形图像。现今经典的传统二维超声成像传感器由 128 个线性(一维)晶片组成,通过电子互联合成高频扫描线。改变激发每个晶片初始发射信号的时空相位可以操纵超声束。这些原理是构成任何相控系统的基础(图 9-2;也可见第 6 章)。

与二维超声成像传感器不同,三维成像矩阵阵列包含列和行晶片。不同于单一维度(列)的 128 个晶片,矩阵阵列由超过 50 行和 50 列的晶片组成。如第

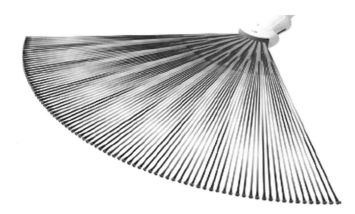

图 9-2　相控阵超声传感器

6 章中所描述，每个晶片通过金刚钻头切割传感器材料而制成一个大约含有 2500 个晶片的二维超声区块（图 9-3）。这些二维超声区块可行三维扫描，形成矩

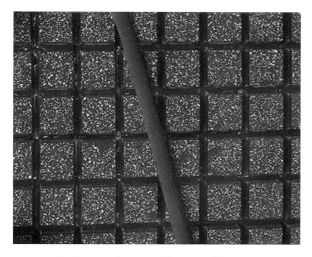

图 9-3　包含 2500 个压电晶体的矩阵传感器。人类头发用于对比显示每一晶片的大小

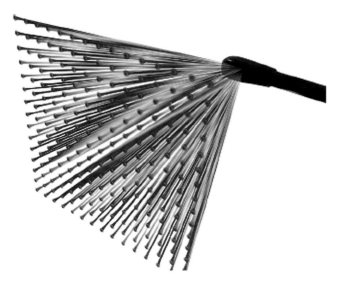

图 9-4　产生三维扫描束的矩阵传感器

阵阵列传感器的基础（图 9-4）。其他的创新如整合允许更高声学宽带（同时允许高频和低频）的材料，使矩阵阵列传感器能同时提高组织穿透力和图像分辨率。

三维图像的显示

与传统的二维相控阵传感器相比，电子操纵的矩阵传感器有几种附加的操作模式。由于矩阵传感器能获得一个区组信息的能力，两幅不同成像角度的二维图像可以作为两幅实时图像同时展现在屏幕上。软件允许超声仪通过调整一副图像的角度与原图像进行对比，对感兴趣的区域进行完整的 180° 扫描。这种操作模式被称为同步多平面模式，是矩阵阵列传感器所独有的功能（图 9-5）。

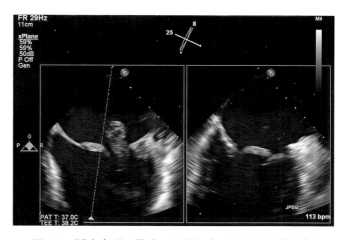

图 9-5　同步多平面模式。心脏超声医生通过比较右侧图像与左侧原始图像，围绕感兴趣区域进行扫描

矩阵传感器主要的技术优势在于其生成三维图像的能力。三维心脏超声有两种不同的操作模式。第一

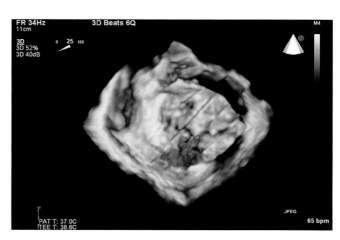

图 9-6　在全容量模式中可见拼接后的伪像

种为"实时"模式,系统进行实时三维模式的扫描。第二种整合 2~6 个门控心动周期,在保证帧频和分辨率的同时生成更宽的容积。这也可通过获得多个窄容积的数据库,随后将这些数据库拼接起来生成一个大容量的数据库而获得。然而该技术需与心电图(electrocardiogram,ECG)RR 间期一致,且没有呼吸运动影响,否则图像容易产生伪像(图 9-6)。

实时三维显示模式:实时

此模式下可获得一个金字塔形的三维容积。该模式下显示的是实时图像。三维图像会随着传感器的移动而改变,跟二维实时成像情况一样。通过操纵 TEE 传感器(如旋转、改变传感器位置),可以瞬间改变屏幕上显示的图像(图 9-7)。

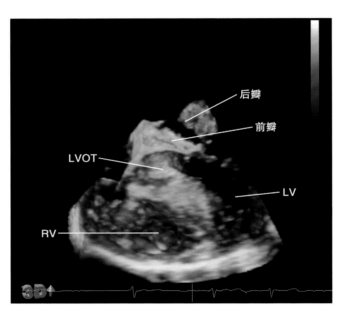

图 9-7　实时三维显示模式。LV,左心室;LVOT,左心室流出道;RV,右心室

三维图像放大显示模式:实时

这种模式展示一个小的、被放大的金字塔形容积,根据密度的设定范围可由 20°×20° 变化至 90°×90°。这个小数据库可由心脏超声医生进行空间定位,以便分别从左心房面和左心室面显像二尖瓣。实时三维图像没有旋转伪像,但心电门控三维图像经常遇到伪像(图 9-8)。

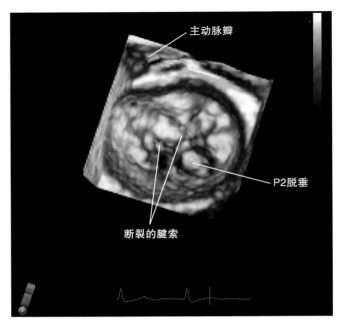

图 9-8　三维放大显示模式。P2,二尖瓣后叶 P2 小叶。

三维全容积显示模式:心电门控

三维心脏超声的图像质量不受计算机和电路处理能力的限制,但受声速限制。在实时扫描模式下维持大于 20Hz 的帧频和合理的分辨率时,声波没有充足的时间在大容积里往返。解决该问题的一种方法需要将 2~6 个门控窗拼接产生一个"全容积"模式。这些门控的"板层"或"子集"呈现出一个金字塔形的三维数据库,因而在实时三维模式中能被获取。这种技术在帧频超过 30Hz 时,可产生角度超过 90° 的扫描容积。门控数从 2 增加到 6 会产生更小的三维板层。如

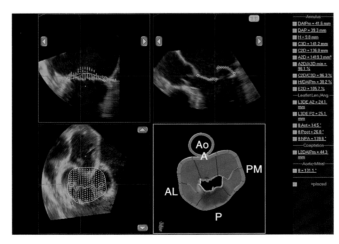

图 9-9　使用 QLAB 进行二尖瓣定量分析(mitral valve quantification,MVQ)。A,前;AL,前外侧交界;Ao,主动脉;P,后;PM,后内侧交界

前所述,门控技术可以部分克服声学三角制约原理,以便在维持帧频和(或)分辨率的同时使容积(金字塔形状)变得更大。

可使用后处理软件对获得的实时三维数据库进行剪裁、分析和定量评估(图9-9和图9-10)。

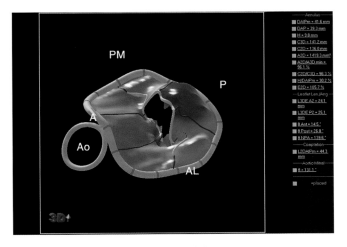

图9-10 二尖瓣的二尖瓣定量分析(Mitral valve quantification,MVQ)模型。A,前;AL,前外侧交界;Ao,主动脉;P,后;PM,后内侧交界

三维彩色多普勒显示模式:心电门控

彩色多普勒(CFD)需沿同一条扫描线采集多个样本。遗憾的是,因为受基本超声物理特性的限制,沿一条固定的扫描线触发更多的事件会降低帧频。为了增加帧频,须使用门控的方式。与二维心脏超声相反,三维图像能使心脏超声检查者领会射流的方向、程度和几何形状。十多年前便有文献报道指出该方法的优势就是其进行定量评估的能力;当使用血管造影作为二

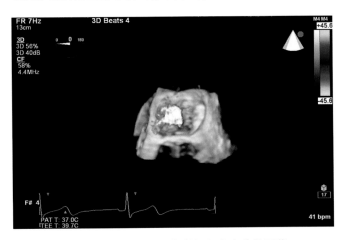

图9-11 二尖瓣的三维彩色血流多普勒图像

尖瓣反流的金标准时,三维定量评估的相关性好于二维图像[2,3]。在一项实验研究中,三维定量评估(2.6%的低估值)比二维或M型超声更加准确,二维和M型超声有低估反流容积的倾向(分别达44.2%和32.1%)(图9-11)[4]。

二尖瓣

二尖瓣手术的围术期管理是术中应用TEE的I类适应证。

二尖瓣是一个复杂的三维结构,可通过三维放大显示或全容积模式直视观察。放大显示模式的优势在于其能快速获得图像且不受ECG、呼吸或电刀干扰的影响。其缺点是受心脏超声心动图的限制。较大的瓣膜(如Barlow氏病)只有通过牺牲时间和空间的分辨率才能将其完整地显示。在此情况下,作者推荐使用全容积的获取方式。无论使用哪种模式,最重要的是通过调整增益和压缩优化三维图像的质量(图9-12)。然后,可以对图像进行空间上的旋转和剪裁并以外科医生视角展示出来(即外科医生站在患者右侧通过打开的左心房检查二尖瓣时的视角)。前瓣显示在屏幕的顶部,后瓣显示在屏幕底部。前外侧交界显示在屏幕的左侧,后内侧交界显示在屏幕的右侧。图像分辨率如果够高,就会很容易看到瓣叶解剖的形态学结构(如缺口和裂缝),可快速辨别和精确定位病理改变(如腱索断裂的节段性连枷样改变、波浪状运动或瓣叶受限)。在所有轴向自由旋转设定数据库的能力确保了超声显示仪可以从所有的临床相关角度(如左心房或左心室视角)显示二尖瓣及瓣下结构。

三维心脏超声的优势在于对图像不仅进行定性分析,还可以进行三维定量分析,可通过三维软件如QLAB或Tom Tec对获得的图像进行后处理。可获得的测量数据包括:

1. 瓣环、前后(anterior-poterior,A-P)径、前外侧-后内侧(anterolateral-posteromedial,AL-PM)径以及主要解剖方向上瓣环高度的三维轴线

2. 三维弧形瓣叶的长度和所有的节段区域(A1,A2,A3,P1,P2,P3)

3. 全部和功能性的前后瓣叶表面积

4. 主动脉瓣环和二尖瓣环间的夹角(主动脉二尖瓣夹角)。该夹角狭窄时,应注意图像上在瓣膜成形后出现二尖瓣收缩期前向运动(systolic anterior motion,SAM)的可能(见图9-9和图9-10)。

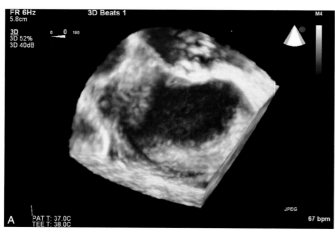

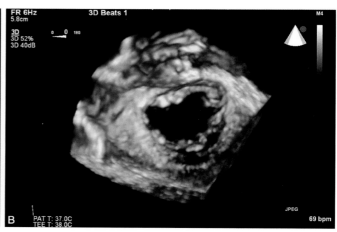

图 9-12   A,增益过高的三维图像;B,调整增益后的同一图像

主动脉瓣和三尖瓣成像

与二尖瓣不同,要获得高质量的主动脉瓣和三尖瓣图像更有挑战性。原因在于主动脉瓣和三尖瓣均由纤细的瓣叶组织构成,而这些组织定位时常成为反光体。上述因素会导致声学信号强度减弱,三维容积描记更倾向于将它们标记为透明,将其立体像素描记为血液一样,即不显示。

如同显示二尖瓣及瓣下结构时所推荐的,作者使用相同的方法并以类似的方式空间定位主动脉瓣的三维图像,使其模拟外科医生切开主动脉后的视角。这个视角与心脏超声医生使用二维 TEE 观察主动脉瓣的习惯视角不同。左右交界显示在屏幕的顶部 12 点钟的位置,左冠瓣无冠瓣"前"交界在 4 点钟的位置,可在 8 点钟位置发现右冠瓣无冠瓣"后"交界。右冠

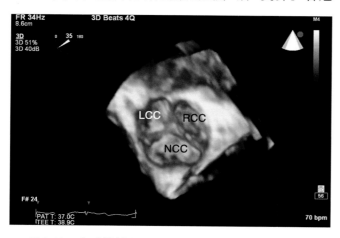

图 9-13   主动脉瓣(aortic valve, AV)"外科视角"。注意这与二维心脏超声显示的结构相反,按照外科医生可能看到的角度显示 AV。LCC,左冠窦;NCC,无冠窦;RCC,右冠窦

瓣位于左右交界和前交界之间,可在前后交界之间找到无冠瓣,剩余的一个瓣则为左冠瓣(图 9-13)。

按照相似的方式,三尖瓣应该定位成能被外科医生通过打开的右心房快速识别的位置。在外科医生视角下,三尖瓣隔瓣叶居中,后瓣叶位于瓣膜底部的最外侧部分。前瓣叶显示在屏幕的顶部。遗憾的是,超声仪很少显示高质量的三尖瓣瓣叶图像以便诊断(图 9-14)。

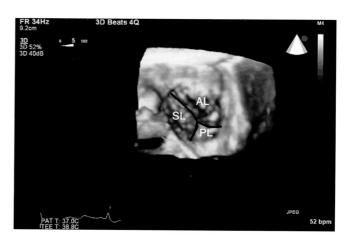

图 9-14   三尖瓣(TV)"外科视角"。三尖瓣被旋转至与外科医生切开右心房时看到的图像一致的角度。AL,前瓣叶;PL,后瓣叶;SL,隔瓣叶

总结

随着心脏超声领域不断地发展前进,心脏超声检查者必须学会合理地利用新技术,例如三维成像。三维成像不仅提高了诊断的精确度,而且改善了心脏超声检查者与外科医生和其他内科医生更为深入地交流正常解剖、病理和病理生理的能力。三维成像有望于改进围术期团队成员之间的信息传递。

参考文献

1. Shanewise JS, Cheung AT, Aronson S, et al. ASE/SCA guidelines for performing a comprehensive intraoperative multiplane transesophageal echocardiography examination: recommendations of the American Society of Echocardiography Council for Intraoperative Echocardiography and the Society of Cardiovascular Anesthesiologists Task Force for Certification in Perioperative Transesophageal Echocardiography. *J Am Soc Echocardiogr*. 1999 Oct;12(10):884-900.

2. De Simone R, Glombitza G, Vahl CF, et al. Three-dimensional color Doppler: a clinical study in patients with mitral regurgitation. *J Am Coll Cardiol*. 1999;33:1646-1654.

3. De Simone R, Glombitza G, Vahl CF, et al. Three-dimensional Doppler. Techniques and clinical applications. *Eur Heart J*. 1999;20:619-627.

4. Coisne D, Erwan D, Christiaens L, et al. Quantitative assessment of regurgitant flow with total digital three-dimensional reconstruction of color Doppler flow in the convergent region: in vitro validation. *J Am Soc Echocardiogr*. 2002;15:233-240.

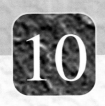

全面检查中的正常解剖和血流:心脏外解剖

BARRY J. SEGAL

翻译:王晟　叶颖娴　校对:于晖　审阅:彭勇刚

■ 引言

虽然经食管超声心动图(TEE)的主要指征是评价心脏解剖和功能,但有经验的 TEE 操作者在检查心脏及大血管周围结构时可以获取其他丰富的信息,以便进一步优化围术期管理。通过将标准"20 个切面"的 TEE 检查扩展至心脏、二维及多普勒血流特征之外,图像观察者还可以观察膈肌上的肺和胸膜腔以及膈肌下的肝、胃、脾、肾及腹腔。

■ 解剖关系

食管从咽喉延伸至胃的贲门,越过胸腔和腹腔。在解剖上它位于心脏和气管的后方,与降主动脉伴行,并在穿过膈肌时绕到前方进入胃。因此,当 TEE 探头穿过食管并伸向胃内获取食管上段(upper-esophageal,UE)及食管中段(ME)的切面时,操作者可观察大血管、心脏、肺和两边的胸膜腔。当探头进入胃内,可获取经胃(TG)切面。以这些切面作为起点,操作者可评价腹膜腔、肝、脾、胃和肾。这些脏器的位置关系都在图 10-1 至图 10-7 阐明[1]。

■ 肺和胸膜腔

因为双肺距离心脏很近,所以从标准的 ME 四腔心切面向左(逆时针方向)或向右(顺时针方向)旋转即可容易地观察到肺。然而,肺在正常生理状态下很难在超声下成像,因为肺是含气的器官,这阻止了声能的穿透。较低的密度和硬度导致低声阻抗和高衰减系数,这使得该器官的声学成像不切实际[2-5]。

然而在病理状态下肺的成像能力截然不同。当存在肺塌陷或实变时,肺内空气会消失,TEE 可以将肺和胸膜腔很好地成像[5,6]。超声可见支气管空气影和血管以及相对均匀的组织,产生一个混合的超声影像(图 10-8)[7]。根据定义,要获得肺的 TEE 影像,至少要有部分肺塌陷。

从标准的 ME 四腔心切面向左或逆时针方向旋转探头,可见左肺成像于降主动脉附近的区域。深入探头至胃内或后撤探头可对肺的全长进行成像。若看见无回声区紧邻塌陷肺的明亮边缘,即可诊断气胸。同一的区域也可见胸腔积液和血胸,通常可见分隔,表示液体含有高蛋白成分、血或血栓,显示出更高回声的图像(图 10-9)[5,7]。

从 ME 四腔心切面向右或顺时针旋转探头,可见右肺和胸膜腔。除非有大量的积气和(或)积液,否则这个部位会更难显像(见图 10-8 和图 10-9)。

与经食道超声相反,经胸 B 型超声会显示由胸壁表面和脏层胸膜产生的混响伪像。正常肺 M 型图中会出现"肺滑动"或肺活动的图像,而气胸时则会消失[6-8]。

■ 腹腔内液体和器官

当探头进一步深入至胃内时,屏幕会显示膈肌和腹膜腔位于左心室下壁后方。顺时针及逆时针旋转探头可横扫腹腔,探查有无积液(腹水)或血。亦可看见腹腔内脏器包括肝、胃、脾,若病人不太高,通常还能看见肾。

已经发表经腹部的腹腔和腹膜后超声操作指南,但这些尚未沿用至 TEE 的实践操作中[9]。

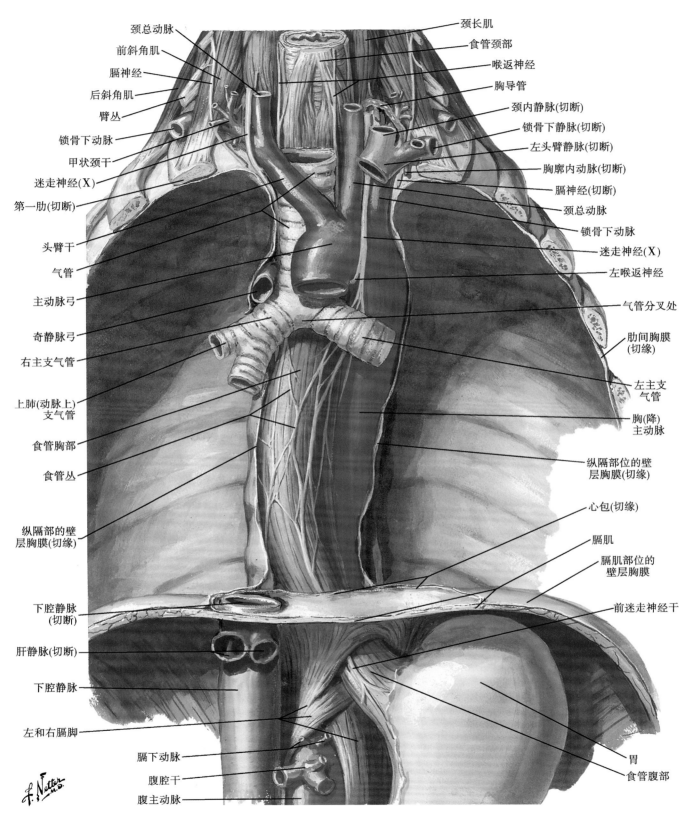

颈总动脉
前斜角肌
膈神经
后斜角肌
臂丛
锁骨下动脉
甲状颈干
迷走神经(X)
第一肋(切断)
头臂干
气管
主动脉弓
奇静脉弓
右主支气管
上肺(动脉上)支气管
食管胸部
食管丛
纵隔部的壁层胸膜(切缘)
下腔静脉(切断)
肝静脉(切断)
下腔静脉
左和右膈脚
膈下动脉
腹腔干
腹主动脉

颈长肌
食管颈部
喉返神经
胸导管
颈内静脉(切断)
锁骨下静脉(切断)
左头臂静脉(切断)
胸廓内动脉(切断)
膈神经(切断)
颈总动脉
锁骨下动脉
迷走神经(X)
左喉返神经
气管分叉处
肋间胸膜(切缘)
左主支气管
胸(降)主动脉
纵隔部位的壁层胸膜(切缘)
心包(切缘)
膈肌
膈肌部位的壁层胸膜
前迷走神经干
胃
食管腹部

图 10-1   食管穿过胸腔进入腹腔(Netter 图谱来自 www.netterimages.com. © *Elsevier Inc.* 版权所有)

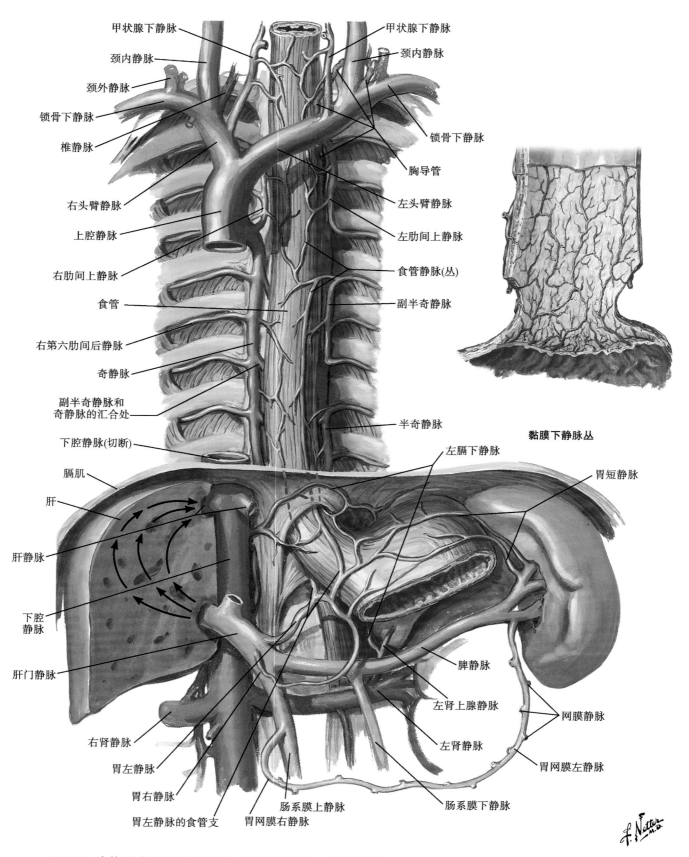

甲状腺下静脉

颈内静脉

颈外静脉

锁骨下静脉

椎静脉

右头臂静脉

上腔静脉

右肋间上静脉

食管

右第六肋间后静脉

奇静脉

副半奇静脉和
奇静脉的汇合处

下腔静脉(切断)

膈肌

肝

肝静脉

下腔
静脉

肝门静脉

右肾静脉

胃左静脉

胃右静脉

胃左静脉的食管支

甲状腺下静脉

颈内静脉

锁骨下静脉

胸导管

左头臂静脉

左肋间上静脉

食管静脉(丛)

副半奇静脉

半奇静脉

黏膜下静脉丛

左膈下静脉

胃短静脉

脾静脉

左肾上腺静脉

网膜静脉

左肾静脉

胃网膜左静脉

肠系膜上静脉

胃网膜右静脉

肠系膜下静脉

图 10-2　食管、胸部及上腹部大静脉、胃、肝和脾(Netter 图谱引自 www.netterimages.com. © *Elsevier Inc.* 版权所有)

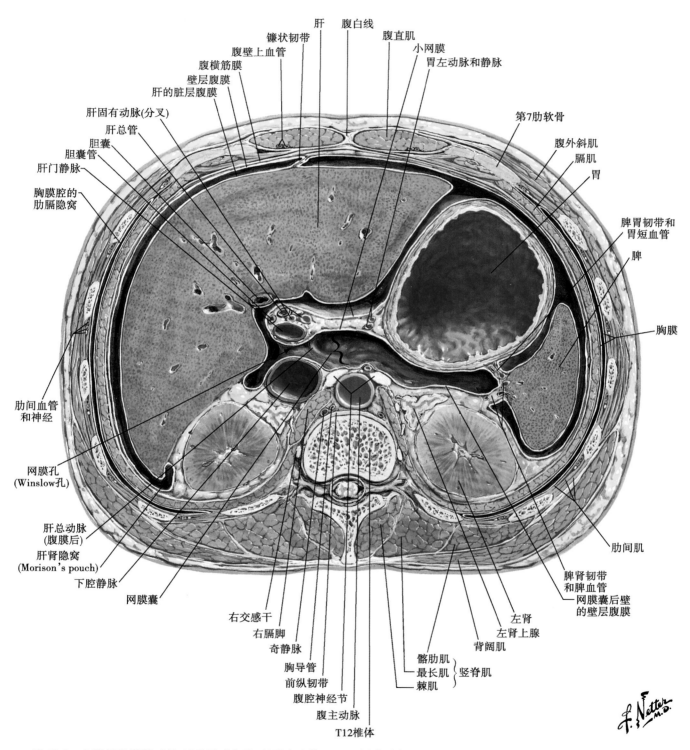

图 10-3 上腹部的横断面观,显示胃、肝、脾、肾及大血管(Netter 图谱引自 www. netterimages. com. © *Elsevier Inc.* 版权所有)

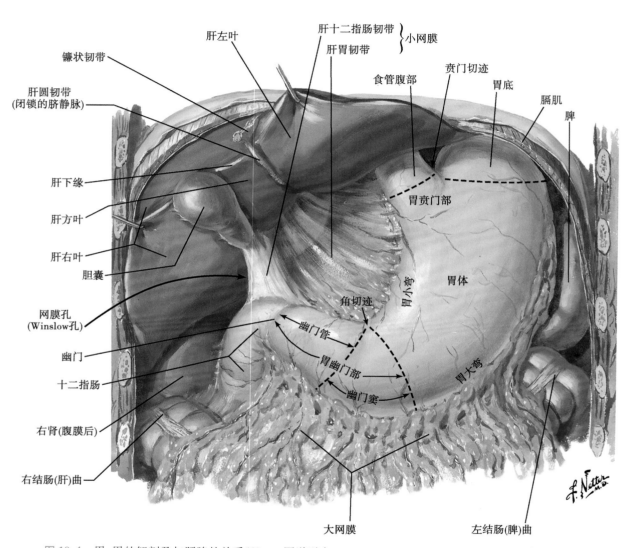

图 10-4　胃、胃的解剖及与肝脾的关系（Netter 图谱引自 www. netterimages. com. © *Elsevier Inc.* 版权所有）

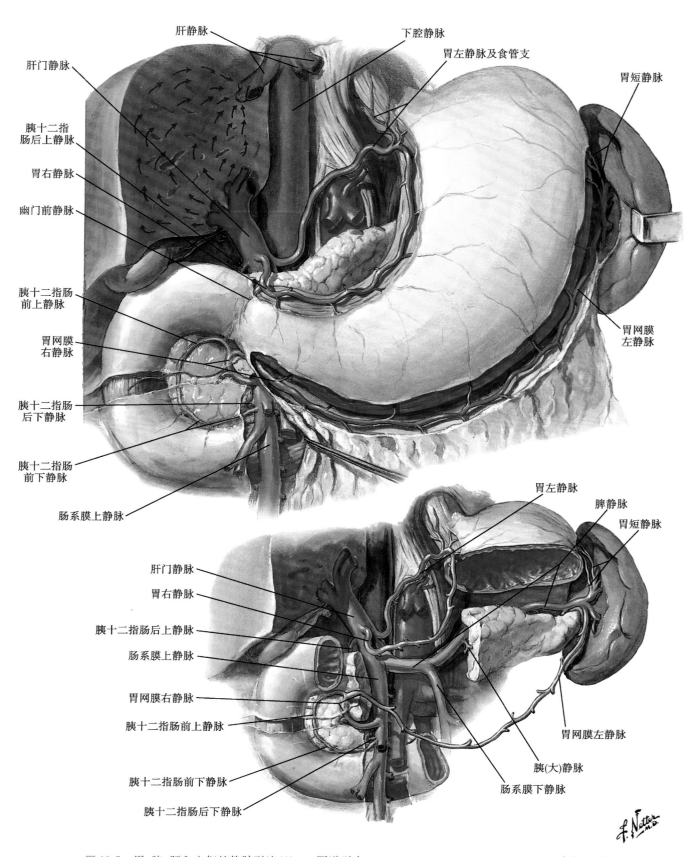

肝静脉

下腔静脉

胃左静脉及食管支

肝门静脉

胃短静脉

胰十二指
肠后上静脉

胃右静脉

幽门前静脉

胰十二指肠
前上静脉

胃网膜
右静脉

胃网膜
左静脉

胰十二指肠
后下静脉

胰十二指肠
前下静脉

肠系膜上静脉

胃左静脉

脾静脉

胃短静脉

肝门静脉

胃右静脉

胰十二指肠后上静脉

肠系膜上静脉

胃网膜右静脉

胃网膜左静脉

胰十二指肠前上静脉

胰(大)静脉

胰十二指肠前下静脉

肠系膜下静脉

胰十二指肠后下静脉

图 10-5　胃、脾、肝和它们的静脉引流(Netter 图谱引自 www.netterimages.com. © *Elsevier Inc.* 版权所有)

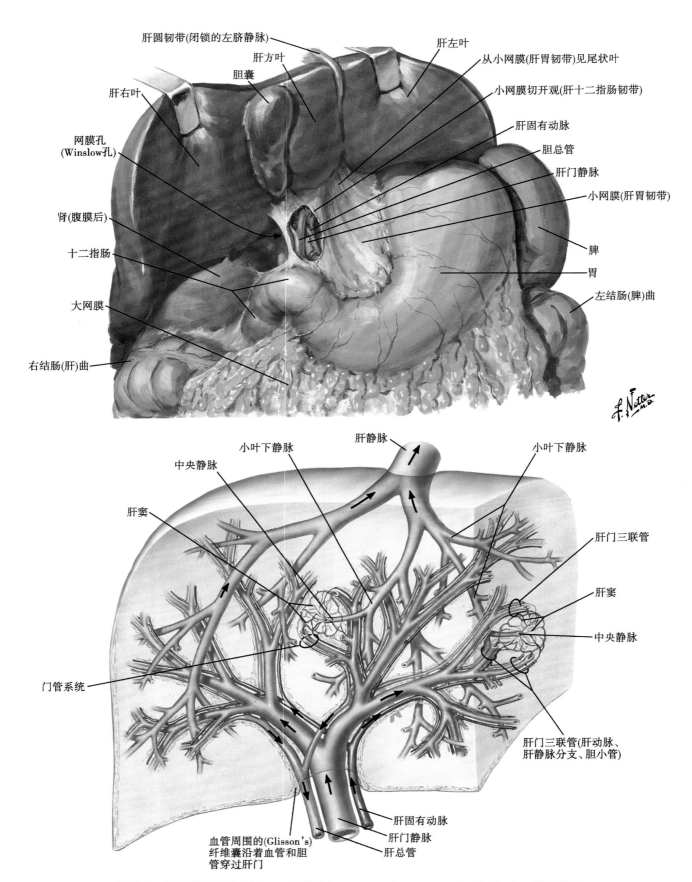

图 10-6　肝及其血管供应(Netter 图谱引自 www.netterimages.com. © *Elsevier Inc.* 版权所有)

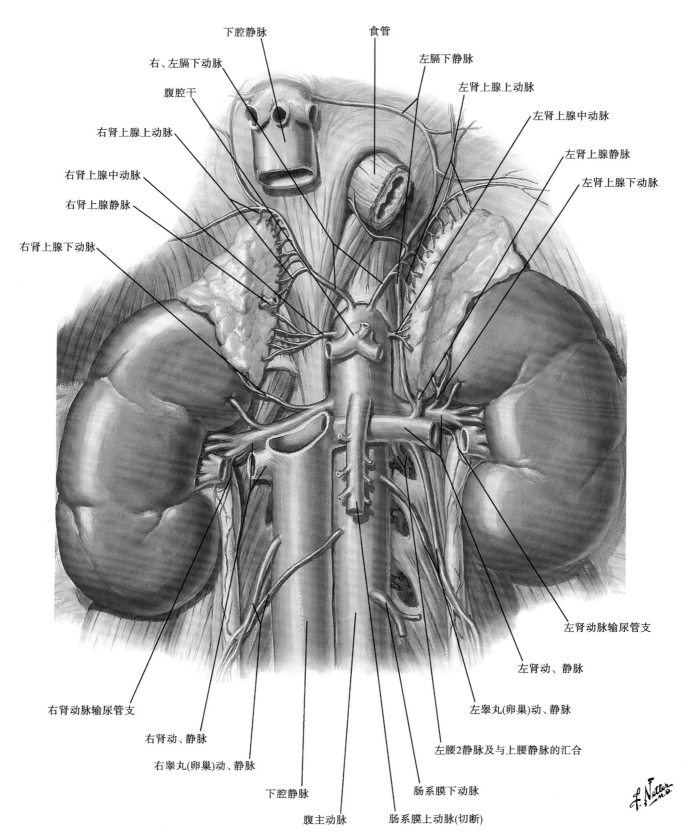

下腔静脉

右、左膈下动脉

腹腔干

右肾上腺上动脉

右肾上腺中动脉

右肾上腺静脉

右肾上腺下动脉

食管

左膈下静脉

左肾上腺上动脉

左肾上腺中动脉

左肾上腺静脉

左肾上腺下动脉

右肾动脉输尿管支

右肾动、静脉

右睾丸(卵巢)动、静脉

下腔静脉

腹主动脉

肠系膜上动脉(切断)

肠系膜下动脉

左腰2静脉及与上腰静脉的汇合

左睾丸(卵巢)动、静脉

左肾动、静脉

左肾动脉输尿管支

图 10-7　双肾及其血管(Netter 图谱引自 www. netterimages. com. © *Elsevier Inc.* 版权所有)

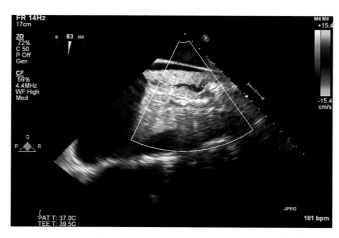

图 10-8　左侧胸腔积液和塌陷的左肺,可见支气管和肺内血管

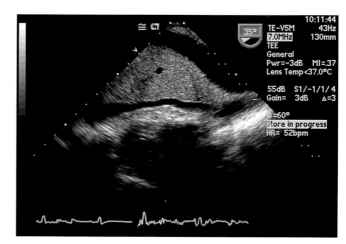

图 10-10　缩窄性心包炎患者的腹腔积液

声下可见腹腔大小会迅速增加,可用超声机器中的测径器量化记录(图 10-11 至图 10-13)[14-16]。

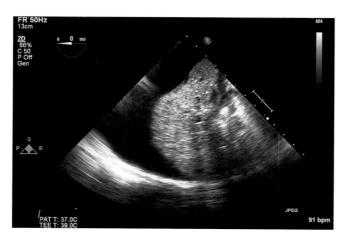

图 10-9　右侧胸腔积液以及右肺不张

🔲 腹膜

　　生理状态下腹膜腔通常只含有少量液体,产生一个潜在空间允许腹腔内脏器运动时无缝隙地相互滑过。由于腹膜内和腹膜后器官解剖位置相邻,声阻抗相似,区分器官的起止部位具有一定挑战性。腹水或血液的累积将在腹腔内产生一个更大的空间(并可能再扩大),使器官之间的鉴别更容易(图 10-10)。

　　经腹部超声中已有关于鉴别腹腔积液中渗出液和漏出液的描述[10,11]。TEE 也可以获取类似的图像。腹腔液体中有分隔可能说明液体具有更多的蛋白成分、感染性液体或血液,因此提示更可能为渗出液[12,13]。

　　腹腔积血可能表现为腹腔积液和血凝块中的分隔。如果有持续性出血,例如脏器破裂或血管损伤,超

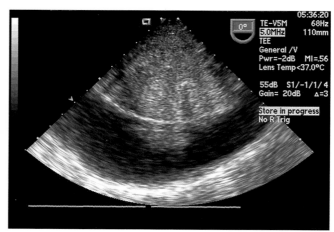

图 10-11　腹腔内脏器(肝、脾)损伤患者的腹腔积血

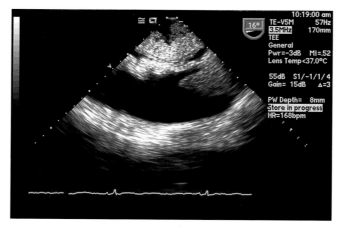

图 10-12　腹腔内脏器(肝、脾)损伤患者的腹腔积血

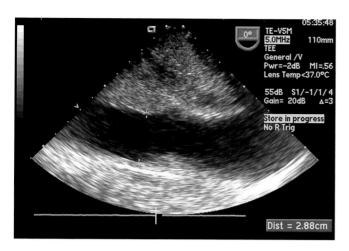

图 10-13 测径器描记的由于持续性出血导致的腹腔内积液体积增大

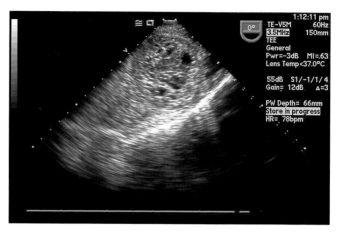

图 10-14 肝内腺癌，内有囊性或坏死成分

肝

在大体解剖中，肝由四个肝叶构成：较大的右叶、左叶、尾状叶和方叶。然而在实践中，肝脏的解剖是根据血供来描述的。James Cantlie 爵士描述肝的分叶时，根据左右门静脉的血供，沿着胆囊基底段至下腔静脉（IVC）中间的一条线，将肝分为左叶和右叶[17]。Couinaud 提出的模型将肝脏分为八个功能节段，这个模型已经被现代肝脏外科手术沿用。这使得肝段切除时仅涉及切除段自身的血供，同时节省下保留的部分[18,19]。

从 TG 位置向右旋转探头，在膈肌下很容易看见肝。右叶相对更容易成像。肝叶显示为有点均一的灰色实性组织，中间穿插着更高回声的血管和管道成分。肝囊肿是实质中圆形或椭圆形的透明区域，彩色多普勒窗口叠加时无任何血流信号。

肝脏肿瘤通常会比周围的肝组织回声更强，显示为更亮（更白）、更致密、通常为肝内圆形物体，偶尔内有透明区域代表肿瘤的囊性或坏死部分（图 10-14 及图 10-15）。

通常肝脏的血供占了心输出量大约 25%。其中 75% 的肝血流来源于门静脉系统，通过肠系膜上静脉、肠系膜下静脉和脾静脉将胃肠道的血流引向肝脏。另外 25% 来源于腹腔动脉的分支肝动脉。

肝脏的静脉血引流是通过右、中、左肝静脉汇合至 IVC 后很快汇入右心房（RA）。通过 TEE 很容易看见薄壁的 IVC 和右肝静脉。彩色多普勒成像可用于确定这些结构内的血流。脉冲多普勒可用于评估血流或任何增加右心压力的变化，包括三尖瓣反流、肺动脉高

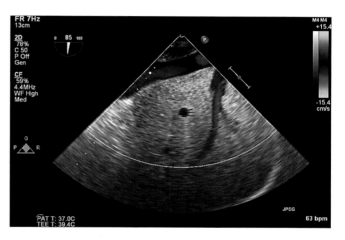

图 10-15 肝内下腔静脉，汇入其中的右肝静脉，右门静脉

压以及心脏的收缩和舒张功能改变[20]。

TEE 可辨别体外循环准备时正确的静脉置管位置。尤其是双腔插管时，肝脏的成像可排除 IVC 管道意外置入肝静脉。

TEE 在肝移植病人的麻醉管理中尤为有用。无肝期前应着重获取心脏功能的评估、有无瓣膜异常、卵圆孔未闭、房间隔或室间隔缺损以及主动脉的异常（包括移动的斑块），这些会进一步影响围术期管理。TEE 同样可以获取术中栓塞事件，尤其是空气栓塞。再灌注后血管内容量和心室功能可评估以很大程度上帮助临床医师进行术中决策。

下腔静脉和肝静脉

肝静脉充血见于右心衰竭、心包填塞以及缩窄性或限制性心肌病。通过在清醒、自主呼吸的患者身上实施腹部超声评估 IVC 呼气末直径的变化，可以预测右心房压[21]。然而在机械通气的患者中，IVC 塌陷并

不能正确估计右心房压力。在自主呼吸和正压通气中,通过腹部超声获得的 IVC 直径会受右心充盈、吸气和呼气的影响,也会受到胸内和腹内压力的影响。在自主呼吸中正常的呼气相 IVC 直径约为 15 ~ 17mm[22,23]。此径线可用于评估容量丢失、补液治疗,支持低血容量、心包填塞和(间接)肺栓塞的诊断依据。自主呼吸时 IVC 直径减小 50% 或以上提示右心房压力小于 10mmHg,而减小少于 50% 则提示右心房压力大于或等于 10mmHg[23]。应该注意的是,正压通气和 Valsalva 动作时 IVC 直径随呼吸的变化是正好相反的[24]。IVC 扩张且大小不随呼吸改变,可能提示容量过多、心包填塞、肺栓塞或大量三尖瓣反流[25-27]。另一方面,低血容量时可能会看见细小或远端塌陷的 IVC。

将 PWD 取样点放置平行于肝内 IVC 或右肝静脉的血流,产生的波性特征可用于评价右心室舒张功能[28,29]。它同样可用于量化肝静脉血流,在腹内超声中可作为评价肝移植成功的标志[30]。真正的 PWD 血流特征分为四相,虽然通常只看见三相,包括两个前向或正向的波形(S 和 D 波),及一个逆向或负向的波形(AR 波)。有时候可见第四个波形,一个小的负向(逆向)波(V 波)在 S 波后面(图 10-16[31-33])。

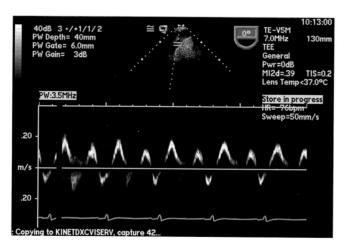

图 10-16　右肝静脉的脉冲多普勒血流特征,可见 S、D、V 和 AR 波

第一个前向血流波形是 S 波,发生在右心房充盈以及收缩期三尖瓣环向右心室尖移动时。S 波产生的时间与 RA 压力曲线的 x 降支相同。RA 的被动充盈取决于它的顺应性以及三尖瓣的反流程度(如果有的话)。有时当三尖瓣环回到心底部时,可见一个小的逆向或负向波,V 波。这个波形的大小取决于心房压力的增加,同样也是反映右心房顺应性的功能[25]。

第二个前向或正向的曲线 D 波,发生在舒张期右心室舒张时的右心房充盈[26]。这个波形的时间与右心房压力曲线的 y 降支相同。

最后看见的反射是 AR 波,特征是一个逆向或负向的波形。心房收缩期的右心房收缩产生这样的反射。

在活体供肝的肝移植中,流出道梗阻是移植失败的重要决定因素[34,35]。在正常个体的经腹部超声中,正常的肝静脉血流具有三相波形特征,血流速度超过 10cm/s。肝内 IVC 的二维图像可能显示狭窄、扭曲或梗阻,而彩色血流可能显示五彩混合血流,提示湍流[36]。

静脉波形消失和肝静脉血栓相关。在使用双腔静脉插管的心脏病例中,在拔除插管及荷包缝合系紧后,心脏超声医生应着重评价 IVC 有无潜在的狭窄。

彩色血流描记中显示进入右心房的喷射湍流可能提示 IVC 狭窄。若超声束与血流可以平行测试,频谱多普勒可以量化跨越狭窄区域的压力阶差。若无法获取平行测试,外科医生可直接测量压力。肝动脉的正常频谱多普勒显示一个 0.5 至 0.8 的低阻力指数(resistive index,RI,定义为收缩期峰值流速-舒张末期峰值流速/收缩期峰值流速)以及舒张末期高速血流[19]。

经腹部超声获取的肝动脉多普勒血流特征改变可发生于肝动脉因扭曲或吻合口狭窄导致的变窄。无彩色血流可能提示肝动脉血流缺失,肝动脉低速血流可能产生小而慢的频谱多普勒(缓慢上升且微弱的搏动),收缩期高峰值血流通常发生在动脉狭窄的区域[37-39]。

在临床实际中,IVC 和右肝静脉血流的检查是 TEE 所能获取最可靠的肝血管评估手段。当有实质病变,如肝硬化或移植排斥时,多普勒超声的肝静脉血流也可能缺失三相血流特征(图 10-17)。

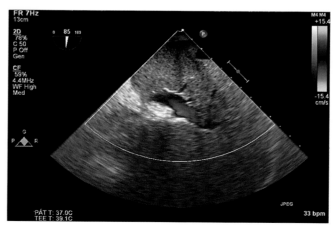

图 10-17　彩色多普勒显示的门静脉分支

胃

在经胃中段短轴切面，TEE 探头位于沿小弯侧的贲门或胃底部。这使得行超声心动图检查者可将胃成像为一个位于膈肌下的充满液体的厚壁器官[40]。胃在屏幕的上方，位于左心室的右侧。因为胃的厚度和液体内容物会产生强烈的镜面反射，胃会显示为一个内有多个弯曲（黏膜皱襞）及充满液体的亮回声结构（图 10-18）。液体可能显示为清亮（无回声）的胃液，有时会有多个悬浮的气泡或搅动的小气泡。在外科手术的过程中，胃液分泌和积聚通常会增多，导致胃内容量的增加和胃内黏膜皱襞的排列更加突出（图 10-19）。

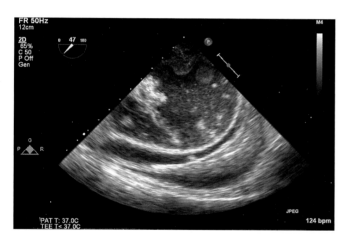

图 10-18　胃及胃内液体

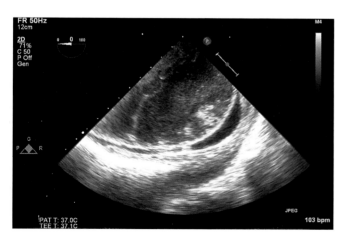

图 10-19　胃扩张

食管和胃出血时，胃内的液体显示为偏灰色外观，一种更显著的涡旋特征，当更多血累积时可能有分隔（见图 10-18）。最后，腔内可见有回声的血凝块[41,42]。

偶尔可见胃的收缩和胃内容量的减少，尤其在应用促动力药物如甲氧氯普胺后。经腹部超声已被用于胃动力的实时评估[43]。

脾

脾位于腹腔的左上象限。它的血供来源于一条腹腔干的分支——脾动脉。胃短动脉从脾动脉发出，沿着胃大弯提供一部分胃的血供。脾的静脉引流通过脾静脉流入门静脉系统。

将探头置于经胃深部位置可获得脾的 TEE 扫描。脾显示为一个膈肌下相对同质的颗粒状灰色结构，有时可见位于肝左叶下方，邻近胃。选择一个低的 Nyquist 极限，可用彩色多普勒对脾内血流进行成像（图 10-20）。

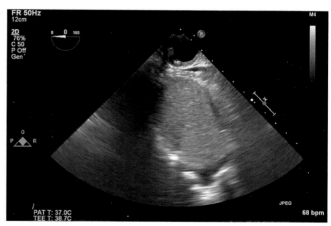

图 10-20　正常的脾和胃

在腹腔闭合性损伤中，脾是最常见的受损器官（40%）[44]。创伤超声重点评估（focused assessment by sonography in trauma，FAST）被用在急诊和重症监护科室对闭合性损伤的患者进行腹腔扫描[45]。这个方法检查四个区域有无游离液体。迅速地检查肝周和肝肾区域（右上象限）、脾周区域（左上象限）、骨盆（耻骨上切面）和心包（肋下切面）。该方法在多个前瞻性和回顾性研究中敏感度高，达 86% ~ 97%，特异性 90% ~ 98%[46,47]。脾损伤还可见脾破裂或碎裂，通常见周围有一个透明的区域，代表腹腔积血（图 10-12）。

有使用 TEE 后脾损伤的病例报道[48,49]。这是由于探头放置在胃贲门并前屈，通过脾胃韧带对脾门产生张力，并可能撕裂了脾门内的胃短血管[49]。

肾

肾是腹膜后器官，若患者不太高可以通过 TEE 看见。探头放置在经胃深部位置扫描双肾。正常解剖下,左肾的解剖位置比右肾的略高。右肾位于肝的下部,通常难以看见。左肾位于脾的下部。在经胃深部位置看见降主动脉后向左旋转探头,在大多数情况下超声医生可获得该器官的高质量图像。在这个切面中可见肾的横截面观,肾囊的纤维外层显示为一层有回声的结构,包裹着相对均质的灰色实质,内有肾皮质和髓质。通常可见更高回声的肾盏。肾盂、肾血管和输尿管通过肾门的地方偶尔可在90°成像(图10-21)[50]。

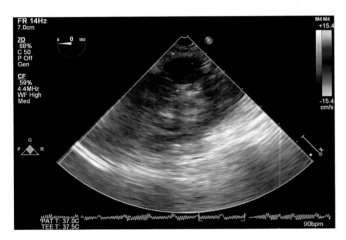

图10-21　左肾及肾内血流

有时可见肾肿瘤,它们在 IVC 内生长,有时会一直延伸至 RA。使用 TEE 可确认是否完全切除腔静脉肿瘤以及排除在切除过程中肿瘤碎片进入右心及肺动脉可能造成的栓塞(图10-22)。类似的,有时肾内可见肾囊肿,显示为肾实质中的透明区域。肾上腺或肾上腺肿瘤有时可见于肾的头端区域(图10-23)。

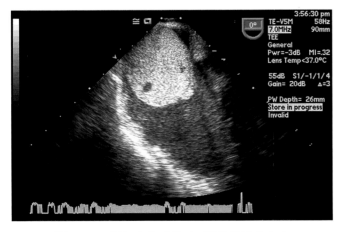

图10-22　肾细胞癌延伸至下腔静脉及右心房

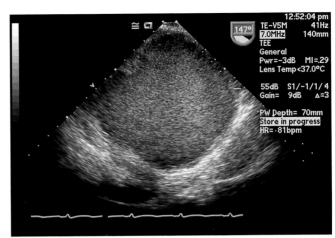

图10-23　左肾肿瘤累及肾上腺及肠道,接近主动脉

虽然移植肾通常放置于下腹部腹膜内,偶尔还是可以通过 TEE 看见。移植肾周围液体聚集提示超声医生可能存在术后出血、尿性囊肿或尿液渗漏、淋巴囊肿,可出现于术后一年内[51,52]。移植肾实质的成像可能会显示急性肾小管坏死、急性或慢性排异、环孢素中毒后相关的改变。虽然通常没有特异性的超声特征,但可能会因水肿导致移植肾增大或因水肿导致实质回声消失[53]。

彩色及频谱多普勒可评估肾动脉和静脉血流特征,并用于评价肾移植是否成功。肾静脉和动脉血栓虽然不常见(1% ~ 2%),但可被彩色多普勒呈像,若不及时治疗可能会导致移植失败[53]。

由于吻合部位附近新内膜增生导致的肾动脉狭窄可显示为湍流,在频谱多普勒下可见与吻合的髂动脉相比更高速的窄后血流(峰值流速≥2.5m/s 以及移植肾内低 RI[54]。

虽然超声可获取相关信息,但肾移植排斥反应只能通过移植肾的活检来最后确定诊断[55,56]。

脊髓

从降主动脉进一步向左旋转探头,偶尔可观察到脊髓。椎间盘的存在使得超声医生在短轴上能看到脊髓。当后撤探头时,由于椎体的骨性结构妨碍了连续成像,超声医生会间断丧失脊髓的影像。由于获取高质量图像的高变异度,很少有文献报道超声下观察脊髓的临床应用(图10-24)。

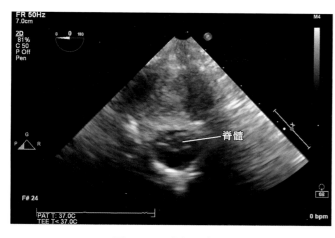

图 10-24 脊椎和脊髓

总 结

TEE 可用于除心脏之外器官的成像。细致的操作和扫描可发现器官的病变,有助于麻醉医生和外科医生为患者提供更全面的监护。

参考文献

1. Hansen JT. *Netter's Clinical Anatomy*. 2nd ed. Philadelphia: Saunders/Elsevier; 2012.
2. Martin K, Ramnarine K. Physics. In: Hoskins PR, Martin K, Thrush A, eds. *Diagnostic Ultrasound, Physics and Equipment*. 2nd ed. Cambridge: Cambridge Univ Press; 2010:4-22.
3. McDicken WN, Anderson T. Basic physics of medical ultrasound. In: Allan PL, Grant MB, Weston MJ, eds. *Clinical Ultrasound*. 3rd ed. London: Churchill Livingstone/Elsevier; 2011:3-15.
4. Beckh S, Bolcskei PL, Lessnau K-D. Real-time chest ultrasonography: a. comprehensive review for the pulmonologist. *Chest*. 2002;122(5):1759-1773.
5. Reuter KL, Bogdan A. Physics of diagnostic ultrasound: creating the image. In: Bollinger CT, Herth FJF, Mayo PH, Miyazawa T, Beamis JF, eds. *Clinical Chest Ultrasound: From the ICU to the Bronchoscopy Suite. Prog Resp Res*. Basel: Karger; 2009:2-10.
6. Soldati G, Testa A, Silva FR, et al. Chest ultrasonography in lung contusion. *Chest*. 2006;130(2):533-538.
7. Koegelenberg CFN, Diacon AH, Bollinger CT. Transthoracic ultrasound for chest wall, pleura, and the peripheral lung. In: Bollinger CT, Herth FJF, Mayo PH, Miyazawa T, Beamis JF, eds. *Clinical Chest Ultrasound: From the ICU to the Bronchoscopy Suite. Prog Resp Res*. Basel: Karger; 2009:22-33.
8. Rahman NM, Gleeson FV. Lung, pleura and chest wall. In: Allan PL, Grant MB, Weston MJ, eds. *Clinical Ultrasound*. 3rd ed. London: Churchill Livingstone/Elsevier; 2011:1005-1021.
9. Henningsen C, Hiett A, Jensen L, et al. *Ultrasound examination of the abdomen and/or retroperitoneum: AUIM practice guidelines*. American Institute for Ultrasound in Medicine. Laurel, MD. April 2012.
10. Goldberg BB, Goodman GA, Clearfield HR. Evaluation of ascites by ultrasound. *Radiology*. 1970;96:15-22.
11. Dinkel E, Lehnart R, Troger J, Peters H, Dittrich M. Sonographic evidence of intraperitoneal fluid. An experimental study and its clinical implications. *Pediatr Radiol*. 1984;14(5):299-303.
12. Goldberg BB. Ultrasonic evaluation of intraperitoneal fluid. *JAMA*. 1976;235(22):2427-2430.
13. Edell SL, Gefter WB. Ultrasonic differentiation of types of ascitic fluid. *AJR Am J Roentgenol*. 1979;133(1):111-114.
14. Chambers JA, Pilbrow WJ. Ultrasound in abdominal trauma: an alternative to peritoneal lavage. *Arch Emerg Med*. 1988;5(1):26-33.
15. Huang MS, Liu M, Wu JK, et al. Ultrasonography for the evaluation of hemoperitoneum during resuscitation: a simple scoring system. *J Trauma*. 1994;36:173-177.
16. McKenney MG, Martin L, Lentz K, et al. 1000 consecutive ultrasounds for blunt trauma. *J Trauma*. 1996;40:607-611.
17. Van Gulik TM, Van Den Esschert JW. James Cantlie's early messages for hepatic surgeons: how the concept of pre-operative portal vein occlusion was defined. *HPB*. 2010;12(2):81-83.
18. Oliveira DA, Feitosa RQ, Correia MM. Segmentation of liver, its vessels and lesions from CT images for surgical planning. *Biomed Eng Online*. 2011;10:30.
19. Smith D, Downey D, Spouge A, et al. Sonographic demonstration of Couinaud's liver segments. *J Ultrasound Med*. 1998;17:375-381.
20. Quinones MA, Otto CM, Stoddard, et al. Recommendations for quantification of Doppler echocardiography: A report from the Doppler quantification task force of the nomenclature and standards committee of the American Society of Echocardiography. *J Am Soc Echocardiogr*. 2002;15(2):167-184.
21. Kircher BL, Himelman RB, Schiller NB. Noninvasive estimation of right atrial pressure from the inspiratory collapse of the inferior vena cava. *Am J Cardiol*. 1990;66:493-496.
22. Lyon M, Blavias M, Brannam L. Sonographic measurement of the inferior vena cava as a marker of blood loss. *Am J Emerg Med*. 2005;23:45-50.
23. Lyon ML, Verma N. Ultrasound guided volume assessment using inferior vena cava diameter. *Open Emerg Med J*. 2010;3:22-24.
24. Natori H, Tamaki S, Kira S. Ultrasonographic evaluation of ventilatory effect on inferior caval configuration. *Am Rev Respir Dis*. 1979;120(2):421-427.
25. Carricart M, Denault AY, Couture P, et al. Incidence and significance of abnormal hepatic venous Doppler flow velocities before cardiac surgery. *J Cardiothorac Vasc Anesth*. 2005;19:751-758.
26. Nomura T, Lebowitz L, Koide Y, et al. Evaluation of hepatic venous flow using transesophageal echocardiography in coronary artery bypass surgery: an index of right ventricular function. *J Cardiothoracic Vasc Anesth*. 1995;9:9-17.
27. Oh JK, Hatle LK, Seward JB, et al. Diagnostic role of Doppler echocardiography in constrictive pericarditis. *J Am Coll Cardiol*. 1994;23:154-162.
28. Reynolds T, Appleton CP. Doppler flow patterns of the superior vena cava, inferior vena cava, hepatic vein, coronary sinus, and atrial septal defect: a guide for the echocardiographer. *J Am Soc Echocardiogr*. 1991;4(5):503-512.
29. Appleton CP, Jensen JL, Hatle LK, Oh JK. Doppler evaluation of left and right diastolic function: a technical guide for obtaining optimal flow velocity. *J Am Soc Echocardiogr*. 1997;10(3):271-292.
30. Huang T-L, Weng HH, Yu PC, et al. the significance of hepatic vein outflow volume in adult-to-adult living donor liver transplantation evaluated by Doppler ultrasound. *Transplant Proc*. 2003;35(1):68-69.
31. Rudski LG, Lai WW, Afilalo J, et al. Guidelines for the echocardiographic assessment of the right heart in adults: a report form the American Society of Echocardiography. *J Am Soc Echocardiogr*. 2010;23:685-713.
32. Dresser TS, Sze DY, Jeffrey RB. Imaging and intervention in the hepatic veins. *AJR Am J Roentgenol*. 2003;180(6):1583-1591.
33. Jequier S, Jequier JC, Hanquinet S, et al. Hepatic vein Doppler studies: variability of flow pattern in normal children. *Pediatr Radiol*. 2002;32(1):49-55.
34. Ryan SM, Sellars MEK, Sidhu PS. Liver transplantation. In: Allan PL, Baxter GM, Weston MJ, eds. *Clinical Ultrasound*. 3rd ed. London: Churchill Livingstone/Elsevier; 2011:199-224.
35. Reid SA, Scoutt LM. Vascular complications of liver transplants: evaluation with duplex Doppler ultrasound. *Ultrasound Clin*. 2011;6(4):513-530.
36. Huang T- L. The role of color Doppler ultrasound in living donor liver transplantation (review). *J Ultrasound Med*. 2008;16(3):177-187.
37. Umphrey HR, Lockhart ME, Robbin ML. Transplant ultrasound of the kidney, liver, and pancreas. *Ultrasound Clin*. 2008;3(1):49-65.
38. Kim KW, Kim TK, Kim MJ, et al. Doppler sonographic abnormalities suggestive of venous congestion in the right lobe graft of living donor liver transplant recipients. *AJR Am J Roentgenol*. 2007;188(3):239-245.
39. Lu O, Wu H, Fan YT, et al. Sonographic evaluation of vessel grafts in living donor liver transplantation recipients of the right lobe. *World J Gastroenterol*. 2009;15(28):3550-3554.
40. Orihashi K, Hong Y, Sisto DA, et al. The anatomic location of the transesophageal echocardiographic transducer during a short-axis view of the left ventricle. *J Cardiothorac Anesth*. 1990;4(6):726-730.
41. Urbanowicz JH, Kernoff RS, Oppenheim G, et al. Transesophageal echocardiography and its potential for esophageal damage. *Anesthesiology*. 1990;72(1):40-43.
42. Gilja OH. Ultrasound of the stomach—the EUROSON lecture 2006. *Ultraschall Med*. 2007;28(1):32-39.
43. Holt S, McDicken WN, Anderson T, et al. Dynamic imaging of the stomach by real-time ultrasound—a method for the study of gastric motility. *Gut*. 1980;21(7):597-601.
44. McGahan JP, Richards J, Gillen M. Focused abdominal ultrasonography for trauma scan—pearls and pitfalls. *J Ultrasound Med*. 2002;21:789-800.
45. Doody O, Lyburn D, Geoghegan T, et al. Blunt trauma to the spleen: ultrasonographic findings. *Clin Radiol*. 2005;60(9):968-967.
46. Helling TS, Wilson J, Augustosky K. The utility of focused abdominal ultrasound in blunt trauma abdominal trauma: a reappraisal. *Am J Surg*. 2007;194(6):728-732.
47. Najarian B, Gupta S, Cemaj S, et al. FAST scan: is it worth doing in hemodynamically stable blunt trauma patients? *Surgery*. 2010;148(4):695-700.
48. Chow MS, Taylor MA, Hanson 3rd CW. Splenic laceration associated, with transesophageal echocardiography. *J Cardiothorac Vasc Anesth*. 1998;12(3):314-316.
49. Olenchock Jr SA, Lukaszczyk JJ, Reed 3rd J, et al. Splenic injury after intraoperative transesophageal echocardiography. *Ann Thorac Surg*. 2001;72(6):2141-2143.
50. Allan PL. Kidneys: anatomy and technique. In: Allan PL, Grant MB, Weston MJ, eds. *Clinical Ultrasound*. 3rd ed. London: Churchill Livingstone/Elsevier; 2011:413-427.
51. Krumme B. Renal Doppler sonography-update in clinical nephrology. *Nephron Clin Pract*. 2006;103:24-28.
52. Piyasena R, Hamper UM. Doppler ultrasound evaluation of renal transplants. *Appl Radiol*. 2010;39(9):24, 26-27, 30-32.
53. Baxter GM. Renal transplantation. In: Allan PL, Grant MB, Weston MJ, eds. *Clinical Ultrasound*. 3rd ed. London: Churchill Livingstone/Elsevier; 2011:528-549.
54. Tublin ME, Bude RO, Platt JF. The resistive index in renal Doppler sonography: where do we stand? *AJR Am J Roentgenol*. 2003;180(4):885-892.
55. Perrella RR, Duerinckx AJ, Tessler FN, et al. Evaluation of renal transplant dysfunction by duplex Doppler sonography: a prospective study and review of the literature. *Am J Kidney Dis*. 1990;15(6):544-550.
56. Perchik JE, Baumgartner BR, Bernadino ME. Renal transplant rejection. Limited value of duplex Doppler sonography. *Invest Radiol*. 1991;26(5):422-426.

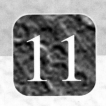

超声的定量和半定量评估：大小和血流

MANISH BANSAL ┃ JAGAT NARULA ┃ PARTHO P. SENGUPTA
翻译：宋海波　校对：王晟　审阅：于晖

评估心腔大小和血流动力学状态是所有超声检查其中组成部分。评估心腔大小不仅能够帮助评估心腔的收缩表现，也能对一些病变伴发的血流动力学改变比如瓣膜反流和心内分流提供有价值的信息。一个详细的血流动力学评估应该做好直接测量心内血流和压力。加在一起，这些信息对诊断、预后、治疗都至关重要。这也有利于正确实施医学治疗，尤其是给予静脉补液、利尿剂、血管加压药及血管扩张剂时。此外，心脏血流动力学的详细评估提供了需要做出关键决策所必备的框架，比如，一些特殊的心脏病变是否需要手术干预，也助于评价在干预后残余病变的血流动力学的意义。

自 20 世纪 70 年代经食道超声问世以来，TEE 已经很快演变为评估心脏结构和血流动力学改变的一个重要的诊断方法[1-3]。超声探头与心脏的近距离关系使其能更好地观察心脏结构，并允许使用更高的超声频率，这显著地改善了空间分辨率。更重要的是，它具有的一些特性使 TEE 成为一个理想的在手术期间评估心脏的工具：相对非有创性、安全、易于实施、便携、能显示几乎所有病人心脏图像、即时结果、不影响手术区域[4-11]。

基本原则

尽管应用 TEE 评估心腔大小和心内血流的基本原则与 TTE 相似，但也有一些值得注意的区别。因为大多数定量超声测量的经验来自于 TTE，所以定量测心腔大小的理想切面只有在 TTE 中才被标准化[12]，在 TEE 复制相同标准切面是极具挑战性的。与此相似，在 TEE 中将多普勒波束对准血流方向以获得跨某些心腔（例如右心室流出道）的速度也可能很困难。最后，全身麻醉往往造成心腔内压、体积和心腔大小的显著变化，在解释围术期 TEE 所获取到的信息时必须考虑到这一点。

表 11-1 总结了在 TEE 检查时测量心腔各种大小和流量的推荐切面。

表 11-1　TEE 测量心腔大小测量推荐的平面

心腔	切面	测量
左心室	食管中段两腔心切面	• 长度 • 短轴直径 • 用双平面辛普森法测容量
	食管中段四腔心切面 经胃两腔心切面	• 用双平面辛普森法测容量 • 短轴直径
	经胃左心室中段短轴切面	• 短轴心腔的面积测量，用来容量和心肌的评估 • 室壁厚度
右心室	右心室为中心的食管中段四腔心切面	• 长度 • 基底和中段直径 • 面积百分比的改变
	食管中段右心室流入流出道切面	• 右心室流出道直径（近端和远端）
左心房	食管中段主动脉瓣短轴切面	• 前后径
	食管中段主动脉瓣长轴切面	• 前后径
	食管中段四腔心切面	• 面积 • 用双平面面积-长度和辛普森法测容量
	食管中段两腔心切面	• 用双平面面积-长度和辛普森法测容量
右心房	右心室为中心的食管中段四腔心切面	• 长度 • 直径 • 面积
主动脉	食管中段主动脉长轴和短轴切面	• 主动脉环（左心室流入道直径）
	食管中段升主动脉长轴和短轴切面	• 主动脉根部直径 • 升主动脉根部直径
	食管中段降主动脉长轴和短轴切面	• 降主动脉根部直径
肺动脉	食管上段主动脉弓短轴切面	• 主肺动脉大小 • 右（或者左侧）肺动脉大小

📖 测量心腔大小

心室大小的定性评估开始于第一灰度图像出现在超声心动图仪显示屏上的那一刻。这些最初视觉印象所观察到的影像有利于辨认目标结构，指导随后的数据分析，实施有意义的超声检查。然而，如需要做出正确的诊断并确保准确的决策，正规量化心腔大小是必需的。

左心室

左心室收缩功能是影响几乎每种心脏疾病临床结局的关键决定因素。所以，评估左心室大小及其收缩功能是所有超声心动图检查的一个最重要的目标。没有评估左心室大小和收缩功能的超声心动图检查是不完善的[12]。

可在超声心动图检查时获取多个测量用于评估左心室大小和结构形态。最常实施的测量包括线性距离（短轴距离或内直径）和主轴距离或长度、左心室室壁厚度（通常测量室间隔和下外侧壁）、相对左心室壁厚度、左心室舒张末和收缩末容量以及左心室肌肉状况。

左心室线性距离

测量大小是量化左心室大小的基础。这些测量指标可以在 TTE 的 M 型超声或者二维图像中获得。因为 M 型超声具有高帧速率，所以能提供更好的时间分辨率，但是它通常受限于不能在理想的成像切面标定 M 型超声光标。这个问题在 TEE 尤为普遍，因为 TEE 自身特点限制了成像切面。因此，大多数 TEE 的测量

应用 2D 图像。

左心室短轴大小是指在二尖瓣瓣叶尖端水平垂直于左心室腔长轴而测量的左心室腔内直径。测量平面的方向倾斜会导致高估室腔的大小，所以应该注意确保测量平面垂直于左心室长轴。

早期指南建议使用"前缘到前缘技术"进行测量[13]。当时这种技术是必需的，因为当时的灰度图像的空间分辨率不足以准确描绘组织/血液界面。目前超声设备的改进使精确分辨组织/血流表面成为可能，所以大多应用"内缘到内缘"技术的线性测量技术，这样就可以测量心腔的实际大小[12]。

TEE 检查中左心室短轴大小可以从食管中段两腔心切面或者经胃两腔心切面获得（图 11-1 和图 11-2）。为了得到食管中段两腔心切面，首先要获得食管中段四腔心切面（0°）。从这个位置，将二尖瓣放于图像中间，保持探头位置不变，增加多平面角度到 80°～100° 就可以得到食管中段两腔心切面。适当地后屈探头可能会直接获得左心室长轴平面。可以在这个平面测量左心室直径，也就是二尖瓣瓣叶尖端水平的左心室前壁和下壁间距。

从经胃左心室短轴切面（0°）增加多平面角度到 80°～90° 就能得到经胃两腔心切面。适当地前屈探头前端可以使左心室在图像平行。在这个切面的测量与之前描述的是一样的。

左心室的长度或长轴的尺寸是从二尖瓣环的中点到左心室心尖的距离。在 TTE 测量时，这个间距的获取通常在心尖四腔心切面。然而，TEE 中类似的切面食管中段四腔心切面，通常导致左心室的缩短。所以，TEE 食管中段两腔心切面更多地应用于测量左心室长

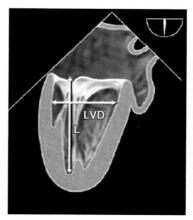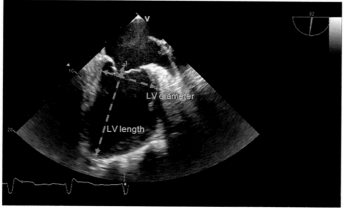

图 11-1　食管中段两腔心切面测量左心室长轴和短轴直径。L，长度；LVD，左心室直径摘自 Lang RM, Bierig M, Devereux RB, et al. Recommendations for chamber quantification: a report from the American Society of Echocardiography's Guidelines and Standards Committee and the Chamber Quantification Writing Group, developed in conjunction with the European Association of Echocardiography, a branch of the European Society of Cardiology. J Am SocEchocardiogr. 2005;18:1440-1463.)

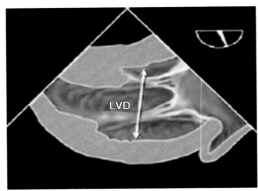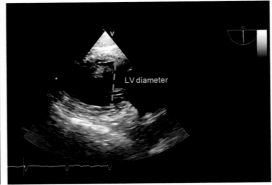

图 11-2　从胃两腔切面测量左心室短轴切面。LVD，左心室直径。（修改自 Lang RM，Bierig M，Devere-ax PB，et al. Recommendations for chamber quantification：a report from the American Society of Echocardio-graphy's Guidelines and Standards Committee and the Chamber Quantification Writing Group，developed in conjunction with the European Association of Echocardiography，a branch of the European Society of Cardiolo-gy. J Am Soc Echocardiogr. 2005；18：1440-1463. ）

度（见图 11-1）[12]。但在经胃两腔心切面通常不能获得相同的测量，因为左心室心尖部几乎不可避免的被排除在显影的图像外。

　　所有这些测量都应该在心室舒张末期和收缩末期进行。心电图不应该被用来确定这些时间点，因为在舒张期和收缩期，心电图固有的电机械延迟导致其收缩和舒张时间点不一定与真实的左心室舒张末期或者收缩末期一致。这在具有心室内传导异常的患者中尤其是个问题。所以，在超声心动图使用中应该通过直接观察 2D 图像来判断舒张末期和收缩末期。画面显示最大左心室腔大小，这通常是在二尖瓣正要关闭之前，应该考虑为代表舒张末期。相似的，心腔最小时的画面应该代表收缩末期。这个时间通常与二尖瓣瓣叶就要打开之前的画面相对应。

　　表 11-2 总结了左心室线性测量的参考范围和区间值。原因如前所述，这些值只是从 TTE 切面获得的，没有针对 TEE 的数值。然而，之前的研究表明，如

果足够小心地操作，从 TEE 获得的测量值会与 TTE 高度匹配[14,15]。所以，美国超声心动图协会推荐 TEE 使用与 TTE 相同的左心室线性测量参考范围[12]。

　　线性测量最大的优势是简单易行，能够快速的估算左心室大小。最重要的是，这种测量在观察者之间的差异较小[16-18]。然而，因为它们仅在一个维度上操作，所以线性测量不能在心室畸形的情况下提供对左心室大小的真实评估，这在冠状动脉疾病患者中常见。无论如何，线性测量不仅被证明是可靠的，并且被证实在影响左心室对称性的疾病（例如瓣膜性心脏病，高血压和心肌病）的临床决策中是有用的[19]。

左心室壁厚度和室壁相对厚度

　　左心室壁厚度是指下外侧壁和室间隔舒张末期的厚度，在 TEE 推荐的测量平面是经胃中段短轴（图 11-3）。获得这个切面，探头应该插入胃中并保持多平面 0°角。然后前屈探头，向左右旋转，产生左心室短轴切

表 11-2　左心室大小的参考范围和区间值

	男性				女性			
	参考范围	轻度异常	中度异常	重度异常	参考范围	轻度异常	中度异常	重度异常
LVIDd（cm）	4.2～5.9	6.0～6.3	6.4～6.8	≥6.9	3.9～5.3	5.4～5.7	5.8～6.1	≥6.2
LVIDd/BSA（cm/m²）	2.2～3.1	3.2～3.4	3.5～3.6	≥3.7	2.4～3.2	3.3～3.4	3.5～3.7	≥3.8
LVIDd/长度（cm/m）	2.4～3.3	3.4～3.5	3.6～3.7	≥3.8	2.5～3.2	3.3～3.4	3.5～3.6	≥3.7
LVEDV（ml）	67～155	156～178	179～201	≥201	56～104	105～117	118～130	≥131
LVEDV/BSA（ml/m²）	35～75	76～86	87～96	≥97	35～75	76～86	87～96	≥97

　　BSA，体表面积；LVEDV，左心室舒张末容积；LVIDd，左心室腔大小（舒张期）

　　数据源自 Lang RM，Bierig M，Devereux RB，et al. Recommendations for chamber quantification：a report from the American Society of Echocardiography's Guidelines and Standards Committee and the Chamber Quantification Writing Group，developed in conjunction with the European Association of Echocardiography，a branch of the European Society of Cardiology. J Am Soc Echocardiogr. 2005；18：1440-1463.

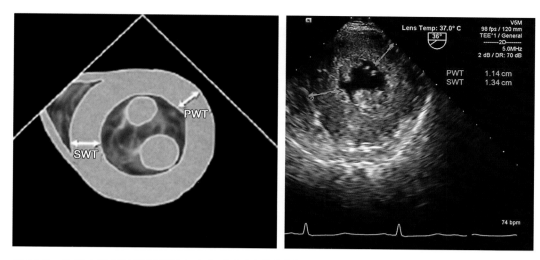

图 11-3 从胃中段短轴切面测量左心室后壁和间隔厚度。PWT,后壁厚度;SWT,间隔厚度(修改经过 Lang. RM. Bierig M. Devereax PB 等人的同意。*Recommendations for chamber quantification:a report from the American Society of Echocardiography's Guidelines and Standards Committee and the Chamber Quantification Writing Group,developed in conjunction with the European Association of Echocardiography,a branch of the European Society of Cardiology.* J Am Soc Echocardiogr. 2005;18:1440-1463.)

面,并将左心室放在图像中央。可能需要轻轻地前进或者后撤探头,以便通过左心室中部来标定图像切面,这可以通过显示乳头肌来识别。也许需要调整灰度图像增益来优化心内膜清晰辨别成度,通过这个切面,可以测量下外侧壁及室间隔厚度,如图 11-3 所示。

室壁相对厚度是测量与左心室腔大小相关的心肌厚度,这是一个描述左心室几何结构非常有用的参数,用下面的公式来计算:

$$室壁相对厚度 = 2\ \mathrm{ILWIDd/LVIDd}$$

其中 ILWIDd 是舒张期左心室下外侧壁的厚度,LVIDd 是舒张末期左心室腔直径,左心室肥厚的患者(定义为下面描述的左心室心肌质量增加),室壁相对厚度增加(≥0.42)意味着向心性肥厚,然而当室壁相对厚度正常(<0.42)提示偏心性肥厚[20,21]。左心室压力超负荷条件下如高血压、主动脉狭窄、主动脉缩窄时可以观察到左心室的向心性肥厚。相反,左心室容量超负荷改变的疾病如主动脉瓣和二尖瓣反流中常见的是偏心性肥厚。偏心性肥厚也可以在向心性肥厚为特征的疾病例如肥厚型心肌病和主动脉狭窄的退化阶段观察到。有时室壁相对厚度增加并没有伴随着左心室心肌质量的增加。这就是所谓的向心性重构,通常是对压力超负荷的反应。已证明向心性重构的出现是某些疾病预后不良的标志[22,23]。

左心室壁厚度的正常范围和区间值显示在表 11-3。

表 11-3 左心室壁厚度和质量的参考范围和区间值

	男性				女性			
	参考范围	轻度异常	中度异常	重度异常	参考范围	轻度异常	中度异常	重度异常
线性方法								
IVSd(cm)	0.6~1.0	1.1~1.3	1.4~1.6	≥1.7	0.6~0.9	1.0~1.2	1.3~1.5	≥1.6
PWd(cm)	0.6~1.0	1.1~1.3	1.4~1.6	≥1.7	0.6~0.9	1.0~1.2	1.3~1.5	≥1.6
室壁相对厚度	0.24~0.42	0.43~0.46	0.47~0.51	≥0.52	0.22~0.42	0.43~0.47	0.48~0.52	≥0.53
LV 质量(g)	88~224	225~258	259~292	≥293	67~162	163~186	187~210	≥211
LV 质量/BSA(g/m²)	49~115	116~131	132~148	≥149	43~95	96~108	109~121	≥122
二维方法								
LV 质量(g)	96~200	201~227	228~254	≥255	66~150	151~171	172~192	≥193
LV 质量/BSA(g/m²)	50~102	103~116	117~130	≥131	44~88	89~100	101~112	≥113

BSA,体表面积;IVSd,室间隔厚度(舒张期);LV,左心室;PWd,后壁厚度(舒张期)

数据摘自 Lang RM,Bierig M,Devereux RB,et al. Recommendations for chamber quantification:a report from the American Society of Echocardiography's Guidelines and Standards Committee and the Chamber Quantification Writing Group,developed in conjunction with the European Association of Echocardiography,a branch of the European Society of Cardiology. *J Am Soc Echocardiogr.* 2005;18:1440-1463.

左心室的容积

测量左心室容积,一方面相对于线性测量可以提供更精确的左心室大小相关信息,另一方面对于估算左心室射血分数也是必需的,是应用于测量左心室收缩功能的最有效和最广泛的参数。有几种测量左心室容积的方法,通常用于临床实践,在这进行概述。

线性或立体方法

立体方法是估算左心室容积最简单的方法。容积可以通过简单将 LV 大小立方进行计算:

$$左心室容积 = LVID^3$$

这里 LVID 是指左心室大小

根据在收缩末期及舒张末期对左心室容量的估算,左心室射血分数可用下面的公式进行推算

$$左心室射血分数 = (LVEDV - LVESV)/LVEDV$$

这里 LVEDV 是指左心室舒张末期容积,LVESV 是指左心室收缩末期容积。

鉴于立体方法假设左心室是球体的,很明显这是不真实的,它不可避免的导致错误地估算左心室的容积。已提出几种立体方法的修正公式来改变这种错误,例如 Teichholz 和 Quinones 方法[24,25]。Teichholz 方法是这样的[25]:

$$左心室容积 = (LVID)^3 \times [7/(LVID+2.4)]$$

(请注意在这个公式中,LVID 的单位必须为 cm)

这种立体方法最大的好处是简单,易于应用,便于快速估算左心室大小。但是这种方法有几种潜在的限制。首先,与应用线性腔室的方法相似,立体方法只适用均匀结构的心室。心室扭曲的患者中,立体方法会高估或低估左心室容积和射血分数,也依赖于局部室壁运动异常,如果测量点存在局部室壁运动异常,射血分数会被低估了。相反的,线性测量点在梗死区域外,射血分数会被高估。后者较为常见,因为室壁运动异常经常涉及左心室心尖部,然而测量操作通常是在左心室的基底段。第二,单一测量值立方后得到容积,容积计算是基于测量线性距离,任何一点错误都会被极度放大。最后,如前所述,这个方法需要几何形状的假设,左心室被不适当的假设为球体形状的,这导致系统性误差。

二维方法

前面已经提过,立体方法基于左心室单一线性测量,有明显的局限性,不能用于局部室壁运动异常患者。通过整合一个以上切面测得的左心室大小,二维方法可以得到左心室容积更加准确的估算。有两种不同的二维方法用来达到此目的:面积-长度方法和双平面辛普森方法[12]。

面积-长度方法   假设 LV 是子弹形状的(图 11-4),容积用下面的公式来计算:

$$容积 = 5/6 \times 面积 \times 长度$$

这里面积是指左心室腔在心室中段水平测得的横截面积,长度是前面描述的左心室长轴的长度。

在经胃中段乳头肌水平的左心室短轴切面描记心内膜边界可以获得左心室腔截面积,经胃中段短轴切面(TG Mid-SAX)是获取这一数据的最佳切面。描记心内膜边界时,切面内应包含乳头肌,但应注意心内膜边界在乳头肌之外。可以适当调节增益、对比、动态范围等设置来优化灰阶图像,以获取最佳的心内膜边界,进而得到相对准确的左心室腔横截面积。即便对图像

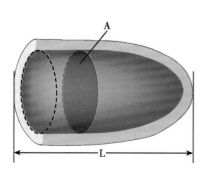

左心室被假设为子弹型,容积可以用以下公式来计算:
V=(A+2×A/3)×L/2 或 V=5AL/6

A

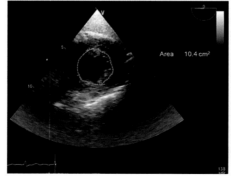

左心室容积(面积-长度法)=5/6×面积×长度
=5/6×10.4×6.2
=53.7cm³或ml

B

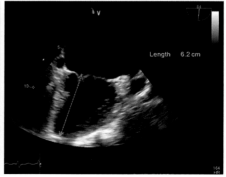

图 11-4   **A 和 B** 用面积-长度法测量左心室容积。左心室横截面积(A)可以在经胃左心室短轴切面获得,长度(L)则可在经食管中段两腔心切面测得。注意乳头肌被看做是左心室腔的一部分。上图中左心室容积为 53.7ml(5/6×10.4×6.2)

进行最佳优化,由于部分患者心脏侧壁及间隔的组织血流分界与超声束平行,可能仍无法准确描记心内膜边界。

虽然面积长度法可以获得比立体法更为准确的左心室容积估算,但也没有考量左心室的整体形态,因此在患者存在明显节段性室壁运动异常的情况下,同样无法准确获得左心室的容积。

双平面辛普森法　克服了前述各类方法的多种几何假设。该方法将整个左心室腔分为一叠椭圆形的碟片(一般 20 片),而所有碟片容积之和就是左心室的容积(图 11-5)。每个碟片的容积为碟片的横截面积和高度之积。通过食管中段四腔心和两腔心切面分别测量某一碟片的径长,然后由相互垂直的两条径线拟合横截面积;高度可通过测量左心室的长度来获得。现代超声心动图仪器可通过自带软件自动完成上述计算。

运用双平面辛普森法测定左心室容积时,必须在食管中段四腔心和两腔心切面描记心内膜边界。手动描记时,从二尖瓣环的一端开始,环绕整个左心室腔,终止于二尖瓣环的另一端。二尖瓣瓣叶连接瓣环处两端的直接连线即为左心室腔的底部,自带软件可自动识别心室腔的长轴(若发现与实际长轴不符,亦可手

动更改),继而自带软件即可计算左心室腔的容积。

进行上述测量时,应重点注意避免左心室腔被透视法缩短。轻度后屈探头将心尖部纳入切面内有助于避免左心室被透视法缩短,但是在食管中段四腔心切面较难获得没有被透视法缩短的理想图像。

双平面辛普森法用于左心室腔形态评估时使用了最少的数学假设,同时纠正了其几何学形态异常的问题,因此是目前评价左心室容积最准确的二维超声心动图计算方法[12]。但其准确性与心内膜边界描记的准确性高度相关。如前所述,可以通过调整仪器的各项设置来获得最佳的心内膜边界描记图像。若经过优化后,仍无法获得满意的心内膜边界,可用单平面辛普森法测定其左心室容积。但应注意在有节段性室壁运动异常的情况下,该方法不够准确。若两个切面均无法获得满意的心内膜边界,应放弃辛普森法,而改用面积长度法来测定左心室容积。

表 11-2 列出了通过 2D 法测定的左心室容积正常及病变异常程度的划分范围。

三维法

近年来发展的三维超声心动图技术可以直接将左心室腔在三维空间内成像,进而直接测算其容积。基于其无需对左心室形态进行数学假设,故而极大地提

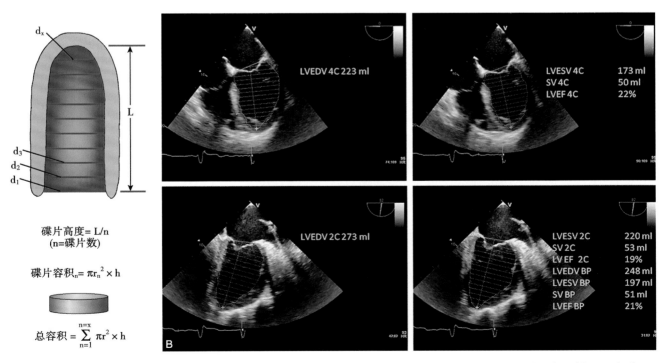

碟片高度= L/n
(n=碟片数)

碟片容积$_n$ = $\pi r_n^2 \times h$

总容积= $\sum_{n=1}^{n=x} \pi r^2 \times h$

图 11-5　双平面辛普森法测定左心室容积。在舒张末期和收缩末期,分别在经食管中段两腔心和四腔心切面描记心内膜边界。2C,两腔心;4C,四腔心;BP,双平面;EDV,舒张末期容积;EF,有效射血分数;ESV,收缩末期容积;LV,左心室;SV,每搏输出量(图片来源：Feigenbaum H,Armstrong W,Ryan T,eds. Feigenbaum's Echocardiography. 6th ed. Philadelphia：Lippincott Williams & Wilkins;2005.)

高了所得到的左心室容积的准确性。通过与评价容积金标准的磁共振成像技术的对比研究发现两者具有高度的一致性,同时也证实估测心室腔容积方面,三维超声心动图技术显著优于二维[26-30]。实时三维经食管超声可以提供更为清晰的图像,对其进行定量分析,可以较现有各类方法更为准确地测算心室腔容积。然而,关于三维超声技术的相关优势及潜在缺陷,不在本章讨论范围之内。

左心室心肌质量

多项研究表明,左心室肥厚是包括高血压、主动脉瓣狭窄、主动脉瓣反流、心肌病等多种临床疾病患者预后的重要决定因素[21,31-36],因此左心室肥厚的存在以及严重程度成为许多这些临床疾病状态决策的基础。使用超声心动图估测左心室心肌质量,是临床上最常用的检测和定性左心室肥厚的方法[36-38]。在临床和科研工作中,通过超声心动图估测左心室心肌质量被广泛应用于判断预后、指导治疗以及追踪用观察逆转心肌肥厚药物或非药物治疗的疗效[31,36-39]。

有多种超声测量方法来估测左心室心肌质量,但其基本原理是相似的:首先测算出左心室心肌体积,再乘以心肌组织密度,即可得出心肌质量。左心室总体积减去心室腔的容积即为心室肌体积,其中左心室总体积包括心室腔和周围的心室壁。所有用于估测左心室容积的方法均可用于测算心室心肌质量,测算应在左心室舒张末期进行。

线性法

一般认为线性法不是估测左心室容积的最佳方法,但是基于其简单且有较好的可重复性,因此是估算左心室心肌质量最常用的方法。该方法由 $LVIDd^3$ 得出左心室容积,而左心室总体积则由 $(LVIDd+IVSd+ILWd)^3$ 表达。即可运用下列公式得出左心室心肌质量:

$$左心室质量(g) = 1.04 \times [(LVIDd+IVSd+ILWd)^3 - LVIDd^3] \times 0.8 + 0.6$$

上式中,1.04 是心室肌密度,0.8 为校正系数。LVIDd、IVSd 和 ILWd 则分别代表左心室舒张末期大小、室间隔厚度和下外侧壁厚度

二维法

应用二维超声心动图,面积-长度法、简化椭球法或辛普森法均可用于测算左心室心肌质量。

在面积-长度法中(图 11-6),可以在经过乳头肌水平的经胃中段左心室短轴切面通过描记心外膜和心

内膜边界获得左心室心外膜和心内膜横截面积(分别用 A_1 和 A_2 表示)。描记心内膜时,乳头肌应包含于心室腔内,而不是在心肌内。随后可以像前面描述的一样在经食管中段两腔心切面测量左心室长度(L),即可使用如下方程获得左心室心肌质量:

$$左心室质量 = 1.05 \times (左心室总体积 - 左心室容积)$$
$$= 1.05 \times [ZA_1(L+t) - ZA_{2L}]$$

式中 t 表示室壁平均厚度,来自于以下公式的左心室半径和左心室腔半径之差:

$$t = \sqrt{(A_1/\pi)} - \sqrt{(A_2/\pi)}$$

以图 11-6B 为例,$t = [\sqrt{(27.8/3.14)} - \sqrt{(10.4/3.14)}] = 1.16cm$。把所有数据代入原方程,则可得出左心室心肌质量为 122.6g。

简化椭球法也可用于估测左心室心肌质量(图 11-6A),其计算方程为:

$$左心室质量 = 1.05 \times \{(b+t)^2 [2/3(a+t)+d-d^3/3(a+t)^2] - b^2 [2/3a+d-d^3/3a^2]\}$$

其中 b 为左心室腔半径,可通过 $\sqrt{(A_2/\pi)}$ 求得;a 和 d 分别代表左心室最大短径测量点到心尖和二尖瓣瓣环的长度。

虽然强调了容量的测量,但只有左心室没有严重变形时左心室的心肌质量评估才准确。在变形的心室中,双平面辛普森法是最准确的。像前面描述的用辛普森法在心内膜与心外膜之间测量左心室容积,软件可以利用之前的测量自动计算出左心室心肌质量。

用线性和 2D 方法测量的左心室心肌质量范围和区间值被总结在表 11-3。虽然这些标准来自于 TTE 测量,正如前所述 TEE 的研究报道过与 TTE 相符的数据[14,15]。然而在 TEE 测量中会轻微高估左心室下外侧壁厚度,所以导致线性方法测量左心室心肌质量会高估大约 $6g/m^2$[14]。

左心房

在舒张期左心房直接与左心室相连,如果心动周期中这一时期左心室发生血流动力学紊乱,左心房就会直接暴露其中。因此随着左心室舒张功能异常的病情发展,左心房平均压会随着左心室充盈压一样逐渐升高。左心房平均压的增加最后导致左心房的增大[40,41]。所以左心房的大小已经成为衡量左心室舒张功能异常严重程度和慢性化有用的指标,相当于评估左心室舒张功能的"HbA1C"[42]。现在,大量的证据表明以左心室充盈压升高为特征的多种临床疾病中,

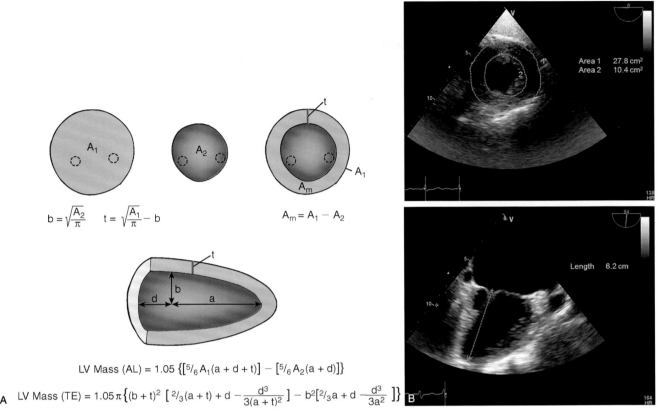

$$b = \sqrt{\frac{A_2}{\pi}} \qquad t = \sqrt{\frac{A_1}{\pi}} - b$$

$$A_m = A_1 - A_2$$

$$LV\ Mass\ (AL) = 1.05 \left\{ \left[\tfrac{5}{6} A_1 (a + d + t) \right] - \left[\tfrac{5}{6} A_2 (a + d) \right] \right\}$$

$$LV\ Mass\ (TE) = 1.05\pi \left\{ (b + t)^2 \left[\tfrac{2}{3}(a + t) + d - \frac{d^3}{3(a + t)^2} \right] - b^2 \left[\tfrac{2}{3}a + d - \frac{d^3}{3a^2} \right] \right\}$$

图 11-6　**A 和 B** 使用面积-长度(area-length,AL)法和截面椭球法(truncated-ellipsoid,TE)估计左心室质量。细节见文中。A_1,左心室总面积;A_2,左心室腔面积;A_m,心肌面积;a,从最宽的短轴半径到心尖的长度;b,左心室腔短轴半径(从短轴腔面积反算得来);d,从最宽的短轴半径到二尖瓣瓣环平面的左心室长度;t,平均室壁厚度。(修改经过 Schiller NB, Shah PM, Crawford M, et al. Recommendations for quantitation of the left ventricle by two-dimensional echocardiography. American Society of Echocardiography Committee on Standards, Subcommittee on Quantitation of Two-Dimensional Echocardiograms. J Am Soc Echocardiogr. 1989;2;358-367)

左心房大小可以作为独立预测房颤复发、脑卒中的风险、心衰相关的住院率以及总体的死亡率的风险指标[42-54]。

　　除了作为左心室舒张功能异常的重要标志,左心房大小也是二尖瓣病变(二尖瓣反流或者二尖瓣狭窄)血流动力学严重性的重要测量指标,它并不依赖于左心室收缩和舒张功能。另外左心房扩大也可以继发于房颤,在这种情况下它是决定以恢复窦性心律为目的的干预治疗的即刻成功和长期疗效的重要因素。

　　TEE 是评估左心房和左心耳结构异常的一种影像方法,但是应用 TEE 测量左心房大小最具有挑战性。左心房紧邻食管前方,因此位于 TEE 探头的近场,超声束没有充分散射开。因此,左心房经常不能被完全包含在超声图像内,从而妨碍了左心房大小的准确测量,必须综合分析多个切面的信息以得到左心房大小的整体估测[12]。但是,在某些情况下,特别在左心房明显增大时,几乎不可能在任何一个切面准确测量到左心房的大小。在这种情况下,许多研究人员估测左

心房大小直至图像的边缘,但不包含图像以外的部分[55-57]。

　　左心房大小可以通过测量左心房前后径、面积或者容积来评估。虽然应用左心房直径和面积从技术上很容易测量并且快速评估左心房大小,但在某些疾病状态下它们不能真正代表左心房大小,因为左心房通常是不均匀的增大[58,59]。因此测量容积被认为是评估左心房大小最准确的方法。而且据流行病学研究结果支持,和其他测量左心室大小的方法相比,应用测量容积的方法所获左心房大小与心血管疾病的结局有更好的相关性[53,60]。美国超声协会推荐用容积法作为测量左心房大小的首选方法[12]。重要的是一定要在左心室收缩末期测量左心房大小,因为此时左心房是最大的。

　　在 TTE 中,左心房的前后径的测量一般在胸骨旁长轴切面。即在垂直于左心房长轴方向上,测量从主动脉后壁到左心房后壁的距离。相似的测量可以在胸骨旁短轴切面进行。在 TEE 中,可以在类似的切面食

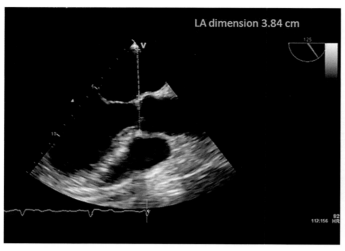
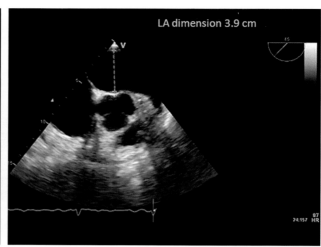

图 11-7   从食管中段主动脉瓣长轴和短轴切面测量左心房（LA）前后径

管中段主动脉瓣长轴切面（120°）或者食管中段主动脉瓣短轴切面（30°~60°）进行测量左心房直径。在食管中段主动脉瓣长轴切面（120°），从主动脉瓣到左心房后壁划一条垂直线进行测量（图 11-7）。在食管中段短轴切面（30°~60°）是测量从主动脉根部到左心房后壁的垂直距离（见图 11-7）。这两种测量与 TTE 的结果有较好的相关性。但是哪种方法更准确仍有争议[55-57]。

在 TTE 中，左心房面积是在心尖四腔心切面用面积测量法进行测量。左心房心内边界描记是从二尖瓣瓣环中部的二尖瓣前瓣叶开始一直到二尖瓣瓣环的另一个终点处的二尖瓣后瓣叶。描记无需扩展到沿着二尖瓣叶进行，而是用一条直线连接瓣环的两个终点，相当于二尖瓣瓣环平面，组成左心房的下缘。描记面积时，重要的是测量不能包括肺静脉和左心耳。一定要注意避免缩短左心房。可以通过调整图像来获得左心房最大面积。在 TEE 中可以用相似的方法在食管中段四腔心切面（0°）测量（图 11-8）。然而就像前面讨论的一样，图像中要包括整个左心房经常是一个很大的挑战。

就像前面强调的一样，测量左心房容积是当前评估左心房大小的金标准，双平面测面积和长度法（根据椭圆模型）和辛普森法都可以用来测量。鉴于目前大部分数据是通过双平面法测得的，所以推荐使用此方法测量左心房容积（图 11-9 和图 11-10）。左心房容积的测量公式如下：

$$左心房容积 = 8/3\pi(A_1 \times A_2/L)$$

A_1 是四腔心切面描记的左心房面积，A_2 是两腔心切面中描记的左心房面积。L 是左心房长度，它是

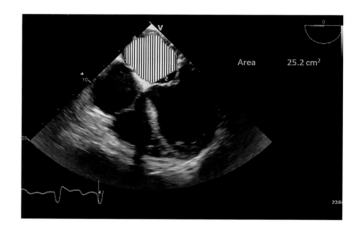

图 11-8   从食管中段四腔心切面用面积测量法测量左心房的面积

二尖瓣环中点到左心房上缘的垂直距离，这个长度是在两腔心切面和四腔心切面测得的，两个长度中短一点的值被用于公式。在 TEE 中可用同样的方法测量左心房的容积（图 11-10）。

左心房容积也可以用辛普森多圆盘法来测量。测量原理和技术和估算左心室容积时描述的是一样的。

表 11-4 是在 TTE 中测量的左心房大小的正常范围，这些数据在 TEE 中也同样适用，但要注意的是，在 TEE 中左心房大小通常被低估[55-57]。

右心室、右心室流出道和肺动脉

右心室（RV）在维持正常心脏功能中起着重要的作用，是临床中许多严重并发症和疾病死亡率增加的重要原因，会影响到左心结构、肺血管、肺和右心室[61-74]。右心室功能虽然很重要，但几十年来，在常规超声心动图的检查中，右心室经常被忽略。导致忽略的原因有很多，但其中右心室形状复杂、难以用超声

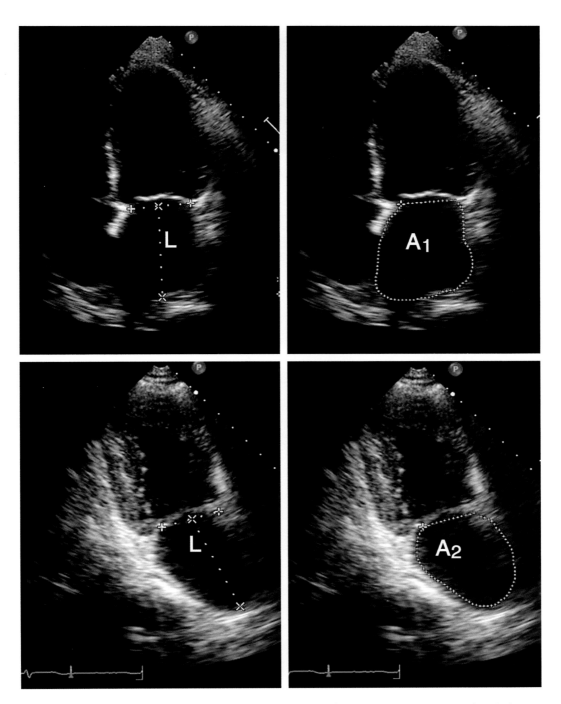

图 11-9 TTE 中通过双平面面积-长度法测定左心房容积,具体见前文。A_1 和 A_2,左心房面积由经心尖四腔心和两腔心切面测量;L,左心房长径同样由经心尖四腔心和两腔心切面测量

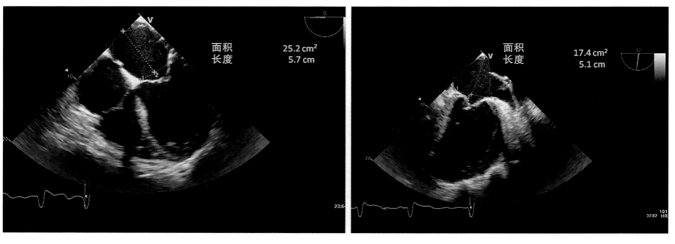

图 11-10　TEE 中通过双平面面积-长度法测定左心房容积。具体见文中

表 11-4　左心房大小的参考范围和区间值

	男性				女性			
	参考范围	轻度异常	中度异常	重度异常	参考范围	轻度异常	中度异常	重度异常
LA 直径(cm)	3.0~4.0	4.1~4.6	4.7~5.2	≥5.2	2.7~3.8	3.9~4.2	4.3~4.6	≥4.7
LA 直径/BSA(cm/m²)	1.5~2.3	2.4~2.6	2.7~2.9	≥3.0	1.5~2.3	2.4~2.6	2.7~2.9	≥3.0
LA 面积(cm²)	≤20	20~30	30~40	>40	≤20	20~30	30~40	>40
LA 容积(ml)	18~58	59~68	69~78	≥79	22~52	53~62	63~72	≥73
LA 容积/BSA(ml/m²)	22±6	29~33	34~39	≥40	22±6	29~33	34~39	≥40

BSA,体表面积;LA,左心房

数据来源于 Lang RM,Bierig M,Devereux RB,et al. Recommendations for chamber quantification:a report from the American Society of Echocardiography's Guidelines and Standards Committee and the Chamber Quantification Writing Group,developed in conjunction with the European Association of Echocardiography,a branch of the European Society of Cardiology. *J Am Soc Echocardiogr*. 2005;18:1440-1463.

心动图进行成像和测量可能是主要的原因。

　　如上所述,右心室有着复杂的三维解剖结构,呈新月型包裹在左心室上,分为三部分:体部、流入道和流出道部分。由于右心室的形状复杂,在任何一个超声心动图切面上都不能看到完整的右心室腔。为了克服此限制,必须针对右心室不同部分,由多个切面进行观察。必须将所有切面整合起来以获得右心室整体大小和功能的全面信息[12,75]。

　　至今为止,右心室的评估大多是主观的。在四腔心切面,正常情况下左心室看上去比右心室大并组成了心尖。而在右心室增大时,右心室趋向于超过左心室大小并取代左心室成为"心尖-形成"心室。当在四腔心切面上看到右心室腔尺寸大于左心室时,提示右心室已经明显增大。

　　近期超声心动图对右心室大小和功能的定量测量已经标准化[12,75]。表 11-5 列出了测量右心室大小的推荐方法和正常值。

表 11-5　右心室、右心房和肺动脉大小参考值

	正常
右心室	
基底段直径(cm)	>4.2
中部直径(cm)	>3.5
基底-尖部长度(cm)	>8.6
面积变化分数(%)	<35
右心室流出道	
近端直径(cm)	>3.3
远端直径(cm)	>2.7
肺动脉	
到肺动脉瓣的距离(cm)	>2.1
右心房	
短轴径(cm)	>4.4
长轴长度(cm)	>5.3
面积(cm²)	>18

右心室基底段和中段直径以及长度最好在食管中段四腔心切面测量（图 11-11）。位于右心室 1/3 基底段的最大短轴径为基底段直径，中段直径在右心室中 1/3 处平左心室乳头肌水平测量，长径为三尖瓣瓣环水平到右心室尖端的距离。进行这些测量时重要的是确保右心室大小没有被低估而且测量的是所能测得的最大右心室大小。为达到这个目的，采用的图像切面应注重于右心室的切面。这个切面可以由标准经食管中段四腔心切面（0°）通过增加角度 10°～20°获得，此时三尖瓣瓣环径显露至最大。同时也不要高估右心室大小，可通过时刻确认图像切面经过心尖来避免。在同一个切面也可以测量右心室腔面积和面积变化分数。后者为评价右心室收缩功能的指标（图 11-12）。

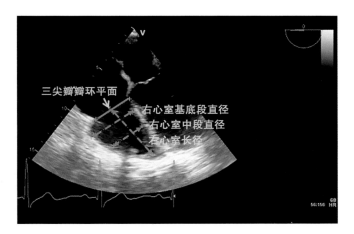

图 11-11 以右心室为焦点的食管中段四腔心切面测量右心室大小

右心室流出道（RVOT）最佳测量切面是经食管中段右心室流入-流出道切面（图 11-13）。首先，获得经食管中段主动脉瓣短轴切面（30°～60°），然后将多平面角度增至 60°～75°显示 RVOT。为了得到 RVOT 图像并显露肺动脉瓣，可能需要进一步调节多平面角度并向右旋转探头以优化三尖瓣瓣叶图像。可以在这个切面测量 RVOT 的近端和远端大小。近端 RVOT 大小在右心室漏斗部测量主动脉前壁和右心室前壁之间的线性长度，远端 RVOT 大小在肺动脉瓣瓣环水平下面测量。虽然主肺动脉大小也可以在这个切面测量，但通常这个切面并不能完全显露主肺动脉。另一个可选择的切面是经食管上段的切面，可以得到主肺动脉、分叉处及肺动脉分支（通常为右侧）近段较好的图像（图 11-14）。探头应该放至食管中段，将探头向左旋转可得经食管中段降主动脉短轴切面（0°），之后退探头得到经食管上段主动脉弓长轴切面（0°）。在这个位置，将多平面角度增至 60°～90°，肺动脉瓣和肺动脉即显露出来。这个切面不仅可以提供一个可靠的主肺动脉大小的测量值，而且是理想的超声束平行于血流方向，它也是一个测量流经肺动脉瓣血流的最佳切面。

诊断右心室肥厚需测量右心室游离壁厚度。在 TTE 中最佳测量位置为剑突下切面，但在 TEE 中并不特别推荐在哪个切面实施测量。右心室壁厚度可以在经食管中段主动脉瓣长轴切面（120°）或经食管中段四腔心切面测量。需要注意的是避免将心外膜脂肪、右心室小梁和内部乳头肌包括进来。

右心房

测量右心房大小的最佳位置为经食管中段四腔心切面（图 11-15）。在这个切面可以测得右心房的长度、内径和面积。右心房长度为三尖瓣瓣环连线中点到右心房上壁间的最大径，平行于房间隔。右心房内径为右心房游离壁到房间隔的垂直距离，在右心房中

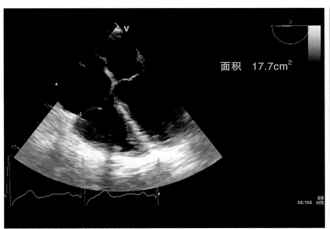

面积 17.7cm²

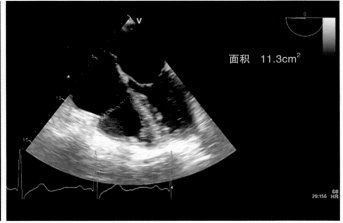

面积 11.3cm²

图 11-12 经聚焦于右心室的四腔心切面测量右心室面积。从收缩末期和舒张末期两个时相测量，通过右心室收缩时面积减少的百分比计算面积变化分数

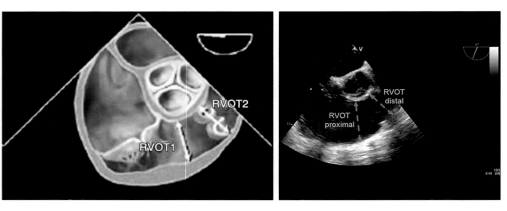

图 11-13　经食管中段右心室流入-流出道切面测量右心室流出道(right ventricular outflow tract, RVOT)大小。ROVT1,近端右心室流出道大小;RVOT2,远端右心室流出道大小

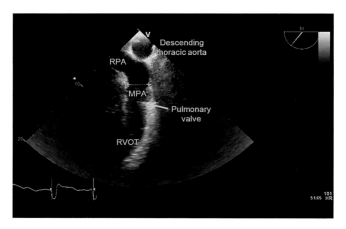

图 11-14　经食管上段肺动脉切面测量右心室流出道(RVOT)和肺动脉大小。MPA,主肺动脉;RPA,右肺动脉

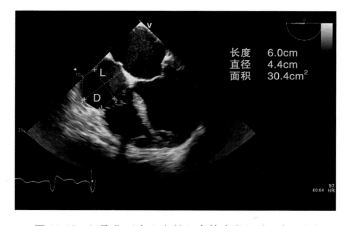

图 11-15　经聚焦于右心室的经食管中段四腔心切面测量右心房径线和面积

部测量。右心房的面积描计采用和左心房一样的面积测量法。从三尖瓣瓣环与侧壁交界处开始描记心内膜边缘直至三尖瓣瓣环与间隔交界处,右心耳和腔静脉不包括在内。所有的测量应在右心室舒张末期进行[12,75]。

目前测量右心房容积还没有标准的超声心动图流程,所以在临床中通常不测量右心房容积。

主动脉

主动脉瓣环和升主动脉的测量有许多方法,通常用于估测心输出量。此外,需要测量升主动脉大小以通过连续方程计算主动脉瓣面积,确定需置换的人工主动脉瓣大小,并决定是否需要修复扩张的主动脉根部和升主动脉。

评估主动脉大小的基本测量包括左心室流出道(LVOT)大小或主动脉瓣环径、主动脉根部乏氏窦水平大小和窦管交界处大小(图 11-16)。此外,特殊情况下,可能还需要测量升主动脉、主动脉弓和降主动脉大小。

对于主动脉根部和升主动脉来说,经食管中段主动脉瓣长轴和短轴切面、经食管中段升主动脉长轴和短轴切面可提供最佳图像。在经食管中段四腔心切面(0°)增加多平面角度至120°～150°可获得经食管中段主动脉瓣长轴切面。可能需进一步旋转和调整探头位置以便优化主动脉瓣环图像并对称显露乏氏窦。在此位置后退探头可进一步获得经食管中段升主动脉长轴切面并看到右肺动脉,然后稍减10°～20°使主动脉壁对称。在经食管中段四腔心切面(0°)后退探头获得经食管中段五腔心切面(0°),然后增加多平面角度至30°～45°,将主动脉瓣放至图像中心并使三个瓣叶对称,可得到经食管中段主动脉瓣短轴切面。进一步后退探头并将角度减回0°得到经食管中段升主动脉短轴切面。

从这几个切面可以很容易地测得主动脉瓣环、主动脉根部及升主动脉大小。在超声切面显露最大血管大小的切面进行测量,且测量时应垂直于血管长轴。

主动脉瓣环径为两个主动脉瓣叶铰链点的连线。主动脉根部在可得到的乏氏窦或窦管交界大小的最大处测量。窦管交界是指从乏氏窦向升主动脉演变的管道部分(图 11-16)[12]。已经发表的基于年龄和体表面积校正的参考正常值的列线图(图 11-17)，可以用于鉴定特别患者中是否存在主动脉根部扩张[76]。

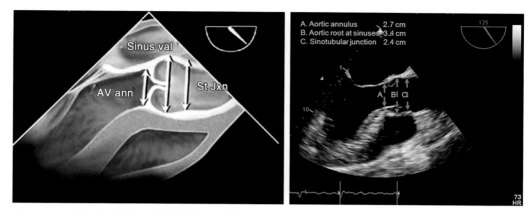

图 11-16　经食管中段主动脉瓣长轴切面测量主动脉根部大小。AV ann，主动脉瓣环；Sinus val，乏氏窦；St Jxn，窦管交界(修改得到 *Lang RM，Bierig M，Devereux RB，et al* 允许. *Recommendations for chamber quantification：a report from the American Society of Echocardiography's Guidelines and Standards Committee and the Chamber Quantification Writing Group，developed in conjunction with the European Association of Echocardiography，a branch of the European Society of Cardiology. J Am Soc Echocardiogr. 2005；18：1440-1463.*)

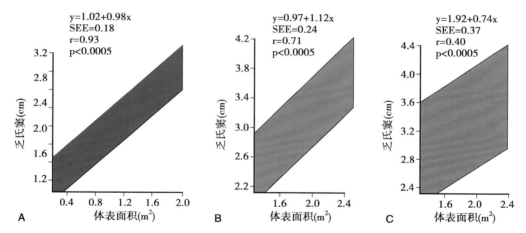

图 11-17　在乏氏窦水平测量主动脉根部直径，不同年龄段人群 95% 可信区间分布如上图所示。**A**：儿童、青少年组；**B**：20 ~ 39 岁成年组；**C**：40 岁及以上的成年组(修改经 *Roman MJ，Devereux RB，Kramer-Fox R，O'Loughlin J* 允许. *Two-dimensional echocardiographic aortic root dimensions in normal children and adults. Am J Cardiol. 1989；64：507-512.*)

如上所述，过去常用前缘-前缘方法测量心脏大小，包括主动脉大小，然而，随着超声技术的精细化，腔室的大小已可用内缘-内缘方法测得，这种方法测值的准确性可以与其他影像设备(包括 MRI、CT)所测值相媲美。但应注意一点，超声中主动脉腔的正常参考值是用前缘-前缘方法获得。

食管中段降主动脉短轴(0°)与长轴(90°)切面可以观察胸段降主动腔大小，从当前位置后撤探头，追踪主动脉弓的走行即可得到主动脉弓远端切面，在这个平面气管位于食管与大血管中间时，会妨碍 TEE 获得主动脉弓近端与升主动脉远端的超声图像。

测量心腔内的血流

在超声中应用多普勒原理彻底改革了心动图的实践。增加此项技术，超声心动图不仅能够提供心脏解剖细节，而且转化为强大有效的方法可以对心腔内的血流动力学实施综合评估。估算心腔内的血流、评估心室舒张功能、测量肺动脉压力、评估瓣膜病的严重程度和先心病缺陷以及评估人工心脏瓣膜功能只是当前在日常实践中的一部分应用。

　　测量心输出量是围术期血流动力学监测的重要部分,对于指导治疗决策起到至关重要的作用。另外,测量心输出量(或者其修饰形式)也是评估瓣膜病变、心内分流和瘘管的核心。传统上用中心静脉和肺动脉导管有创性监测来实现这一目标,然而,关于使用肺动脉导管进行有创性监测引发明显的并发症风险已引起广泛争议,从而促使专家呼吁仔细核查其使用指征[77-79]。因为超声心动图具有非有创性特点,为实现上述目的,它已迅速发展成为一个简单、可靠和安全的替代技术。尽管 TEE 本身不是完全非有创性的,但常常因为其他原因被用于围术期(例如,评估心脏结构和功能),同时在测量心输出量中有巨大优势。

测量血流动力学的基本原则[13-80]

　　以血液在血管内流动为例,可以理解应用多普勒技术估算血流动力学的基本原理(图 11-18)。血流柱的流动始于 A 点,在一定周期内流动的距离为 L,并移动止于 B 点。因此,这个周期内穿过血管的血液体积等于当前从 A 点到 B 点之间的血流体积,基于血管内血流体积是圆柱形的,它的体积可以使用以下公式计算:

$$体积 = 圆柱体的横截面积 \times 长度$$
$$= \pi r^2 \times L(这里 r 为圆柱体半径)$$

　　该原理同样可用于估测心脏结构中的血流。通过 M-超声或二维图像帮助测定半径,进而可以获得横截面积。但是测量长度(L)很具有挑战性。假定血流为层流(即大部分红细胞都以相同的速度移动)而且血流速度恒定,则长度(L)即为血流移动期间的速度与所花费时间的乘积:

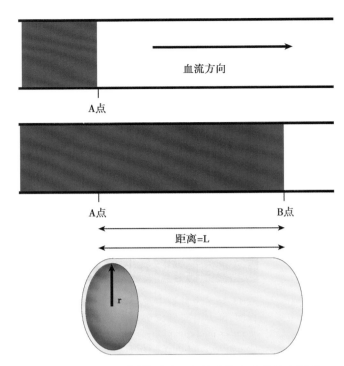

图 11-18　Doppler 评估通过心血管系统血流的基本原理

$$L = 速度 \times 时间$$

　　由于心血管系统的血流为脉冲式的,因此血流的流速并非恒定。在心脏内的任何一点,血流仅产生于心动周期中的某一个时相,在这一时相中,血流速度逐渐增加,继而降低直至停顿。在这种情况下测量血流,可以应用平均速度来计算这期间的血流速度。使用心动超声设备、描记血流的多普勒频谱来完成这一操作。机器自带的软件可以计算曲线下面积,即每个即时速度相对于时间的积分,也就是速度-时间积分(VTI)(图 11-19)。VTI 是平均血流速度和时间的乘积,与上述公式中的 L 具有相同意义。应该注意的是,VTI 为相关速度(cm/s)和时间(s)的乘积,因此它的运算单

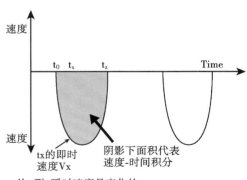

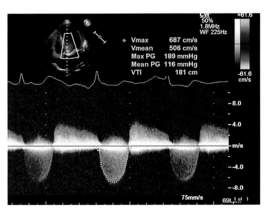

图 11-19　使用多普勒技术测定血流量中 VTI 的概念,详见文中。(Feigenbaum H,Armstrong W,RyanT,eds. Feigenbaum's Echocardiography. 6th ed. Philadelphia:Lippincott Williams & Wilkins,2005.)

位是 cm。

流量可由衍生的"L"和该结构的横截面积通过乘法运算简单得出。

心输出量的测定

通过测量任一瓣膜水平的血流速度和相应准确的瓣膜面积都可得出血流量，进而计算出心输出量。在实际临床工作中，由于左心室流出道（LVOT）测量最容易实现，而且准确度最高，因此最常使用估算心输出量，但需注意无明显主动脉瓣反流的存在。二尖瓣和右心室流出道均可用于测定心输出量，三尖瓣也可用于测量心输出量，但因为三尖瓣常存在明显反流而导致高估血流量，因此在临床工作中并不常用。

左心室流出道测定心输出量

如前所述，估测心脏中某处的血流量需要测定该处的横截面积和 VTI。在 TEE，LVOT 一般在食管中段主动脉瓣长轴切面（120°）可以获得最佳显像（图 11-20），所以一般在这一切面测量其直径。在这一切面，LVOT 垂直于超声束，组织/血流界面显像清楚，容易辨别，可以准确测量其直径：两侧主动脉瓣叶连接点之间的距离即是 LVOT 的直径。测量应该在心室收缩早期，即主动脉瓣叶完全打开的时候进行。直径的准确测量尤为重要，因为测量误差在计算面积时会被放大。放大切面图像有助于减少测量误差。可进行 3 到 5 次测量，选择最大值用于计算。

LVOT 的 VTI 必须在测量直径的同一位置测量。但是可用于测量直径的切面，声束方向几乎都垂直于血流方向，因此不适合用于完成 VTI 的测定。在经胃或经

胃深部长轴切面中，LVOT 几乎平行于声束，因此是测量血流速度的最佳切面。取样容积应选择在左心室流出道距主动脉瓣约 5mm 的位置。当多普勒频谱中出现主动脉瓣关瓣切迹而不出现开瓣切迹时，可以确定取样容积放置位置正确。而且在这个水平信号的频谱宽度最窄，也能有助于判断取样容积放置准确。得到频谱多普勒信号后，通过描记信号外侧边缘可估算 VTI。应描记最密集信号区的外侧边缘，忽略分散在这个密集区（峰值速度最大）之外的信号。这就需要确保测量到动态的速度变化（如喷射血流中绝大多数红细胞的速度）。通过这样的测定，就可以应用前面所提到的公式计算出每搏量，再将每搏量乘以心率，就可以计算出心排量。

所有多普勒测量都需要在 50～100mm/s 的扫描速度范围内获得，并且滤波设定要保持在较低值。由此在血流开始和结束时检测到速度并获得精确的时间段。测量应选取 3～5 个心动周期（窦性心律）测定的平均值，若存在心房纤颤则取 5～10 个心动周期的平均值。如果是在右心测量，则需要应用完整呼吸周期的平均值，因为右心的血流会受到呼吸的影响。

在左心室流出道测定心排量有许多优势。例如，左心室流出道的超声心动图容易获得；它的形状被认为是圆形，在整个心动周期中大小是固定不变的。而且，通过左心室流出道的血流绝大多数是以层流的形式，从而避免了取样点上的血流速度不能代表那个时间点实际发生的血流速度。所以这些因素有助于精确估计横截面积。

然而，尽管有前面提到的一些优势，还是会有一些情形下在左心室流出道不能精确测量心排量。主动脉有大量反流时，通过左心室流出道的血流增加，因此不能代表真实的心输出量。在左心室流出道存在梗阻

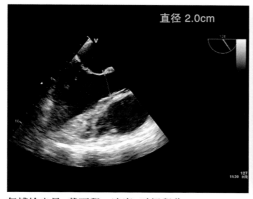

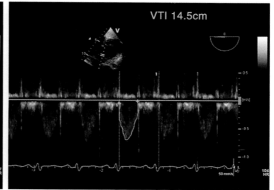

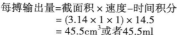

每搏输出量=截面积×速度-时间积分
= (3.14×1×1) ×14.5
= 45.5cm³ 或者 45.5ml

图 11-20　TEE 技术用于在左心室流出道水平估测心输出量。LVOT 直径在经食管中段主动脉长轴获得，VTI 则在经胃深部长轴切面获得

时,通过的血流就成为湍流并且速度是增加的,因此也不能在这个水平准确测量 VTI。最后,在实施 TEE 操作时,有时没有很好的声窗而从左心室流出道获取精确的多普勒信号是很有挑战的,在这种情况下,心排量的测定就需要替代位置比如二尖瓣或右心室流出道。

在二尖瓣位置测量心排量

在二尖瓣位置测量心排量是基于前面所提到的在左心室流出道测定相同的原理。二尖瓣横截面积可以通过从 ME 四腔心切面(0°)获得的二尖瓣环直径(d)计算得到。瓣环直径的测量应该在舒张期早期至中期也就是瓣叶开放后的快速充盈期(图 11-21)实施。通过二尖瓣血流 VTI 的测量也是在同一个切面,把脉冲波取样容积放在二尖瓣瓣环水平,并描记舒张期的多普勒信号,要确保整个舒张期取样容积一直在瓣环水平。

二尖瓣环的横截面积的计算公式 $\pi d^2/4$,假定面积是圆形的。然而这种假设是不准确的,因为实际二尖瓣环孔是椭圆形的。另一种替代方法可以用来纠正这种错误,这就需要在两个垂直的切面——四腔心切面和两腔心切面来测量直径。于是二尖瓣环孔的面积计算公式就成为 $\pi d_1 d_2/4$。虽然这从几何学的角度考虑是准确的,但是在多个切面获得准确的直径测量值是比较困难的,而这本身就可成为误差的根源。因此,前一种方法因为操作简单而被认为在准确性方面相似甚至优于后一种方法,前一种方仍然是测量通过二尖瓣的心输出量的优选方法[81,82]。

如果存在严重二尖瓣反流或在心室水平存在分流,那么在二尖瓣处测量心排出量是不准确的。

在右心室流出道测量心排出量

在没有任何心内分流的情况下,心脏右侧的心排量与左侧是相同的。所以右心室流出道提供了另一种计算心输出量的方法。然而力图排列多普勒声束与血流方向一致是比较困难的,所以在右心室流出道测量心输出量是具有挑战性的(图 11-22)。有时候准确测量右心室流出道直径也是比较困难的。

如前所述,测量右心室流出道直径是在食管中段右心室流入流出道切面实施。为测量血流,排列多普勒波束与血流方向的最佳切面是食管上段肺动脉切面。在这个切面血流方向与超声波束是平行的,所以此处可以测量最准确的血流速度。另外可选择在经胃深部右心室流出道长轴切面测量通过 RVOT 的血流,在这个切面向右旋转超声探头使 ROVT 进入视野,使血流方向与超声波束平行。

当分别存在显著的主动脉瓣或二尖瓣反流而不能在左心室流出道或者二尖瓣口测量心输出量时,右心室流出道是不错的选择。而且,评估心内分流的程度时也需要这种方法。

评估心输出量的二维方法

虽然在左心室流出道使用多普勒测量心输出量是最普遍的实施方法,也可以用 2D 图像测量心排量。可以用前面描述的方法之一来测量左心室舒张末期和收缩末期的容积。这两个容积的差值就是每搏输出量,再乘以心率就得到心排量。

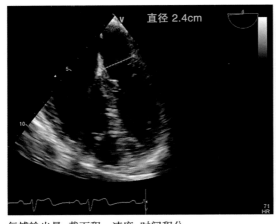
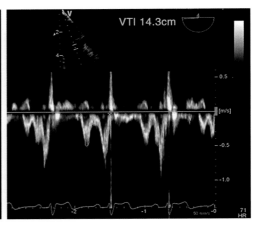

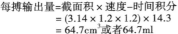
每搏输出量=截面积×速度-时间积分
　　　　　=(3.14×1.2×1.2)×14.3
　　　　　=64.7cm³或者64.7ml

图 11-21　在二尖瓣水平评估每搏输出量。二尖瓣环直径和时间-速度积分均在食管中段四腔心切面测量

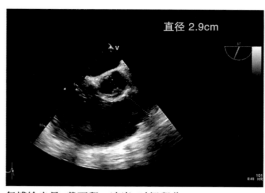
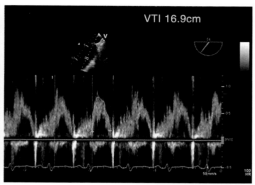

每搏输出量=截面积×速度−时间积分
    = (3.14 × 1.45 × 1.45) × 16.9
    = 111.6cm³或者111.6ml

图11-22 评估右心室流出道(RVOT)的每搏输出量。从食管中段四腔心切面测量 RVOT 直径,从食管中段或者上段肺动脉切面测量 RVOT 的速度-时间积分

虽然这种方法由于很难得到准确的容积测量而未能普遍使用,但还是可以用它来复查多普勒方法测量结果的准确性。

分流[13]

评价心内分流的血流动力学程度是确定是否需要外科干预的必要步骤,尤其是存在心内左向右分流时。在超声心动图中这可以通过测量心腔的大小,直接显示射流的方向、大小,测量缺口两侧的压差来完成。然而,有必要对分流级别进行标准化评估,特别是在临界状态时。

心房水平左向右分流

在心房水平存在左向右分流时,由于有左心分流来的血流,通过三尖瓣和肺动脉瓣的血流会增加。增加的量就是左心房向右心房的分流量。在右心室流出道测量的心排量(肺循环血量或 Q_P)就成了体循环(Q_s)与分流血量的总和。Q_P 的测量也是采用前面提到的方法(见图11-22)。Q_s 既可以在左心室流出道也可以在二尖瓣水平测量(见图11-20 和图11-21)。但是正如之前强调过的,在主动脉没有明显反流时,左心室流出道是更好的测量位点。Q_P 和 Q_s 的比值可用于测量分流大小,≥2 意味着血流动力学具有显著的从左到右的分流。

严重的继发性房间隔缺损患者食管中段四腔心切面可见明显的左向右分流图像,食管中段右心室流入流出道切面可显示右心室及右心室流出道的扩张。而这个患者 Q_P 与 Q_s 的评估分别见图11-20 和图11-22。如图所示,Q_s 和 Q_P 的值分别为 45.5ml 和 111.6ml,这样 Q_P:Q_s 比值为2.45,提示大的分流。

心室水平左向右分流

存在心室内的分流时,其分流量的测定方法和心房间分流的测量方法相似。但是当缺损非常接近肺动脉瓣如流出道的室间隔缺损时,由于分流产生的湍流和支流导致 Q_P 的测量不准确。在这种情况下,如果没有额外的心房间分流或者明显的二尖瓣反流,二尖瓣处的心输出量可作为 Q_P 的测定值。

大动脉水平的左向右分流

当大动脉水平存在分流时(例如动脉导管未闭或者主肺动脉窗型未闭),左心的血流量是增加的,因为整个肺静脉血通过二尖瓣和主动脉瓣进入升主动脉。同时,通过右心(三尖瓣和肺动脉瓣)的血流量并没有受到影响。在这种情况下,在左心室流出道或二尖瓣水平测量的心排量都可以评估肺循环的血流量或者 Q_P,而在右心室流出道以同样的方法测量的就是真正的体循环的血流量或 Q_s。两者的比值可用来评估分流的程度。

心内右向左分流

虽然从理论上来说之前提及的法则可用于评估右向左分流量级别,但那是相当困难的,而且在临床实践中也是不可行的。右向左分流通常是由于存在右心室流出道严重梗阻或部分复杂先心病的病理异常造成的。前一种病理情况不适于测量肺动脉血流量,而后一种情况导致很难区分左向右分流或右向左分流的相关特征。

瘘

动静脉瘘(arteriovenous fistula, AVF)是动脉和静脉系统之间交流的通道,绕过了毛细血管和毛细血管前括约肌。毛细血管前括约肌是外周血管阻力主要成分,而动静脉瘘会显著降低血管阻力,从而导致部分脉管系统血流量增加,从而增加了心脏的容量负荷。动静脉瘘越靠近心端,绕过的脉管系统越广泛,心脏的容量负荷越重。动静脉瘘可以是先天性畸形(例如冠状动静脉瘘),可以是其他先天异常的结果(例如法洛四联症患者的支气管肺动脉侧支),也可以是其他系统疾病的结果(例如慢性肝脏疾病患者肺内的动静脉瘘),还可继发于创伤(甚至是医源性的)或作为外科干预(例如用于血液透析的动静脉瘘)。

由于大多数瘘远离心脏,而且对心脏容量负荷的增加是均匀的,应用超声心动图来评估其功能分流量通常是不实际的。即使是冠状动静脉瘘,也无法测量通过瘘的血流量,因为通过心腔和各瓣膜的血量都是增加的。但是如果可以暂时闭塞 AVF,然后在闭塞前后测量心输出量,两者之间的差异可以用于评估动静脉瘘的大小。

结论

经食管超声心动图能提供即时信息这一特点使其成为围术期首选的诊断方法。我们已经回顾了涉及测量心脏大小和流量的关键原理。虽然认识到在手术中经食管超声心动图的独特性和日益增长的应用需求,为得到需要的图像切面而需要学习必要的技能仍是确保优化应用这种方法的关键。随着探头小型化、新技术和新多维方法的出现,经食管超声心动图在心腔量化和血流动力学评估方面的应用将会扩大。

参考文献

1. Side CD, Gosling RG. Non-surgical assessment of cardiac function. *Nature.* 1971;232:335-336.
2. Frazin L, Talano JV, Stephanides L, Loeb HS, Kopel L, Gunnar RM. Esophageal echocardiography. *Circulation.* 1976;54:102-108.
3. Matsumoto M, Oka Y, Strom J, et al. Application of transesophageal echocardiography to continuous intraoperative monitoring of left ventricular performance. *Am J Cardiol.* 1980;46:95-105.
4. Shanewise JS, Cheung AT, Aronson S, et al. ASE/SCA guidelines for performing a comprehensive intraoperative multiplane transesophageal echocardiography examination: recommendations of the American Society of Echocardiography Council for Intraoperative Echocardiography and the Society of Cardiovascular Anesthesiologists Task Force for Certification in Perioperative Transesophageal Echocardiography. *J Am Soc Echocardiogr.* 1999;12:884-900.
5. Shapira Y, Vaturi M, Weisenberg D, Sagie A. Intraoperative transesophageal echocardiography during valve replacement surgery. A review. *Minerva Cardioangiol.* 2007;55:229-237.
6. Kihara C, Murata K, Wada Y, et al. Impact of intraoperative transesophageal echocardiography in cardiac and thoracic aortic surgery: experience in 1011 cases. *J Cardiol.* 2009;54:282-288.
7. Catena E, Mele D. Role of intraoperative transesophageal echocardiography in patients undergoing noncardiac surgery. *J Cardiovasc Med (Hagerstown).* 2008;9:993-1003.
8. Rosenhek R, Binder T, Maurer G. Intraoperative transesophageal echocardiography in valve replacement surgery. *Echocardiography.* 2002;19:701-707.
9. Junior CG, Botelho ES, Diego LA. Intraoperative monitoring with transesophageal echocardiography in cardiac surgery. *Rev Bras Anestesiol.* 2011;61:495-512.
10. Gillam LD. Intraoperative transesophageal echocardiography. *Cardiol Rev.* 2000;8:269-278.
11. Sengupta PP, Khandheria BK. Transoesophageal echocardiography. *Heart.* 2005;91:541-547.
12. Lang RM, Bierig M, Devereux RB, et al. Recommendations for chamber quantification: a report from the American Society of Echocardiography's Guidelines and Standards Committee and the Chamber Quantification Writing Group, developed in conjunction with the European Association of Echocardiography, a branch of the European Society of Cardiology. *J Am Soc Echocardiogr.* 2005;18:1440-1463.
13. Feigenbaum H, Armstrong W, Ryan T, eds. *Feigenbaum's Echocardiography.* 6th ed. Philadelphia: Lippincott, Williams and Wilkins; 2005.
14. Colombo PC, Municino A, Brofferio A, et al. Cross-sectional multiplane transesophageal echocardiographic measurements: comparison with standard transthoracic values obtained in the same setting. *Echocardiography.* 2002;19:383-390.
15. Hozumi T, Shakudo M, Shah PM. Quantitation of left ventricular volumes and ejection fraction by biplane transesophageal echocardiography. *Am J Cardiol.* 1993;72:356-359.
16. Ilercil A, O'Grady MJ, Roman MJ, et al. Reference values for echocardiographic measurements in urban and rural populations of differing ethnicity: the Strong Heart Study. *J Am Soc Echocardiogr.* 2001;14:601-611.
17. Palmieri V, Dahlof B, DeQuattro V, et al. Reliability of echocardiographic assessment of left ventricular structure and function: the PRESERVE study. Prospective Randomized Study Evaluating Regression of Ventricular Enlargement. *J Am Coll Cardiol.* 1999;34:1625-1632.
18. Pearlman JD, Triulzi MO, King ME, Newell J, Weyman AE. Limits of normal left ventricular dimensions in growth and development: analysis of dimensions and variance in the two-dimensional echocardiograms of 268 normal healthy subjects. *J Am Coll Cardiol.* 1988;12:1432-1441.
19. Bonow RO, Carabello BA, Chatterjee K, et al. 2008 focused update incorporated into the ACC/AHA 2006 guidelines for the management of patients with valvular heart disease: a report of the American College of Cardiology/American Heart Association Task Force on Practice Guidelines (Writing Committee to revise the 1998 guidelines for the management of patients with valvular heart disease). Endorsed by the Society of Cardiovascular Anesthesiologists, Society for Cardiovascular Angiography and Interventions, and Society of Thoracic Surgeons. *J Am Coll Cardiol.* 2008;52:e1-142.
20. Ganau A, Devereux RB, Roman MJ, et al. Patterns of left ventricular hypertrophy and geometric remodeling in essential hypertension. *J Am Coll Cardiol.* 1992;19:1550-1558.
21. Gaasch WH, Zile MR. Left ventricular structural remodeling in health and disease: with special emphasis on volume, mass, and geometry. *J Am Coll Cardiol.* 2011;58:1733-1740.
22. Berger J, Ren X, Na B, Whooley MA, Schiller NB. Relation of concentric remodeling to adverse outcomes in patients with stable coronary artery disease (from the Heart and Soul Study). *Am J Cardiol;107:1579-84.
23. Verdecchia P, Schillaci G, Borgioni C, et al. Adverse prognostic significance of concentric remodeling of the left ventricle in hypertensive patients with normal left ventricular mass. *J Am Coll Cardiol.* 1995;25:871-878.
24. Quinones MA, Waggoner AD, Reduto LA, et al. A new, simplified and accurate method for determining ejection fraction with two-dimensional echocardiography. *Circulation.* 1981;64:744-753.
25. Teichholz LE, Kreulen T, Herman MV, Gorlin R. Problems in echocardiographic volume determinations: echocardiographic-angiographic correlations in the presence of absence of asynergy. *Am J Cardiol.* 1976;37:7-11.
26. Mor-Avi V, Sugeng L, Lang RM. Real-time 3-dimensional echocardiography: an integral component of the routine echocardiographic examination in adult patients? *Circulation.* 2009;119:314-329.
27. Tighe DA, Rosetti M, Vinch CS, et al. Influence of image quality on the accuracy of real time three-dimensional echocardiography to measure left ventricular volumes in unselected patients: a comparison with gated-SPECT imaging. *Echocardiography.* 2007;24:1073-1080.
28. Nikitin NP, Constantin C, Loh PH, et al. New generation 3-dimensional echocardiography for left ventricular volumetric and functional measurements: comparison with cardiac magnetic resonance. *Eur J Echocardiogr.* 2006;7:365-372.
29. Jenkins C, Bricknell K, Hanekom L, Marwick TH. Reproducibility and accuracy of echocardiographic measurements of left ventricular parameters using real-time three-dimensional echocardiography. *J Am Coll Cardiol.* 2004;44:878-886.
30. Arai K, Hozumi T, Matsumura Y, et al. Accuracy of measurement of left ventricular volume and ejection fraction by new real-time three-dimensional echocardiography in patients with wall motion abnormalities secondary to myocardial infarction. *Am J Cardiol.* 2004;94:552-558.
31. Devereux RB, Wachtell K, Gerdts E, et al. Prognostic significance of left ventricular mass change during treatment of hypertension. *Jama.* 2004;292:2350-2356.
32. Yasunari K, Maeda K, Nakamura M, Watanabe T, Yoshikawa J, Hirohashi K. Left ventricular hypertrophy and angiotensin II receptor blocking agents. *Curr Med Chem Cardiovasc Hematol Agents.* 2005;3:61-67.
33. Gosse P. Left ventricular hypertrophy as a predictor of cardiovascular risk. *J Hypertens Suppl.* 2005;23:S27-S33.
34. Artham SM, Lavie CJ, Milani RV, Patel DA, Verma A, Ventura HO. Clinical impact of left ventricular hypertrophy and implications for regression. *Prog Cardiovasc Dis.* 2009;52:153-167.
35. Milan A, Caserta MA, Avenatti E, Abram S, Veglio F. Anti-hypertensive drugs and left ventricular hypertrophy: a clinical update. *Intern Emerg Med.* 2010;5:469-479.
36. Mancia G, De Backer G, Dominiczak A, et al. 2007 Guidelines for the management of arterial hypertension: The Task Force for the Management of Arterial Hypertension of the European Society of Hypertension (ESH) and of the European Society of Cardiology (ESC). *Eur Heart J.* 2007;28:1462-1536.
37. Alfakih K, Reid S, Hall A, Sivananthan MU. The assessment of left ventricular hypertrophy in hypertension. *J Hypertens.* 2006;24:1223-1230.
38. Agabiti-Rosei E, Muiesan ML, Salvetti M. Evaluation of subclinical target organ damage for risk assessment and treatment in the hypertensive patients: left ventricular hypertrophy. *J Am Soc Nephrol.* 2006;17:S104-S108.
39. Gottdiener JS, Bednarz J, Devereux R, et al. American Society of Echocardiography recommendations for use of echocardiography in clinical trials. *J Am Soc Echocardiogr.* 2004;17:1086-1119.
40. Tsang TS, Barnes ME, Gersh BJ, Bailey KR, Seward JB. Left atrial volume as a morphophysiologic expression of left ventricular diastolic dysfunction and relation to cardiovascular risk burden. *Am J Cardiol.* 2002;90:1284-1289.
41. Simek CL, Feldman MD, Haber HL, Wu CC, Jayaweera AR, Kaul S. Relationship between left ventricular wall thickness and left atrial size: comparison with other measures of diastolic function. *J Am Soc Echocardiogr.* 1995;8:37-47.
42. Abhayaratna WP, Seward JB, Appleton CP, et al. Left atrial size: physiologic determinants and clinical applications. *J Am Coll Cardiol.* 2006;47:2357-2363.
43. Benjamin EJ, D'Agostino RB, Belanger AJ, Wolf PA, Levy D. Left atrial size and the risk of stroke and death. The Framingham Heart Study. *Circulation.* 1995;92:835-841.
44. Bouzas-Mosquera A, Broullon FJ, Alvarez-Garcia N, et al. Left atrial size and risk for all-cause mortality and ischemic stroke. *CMAJ.* 2011;183:E657-E664.
45. Di Tullio MR, Sacco RL, Sciacca RR, Homma S. Left atrial size and the risk of ischemic stroke in an ethnically mixed population. *Stroke.* 1999;30:2019-2024.
46. Dini FL, Cortigiani L, Baldini U, et al. Prognostic value of left atrial enlargement in patients with idiopathic dilated cardiomyopathy and ischemic cardiomyopathy. *Am J Cardiol.* 2002;89:518-523.
47. Modena MG, Muia N, Sgura FA, Molinari R, Castella A, Rossi R. Left atrial size is the major predictor of cardiac death and overall clinical outcome in patients with dilated cardiomyopathy: a long-term follow-up study. *Clin Cardiol.* 1997;20:553-560.
48. Moller JE, Hillis GS, Oh JK, et al. Left atrial volume: a powerful predictor of survival after acute myocardial infarction. *Circulation.* 2003;107:2207-2212.
49. Nagarajarao HS, Penman AD, Taylor HA, et al. The predictive value of left atrial size for incident ischemic stroke and all-cause mortality in African Americans: the Atherosclerosis Risk in Communities (ARIC) Study. *Stroke.* 2008;39:2701-2706.
50. Ristow B, Ali S, Whooley MA, Schiller NB. Usefulness of left atrial volume index to predict heart failure hospitalization and mortality in ambulatory patients with coronary heart disease and comparison to left ventricular ejection fraction (from the Heart and Soul Study). *Am J Cardiol.* 2008;102:70-76.
51. Sabharwal N, Cemin R, Rajan K, Hickman M, Lahiri A, Senior R. Usefulness of left atrial volume as a predictor of mortality in patients with ischemic cardiomyopathy. *Am J Cardiol.* 2004;94:760-763.
52. Takemoto Y, Barnes ME, Seward JB, et al. Usefulness of left atrial volume in predicting first congestive heart failure in patients > or = 65 years of age with well-preserved left ventricular systolic function. *Am J Cardiol.* 2005;96:832-836.
53. Tsang TS, Barnes ME, Bailey KR, et al. Left atrial volume: important risk marker of incident atrial fibrillation in 1655 older men and women. *Mayo Clin Proc.* 2001;76:467-475.
54. Tsang TS, Barnes ME, Gersh BJ, Bailey KR, Seward JB. Risks for atrial fibrillation and congestive heart failure in patients >/=65 years of age with abnormal left ventricular diastolic relaxation. *Am J Cardiol.* 2004;93:54-58.
55. Block M, Hourigan L, Bellows WH, et al. Comparison of left atrial dimensions by transesophageal and transthoracic echocardiography. *J Am Soc Echocardiogr.* 2002;15:143-149.
56. Singh H, Jain AC, Bhumbla DK, Failinger C. Comparison of left atrial dimensions by transesophageal and transthoracic echocardiography. *Echocardiography.* 2005;22:789-796.
57. Eshoo S, Ross DL, Thomas L. Evaluation of left atrial size on transoesophageal echocardiography: what is the best measure? *Heart Lung Circ.* 2008;17:100-106.
58. Lester SJ, Ryan EW, Schiller NB, Foster E. Best method in clinical practice and in research studies to determine left atrial size. *Am J Cardiol.* 1999;84:829-832.

59. Loperfido F, Pennestri F, Digaetano A, et al. Assessment of left atrial dimensions by cross sectional echocardiography in patients with mitral valve disease. *Br Heart J.* 1983;50:570-578.

60. Pritchett AM, Jacobsen SJ, Mahoney DW, Rodeheffer RJ, Bailey KR, Redfield MM. Left atrial volume as an index of left atrial size: a population-based study. *J Am Coll Cardiol.* 2003;41:1036-1043.

61. Haddad F, Doyle R, Murphy DJ, Hunt SA. Right ventricular function in cardiovascular disease, part II: pathophysiology, clinical importance, and management of right ventricular failure. *Circulation.* 2008;117:1717-1731.

62. Haddad F, Hunt SA, Rosenthal DN, Murphy DJ. Right ventricular function in cardiovascular disease, part I: Anatomy, physiology, aging, and functional assessment of the right ventricle. *Circulation.* 2008;117:1436-1448.

63. de Groote P, Millaire A, Foucher-Hossein C, et al. Right ventricular ejection fraction is an independent predictor of survival in patients with moderate heart failure. *J Am Coll Cardiol.* 1998;32:948-954.

64. Meluzin J, Spinarova L, Hude P, et al. Combined right ventricular systolic and diastolic dysfunction represents a strong determinant of poor prognosis in patients with symptomatic heart failure. *Int J Cardiol.* 2005;105:164-173.

65. Meluzin J, Spinarova L, Hude P, et al. Prognostic importance of various echocardiographic right ventricular functional parameters in patients with symptomatic heart failure. *J Am Soc Echocardiogr.* 2005;18:435-444.

66. O'Rourke RA, Dell'Italia LJ. Diagnosis and management of right ventricular myocardial infarction. *Curr Probl Cardiol.* 2004;29:6-47.

67. Spinarova L, Meluzin J, Toman J, Hude P, Krejci J, Vitovec J. Right ventricular dysfunction in chronic heart failure patients. *Eur J Heart Fail.* 2005;7:485-489.

68. Wroblewski E, James F, Spann JF, Bove AA. Right ventricular performance in mitral stenosis. *Am J Cardiol.* 1981;47:51-55.

69. Wencker D, Borer JS, Hochreiter C, et al. Preoperative predictors of late postoperative outcome among patients with nonischemic mitral regurgitation with 'high risk' descriptors and comparison with unoperated patients. *Cardiology.* 2000;93:37-42.

70. Boldt J, Zickmann B, Ballesteros M, Dapper F, Hempelmann G. Right ventricular function in patients with aortic stenosis undergoing aortic valve replacement. *J Cardiothorac Vasc Anesth.* 1992;6:287-291.

71. Davlouros PA, Niwa K, Webb G, Gatzoulis MA. The right ventricle in congenital heart disease. *Heart.* 2006;92(suppl 1):i27-i38.

72. Chin KM, Kim NH, Rubin LJ. The right ventricle in pulmonary hypertension. *Coron Artery Dis.* 2005;16:13-18.

73. Marcus FI, McKenna WJ, Sherrill D, et al. Diagnosis of arrhythmogenic right ventricular cardiomyopathy/dysplasia: proposed modification of the task force criteria. *Circulation.* 2010;121:1533-1541.

74. MacNee W, Skwarski KM. Right-heat failure and cor pulmonale. In: Crawford MH, DiMarco JP, Paulus WJ, eds. *Cardiology.* 2nd ed. St Louis, Mo: Mosby; 2004:1017.

75. Rudski LG, Lai WW, Afilalo J, et al. Guidelines for the echocardiographic assessment of the right heart in adults: a report from the American Society of Echocardiography endorsed by the European Association of Echocardiography, a registered branch of the European Society of Cardiology, and the Canadian Society of Echocardiography*J Am Soc Echocardiogr.* 2010;23:685-713;quiz 786-8.

76. Roman MJ, Devereux RB, Kramer-Fox R, O'Loughlin J. Two-dimensional echocardiographic aortic root dimensions in normal children and adults. *Am J Cardiol.* 1989;64:507-512.

77. Shah MR, Hasselblad V, Stevenson LW, et al. Impact of the Pulmonary artery catheter in critically ill patients: meta-analysis of randomized clinical trials. *JAMA.* 2005;294:1664-1670.

78. Wheeler AP, Bernard GR, Thompson BT, et al. Pulmonary-artery versus central venous catheter to guide treatment of acute lung injury. *N Engl J Med.* 2006;354:2213-2224.

79. Shure D. Pulmonary-artery catheters–peace at last? *N Engl J Med.* 2006;354:2273-2274.

80. Quinones MA, Otto CM, Stoddard M, Waggoner A, Zoghbi WA. Recommendations for quantification of Doppler echocardiography: a report from the Doppler Quantification Task Force of the Nomenclature and Standards Committee of the American Society of Echocardiography. *J Am Soc Echocardiogr.* 2002;15:167-184.

81. Lewis JF, Kuo LC, Nelson JG, Limacher MC, Quinones MA. Pulsed Doppler echocardiographic determination of stroke volume and cardiac output: clinical validation of two new methods using the apical window. *Circulation.* 1984;70:425-431.

82. Enriquez-Sarano M, Bailey KR, Seward JB, Tajik AJ, Krohn MJ, Mays JM. Quantitative Doppler assessment of valvular regurgitation. *Circulation.* 1993;87:841-848.

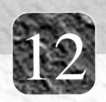

12

超声心动图的定量与半定量评估：心室与瓣膜生理学

RENATA G. FERREIRA | MARY W. BRANDON | STEPHEN A. ESPER | MADHAV SWAMINATHAN

翻译：尚游　袁婷　校对：王晟　审阅：于晖　彭勇刚

◼ 引言

经食管超声心动图(TEE)于 20 世纪 70 年代进入临床,起步阶段发展缓慢,直到 20 世纪 90 年代早期才开始进入超声心动图的主流,并逐渐成为心脏外科手术间的主题[1-3]。过去十年里随着 TEE 的快速发展,它已成为不可替代的术中影像技术。TEE 探头不仅频率高,而且解剖上毗邻心脏,因此能获得高质量的图像,并使 TEE 成为评估心脏功能的理想工具。通常手术术野无法进行胸部扫描,TEE 就成为首选的成像方法。在食管中段(ME)和经胃(TG)多个切面可以清楚看到双心室,因此能够从定性和定量两方面对心脏的结构和功能做出全面的评估。

定量超声心动图主要采用多普勒成像模式来评估血流速度。脉冲多普勒(PWD)是评估特定位置的层流低速血流的理想方式,而连续多普勒(CWD)则用于测量高速血流,通常见于心脏瓣膜病变时伴随的湍流。也可以通过测量舒张期的跨瓣压来反映心室的充盈压,进而从病理生理方面评估心室。彩色多普勒(CFD)主要用于评估心脏瓣膜病变。多普勒模式结合二维(2D)超声心动图,可以综合评价心室和心脏瓣膜的生理功能。实时三维(real-time 3D, RT-3D)TEE 引入了另一种评估心室和心脏瓣膜功能的定量方法,有望改善我们当前的技术。

◼ 收缩期和舒张期的心室功能

背景

最佳的心肌性能包括心室缩舒有度的能力。在分子水平,心室收缩是由细胞内钙离子水平增加触发,并

由钙离子与肌动蛋白和肌球蛋白等收缩蛋白之间的相互作用维持[4]。在舒张期,细胞内钙水平一定下降,形成松弛阶段。心动周期的示意图如图 12-1 所示。

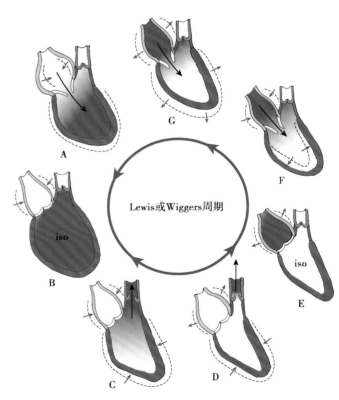

图 12-1　心动周期各时相形象化示意图。iso,等容(期)。(摘自 Shepherd JT, Vanhoutte PM. The Human Cardiovascular System. New York：Raven Press；1979；68)

左心室(LV)的心肌性能由众多因素决定,诸如负荷状态、收缩能力和心率。前负荷反映的是依次充盈左心房和左心室的静脉充盈压。当前负荷增加时,左心室容积增大,心室肌拉长,这导致了心室收缩力增加(Frank-Starling 机制),最终每搏输出量升高[5]。心房容积增加刺激心房机械感受器,导致心率增快以及心

输出量增加。

左心室与右心室(RV)的相互依存性同样重要,在心动周期中,也能影响心肌的功能[6]。充盈压增加导致一侧的心室扩张可以直接限制另一心室的舒张充盈,部分是由心包限制引起的。这将最终导致另一心室舒张功能受限。

左心室收缩功能

收缩模式和压力-容积关系

实施超声心动图最常用的指征之一是评估心室的收缩功能。评估心室的收缩功能是围术期进行 TEE 检查操作者采集心脏信息中一项重要的组成部分。因此,当我们利用不同的方法评估全心室功能时,对于心脏周期生理学的认知——尤其是压力容量关系是至关重要的。心脏周期的每个阶段中左心房与左心室的压力关系如图 12-2 所示。

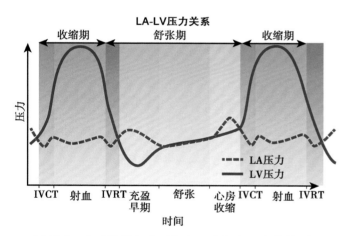

图 12-2　心动周期各个时相左心房与左心室的关系。IVCT,等容收缩时间;IVRT,等容舒张时间;LA,左心房;LV,左心室

按照惯例,机械循环始于舒张末期。为了便于讨论这个问题,考虑将收缩期分为两个阶段:①等容收缩期;②射血期。舒张期可以分为四个明显的阶段:①等容舒张期;②心室充盈早期;③心室充盈末期;④心房充盈期。

二尖瓣关闭到主动脉瓣开放之间的时间定义为等容收缩时间(isovolumetric contraction time,IVCT)。它开始于肌动蛋白-肌球蛋白复合物的激活,触发胞质中钙离子浓度的增加,从而与收缩蛋白相互作用,这将导致左心室压渐进性地增加。随后当室内压超过了左心房压时,二尖瓣关闭。随着心动周期的进程,肌纤维收缩数目增加和左心室压力继续增加。在临界点,当室

内压超过了升主动脉内压,冲开了主动脉瓣,开始进入射血期。

左心室射血期,室内压力上升到一个峰值后开始下降。这种下降是由于心肌肌浆网摄取钙离子,导致胞质内钙离子浓度降低[4]。因此,越来越多的肌纤维进入松弛状态,左心室射血速度随之降低。左心室射血末期,左心室内压低于主动脉压,导致主动脉瓣关闭,并进入舒张期。

随后的时间称为等容舒张时间(isovolumetric relaxation time,IVRT),对应于心动周期中主动脉瓣关闭到二尖瓣开放之间的时间。这段时间内,左心室压力下降,心室容积不变。当左心室压力低于左心房压力时导致二尖瓣开放,IVRT 结束。如果左心室舒张期延迟,将会导致 IVRT 延长,而左心房压增加将会缩短 IVRT。

随后的阶段对应于二尖瓣开放和心室充盈早期。当左心房压与室内压平衡时,左心室主动充盈停止。左心室的进一步充盈通过左心房的收缩完成。心房收缩期末,先前所述的机械循环导致左心室压力增加,引起二尖瓣关闭,随后进入 IVCT。

左心房与左心室的压力变化极大地影响了心室在舒张期的充盈量以及收缩期的射血量。舒张功能障碍导致左心室可能需要更高的灌注压以维持指定的射血量。同样,收缩功能障碍直接影响最终的每搏输出量。左心室的压力-体积关系如图 12-3 所示。

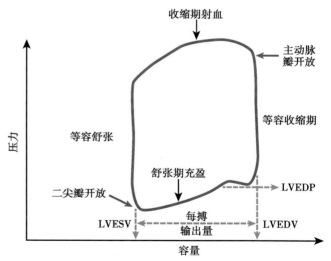

图 12-3　左心室压力-容积环。LVEDP,舒张末期左心室压力;LVEDV,舒张末期左心室容积;LVESV,收缩末期左心室容积

心腔内径

对心肌性能最基础的定量就是左心室内径的测量,这些测量通过二维心脏超声就能轻易完成。通过

二维超声对左心室进行的初步检查,通常会为潜在病变提供一些线索。在大多数可以显示左心室的 TEE 切面中,常常能观察到室壁厚度、室间隔肥厚以及心腔的扩张或充盈不良。左心室内径的测量指标包括室壁厚度、心腔内(腔)径和心肌质量。

左心室壁的厚度可以通过线性测量舒张末期室间隔的厚度(septal wall thickness,SWT)和后壁厚度(posterior wall thickness,PWT)进行定量[7]。使用 TEE 时,可以采用 M 型超声或二维成像进行这些测量。M 型超声的优点在于它即时分辨率高,这有助于明确识别舒张末期,而二维成像因其较低的帧频可能错过舒张末期的准确时间点。然而,这种"不准确"在临床上可能意义不大。相反,M 型成像的准确性因为光标与心

轴标准线发生偏离而下降,而二维成像克服了角度缺陷。通常,经胸超声测量 SWT 和 PWT 时采用的是胸骨旁长轴切面,不论在 M 型还是二维超声的线性测量中都是如此(见图 12-4A)。然而,在 TEE 时使用的则是经胃中段乳头肌短轴切面,SWT 在间隔中部进行测量,PWT 在心室下外侧壁段进行测量[7]。TEE 成像中任何位置都不能使用 M 型成像进行精确测量(见图 12-4B)。而且在这一切面(经胃中段乳头肌短轴切面)中测量室壁厚度时要谨记不包括乳头肌。

左心室的内径可以从食管中段两腔切面和经胃两腔心切面测量(见图 12-5)。测量是在左心室长轴基底段和中段 1/3 交界处,从前壁到下壁的距离。在这些切面中要注意尽量避免缩小左心室图像,以获得可

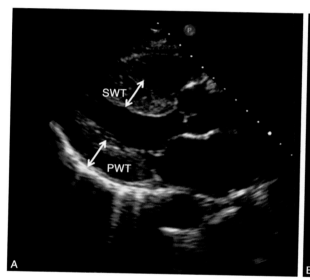
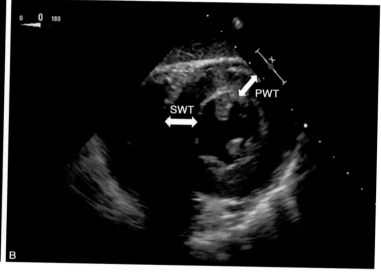

图 12-4　经胸(**A**)和经食管(**B**)超声心动图测量左心室壁厚度。见文中详述。PWT,左心室后壁厚度;SWT,室间隔厚度。

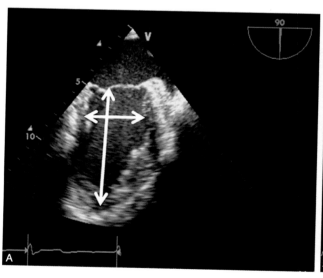
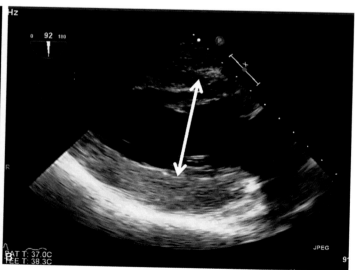

图 12-5　食管中段两腔切面(**A**)和经胃两腔切面(**B**)测量左心室内径

测得的最大内径。对左心室心肌质量的评估,在临床中较少应用,更多见于一些使用经胸超声心动图(transthoracic echocardiography,TTE)观察人群对降血压治疗的心血管反应和趋势的研究中。评估左心室心肌质量的公式是基于椭球体模型,美国超声心动图学会(ASE)推荐的计算方法如下[7]:

$$左心室心肌质量(g)=0.8\{1.04[(LVID+PWT+IVST)^3)-LVID^3]\}+0.6$$

其中 1.04 是心肌的密度,LVID 指左心室内径,PWT 是室后壁厚度,IVST 是室间隔厚度。数字 0.8 和 0.6 是校正系数。

从这个公式中可以看出,对关键的测量值求立方后,测量误差会明显影响左心室心肌质量的计算。

容积参数

评估左心室容积在临床实践和研究中很常见。超声心动图为评估心室功能和室壁运动并测量心室容积和射血分数提供定量和定性的测量方法。心室容积测量被认为是评估心脏功能的一个最重要的组成部分。

在围术期,由于交感神经张力、前负荷和后负荷的变化引起心腔血容量波动,精确评估左心室整体收缩功能颇具挑战性。超声心动图操作者可能需要使用多种方法评估左心室容积来确保测量的准确率。根据前言所述,TEE 在成像质量上不断取得进步。因此,从 M 型到三维成像有许多技术可用于评估左心室容积。

二维定量中测量心室容积最重要的切面是中段乳头肌短轴切面、心尖四腔心切面和两腔心切面。测量容积要求手动描记心内膜边界。精确的测量需要优化

心内膜边界的清晰度来减少推测需要。一般建议描记左心室面积的边界时,在四腔心切面从二尖瓣瓣环的侧壁边界处瓣叶插入点直线描记到室间隔边界处的瓣叶插入点,两腔心切面则从瓣环前壁边界处直线描记到下壁边界处[7]。

辛普森法和面积长度法是最常见的二维成像量化技术,而三维超声心动图则依赖于专有的半自动容积计算软件。

辛普森法

最广泛使用的估算左心室容积的方法是遵循改良辛普森法原理的双平面圆盘法。这种方法是根据左心室的形状设定几何假设,这也是美国心脏超声协会推荐的方法[7]。

辛普森法强调将需要计算的容积根据物体的三维形状分割成已知厚度和表面积的切片。该物体的容积等于所有切片容积的总和。将左心室腔分割成多个已知容量的圆柱形切片(圆盘),其总和为左心室容积。每个圆盘的高度为左心室长轴的一部分(通常是 1/20),并且值为两腔心切面和四腔心切面测量的两个长度中较长的数值。圆盘的横截面积的计算基于两腔心切面和四腔心切面测量的两个直径:

$$V=(\pi \times D_1/2 \times D_2/2)H$$

公式中 D_1 和 D_2 是圆柱的互相垂直的两个直径,H 是两腔心和四腔心切面测量的两个长度中的较长值。计算出圆柱的容积,并求和来估测心室容积。最新的超声机器模型可以在指定切面描记心内膜后自动计算出舒张末期和收缩末期容积以及射血分数(见图 12-6)。

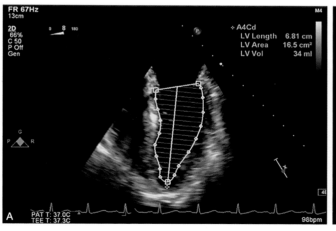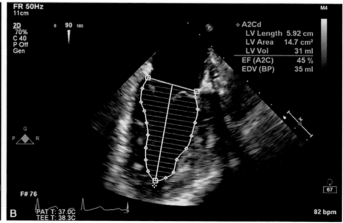

图 12-6　辛普森圆盘法评估左心室(LV)容积。**A**,舒张末期经食管中段四腔心切面描记左心室心内膜,能够自动计算左心室面积、长度以及容积;**B**,在食管中段两腔心切面进行类似描记。在收缩末期(没有显示)每个切面重复这些测量。根据以上两个切面取舒张末期和收缩末期容积的平均值,并自动计算射血分数

实际操作中描记心内膜边界时不包括乳头肌。精确测量需要优化心内膜边界的清晰度来减少推测的需要。建议描记左心室面积的基底段边界时,在四腔心切面二尖瓣瓣环的侧壁边界处瓣叶插入点直线连接到室间隔边界处的瓣叶插入点,两腔心切面则从瓣环前壁边界处直线描记到下壁边界处。

尽管容量分析法估算心室容量相当准确,但受限于四腔心切面中室腔的缩短程度,容易低估左心室容积,这在 TEE 中很普遍。回声缺失的存在也影响测量的准确性。

面积长度法

当因为无法确定心内膜的边界而影响精确地描记时,另一种计算左心室容积的替代方法是面积长度法,这里左心室被假定为"子弹"形状。面积长度法使用左心室的短轴面积(经乳头肌中段乳头肌短轴切面)和左心室长轴的长度(食管中段四腔心切面)来计算容积。此方法假定左心室形状为椭圆形,心室从基底段到心尖部均匀地收缩。分别在舒张末期和收缩末期重复测量这些数值,并根据公式计算心室容积:

$$V = (5 \times 面积 \times 长度)/6$$

其中 V 指容积,而面积和长度的定义见上文。

和辛普森法中的圆盘法一样,线性测量的范围不包括乳头肌。虽然这种方法相当准确,但仍有一定的局限性。面积长度法假定左心室的形状是椭圆形的。因此,当左心室的形状发生扭曲时,如不对称性室间隔肥厚、左心室动脉瘤或者扩张型心肌病时,它不能作为首选的方法[7]。

三维测量

虽然最早在 20 世纪 70 年代初就引入了三维超声心动图的概念,但是直到最近三维超声心动图才获得合适的认同,应用于围术期。使用实时三维 TEE 可以快速评估左心室的容积,其精准度可媲美任何可使用的量化技术[8]。

在使用三维成像获取完整容量数据之前,优化二维图像至关重要。二维超声需要很好地识别心内膜边界。随后采集三维(原始)数据,需要使用手动或半自动的算法识别心内膜边界来计算左心室的容积和质量。然后加工处理这些边界,通过圆盘求和法计算室腔或心肌容积。

当左心室形状不符合几何假设如左心室动脉瘤、局域性梗死以及扩张型心肌病时,更适合使用三维超声描记心内膜而不是二维的(如辛普森的圆盘法)。三维成像的旋转和切割功能没有方向的限制,能够从不同角度无限次地观察心脏的基础结构,这是优于二维成像的显著优势(图 12-7)[8]。

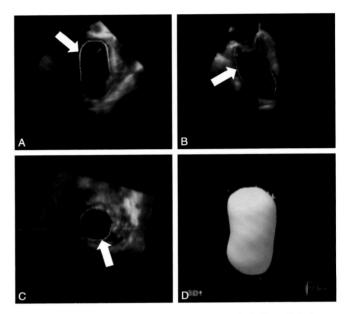

图 12-7 使用三维超声心动图测量左心室容积。采集全容积数据集后,在收缩末期和舒张末期标记特异性心内标记点,软件将自动描记整个心动周期中每一帧的心内膜边界。在每个垂直平面可以手动调整并校正心内膜边界(A,B,C 图中箭头所指)。D 图显示改良容积模型

虽然很多人都对使用 3D 超声技术抱有极大的热情,但需要重点强调的是,目前完整的心室容积往往太大,无法在合适的帧频和时间分辨率下获取到真正的实时显像[8]。这需要根据连续获得小的"实时"数据系列进行一定程度的重建。这项技术仍然依赖于稳定的心脏节律、呼吸频率以及心电门控技术来避免"拼接"伪影(见图 12-8)。此外,围术期全容积的数据采集、重建和

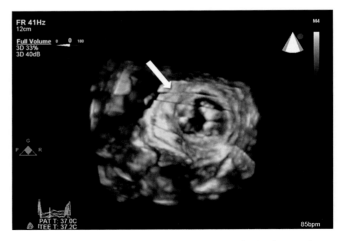

图 12-8 心脏节律不规律、平移运动(比如由呼吸运动所致)或两者兼有产生全容积数据库中的"拼接"伪影,导致小的连续性容积数据库同步失真

"编辑"所需的时间和专业知识颇具有挑战性[9]。

射血期参数

一般情况下，评估左心室收缩功能依赖于超声操作者诠释数据的能力和受训领悟力。目测射血分数虽然方便迅速，但精确度上没有定量的方法可靠，功能上对微妙的变化也不敏感。

最开始尝试评估左心室收缩功能可能仅仅涉及线性测量，譬如舒张期和收缩期的左心室内径，通过这些可以推导出缩短分数和周径缩短速度等参数。当心室维持正常的几何结构和对称性时，根据 M 型和二维图像进行线性测量能对心室功能进行合理评估。线性测量也被证实具有良好的可重复性，观察者间及观察者自身测值变异性较低[10-12]。然而，线性测量的缺点是：仅沿一条单一的且不确定的线决定心室功能。

随着二维超声心动图的发展，面积和体积的计算取代了线性测量对左心室功进行评估。而且，多普勒超声心动图提供了收缩期血流的信息，对二维的测量结果是一个补充，而组织多普勒和斑点追踪技术允许对左心室功能做细化的分析。

缩短分数

虽然左心室存在节段性室壁运动异常时左心室功能的线性测量不准确，但是对非复杂性高血压、肥胖或心脏瓣膜病等并发症的患者在没有临床证实的心肌梗死情况下，很少表现出区域性差异。因此，缩短分数(fractional shortening,FS)和收缩末期应激力的关系，往往能为临床工作提供有用信息。正常的下限是男性为 25% ，女性为 27%[7]。

缩短分数的公式是基于 M 型测量：

$$FS(\%) = [(LVIDd-LVIDs)/LVIDd] \times 100$$

其中 LVIDd 指的是舒张期左心室内径，LVIDs 指的是收缩期左心室内径。

纤维周长缩短速度

这是缩短分数加入射血时间后的一种变异形式。在食管中段主动脉瓣长轴切面主动脉瓣开放时使用 M 型测量射血时间或在经胃深部长轴切面使用频谱多普勒测量经主动脉瓣血流。与缩短分数类似，周长缩短速度对前负荷较敏感，而很少用于临床。正常值的下限是 1.1 周长/s。

纤维周长缩短速度(velocity of circumferential fiber shortening,VCFS)的公式如下：

$$VCFS = 缩短分数 \times 射血时间$$

面积变化分数

面积变化分数(fractional area change,FAC)经常被用来替代左心室射血分数。它测量心室内径大小中面积变化百分比来评估左心室的收缩性能。通常在经胃中段乳头肌短轴切面计算 FAC。一些研究表明 FAC 和其他量化射血分数的方法如血管造影和核素显像相关性良好[13,14]。然而，存在节段性室壁运动异常的情况其准确性有限，并且对后负荷变化的反应比对前负荷更敏感。

面积变化分数(FAC)的公式如下：

$$FAC(\%) = [(LVEDA-LVESA)/LVEDA] \times 100$$

其中 LVEDA 指的是舒张末期左心室面积，LVESA 指的是收缩末期左心室面积。

射血分数

最常使用射血分数来描述心室功能。评估射血分数可以使用简单的目测评估或使用二维和三维超声心动图的详细的容积测量法。使用 TEE 的经胃切面来确定舒张期与收缩期的心室容积从而计算每搏输出量和射血分数值。通常使用几何假设和公式来估算心室容量。几何假设技术的优势是，不需要太多主观目测的方法计算容积。然而，弊端是这些公式只适用于对称收缩的心室，并已经被更直接的计算心室容量方法所取代。一种简化的计算射血分数的方法涉及测定舒张期和收缩期左心室基底段、中段及远端的短轴尺寸。这些值和心尖功能的定性评估(-5% ~ +15%)相结合来推导射血分数。这种方法与测定射血分数的标准方法相关性良好。

射血分数(EF)的公式为：

$$EF\% = [(LVEDV-LVESV)/LVEDV] \times 100$$

其中 LVEDV 是指舒张末期左心室容积，而 LVSDV 是指收缩末期左心室容积。

现在三维超声心动图也被广泛用来评估左心室容积。如前所述，采集完整的容积数据需要系统在单个心动周期内使用半自动方法描记心内膜边界，并计算舒张期和收缩期容量的动态变化。这种方法不需要几何假设，对节段性室壁运动异常或非对称性收缩等情况颇为敏感。然而，采集一组令人满意的全容量数据系列也依赖于稳定的心脏节律和在连续心动周期内无平移运动[8]。

评价心肌收缩力

等容指标

等容收缩期开始时心室压力升高的速度是一个独

立于负荷的左心室收缩功能指标。此参数更为熟知的为 dP/dt，多普勒测量结果与导管有创测量结果有很好的相关性。超声心动图测量 dP/dt 依赖于二尖瓣关闭不全（MR）的射流。当血流速度最终达到峰速度时，MR 反流的射流束轮廓反映了左心室收缩压上升率。射流束的流度从 1m/s 上升到 3m/s 所需的时间被认为是 dP/dt（见图 12-9）。因为此参数依赖于 MR 射流和心脏每搏输出量，对前负荷也敏感。通过简化的伯努利计算方程［压力梯度＝4×（峰速度）^{2}］，流速是 1m/s 和 3m/s 对应的压力梯度分别是 4mmHg 和 36mmHg。因此，根据公式压力梯度上升了 32mmHg 所需的时间反映了 dP/dt 值：

$$dP/dt = 32(mmHg) \times 1000/dT(ms)$$

此参数的正常值是 1610±290mmHg/s[15]

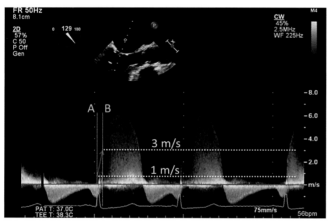

图 12-9　连续多普勒频谱检测二尖瓣反流束。测量流速从 A 点（1m/s）到 B 点（3m/s）的时间来反映 dP/dt 值（见文中所述）

室壁应激力

室壁应激力是用于评估左心室功能的另一个参数。与每搏输出量和射血分数等临床参数不同，室壁应激力是左心室性能的一项指数，与后负荷无关，而取决于室壁厚度和压力生成两方面。可以使用轴向（纵向）、环向或径向三种方法之一计算任一区域或全心室壁应激力。在围术期心室区域或全室壁应激力的计算，实用性低而且认可度小。心脏瓣膜病和心肌病中已经将反映心室容积的应激力的计算作为评估心室性能的指标[16]。

心肌组织特征

多年来二维成像和频谱多普勒分析技术是定量左心室功能唯一可用的方法。最近超声技术的进步，能够更客观、更准确地定量局部和整体心室功能。时间

和空间分辨率的提高使得检查几乎能够在单个纤维水平检查心肌的结构，并对心室的结果和功能提供新的见解[17]。当这些技术在 TTE 中被改进，并被更广泛地研究。同时这些技术也有在 TEE 中被越来越多使用的报道[18,19]。

接下来将讨论使用组织特征技术，通过多普勒和二维信号检查，测量心肌的组织速度、应变、扭转及同步化。

组织速度

心肌组织速度可以对左心室局部和整体收缩力的变化提供早期线索[20]。与常规多普勒高速度、低振幅的血流信号不同，心肌运动信号被描述为相对低速度、高振幅。组织多普勒成像（tissue doppler imaging, TDI）现已普遍应用于大多数的超声系统，并可以与 TEE 成像配合使用。当前系统 TDI 的特色是具有配套的速度标尺的内置装置以及选择性显示组织速度和筛选血流信号的多普勒装置。

通常情况下，脉冲多普勒选择在左心室毗邻二尖瓣环的侧壁和间隔区域取样。和其他多普勒模式一样，探头放置的角度是至关重要的，为了获得更精确的组织速度值，应该保证超声束与室壁运动平面之间的夹角最小（<20°）。重要的是需要尽可能地缩窄图像扇形区域，优化帧频。

根据多普勒原理，组织速度朝向探头时为正值，远离探头为负值（见图 12-10）。可获得三个不同速度信号：收缩期峰值（S′）、舒张早期峰值（E′）和舒张晚期峰值（A′）。S′是评估左心室射血分数快速、合理的方法，并且多个研究表明 S′和左心室射血分数紧密相关。然而，针对全身麻醉患者的研究数据有限。组织多普勒的另一种模式是彩色 TDI，室壁运动的方向朝

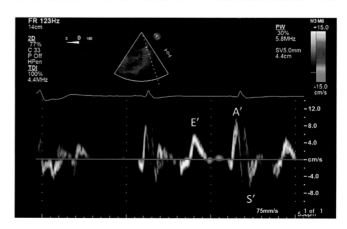

图 12-10　使用心肌组织多普勒成像技术测量二尖瓣环侧壁组织速度。E′波为舒张早期组织运动速度；A′波为心房收缩的组织速度，而 S′波显示瓣环收缩期斜率

向探头编码为红色(正向流速),室壁运动的方向远离探头编码为蓝色(负向流速)。标尺的两侧,最亮的色调对应为最高速度(见图12-11)。

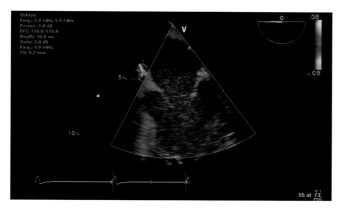

图 12-11 使用彩色多普勒信息进行组织多普勒成像。根据色表显示,对组织进行颜色编码

心室应变

心室应变是指节段心肌因为收缩模式而发生变形的程度。它是无维度指标,计算公式理解为心肌中两个指定点之间的距离以及经过一个心动周期后彼此距离的相对改变(见图12-12)[21]。根据公式,心室应变定义为:

$$应变 = (L_0 - L_1)/L_0$$

其中 L_0 为初始长度(距离),而 L_1 是最终长度(距离)。因此,延长定义为负应变,而缩短定义为正应变。应变变化的速率就是应变率,或者:

$$应变率(stress\ rate, SR) = 应变/dT$$
$$dT = 应变时程(s)$$

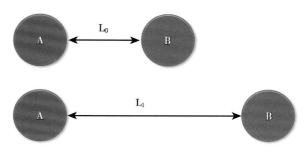

图 12-12 心室应变。图中所示为 A,B 两点之间在收缩前(静息时)以及收缩峰值时的相对距离。L_0,初始距离;L_1,终末距离

二维超声虽然可以提供心肌空间和时间的信息,但是实时测量两个点之间的距离极其困难。然而多普勒超声可以实时测量两个点的速度,并推断出两个点

之间的距离信息来计算应变。这种技术称为多普勒应变,其受限因素和多普勒成像的常规约束一样,受角度依赖性的限制。

另一种测量应变的技术即二维应变,可以克服多普勒应变的角度局限性。心肌组织中标记点由其独特的符号特征作为超声反射器。因为标记点(或斑点)在整个心动周期直到其返回到基线位置(或坐标)都可以被追踪,因此接收到的信号被分配了各自的属性。实时追踪这些斑点,顺着这些点可以同时显示心肌距离和速度的信息。它克服了多普勒的局限性,是测量应变的首选技术(见图12-13)[21]。

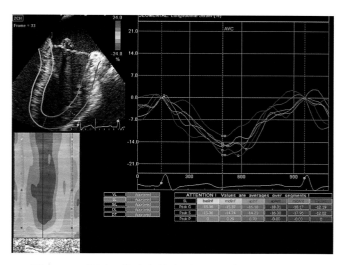

图 12-13 使用二维应变技术测量心室应变。一旦确定心肌组织,运算程序会自动描记整个心动周期心肌反射元的运动,并从不同平面计算心室应变。上图显示的是经食管中段两腔心切面计算纵向应变

扭转

实时测量心肌组织运动的优点之一就是定量心室沿纵轴行圆周旋转的能力。基底段和心尖段进行这种旋转的方向是相反的,中段若有旋转的话,幅度较小。可以量化基底段到心尖段之间的旋转差异为扭曲或扭转,与负荷状态相对无关[22]。它似乎对早期缺血敏感,并在前负荷易变的瓣膜病患者中有价值。

同步化

最理想的左心室功能依赖于整个心室的同步化收缩。过早激活引起收缩早期和收缩晚期心室无效地搏动,最终结果是收缩末期容积增加以及每搏输出量和左心室性能降低。多普勒和二维超声技术都可以用来明确收缩期达峰时间指数的区域间差异。然而,多普勒成像的局限性是不可靠的角度问题,而二维成像不可能同时显示怀疑有非同步的室壁节段的图像——这一局限性能被三维成像所克服。

同步化分析可以通过测量峰值收缩速度以及关联峰值速度到心室电活动（QRS 复合波）的时间来实施。不同节段达峰时间的显著差异将提供关于电-机械耦联和心室非同步化的信息[23]。

左心室舒张功能

左心室功能中舒张功能的重要性众所周知已久[24]。然而，评估舒张功能的局限性表现为仅用导管技术和多普勒技术测量左心室充盈压来表达。随着人们认识到舒张功能受损可能导致射血分数正常的大部分心力衰竭，明确舒张期功能障碍已再度获得重视[25]。

松弛模式和舒张时相

舒张期是一系列复杂的相互关联的过程。左心室充盈的两大决定因素是左心室心肌主动松弛和室腔顺应性。心肌松弛是在收缩要素处于失活状态，肌原纤维返回到初始的（收缩前）长度期间，一系列复杂的能量需求过程。正常心脏中，左心室心肌松弛在收缩中期开始，并贯穿整个舒张充盈期的前三分之一。

有许多关于心脏舒张时相的描述，但基本上将舒张期分为等容舒张期和充盈期（见图 12-2）。等容舒张期的特征是主动脉瓣关闭后室内压急剧下降，这是收缩要素和心肌解耦联所导致的结果。这一时相在正常情况下未接收其他心腔的任何容量，能够最佳呈现心室有效松弛的能力。充盈期进一步分为早期快速充盈期、心室充盈末期和心房收缩期。早期充盈期以左心室压低于左心房压时引起二尖瓣的开放为开始。心室快速充盈期后，当没有血流流入（充盈末期），这段时间心室处于静止状态。紧接着是心房收缩引起左心房压突然增加，这导致舒张晚期左心室充盈压最终提高。因为此时左心室已经部分填满，心房收缩引起的进一步充盈依赖于左心室的结构依从性或影响充盈的其他外在约束。

这个过程的每个时相都有决定心室如何充盈的因素。等容收缩期取决于连续性收缩和左心房压，前者即提供松弛启动所需的能量。早期充盈期反映了左心房到左心室的压力梯度、左心房容量和弹性回缩力。舒张末期最受心率及节律的影响。心动过速减少舒张时间，主要影响舒张末期，而 PR 间期延长同样缩短舒张末期。心房顺应性、左心室顺应性/僵硬度以及心包的限制是影响舒张晚期左心室充盈的主要决定因素。

舒张期压力-容积关系

心动周期中左心室的压力-容积关系前文已述（见图 12-3）。舒张期左心室可以容纳的血容量取决于左心房压和左心室顺应性。左心房压泵血进入左心室，但左心室顺应性将决定接纳血的心室压。当左心室顺应性降低、僵硬度增加时，接受既定容量后心室压也逐渐增加（见图 12-3），随之左心室舒张末期压力（left ventricular end-diastolic pressure，LVEDP）增加。因此，渐进性舒张功能不全的特点是左心室僵硬、左心房和左心室舒张末期压力增加。应该注意任何类型的心包限制都将同样导致 LVEDP 增加。

二维超声评估舒张功能

舒张功能障碍主要是需要超声诊断，而且二维超声对左心室舒张性能提供重要的线索。左心室壁厚度、心包限制和左心房大小都是影响舒张功能的指标。虽然伴有正常左心室壁厚度的舒张功能障碍患者并不罕见，但心室肥厚是舒张功能障碍的一个重要因素，而且是一个常见病因[26]。普遍存在的高血压在老年人群中广泛流行，导致左心室肥厚与高血压心脏病，是舒张性心力衰竭的共同特征[27]。二维成像对左心室的松弛性能做一个简单的视觉评估，对是否有心室肥厚、僵硬或限制提供线索。同样也可以使用传统的二维或 M 型技术测量左心室壁厚度。

舒张期左心室充盈也依赖外在约束。心包膜病变将大大影响左心室达到完全松弛并容纳舒张末期容量的能力。心包增厚、填塞、积液以及炎症都可能干扰舒张期充盈。使用二维超声评估心包炎本身可能很困难，但诊断心包增厚、积液和心包填塞是比较简单的。

左心房大小和功能是判断正常二尖瓣功能长期舒张功能障碍的最重要指标[25,28]。舒张功能的任何损害将导致左心房的压力增加，以便适应充盈左心室所需要增加的压力。左心房压力的慢性增加导致左心房扩大，如果发现无二尖瓣疾病的患者伴有左心房扩大，超声操作者应立即警惕，应着重怀疑存在舒张功能受损。

多普勒评估

虽然二维超声对潜在舒张功能可以提供线索，但多普勒成像对功能障碍能提供确切的证据，并能按其严重程度进行分类。主要的多普勒技术包括二尖瓣跨瓣血流和肺静脉血流的脉冲多普勒以及二尖瓣环的侧壁的组织多普勒。其他技术，如血流传播速度也可以被用来量化舒张功能[28]。

跨二尖瓣血流

二尖瓣口流入血流的测量主要包括舒张早期峰值

（E 波）与充盈晚期峰值（A 波）的速度、E/A 比值和 E 波的减速时间（deceleration time，DT）（见图 12-14）。次要测量指标包括二尖瓣 A 波持续时间和等容舒张时间（isovolumetric relaxation time，IVRT）、利用左心室流出道（LVOT）的连续多普勒来推导测量主动脉射血末到二尖瓣流入血流的起始之间的间隔时间。

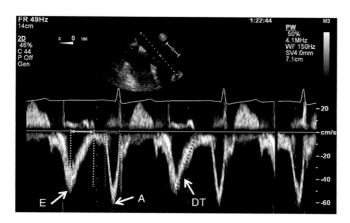

图 12-14　脉冲多普勒测量二尖瓣口血流。速度描记显示标准的舒张期血流模式。通过测量峰值 E 波速度显示早期充盈（E）；通过测量峰值 A 波速度显示收缩晚期心房抽吸作用；红色双箭头显示 A 波持续时间。而减速时间（DT）通过相邻心动周期显示

　　E 波反映了舒张早期的左心房压，在 IVRT 及二尖瓣开放后立即出现。E 波的 DT 是左心室快速充盈的结果，受左心室舒张压上升率的影响。在限制性舒张功能障碍、运动员的心脏以及心包约束的情况下，由于左心室快速上升的压力或者左心房的血流快速排空进入一个高顺应性的左心室，早期充盈显示血流的快速停止流动。A 波的速度受左心房压力和舒张末期左心室顺应性的影响。若心室僵硬，A 波流速较小，持续时间也更短。

　　年龄是确定二尖瓣流入速度和时间间隔正常值时首要考虑因素[28]。随着年龄的增长，二尖瓣 E 波的流速及 E/A 比值降低，而 DT 和 A 波流度增加。除了左心室舒张功能和充盈压，还有若干变量可以影响二尖瓣血流，包括心率和节律、PR 间期、心输出量、二尖瓣环的大小以及左心房功能。舒张功能参数中年龄相关变化表现为心肌松弛减慢，因此老年人更倾向于发展成舒张性心力衰竭[25]。

　　二尖瓣瓣口血流模式与左心室舒张功能存在 U 型关系，在健康的正常人群和心脏病患者中看到相似的结果[29]。窦性心动过速和一度房室（AV）传导阻滞可能会导致二尖瓣 E 波和 A 波发生部分或完全融合。由于心房颤动引起充盈左心室的左心房容量多变，因

此波峰流速的测量颇具挑战。机械通气也影响负荷状态，并干扰血流模式。即使在健康人群中，围术期很常见的临床现象（例如低血容量或后负荷轻微增加）也可以模拟二尖瓣血流的病理模式。二尖瓣瓣膜疾病以不同方式干扰血流分析；MR（二尖瓣反流）引起 E 波为主的曲线，而二尖瓣狭窄反映了流经狭窄处的血流而不是其他内在舒张功能[28]。

肺静脉血流

　　肺静脉血流加上二尖瓣血流速度，对评估心脏舒张功能十分有益。血流脉冲多普勒测得两个收缩期波速（S1 和 S2）和两个舒张期波速［舒张早期的 D 波和舒张晚期心房的反向 A 波（Ar）］，反向 Ar 波是心房收缩的结果。收缩相经常可见双相波征象，但在有些患者中这种区别并不明显（图 12-15）。

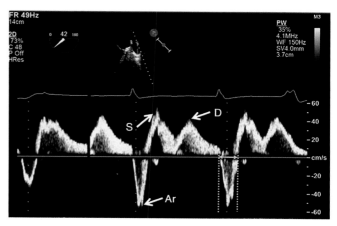

图 12-15　肺静脉血流的脉冲多普勒。图中明显可见三组波：收缩期的 S 波，舒张早期的 D 波以及舒张晚期的反向 Ar 波。测量 Ar 持续时间如图所示

　　肺静脉血流中收缩期血流频谱如下：S1（收缩早期）是由于心房松弛以及随后左心房压下降。房内压的降低导致血流从肺静脉流向左心房。该 S2 波是左心房压力进一步减低的结果，这是由于心脏收缩时左心室的基底段下移造成的。

　　静脉血流中舒张期血流频谱如下：舒张期峰值流速表明为舒张期肺静脉的正向血流，因此在二尖瓣开放后出现。心房的反向流速取决于左心房收缩以及肺静脉血管床、左心房和左心室的顺应性。

　　除了 S1、S2、D 波、Ar 波的流速和 S/D 比值，用于研究 LV 舒张功能的其他测量指标还包括 Ar 波的持续时间、Ar 波与二尖瓣 A 波之间（Ar-A）持续时间差。

　　有时，很难捕获并诠释肺静脉血流，特别是心脏局部的平移运动在心房收缩时产生心肌运动伪影。窦性心动过速和房室传导阻滞同样可以使 Ar 波的测量复杂化。

组织多普勒成像

二尖瓣口和肺静脉血流的脉冲多普勒频谱模式受手术过程中剧烈波动的负荷状态的影响,不能完全代表实际的左心室舒张期性能。二尖瓣环侧壁运动速度的 TDI 可以描记整个舒张期心室运动轨迹,在围术期状态有助于快速诊断舒张功能障碍[30,31]。

TDI 的基本概念已如前文所述(见图 12-10 和图 12-11)。舒张期,心肌组织速度很少超过 15cm/s。二尖瓣环侧壁运动速度的典型血流频谱是一个负向收缩期峰值速度(S′)和两个正向峰值速度(E′和 A′)。而 E′代表舒张早期二尖瓣环的运动,A′代表心房收缩。该 E′波与左心室舒张性能(例如弹性回缩力、松弛)相关,很大程度上和充盈压或收缩功能无关。该 A′波表示由于牵拉二尖瓣环或者随后的晚期心室充盈,心房收缩引起心肌被动扩张。

一旦激活系统上的 TDI 设置,通常取食管中段四腔心切面将脉冲波的取样容积光标放在二尖瓣环侧壁来获取频谱记录信息。二尖瓣位置的假体(瓣膜、瓣环)和钙化的存在使速度值不能恰当反映心室舒张运动,致使该技术结果不准确。和所有多普勒频谱记录一样,应选择 50～100mm/s 的扫描速度,并至少记录三个心动周期的测量以求均值。当 E′波数值小于 8cm/s 时提示舒张功能障碍[28]。一些研究表明,用于确定舒张功能障碍的 E′数值阈值在青壮年中应该大约是 12.5cm/s,在老年人中是 8.5cm/s。舒张功能正常的患者中,E′/A′比通常大于 1。

血流传播速度

脉冲多普勒的主要缺点是它仅能在由取样容积确定的一个单一位置来检测血流。彩色 M 型超声既有 M 型成像的时间和空间分辨率,又有叠加的颜色编码速度数据。速度的彩色编码显示的是从左心房穿过二尖瓣延伸到左心室心尖的一条线性路径(图 12-16)。血流传播速度可以合理地确定心室松弛异常,在围术期环境也十分有用[32,33]。

这种方法首选的切面是食管中段四腔心切面。选择一个彩色多普勒窗口,沿着图像的长轴(从左心房顶端到左心室心尖部的顶端)将一个狭小的扇形窗口穿过二尖瓣。然后选择 M 型模式,获得 M 型彩色图像。降低色阶基线到大约 20cm/s,能够清晰地看到首个彩色混叠图的速度。这首个混叠血流柱从二尖瓣叶的顶端到心尖取两点连线,线性斜率即是舒张早期充盈的传播速度(Vp)。在二尖瓣叶或瓣下水平测得最高血流速度。

与二尖瓣口的血流、肺静脉血流相比,血流传播速

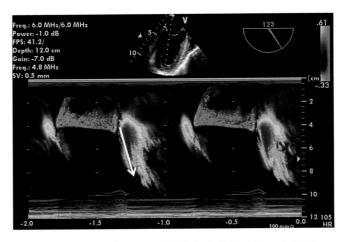

图 12-16　使用彩色 M 型测量血流传播速度。白色箭头所指为血流传播斜率

度参数受前负荷的影响较小。左心室功能正常的年轻患者,舒张早期的抽吸效应导致左心室近心尖处而不是二尖瓣叶水平血流速度最高[28]。合并有舒张功能障碍和心肌病的患者,相同体积的血液向心尖流动的速度减慢,导致斜率平钝,传播速度通常低于 45cm/s。然而,左心室功能障碍晚期导致左心室中出现偏心方向的血流,应用这项技术可能会影响斜率的准确测量。因为 Vp 的确定因素取决于 M 型下光标测量的血流的线性斜率,偏心方向的血流将导致斜率的清晰度下降。

旋转和解旋

目前不推荐临床常规测量左心室的旋转和解旋率,但它们可能是未来评估舒张功能的重要组成部分[34]。解旋运动在心脏的收缩晚期开始,通常发生在 IVRT 期间,主要在二尖瓣开放时结束。舒张期解旋运动产生于上一个收缩期间产生的弹性势能的释放,代表心脏的弹性回缩[34]。解旋率也被称为回缩率。舒张期心脏解旋通过抽吸作用引起左心室充盈。据推测,左心室解旋减弱伴有舒张期抽吸衰减或抽吸减少将导致患病心脏舒张功能障碍[35]。有趣的是,舒张功能障碍与自然老化有关,但并不是舒张期解旋减弱造成的。

舒张功能障碍分级

舒张功能障碍的评定标准至关重要。根据舒张功能障碍的严重程度进行分类,实现风险分级并制定个体化治疗方案。它使得纵向随访以及及时发现舒张功能不全发展趋势成为可能。舒张功能障碍传统上是根据疾病从功能正常、舒张受损到顺应性降低的发展进行分级[28,29,36,37]。早期试图根据左心室流入道血流的特征来进行分级,分级的名称也反映了这些血流特征:正常、舒张受损、假性正常和舒张受限(图 12-17)。

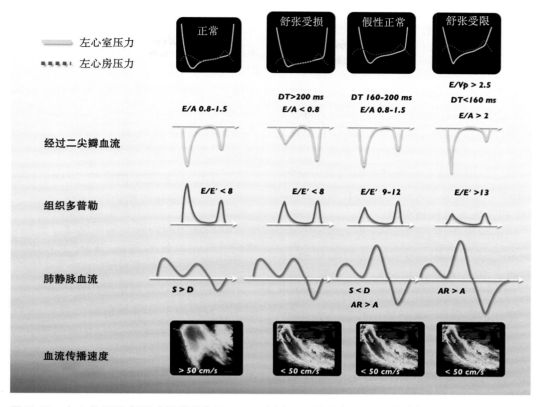

图 12-17 左心室（LV）舒张功能障碍分级。A，二尖瓣口 A 波速度；AR，肺静脉舒张期心房折反流速；D，舒张期肺静脉 D 波流速；DT，E 波减速时间；E，二尖瓣口 E 波流速；E′，舒张早期组织多普勒速度；LA，左心房；S，收缩期肺静脉速度；Vp，传播速度

舒张功能障碍的不断进展将导致左心房压为适应左心室充盈压逐渐增加的需求而不断增加。二尖瓣口肺静脉血流模式代表了与左心室充盈压相关的左心房压的变化。当左心室顺应性持续下降，组织多普勒成像显示二尖瓣环侧壁早期运动及游离度减弱。因此对舒张功能障碍分级，需要测量能反映这些改变的大量参数。

ASE 指南在评估舒张功能时，在调整一些二维和多普勒参数的基础上，对多个测量模式进行综合论述并确定了舒张功能障碍分级标准[28]。这些指南也明确指出，收缩功能低下与功能正常的患者相比，充盈压的估计存在差异性。推荐的指南中存在的一个明显的缺陷是左心房容量的评估时使用 TEE 有公认的局限性。指南还承认，这种流程比较复杂，并提议使用一种在临床上便捷可取的简单流程。

我们在手术室使用 TEE 检查和评估这种简化流程的实用性和有效性，对冠状动脉旁路移植术的患者进行大样本研究[30]。简单流程仅由二尖瓣口 E 波峰值流速和 TDI 衍生的 E′波的速度组成，在手术室这两个参数比其他参数更容易获得，表明简化流程可提高效用（图 12-18）。大多数患者首先被分配进一个等

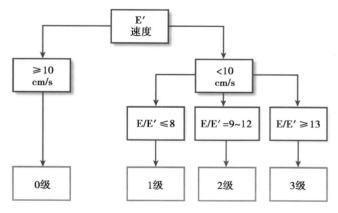

图 12-18 舒张功能障碍分级的简化算法。运算法则中只有两个变量：二尖瓣环侧壁组织多普勒运动速度（E′）和脉冲多普勒测量的二尖瓣口早期峰值速度（E）。分级：0＝正常；1＝舒张受损；2＝假性正常；3＝舒张受限

级，其中那些舒张功能障碍较严重的患者长期不良事件的风险增加，提示该流程的有效性。

右心室的收缩和舒张功能

右心室结构和功能

随着我们认识到右心室功能及心室间交互依赖的

重要性,右心室的评估在不断进步。右心室的结构和功能明显不同于左心室。右心室的非几何形状、收缩模式、缺乏等同的心肌质量等特点使得超声心动图进行右心室定量和定性评估时面临巨大的挑战。

食管中段心尖四腔心切面评估右心室,可见形状呈椭圆形,长度通常是左心室的2/3。从右心室流入流出道切面可以评估右心室的解剖学和胚胎学分界。流入道部分由三尖瓣和右心室小梁组成,而流出道部分由漏斗部和肺动脉瓣构成。一系列的肌肉束将这两部分分开,其中调节束最显著突出。这些在超声中比较常见,不应该和肿块或血栓相混淆。

左右心室的正常运作,与这种被称为心室相互依赖性的现象密切相关[6]。即一个心室通过心肌或心包作用于另一侧心室,与循环的影响无关。通常,室间隔凹向左心室(即凸向右心室)。然而,在压力负荷或容量负荷发生变化的条件下,室间隔的位置会发生改变,从而影响左右心室的形状。如果压力超负荷后引起右心室肥厚,室间隔可能会变平,两心室的形状和大小都发生改变[38]。这通常导致收缩期左心室呈 D 形。如果容量超负荷引起右心室扩张,间隔运动也可能异常,即室间隔在舒张期变平而收缩末期恢复正常(见图 12-19)。

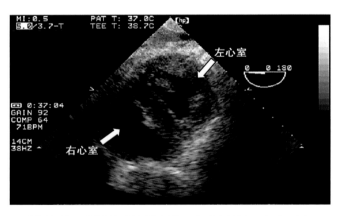

图 12-19　本图显示经胃中段双心室短轴切面,由于右心室功能障碍导致左心室呈现 D 形

鉴于右心室独特的形状和功能,使用超声心动图评估右心室颇具挑战性。术中超声操作者应该使用所有可用的方法进行定性和定量评估,包括明确容量、收缩力和跨瓣血流的方法。

容积法

二维和三维 TEE 都可用来评估右心室的容积。容积是一种描述三维实体的参数,使用二维超声心动图评估容积时,涉及数种几何学假设,从一系列二维测量结果来推导出容积的测量值。虽然已基本证实像辛普森的圆盘法这样的二维方法以及直接对容积进行测量的三维方法在左心室容积的测量中的应用有效性,但鉴于右心室形状和功能的差异,右心室测量不能使用以上推测假设。而且,因为右心室肌肉布满大量小梁,通过描记心内膜边界建立描记面积也具有挑战性。

右心室射血分数的测定(或面积变化分数[FAC])类似于缩短分数,计算公式如下所示:

$$FAC = (舒张末期面积-收缩末期面积)/\\舒张末期面积×100$$

在食道中段四腔心切面或经胃短轴切面利用平面描记进行此参数的测量。FAC 的程度可以表明右心室功能障碍的程度,FAC 的正常值是 32% ~60%。

使用三维 TEE 测量容积在不断发展,目前包括根据几何容积的总和推算射血分数[39]。此法与辛普森法相似,但尚未证实对于右心室明确有效性。最近更多技术倾向于三维成像法,它不需要几何假设,测量结果与磁共振成像(magnetic resonance imaging,MRI)研究结果相关性良好。

内径测量

对右心室的大小和功能的整体评估基于 ASE/SCA 的一些观点。在经胃四腔心切面通过测量右心室长轴和短轴长度来评估是否有右心室扩张。在室腔中段测量短轴径正常值是 2.7 ~3.3cm,长轴径正常值是 7.1 ~7.9cm。缩短分数、长轴或者短轴缩短的单维指数是衡量右心室整体收缩功能的指标。

三尖瓣环收缩期位移(TAPSE)是长轴径线上缩短分数的一种变体。右心室收缩主要依赖于纵向肌肉小梁的滑行运动,而且 TAPSE 被证实与右心室射血分数相关性更好[40]。三尖瓣附着在室间隔的位置相对固定,因此主要的收缩位移来自侧瓣环。在经胸心脏超声的心尖四腔切面测量 TAPSE 会更理想,这样可以更好地使超声束的方向平行于瓣环运动的方向。然而也可以使用 TEE 在食管中段四腔心切面的收缩期和舒张期测量 TAPSE,或在改良双房上下腔静脉切面使用 M 型超声评估瓣环位移。

TAPSE 可以表示为一个绝对值或反映缩短分数的一个比率值,但通常被表述为绝对值。TAPSE 的正常值是 15 ~25mm[41]。

心肌收缩力的评估

使用非几何模型来评估右心室收缩力,主要是因为右心室复杂的几何形状。因为右心室收缩储备有限,它对前、后负荷状态也极其敏感。dP/dt 比值或单位时间右心室收缩压的单位改变都可用于评估右心室功能;它对后负荷变化的敏感程度较低,而更依赖于前负荷状态。评估增加的三尖瓣反流(TR)可以决定右心压的增加速度,从而衡量右心室心肌收缩力[42]。使用简化的伯努利方程从测量的 TR 射流束的速度推导出即时压力梯度。通常射流束在最好改良双房上下腔静脉切面使用 CFD 来识别。这样连续多普勒的频谱波束与 TR 的射流束平行。首先,血流速度在频谱多普勒标尺上的 1m/s 和 2m/s 处给以标记。根据简化的伯努利方程($\Delta P = 4V^2$,其中 ΔP 指压力梯度,而 V 指即时速度),在这两个速度点压力梯度分别为 4mmHg 和 16mmHg。测量了两者之间的时间间隔以及测量能够产生从 4~16mmHg(即,12mmHg 的差值)的压力变化时右心室消耗的时间,结果表示为 mmHg/s。dP/dt 的正常值一般大于 1000mmHg/s。此外,还有一些证据表明在评估右心室收缩功能上 dP/dt/P(max)可能优于单独的 dP/dt[43]。

心肌性能指数(myocardial performance index,MPI),作为定量评估的补充指标,不受右心室的几何形态影响[44]。MPI 的显著优点是心率、前负荷和后负荷对其影响较小。MPI 被定义为等容收缩时间加上等容舒张时间的总和除以射血时间。根据肺动脉血流获得射血时间,其中上述总和时间也包括射血时间,并且测量的等容时间是 A 波结束和 E 波起始时间的间隔(见图 12-20)。等容时间为总时间减去射血时间。MPI 的正常参考值为 0.3~0.4。

右心室舒张功能

通过获得三尖瓣流入血流的速度和模式特点来衡量右心室的舒张功能和心室充盈。这与通过二尖瓣流入血流特点评估左心室舒张功能相类似。三尖瓣环较大,流入时间较长,因此三尖瓣的最大跨瓣速度低于二尖瓣[41]。当取样容积位于瓣叶尖端的下方时,使用脉冲多普勒显示正常的流入血流,可见舒张早期(E)波和舒张晚期(A)波。右心室舒张功能受损导致 E 波峰值速度降低,而 A 波速度增加(E/A<1)。右心室舒张功能受限的血流特点是高耸的 E 波和低平的 A 波(E/A>1.5)[45]。

组织多普勒可通过评估三尖瓣环运动来评估舒张功能。使用 TEE 进行正常描记可以显示一个负向收缩波(远离探头,在基线下方)和两个正向舒张波——E′波和 A′波,这类似于通过三尖瓣的 E 和 A 波。舒张受损表现为 E′波降低,E′/A′<1,并且减速时间延长。右心室舒张功能受限表现为 E′/A′<1,若继续下降提示舒张功能恶化[41,45]。

肝静脉血流是评估充盈和右心室功能的另一种方式(图 12-21)[40]。正向反射波或前向血流提示松弛时心房压力下降以及心室收缩期三尖瓣向心尖运动。舒张早期右心室的被动充盈导致右心房压降低,引起舒张期血流发生正向反射波。心房收缩期血流负向反射波,指示血流反向流动。收缩期峰值的钝平和舒张期峰值高耸提示右心室功能障碍,而重度 TR 可以导致收缩期血流逆向。

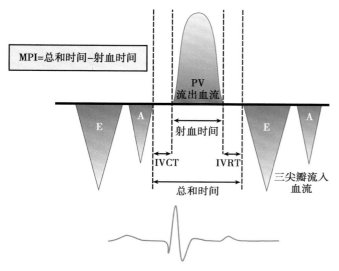

图 12-20 右心室心肌性能指数(MPI)。A,舒张晚期血流;E,舒张早期血流;IVCT,等容收缩时间;IVRT,等容舒张时间;PV,肺动脉瓣

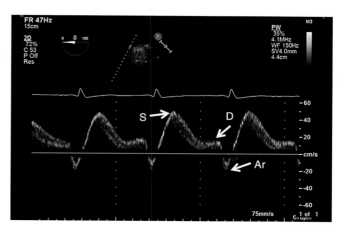

图 12-21 肝静脉血流特征。通常有单个收缩波(S)和两个舒张波:早期的 D 波和心房收缩引起的晚期 Ar 波

狭窄的测量

狭窄瓣膜的生理效应

心腔内瓣膜的功能和用途是保证前向血液的单向流动,防止血液倒流。瓣膜功能失调可能导致前向血流受限(狭窄)亦或引起血液倒流(反流)。任一情况下的前向血流总量都将减低,伴有严重的生理紊乱。下文将描述瓣膜狭窄的生理影响。

当房室瓣(AV)的瓣膜面积缩减时,需要提高从心房到心室的跨瓣压力梯度以维持足够的前向血流。心房扩大或扩张,通常引起房间隔向远离扩大的房腔侧膨出。自发性回声显影或者"烟雾状回声"提示扩张引起血流淤滞。淤滞的血流可以导致血栓形成,其区域譬如在心耳血流信号很少。右心房内形成的血栓可能脱落,进入肺循环,导致肺栓塞;若是左心房血栓,脱落可能会造成脑卒中。抑或有可能右心房血凝块穿过未闭的卵圆孔,出现左心系统栓塞引起的疾患。心房扩张相关的心律失常特别是心房颤动比较常见。升高的左心房压力引起肺动脉压力增高,随之右心室后负荷增加,可能导致左右心室功能均发生障碍。由于前向血流长期减少,狭窄的房室瓣通常引起心室腔充盈不足。

狭窄的心室动脉瓣引起后负荷增加,导致对应的心室向心性肥厚,随之伴有舒张功能不全。病情持续进展,心房压力提高,引起心房扩大和心房颤动。在疾病进展晚期,引起心室扩张。同样,也可出现相应房室瓣反流。也可能发生主动脉或肺动脉狭窄后扩张的情况。

房室瓣狭窄与心室动脉瓣狭窄的本质区别

房室瓣,通常指二尖瓣和三尖瓣,狭窄引起心脏舒张期受影响。与之相反,心室动脉瓣(主动脉瓣和肺动脉瓣)导致心脏收缩期受影响。

通常情况下房室瓣在舒张期开放,促使低压的前向血流从心房流至对应的心室。瓣膜狭窄导致心房压力增加,引起上述的生理变化。每一个变化(即心房扩张、血流淤滞、心律失常、充盈压升高)这些都可以归因于狭窄的瓣膜造成的。此外,通常还有心室充盈不足。

虽然心室动脉瓣狭窄也引起前向血流量减少,但造成不同的一系列改变。瓣膜狭窄,常常引起心输出量低,这反过来又要求心室泵血的收缩压不断增高来维持压力和瓣膜下方的流量。为了克服瓣膜狭窄引起后负荷增加,需要更高的心室收缩压,这导致心室的收缩质量增加。初始的心室代偿形式是左心室肥厚,这在左心室比在右心室中更加明显。心室肥厚可以克服瓣膜狭窄引起的流量限制,但心室肥厚的慢性进展可以导致心脏收缩乏力,最终引起心室扩张和心力衰竭。与左心室相比,右心室心力衰竭的发病速度较快,因为其收缩储备功能有限。

超声评估:二维方法

切面

下一章将详细描述根据 ASE/SCA 的标准切面使用超声评估瓣膜[46]。一旦获得标准切面,最初应将注意力集中在瓣膜外观。建议通过瓣膜增厚和瓣叶钙化以及瓣膜运动受限来诊断瓣膜狭窄。过分的增厚或钙化,也会导致远场出现超声伪影。然后,涉及房室瓣时,可以转向关注瓣下结构是否也发生增厚、钙化或者缩短。也可能会出现瓣环钙化。还应该在同一切面评估心房的大小。瓣膜狭窄引起心房扩张,并且因为血流缓慢导致自发性显影。也可以使用二维成像评估心室改变,心室肥厚提示心室动脉瓣狭窄或房室瓣狭窄时心室腔小。其他标准切面可以显示主动脉或肺动脉狭窄后扩张。这些变化中大多数无需使用彩色血流多普勒就可以直接看出来。作者推荐进行初始的综合评估时首选二维超声而不是彩色血流多普勒;如果只评估瓣膜而没有评估瓣膜相连的瓣下结构和心腔的话,将很容易忽视瓣膜狭窄的主要相关特征。

面积测量法

面积测量法是将评估有效瓣膜开放面积作为一种定量手段来评估心脏瓣膜狭窄的一种方法。面积测量法是指在瓣膜开放最大时刻描记瓣膜开放面积。它的优势是快速、简单,理论上可以对四个瓣膜中任意一个进行测量;缺点是可靠性逊色于下一章中更详细地描述的其他方法。

虽然它似乎是量化瓣膜面积的一种理想的方法,但有很大的局限性。第一,测量中有大量的组内差异性,这是因为继发的钙化和声影存在时难以确定瓣叶的边界,致使测量中存在主观成分。第二,可能低估或高估了瓣膜面积,这取决于瓣叶的特点以及超声束扫查的位置。最后,必须承认,面积测量是使用单一的二维图像平面来估测三维结构。

超声评估：多普勒技术

彩色血流多普勒（CFD）

CFD 能提供血液流经区域有关的信息，是评估瓣膜狭窄非常有用的工具。而脉冲多普勒频谱是测量取样点所在的单一位点部位的峰值速度，CFD 显示的是平均速度，并且根据血流的速度和方向的级别进行颜色编码。习惯上，血流背离探头显示为蓝色，而血流朝向探头显示为红色。速度较慢显示的色泽较深暗，速度较快显示的色泽较明亮。在颜色光谱上显示的黑色区域为未探测到多普勒频移区域。显示的实际颜色由彩色图体现。彩色图出现的变异提示为湍流血流流经区域（见图 12-22）。

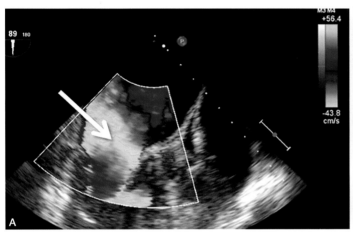
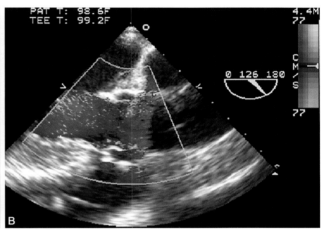

图 12-22 彩色血流多普勒。**A**，经二尖瓣的血流流速色表。**B**，方差图显示的经主动脉瓣的血流。箭头所指为混叠产生位置（详见文中）

在使用二维超声初步检查瓣膜后，CFD 能提供特定区域血流方向和平均速度的基本信息。而 CFD 也是评估狭窄的另一种工具，后者往往意味着高速和湍流。同样通过 CFD 能够轻易发现合并有瓣膜反流的瓣膜狭窄患者。因为 CFD 是基于 PWD，因此它也受相同的限制。混叠是一个主要的缺陷；如果取样点处的流速超过脉冲重复频率的一半（尼奎斯特极限），就会产生颜色混叠（图 12-22）。在方差图模式显示时，马赛克样的五彩图或速度超过奈奎斯特极限时，提示为湍流。CFD 的另一个主要缺陷是时间与空间分辨率相对低于二维超声。诸如射流紧缩面法测量反流束宽度时，使用低的时间分辨率非常重要。使用低帧频将会错过射流宽度最大的时间点，导致潜在不准确的测量。与其他大多数超声成像技术一样，CFD 也会产生伪影，包括重影或混响。重影可能是由瓣膜钙化的瓣叶等强反射物质引起的。

频谱多普勒

速度和压力梯度

频谱多普勒是量化狭窄的金标准。CWD 和 PWD 两者都可以用于评估瓣膜。瓣膜狭窄引起流速增快，需要通过 CWD 才能更加准确地测量峰值速度。混叠现象使得 PWD 不适合测量高速的射流束（见图 12-23）。确保多普勒频谱取样线与跨瓣血流的方向平行，然后就可以确定狭窄瓣口的压力梯度和速度。通过描记多普勒频谱图像，可以获得压力梯度的峰值和平均值。

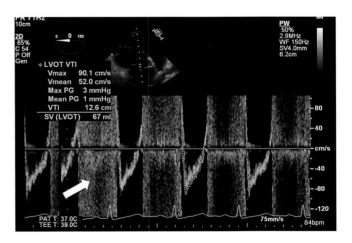

图 12-23 左心室流出道（LVOT）的脉冲多普勒检测。箭头指示主动脉瓣反流束引起的混叠。实际上射流是指向基线以上，但高速血流超过采样频率，出现混叠

越过狭窄瓣口，下游的压力下降。在后面的章节中将讲述瓣膜轻度、中度和重度狭窄的明确定义。通

过对这些多普勒频谱图像的描记,可以计算速度时间积分(VTI),使用连续性方程来确定瓣膜面积,前提是没有其他影响这一计算的病变存在。也可以使用 VTI 作为描述主动脉瓣狭窄专用指标——无维度指数(DI,定义为左心室流出道 VTI/主动脉瓣 VTI 比值)的一部分。多普勒频谱的密度和轮廓还可以提供有关狭窄程度的重要线索。频谱的密度增加表明流经瓣口的速度提高,穿过瓣口的细胞增多。射流束的轮廓意味着实际上狭窄存在的位置。频谱的一种形状可能提示该血流阻塞发生在瓣膜装置处,而另一种形状可能提示是瓣下结构梗阻。射流轮廓也可以提示是固定性还是动态性阻塞性病变[47]。

压力减半时间

虽然证实压力减半时间(pressure half-time,PHT)只适用于几个特定的瓣膜病变,但它也是另一种用于评估狭窄严重性和瓣膜面积的方法[47]。PHT 的原理是在心脏舒张期两个心腔之间的压力达到平衡。PHT 是压力梯度下降到峰值的一半时所花费的总和时间。在狭窄性房室瓣膜病变中,因为瓣口变小,驱使压力平衡需要更长的时间,致使 PHT 时间延长。PHT 特别适用于评估二尖瓣狭窄的瓣膜面积。由于 PHT 依赖于峰值压力梯度,任何影响跨瓣峰值速度的因素都将影响达到峰值梯度一半时所需的时间。同样,任何影响心室压力均衡的因素(例如瓣膜联合病变、舒张期僵硬度)也会影响射流的斜率以及 PHT。

血流汇聚

血流汇聚是一种可以通过近端等速表面积(proximal isovelocity surface area,PISA)来评估狭窄程度的一种现象[47]。当血流流向一个小的区域譬如狭窄的瓣口时,区域上游血流速度增加,并假设这一区域为一个半球形。在这个半球的表面血流等于跨瓣血流(血流守恒)。跨半球表面积的血流速度是相同的。利用 CFD,沿着血流方向调整色表上的速度,这样的话混叠在半圆模型中将提前产生(即在较低的速度时)。基于血流守恒,使用 PISA 公式计算狭窄的瓣口面积(瓣口面积=PISA×混叠速度/穿过狭窄瓣口的峰速度)(详见第 4 章)。

因为系统内有内在误差,所以没有哪一种测量能成为最佳方法或计算金标准,通常情况下使用多个诊断工具来评估心脏瓣膜中的任一病变。其中很多的计算需要 CWD,而范围模糊是其固有的问题。在一条取样线上多个速度取样,但不能确定最大速度的确切位置。可以依据二维与 CFD 的观察结果,猜测最大速度的位置。在 PISA 的计算过程中,半径的小小改变在瓣口面积的计算中可以造成巨大影响。

这些计算比较耗费时间,并且受观察者组间差异性的困扰。此外,PISA 假定汇聚呈半球型,这可能并不正确。

三维评估

当我们评估心室和瓣膜功能时,实时三维 TEE 独树一帜;瓣膜的三维成像能够更准确测量描记面积以及更好地观察瓣下结构[8]。使用实时三维 TEE 能够获得心脏瓣膜面积和其他测量值(例如左心室流出道直径)更准确的定量结果,并快速明确那些传统二维成像可能遗漏的病变;三维成像特别有助于测量诸如心室容积、射血分数和心室质量等参数。实时三维 TEE 没有依赖几何建模与图像平面定位的局限性,从而能够更精确地定量[23]。近期研究中证实了二尖瓣狭窄患者行瓣膜成形术前后实时三维 TEE 的作用[48,49]。这项技术不是新近出现的,但仍处于萌芽阶段;因为它促进和提高了我们的成像水平,三维成像的最新应用也将继续发展。

🔲 反流的测量

反流瓣膜的生理影响

由一系列病理过程导致的瓣膜关闭不全的深刻影响取决于其位置和分隔的两个心腔。任何情况下,都有"上游"和"下游"效应。上游效应与流经心腔的异常压力进展密切相关,而下游效应涉及前向血流减少。心脏的所有瓣膜都可能经历单向机制被破坏的过程,并引起反流。瓣膜功能不全,通常是因为某些情况下瓣叶对合不良,并影响瓣膜的结构完整性或其支持结构。

房室瓣反流和心室动脉瓣反流的本质区别

房室瓣(二尖瓣和三尖瓣)和心室动脉瓣(主动脉瓣和肺动脉瓣)之间的本质区别是,心室收缩期腱索能阻止房室瓣脱垂进入心房,而舒张期心室动脉瓣会关闭以阻止血液从大动脉倒流回心室。

当通过瓣膜的反流血流日渐恶化时,心肌组织就会通过重塑来适应这种现象。就拿房室瓣反流来讲,心房扩大以容纳增加的血容量。最初,心室可能扩大来容纳反流的那部分容量负荷。在疾病晚期,心室扩张,获得足够前向血流的能力受限,引起射血分数下降。如此恶性循环的结果是,当心室扩张,瓣环也扩大,导致瓣叶进一步对合不良,引起一个更大的反流分数。

心房牵张导致压力增加,并经过血液循环传播,导致肺或肝静脉淤血。二尖瓣反流(MR)时,其典型特征为肺水肿,在三尖瓣反流(TR)时是腹水、外周性水肿甚至可能引起颈静脉怒张伴搏动。由于心脏电传导径路扭曲变形,这种牵张也能导致传导异常以及心律失常,心房颤动尤其常见。慢性 MR 病程晚期,慢性肺循环超负荷可导致肺血管阻力增加,最终引起右心室衰竭。

心室动脉(主动脉和肺动脉)瓣膜关闭不全和房室瓣有相似之处,都可以引起心室重塑,有时重塑程度都一样。虽然出于不同的原因,但这两种疾病可以出现相同的症状。主动脉瓣反流时,舒张期容量超负荷后引起左心室舒张末期压力增加。慢性容量超负荷继发导致心室扩张和充血性心力衰竭。然后在心房收缩期,左心房压增高以推动血液经二尖瓣流入左心室,引起左心室舒张末期压力增高。随着左心房压力的增加,通过肺循环的静脉压增高导致肺水肿,肺血管阻力增加以及右心衰竭。肺动脉瓣反流中也会出现相同的病理生理学过程,除了首先出现右心室衰竭,随之依次是心输出量减少、外周水肿、颈静脉怒张和肝淤血。

所有的心脏瓣膜反流病变中,基本概念是当最终代偿机制失效时,导致前向血流受损和心输出量减少。

超声评估

超声心动图是评估瓣膜反流病变的理想成像工具。实施心脏手术的患者,术中 TEE 评估瓣膜反流严重程度起到举足轻重的作用[50]。反流瓣膜的超声评估可以证实已知的术前检查或量化先前未知的病变,可以迅速影响手术决策。超声操作者可以使用多种超声方式来帮助评估涉及的病变瓣膜的性质。

二维方法

若要定性瓣膜的反流病变,首先必须检查瓣膜的结构和完整性。所有四个瓣膜在心脏纤维骨架中都位于相同平面,所以大多数瓣膜病变可以通过食管中段的切面进行观察。然而,为了评估跨瓣流速,需要调整多普勒波束获得可能需要的其他切面(例如,主动脉瓣病变中经胃深部切面)。同样重要的是,基于反流瓣膜对心脏相关结构的影响,诊断反流有时根本无需多普勒检查。

瓣环

瓣环是为瓣叶提供支持的非传导性组织环。瓣环扩张后,瓣叶被牵拉远离对合位点引起反流。通常在食管中段切面评估环形扩张。

瓣叶脱垂

瓣叶的逆向运动过度越过瓣叶对合点进而突入上游心腔。除非累及瓣叶对合点,否则脱垂不一定引起反流。

连枷

当瓣叶的瓣下结构被破坏,瓣叶呈现对合不良时这种瓣叶称为连枷。在二尖瓣中连枷机制最为常见,因为二尖瓣必须承受较高的收缩压力梯度,并且二尖瓣的瓣下结构依赖于左心室的完整性。

心腔大小

所有反流疾病中慢性反流通常伴有左、右心室腔内径增加,它同样可以导致心房扩大。随着反流病变病程恶化,反流量增加,心室容量负荷也增大。对于主动脉瓣反流,因为心室还未适应容量的超负荷,心室大小可能显示正常。然而,若是慢性反流,扩张通常导致心腔渐进性扩张。

瓣叶运动

瓣叶在顺流期间如何运动和瓣叶在反流期间如何运动同样重要。例如,就主动脉瓣狭窄而言,顺流期间瓣膜钙化可以限制瓣叶运动,这也可能导致瓣叶不能良好对合,随之引起反流。反流束同样可以影响其他瓣叶的运动。中度或重度主动脉反流的反流束如果朝向二尖瓣前叶,可能导致二尖瓣前叶在舒张期出现抖动。

彩色多普勒评估

CFD 常用来评估反流束的方向、来源及严重程度。根据 ASE 指南来评估反流病变时,若想采集最佳图像并准确解读,必须掌握超声仪器的设置知识,譬如增益、输出功率、尼奎斯特极限、图像采集区的大小和深度以及超声探头的频率[50]。CFD 使操作者能观察到反流的起点,射流方向和空间方位以及观察到流经反流瓣口的血流汇聚。上述的每一点都是量化反流的重要参考因素。

射流面积

反流的特征可以通过射流面积与反流接收腔的面积比值来反映。一般来说,射流面积与反流接收腔的面积比值越大,意味着瓣叶完整性的受损越严重。但是,因为前负荷、驱使压和反流接收腔的面积都可以影响射流面积,它不能作为决定反流病变的严重程度的唯一决定性因素。

射流方向和宽度

射流的方向是反流病变极其重要的特征。例如,二尖瓣病变中,射流方向可以帮助明确病变的病因。中心射流提示反流是由于缺血引起的瓣环扩大,而偏心贴附心房壁射流意味着瓣叶脱垂或连枷。开始时操作者使用大的 CFD 取样框来扫查病变区域。一旦明确病变的位点,应缩小 CFD 框并提高帧率,使图像显示的更平滑、清晰。病变有时可能比较复杂,因此需要扫查所有切面来确定射流的方向来表现病变起源的特点。

缩流径

射流束最窄的部分邻近反流瓣口,其特点是高速的层流血流模式。射流宽度只是略小于解剖瓣口面积,它与有效反流瓣口面积相关性良好,并认为与血流或反流束的压力无关。虽然在中心性射流中大致如此,但对于偏心反流束,准确地定义缩流径比较困难。

近端等速表面积法(PISA)

当血流邻近反流瓣口时其流速增加,这一流速增加面积缩窄的区域逐渐形成近似同心半球面(见图 12-24)。计算 PISA,可测量即时峰值流速并用来计算反流瓣口面积。PISA 法也有其局限性。与中心性射流相比,使用 PISA 计算偏心性射流的准确率较低。另外,这里是假设反流瓣口呈球形,这种假设不一定准确。

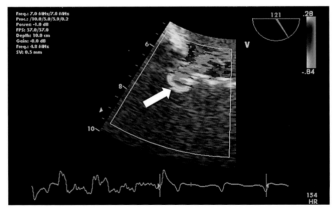

图 12-24　彩色血流多普勒显示二尖瓣口反流束。图中所示为血流汇聚,在混叠速度处形成近端等速表面积(PISA)(箭头所指)

频谱多普勒定量

前文已讨论过,频谱多普勒结合二维测量可以进一步量化反流。使用频谱多普勒时,清楚反流病变源于房室瓣还是半月瓣之间的差异是十分重要的。定级二尖瓣和三尖瓣瓣膜反流的严重程度是根据 CWD 的射流频谱的轮廓和密度,以及通过 PWD 上反流对肺和肝静脉血流的影响决定的。对于主动脉瓣和肺动脉瓣而言,瓣膜反流的主要特点由反流束的减速速度决定的。

射流轮廓

射流的形状可以帮助了解反流的严重程度,并且有助于定性病变的特征。波形的形状可以是抛物线形,提示为轻度反流,若是三角形或出现早期峰值,则提示反流较严重。

射流密度

CWD 联合反流束波形的密度与反流血量成正比,是反流严重程度的定性指标。

压力减半时间

压力减半时间(PHT)是指峰值压力下降到一半所需的时间,用于说明主动脉瓣和肺动脉瓣关闭不全的特征(请参阅前文)。它反映了舒张期大动脉压力与心室压力达平衡的速率。对于瓣膜重度反流,血流流速急剧下降,压力趋于平衡的速度较快,因此 PHT 缩短。对于轻微病变,流速恒定,需要较长时间达到压力平衡,从而导致 PHTs 延长。这种现象基于血流动力学的声波原理,但应谨慎地进行解读。压力平衡关键取决于瓣膜远端的动脉(输送腔)压力与舒张期心室(接收腔)的压力。

肺静脉和肝静脉血流

通过肺和肝静脉的血流取决于心房接收腔的压力。二尖瓣和三尖瓣反流导致心房的收缩压增高。这反过来导致收缩期回流到心房的静脉的血流流速降低(收缩波平钝)。对于重度反流患者,可见收缩期血流逆向。

三维超声评估

运用二维超声心动图进行综合评估时,二尖瓣始终是心脏最复杂的结构之一,但三维超声对于评价心脏结构之间的空间关系十分有用,特别适合用于评估二尖瓣。三维超声和二维相比主要有以下三个优点:首先,通过明确瓣叶病变的确切位置,可以更准确地确定二尖瓣反流的病因,譬如连枷或脱垂等。其次,所需几何假设被淘汰,因为彩色三维能够直接测量有效反流瓣口面积,无需数学方程。它还允许直接评估缩流径。最后,彩色三维 TEE 可以精确地确定反流束的位置。重要的是,当手术小组拟行介入经皮封堵术时,瓣周射流的位置对评估人工二尖瓣瓣膜功能不全十分重要。然而,彩色三维 TEE 的局限性是与非彩色三维模式相比,前者必须在短时间内处理大量的数据从而降低了时间分辨率[8]。

总结

　　在过去十年术中 TEE 发生了巨大的变化，成像技术趋向更好，操作系统更人性化，从而在外科手术环境广泛使用。现在定量评估左心室功能以及评估瓣膜功能障碍比以往任何时候都更简单。此外，使用三维 TEE 可以完全摈弃复杂的几何假设，使超声更容易运用于常规的临床实践。

参考文献

1. Frazin L, Talano JV, Stephanides L, Loeb HS, Kopel L, Gunnar RM. Esophageal echocardiography. *Circulation.* Jul 1976;54(1):102-108.
2. Ungerleider RM, Greeley WJ, Sheikh KH, Kern FH, Kisslo JA, Sabiston Jr DC. The use of intraoperative echo with Doppler color flow imaging to predict outcome after repair of congenital cardiac defects. *Ann Surg.* Oct 1989;210(4):526-533.
3. Ungerleider RM, Greeley WJ, Sheikh KH, et al. Routine use of intraoperative epicardial echocardiography and Doppler color flow imaging to guide and evaluate repair of congenital heart lesions. A prospective study. *J Thorac Cardiovasc Surg.* Aug 1990;100(2):297-309.
4. Bers DM. Cardiac excitation-contraction coupling. *Nature.* Jan 10 2002;415(6868):198-205.
5. Allen DG, Kentish JC. The cellular basis of the length-tension relation in cardiac muscle. *J Mol Cell Cardiol.* Sep 1985;17(9):821-840.
6. Bove AA, Santamore WP. Ventricular interdependence. *Prog Cardiovasc Dis.* 1981;23(5):365-388.
7. Lang RM, Bierig M, Devereux RB, et al. Recommendations for chamber quantification: a report from the American Society of Echocardiography's Guidelines and Standards Committee and the Chamber Quantification Writing Group, developed in conjunction with the European Association of Echocardiography, a branch of the European Society of Cardiology. *J Am Soc Echocardiogr.* Dec 2005;18(12):1440-1463.
8. Lang RM, Badano LP, Tsang W, et al. EAE/ASE recommendations for image acquisition and display using three-dimensional echocardiography. *J Am Soc Echocardiogr.* Jan 2012;25(1):3-46.
9. Jungwirth B, Mackensen GB. Real-time 3-dimensional echocardiography in the operating room. *Semin Cardiothorac Vasc Anesth.* Dec 2008;12(4):248-264.
10. Pearlman JD, Triulzi MO, King ME, Newell J, Weyman AE. Limits of normal left ventricular dimensions in growth and development: analysis of dimensions and variance in the two-dimensional echocardiograms of 268 normal healthy subjects. *J Am Coll Cardiol.* Dec 1988;12(6):1432-1441.
11. Nidorf SM, Picard MH, Triulzi MO, et al. New perspectives in the assessment of cardiac chamber dimensions during development and adulthood. *J Am Coll Cardiol.* Apr 1992;19(5):983-988.
12. Ilercil A, O'Grady MJ, Roman MJ, et al. Reference values for echocardiographic measurements in urban and rural populations of differing ethnicity: the Strong Heart Study. *J Am Soc Echocardiogr.* Jun 2001;14(6):601-611.
13. Clements FM, Harpole DH, Quill T, Jones RH, McCann RL. Estimation of left ventricular volume and ejection fraction by two-dimensional transesophageal echocardiography: comparison of short axis imaging and simultaneous radionuclide angiography. *Br J Anaesth.* Mar 1990;64(3):331-336.
14. Urbanowicz JH, Shaaban MJ, Cohen NH, et al. Comparison of transesophageal echocardiographic and scintigraphic estimates of left ventricular end-diastolic volume index and ejection fraction in patients following coronary artery bypass grafting. *Anesthesiology.* Apr 1990;72(4):607-612.
15. Loutfi H, Nishimura RA. Quantitative evaluation of left ventricular systolic function by Doppler echocardiographic techniques. *Echocardiography.* May 1994;11(3):305-314.
16. Douglas PS, Reichek N, Plappert T, Muhammad A. St John Sutton MG. Comparison of echocardiographic methods for assessment of left ventricular shortening and wall stress. *J Am Coll Cardiol.* Apr 1987;9(4):945-951.
17. Marcucci C, Lauer R, Mahajan A. New echocardiographic techniques for evaluating left ventricular myocardial function. *Semin Cardiothorac Vasc Anesth.* Dec 2008;12(4):228-247.
18. Marcucci CE, Samad Z, Rivera J, et al. A comparative evaluation of transesophageal and transthoracic echocardiography for measurement of left ventricular systolic strain using speckle tracking. *J Cardiothorac Vasc Anesth.* Feb 2012;26(1):17-25.
19. Tousignant C, Desmet M, Bowry R, Harrington AM, Cruz JD, Mazer CD. Speckle tracking for the intraoperative assessment of right ventricular function: a feasibility study. *J Cardiothorac Vasc Anesth.* Apr 2010;24(2):275-279.
20. Gorcsan 3rd J, Strum DP, Mandarino WA, Gulati VK, Pinsky MR. Quantitative assessment of alterations in regional left ventricular contractility with color-coded tissue Doppler echocardiography. Comparison with sonomicrometry and pressure-volume relations. *Circulation.* May 20 1997;95(10):2423-2433.
21. Yip G, Abraham T, Belohlavek M, Khandheria BK. Clinical applications of strain rate imaging. *J Am Soc Echocardiogr.* Dec 2003;16(12):1334-1342.
22. Buckberg G, Hoffman JI, Mahajan A, Saleh S, Coghlan C. Cardiac mechanics revisited: the relationship of cardiac architecture to ventricular function. *Circulation.* Dec 9 2008;118(24):2571-2587.

23. Gorcsan 3rd J, Abraham T, Agler DA, et al. Echocardiography for cardiac resynchronization therapy: recommendations for performance and reporting–a report from the American Society of Echocardiography Dyssynchrony Writing Group endorsed by the Heart Rhythm Society. *J Am Soc Echocardiogr.* Mar 2008;21(3):191-213.
24. Ross Jr J, Covell JW, Sonnenblick EH. The mechanics of left ventricular contraction in acute experimental cardiac failure. *J Clin Invest.* Mar 1967;46(3):299-312.
25. Aurigemma GP, Gaasch WH. Clinical practice. Diastolic heart failure. *N Engl J Med.* Sep 9 2004;351(11):1097-1105.
26. Bonow RO, Udelson JE. Left ventricular diastolic dysfunction as a cause of congestive heart failure. Mechanisms and management. *Ann Intern Med.* 1992;117(6):502-510.
27. Sanderson JE. Heart failure with a normal ejection fraction. *Heart.* Feb 2007;93(2):155-158.
28. Nagueh SF, Appleton CP, Gillebert TC, et al. Recommendations for the evaluation of left ventricular diastolic function by echocardiography. *J Am Soc Echocardiogr.* Feb 2009;22(2):107-133.
29. Khouri SJ, Maly GT, Suh DD, Walsh TE. A practical approach to the echocardiographic evaluation of diastolic function. *J Am Soc Echocardiogr.* Mar 2004;17(3):290-297.
30. Swaminathan M, Nicoara A, Phillips-Bute BG, et al. Utility of a simple algorithm to grade diastolic dysfunction and predict outcome after coronary artery bypass graft surgery. *Ann Thorac Surg.* Jun 2011;91(6):1844-1850.
31. Groban L, Dolinski SY. Transesophageal echocardiographic evaluation of diastolic function. *Chest.* Nov 2005;128(5):3652-3663.
32. Matyal R, Hess PE, Subramaniam B, et al. Perioperative diastolic dysfunction during vascular surgery and its association with postoperative outcome. *J Vasc Surg.* Jul 2009;50(1):70-76.
33. Djaiani GN, McCreath BJ, Ti LK, et al. Mitral flow propagation velocity identifies patients with abnormal diastolic function during coronary artery bypass graft surgery. *Anesth Analg.* Sep 2002;95(3):524-530.
34. Buckberg G, Hoffman JI, Nanda NC, Coghlan C, Saleh S, Athanasuleas C. Ventricular torsion and untwisting: further insights into mechanics and timing interdependence: a viewpoint. *Echocardiography.* Aug 2011;28(7):782-804.
35. Takeuchi M, Borden WB, Nakai H, et al. Reduced and delayed untwisting of the left ventricle in patients with hypertension and left ventricular hypertrophy: a study using two-dimensional speckle tracking imaging. *Eur Heart J.* Oct 19 2007.
36. Paulus WJ, Tschope C, Sanderson JE, et al. How to diagnose diastolic heart failure: a consensus statement on the diagnosis of heart failure with normal left ventricular ejection fraction by the Heart Failure and Echocardiography Associations of the European Society of Cardiology. *Eur Heart J.* Oct 2007;28(20):2539-2550.
37. Rakowski H, Appleton C, Chan KL, et al. Canadian consensus recommendations for the measurement and reporting of diastolic dysfunction by echocardiography: from the Investigators of Consensus on Diastolic Dysfunction by Echocardiography. *J Am Soc Echocardiogr.* Sep-Oct 1996;9(5):736-760.
38. Kaul S. The interventricular septum in health and disease. *Am Heart J.* Sep 1986;112(3):568-581.
39. Karhausen J, Dudaryk R, Phillips-Bute B, et al. Three-dimensional transesophageal echocardiography for perioperative right ventricular assessment. *Ann Thorac Surg.* 2012;94:468-474.
40. Mishra M, Swaminathan M, Malhotra R, Mishra A, Trehan N. Evaluation of right ventricular function during CABG: transesophageal echocardiographic assessment of hepatic venous flow versus conventional right ventricular performance indices. *Echocardiography.* Jan 1998;15(1):51-58.
41. Rudski LG, Lai WW, Afilalo J, et al. Guidelines for the echocardiographic assessment of the right heart in adults: a report from the American Society of Echocardiography endorsed by the European Association of Echocardiography, a registered branch of the European Society of Cardiology, and the Canadian Society of Echocardiography. *J Am Soc Echocardiogr.* Jul 2010;23(7):685-713.
42. Pai RG, Bansal RC, Shah PM. Determinants of the rate of right ventricular pressure rise by Doppler echocardiography: potential value in the assessment of right ventricular function. *J Heart Valve Dis.* Mar 1994;3(2):179-184.
43. Kanzaki H, Nakatani S, Kawada T, Yamagishi M, Sunagawa K, Miyatake K. Right ventricular dP/dt/P(max), not dP/dt(max), noninvasively derived from tricuspid regurgitation velocity is a useful index of right ventricular contractility. *J Am Soc Echocardiogr.* Feb 2002;15(2):136-142.
44. Tei C, Dujardin KS, Hodge DO, et al. Doppler echocardiographic index for assessment of global right ventricular function. *J Am Soc Echocardiogr.* Nov-Dec 1996;9(6):838-847.
45. Schroeder RA, Bar-Yosef S, Mark JB. Evaluation of right heart function. In: Mathew JP, Swaminathan M, Ayoub CM, eds. *Clinical Manual and Review of Transesophageal Echocardiography.* New York: McGraw Hill; 2010:298-315.
46. Shanewise JS, Cheung AT, Aronson S, et al. ASE/SCA guidelines for performing a comprehensive intraoperative multiplane transesophageal echocardiography examination: recommendations of the American Society of Echocardiography Council for Intraoperative Echocardiography and the Society of Cardiovascular Anesthesiologists Task Force for Certification in Perioperative Transesophageal Echocardiography. *Anesth Analg.* 1999;89(4):870-884.
47. Baumgartner H, Hung J, Bermejo J, et al. Echocardiographic assessment of valve stenosis: EAE/ASE recommendations for clinical practice. *J Am Soc Echocardiogr.* Jan 2009;22(1):1-23.
48. Soliman OI, Anwar AM, Metawei AK, McGhie JS, Geleijnse ML, Ten Cate FJ. New scores for the assessment of mitral stenosis using real-time three-dimensional echocardiography. *Curr Cardiovasc Imaging Rep.* Oct 2011;4(5):370-377.
49. Anwar AM, Attia WM, Nosir YF, et al. Validation of a new score for the assessment of mitral stenosis using real-time three-dimensional echocardiography. *J Am Soc Echocardiogr.* Jan 2010;23(1):13-22.
50. Zoghbi WA, Enriquez-Sarano M, Foster E, et al. Recommendations for evaluation of the severity of native valvular regurgitation with two-dimensional and Doppler echocardiography. *J Am Soc Echocardiogr.* Jul 2003;16(7):777-802.

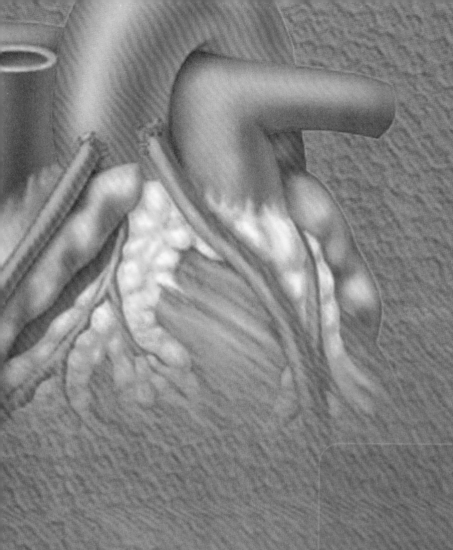

第二部分
理解经食管超声心动图
是如何显示心血管病理
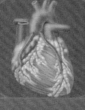

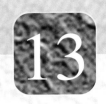

心肌缺血与主动脉粥样硬化

ANTOINE G. ROCHON ∣ PIERRE COUTURE ∣ ALAIN DESCHAMPS ∣ ANDRÉ Y. DENAULT

翻译:葛亚力　卜心怡　校对:于春华　审阅:于晖　彭勇刚

经食管超声心动图(TEE)已经成为一个围术期强有力的诊断工具。美国麻醉医师协会(ASA)和美国心血管麻醉医师协会(SCA)联合发布的最新实践指南推荐在所有的开胸心脏手术、胸主动脉手术以及冠状动脉搭桥手术(CABG)中应该应用TEE[1]。这一章节主要重点阐述TEE在评估围术期心肌缺血、冠状动脉疾病并发症和主动脉粥样硬化疾病中的作用。

冠脉解剖及心肌功能

冠状动脉是心肌的滋养血管,起源于乏氏窦。乏氏窦的左冠窦衍生出左冠状动脉主干并分支成左前降支(left anterior descending coronary artery,LAD)及回旋支。左前降支沿前室间沟向左心室(LV)心尖段下行并发出对角支和间隔支。回旋支侧面走行于左心房室

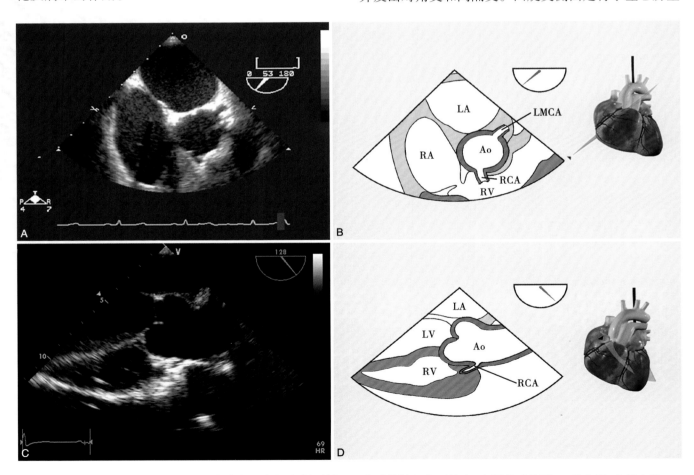

图13-1　冠状动脉开口。**A**和**B**,食管中段升主动脉短轴切面,主动脉瓣上方可见左、右冠状动脉开口;**C**和**D**,食管中段升主动脉近端长轴切面显示右冠状动脉开口。Ao,主动脉;LA,左心房;LMCA,左冠状动脉主干;LV,左心室;RA,右心房;RCA,右冠状动脉;RV,右心室。(Denault AY, Couture P, Vegas A, Buithieu J, Tardif J-C. Transesophageal Echocardiography Multimedia Manual. 2nd ed. New York;Informa Healthcare;2011,摘用获得允许 .)

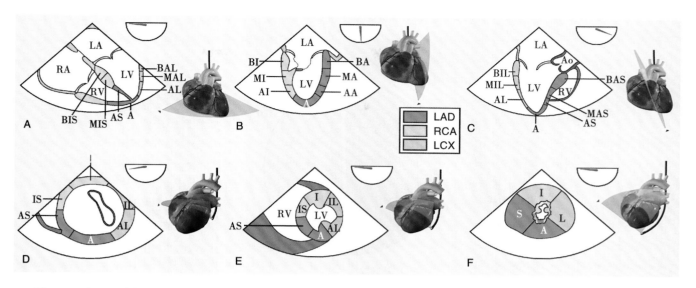

图 13-2　左心室功能。**A、B、C**,食管中段系列切面评价左心室及右心室功能:四腔心切面、两腔心切面、长轴切面。A,心尖段;AA,心尖段前壁;AI,心尖段下壁;AL,心尖段侧壁;Ao,主动脉;AS,心尖段室间隔壁;BA,基底段前壁;BAL,基底段前侧壁;BAS,基底段前室间隔壁;BI,基底段下壁;BIL,基底段下侧壁;BIS,基底段下室间隔壁;LA,左心房;LAD,前降支;LCX,回旋支;LV,左心室;MA,中段前壁;MAL,中段前侧壁;MAS,中段前室间隔壁;MI,中段下壁;MIL,中段下侧壁;MIS,中段下室间隔壁;RA,右心房;RCA,右冠状动脉;RV,右心室;**D、E、F**,基底段、中段、心尖段的经胃短轴切面。A,前壁;AL,前侧壁;AS,前室间隔壁;I,下壁;IL,下侧壁;IS,下室间隔壁;L,侧壁;LAD,前降支;LCX,回旋支;LV,左心室;RCA,右冠状动脉;RV,右心室;S,室间隔。(Denault AY,Couture P,Vegas A,Buithieu J,Tardif J-C. Transesophageal Echocardiography Multimedia Manual. 2nd ed. New York:Informa Healthcare;2011 摘用获得允许)

间沟分出钝缘支。右冠状动脉(Right Coronary Artery,RCA)起源于右冠窦,沿右心房室间沟下行。在经食管中段主动脉瓣的长轴和短轴切面上常可观察到左、右冠状动脉在乏氏窦的开口(图 13-1)。

　　冠脉造影术和超声心动图的相关研究已经描述了左心室每个节段的相应冠脉灌注[2]。前降支提供室间隔(Interventricular septum,IVS)前部、左心室前壁以及心尖段前壁和室间隔的血供。回旋支提供左心室下外侧壁、前外侧壁和心尖段侧壁的血供。右冠状动脉供应右心室、左心室下壁、室间隔下半部以及心尖段下壁的血供。心肌缺血可表现为相应的节段性室壁运动异常(Wall motion abnormalities,WMAs),并可依据冠脉的供血分布特点确定病变受累的冠脉分支(图 13-2)。

■ 心室壁节段

　　美国心脏协会(American Heart Association,

AHA)推荐使用 17 节段模型[3],而美国超声心动图学会(ASE)推荐使用 16 节段模型(图 13-3)[3]。在两个模型中,左心室从基底到心尖被分为不同的平面:基底段、乳头肌中段和心尖段,而在 AHA 推荐的模型中,左心室心尖顶帽属于第 17 节段,这些平面对应于冠脉的近段、中段和心尖段分布区域。在基底段与中乳头肌部水平均有 6 个节段(前间隔壁,前壁,前外侧壁,下间隔壁,下壁,下外侧壁),心尖段水平则有 4 个节段(室间隔壁,前壁,侧壁,下壁)。但需注意的是 AHA 和 ASE 采用的分段编码易混淆。AHA 推荐的 17 节段模型中,从基底段前壁开始以顺时针方式给每个节段编号(图 13-3,A)。而在 ASE 推荐的 16 节段模型中,是从基底段前间隔开始按逆时针方式给每个节段编号(图 13-3,B)。左心室的各节段可以通过多个 TEE 切面来分辨,出现室壁运动异常的节段与相应的冠脉支配区所对应后可帮助确定狭窄或病变的血管。

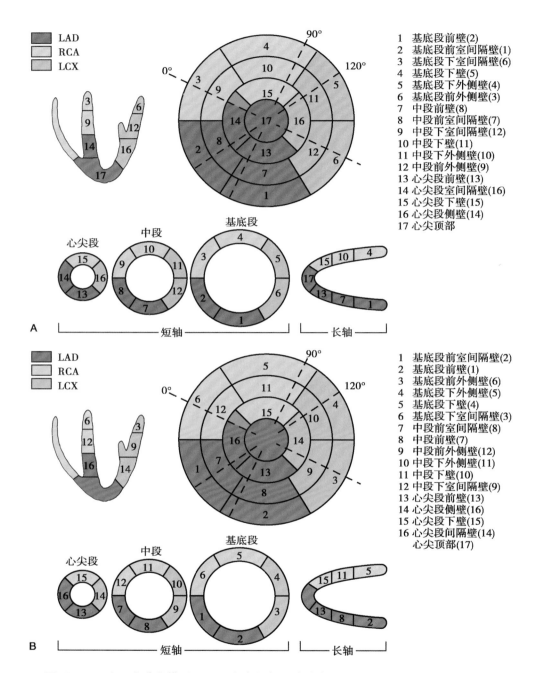

1　基底段前壁(2)
2　基底段前室间隔壁(1)
3　基底段下室间隔壁(6)
4　基底段下壁(5)
5　基底段下外侧壁(4)
6　基底段前外侧壁(3)
7　中段前壁(8)
8　中段前室间隔壁(7)
9　中段下室间隔壁(12)
10　中段下壁(11)
11　中段下外侧壁(10)
12　中段前外侧壁(9)
13　心尖段前壁(13)
14　心尖段室间隔壁(16)
15　心尖段下壁(15)
16　心尖段侧壁(14)
17　心尖顶部

1　基底段前室间隔壁(2)
2　基底段前壁(1)
3　基底段前外侧壁(6)
4　基底段下外侧壁(5)
5　基底段下壁(4)
6　基底段下室间隔壁(3)
7　中段前室间隔壁(8)
8　中段前壁(7)
9　中段前外侧壁(12)
10　中段下外侧壁(11)
11　中段下壁(10)
12　中段下室间隔壁(9)
13　心尖段前壁(13)
14　心尖段侧壁(16)
15　心尖段下壁(15)
16　心尖段间隔壁(14)
　　心尖顶部(17)

图 13-3　**A,**左心室分段模型。AHA 发布的与冠脉分布相关的 TEE 17 节段模型。**B,**左心室分段模型:ASE 发布的与冠脉分布相关的 TEE 16 段模型。LAD,前降支;LCX,回旋支;RCA,右冠状动脉 (From Denault AY, Couture P, Vegas A, Buithieu J, Tardif J-C. Transesophageal Echocardiography Multimedia Manual. 2nd ed. New York:Informa Healthcare; 2011,with permission)

正常的心室节段功能

心脏收缩时心内膜边缘向心室腔中心运动(内膜移位或内径缩短),造成左心室室壁增厚及心腔面积减小。正常的左心室内径缩短及室壁增厚应大于30%[4]。节段室壁运动评分指数是一种主观但有效的评估局部左心室功能和发现并定量评估急性心肌缺血的方法(表13-1)。但是,正常室壁节段运动的异质性、左束支传导阻滞、右心室容量过负荷、缩窄性心包炎、起搏心律及心脏手术史都要被综合考虑,因为这些因素都可能影响室间隔的运动。

表 13-1 室壁运动评分指数

运动	径向位移	增厚
正常或运动亢进=1	>30%	正常
运动减弱=2	0~30%	减低
不运动=3	0%	可以忽略
反向运动=4	收缩期伸长	收缩期矛盾运动
室壁瘤=5	矛盾位移	舒张变形

Lang RM, Bierig M, Devereux RB, et al. Recommendations for chamber quantification: a report from the American Society of Echocardiography's Guidelines and Standards Committee and the Chamber quantification Writing Group, developed in conjunction with the European Association of Echocardiography, a branch of the European Society of Cardiology. J Am Soc Echocardiogr. 2005;18:1440-1463

室壁运动异常的评估有许多局限性,包括正常心肌收缩中节段性的差异[5]。实际上,在诊断心肌缺血时,心肌增厚程度的减少更具特异性[6]。并且,心室节段运动受心脏旋转和平移的影响,所以应使用一个浮动构架来评估(图13-4)。同时室壁运动也受邻近心肌牵制的限制,这可导致高估缺血面积。经胃(transgastric,TG)的中段乳头肌短轴切面通常用来检测心肌缺血,但在这一个切面仅能评估6个节段(7、8、9、10、11、12)。一项研究发现,仅依靠经胃中段乳头肌短轴切面只能检测到新发生室壁运动障碍(WMAs)中的17%,而另外的48%是通过联合其他短轴切面发现的,余下的35%新发生WMAs则是通过长轴切面发现的,这就强调了应用多切面分析WMAs的重要性[7]。当然,最理想的情况是对所有17个节段进行评估。最后,术中的WMAs可以通过TEE的实时动态监测来发现,但一些缺血性事件仍然可能会被遗漏[8]。

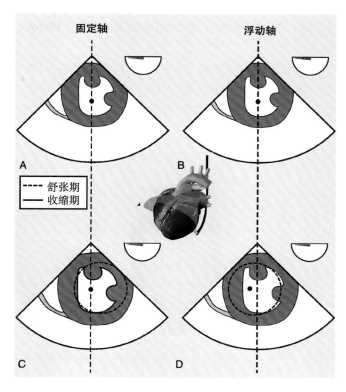

图 13-4 室间隔异常运动。使用固定轴(A、C)或浮动轴(B、D)的经胃中段短轴切面。一名左束支传导阻滞的患者应用固定轴时可见到异常的室间隔运动。用浮动轴时图像的中心移向了左边,但正常的节段室壁出现了运动减退。(Denault AY, Couture P, Vegas A, Buithieu J, Tardif J-C. Transesophageal Echocardiography Multimedia Manual. 2nd ed. New York: Informa Healthcare; 2011. 摘用获得允许)

心肌顿抑与冬眠及梗死与心肌缺血难以区分是WMAs评估的另一个局限之处。在临床上心肌顿抑可见于劳力性心绞痛、不稳定性心绞痛、溶栓术后、经皮腔内冠脉成形(Percutaneous Transluminal angioplasty,PTCA)术后和CABG术后,常出现长时间的缺血后收缩功能障碍,可能需要几周时间才能恢复正常功能。

心室壁运动分析

在供应心肌的血流中断后的数秒,WMAs就已经发生,远远早于心电图(ECG)改变和心绞痛的出现。WMAs分为:当心室收缩大幅度减弱时定义为运动减弱;心室收缩消失时定义为不运动;当出现矛盾收缩运动时,称为反向运动(表13-1)。监测急性心肌缺血时,出现新的WMAs比ECG和有创血流动力学监测更敏感,并可预测心脏手术后的不良转归[4,9,10]。然而,CABG 患者体外循环后以新出现的节段性 WMAs 来预测急性桥血管移植失败并不可靠[11]。

定量评估左心室局部收缩功能需要能清晰界定内膜的高质量图像。中心线法是评价局部左心室功能的定量方法,它首先需要建立位于舒张末期和收缩末期心内膜相关的中间线,使用 100 条垂直于中心线的等

距肌腱来确定心内膜位移,并除以舒张末期内膜周径来标准化其运动的程度,经过标准化的肌腱再转化为正常值的标准差单位[12]。这种方法考虑到了局部心室收缩的异质性(图 13-5)。负值和正值通常分别代表运动减退和运动亢进。室壁运动异常的范围定义为运动减退程度大于或等于两个标准差的肌腱的数量。室壁运动异常的严重性则是要计算标准差零线以下的曲线面积。

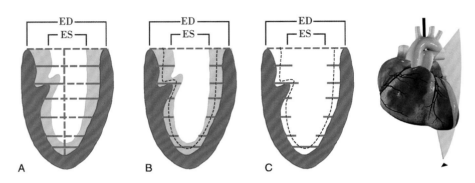

图 13-5　质心参考系统。**A**,在经食管中段两腔心切面中,绘自长轴质心线的平行弦介于收缩末期和舒张末期心内膜边缘;**B** 和 **C**,中心线法描记舒张末期和收缩末期心内膜边界,由计算机在这两者中间绘制中心线。注意其前壁收缩期仅有轻微的增厚。(Denault AY,Couture P,Vegas A,Buithieu J,Tardif J-C. Transesophageal Echocardiography Multimedia Manual. 2nd ed. New York:Informa Healthcare;2011. 摘用获得允许)

室壁运动评分指数

室壁运动评分指数(Wall Motion Score Index,WMSI)是一种对左心室节段收缩的半定量评价。17 个节段的每一个节段运动均可被设定为 1~5 分。1 分代表收缩运动正常或运动亢进(室壁增厚程度>30%),2 分代表运动减弱(室壁增厚程度 10%~30%);3 分代表不运动(室壁增厚程度<10%);4 分代表反向运动(收缩期室壁矛盾运动);5 分代表室壁瘤(舒张变形)(表 13-1)[13]。WMSI 是将局部室壁得分的总和除以评估节段的数量,介于 1.0(正常心脏)到 3.9(严重收缩功能障碍)之间。研究显示 WMSI 在评价患者预后上很有价值。Berning 等[14]发现 WMSI 数值高的急性心梗患者 1 年心血管事件死亡率(51%)高于数值低的患者(8%)。Kan 等[15]也观察到了类似的结果:相对高的 WMSI 患者有高达 61% 的死亡率,而低 WMSI

患者的死亡率仅为 3%。

组织多普勒成像技术

组织多普勒成像技术(TDI)滤除了高速率的血流信号从而区分出低速率、高振幅的心肌组织运动信号。联合脉冲(Pulsed Wave,PW)多普勒可以对单个节段心肌运动方向和速率进行分析并量化节段室壁运动(图 13-6)[16]。若室壁运动的平均速率和最大速率分别低于 5.5cm/s 和 7.5cm/s 提示心力衰竭。在临床研究中已证实心肌缺血会使节段心肌运动速率下降[17,18,19]。然而,术中不能实时地同时进行多节段的 TDI 分析。再者,如果多普勒声束与测量的节段心肌运动方向存在夹角,也会影响测量值的准确性。最后,不运动的节段室壁可被邻近的室壁牵制影响而具有接近正常的运动速度,而 TDI 空间分辨率差,将无法区别心内膜下还是在心外膜下缺血。

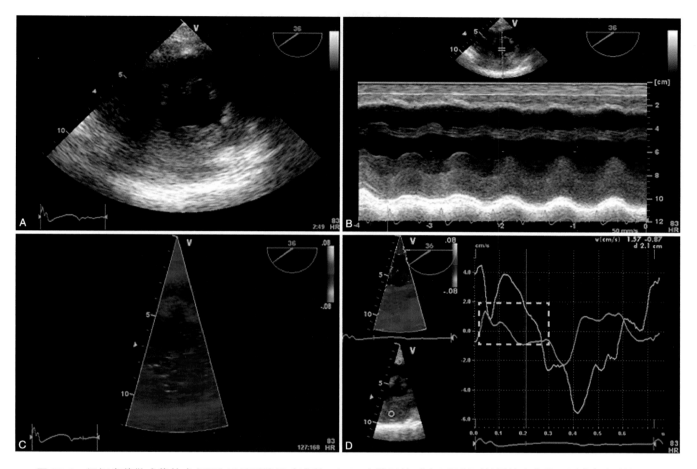

图 13-6 组织多普勒成像技术(TDI)显示下壁运动减弱。**A**,77 岁陈旧性下壁心肌梗死的男性患者的经胃中部短轴切面,相应的 M 型超声显示了下壁运动位移减少(**B**);**C**,在相同区域的 TDI,可获得前壁(黄色)和下壁(蓝色)的 TD 速度。在红色虚线方框内标记异常的下壁收缩期位移(**D**),TD 速度体现了节段室壁运动障碍的特点

彩色组织多普勒成像技术

彩色 TDI 在实时动态二维(2D)图像上叠加了彩色编码的组织运动速度。彩色 TDI 反映心肌组织运动的平均速度,所以其测量的速度值要低于反映峰值速度的脉冲组织多普勒测量值。与脉冲组织多普勒相比,彩色组织多普勒具有更高的空间分辨率,可以同时分析多个心肌节段,并以速度与时相的变化或曲线 M 型的方式表示(图 13-6)。

应变和应变率

在收缩期,心肌长度缩短,而在舒张期,心肌长度伸长。应变(strain)是用来测量心动周期内心肌的变形情况,可以用心肌变化的长度与其初始长度的比值来表示。心肌变形的速度称为应变率(strain rate,SR)

(图 13-7)。心肌缺血导致心肌变形减弱,收缩期应变和应变率下降。通常,应变为负值表示心肌缩短,正值则表示心肌伸长。径向应变在经胃中段乳头肌短轴(short-axis,SAX)切面测量,其值在收缩期为正(图 13-8)。纵向应变在经食管中段切面测量,其值在舒张期时为正。

应变可以通过 TDI 速度成像技术或二维斑点追踪技术脱机分析获得,其对应于应变率的时间积分。应变和应变率可以用时间的函数或曲线解剖 M 型图像来显示。根据测量的心肌节段,不同的径向和节段心肌有不同的应变和应变率测量值(表 13-2)[20]。缺血心肌的应变会下降,梗死的心肌应变会消失。收缩期应变与收缩后应变加上收缩期应变之和的比值与心肌缺血程度有关[21]。

应变与应变率的局限性在于对噪声敏感性高,且基于多普勒方程,其准确性取决于超声束与心肌组织运动的方向是否一致。

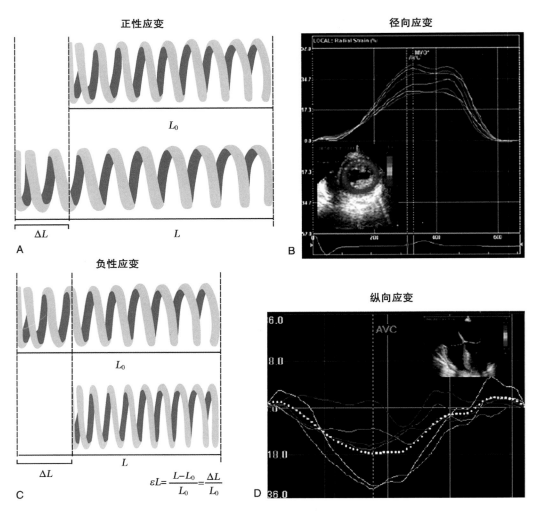

正性应变

径向应变

L_0

ΔL　　L

A

B

负性应变

纵向应变

L_0

ΔL

$$\varepsilon L = \frac{L - L_0}{L_0} = \frac{\Delta L}{L_0}$$

C

D

图 13-7　应变或变形。**A** 和 **B**，当应变为正值时，初始长度（L_0）小于终末长度（L），例如在经胃中段短轴切面，内径缩短时心肌增厚，从这个切面获得的径向应变为正值；**C** 和 **D**，是与之相反的负性应变。从食管中段四腔心切面获得的左心室纵向收缩时一个典型的收缩期负性应变（Denault AY，Couture P，Vegas A，Buithieu J，Tardif J-C. Transesophageal Echocardiography Multimedia Manual. 2nd ed. New York：Informa Healthcare；2011. 摘用获得允许）

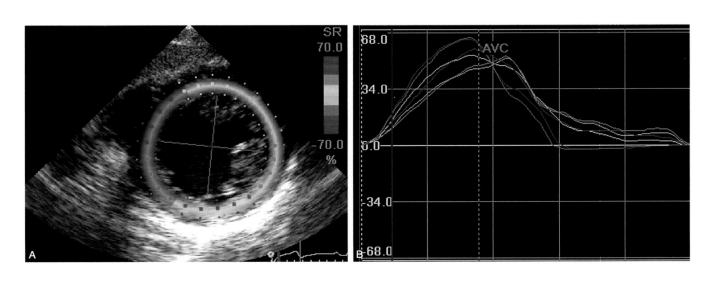

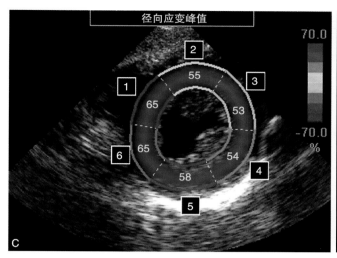
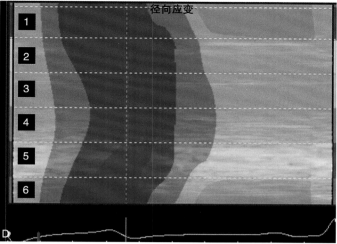

图 13-8   二维斑点追踪技术获得正常患者的径向应变。**A** 和 **C**，经胃中段短轴切面获得的径向应变叠加图。在收缩期心室壁增厚，所有左心室节段的径向应变峰值为正值；**B** 和 **D**，随着时间变化的各个左心室节段的径向应变峰值变化，斑点追踪（**B**）或 M 型曲线图（**D**）。（Denault AY，Couture P，Vegas A，Buithieu J，Tardif J-C. Transesophageal Echocardiography Multimedia Manual. 2nd ed. New York：Informa Healthcare；2011. 摘用获得允许）

表 13-2   各节段室壁的应变率

	室间隔	侧壁	下壁	前壁
收缩峰值（Ssr）				
基底段	0.99±0.49	1.5±0.74	0.88±0.39	1.64±0.9
中段	1.25±0.73	1.29±0.58	0.95±0.54	0.98±0.68
心尖段	1.15±0.5	1.09±0.59	1.38±0.45	1.05±0.63
早期舒张波（Esr）				
基底段	1.95±0.89	1.92±1.11	1.85±0.89	2.03±0.99
中段	1.94±0.97	1.71±0.66	1.92±1.2	1.7±0.82
心尖段	1.91±0.66	1.81±0.87	2.29±0.88	1.76±0.98
晚期舒张波（Asr）				
基底段	1.54±0.93	0.93±0.59	1.18±0.78	1.49±0.96
中段	1.29±0.86	1.48±0.77	0.78±0.62	1.04±0.57
心尖段	0.95±0.54	1.07±0.68	1.68±0.76	0.68±0.65

收缩期峰值、舒张早期和晚期的应变率单位为（1/S）。摘自 Denault AY，Couture P，Vegas A，Buithieu J，Tardif J-C. Transesophageal Echocardiography Multimedia Manual. 2nd ed. New York：Informa Healthcare；2011.

斑点追踪

斑点追踪技术是基于二维图像中的干扰现象和自然声学反射的跟踪技术[22]。这些反射就形成了心肌组织中的"斑点"，斑点追踪技术利用高分辨率的二维灰阶图像分析斑点的运动轨迹来显示每个心肌节段独特的运动模式。斑点追踪技术没有多普勒角度依赖性，可以同时实现二维径向和纵向的评估（图 13-8）。

三维经食管超声心动图

三维（3D）TEE 是一个新的图像解析方式，其在左心室形态和功能评估方面与心脏计算机断层扫描（CT）和磁共振成像（MRI）评价的结果一致[23]。但是，差的二维 TEE 只会得到一个劣质的三维图像，这强调了获得高质量二维图像的重要性。全容积成像和应用半自动心内膜边界检测技术的离线软件分析可以建立一个动态的左心室心内膜腔，从而计算左心室舒张末期容积和收缩末期容积、每搏输出量及射血分数。效仿 AHA 的 17 个节段模型，三维超声图像中左心室也被分为 16 段和 1 个心尖顶部（图 13-9）。局部室壁运动分析基于其时间—容积曲线和具有高度敏感性和特异性的对运动障碍室壁的即时追踪技术[24]。ASE 近期发布的关于获取、分析和显示三维心脏结构及三维超声心动图的当前与潜在的临床应用的指南中指出，三维 TTE 和 TEE 在评价左心室容积和射血分数方面优于二维超声心动图[25]。三维 TEE 在缺血性心脏病的诊治中也展露前景，但它的临床应用需要进一步的评价。

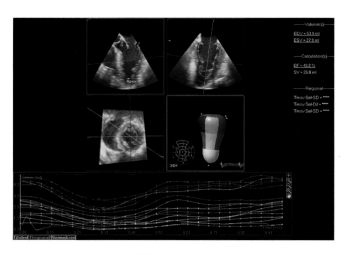

图 13-9　左心室的三维模型，使用自动边缘检测技术计算射血分数。以颜色代表 AHA 提出的左心室节段，每个 17 节段的容积随时间的变化被绘制并显示在下方的图中

多巴酚丁胺负荷超声心动图

新的节段性 WMAs 可能是心肌再血管化不足、持续性心肌缺血或心肌顿抑的结果。小剂量的多巴酚丁胺[5~10μg/（kg·min）]发挥正性肌力作用，大剂量时具有正性变时作用。运动减弱或不运动的节段室壁在多巴酚丁胺作用下收缩性增强，说明冬眠或顿抑心肌再血管化后其局部收缩功能将得到改善[26,27]。多巴酚丁胺负荷超声心动图不常规在术中进行。

舒张功能

局部心肌缺血可迅速导致舒张功能障碍，且通常比收缩功能异常和节段性室壁运动异常发生的更快。

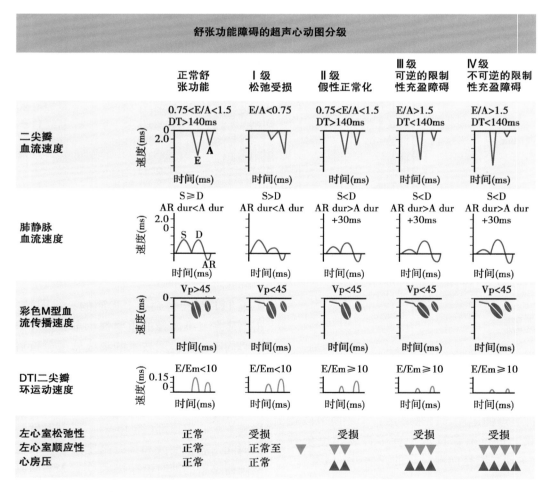

图 13-10　舒张功能障碍分级。适用于 TEE 的舒张功能障碍的分级方法如图所示。A，舒张晚期二尖瓣口峰值流速；A dur，二尖瓣 A 峰持续时间；AR dur，肺静脉 AR 峰持续时间；D，舒张期肺静脉峰值流速；DT，减速时间；E，舒张早期二尖瓣口峰值流速；Em，舒张早期心肌运动峰值速度；S，收缩期肺静脉峰值流速；Vp，血流传播速度。（Denault AY，Couture P，Vegas A，Buithieu J，Tardif J-C. Transesophageal Echocardiography Multimedia Manual. 2nd ed. New York：Informa Healthcare；2011. 摘用获得允许）

心脏舒张功能障碍的模式可以被识别,并与心肌的松弛和(或)顺应性受损相关(图 13-10)。

左心室松弛功能受损导致了主动脉瓣关闭和二尖瓣(Mitral valve,MV)开放之间的间隔延长,表现为等容舒张时间(IVRT)延长(IVRT≥100 毫秒),舒张早期的房室压力梯度衰减延长,减速时间(DT)超过 270 毫秒,二尖瓣开放后房室压力梯度减低导致的心室快速充盈减慢(E 峰下降),左心房收缩增强使心室充盈增加(A 峰增加)并导致 E/A 比值小于 1。轻度舒张功能障碍(松弛异常型)的肺静脉血流中收缩期成分即 S 峰占据优势。中度舒张功能障碍(假性正常化型)伴随有左心室舒张末期压力(LVEDP)的升高,其肺静脉血流表现为心房收缩的反向 A 峰的速度增加(峰值速度≥35cm/s)和持续时间增加(至少超过二尖瓣 A 峰持续时间 30 毫秒)。此型舒张功能障碍的特点是其二尖瓣血流频谱的 E/A 比值正常以及左心房压(left atrial pressure,LAP)升高导致的舒张早期 E 峰减速时间正常。

而重度舒张功能障碍(顺应性下降导致的充盈受限型)有不同的多普勒超声特征,E 峰值速度增加,同时因为左心室压与左心房压的迅速平衡,减速时间也缩短(图 13-11)。平台期(左心室充盈晚期)显著缩短

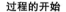

过程的开始

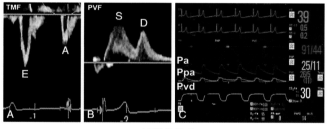

过程的结束

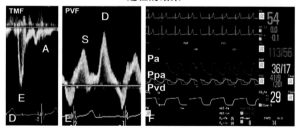

图 13-11 舒张功能。65 岁男性患者冠状动脉再血管化之前的二尖瓣口血流(transmitral flow,TMF)(A)、肺静脉血流(pulmonary venous flow,PVF)(B)和对应的血流动力学波形(C)以及在冠状动脉再血管化之后的变化(D、E、F)。注意从正常的舒张功能到限制性的左心室舒张功能障碍并伴有充盈压的升高。A,舒张晚期二尖瓣口峰值流速;D,舒张期肺静脉峰值流速;E,舒张早期二尖瓣口峰值流速;Pa,动脉压;Ppa,肺动脉压;Pvd,右心室压力;S,收缩期肺静脉峰值流速

甚至不存在。由于左心室舒张压的升高,左心房收缩形成的 A 峰下降,E/A>2,DT<150 毫秒,IVRT<70 毫秒。

存在于松弛性异常和限制性充盈异常这两者之间的假性正常化,其特点是由于 LAP 升高造成的正常二尖瓣血流频谱 E/A 和 DT(见图 13-10)。

心肌缺血的并发症和相关发现

左心室血栓

随着溶栓疗法的出现,左心室血栓形成目前已是急性心梗相对少见的并发症。广泛前壁心梗的患者具有血栓形成的高风险(图 13-12),特别是形成室壁瘤的患者。TEE 虽然易于发现左心房血栓,但对检出左心室血栓并不如 TTE 有效,因为从食管的视角观察心尖段较为困难。一项对照研究指出,与 TTE 相比,TEE 对左心室血栓的确诊率只有 53%,因而建议两种方法应结合应用[28]。经胃深部或经胃的两腔心切面是对发现左心室血栓最有帮助的切面。

如果怀疑有左心室血栓需术中行左心腔探查以避免因手术操作导致左心室血栓栓塞的风险。

缺血性二尖瓣反流

虽然急性二尖瓣反流(MR)极其少见(小于 1% 的心梗患者),但是部分或全部的乳头肌断裂患者会导致严重的二尖瓣反流和心力衰竭,需要急诊手术干预。缺血性二尖瓣反流更为常见,但没那么严重,通常由节段性 WMA 所致。与同时接受对角支和回旋支双重供血的前外侧乳头肌相比,在下壁心梗时,后内侧乳头肌因为其为右冠状动脉单支血管供血而断裂风险更大。

乳头肌头端收缩期脱垂入左心房,说明有乳头肌断裂。也可能观察到收缩期二尖瓣瓣叶连枷样运动指向左心房。相比于非缺血性的二尖瓣反流,缺血性的二尖瓣反流其反流口大,反流束流速相对较低而较少体现湍流的特征。此时彩色多普勒技术常常不可靠,而采用脉冲多普勒肺静脉血流评估缺血性二尖瓣反流的严重程度更为重要,收缩期逆向的肺静脉血流提示有严重的二尖瓣反流。

心室扩大和室壁瘤

在心梗的 48 小时内,梗死区心肌出现拉长、变薄使左心室舒张末期容积增大,并顺次引起左心室扩张、室壁瘤形成和室壁破裂。左心室扩张的特征包括在长轴

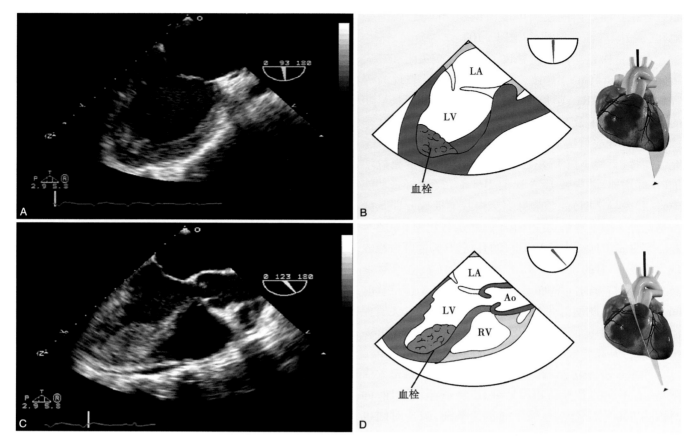

图 13-12　大面积前间壁心梗后患者左心室的血栓和血肿。A 和 B，食管中段两腔心切面可见左心室心尖段血栓；C 和 D，食管中段长轴切面可见一个附着在前间壁上的血肿。Ao，主动脉；LA，左心房；RV，右心室。（ Denault AY，Couture P，Vegas A，Buithieu J，Tardif J-C. Transesophageal Echocardiography Multimedia Manual. 2nd ed. New York：Informa Health-care；2011. 摘用获得允许）

切面上的基底段前间壁轮廓成角和经胃中段乳头肌短轴切面的节段性扩张。急性期的透壁心梗，扩张的心室通常包括梗死的节段室壁。然而，包含非缺血节段室壁在内的整个左心室腔的完全重构在晚期可观察到。

左心室室壁瘤在无再灌注的透壁心梗幸存者中是一个常见的并发症。在心尖段和前壁的室壁瘤发生率是基底段下壁的 4 倍（图 13-13）。真性室壁瘤是由于梗死区室壁扩张和心肌变薄而产生，其室壁的三层结构完整。室壁瘤可以导致心绞痛、心力衰竭及室性心律失常。从 TEE 中可以观察到室壁瘤的节段室壁反向运动或不运动，左心室扭曲变形并具有清晰的边界、舒张期宽颈为特征的室壁瘤状外突。

在左心室假性室壁瘤中，存在心室游离壁破裂和心包积血并被心包包裹（图 13-14）。相反的，真性室壁瘤无心肌破裂和外部失血（图 13-15）。左心室假性室壁瘤是心肌梗死的一个罕见的并发症，它亦可由创伤、挫伤及脓肿引起。在 TEE 上表现为左心室腔外的瘤状膨出通过狭窄的瘤颈与左心腔相连，瘤腔内可能

有血栓，心室壁破裂可见双向血流进出假性室壁瘤囊腔是其诊断依据。在收缩期，左心室假性室壁瘤扩大而左心室腔缩小。

室间隔缺损

在前壁或下壁心肌梗死后的一周约有 1% ~ 2% 的患者并发室间隔缺损（ventricular septal defect，VSD）。典型的穿孔发生在只有单支血管供血而无侧支循环建立的透壁心梗区，坏死心肌和正常心肌之间的剪切力增加。

从 TEE 观察到 VSD 通常为单个穿孔（图 13-16 和图 13-17），但它的形状和范围不规则。前壁心梗所致的 VSD 通常靠近心尖段并有前壁不运动。而下壁心梗所致的 VSD 通常不在心尖段，而是位于基底段并有广泛的下壁运动障碍。脉冲多普勒及彩色血流多普勒可发现穿孔的位置，并可见继发于湍流的马赛克图像。此时，全面的评估右心功能非常重要，因为它是预后的主要预测因素。

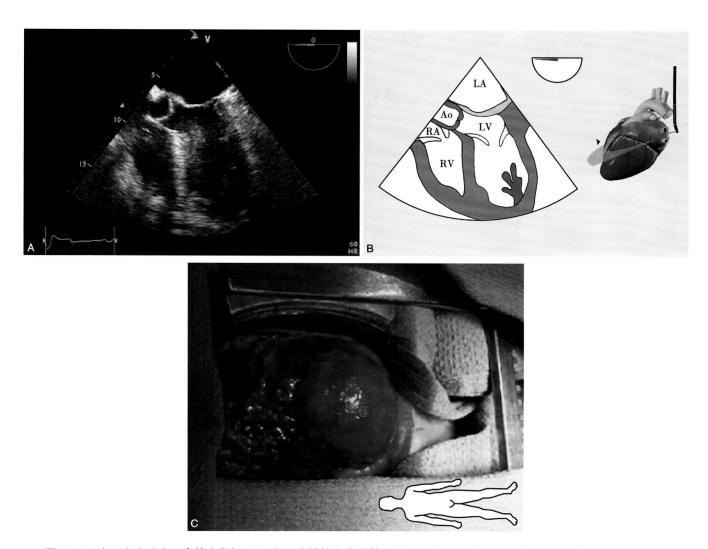

图 13-13 左心室室壁瘤。食管中段切面显示 61 岁男性患者的缺血性心肌病和心尖段不运动,左心室自发性显影(A 和 B);C,术中左心室室壁瘤图。Ao,主动脉;LA,左心房;RA,右心房;LV,左心室;RV,右心室

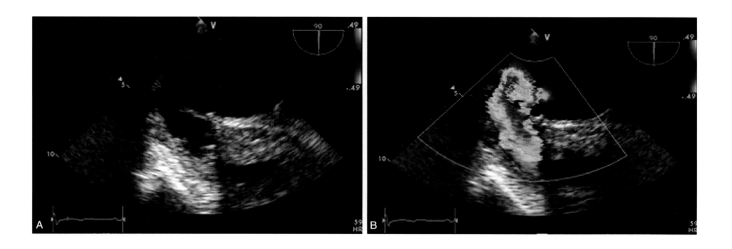

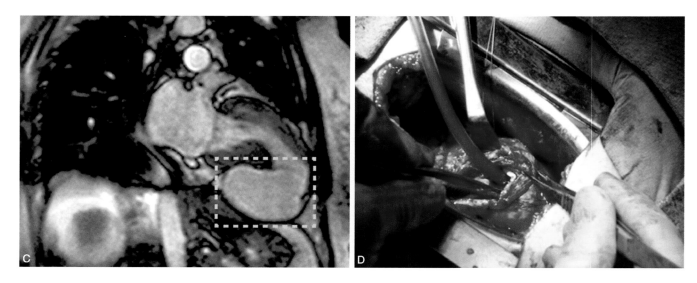

图 13-14   60 岁女性患者的左心室假性室壁瘤。经胃 90°切面显示了左心室和假性室壁瘤间的相互关系（**A**），经彩色多普勒确认（**B**）；MRI（**C**）和术中图像（**D**）如图所示。（致谢 Dr. Denis Bouchard 提供图 D）

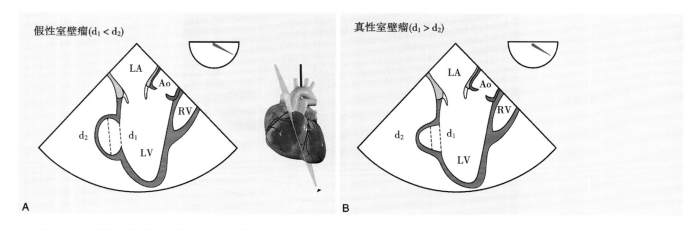

图 13-15   假性室壁瘤和真性室壁瘤。假性室壁瘤和真性室壁瘤的区别如图所示。**A**，假性动脉瘤的开口的直径（d_1）小于瘤体的直径（d_2）；**B**，真性室壁瘤则与其相反。Ao，主动脉；LA，左心房；RA，右心房；LV，左心室；RV，右心室。（Denault AY，Couture P，Vegas A，Buithieu J，Tardif J-C. Transesophageal Echocardiography Multimedia Manual. 2nd ed. New York；Informa Healthcare；2011. 摘用获得允许）

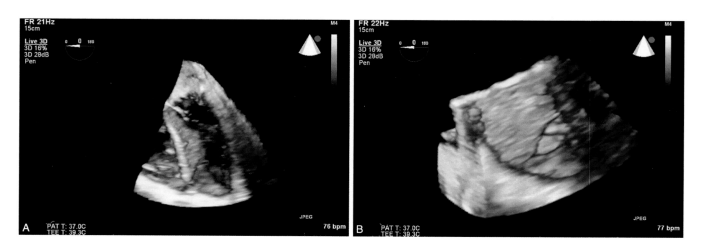

图 13-16   VSD。**A** 和 **B**，65 岁男性患者因前降支闭塞发生心肌梗死 10 天后出现 VSD，穿孔位于心尖段室间隔

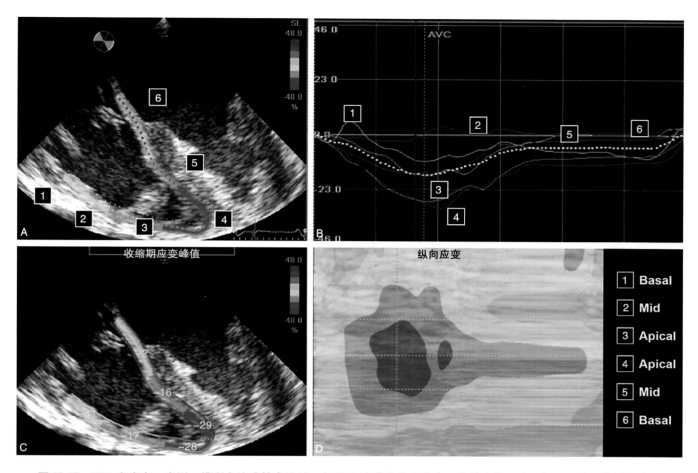

图 13-17 VSD 和应变。应用二维斑点追踪技术显示一名 VSD 患者的纵向应变。食管中段四腔心切面心脏整体纵向应变的叠加图（**A**）。各个取样曲线（**B**）、区域峰值（**C**）和 M 型曲线图（**D**）表明基底段（1,6）比心尖段（3,4）的应变值低。AVC，主动脉瓣关闭；FR，帧频

心脏破裂

左心室游离壁破裂通常是一个突发事件，占所有心梗后死亡的住院患者的 8%～17%。它可累及前壁、下壁和侧壁。心脏破裂是一个急性灾难性的并发症，伴随着大量的心包积血和血流动力学急剧恶化导致心电机械分离，可在几分钟内造成死亡。TEE 可见心包积液和心包血栓。结合心脏压塞（图 13-18）、心包积液大于 5mm 及心包血栓三项诊断心脏破裂的敏感性和特异性分别为 70% 和 90%[29]。

右心室梗死

下壁心梗可累及右心室（RV）游离壁，危害右心室功能。TEE 征象包括右心室节段性室壁运动减弱、不运动或整体右心功能不全[30]。左心室下壁通常也会受影响。对有明显血流动力学异常的右心室梗死应用 TG SAX 监测，其敏感性最高（82%），特异性为 62%～93%[31]。其他右心室梗死征象包括右心室扩大、室间

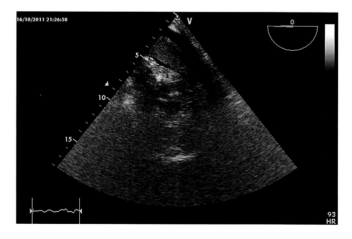

图 13-18 56 岁男性患者下壁心肌梗死后心脏破裂，可见大量的心包积液（>5mm）和巨大的心包血栓

隔运动异常、三尖瓣反流、收缩期三尖瓣环位移减少和下腔静脉的扩张（图 13-19 和图 13-20）。房间隔凸向左心房是不良的信号，预示着低血压、传导阻滞甚至死亡发生的高风险[32]。

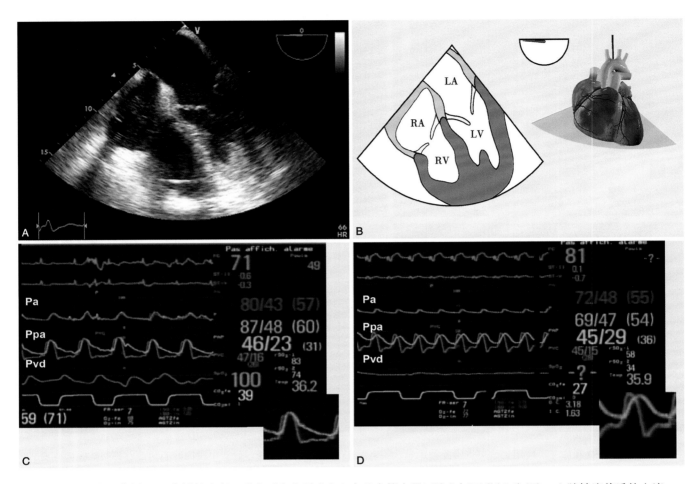

图 13-19   右心衰竭。67 岁男性患者心脏术后发生严重右心衰的食管中段四腔心切面观（A 和 B）。心肺转流前后的血流动力学波形。注意右心室压力波形（pressure waveform，Pvd）从水平的舒张斜率（C）到平方根形状（D）的变化。也需注意呼气末二氧化碳分压从 39mmHg 下降到 27mmHg。外周组织氧饱和度（83% ~ 58%）和脑氧饱和度（74% ~ 34%）的下降与右心衰导致的心脏做功下降相一致。IAS，房间隔；LA，左心房；LV，左心室；Pa，动脉压；Ppa，肺动脉压；Prv，右心室压力；RA，右心房；RV，右心室

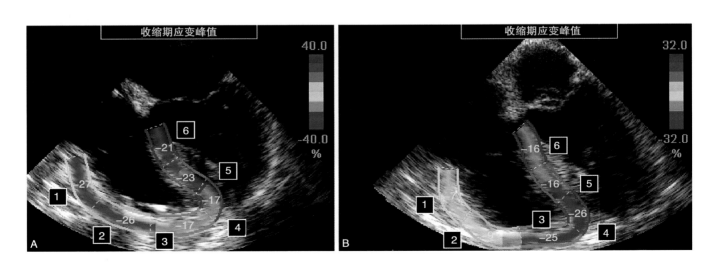

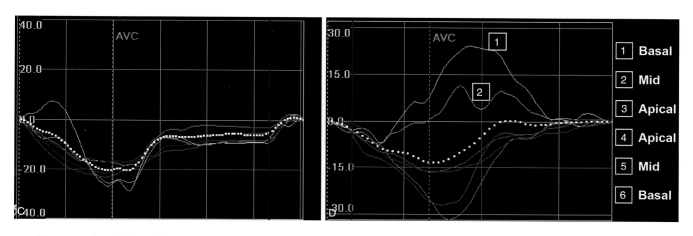

图 13-20 右心衰竭和应变。运用二维斑点追踪技术显示 72 岁女性患者冠状动脉再血管化手术后的纵向应变。再血管化前右心室区域收缩期峰值应变(**A**)在心肺转流后减少(**B**),尤其是在右心基底段(1)和中段侧壁(2)区域。整体应变由 −20.7% 变为−13.5%。术前(**C**)和术后(**D**)的个体采样曲线图

主动脉粥样硬化

接受心脏手术的患者中,主动脉粥样硬化的发生率高达 58%[33-35]。粥样硬化斑块非均匀分布在主动脉上,可影响外科决策和心脏手术患者的预后,特别在主动脉的常规操作如主动脉插管及主动脉阻断过程中[36]。

脑卒中是心脏手术灾难性的并发症,脑卒中的发生与是否存在动脉粥样硬化及其严重程度相关[33-35]。众多的主动脉粥样硬化分级方法被提出,其中应用最为广泛的分级方法的设计者是 Katz[37-44](图 13-21)。但是没有一种方法在预测脑卒中的发生率上具有显著的优越性。在各项研究中一致认为脑卒中危险因素包括:①斑块厚度大于 3mm;②含有任何活动成分的斑块;③位于升主动脉上的斑块[36]。心脏外科医生主动脉插管的位置通常位于升主动脉远端的前壁,而这里正是动脉粥样硬化好发且 TEE 不能很好观察到的位置[36]。在一项研究中,van der linden 发现位于中段侧壁上的主动脉粥样硬化斑块是术后脑卒中的一个重要的独立危险因素(脑卒中发生率为 26%)[36]。可以确定的是,主动脉病变程度越严重,脑卒中发生的概率也就越高。

主动脉表面超声技术(EAU)是评估主动脉粥样硬化的金标准,其操作指南也已经出版[45,46]。然而,EAU 并没有得到广泛应用。TEE 在检查主动脉上有许多优势。食管紧邻胸主动脉,可以应用高频探头传输清晰图像。与 CT 和 MRI 相比,TEE 价廉且便于在床边或者术中操作。合理运用长、短轴切面,可以观察到大部分升主动脉,而升主动脉的远

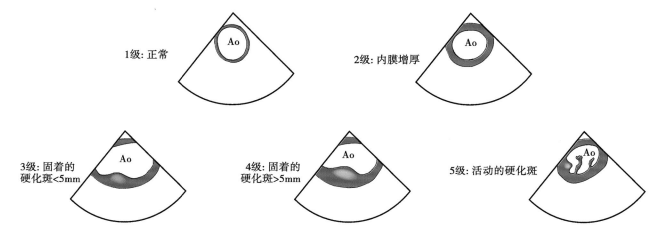

图 13-21 主动脉粥样硬化分级。代表主动脉粥样硬化疾病级别。Ao,主动脉。(摘自 De-nault AY, Couture P, Vegas A, Buithieu J, Tardif J-C. Transesophageal Echocardiography Multimedia Manual. 2nd ed. New York: Informa Healthcare; 2011.)

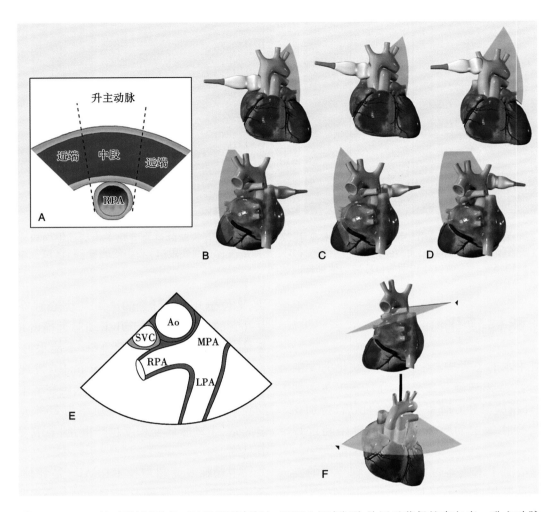

图 13-22   EAU 长、短轴切面观。EAU 需要高频(>7MHz)超声探头并用无菌保护套包裹。升主动脉
(Ao)长轴可分为近段、中段和远段(A)。在升主动脉的 EAU 短轴切面上也可显示主肺动脉(MPA)分
叉及左肺动脉(LPA)、右肺动脉(RPA)(E)。EAU 检查时探头前、后位置如图 B、C、D、F 所示。
SVC,下腔静脉(Denault AY,Couture P,Vegas A,Buithieu J,Tardif J-C. Transesophageal Echocardiography
Multimedia Manual. 2nd ed. New York:Informa Healthcare;2011. 摘用得到允许)

端和主动脉弓起始段的图像因为受右主支气管及
气管的干扰而不能在 TEE 中看到,但它们可在
EAU 观察到(图 13-22)。

心脏外科医生通常只通过手指触诊的方法来判断
主动脉插管及主动脉阻断的位置。研究显示,触诊法
发现主动脉粥样硬化斑块的敏感性介于 4% ~ 55% 之
间[39,45,47,48]。与其相比,TEE 的敏感性仅仅稍高一些,
大约为 30% ~ 58%[39,48,49]。一项研究发现,TEE 在

60 位患者中发现了 179 处病灶,而 EAU 则在上述患
者中发现了 362 处病灶,表明 EAU 是检测粥样硬化斑
块最好的方法[49](图 13-23)。

在了解各种评估方法的优点后,推荐联合运用
触诊、TEE 和 EAU 来评价主动脉粥样硬化。已有
学者提出了合并主动脉粥样硬化的手术患者的处
理流程(图 13-24),但该方法尚未在临床研究中得
到评估[50]。

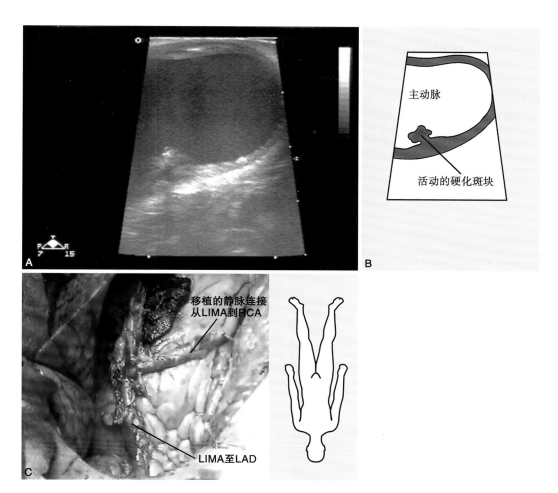

图 13-23　主动脉外扫查。**A** 和 **B**, 74 岁女性患者心肺转流前的 EAU 图像显示主动脉弓活动的粥样硬化斑块(五级);**C**, 在不停跳冠脉搭桥术中为了避免行主动脉阻断, 移植到右冠状动脉(RCA)的大隐静脉吻合在左乳内动脉(LIMA)上, 而不是常规吻合在主动脉上。LAD, 前降支。(Denault AY, Couture P, Vegas A, Buithieu J, Tardif J-C. Transesophageal Echocardiography Multimedia Manual. 2nd ed. New York:Informa Healthcare; 2011. 摘用得到允许。图 C 由 Dr. Louis P. Perrault 提供, 致谢)

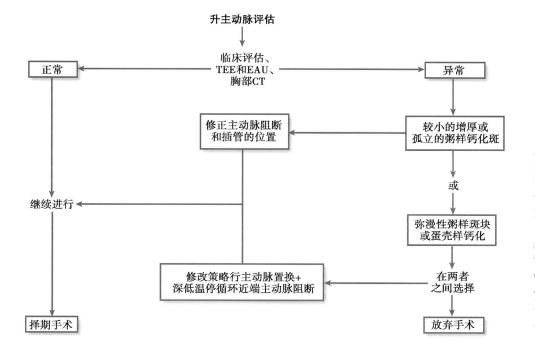

图 13-24　主动脉疾病。心脏外科升主动脉疾患处理的流程图如图所示。CT, 计算机断层扫描;DHCA, 深低温停循环;EAU, 主动脉外超声;TEE, 经食管超声心动图。(Denault AY, Couture P, Vegas A, Buithieu J, Tardif J-C. Transesophageal Echocardiography Multimedia Manual. 2nd ed. New York:Informa Healthcare; 2011. 摘用得到允许)

结论

　　TEE 是临床上动态的定性、定量监测心肌缺血的一项非常有力的围术期诊断工具，也是评估心肌缺血并发症的必备工具。TEE 应用在对主动脉粥样硬化的多模式评估系统中如果可以避免脑卒中的发生，那么将会对患者的预后产生重大影响。

参考文献

1. Thys DM, Abel MD, Brooker RF, et al. Practice guidelines for perioperative transesophageal echocardiography. Anesthesiology. 2010;112(5):1084-1096.
2. Cerqueira MD, Weissman NJ, Dilsizian V, et al. Standardized myocardial segmentation and nomenclature for tomographic imaging of the heart. Circulation. 2002;105(4):539-542.
3. Schiller NB, Shah PM, Crawford M, et al. Recommendations for quantitation of the left ventricle by two-dimensional echocardiography. American Society of Echocardiography Committee on Standards, Subcommittee on Quantitation of Two-Dimensional Echocardiograms. J Am Soc Echocardiogr. 1989;2(5):358-367.
4. Smith JS, Cahalan MK, Benefiel DJ, et al. Intraoperative detection of myocardial ischemia in high-risk patients: electrocardiography versus two-dimensional transesophageal echocardiography. Circulation. 1985;71(5):1015-1021.
5. Shapiro E, Marier DL, St John Sutton MG, et al. Regional non-uniformity of wall dynamics in normal left ventricle. Br Heart J. 1981;45(3):264-270.
6. Gallagher KP, Kumada T, Koziol JA, et al. Significance of regional wall thickening abnormalities relative to transmural myocardial perfusion in anesthetized dogs. Circulation. 1980;62(6):1266-1274.
7. Rouine-Rapp K, Ionescu P, Balea M, et al. Detection of intraoperative segmental wall-motion abnormalities by transesophageal echocardiography: the incremental value of additional cross sections in the transverse and longitudinal planes. Anesth Analg. 1996;83(6):1141-1148.
8. Couture P, Bolduc L, De Mey N, et al. Real-time compared to off-line evaluation of segmental wall motion abnormalities with transesophageal echocardiography using dobutamine stress testing. J Cardiothorac Vasc Anesth. 2011:(in press).
9. van Daele ME, Sutherland GR, Mitchell MM, et al. Do changes in pulmonary capillary wedge pressure adequately reflect myocardial ischemia during anesthesia? A correlative preoperative hemodynamic, electrocardiographic, and transesophageal echocardiographic study. Circulation. 1990;81(3):865-871.
10. Leung JM, O'Kelly B, Browner WS, et al. Prognostic importance of postbypass regional wall-motion abnormalities in patients undergoing coronary artery bypass graft surgery. Anesthesiology. 1989;71(1):16-25.
11. De Mey N, Couture P, Laflamme M, et al. Intraoperative changes in regional wall motion: Can we predict postoperative coronary artery bypass graft failure? J Cardiothorac Vasc Anesth. 2012:(in press).
12. Sheehan FH, Bolson EL, Dodge HT, et al. Advantages and applications of the centerline method for characterizing regional ventricular function. Circulation. 1986;74(2):293-305.
13. Lang RM, Bierig M, Devereux RB, et al. Recommendations for chamber quantification: a report from the American Society of Echocardiography's Guidelines and Standards Committee and the Chamber Quantification Writing Group, Developed in Conjunction with the European Association of Echocardiography, a branch of the European Society of Cardiology. J Am Soc Echocardiogr. 2005;18(12):1440-1463.
14. Berning J, Steensgaard-Hansen F. Early estimation of risk by echocardiographic determination of wall motion index in an unselected population with acute myocardial infarction. Am J Cardiol. 1990;65(9):567-576.
15. Kan G, Visser CA, Koolen JJ, et al. Short- and long-term predictive value of admission wall motion score in acute myocardial infarction. A cross-sectional echocardiographic study of 345 patients. Br Heart J. 1986;56(5):422-427.
16. MacLaren G, Kluger R, Prior D, Balea M. Tissue doppler, strain, and strain rate echocardiography: principles and potential perioperative applications. J Cardiothorac Vasc Anesth. 2006;20(4):583-593.
17. Bach DS, Armstrong WF, Donovan CL, et al. Quantitative Doppler tissue imaging for assessment of regional myocardial velocities during transient ischemia and reperfusion. Am Heart J. 1996;132(4):721-725.
18. Derumeaux G, Ovize M, Loufoua J, et al. Doppler tissue imaging quantitates regional wall motion during myocardial ischemia and reperfusion. Circulation. 1998;97(19):1970-1977.
19. Edvardsen T, Aakhus S, Endresen K, et al. Acute regional myocardial ischemia identified by 2-dimensional multiregion tissue Doppler imaging technique. J Am Soc Echocardiogr. 2000;13(11):986-994.
20. Sun JP, Popović ZB, Greenberg NL, et al. Noninvasive quantification of regional myocardial function using Doppler-derived velocity, displacement, strain rate, and strain in healthy volunteers: effects of aging. J Am Soc Echocardiogr. 2004;17(2):132-138.
21. Skulstad H, Urheim S, Edvardsen T, et al. Grading of myocardial dysfunction by tissue Doppler echocardiography: a comparison between velocity, displacement, and strain imaging in acute ischemia. J Am Coll Cardiol. 2006;47(8):1672-1682.
22. Amundsen BH, Helle-Valle T, Edvardsen T, et al. Noninvasive myocardial strain measurement by speckle tracking echocardiography: validation against sonomicrometry and tagged magnetic resonance imaging. J Am Coll Cardiol. 2006;47(4):789-793.
23. Jenkins C, Bricknell K, Chan J, et al. Comparison of two- and three-dimensional echocardiography with sequential magnetic resonance imaging for evaluating left ventricular volume and ejection fraction over time in patients with healed myocardial infarction. Am J Cardiol. 2007;99(3):300-306.
24. Corsi C, Coon P, Goonewardena S, et al. Quantification of regional left ventricular wall motion from real-time 3-dimensional echocardiography in patients with poor acoustic windows: effects of contrast enhancement tested against cardiac magnetic resonance. J Am Soc Echocardiogr. 2006;19(7):886-893.
25. Lang RM, Badano LP, Tsang W, et al. EAE/ASE recommendations for image acquisition and display using three-dimensional echocardiography. J Am Soc Echocardiogr. 2012;25(1):3-46.
26. Cigarroa CG, deFilippi CR, Brickner ME, et al. Dobutamine stress echocardiography identifies hibernating myocardium and predicts recovery of left ventricular function after coronary revascularization. Circulation. 1993;88(2):430-436.
27. Smart SC, Sawada S, Ryan T, et al. Low-dose dobutamine echocardiography detects reversible dysfunction after thrombolytic therapy of acute myocardial infarction. Circulation. 1993;88(2):405-415.
28. Chen C, Koschyk D, Hamm C, et al. Usefulness of transesophageal echocardiography in identifying small left ventricular apical thrombus. J Am Coll Cardiol. 1993;21(1):208-215.
29. López-Sendón J, González A, López de Sá E, et al. Diagnosis of subacute ventricular wall rupture after acute myocardial infarction: sensitivity and specificity of clinical, hemodynamic and echocardiographic criteria. J Am Coll Cardiol. 1992;19(6):1145-1153.
30. Haddad F, Couture P, Tousignant C, et al. The right ventricle in cardiac surgery, a perioperative perspective: i. anatomy, physiology, and assessment. Anesth Analg. 2009;108(2):407-421.
31. Lopez-Sendon J, Garcia-Fernandez MA, Coma-Canella I, et al. Segmental right ventricular function after acute myocardial infarction: Two-dimensional echocardiographic study in 63 patients. Am J Cardiol. 1983;51(3):390-396.
32. López-Sendón J, López de Sá E, Roldán I, et al. Inversion of the normal interatrial septum convexity in acute myocardial infarction: incidence, clinical relevance and prognostic significance. J Am Coll Cardiol. 1990;15(4):801-805.
33. Dávila-Román VG, Barzilai B, Wareing TH, et al. Atherosclerosis of the ascending aorta. Prevalence and role as an independent predictor of cerebrovascular events in cardiac patients. Stroke. 1994;25(10):2010-2016.
34. Hogue Jr CW, Murphy SF, Schechtman KB, et al. Risk factors for early or delayed stroke after cardiac surgery. Circulation. 1999;100(6):642-647.
35. van der Linden J, Bergman P, Hadjinikolaou L. The topography of aortic atherosclerosis enhances its precision as a predictor of stroke. Ann Thorac Surg. 2007;83(6):2087-2092.
36. van der Linden J, Hadjinikolaou L, Bergman P, Lindblom D. Postoperative stroke in cardiac surgery is related to the location and extent of atherosclerotic disease in the ascending aorta. J Am Coll Cardiol. 2001;38(1):131-135.
37. Katz ES, Tunick PA, Rusinek H, Ribakove G, Spencer FC, Kronzon I. Protruding aortic atheromas predict stroke in elderly patients undergoing cardiopulmonary bypass: experience with intraoperative transesophageal echocardiography. J Am Coll Cardiol. 1992;20(1):70-77.
38. Amarenco P, Cohen A, Tzourio C, et al. Atherosclerotic disease of the aortic arch and the risk of ischemic stroke. N Engl J Med. 1994;331(22):1474-1479.
39. Dávila-Román VG, Phillips KJ, Daily BB, et al. Intraoperative transesophageal echocardiography and epiaortic ultrasound for assessment of atherosclerosis of the thoracic aorta. J Am Coll Cardiol. 1996;28(4):942-947.
40. Acaturk E, Demir M, Kanadas M. Aortic atherosclerosis is a marker for significant coronary artery disease. Jpn Heart J. 1999;40:775-781.
41. Ferrari E, Vidal R, Chevallier T, et al. Atherosclerosis of the thoracic aorta and aortic debris as a marker of poor prognosis: benefit of oral anticoagulants. J Am Coll Cardiol. 1999;33(5):1317-1322.
42. Blackshear JL, Pearce LA, Hart RG, et al. Aortic plaque in atrial fibrillation: prevalence, predictors, and thromboembolic implications. Stroke. 1999;30(4):834-840.
43. Trehan N, Mishra M, Kasliwal RR, et al. Reduced neurological injury during CABG in patients with mobile aortic atheromas: a five-year follow-up study. Ann Thorac Surg. 2000;70(5):1558-1564.
44. Nohara H, Shida T, Mukohara N, Obo H, Higami T. Ultrasonic plaque density of aortic atheroma and stroke in patients undergoing on-pump coronary artery bypass surgery. Ann Thorac Cardiovasc Surg. 2004;10:235-240.
45. Marshall Jr WG, Barzilai B, Kouchoukos NT, et al. Intraoperative ultrasonic imaging of the ascending aorta. Ann Thorac Surg. 1989;48(3):339-344.
46. Glas KE, Swaminathan M, Reeves ST, et al. Guidelines for the performance of a comprehensive intraoperative epiaortic ultrasonographic examination: recommendations of the American Society of Echocardiography and the Society of Cardiovascular Anesthesiologists; endorsed by the Society of Thoracic Surgeons. Anesth Analg. 2008;106(5):1376-1384.
47. Bolotin G, Domany Y, de Perini L, et al. Use of Intraoperative Epiaortic ultrasonography to delineate aortic atheroma*. Chest. 2005;127(1):60-65.
48. Suvarna S, Smith A, Stygall J, et al. An intraoperative assessment of the ascending aorta: a comparison of digital palpation, transesophageal echocardiography, and epiaortic ultrasonography. J Cardiothorac Vasc Anesth. 2007;21(6):805-809.
49. Ibrahim KS, Vitale N, Tromsdal A, et al. Enhanced intra-operative grading of ascending aorta atheroma by epiaortic ultrasound vs echocardiography. Int J Cardiol. 2008;128(2):218-223.
50. Bainbridge D, Murkin J, Calaritis C, et al. Aortic dissection in a patient with a previous ascending aortic dissection and repair: the role of new monitoring devices in the high-risk patient. Semin Cardiothorac Vascular Anesth. 2004;8(1):3-7.

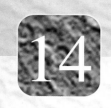

主动脉瓣解剖学与胚胎学

JONATHAN K. FROGEL ｜ WILLIAM J. VERNICK ｜ JACOB T. GUTSCHE ｜
JOSEPH S. SAVINO

翻译：姜春玲　校对：宋海波　审阅：于晖　彭勇刚

主动脉瓣(AV)位于主动脉根部,由三个半月形瓣叶组成,其功能为维持血液由左心室向体循环单向流动,主动脉瓣关闭后阻止血液由主动脉逆流入左心室流出道(LVOT)以及左心室。其三个瓣叶按照与冠状动脉开口的关系命名(右冠瓣、左冠瓣与无冠瓣),并分别对应三个乏氏窦(右冠窦、左冠窦和无冠窦)。主动脉瓣起始于瓣叶交界处水平,在瓣叶的基底段或最低点水平向下朝向(但未进入)左心室流出道[1-3]。乏氏窦在主动脉根部下缘与左心室相连,在主动脉根部上缘延续为升主动脉[4]。乏氏窦上缘(与主动脉管状部分连接区域)延伸为窦管交界处。主动脉壁与左心室流出道既具有肌肉成分又含有纤维成分。其中左心室流出道由肌膜性隔部分与连接于心脏纤维骨架的后四分之一纤维性组织共同构成。二尖瓣前叶基底段与左冠瓣和无冠瓣之间通过纤维结构相连接,形成主动脉瓣-二尖瓣交界区。主动脉瓣不具有明确性瓣环。其瓣膜在主动脉与左心室的附着处成曲线形。三个瓣叶在心脏舒张期于半月瓣结处(Arantius小结)向中心汇合[3]。

主动脉瓣及其相应的乏氏窦由心肌塔状凸起发育而来[5,6]。心包干的原始肌肉壁分化成各自独立的主动脉干与肺动脉干构成的动脉结构。主动脉根部的窦壁结构也由动脉组织分化而成[7]。主动脉瓣与肺动脉瓣于胚胎期在组织学上极其相似。出生后,主动脉瓣和肺动脉瓣之间的组织学差异与分子稳定性和胶原的交联有关。在出生后的新生儿期,相比于肺动脉瓣的低跨瓣压,主动脉瓣由于跨瓣压增加,主动脉瓣胶原变得更为不稳定。由胎儿向新生儿循环转变期间,主动脉瓣分子稳定性与胶原交联变化可能主要由跨瓣压的增加引起[8]。至成人期,主动脉瓣瓣叶变得更厚,由血管间质细胞分隔、胞外基质压缩、分层后的三层更致密的胶原纤维构成[8-10]。与主动脉瓣相比,肺动脉瓣依然较薄、胶原较少[8]。半月瓣的这些差异在直视以及经食道超声心动图(TEE)下均可观察到。这些内容不仅有助于更好地了解主动脉瓣解剖学与组织胚胎学,还有助于理解用于置换的人工主、肺动脉瓣瓣膜制造与组织工程学知识[9]。半月瓣结构差异的应用还体现在自体肺动脉瓣移植术中的手术移植以及将自体肺动脉瓣移植至主动脉瓣部位[11]。相比于心房、肺动脉干以及心室,主动脉瓣处于中心位置,这使得邻近组织易于在心内膜炎及脓肿时受累(如瘘的发生)[12]。

在少数个体中,由于瓣膜垫或嵴的过度融合可导致流出道在发育期形成隔膜[7]。当嵴部过度融合导致连体瓣叶时则形成二叶型主动脉瓣。此种过度融合常发生在起始于右冠窦与左冠窦的瓣叶之间。导致二叶型主动脉瓣的另一少见机制是内皮型一氧化氮合酶的相对缺乏,产生无冠瓣与右冠瓣相融合的结合瓣叶表型[12,13]。任何原因导致的二叶型主动脉瓣均易诱发主动脉瓣关闭不全、早期钙化和狭窄;这已成为主动脉瓣手术最常见的原因之一。

评估主动脉瓣的 TEE 切面

TEE 评估主动脉瓣时采用 4 个标准切面,每个切面在显示特定功能和解剖数据方面均有其独特优势。

食管中段主动脉瓣短轴切面

食管中段(ME)主动脉瓣短轴(SAX)切面(图 14-1)是通过将 TEE 探头顶端放置于食管内、超声传感器旋转至大约 35°～50°产生的。该平面生成一个类似于外科医生经主动脉切开术切口窥视主动脉瓣的图像。瓣膜在舒张期(关闭状态)与收缩期(开放状态)均可通过超声进行检查。正常瓣膜的瓣叶很薄、可以自由活动。收缩期瓣口面积可通过面积描计法(或在其他切面采用连续方程法测量)。"正常"个体可能会发现提示极微量的主动脉瓣反流(AR)的微小反流束,通常位于主动脉瓣中央。当存在主动脉瓣反流时,短轴切面对于确定反流孔位置非常有用。左、右冠状动脉主干开口很容易在相应冠状窦发出部位被发现。略微后撤 TEE 探头可显现近端升主动脉。深入探头则可观察左心室流出道。

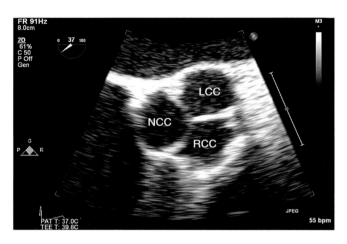

图 14-1　舒张期食管中段主动脉瓣短轴切面。显示左冠瓣(left cusps,LCC)、右冠瓣(right cusps,RCC)与无冠瓣(noncoronary cusps,NCC)

食管中段主动脉瓣长轴切面

　　食管中段主动脉瓣长轴(long-axis,LAX)切面(图14-2)是将探头传感器旋转至大约120°~150°所生成的图像。大部分血流垂直于超声束。左心室流出道、瓣叶、窦部、窦管交界区及升主动脉均可在同一图像上显现。活动的主动脉瓣瓣叶形成了舒张期跨越数毫米的闭合与张开区。正常患者瓣叶在收缩期明显分开(主动脉瓣面积≈2.6~3.5cm²)。此切面乏氏窦呈对称性突出,构成主动脉根部灯泡样结构,在窦管交界区与升主动脉相连主动脉瓣长轴切面适合使用彩色多普勒评估主动脉反流等级。在彩色多普勒检查时,正常

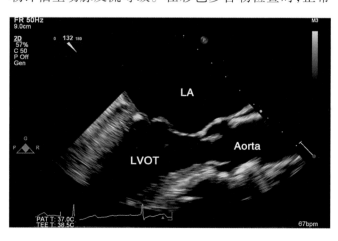

图 14-2　收缩期食管中段主动脉瓣长轴切面。主动脉瓣处于开放位。LA,左心房;LVOT,左心室流出道

主动脉瓣舒张期无跨瓣血流,收缩期可见层流。

经胃深部主动脉瓣长轴切面

　　主动脉瓣的经胃(TG)深部长轴切面(图14-3)是在经胃短轴(TG SAX)切面基础上继续深入并前屈探头获取的,若未能在胃内大幅度前屈探头则很难获得该切面图像。由于经胃切面跨瓣血流通常与超声束平行,因而在该切面进行 TEE 检查及定量跨瓣血流速度时结果更为可靠。该切面也是以频谱多普勒测量血流速度评估主动脉瓣压力梯度以及频谱显示反流束的推荐切面。

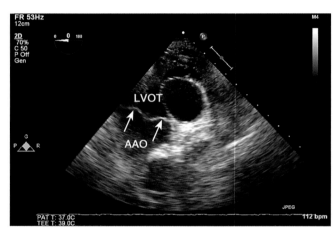

图 14-3　舒张期经胃深部主动脉瓣长轴切面。箭头指向主动脉瓣。AAO,升主动脉;LVOT,左心室流出道

经胃主动脉瓣长轴切面

　　经胃主动脉瓣长轴切面(图 14-4)是在经胃左心室短轴切面基础上旋转 110°~135°获取的。与经胃

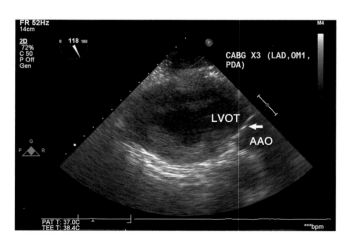

图 14-4　舒张期经胃长轴切面。箭头指向主动脉瓣。AAO,升主动脉;LVOT,左心室流出道

深部切面相似,该切面允许超声束与跨主动脉瓣血流相平行,从而使得该切面成为频谱多普勒检查主动脉瓣的优选。此外,若患者存在显著的二尖瓣瓣环钙化、人工二尖瓣瓣膜以及人工二尖瓣成型环,在主动脉瓣食管中段切面上主动脉瓣影像会被上述病变的超声声影遮挡。这种情况下,经胃深部或经胃长轴切面通常可以避开声影的干扰,获取到主动脉瓣图像。

主动脉瓣狭窄

有些情况下术中超声检查者会遇到主动脉瓣狭窄。最常见的是拟行主动脉瓣置换术的患者,该类患者通常存在有症状的、描述详尽的主动脉瓣狭窄。超声检查者在这类病例中的任务就是确认诊断、排除其他可能改变手术计划的病理或解剖变异。其次但并非罕见的情况是,患者因主动脉瓣表现异常拟行心脏手术,但对狭窄程度缺乏充分的术前诊断与定量评估。此时对于术中超声检查者,最重要的是要具备准确识别主动脉瓣狭窄以及评估病变严重程度的能力。

主动脉瓣狭窄的解剖图像

使用二维超声心动图对主动脉瓣进行全面检查通常能够发现狭窄的首个证据。钙化后的回声增强为主动脉瓣狭窄的典型表现。回声增强可能仅由瓣叶硬化引起,但真正的主动脉瓣狭窄患者其瓣叶钙化增厚程度与瓣叶开放度降低密切相关。钙化的模式还可提示瓣膜狭窄的潜在病因(图 14-5)。三叶型主动脉瓣的老年性钙化退变,瓣叶体受影响最大。交界区融合可能是风湿性瓣膜狭窄最显著的特征。而晚期风湿性或二叶性主动脉瓣狭窄时,钙化可能非常显著以至于超声无法分辨出两者的区别。全面的解剖评估还应包括瓣下(图 14-6)与瓣上区域,以排除非瓣膜性狭窄[14]。

除了定性评估,二维超声图像还可用于狭窄严重程度的定量评估。最简单的定量方法就是在长轴上测量瓣叶分离的距离。尽管经胃深部长轴切面显示的影像可以进行测量,但最好在食管中段主动脉瓣长轴切面进行测量(图 14-7)。当瓣叶间距大于 15mm 时,可以完全排除存在显著的梗阻[15]。使用该定量方法时,应将二维图像对准瓣膜中心部位。扫描越靠近瓣叶交界区域,越可能导致高估狭窄的严重程度。也可以使用二维 M 型超声在食管中段主动脉瓣长轴切面测量瓣叶间距的情况。但对瓣叶情况相对复杂的先天性瓣膜狭窄患者,使用瓣叶分离度评估狭窄严重程度则不够准确[15]。

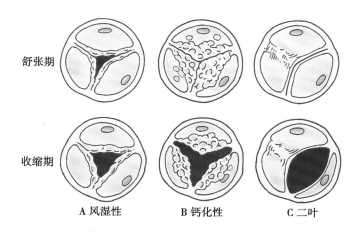

图 14-5 瓣膜钙化形态与狭窄病因。**A**,风湿性疾病伴交界处融合;**B**,瓣叶体的老年性钙化退变;**C**,二叶型瓣膜伴融合(摘自 Baumgartner H, Hung J, Bermejo J, et al. Echocardiographic assessment of valve stenosis: EAE/ASE recommendations for clinicalpractice. J Am Soc Echocardiogr. 2009;22:1-23.)

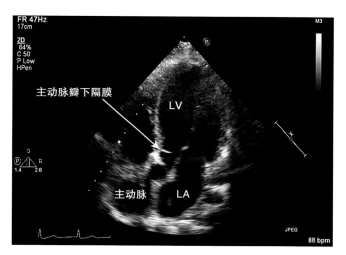

图 14-6 主动脉瓣下隔膜。经胃深部长轴图像上左心室流出道内可见隔膜,造成主动脉瓣瓣下近端狭窄。LA,左心房;LV,左心室

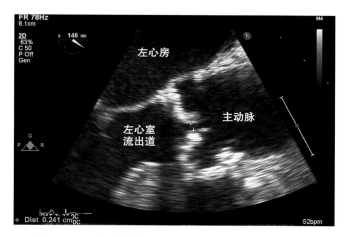

图 14-7 三叶型瓣膜瓣叶间距的测量。聚焦于食管中段主动脉瓣长轴的 TEE 图像。努力获取通过主动脉瓣中心的影像。注:瓣叶边缘相互平行并位于主动脉根部内。LVOT,左心室流出道

可在食管中段主动脉瓣短轴切面通过二维面积描记法直接测量瓣口面积。二维面积描记法是运用超声软件包描记瓣口面积(图14-8)。应在瓣尖水平描记瓣膜开口面积以提高测量准确性,若在瓣膜基底段进行测量会高估瓣口面积从而导致低估狭窄的严重程度。对于无明显瓣叶钙化的患者,二维面积描记法运用起来通常很简便(图14-9),但对于钙化显著者,其清晰显示与确定真实瓣口面积的功能则会受到较大影响。瓣叶三维分布复杂导致瓣叶开口不在平面上(图14-10),也存在上述局限性,这对存在先天性病变的患者关系更大(图14-11)[3]。

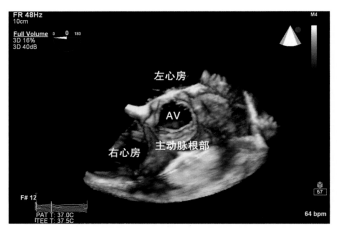

图14-8　聚焦于主动脉根部的全容积三维超声,图像正中可见正常三叶型主动脉瓣。注意这种正常瓣膜口的圆柱形特征,有助于测定瓣叶间距或瓣膜面积

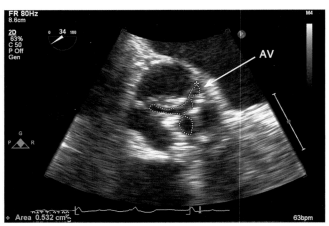

图14-9　主动脉瓣面积测量法:聚焦于食管中段主动脉瓣短轴平面。在短轴图像中心可见主动脉瓣,已描记其面积。为优化精度,应进行多次测量,以确保测得最小平面面积

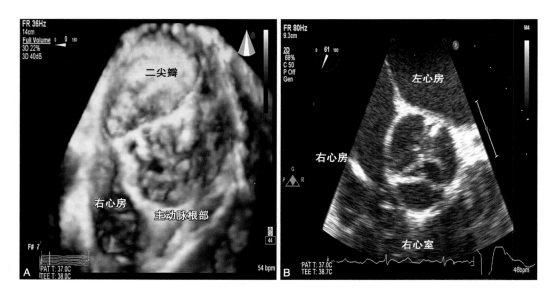

图14-10　与图14-8相比,注意图A中严重狭窄主动脉瓣复杂的三维高度。这种复杂性在B中相应的二维图像上并不明显,不能三维定向,使二维进行面积测量的准确度受限

多普勒定量评估主动脉瓣狭窄

虽然二维瓣膜分析提供了有关瓣膜功能、位置的宝贵定性信息以及重要(但有限)的定量信息,但多普勒技术已成为定量评估主动脉狭窄的最重要手段。为正确解释多普勒测量结果,应首先理解液体流经狭窄瓣口的流体动力学本质。心室收缩期的加速血流进入天然的锥形左心室流出道,在整个流出道内形成均一速度的血流分布图。当左心室流出道血流接近狭窄的主动脉瓣时,血流加速并恰好汇聚于狭窄近心端(图14-12和14-13)。该加速血流进而延续为通过狭窄处的射流。射流在恰好抵达狭窄瓣膜下游时达到其最窄宽度与最高流速。该点称为缩流颈(图14-14;图14-13)。

在缩流颈远端,血流膨胀同时流速开始下降。随着

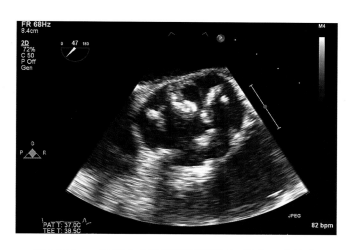

图 14-11　二叶型主动脉瓣面积测量法:聚焦于食管中段主动脉瓣短轴平面。这种致密钙化二尖瓣的复杂特性,使得在瓣膜开口水平测量面积的准确能力严重受限

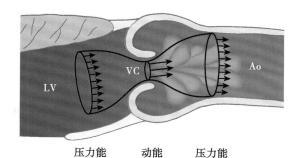

图 14-13　狭窄远端的压力恢复。在缩流颈(vena contracta,VC)远端血流膨胀,主动脉内(aorta,AO)的动能除去因摩擦和热损失导致的能量丢失外转换成了压力能。LV,左心室。(摘自 Bach DS. Echo/Doppler evaluation of hemodynamics after aortic valve replacement:principles of interrogation and evaluation of high gradients. JACC Cardiovasc Imaging. 2010;3;296-304.)

速度降低,缩流颈远端主动脉压力增加,最终达到相当于穿过狭窄的整体"压力下降"水平。高速射流进入升主动脉的距离同时依赖于血流的角度[16,17]。与高速射流相邻的血流通常被干扰,其特征为速度变化不定的无序运动(图 14-12)[15]。血流受扰乱的程度与狭窄严重程度关系最为密切,同时也受瓣膜及升主动脉形态的影响[18]。

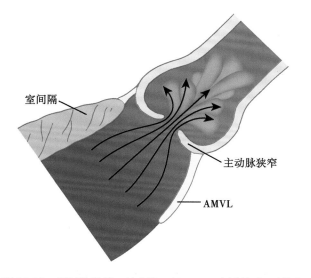

图 14-12　通过狭窄瓣口的血流。AMVL,二尖瓣前叶。(摘自 Otto CM,ed. Textbook of Clinical Echocardiography. Philadelphia:WB Saunders;2000.)

伯努利公式的使用

由于通过狭窄瓣膜的压力梯度与瓣膜狭窄程度密切相关,因而常通过计算峰值与平均压力梯度来定量评估主动脉瓣狭窄程度。压力梯度无法通过超声心动图直接测量,但可由频谱多普勒测得的血流速度计算而来。如第四章介绍的,从改良的伯努利公式即可看出压力梯度与射流速度密切相关:

$$\Delta P_{max} = 4 V_{max}^2$$

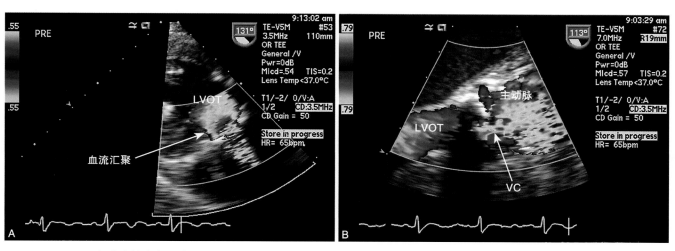

图 14-14　A,主动脉瓣狭窄患者经胃深部长轴(LAX)切面彩色多普勒(CFD)显示血流汇聚;B,聚焦食管中段主动脉瓣长轴切面 CFD 显示狭窄瓣膜水平的缩流颈(VC)。LVOT,左心室流出道

因此,仅测量流经瓣膜的最大流速,即可方便、可靠地计算出压力梯度峰值[19,20]。而压力梯度均值可通过描记流速曲线,并使用仪器上的软件包将整个射血周期的即时速度平均后获得(图14-15)。

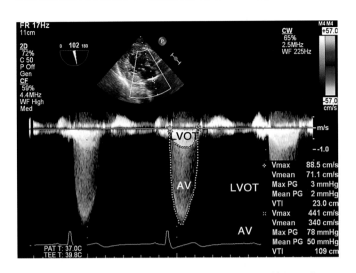

图14-15 双抛物线技术;图像在经胃深部长轴切面获得,连续多普勒光标置于跨主动脉瓣位置。获得后,描记低速但较致密的左心室流出道曲线以及较高速度的跨瓣曲线,产生两个速度曲线的峰值与平均梯度以及速度时间积分(VTI)

最好从经胃切面获得主动脉瓣狭窄的流速分布图,以便使多普勒超声声束与跨主动脉瓣血流平行。由于临床上典型的主动脉瓣狭窄患者血流速度通常是增高的,因此应使用连续波多普勒(CWD)以避免脉冲波多普勒(PWD)的混叠效应。虽然简化的伯努利公式已得到很好的验证,但仍有一些潜在的缺陷。最重要的是,多普勒声束必须与跨主动脉瓣血流平行,因为若夹角大于30°将导致显著的误差以及低估狭窄的严重程度[14]。为此,先使用彩色血流多普勒(CFD)观察穿过瓣膜的射流(图14-14A),以便准确定位频谱多普勒声束。还应牢记的是,即使射流与多普勒声束在所显现的扫描平面中对位看起来已经很好,诸多射流的偏离特性使得我们仍然无法确定在其他超声层面中这种对位方式是否已经最优化。

为得到更精确的结果,应多次并最好在多个超声心动图切面进行测量,以寻找最大血流速度。应该采用有最高流速与清晰平滑速度曲线的多普勒图像来计算压力梯度。对于显著狭窄的患者,射血期更长,因此会产生更为圆润而非三角形的曲线。心律不规则的患者应特别注意选择代表性的曲线、避免选用早搏收缩之后的心脏搏动[14]。

瓣膜面积之外的其他因素也会影响跨瓣流速与压力梯度,了解这一点同样很重要。其中最重要的因素

是每搏输出量变异(如通过瓣膜的流速)。例如,压力梯度会随运动和(或)应激后的每搏输出量的增加而升高。合并显著的主动脉瓣反流者,也会增加通过主动脉瓣的容积流速,导致高估狭窄严重程度。在低容积流速患者则可能出现低估狭窄的严重性。例如,对于左心室功能低下、低心排的患者,即使存在重度主动脉瓣狭窄,仍可能表现为低跨瓣压。

在试图解释这些差异时,应了解简化的伯努利公式并未将左心室流出道血流速度纳入压力梯度的计算公式。对于左心室流出道血流速度升高(>1.5m/s)的患者,包括主动脉瓣反流患者,简化伯努利公式不应忽略近端流速。同样,当最大跨主动脉瓣流速低于3m/s,也应重新引入左心室流出道流速以得到更为准确的结果[14]。

连续公式法

由于跨主动脉瓣血流对压力梯度的巨大影响,用连续公式计算主动脉瓣面积已成为量化主动脉瓣狭窄严重性的重要方法。如第4章所述,连续公式法的基础是流量或质量连续性的概念。对于主动脉瓣患者,流经左心室流出道的每搏输出量(SV)应等同于流经主动脉瓣的每搏输出量。

每搏输出量(LVOT)= 每搏输出量(AV)

左心室流出道直径的测量最好采用食管中段主动脉长轴切面,应刚好位于主动脉瓣近心端,并尽可能在与主动脉瓣平面平行的位置测量一侧前缘至另一侧前缘的距离(图14-16)。由于在计算左心室流出道面积的时候该直径将被平方,因此即使测量中很小的差异

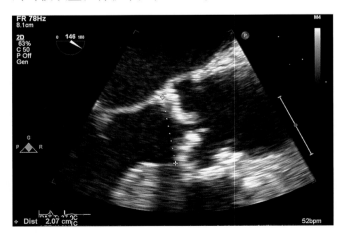

图14-16 左心室流出道(LVOT)直径测量;聚焦于食管中段主动脉瓣长轴切面获得的经食管超声心动图像。努力使瓣叶和主动脉根部的其余部分平行以精确测量真实直径。左心室流出道直径最好在主动脉瓣环水平最圆处进行测量。由于许多主动脉瓣狭窄的患者存在瓣环以及瓣叶钙化,所以可能需要区分左心室流出道与瓣环结构

也会引起严重误差。为使这种效应最小化,应尽可能优化图像,多次测量并取平均值。

左心室流出道的每搏输出量是通过将脉冲多普勒取样容积置于左心室流出道,描记其产生的速度曲线获得的。最好由经胃深部长轴切面或经胃长轴切面获取图像,此切面下左心室流出道血流与多普勒超声束最为平行。软件包可以生成速度-时间积分(VTI)(图14-17)。取样容积应置于恰好在瓣膜近心端的位置。若血流明显汇聚于瓣环水平而无法获得平滑的速度曲线,则应将采样容积重新放置于瓣膜近端0.5~1cm的位置。左心室流出道的直径也需在相应位置重新测量。但是,必须考虑到更近端位置左心室流出道在形态上可能更趋向于椭圆[21]。

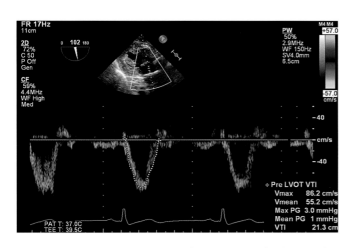

图14-17　获取左心室流出道(LVOT)速度-时间积分(VTI)。在经胃深部长轴切面获得图像,脉冲多普勒光标放置在主动脉瓣近端。获得图像后,描记速度曲线,产生左心室流出道内的峰值速度和平均梯度以及速度-时间积分

在经胃深部长轴或经胃长轴切面,可使用连续多普勒获取流经主动脉瓣的速度-时间积分,以评估跨主动脉瓣血流(等同于获取峰值或平均压力梯度),并可使用软件包描记流速曲线。如果在检查主动脉瓣的连续多普勒抛物线内看到明确的第二个低速抛物线,可将其作为左心室流出道速度抛物线。"双抛物线"技术具有使用单次心脏射血完成评估从而将每搏变异的影响最小化的优势(图14-15)。由于血流会聚集在紧邻瓣膜近端的位置,该法获取的速度将代表LVOT最高流速。

获取这三个指标后,即可计算出以 cm² 表达的主动脉瓣横截面积:

$$CSA_{主动脉瓣} = CSA_{LVOT} \times \frac{VTI_{LVOT}}{VTI_{主动脉瓣}}$$

连续方程法同样可以通过用各自的峰值流速代替左心室流出道和主动脉瓣的速度-时间积分来简化计算。最后一点,速度或速度-时间积分比率是将左心室流出道中的峰值流速与瓣膜本身的峰值速度进行比较的无维度测定法。比值越低提示狭窄越严重[22]。该法的优势在于可避免因左心室流出道直径测量不当所带来的相关误差:

$$速度\ or\ VTI\ 比率 = \frac{速度\ or\ VTI_{LVOT}}{速度\ or\ VTI_{主动脉瓣}}$$

解释结果

获取有关主动脉瓣狭窄严重程度的数据仅仅是超声心动图评估主动脉瓣狭窄的一部分。对结果的正确解释同样是检查的关键组成部分。患者体型存在广泛差异,瓣膜面积的计算也应按照患者身体高低指数化。这对于模棱两可的病例尤为重要。基于指数化的有效瓣口面积的瓣膜狭窄程度分级在早期相关文献已有提及(表14-1)。而如何恰当运用面积指数化方法评估肥胖患者的瓣膜,仍是一个挑战。

表 14-1　主动脉瓣狭窄严重程度的定量

	主动脉硬化	轻度	中度	重度
主动脉射流速度(m/s)	<2.5m/s	2.6~2.9	3.0~4.0	>4.0
平均压力梯度(mmHg)	—	<20 (<30*)	20~40[†] (30~50*)	>40[†] (>50*)
AVA(cm²)	—	>1.5	1.0~1.5	<1.0
指数化的 AVA(cm²/m²)	—	>0.85	0.60~0.85	<0.6
速度比		>0.50	0.25~0.50	<0.25

* ESC 指南。
[†] AHA/ACC 指南。
AVA,主动脉瓣面积。
摘自 Baumgartner H, Hung J, Bermejo J, et al. Echocardiographic assessment of valve stenosis:EAE/ASE recommendations for clinical practice. *J Am Soc Echocardiogr*. 2009;22;1-23.

即使在进行了恰当的瓣膜检查与面积指数化后,某些病例仍可能模棱两可。导致这种情况的原因有几个。其中一个非常重要但却常常被忽视的因素是"压力恢复"现象。跨过狭窄瓣膜血流的流体动力学的特点(前述已讨论)导致总是发生狭窄远侧的压力恢复。然而,这种压力恢复的程度有赖于几个因素,可以相差悬殊。由于多普勒技术仅测量左心室流出道与缩流颈间流速的最大差异(压力同样),因此瓣膜远端压力是否明显恢复并未受到关注。与之相反,心导管测量时

必须将导管尖端置于缩流颈远端,因此其测得的压力梯度数值基本上不同于多普勒所测得的压力梯度[23]。与导管测压相比 Doppler 法测得的压力梯度偏高,而且已经在一些患者亚组中得到证实,这种差异的存在并不能简单地用峰压-峰压与即时测量的压力差异进行解释[24,25]。

主要基于体外模型的研究显示,促进"压力恢复"发生的因素为升主动脉尺寸与狭窄程度。压力恢复程度与狭窄远端不可逆性能量丢失的程度密切相关。严重狭窄的患者,受干扰、杂乱血流的增多会增加能量的损失。主动脉增宽者,狭窄的射流与停滞的血流在乏氏窦以及沿主动脉壁的相互作用也会使能量丢失增加,并限制压力恢复。因此,"压力恢复"仅与轻至中度主动脉瓣狭窄伴升主动脉尺寸正常或尺寸偏小的患者有关。

如下是一个用于校正压力恢复效应的公式,可以得出"校正"的主动脉瓣有效瓣口面积或所谓能量损失系数:

$$能量损失系数 = \left(\frac{EOA_{continuity} \times CSA_{aorta}}{EOA_{continuity} - CSA_{aorta}} \right)$$

EOA 为有效瓣口面积,CSA 为横截面积。

然而这个公式尚未得到很好的验证。最大的问题之一是它未纳入影响压力恢复程度的几个因素。例如,喷流的角度被认为是一个重要的变量[17]。此外,对于无或轻度狭窄的患者,黏滞力的影响可能大于压力恢复效应的影响,使得该公式不适用于这些患者[26]。虽然很难准确解释压力恢复效应,但对处于手术适应证边缘的患者在做临床决策时应考虑到该效应的存在。

评估主动脉瓣狭窄的临床意义时,应考虑疾病过程对左心室的影响,反之亦然。左心室对慢性压力超负荷的适应性反应是心室肥厚,随之出现心室质量增加。应注意心室肥厚与舒张功能障碍的程度。心室收缩功能障碍可在疾病晚期发生。对于并存心室功能不全与主动脉瓣狭窄的患者,应排除假性严重主动脉瓣狭窄,后者可能继发于收缩功能不全导致的瓣膜开放力量降低。然而,在中度(不一定严重)狭窄患者所见的半硬化瓣叶会使力量减弱,即使实际瓣膜疾病并非那么严重也可能导致瓣膜面积计算结果与严重狭窄一致。由于假性严重主动脉瓣狭窄可能预示预后更差,因此对其进行鉴别很有意义。正性肌力药物激发试验有助于区分假性与真性严重主动脉瓣狭窄,但是存在血流动力学反应的个体差异[27,28]。

还需要考虑瓣膜和主动脉的相互作用。狭窄后的主动脉扩张并不罕见(图 14-18)。此外,二叶型主动脉瓣与升主动脉瘤的相关性已广为人知[29]。对于升主动脉瘤患者,主动脉瓣狭窄所产生的"压力降低"与能量丢失可能更为明显。因此,尽管这些患者瓣口面积相对较大,仍可能发展为有症状的主动脉瓣狭窄。

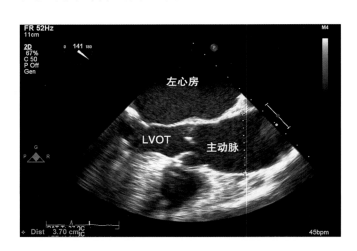

图 14-18　狭窄后的主动脉扩张;经食管中段主动脉瓣长轴切面获取的经食管超声心动图像,显示患者存在主动脉瓣狭窄与升主动脉扩张(直径 3.7cm)。LVOT,左心室流出道

老年性退行性主动脉瓣狭窄患者常伴有动脉顺应性降低,因为这两种疾病均具有与动脉粥样硬化疾病一致的组织学特征[28]。动脉顺应性降低的主动脉瓣狭窄患者,其左心室后负荷增高更为明显,通常会出现逐渐加重的代偿性肥厚[30]。随之出现的心腔小与后负荷升高均可能限制每搏输出量,从而导致比相应狭窄程度预期更低的峰值和平均流速。

TEE 用于经导管主动脉瓣置换术

经导管主动脉瓣置换术(transcatheter aortic valve replacement,TAVR)是目前北美和欧洲正在进行研究的一项令人兴奋的治疗主动脉瓣狭窄的新技术。对于不适合常规外科手术的患者,TAVR 已显示出其优势[31]。还有研究发现,高风险患者常规主动脉瓣置换术与 TAVR 手术后 1 年随访结果相似[32]。

TEE 在 TAVR 手术中发挥多重关键作用。植入前 TEE 可用于患者筛选及确定人工瓣膜尺寸。植入期间,TEE 可以确保瓣膜的位置合适与妥善释放。最后,植入后 TEE 可用于评估瓣膜功能,检测瓣周漏并排除邻近结构的损伤。随着 TAVR 适应证的拓展与使用经验的积累,充分了解 TAVR 工作常识将是围术期超声检查者的必备技能。

目前有两个经导管瓣膜系统被批准用于美国——Edwards SAPIEN（图 14-19）与 Medtronic CoreValve 系统（图 14-20）[33]。SAPIEN 系统的植入途径为逆行经股动脉，若股-髂动脉不可用则可采取顺行经心尖植入。CoreValve 系统的植入途径为经股动脉，若存在经股禁忌则采取经锁骨下动脉。也可采用小切口经胸途径。使用两套系统时超声方面的考虑相似，但也存在一些差异，将会在本章节后续内容中阐述。

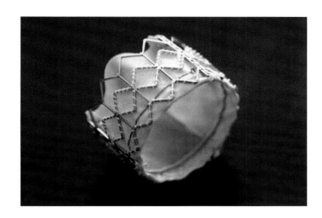

图 14-19　Edwards SAPIEN 瓣膜由组织瓣固定于球囊扩张不锈钢支架上构成。释放时，支架穿过天然主动脉瓣环，瓣叶位于略高于瓣环的位置

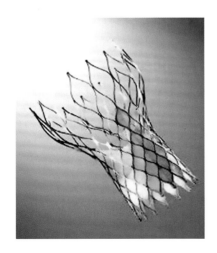

图 14-20　用于经导管主动脉瓣置换（TAVR）的 Medtronic CoreValve 系统由安置于自膨胀金属架上的生物瓣构成。释放时，支架近心端位于左心室流出道远端，其远端位于升主动脉近端内。瓣叶位于高于瓣环的位置。圆柱体中心部的凹陷可以预防冠脉开口阻塞

释放前评估

患者筛选并通过超声心动图评估患者是否适合行 TAVR 手术通常早在术前就确定了。术中也应尽可能进行 TEE 检查。

释放前应排除瓣膜下狭窄。显著的非对称性室间隔肥厚——尤其是邻近左心室流出道的室间隔上部肥厚，即便没有明显的主动脉瓣下狭窄也可能造成植入困难。严重的心肌肥厚也可导致释放后人工瓣膜移位[34]。还应注意主动脉瓣环与主动脉根部的局灶性钙化，在食管中段主动脉瓣长轴切面最易发现。局灶性瓣周钙化者易发生植入后瓣周漏，而局灶性根部钙化则可能是释放期间根部穿孔或破裂的危险因素。此外，根部直径较小且窦部相对平坦也被认为是导致根部破裂的危险因素[33]。

左心室血栓是 TAVR 的禁忌证，这是因为释放期间可能存在血栓移位并导致栓塞风险。同样，胸段降主动脉与主动脉弓严重动脉粥样硬化被认为是经股动脉植入的相对禁忌证，遇到该种情况时应立即考虑其他植入径路。最后，由于 CoreValve 与 SAPIEN 系统均需要在释放前对原有瓣膜进行球囊扩张，瓣叶过长或瓣环与冠状动脉开口间距离较短者均存在释放后冠状动脉堵塞的风险。如有可能，应评估瓣环至冠脉开口距离与瓣叶相对高度，以识别此类高危患者。通常还需在食管中段主动脉瓣长轴切面确定瓣环至右冠状动脉开口的距离（图 14-21），但瓣环至左冠状动脉开口的距离需采用三维图像测定[35]。

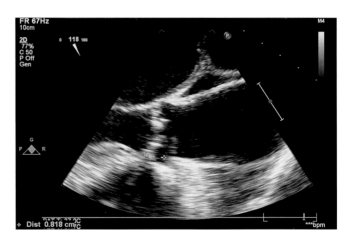

图 14-21　食管中段主动脉瓣长轴切面放大图象，显示主动脉瓣瓣环至右冠脉开口距离的测量

植入前主动脉瓣环与根部尺寸

植入前须对主动脉瓣瓣环与根部尺寸进行测量以确定患者是否适合 TAVR 以及选择人工瓣膜型号。选取恰当型号至关重要，因为如果瓣膜型号过小，术后瓣周反流的风险较高，而瓣膜型号过大则增加主动脉根部破裂与术后心律不齐的风险[36,37]。

CoreValve 系统由安置于自膨胀架上的三叶型组织瓣构成。该系统的设计是将支架固定在主动脉瓣环近心端与近端升主动脉内。支架介入段(横贯主动脉根部)设计为略呈凹陷型,以保证冠脉开口足够的血流并将冠脉开口阻塞的风险降至最低。恰当释放后,生物瓣位置略高于瓣环。鉴于其设计特点,选择瓣膜型号时必须仔细测量主动脉瓣瓣环、主动脉根部与近端升主动脉直径。此外,还需测量乏氏窦的高度以确保选取适合的支架。临床上进行这些测量时需要知道有关选择 CoreValve 系统与型号标准方面的知识(表14-2)。所有测量最好在食管中段主动脉瓣长轴切面心脏收缩期进行,在主动脉瓣瓣环、近端升主动脉处获取放大图像(图14-22)。主动脉瓣瓣环的测量应在瓣叶附着点或铰链点进行。由于大部分主动脉瓣狭窄患者存在显著的瓣叶钙化,应注意在测量时除外钙化区域。

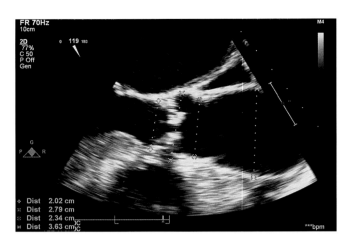

图 14-22　聚焦于食管中段主动脉瓣长轴切面测量主动脉瓣瓣环、乏氏窦、窦管交界区以及近端升主动脉直径

表 14-2　CoreValve 人工瓣膜测量指南

结构	测值
主动脉瓣面积	<1cm^2
主动脉瓣瓣环直径	20~23mm 适用26mm 瓣
	24~27mm 适用29mm 瓣
乏氏窦	
宽度	≥27mm 适用28mm 瓣
	≥29mm 适用29mm 瓣
高度	≥15mm 适用28mm 瓣
	≥15mm 适用29mm 瓣
左心室流出道	间隔厚度<17mm
	没有由于膜或突起的钙化导致的梗阻
升主动脉直径	≤40mm 适用28mm 瓣
	≤43mm 适用29mm 瓣

摘自 Patel PA, Fassl J, Thompson A, Augoustides JGT. Transcatheter aortic valve replacement—part 3; the central role of perioperative transesophageal echocardiography. *J Cardiothorac Vasc Anesth.* 2012;26;698-710.

SAPIEN 系统由带有织物袖套的牛心包瓣膜固定于球囊扩张不锈钢支架上构成。该人工瓣膜附着于主动脉瓣瓣环以下 2~4mm(心室侧)。与 CoreValve 系统一样,精确测量原有瓣环尺寸对于选取恰当的人工瓣膜型号至关重要。此外,由于设计了织物袖口(以减少释放后瓣周漏风险),乏氏窦必须足够高以使阻塞冠状动脉的风险降至最低[33]。临床上测定这些指标时,需要了解有关 SAPIEN 瓣膜选择与型号标准方面的知识(表14-3)。

表 14-3　Edwards SAPIEN 人工瓣膜测量指南

结构	测值
主动脉瓣面积	<0.8cm^2
主动脉瓣瓣环直径	18~21mm 适用23mm 瓣
	22~24.5mm 适用25mm 瓣
乏氏窦	
宽度	不相关
高度	≥10mm 适用23mm 瓣
	≥11mm 适用25mm 瓣
升主动脉直径	不相关

摘自 Patel PA, Fassl J, Thompson A, Augoustides JGT. Transcatheter aortic valve replacement—part 3; the central role of perioperative transesophageal echocardiography. *J Cardiothorac Vasc Anesth.* 2012;26;698-710.

瓣膜释放

TEE 在瓣膜释放的整个过程无论是辅助人工瓣膜定位还是识别并发症均发挥关键作用。瓣膜释放的第一个阶段是跨过主动脉瓣置入引导钢丝(经股或经锁骨下途径的逆行途径或经心尖的顺行途径)。跨瓣膜置入导丝最好在食管中段主动脉瓣长轴切面进行确认(图14-23)。

应排除放置导丝所引起的罕见但致命的并发症。心室穿孔可通过识别新发生的心包积液予以诊断。通过二尖瓣的二维图像或借助彩色血流多普勒识别新发生的偏心性二尖瓣反流,可以明确二尖瓣瓣下结构的医源性损伤。此外,需排除医源性主动脉夹层,尤其在导丝通过困难的情况下[38]。

一旦导丝置入成功,即开始对原有瓣膜进行球囊扩张。食管中段主动脉瓣长轴切面再次成为确认球囊

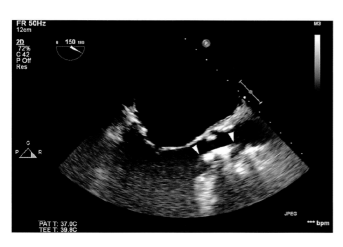

图 14-23 食管中段主动脉瓣长轴切面显示充气之前瓣膜成形球囊跨主动脉瓣的恰当定位(以箭头标记球囊的边界)

位置与充气是否恰当的最佳切面(图 14-24)。球囊扩张后,应评估主动脉瓣关闭不全的程度。此外,应在食管中段主动脉瓣长轴切面排除瓣环破裂与医源性室间隔缺损和(或)心室流出道撕裂。

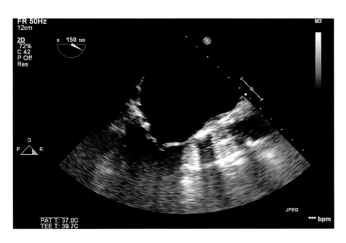

图 14-24 球囊瓣膜成形期间食管中段主动脉瓣长轴切面

球囊扩张后,TEE 可在瓣膜释放前协助确认人工瓣膜位置是否合适。对于 CoreValve 系统,其心室缘应位于主动脉瓣环下大约 5 ~ 10mm。SAPIEN 的心室缘则应在瓣环下 2 ~ 4mm。过多向心室植入会妨碍二尖瓣前叶功能,尤其是 CoreValve 人工瓣膜。相反,植入主动脉位置异常会导致冠脉开口堵塞并增加瓣周反流的风险。虽然对于钙化后声影明显的患者三维影像可能有用,但通常还是在食管中段主动脉瓣长轴切面确认人工瓣膜位置是否适宜[37]。

确认位置合适后,即可用 TEE 观察瓣膜的释放过程。对于 SAPIEN 系统,该过程还包括扩张球囊的再次充气以使支架撑起。对于 CoreValve,则包括自身膨

胀后嵌入鞘的退出。同球囊扩张一样,瓣膜膨胀与释放的过程也可能导致瓣环与主动脉破裂、流出道撕裂及医源性室间隔缺损。该过程中,瓣膜栓塞是非常罕见的并发症,容易通过 TEE 识别[39]。

释放后检查

释放后 TEE 对于确认人工瓣膜的功能及位置是否合适具有重要价值。如上所述,SAPIEN 瓣的理想位置是其心室缘位于原有瓣环近心端 2 ~ 4mm(图 14-25),而 CoreValve 系统的心室缘应位于原有瓣环近心端 5 ~ 10mm(图 14-26)。最好在食管中段主动脉瓣长轴切面来评估瓣膜位置是否合适。

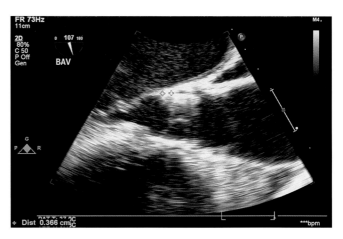

图 14-25 恰当释放后的 SAPIEN 瓣膜的食管中段主动脉瓣长轴切面。人工瓣膜的心室缘位于原有瓣环近心端约 3.5mm

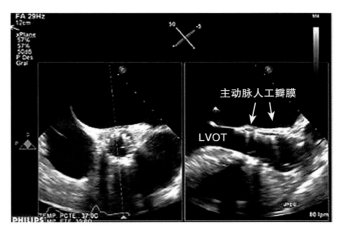

图 14-26 双切面图像(左侧为食管中段主动脉瓣短轴,右侧为食管中段主动脉瓣长轴)显示恰当释放的 Core 瓣膜。注意左心室流出道内(LVOT)人工瓣膜的心室缘与近段升主动脉的远端。(摘自 Zamorano JL, Badano LP, Bruce C, et al. EAE/ASE recommendations for the use of echocardiography in new transcatheter interventions for valvular heart disease. J Am Soc Echocardiogr. 2011;24:937-965.)

TAVR 后大部分患者均会出现血流动力学无显著影响的释放后瓣周反流[38]。然而,仍必须仔细检查人工瓣膜以除外明显的瓣周反流。在食管中段主动脉瓣长轴切面采用彩色血流多普勒通常可以明确(图 14-27)。然而,钙化与声影可能使此切面图像模糊。若出现此种情况,可选择经胃深部长轴切面与经胃长轴切面,常可避开声影的影响。食管中段主动脉瓣短轴切面在识别特定来源的瓣周反流时可能非常有用[35]。

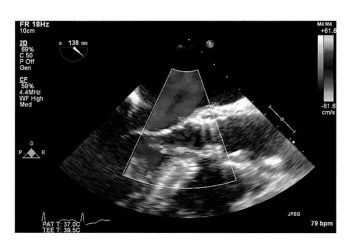

图 14-27　食管中段主动脉瓣长轴彩色血流多普勒显示 Edwards SAPIEN 人工瓣膜释放后前侧瓣周漏

TAVR 后较少见到明显的瓣内反流。马上释放以后,在导丝或传送装置仍跨越瓣膜的情况下可能存在一定程度的瓣内反流并可持续至导丝拔除后的几分钟[35]。

食管中段主动脉瓣短轴切面有助于确认人工瓣膜活动是否正常。也可通过食管中段主动脉瓣长轴、经胃长轴以及经胃深部长轴切面进行确认。瓣膜面积可使用前述的连续公式法进行计算。

最后,应除外新释放瓣膜相关的机械并发症。新发生的室壁运动异常需要警惕是否存在冠脉开口阻塞。还应检查二尖瓣及瓣下结构以除外医源性损伤与相关的反流。

主动脉瓣反流

超声心动图评估主动脉瓣反流

主动脉瓣反流通常被描述为舒张期穿过主动脉瓣逆向进入左心室的血流[40]。主动脉瓣反流可由多种病因引起,从先天性瓣膜畸形到急性获得性病程(如继发于心内膜炎的瓣叶破坏)。在美国,主动脉瓣反流最常见的病因是瓣膜钙化、增厚或瓣环扩张与主动脉根部变形所导致的进行性瓣膜退化。在发展中国家,风湿性疾病仍然是慢性主动脉瓣反流的首要病因[41]。对于人工瓣膜主动脉瓣反流患者,瓣内与瓣周机制均可能在反流的形成过程中发挥作用。

在美国有 10% 的人口存在一定程度的主动脉瓣反流。这些个体中约 10%(或普通人群的 1%)患有中至重度主动脉瓣反流[40]。鉴于其存在的普遍性,围术期超声心动图检查者在临床工作中会经常遇到主动脉瓣反流患者。部分主动脉瓣反流患者可能存在明确的进行外科治疗的指征。此时超声检查者的作用既包括明确诊断,也包括评估疾病病因以辅助外科决策。超声检查者也可在其他手术患者中发现伴随的主动脉瓣反流。显然,这些情况下能够准确识别需要外科干预的主动脉瓣反流非常重要。此外,即使主动脉瓣反流本身"不需要外科干预",也可能对其他手术过程产生重要影响。例如,中度的术前主动脉瓣反流可能妨碍有效的顺行性停搏液灌注,并可能促使改为冠状静脉窦插管或逆行灌注。同样,对于实施心室辅助装置(ventricular assist device,VAD)或主动脉内球囊反搏(intraaortic balloon pump,IABP)置入术的患者,即便术前仅存在轻或中度的主动脉瓣反流,置入后仍可能出现显著的血流动力学问题,因此应慎重考虑。

主动脉瓣反流的准确识别、量化和评估需要应用多种超声心动图模式。主动脉瓣反流严重程度分级最常用的方法汇总见表 14-4。

表 14-4　主动脉瓣关闭不全严重程度分级的定量与半定量技术

参数	轻度	中度	重度
连续波多普勒压力半降时间(m/s)	>500	500～200	<200
缩流颈宽度(cm)	<0.3	0.3～0.6	>0.6
主动脉血液逆流	—	—	腹主动脉全舒张期逆流

	轻度	轻-中	中-重	重度
喷流宽度/LVOT 宽度	<25	25～45	46～64	≥65
喷流 CSA/LVOT CSA(%)	<5	5～20	21～59	≥60
EROA(cm^2)	<0.10	0.10～0.19	0.20～0.29	≥0.30
反流容积(ml)	<30	30～44	45～59	≥60
反流分数(%)	<30	30～39	40～49	≥50

CSA,横截面积;EROA,有效反流口面积;LVOT,左心室流出道

二维检查

虽然二维图像本身不能识别主动脉瓣反流的存在,但可提供有关反流可能机制的重要信息。仔细检查瓣叶解剖与主动脉根部结构通常是发现病变的首个证据。有几个 TEE 窗口对于这方面的评估特别有用。在食管中段主动脉瓣短轴切面可仔细检查瓣叶。应注意是否存在易于引发主动脉瓣反流的明显瓣膜异常,包括瓣叶增厚、钙化、裂隙、赘生物及破坏。此外,应重视此声窗下是否存在可能导致主动脉瓣反流的先天性畸形(如二叶型或四叶型瓣膜)。食管中段主动脉瓣长轴切面为观察瓣叶脱垂或活动受限提供了良好视野。

食管中段主动脉瓣长轴切面是检查主动脉根部结构与大小的理想窗口。主动脉瓣环和(或)根部扩张使瓣膜张力增加引起瓣膜对合异常和(或)瓣叶裂隙,是主动脉瓣反流的重要病因[42]。因此,应常规检查主动脉瓣反流患者的瓣环、窦部、窦管交界区以及近端升主动脉直径(图 14-22)。许多超声心动图检查者采用内缘-内缘测量法,该法与影像学方法精确匹配。然而,必须注意到,正常值是采用前缘到前缘方法得到的[42]。

此外两个经胃平面在主动脉瓣反流患者的二维检查时可能有用。虽然经胃深部长轴与经胃长轴切面不能提供像食管中段切面那样良好的分辨率,但是当严重二尖瓣前叶瓣环钙化或原位人工二尖瓣使主动脉瓣的食管中段切面图像模糊时,经胃切面便成为很好的替代选择。

此外,还有几个相关的二维超声心动图结果有助于进一步评估疾病的严重性。慢性显著主动脉瓣反流患者,往往出现左心室舒张功能降低和左心室舒张末期容积明显增加[43]。然而,应注意急性主动脉瓣反流患者可能不会发生代偿性左心室扩张。这类患者左心室射血分数通常可以维持正常,除非心室壁压力升高到阻碍舒张期冠状动脉灌注的程度。

严重的主动脉瓣反流患者可能出现左心室舒张压过早升高进而继发舒张期二尖瓣较早闭合。此外,二尖瓣前叶的颤动可能很明显,特别是存在指向二尖瓣瓣叶下的偏心射流的患者。

多普勒评估

对主动脉瓣进行多普勒检查是超声心动图评估主动脉瓣反流严重性的基础。多普勒是个功能强大的工具,但重要的是超声检查者应了解每种多普勒模式本身的局限性。为弥补这些局限,超声检查者在评估主动脉瓣反流严重程度时应具备运用多种技术的能力。

彩色血流多普勒:射流的测定

在评估主动脉瓣反流时,最简单的方法是应用彩色血流多普勒观察舒张期从主动脉瓣发出的湍流性射流。这种射流通常在食管中段主动脉瓣长轴切面进行彩色扇形扫描主动脉瓣与左心室流出道时成像最佳。除了显示反流性射流来快速评估反流严重性,射流方向还可提供有关发病机制方面的信息。尽管相互间存在交叉,中心性射流通常由主动脉瓣环或根部扩张引起,而偏心性射流通常提示瓣叶病变。

目前已有几种在该切面中运用彩色血流多普勒半定量评估主动脉瓣反流的方法。对于中心性反流,射流宽度与左心室流出道直径的比值可以评估主动脉瓣反流的严重程度。为正确获得该比值,射流宽度与左心室流出道直径应在主动脉瓣下方进行测量(图 14-28)。比值低于 0.25 被认为是轻度;比值高于 0.65 为重度[44]。但进入左心室的彩色射流束的面积或者彩色射流束的深度与主动脉瓣反流严重程度并无很好的相关性[44]。

缩流颈是位于反流口处或刚好在反流口下游的最窄的中心血流区域。测量缩流颈直径已被验证为量化主动脉瓣反流严重性的有用工具[45]。在食管中段主动脉瓣长轴切面,缩流颈的测量是通过彩色血流多普勒获取的。彩色血流多普勒测量射流应包括 3

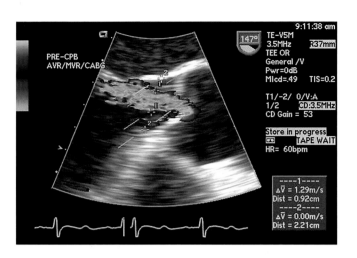

图 14-28   食管中段主动脉瓣长轴彩色多普勒显示中心性主动脉瓣关闭不全的射流及射流宽度。左心室流出道直径为 0.41,对应中度主动脉瓣反流

个部分:①瓣膜主动脉侧的近端血流加速,这是由于血流接近反流孔时其流速随之增加;②位于瓣膜或刚好在瓣上水平的缩流颈;③左心室流出道内的射流向远端喷射[46]。当具备上述射流的三个组成部分时,在射流最窄处或反流口正上方测量缩流颈(图 14-29)。缩流颈宽度达 6mm 及以上者与严重主动脉瓣反流具有很好的相关性[47,48]。

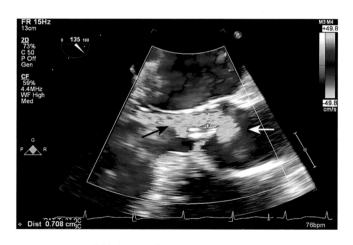

图 14-29   食管中段主动脉瓣长轴彩色多普勒显示主动脉瓣关闭不全量化指标缩流颈(VC)的测定。VC 测值为 0.71 对应严重关闭不全。白色箭头表示近端血流加速;黑色箭头表示远端血流离散

测量近端等速表面积(PISA)可用于计算有效反流孔面积(effective regurgitant orifice area,EROA),从而量化主动脉瓣反流的严重程度[49]。为使用 PISA 法,必须于彩色血流多普勒检查模式下在反流口主动脉侧显示血流汇聚区域[49]。血流汇聚区域代表随着血流汇聚于反流口,呈向心性半球体加速。血流图上

颜色由红色向蓝色转变的血流为存在速度混叠,等于彩色血流的 Nyquist 极限。如第四章所述,从反流口中心至提示混叠速度的半球边缘的距离为半球的半径(图 14-30)[50]。其次,反流束的峰值流速(Vmax)需使用连续多普勒测量(最好在经胃深部长轴切面或经胃长轴切面进行测量,以优化频谱多普勒轴与反流性射流平行程度)。一旦获取该数值,即可运用连续公式法计算出 AR EROA:

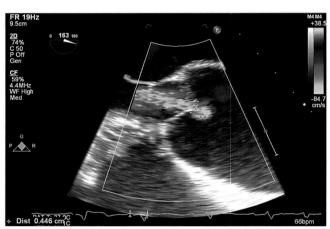

图 14-30   食管中段主动脉瓣长轴切面测量近端等速表面积(PISA)。注意 PISA 半径的测量是从瓣叶尖端至反流性射流近端加速的混叠区

$$A_1 \times V_1 = A_2 \times V_2$$
$$EROA \times V_{max} = A_{半球} \times Nyquist 极限$$
$$EROA = 2\pi r^2 \times Nyquist 极限 / V_{max}$$

EROA 为 0.3cm² 或更大被认为是严重的 AR[51]。

彩色血流多普勒也可被用于改良的食管中段主动脉瓣短轴切面来评估主动脉瓣反流严重程度。应用食管中段主动脉瓣短轴切面获取彩色血流多普勒模式下的主动脉瓣,略微深入探头,直至可在短轴平面同时显现近端左心室流出道与反流束。在此切面中对射流与左心室流出道横截面积的测量以及计算出的射流横截面积与左心室流出道横截面积的比值与主动脉瓣反流严重程度相关(图 14-31)。比值小于 5% 被认为是轻度,比值大于 60% 为重度[51]。

频谱多普勒:射流减速速率

连续多普勒可用于经胃长轴与经胃深部长轴切面以量化主动脉瓣反流的严重程度。通过测量反流束的减速斜率,可以半定量的评估出主动脉瓣反流严重程度(图 14-32)[50]。这是基于以下原理:主动脉瓣反流的速度与心室舒张期主动脉和左心室之间的压

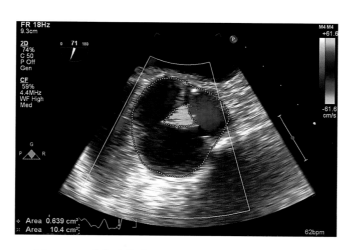

图 14-31　改良食管中段主动脉瓣短轴(ME-AV-SAX)彩色血流多普勒(CFD)与射流面积:左心室流出道(LVOT)面积。为获取该图像,应在标准食管中段主动脉瓣短轴彩色血流多普勒基础上,将探头轻轻推入至获得左心室流出道短轴 X 切面。横截面积比率为 0.639 : 10.4 = 6.1%,提示轻-中度主动脉瓣反流

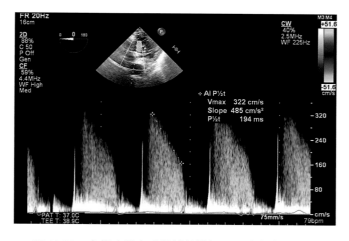

图 14-32　食管中段主动脉瓣长轴切面连续多普勒显示中心性主动脉瓣关闭不全射流,测得压力半降时间为194 毫秒,对应重度主动脉瓣反流

力差直接相关。这种压力差在严重的反流性病变中将迅速归零,同时在连续多普勒反流束抛物线的下降斜率将更陡。该法的准确性取决于是否检测到反流束的中心,而这在偏心性 AR 的患者中是不可能的。其他局限还包括是否存在将改变主动脉和心室之间的压力关系的生理因素,如全身血管阻力或左心室顺应性的变化。即使不存在重度主动脉瓣反流,肥厚僵硬的左心室本身也可导致主动脉与心室压力迅速均衡。相反,若存在明显的二尖瓣反流,将会导致压力半降时间延长与低估主动脉瓣反流严重程度。

血流定量

　　利用流量计算反流容积和反流分数仍被作为评估主动脉瓣反流严重程度的合理诊断方法[51]。反流容积的计算采用左心室流出道水平测得的左心室每搏输出量减去右心室每搏输出量。为得出右心室每搏输出量,首先在 ME 升主动脉短轴切面测量肺动脉直径,运用公式:$\pi(d/2)^2$ 计算出肺动脉面积。然后,在同一切面利用肺动脉分叉近端的肺动脉血流连续多普勒获得速度-时间积分,再乘以肺动脉面积即可计算出右心室每搏输出量。左心室相应指标的测量可以在左心室流出道内刚好位于主动脉瓣近心端处进行[52]。这些测值再被代入如下公式:

反流容积=左心室每搏输出量-右心室每搏输出量
反流容量=(左心室流出道面积×左心室流出道速度-时间积分)-(肺动脉面积×肺动脉速度-时间积分)

　　反流分数已被验证为采用以下公式所得的定量主动脉瓣反流严重程度的方法:

反流分数=反流容积/左心室每搏输出量

　　反流分数为 50% 或更高被认为是重度主动脉瓣反流。

主动脉血液逆流

　　脉冲多普勒可被用于显示心室舒张期主动脉内的逆行血流[53]。胸部与腹部降主动脉无逆向血流存在可排除严重主动脉瓣反流,但是胸部降主动脉存在逆向血流并不一定代表有严重主动脉瓣反流[54]。腹主动脉全舒张期的逆向血流被认为足以区分重度主动脉瓣反流与轻度主动脉瓣反流[53]。

■ TEE 用于主动脉瓣修复

　　主动脉瓣反流手术治疗的传统方法为主动脉瓣置换。最近随着外科技术的进步,主动脉瓣修复/重新悬吊已经成为许多主动脉瓣反流就诊患者的可行选择。这种方法最初仅用于主动脉根部病变继发主动脉瓣反流的患者,但其应用已被拓展至主动脉根部结构正常的主动脉瓣反流患者[55,56]。主动脉瓣修复避免了主动脉瓣置换术的一些弊端,包括机械瓣膜置换之后的抗凝以及生物瓣膜植入后瓣膜的寿命有限。与主动脉瓣置换术的超声心动图检查不同(主动脉瓣置换时的外科决策取决于主动脉瓣严重性),主动脉瓣修复术时的超声心动图检查则是决定瓣膜是否可以修复以及指导手术方式的关键。如前所述,主动脉瓣反流的病因多种多样。早前关于主动脉瓣反流机

制的功能分类提出了三种主要的病理类型:主动脉瓣环扩张(Ⅰ型)、瓣叶运动过度/脱垂(Ⅱ型)和瓣叶运动受限(Ⅲ型)[57]。最近,El Khoury 对该分类系统进行了改良,进一步将Ⅰ型病变分为四个亚类(表 14-5)[43]。El Khoury 分类系统中,主动脉根部及其附属结构、主动脉瓣环(或心室主动脉接合处)、乏氏窦以及窦管交界被视为功能单位。根部任一结构的扩张均可导致主动脉瓣反流,因此该精细分类可用于指导瓣膜修复的手术方法。

表 14-5　主动脉瓣关闭不全 El Khoury 功能分级

主动脉瓣反流类型	主动脉瓣反流机制
Ⅰ A	窦管交界区扩张(瓣叶活动正常)
Ⅰ B	乏氏窦扩张(瓣叶活动正常)
Ⅰ C	心室主动脉交界区扩张(瓣叶活动正常)
Ⅰ D	主动脉瓣叶穿孔(瓣叶活动正常)
Ⅱ	主动脉瓣叶脱垂(瓣叶活动度过大)
Ⅲ	主动脉瓣活动受限(增厚、纤维化、钙化)

修复前评估

文献提示在 90% 的病例中围术期 TEE 准确地预测了瓣膜修复的可行性[58]。修复前评估最重要部分是仔细检查主动脉瓣瓣膜以确定主动脉瓣反流发生机制并明确特定瓣叶的病理特征。在食管中段主动脉瓣长轴切面使用彩色血流多普勒可用于区分由于瓣环或根部扩张所导致的中心性射流(图 14-33)与瓣叶病变导致的偏心性射流。在Ⅱ型病变瓣叶脱垂时,射流束会指向远离病变瓣叶的方向。若遇到瓣叶脱垂,应查明哪些瓣叶有问题。右冠瓣脱垂通常容易在食管中段主动脉瓣长轴切面中诊断,其中偏心性射流

指向二尖瓣的前叶,二维图像可显示前向脱垂的瓣叶尖端(图 14-34)。当存在左或无冠瓣脱垂时,单独使用食管中段主动脉瓣长轴切面并不能可靠地区分这两个后瓣。对于这些病例,食管中段主动脉瓣短轴切面可能有助于检查需要修复的瓣叶;三维成像模式也可用于区分左冠瓣与无冠瓣。孤立的瓣膜脱垂通常可通过切除过多的瓣膜组织、瓣膜褶皱和(或)补片修复加以矫正。这些修复术通常用交界下瓣膜成形术予以加固[59]。

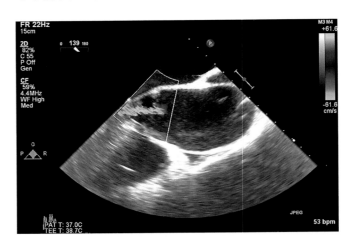

图 14-33　食管中段主动脉瓣长轴彩色血流多普勒显示继发于乏氏窦扩张的中心性主动脉瓣关闭不全

Ⅲ型病变(瓣叶受限)最不适于修复[60]。这类患者可能存在瓣叶钙化、增厚和(或)纤维化,导致瓣叶活动受限与对合较差。在食管中段主动脉瓣长轴切面使用彩色血流多普勒通常可发现伴随或不伴随瓣叶交界处附近额外反流孔的中心性射流。

如 El Khoury 分类系统所提示的,主动脉根部病变对主动脉瓣功能可能有深远的影响。因此,对主动

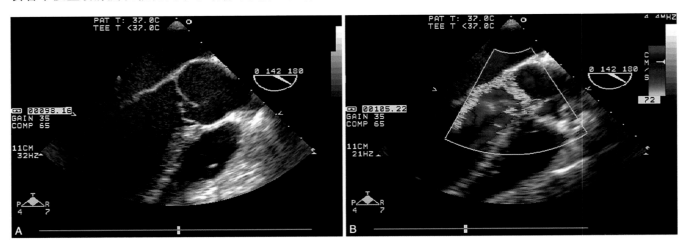

图 14-34　A,食管中段主动脉瓣长轴切面显示右冠瓣脱垂;B,导致指向二尖瓣前叶的偏心性射流

脉根部解剖的详细检查是修复前检查的核心部分。食管中段主动脉瓣长轴切面可以很好地显示主动脉根部结构与近端升主动脉的所有附属结构（图 14-22）。应测量主动脉瓣环、乏氏窦、窦管交界处以及近端升主动脉的直径。主动脉根部动脉瘤的具体部位可能对拟行的修复手术有重大影响。Ⅰa 型动脉瘤同时瓣叶正常的患者（局限于窦管交界区与近端升主动脉）置入适当型号的升主动脉移植物通常可看到主动脉瓣反流病情改善或完全消除。瓣叶活动正常的Ⅰb型病变（乏氏窦动脉瘤）通常适合对其进行主动脉瓣悬吊/再植入及根部置换。Ⅰc 型病变（瓣环扩张）通常可采用交界下瓣环成形术予以修复[59]。

Ⅰd 型病变（瓣叶穿孔）可继发于心内膜炎。对于术前已给予充分抗生素治疗的患者，可考虑补片修复或交界下瓣环成形术。乏氏窦动脉瘤患者合并瓣叶穿孔率较高（达 30%）[61]。这些穿孔在二维超声检查中通常不可见，三维成像有时可能发现（图 14-35），然而不当的增益设置会导致即使不存在该病变也会出现穿孔的影像。Ⅰb 与Ⅰd 病变并存提示在同一患者中多重机制和病变可能都发挥作用[62]。

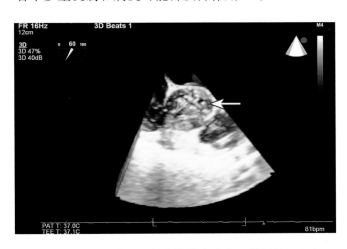

图 14-35　主动脉瓣彩色多普勒全容积三维图像，显示这个升主动脉瘤及相关主动脉瓣关闭不全患者三个瓣叶均存在穿孔（箭头）

修复术后评估

瓣膜修复后应立即确认外科手术的效果。可在食管中段主动脉瓣长轴切面采用彩色血流多普勒检查修复的瓣膜，排除明显的残余反流。若声窗因声影或术后改变被遮挡时，经胃平面可提供合格的影像。残余反流是迟发的修复失败的强预测因素，通常会促使修复术后再次进行外科修复[63]。反流的性质有时可以帮助指导修复。例如，Ⅰa 型病变修复后的中心性射流可

能提示需要缩小升主动脉移植物以使主动脉瓣瓣叶充分对合。还应进行经胃深部长轴与经胃长轴切面瓣膜的频谱多普勒检查以排除存在医源性狭窄。

除了充分评估修复后的功能是否正常，瓣膜结构的完整性也应得到确认。即使未发现残余反流，低于主动脉瓣瓣环水平的瓣叶对合仍是主动脉瓣反流复发与需要再次主动脉瓣手术的独立危险因素[64]。瓣环下对合最容易在食管中段主动脉瓣长轴切面发现，可能提示需要立即对已做的修复进行外科修正。此外，对合长度或瓣叶对合区也可以预测复发性主动脉瓣反流的风险。残余主动脉瓣反流和小于 4mm 的对合区与主动脉瓣反流复发和再次手术的风险增高相关[63]。对合区可在舒张末期食管中段主动脉瓣长轴切面中进行测量（图 14-36）。存在具有残余主动脉瓣反流的短对合区时可能提示需要对修复过的瓣膜进行再次修正。

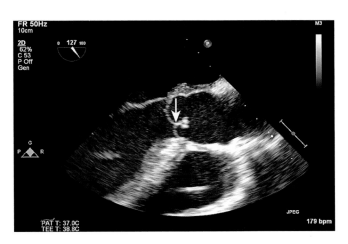

图 14-36　食管中段主动脉瓣长轴切面显示舒张期修复术后重建的主动脉瓣。注：对合区测量值 9mm

由于冠状动脉开口于乏氏窦，从而存在医源性冠状动脉损伤的风险。因此有必要仔细检查左右心室，以排除新发的节段室壁运动异常。行乏氏窦动脉瘤修复与主动脉瓣重建同期手术后，发生医源性心肌缺血的可能性最高，因为该手术需要对冠状动脉进行再植。

■ 超声心动图评估人工瓣膜

围术期超声检查者可能在植入后即刻或瓣膜植入后再次手术的患者中遇到需对其人工主动脉瓣进行检查的情况。对人工瓣膜的评估在许多方面效仿了对自身瓣膜的评估，尤其是有关狭窄与反流的定量原则。然而，人工瓣膜评估的有些重要方面是其独有

的,生物瓣和机械瓣在各自评估上存在显著差异。超声心动图检查者在评估人工瓣膜功能时应该了解这些差异。

在过去的50年中临床上已经使用了几种不同类型的机械瓣膜,但迄今为止最常见的人工机械瓣膜是二叶型机械瓣膜[65]。大多数人工生物瓣膜由固定在支架缝合环上的牛或猪三叶瓣组成(图14-37A与B)。无架瓣膜可能对血流动力学有更多潜在的优势,但在放置技术上更加复杂。

二维检查

二维评估人工瓣膜从确认瓣膜类型开始。虽然

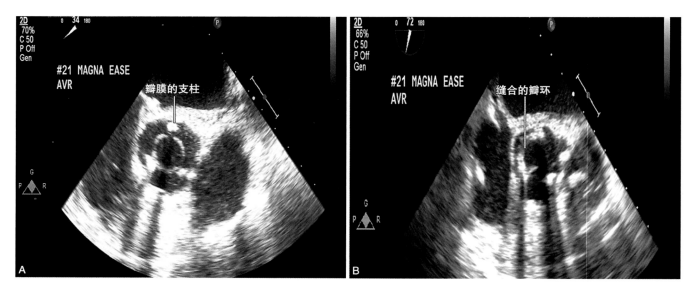

图14-37   两张人工主动脉瓣生物瓣的食管中段短轴图像。A,支架的全部三个支柱均可见;B,改变扇形形状以显示部分缝合的瓣环

在评估瓣膜功能时,采用多个声窗联合检查非常重要;来自瓣膜壳体的声影会使瓣叶成像模糊不清,特别是在食管中段切面(图14-38)。这种情况下,应采用经胃深部长轴和经胃长轴切面,以获得无阻挡的瓣叶图像(图14-39)。所有瓣叶均应观察到其可以自由活动,没有阻塞或受限的表现。此外,相对于主动脉根部或瓣环,瓣叶的过度活动或摇摆通常是瓣膜脱环的征象,应当对瓣膜进一步仔细检查。

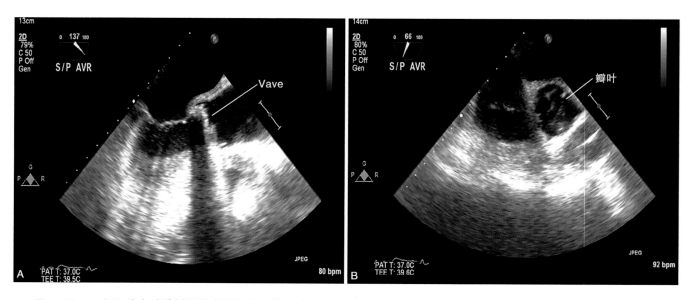

图14-38   A和B为主动脉瓣置换术后新植入的二叶机械瓣(AVR)的主动脉瓣长轴与短轴切面。注:长轴图像上的声影使观察受限。短轴上可见两个瓣叶处于开放状态

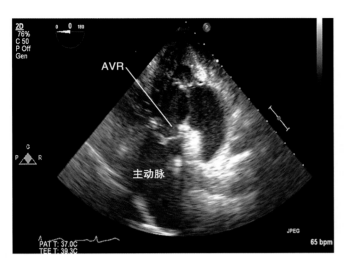

图 14-39   主动脉瓣置换术后新植入的人工生物瓣的经胃深部图像。该切面图像上缝合环并未影像人工生物瓣膜显示

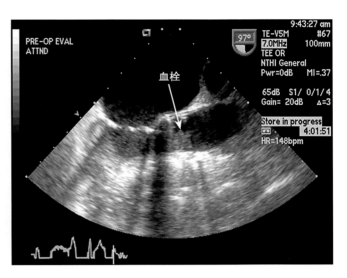

图 14-41   食管中段主动脉瓣长轴切面显示血栓阻塞主动脉瓣机械瓣

对于原位置换瓣膜的患者,需要检查是否存在瓣叶退化的征象。人工生物瓣可能表现出瓣叶纤维化或钙化,影响收缩或舒张功能(或两者兼有)(图 14-40)。瓣叶损坏或脱垂可能存在瓣叶对合不良的二维表现。置换机械瓣的患者应检查是否存在附着的血栓(图 14-41)。血栓形成可导致间歇性或完全性瓣叶固定。血流动力学上,当瓣叶卡在闭合位时会导致狭窄,瓣叶卡在开放位时可能导致关闭不全,瓣叶卡在中间位时二者皆存在。瓣膜外壳内血管翳形成也可能限制机械瓣膜瓣叶的功能(图 14-42)。

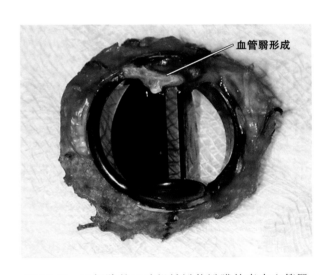

图 14-42   已切除的二叶机械瓣伴瓣膜外壳内血管翳形成,导致瓣叶活动受限

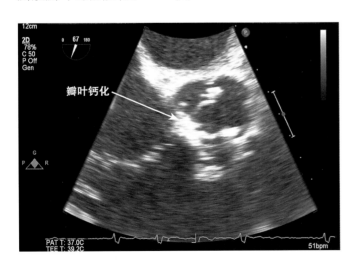

图 14-40   原位生物瓣钙化使瓣叶整体活动受限的食管中段主动脉瓣短轴图像

新置换瓣膜的瓣叶运动往往是正常的,但仍需要进行 TEE 全面扫查,因为制造缺陷或置换困难均可导致瓣叶活动受限。由于主动脉瓣非常接近冠脉开口,

高度警惕冠状动脉开口阻塞的可能(图 14-43),尤其是对于瓣环上方的瓣膜尺寸过大或冠状动脉解剖畸形的患者。因此置换后必须仔细检查是否存在局部室壁运动异常以排除这种潜在的致命并发症。

人工瓣膜狭窄

诊断人工瓣膜狭窄很具有挑战性。除上述关于二维图像的潜在问题之外,TAVR 术后运用多普勒量化狭窄也存在几个重要的局限。术后即刻,患者常常表现为高血流动力状态,即使不存在显著狭窄也可导致跨瓣压力梯度增高。理论上,采用连续公式法计算瓣膜面积应该可以解决这一难题。然而,术后的改变与声影使左心室流出道直径的测量变得复杂,而这是连

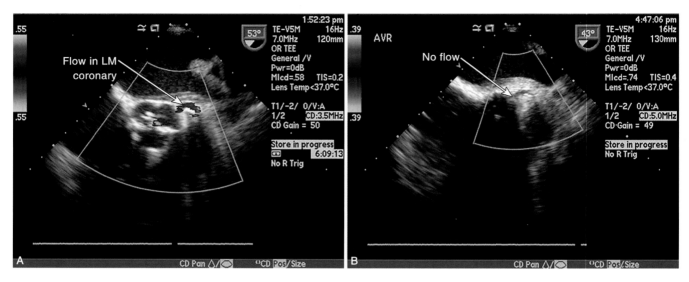

图 14-43　两张食管中段主动脉瓣短轴图像。**A**，主动脉瓣置换（AVR）术前，舒张期可见冠状动脉左主干（LM）内血流；**B**，人工生物主动脉瓣植入术后 LM 内未见血流

续公式法的关键指标。一些作者主张使用已植入瓣膜的已知尺寸作为左心室流出道直径[66]。然而，瓣膜植入位置的变化（瓣环内对应瓣环上）以及主动脉根部结构的变异均可能影响这种计算方法的准确性。事实上，人工瓣膜尺寸代替方程中直接测量的左心室流出道直径已被证明会导致计算所得瓣膜面积出现显著差异[67]。在直接测量左心室流出道严重受限的情况下，采用多普勒速度指数（DVI）比率来估计狭窄的严重性可能有用。

当压力梯度与计算的瓣膜面积或 DVI 比率升高提示人工瓣膜狭窄，而二维检查中显示瓣叶开放正常或可疑时，了解植入瓣膜的预计有效瓣口面积（effective orifice area，EOA）则很有价值，也很有必要。这是因为患者若存在人工瓣膜不匹配（patient-prosthesis mismatch，PPM），即使瓣膜功能正常也可能发生残余狭窄[68]。发生 PPM 时，虽然植入瓣膜的功能正常，但对于受体患者其有效瓣口面积可能过小，因而会导致残留狭窄。鉴于患者存在体型差异，人工瓣膜不匹配通常定义为指数有效瓣口面积（iEOA）。人工瓣膜不匹配的临床意义是当前文献中争论的一个主题，一些研究提示人工瓣膜不匹配显著增加瓣膜置换术后短期与长期死亡率[69,70]。另有研究则提示人工瓣膜不匹配的影响很小[71,72]。

除了人工瓣膜不匹配，压力恢复现象可导致在看似正常的瓣膜中检测到多普勒跨瓣压力梯度升高。体外与体内研究已经显示同时采用多普勒和导管测量的人工主动脉瓣压力梯度之间存在差异[24,25]。如前所述，这种潜在的生理压差的高估最有可能发生于升主

动脉尺寸小和主动脉狭窄较轻微的患者中。成角与高速血流也可增加"压力恢复"的程度，因此高估压力梯度可能是心肌肥厚患者术后即刻评估时较突出的问题[73,74]。总之，遇到人工瓣膜压力梯度增高时，必须进行仔细地二维扫描以排除瓣叶功能异常。若二维检查时瓣膜功能看似正常，在确定人工瓣膜功能异常是压力梯度增高的原因之前，应考虑人工瓣膜不匹配与压力恢复的可能影响。

人工瓣膜关闭不全

检查者还必须评估人工瓣膜是否存在主动脉瓣反流。机械性二叶型瓣膜的设计可以产生少量瓣内射流即闭合流[65]。对于二叶型机械瓣，可以看到这些射流产生于瓣叶的四个铰链点。人工生物瓣的生理性瓣内射流可以为发自瓣膜对合区的中心性闭合流或覆盖在瓣架上的织物渗漏所造成的偏心性闭合流。这些在植入后早期看到的轻度生理性射流通常随着时间的推移而消退。较明显的瓣膜内主动脉瓣反流通常与原位瓣膜并发退化或其他病变如心内膜炎、血栓或血管翳形成有关。

术后即刻，应分辨出是否存在瓣内与瓣周主动脉瓣反流射流；这可能会决定是否需要外科干预。绝大部分源自缝合环内的瓣内反流患者均不需要外科干预。而瓣周漏的产生是由于缝合环与患者自身瓣环的固定不完全，进而引起缝合环外出现射流，因此可能需要手术修正[67]。虽然鉴别听起来很明显，但在手术后变化以及声影存在的情况下，找到确凿的超声证据往往非常具有挑战性。通常需要在食管中段与经胃声窗仔细检查从而明确诊断。此外，由于瓣周漏本质上是高度偏心

的，精确量化其严重性往往很困难。当需要手术干预时，明确射流的起源对手术矫正病变很有帮助。

参考文献

1. Hicks GH. *Cardiopulmonary Anatomy and Physiology*. Philadelphia, PA: W.B. Saunders Company; 2000;40:42.
2. Des Jardins T. *Cardiopulmonary Anatomy & Physiology*. 4th ed. Albany, NY: Delmar Thomson Learning; 2002;182:183.
3. Mill MR, Anderson RH, Cohn LH. *Surgical Anatomy of the Heart in Cardiac Surgery in the Adult*. 4th ed. New York: McGraw Hill; 2012:21-41.
4. Thubrikar Mano. *The aortic valve*. Boca Raton, FL: CRC Press, Inc; 1990:2-3.
5. Anderson RH, Webb S, Brown NA, Lamers W, Moorman A. Development of the heart: (3) formation of the ventricular outflow tracts, arterial valves, and intra pericardial arterial trunks. *Heart*. 2005;89:1110-1118.
6. Ya J, Van Den Hoff MJB, De Boer PAJ, et al. The normal development of the outflow tract in the rat. *Circ Res*. 1998;82:464-472.
7. Anderson RH, Thompson RP, Kern CB. Development of aortic valves with 2 and 3 leaflets. *J Am Coll Cardiol*. 2009;54:2319-2320.
8. Aldous IG, Lee MJ, Well SM. Differential changes in the molecular stability of collagen from the pulmonary and aortic valves during the fetal-neonatal transition. *Ann Biomed Eng*. 2010;38:3000-3009.
9. Aikawa E, Whittaker P, Farber M, et al. Human semilunar cardiac valve remodeling by active cells from fetus to adult: implications for postnasal adaption, pathology, and tissue engineering. *Circulation*. 2006;113:1344-1352.
10. Hinton Jr RB, Lincoln J, Deutsch GH, et al. Extracellular matrix remodeling and organization in developing and disease aortic valves. *Circ. Res*. 2006;98:1431-1438:Circulation Research 2006.
11. Ross D. Pulmonary valve autotransplantation (the Ross operation). *J. Card Surg*. 1988;3:313-319.
12. Lee TC, Zhao YD, Courtman DW, Stewart DJ. Abnormal aortic valve development in mice lacking endothelial nitric oxide synthase. *Circulation*. 2000;101:2345-2348.
13. Angelini A, Ho SY, Anderson RH, et al. The morphology of the normal aortic valve as compared with the aortic having two leaflets. *J Thorac Cardiovasc Surg*. 1989;98:362-.
14. Baumgartner H, Hung J, Bermejo J, et al. Echocardiographic assessment of valve stenosis: EAE/ASE recommendations for clinical practice. *J Am Soc Echocardiogr*. 2009;22:1-23:quiz 101-102.
15. Otto CM. *Clinical Echocardiography*. Philadelphia: WB Saunders Company; 2000:229-264.
16. Donal E, Novaro GM, Deserrano D, et al. Planimetric assessment of anatomic valve area overestimates effective orifice area in bicuspid aortic stenosis. *J Am Soc Echocardiogr*. 2005;18(12):1392-1398.
17. VanAuker MD, et al. Jet eccentricity: a misleading source of agreement between Doppler/catheter pressure gradients in aortic stenosis. *J Am Soc Echocardiogr*. 2001;14(9):853-862.
18. Niederberger J, et al. Importance of pressure recovery for the assessment of aortic stenosis by Doppler ultrasound. Role of aortic size, aortic valve area, and direction of the stenotic jet in vitro. *Circulation*. 1996;94(8):1934-1940.
19. Currie PJ, et al. Continuous-wave Doppler echocardiographic assessment of severity of calcific aortic stenosis: a simultaneous Doppler-catheter correlative study in 100 adult patients. *Circulation*. 1985;71(6):1162-1169.
20. Simpson IA, et al. Clinical value of Doppler echocardiography in the assessment of adults with aortic stenosis. *Br Heart J*. 1985;53(6):636-639.
21. Baumgartner H, et al. Determination of aortic valve area by Doppler echocardiography using the continuity equation: a critical evaluation. *Cardiology*. 1990;77(2):101-111.
22. Oh JK, et al. Prediction of the severity of aortic stenosis by Doppler aortic valve area determination: prospective Doppler-catheterization correlation in 100 patients. *J Am Coll Cardiol*. 1988;11(6):1227-1234.
23. Garcia D, et al. Discrepancies between catheter and Doppler estimates of valve effective orifice area can be predicted from the pressure recovery phenomenon: practical implications with regard to quantification of aortic stenosis severity. *J Am Coll Cardiol*. 2003;41(3):435-442.
24. Aljassim O, et al. Doppler-catheter discrepancies in patients with bileaflet mechanical prostheses or bioprostheses in the aortic valve position. *Am J Cardiol*. 2008;102(10):1383-1389.
25. Baumgartner H, et al. "Overestimation" of catheter gradients by Doppler ultrasound in patients with aortic stenosis: a predictable manifestation of pressure recovery. *J Am Coll Cardiol*. 1999;33(6):1655-1661.
26. Cape EG, et al. Turbulent/viscous interactions control Doppler/catheter pressure discrepancies in aortic stenosis. The role of the Reynolds number. *Circulation*. 1996;94(11):2975-2981.
27. Clavel MA, et al. Validation of conventional and simplified methods to calculate projected valve area at normal flow rate in patients with low flow, low gradient aortic stenosis: the multicenter TOPAS (True or Pseudo Severe Aortic Stenosis) study. *J Am Soc Echocardiogr*. 2010;23(4):380-386.
28. Dumesnil JG, Pibarot P, Akins C. New approaches to quantifying aortic stenosis severity. *Curr Cardiol Rep*. 2008;10(2):91-97.
29. Keane MG, et al. Bicuspid aortic valves are associated with aortic dilatation out of proportion to coexistent valvular lesions. *Circulation*. 2000;102(19 Suppl 3):III35-III39.
30. Briand M, et al. Reduced systemic arterial compliance impacts significantly on left ventricular afterload and function in aortic stenosis: implications for diagnosis and treatment. *J Am Coll Cardiol*. 2005;46(2):291-298.
31. Leon MB, Smith CR, Mack M, et al. Transcatheter aortic-valve implantation for aortic stenosis in patients who cannot undergo surgery. *N Engl J Med*. 2010;363(17):1597-1607.
32. Smith CR, Leon MB, Mack MJ, et al. Transcatheter versus surgical aortic valve replacement in high risk patients. *N Engl J Med*. 2011;364:2187-2198.
33. Jayasuriya C, Moss RR, Munt B. Transcatheter aortic valve implantation in aortic stenosis: the role of echocardiography. *J Am Soc Echocardiogr*. 2011;24(1):15-27.
34. Piazza N, De Jaegere P, Schultz C, et al. Anatomy of the aortic valvular complex and its implications for transcatheter implantation of the aortic valve. *Circ Cardiovasc Interv*. 2008;1:9-15.
35. Zamorano Jl, Badano LP, Bruce C, et al. EAE/ASE recommendations for the use of echocardiography in new transcatheter interventions for valvular heart disease. *Eur Heart J*. 2011;32:2189-2214.
36. Detaint D, Lepage L, Himbert D, et al. Determinants of significant paravalvular regurgitation after transcatheter aortic valve implantation. *J Am Coll Cardiol Interv*. 2009;2:821-827.
37. Bleiziffer S, Ruge H, Horer J, et al. Predictors of new onset complete heart block after transcatheter aortic valve implantation. *J Am Coll Cardiol Interv*. 2010;3:524-530.
38. Patel PA, Fassl J, Thompson A, Augoustides JG. Transcatheter aortic valve replacement—part 3: the central role of perioperative transesophageal echocardiography. *J Cardiothorac Vasc Anesth*. 2012:in press.
39. Masson JB, Kovac J, Schuler G, et al. Transcatheter aortic valve implantation: review of the nature, management and avoidance of complications. *JACC Cardiovasc Interv*. 2009;2:811-820.
40. Singh JP, Evans JC, Levy D, et al. Prevalence and clinical determinants of mitral, tricuspid, and aortic regurgitation (the Framingham Heart Study). *Am J Cardiol*. Mar 15 1999;83(6):897-902.
41. Stout KK, Verrier ED. Acute valvular regurgitation. *Circulation*. 2009;119:3232-3241.
42. Enriquez-Sarano M, Tajik AJ. Clinical practice. Aortic regurgitation. *N Engl J Med*. 2004;351:1539-1546.
43. El Khoury G, Glineur D, Rubay J, et al. Functional classification of aortic root/valve abnormalities and their correlation with etiologies and surgical procedures. *Curr Opin Cardiol*. 2005;20:115-121.
44. Bonow RO, Carabello BA, Chatterjee K, et al. 2008 Focused update incorporated into the ACC/AHA 2006 guidelines for the management of patients with valvular heart disease: a report of the American College of Cardiology/American Heart Association Task Force on Practice Guidelines (Writing Committee to Revise the 1998 Guidelines for the Management of Patients With Valvular Heart Disease): endorsed by the Society of Cardiovascular Anesthesiologists, Society for Cardiovascular Angiography and Interventions, and Society of Thoracic Surgeons. *Circulation*. 2008;118:e523-e661.
45. Lang RM, Bierig M, Devereux RB, et al. Recommendations for chamber quantification: a report from the American Society of Echocardiography's Guidelines and Standards Committee and the Chamber Quantification Writing Group, developed in conjunction with the European Association of Echocardiography, a branch of the European Society of Cardiology. *J Am Soc Echocardiogr*. 2005;18:1440-1463.
46. Perry GJ, Helmcke F, Nanda NC, et al. Evaluation of aortic insufficiency by Doppler color flow mapping. *J Am Coll Cardiol*. 1987;9:952-959.
47. Willett DL, Hall SA, Jessen ME, et al. Assessment of aortic regurgitation by transesophageal color Doppler imaging of the vena contracta: validation against an intraoperative aortic flow probe. *J Am Coll Cardiol*. 2001;37:1450-1455.
48. Tribouilloy CM, Enriquez-Sarano M, Bailey KR, et al. Assessment of severity of aortic regurgitation using the width of the vena contracta: A clinical color Doppler imaging study. *Circulation*. 2000;102:558-564.
49. Tribouilloy CM, Enriquez-Sarano M, Fett SL, et al. Application of the proximal flow convergence method to calculate the effective regurgitant orifice area in aortic regurgitation. *J Am Coll Cardiol*. 1998;32:1032-1039.
50. Grayburn PA, Handshoe R, Smith MD, et al. Quantitative assessment of the hemodynamic consequences of aortic regurgitation by means of continuous wave Doppler recordings. *J Am Coll Cardiol*. 1987;10:135-141.
51. Zoghbi WA, Enriquez-Sarano M, Foster E, et al. Recommendations for evaluation of the severity of native valvular regurgitation with two-dimensional and Doppler echocardiography. *J Am Soc Echocardiogr*. 2003;16:777-802.
52. Lewis JF, Kuo LC, Nelson JG, et al. Pulsed Doppler echocardiographic determination of stroke volume and cardiac output: clinical validation of two new methods using the apical window. *Circulation*. 1984;70:425-431.
53. Takenaka K, Sakamoto T, Dabestani A, et al. [Pulsed Doppler echocardiographic detection of regurgitant blood flow in the ascending, descending and abdominal aorta of patients with aortic regurgitation]. *J Cardiol*. 1987;17:301-309.
54. Sutton DC, Kluger R, Ahmed SU, et al. Flow reversal in the descending aorta: a guide to intraoperative assessment of aortic regurgitation with transesophageal echocardiography. *J Thorac Cardiovasc Surg*. 1994;108:576-582.
55. David TE, Feindel CM. An aortic valve-sparing operation for patients with aortic incompetence and aneurysm of the ascending aorta. *J Thorac Cardiovasc Surg*. 1992;103:617-621.
56. Lausberg HF, Aicher D, Kissinger A, Langer F, Fries R, Schafers HJ. Valve repair in aortic regurgitation without root dilatation–aortic valve repair. *Thorac Cardiovasc Surg*. 2006;54:15-20.
57. Haydar HS, He GW, Hovaguimian H, et al. Valve repair for aortic insufficiency: surgical classification and techniques. *Eur J Cardiothorac Surg*. 1997;11:258-265.
58. De Vinuesa PGG, Castro A, Barquero JM, et al. Functional anatomy of aortic regurgitation. Role of transesophageal echocardiography in aortic valve-sparing surgery. *Rev Esp Cardiol*. 2010;63:536-543.
59. Van Dyck MJ, Watremez C, Boodhwani M, et al. Transesophageal echocardiographic evaluation during aortic valve repair surgery. *Anesth Analg*. 2010;111:59-70.
60. De Waroux JBLP, Pouleur AC, Goffinet C, et al. Functional anatomy of aortic regurgitation: accuracy, prediction of surgical reparability and outcome implications of transesophageal echocardiography. *Circulation*. 2007;116:1264-1269.
61. Boodhwani M, de Kerchove L, Glineur D, et al. Repair oriented classification of aortic insufficiency: impact on surgical techniques and clinical outcomes. *J Thorac Cardiovasc Surg*. 2009;137:286-294.
62. Augoustides JGT, Szeto WY, Bavaria JE. Advances in aortic valve repair: focus on functional approach, clinical outcomes and central role of echocardiography. *J Cardiothorac Vasc Anesth*. 2010;24:1016-1020.
63. De Waroux JBLP, Pouleur AC, Robert A, et al. Mechanisms of recurrent aortic regurgitation after aortic valve repair: predictive value of intraoperative transesophageal echocardiography. *JACC Cardiovasc Imaging*. 2009;2:931-939.
64. Pethig K, Milz A, Hagl C, et al. Aortic valve reimplantation in ascending aortic aneurysm: risk factors for early valve failure. *Ann Thorac Surg*. 2002;73:29-33.
65. Zoghbi WA, et al. Recommendations for evaluation of prosthetic valves with echocardiography and doppler ultrasound: a report from the American Society of Echocardiography's Guidelines and Standards Committee and the Task Force on Prosthetic Valves, developed in conjunction with the American College of Cardiology Cardiovascular Imaging Committee, Cardiac Imaging Committee of the American Heart Association, the European Association of Echocardiography, a registered branch of the European Society of Cardiology, the Japanese Society of Echocardiography and the Canadian Society of Echocardiography, endorsed by the American College of Cardiology Foundation, American Heart Association, European Association of Echocardiography, a registered branch of the European Society of Cardiology, the Japanese Society of Echocardiography, and Canadian Society of Echocardiography. *J Am Soc Echocardiogr*. 2009;22(9):975-1014:quiz 1082-4.
66. Mohty D, et al. Impact of prosthesis-patient mismatch on long-term survival in patients with small St Jude Medical mechanical prostheses in the aortic position. *Circulation*. 2006;113(3):420-426.
67. Chafizadeh ER, Zoghbi WA. Doppler echocardiographic assessment of the St. Jude Medical prosthetic valve in the aortic position using the continuity equation. *Circulation*. 1991;83(1):213-223.
68. Dumesnil JG, Pibarot P, Akins C. New approaches to quantifying aortic stenosis severity. *Curr Cardiol Rep*. 2008;10(2):91-97.
69. Pibarot P, et al. Impact of prosthesis-patient mismatch on hemodynamic and symptomatic status, morbidity and mortality after aortic valve replacement with a bioprosthetic heart valve. *J Heart Valve Dis*. 1998;7(2):211-218.
70. Mohty D, et al. Impact of prosthesis-patient mismatch on long-term survival after aortic valve replacement: influence of age, obesity, and left ventricular dysfunction. *J Am Coll Cardiol*. 2009;53(1):39-47.
71. Cotoni DA, et al. Defining patient-prosthesis mismatch and its effect on survival in patients with impaired ejection fraction. *Ann Thorac Surg*. 2011;91(3):692-699.
72. Garatti A, et al. Aortic valve replacement with 17-mm mechanical prostheses: is patient-prosthesis mismatch a relevant phenomenon? *Ann Thorac Surg*. 2011;91(1):71-77.
73. VanAuker MD, et al. Jet eccentricity: a misleading source of agreement between Doppler/catheter pressure gradients in aortic stenosis. *J Am Soc Echocardiogr*. 2001;14(9):853-862.
74. Kwon DH, et al. Steep left ventricle to aortic root angle and hypertrophic obstructive cardiomyopathy: study of a novel association using three-dimensional multimodality imaging. *Heart*. 2009;95(21):1784-1791.

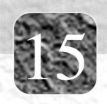

二尖瓣病变

GREGORY W. FISCHER ∣ PAULA TRIGO

翻译:彭玲　魏蔚　校对:于晖　审阅:彭勇刚

引言

过去的30年间,经食管超声心动图(TEE)发展显著,成为现今心血管手术麻醉不可替代的工具。可以说没有其他的心脏手术比二尖瓣手术更能体现出围术期超声心动图在手术决策中所起到的重要作用。此外,二尖瓣疾病的外科治疗哲学理念在不断改变,心脏超声心动图检查者必须适应亚专业的变化。

目前在发达国家,尤其是在老年人群中,二尖瓣病变与主动脉瓣病变一样常见,二尖瓣反流是二尖瓣病变的主要机制[1]。然而在发展中国家,二尖瓣病变的主要机制仍然是二尖瓣狭窄(mitral valve stenosis,MS)[2]。当今外科实践推荐二尖瓣修复术为多数反流病变的标准治疗,一流的瓣膜外科医生也致力于在二尖瓣狭窄治疗中使用修复技术[3-5]。

围术期TEE检查获得的二尖瓣病变信息与心脏内科医生术前评估获得信息的侧重点不同。明确反流或狭窄的严重程度已不再是评估的唯一关注点。取而代之的是,准确分析导致瓣膜功能障碍的机制以便制定正确手术方式更加重要。瓣膜哪一区域有脱垂或活动受限、在风湿性二尖瓣狭窄中有无瓣膜交界区钙化,这些是在确定修复手术可行性时常常被问及且需回答的问题。术中TEE为成功手术操作提供技术规划,并保证了瓣膜重建的质量。

虽然新的需求增加了围术期心脏超声心动图检查者的责任和义务,但同时也奠定了其作为外科手术团队必须成员的重要性。

二尖瓣的功能解剖

识别二尖瓣及其瓣下结构病理改变的基础在于心脏超声心动图检查者从外科医生的视角对正常瓣膜解剖的理解能力。外科医师总是在体外循环开始以后才检查二尖瓣及其瓣下结构,所以会忽略许多微小的病变。对多数二尖瓣病变细微差别的诊断需要对跳动的心脏进行成像以及通过不同角度评估瓣膜的形态学关系。

正常的二尖瓣解剖

二维心脏超声检查已经成为二尖瓣及其瓣下结构成像的标准。然而,二尖瓣是一个复杂的三维结构。二尖瓣位于左心房室沟,确保血流从左心房到左心室单向流动。从临床角度看,有五个相关的明确的解剖学特征。

瓣叶

在心脏瓣膜中,二尖瓣是唯一一个在正常情况下具有两个瓣叶而非三个瓣叶的瓣膜。Carpentier等描述了一种实用的二尖瓣解剖分区术语[6]。文献中也有提出其他的二尖瓣分区方法,但是Carpentier的分区方法已经被美国超声心动图学会(ASE)所采纳。不管采用哪种方法,心脏超声心动图检查者和外科医师都应使用相同的瓣叶分区方法。

二尖瓣后叶是一个四边形结构,附着于房室沟壁二尖瓣环周径的3/5。典型的二尖瓣后叶有两处切迹将后叶分为三个独立的扇形区域,这两处切迹有助于舒张期瓣叶开放。P1被定义为前份或侧面的扇形区域,P2为中份扇形区域,P3为后份或内侧扇形区域。二尖瓣前叶与后叶相对应的三个区域是连续的,没有切迹,分别为A1(前段),A2(中段),A3(后段)(图15-1)。二尖瓣前叶(或靠近主动脉的)是一个半圆形的结构,附着于纤维三角,大约占据瓣环周径的2/5。在二尖瓣前叶与主动脉瓣的左冠瓣和无冠瓣之间存在着纤维连接,这一区域被称为主动脉瓣-二尖瓣幕。前叶的运动定义了左心室流入道(舒张期)和流出道(收缩期)的重要界限。正常二尖瓣后叶的高度不足前叶的一半,而因为两个瓣叶的周径不同,所以它们的表面积相似。

在心房面的二尖瓣瓣叶游离缘有一个粗糙区域或对合区域,这一粗糙区域代表了瓣膜的对合区。对合区必须提供足够的表面积以确保瓣膜在收缩期能完全

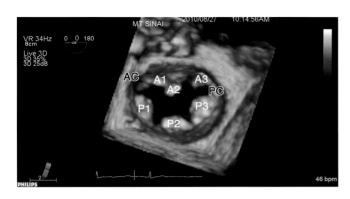

图 15-1 外科医师的视角看二尖瓣及其瓣下结构分区。AC,前交界;PC,后交界

闭合[7]。瓣叶相对光滑的非对合部分称为光滑区(图 15-2)。

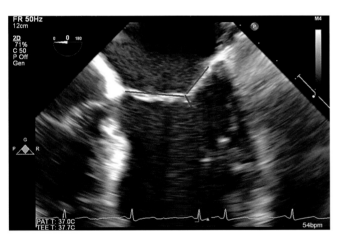

图 15-2 对合区对于确保收缩期最佳瓣叶闭合的重要性。红线代表光滑区,蓝线代表瓣叶之间实际对合区,即粗糙区

交界区

两个瓣叶相邻的区域定义为交界区,在功能上可以说类似于人的上下嘴唇相交的地方。这一区域功能障碍常常导致重度反流。交界区的大小差异很大,有时单独作为一个瓣叶区域存在。更多的情况下,交界区仅占瓣叶组织几个毫米的大小,为前叶和后叶之间延伸入瓣环的位置提供了连续性。交界区腱索有明确的结构,支持交界区和与其毗邻的前叶后叶。A1 和 P1 交界区被称为前交界区或前外侧交界区(anterior commissure,AC),A3 和 P3 交界区被称为后交界区或后内侧交界(posterior commissure,PC)。(见图 15-1)

腱索

腱索构成了瓣叶的悬吊支撑结构,最终决定和

维持了二尖瓣瓣叶在收缩末期的位置和张力。腱索起源于乳头肌的纤维端,可以根据它们附着在瓣叶的位置进行分类。边缘或一级腱索附着于瓣叶的游离缘,除了对合整齐粗糙区域保障对合完整以外,还能避免瓣叶边缘脱垂。中间腱索或二级腱索在瓣叶粗糙区与光滑区的交界处附着于瓣体的心室面,主要防止瓣叶膨出、减少并分散瓣叶组织的张力。由于这些腱索维持了心室和瓣膜的连续性,所以它们可能对维持左心室形状和功能的动态变化起到了一定作用。基底腱索或三级腱索使后叶根部和瓣环与乳头肌相连,有助于维持心室与瓣膜的连续性(图 15-3)。

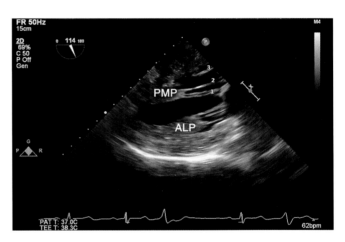

图 15-3 一级腱索附着于瓣叶边缘,二级腱索附着于瓣叶体部,三级腱索(只存在于后叶)附着于瓣叶根部。ALP,前外侧乳头肌;PMP,后内侧乳头肌

瓣环

二尖瓣瓣环代表着左心室与左心房之间的解剖连接以及两个瓣叶嵌入的部位。根据瓣叶嵌入的部位将瓣环进行分区(前瓣环或后瓣环)。二尖瓣前瓣环与纤维三角相邻。右纤维三角代表二尖瓣、三尖瓣、主动脉瓣无冠瓣以及室间隔膜部之间的纤维区域,左纤维三角由主动脉瓣-二尖瓣幕的左侧纤维边界构成。二尖瓣后瓣环是唯一发育不成熟的部分,这就解释了为什么这部分瓣环更容易扩张。二尖瓣瓣环是一个三维的马鞍形结构,最高点位于前瓣中部。收缩期由于瓣环收缩,交界区向心尖移动,同时主动脉根部扩张,瓣环周径缩小,马鞍形变得更为明显[8]。舒张期瓣环舒张,使瓣环面积比收缩期增加 20% ~ 40%。二尖瓣刚性瓣环成形术后瓣环失去舒张功能,有可能会导致功能性二尖瓣狭窄(图 15-4)。

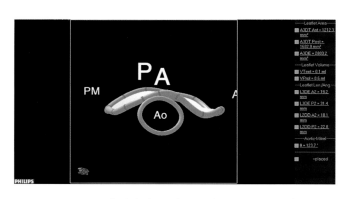

图15-4　通过集成软件重建的二尖瓣环三维图像,注意三维结构和马鞍形的瓣环。P,后侧;A,前侧;Ao,主动脉;PM,后内侧面

乳头肌和左心室

通常情况下有两组乳头肌起源于心尖和左心室游离壁中间三分之一之间的区域。前外侧乳头肌常常由一个体部或头部组成,而后内侧乳头肌可能由两个或两个以上头部组成。每组乳头肌向瓣叶发出腱索,乳头肌的轴向关系避免了其相互摩擦和运动不同步。乳头肌附着于左心室侧壁,表明左心室也是二尖瓣结构的一个重要组成部分。任何会影响乳头肌位置的左心室几何形状的改变,都能改变腱索和瓣叶的轴向关系,进而导致瓣膜功能不全(见图15-3)。

二尖瓣功能障碍和疾病病因学

关于理解包括二尖瓣病变在内的瓣膜功能障碍的基础,Carpentier已经在他标志性的论文"The French Correction"中做了详细介绍,论文中对二尖瓣的不同区域进行了定义[6]。除了定义二尖瓣分区方法以外,Carpentier还提出了二尖瓣反流的病理生理学三要素,这是一种能明确区分二尖瓣反流(MR)具体原因的实用方法。三要素包括:①病因学(引起二尖瓣反流的潜在疾病,如Barlow综合征、缺血性心肌病);②病变(在疾病过程中引起的瓣膜病理改变,如腱索断裂、腱索冗长、瓣叶牵拉、瓣环扩张、钙化);③功能障碍。

强烈推荐心脏超声心动图检查者在评估二尖瓣时采用类似的有条理的检查方法。然而,检查者往往都是先从辨认功能异常的瓣膜开始,譬如瓣叶脱垂或活动受限。一旦发现瓣膜功能异常,就应该明确其原因。换而言之,检查者需要寻找导致瓣膜功能异常的病变,如腱索冗长或断裂、瓣叶穿孔。最后,在一些特定的病例中,提出可能的病因学,如在Ⅲa型瓣膜功能障碍中

瓣叶增厚钙化通常与风湿性二尖瓣病变有关(表15-1)。

表15-1　二尖瓣功能障碍分型

功能障碍类型	与瓣环平面相关的瓣叶运动	修补的手术方式
Ⅰ型	正常瓣叶运动	成形环成形,修复瓣叶裂隙或心内膜炎病变
Ⅱ型	瓣叶过度运动	复杂的重建修复
Ⅲa型	收缩期和舒张期瓣叶运动受限	复杂的重建修复,心包补片扩大瓣叶
Ⅲb型	收缩期瓣叶运动受限	成形环成形,必要时松解腱索

术前瓣膜的 TEE 评估

在1996年,美国超声心动图学会(ASE)/心血管麻醉医师协会(SCA)发布了一个系统的全面的术中多切面TEE检查的操作指南[9]。在这份标志性的指南中,定义了20个标准切面(详见第1章)。一旦获得这些切面,即使非心脏超声专业的检查者也能正确解读这20个标准切面中的很多图像(如经胃短轴切面评估左心室功能)。但是,评估复杂结构如二尖瓣及瓣下结构,需要全面理解解剖和二维切面与瓣膜结构的空间关系。

当开始体外循环时,外科医生从左心房面向下朝左心室面探查整个松弛状态的瓣膜。在这种视角下,患者的左侧和右侧与外科医生的左侧和右侧相对应,这时二尖瓣前叶和后叶出现在相应的位置。二尖瓣的侧面和中间分别为左侧和右侧。而心脏超声心动图检查者看图像的视角恰好是外科医生视角反转180°。换句话说,超声仪屏幕上图像的左侧和右侧与外科医生的视角相反(图15-5和图15-6)。

7个标准切面用于评估二尖瓣及其瓣下结构,其中4个经食管切面、3个经胃切面。获得这7个切面的顺序与个人习惯有关,只要通过系统的检查便可获得所有相关信息。

二维超声心动图便于检查者整体了解二尖瓣及瓣下结构解剖,并且通常应该在其他多普勒诊断性检查(如彩色多普勒、频谱分析)之前操作。虽然二维TEE不能直接评估瓣膜反流的严重程度,但其优势在于能更好地理解潜在的反流病变机制。Carpentier的病理生理学三要素(病因学、病变和功能障碍)提出的大多

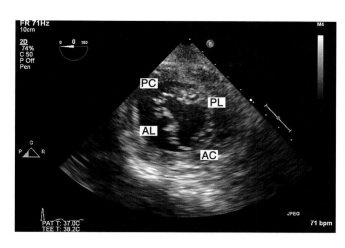

图 15-5　经胃左心室基底段短轴切面,即"鱼嘴"切面。AC,前交界;AL,前叶;PC,后交界;PL,后叶

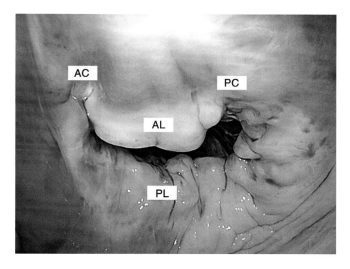

图 15-6　与嘴角相似("鱼嘴"切面),交界区既为前后瓣叶提供过渡区,又保持瓣叶功能正常。AC,前交界;AL,前叶;PC,后交界;PL,后叶

数问题,都能通过系统的二维超声检查来回答。接下来简要概述常用于二尖瓣及瓣下结构检查的 7 个切面。

四腔心切面

根据 ASE/SCA 指南,在这个切面上显示的两个扇形区域分别是 A3 区和 P1 区[9]。重申二尖瓣复合体的 Carpentier 分区方法,很显然此切面不能明确定义对合区,因为根据定义 A3 和 P1 不在一个对合区上(图 15-7)。不能准确定义二尖瓣的哪个扇形区域出现在对合区中的原因是,此切面斜角切割二尖瓣。理解二尖瓣反流机制的关键在于分析瓣叶的对合区而非光滑区。在此切面,二尖瓣前叶是从 A3 区根部后中面引向稍前侧面至瓣叶游离缘(A2 区)。如果切面图像更多朝向前侧面,则会显示左心室流出道和主动脉瓣,对合区显示的部分为 A1/P1。前屈探头或旋转多切面探头转换器角度至 20°左右常常更易获得前侧面结构的图像。

在标准四腔心切面中,后叶显示的是 P1/P2 交界。由于后叶比前叶稍低,引出切面的角度将决定是 P1(向前的角度稍大一点)还是 P2(向前的角度稍小一点)出现在对合区中。

前屈和后屈探头扫描瓣膜代表了一个彻底的操作,确保检查者仅在此切面就可以看见二尖瓣的八个解剖结构。将前外侧交界(AC)定义为起点,最大程度地前屈探头直到二尖瓣及瓣下结构消失,然后检查者逐渐后屈探头。首先显示的是 AC 交界,然后可检查 A1/P1。进一步后屈探头可显示 A2/P2 区,最后显示的是 A3/P3 及后内交界(PC)。如果最大程度地后屈

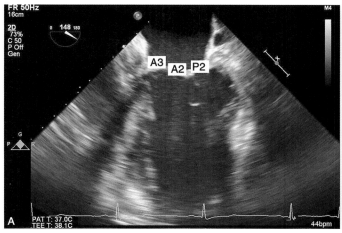
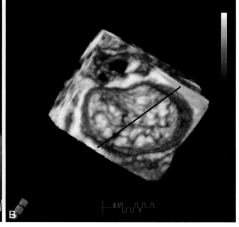

图 15-7　**A**,食管中段四腔心切面,显示 A3、A2 和 P2 区;**B**,二尖瓣正面三维图像。黑线表示观察平面是四腔心二维切面

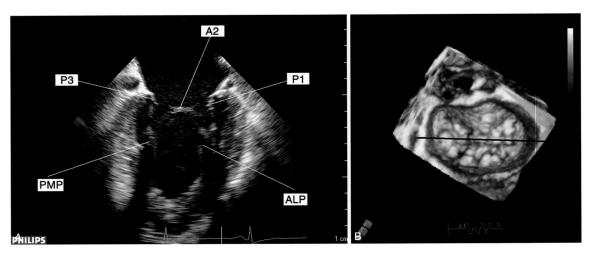

图 15-8　**A,**舒张期交界区切面;**B,**二尖瓣正面三维图像。黑线表示检查平面切过二维超声的交界区切面。A2,前叶的 A2 部分;ALP,前外侧乳头肌;P1,后叶的 P1 部分;P3,后叶的 P3 部分;PMP,后内侧乳头肌

探头也不能显示后瓣的大部分区域,可将探头稍推进食管,即可辨认 PC 区。

交界区切面

通过旋转多切面探头转换器至60°左右即可获得交界区切面。在此切面中,对等切开倾斜的对合区,检查者能够检查 P1/P3 区、前叶的 A2 区以及瓣膜的两个交界区(图 15-8)。准确获得此切面便可在舒张期见到海鸥状图形。在标准方位上,P3 区位于屏幕左侧,P1 区位于屏幕右侧,中间区域是 A2。一旦图像被优化,逆时针旋转探头使 P2 区进入视野,这样可以完全显示整个后叶。顺时针旋转探头可以完整地显示前叶。

两腔心切面

进一步旋转多平面探头转换器至90°左右显示两腔心切面。此时观察的平面与四腔心切面相垂直。如四腔心切面中的描述,关于决定哪一个区域包含在对合区中也存在类似的不确定性。此时,后叶出现在屏幕左侧。引出的切面在 P2/P3 交界区横切后叶(图 15-9)。如之前四腔心切面中的描述,切面越向后,显示 P3 和后中交界的可能性越大。前叶在屏幕的右侧,瓣叶的根部代表 A1 区。朝向对合区显示的是 A2。

左心室长轴切面

旋转多切面探头转换器至120°即可获得左心室长轴切面。该平面穿过二尖瓣和主动脉瓣中心横切二尖瓣及其瓣下结构(图 15-10)。此切面不能显示任何一个乳头肌。此切面的优势在于能够清楚的显示构成对合区的两个区域(A2,P2)。逆时针旋转 TEE 探头,

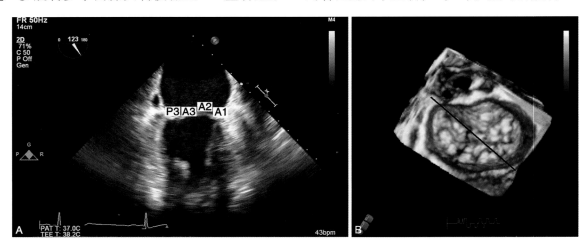

图 15-9　**A** 食管中段两腔心切面,显示 A1、A2、A3 和 P3 区;**B** 二尖瓣正面三维图像,黑线表示观察平面是两腔心二维切面

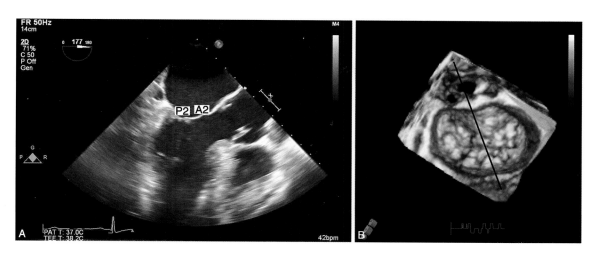

图 15-10　**A** 食管中段左心室长轴切面,显示 A2 和 P2 区;**B** 二尖瓣正面三维图像,黑线表示观察平面是左心室长轴切面

检查者可以从瓣膜中心扫描至前交界。顺时针旋转探头,可以检查瓣膜的后中区域,包括后联合。

此切面也可用于粗略估量瓣膜修复术中使用成形环的大小。如果能准确显示瓣叶,前叶的长度(或高度)就等于成形环的大小。

经胃基底段短轴切面

此切面也常被称为"鱼嘴"切面,可显示二尖瓣的八个分区。如前所述,左心房打开后,从外科医生的视角旋转 180° 即可获得此切面。为了方便定位,心脏超声心动图检查者可以想象成从左心室向左心房面观察二尖瓣及瓣下结构。PC 出现在屏幕左侧,AC 在屏幕右侧。前叶出现在远场,后叶离探头最近。

该切面很难连续获得。获得经胃乳头肌短轴切面后,进一步前屈探头即可获得经胃基底短轴切面。为了优化图像,有时需要微调多切面探头转换器角度(约 20°)。

尤其是在交界区融合的风湿性瓣膜病中,此切面能够用于评估交界区融合和钙化的程度,从而决定瓣膜的可修复性(图 15-11)。

经胃两腔心切面

首先获得经胃乳头肌短轴切面,然后旋转多切面探头转换器至 90°,检查者便可获得此切面。在图像近场可见左心室下壁和后内侧乳头肌。从乳头肌的头端,可以辨别多组腱索从乳头肌头端延伸出来伸入后叶的不同区域。前叶、前外侧乳头肌和左心室前壁构成图像的远场(图 15-12)。

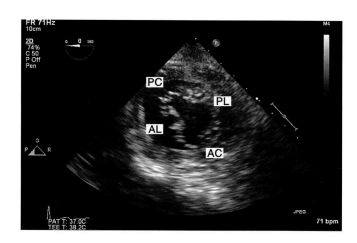

图 15-11　经胃基底段短轴切面("鱼嘴"切面)。AC,前交界;AL,前叶;PC,后交界;PL,后叶

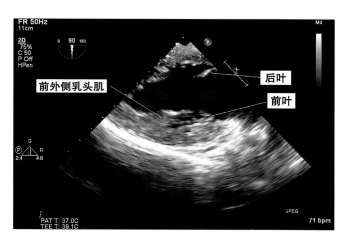

图 15-12　经胃两腔心切面。左心室下壁和二尖瓣后叶位于图像近场;左心室前壁、二尖瓣前叶和前外侧乳头肌位于图像远场

经胃深部左心室长轴切面

此切面并非评估二尖瓣的经典切面,在此切面上常常可使多普勒取样鼠标与血流方向平行,以评估通过左心室流出道和主动脉瓣的梯度压差。不过,此切面对评估瓣环成形术患者(特别是成形术后)的瓣膜对合区特别有用。由于最大程度的前屈探头使其位置接近心尖,因此常常可以获得较清晰的图像,而且没有声影阻挡瓣下结构。而在经典切面(前述的)中,由于成形环的过多遮挡,很难在术后看到后叶,此切面则可以较容易地看见后叶。此切面可以测量瓣膜对合区,这是评估瓣膜修复是否成功的一个重要参数(图 15-13)。

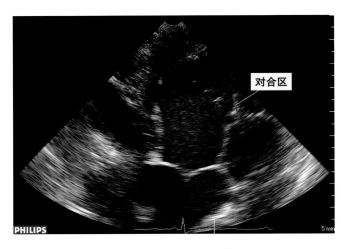

图 15-13　收缩期经胃深部左心室长轴切面。此切面可用于评估二尖瓣对合区。切面上二尖瓣成形环形成的声影不会遮挡对合区

评估二尖瓣反流程度

明确二尖瓣病变机制可以选择二维超声心动图。但是,要评估瓣膜功能障碍(狭窄,反流)的严重程度则必须使用多普勒成像模式。大多数患者在送入手术室进行二尖瓣手术前已经做了详细的术前检查。患者的心脏内科医生和心脏外科医生在术前已经明确了瓣膜反流或狭窄的程度以及手术指征。因此,早期术中 TEE 检查通常不是量化二尖瓣反流或狭窄的程度,而是为外科医生提供涉及病因学、病变以及功能障碍的重要信息,这将影响瓣膜成功修复的策略。需要重点指出的是,全身麻醉会影响心血管系统的容量情况,可能导致低估瓣膜病变程度,尤其是功能性二尖瓣反流,在 I 型和 IIIb 型瓣膜功能障碍病变中也可见此种情况(见下图)[10]。

有时患者被送入手术室后偶然发现二尖瓣反流或狭窄,这时则需要量化严重程度(如冠状动脉搭桥术合并二尖瓣反流)。另外,体外循环停止后需要系统地评估和量化任何残余的反流。因此,心脏麻醉医生必须全面理解量化二尖瓣反流程度的方法。

评估二尖瓣反流的严重程度主要基于彩色多普勒显像反流束(长度、高度、面积和方向)和缩流颈的宽度。结合多普勒频谱,可以分析有效瓣口面积和肺静脉流速特点[11-14]。

二尖瓣功能障碍和瓣膜重建技术

心脏超声心动图检查者提供给外科医生的信息有助于制定手术方案。虽然在许多病例中外科医生可以仅依靠直接检查二尖瓣就可以实施很好的修补手术,但是如果没有准确解读超声心动图,外科医生很难达到较高的修补成功率。错误的心脏彩色超声诊断会导致错误的手术治疗,因此,根据病理生理学三要素进行全面评估和按节段报告发现是非常重要的(图 15-14)。

I 型功能障碍

如果心脏超声心动图检查者告诉外科医生患者是由于瓣环扩张造成的 I 型功能障碍,就意味着外科医生应该使用的唯一方法是瓣环成形术。通过瓣环成形以缩小二尖瓣后瓣环径,从而修复对合区。需要重点提出的是,瓣环扩张也发生在大多数瓣膜反流病变中,因此,诊断 I 型功能障碍不能单独依据瓣环扩张,而应该在检查瓣膜的八个区域没有脱垂或活动受限后作出诊断。在瓣叶没有脱垂和活动受限且对合良好的情况下,引起 I 型功能障碍的原因可能为瓣膜穿孔或裂隙。治疗常常需要心包补片修复瓣叶,因此,早期与外科医生沟通这些信息很重要,以便外科医生在体外循环开始之前准备好自体心包补片。

II 型功能障碍

II 型功能障碍涉及瓣膜脱垂。应尽可能使用超声心动图辨别引起脱垂的病变[15]。心脏超声心动图检查者需要明确瓣膜所有区域是否有多余的瓣膜组织(Balow 综合征),是否继发于腱索断裂而瓣膜大小相对正常的瓣膜脱垂(弹性纤维组织缺乏),或者是否瓣膜有两种病因学的特征(进展的纤维弹性组织缺乏和原发性 Barlow 综合征)。瓣叶组织的大小将影响外科医师在修复过程中使用何种方法。交界区切面有助于

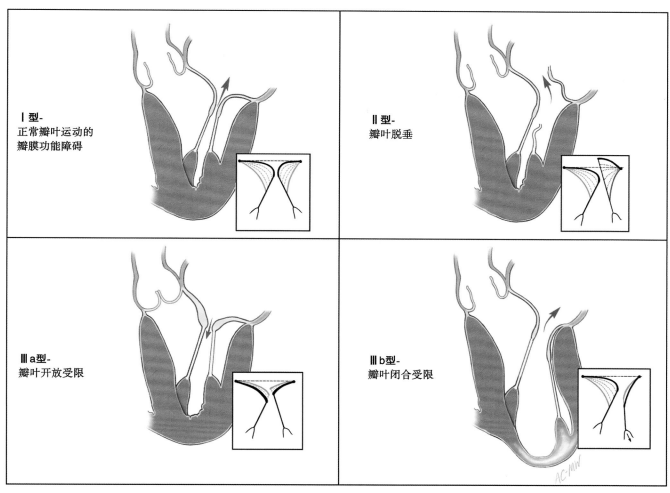

图 15-14 二尖瓣的 Carpentier 功能性分型。Ⅰ型,正常瓣叶运动;Ⅱ型,瓣叶过度运动(瓣叶脱垂);Ⅲa 型,收缩期和舒张期瓣叶活动均受限;Ⅲ b 型,收缩期瓣叶活动受限。(摘自 Carpentier A,Adams DH,Filsoufi F. Carpentier's Reconstructive Valve Surgery:From Valve Analysis to Valve Reconstruction. Philadelphia:Saunders;2010.)

明确后叶各区域的高度。如果 P1 和(或)P3 的高度为 2cm 及以上,即为 Barlow 综合征,则手术治疗需要以切除或折叠的形式来降低瓣叶的高度。否则,术后残留的冗长的瓣叶易造成收缩期前向运动(systolic anterior motion,SAM)。降低冗长的瓣膜高度的标准方法是瓣膜滑动成形术(图 15-15)。如果只有 P2 区冗长并脱垂而 P1/P2 交界区高度正常,切除(矩形切除或锥形切除)脱垂的区域即可进行有效的瓣膜修补。如果后叶的所有区域都很薄弱且短小,此时心脏超声心动图检查者必须提醒外科医生,因为这种情况下切除瓣叶组织可能导致剩余的瓣膜组织不够修补切除后形成的间隙。这种病例中,通过对脱垂区域植入人工腱索或者从瓣膜其他区域转移完整的二级腱索进行腱索修复也是一种可选择的手术方式。

前叶脱垂可通过有限的三角形切除、腱索转移和(或)人工腱索修补进行治疗。交界区脱垂可使用以上任何一种手术方式,也可以缝合交界区以改善对合区(交界区成形术)。后叶切除或者采用滑动成形术后,大多数的外科医生会实施瓣环折叠以减轻瓣膜修补后的张力。当任何一个瓣叶明显的裂隙被缝合后,通常都要实施成形环成形术。成形环的大小必须考虑前叶的高度,否则就会有出现 SAM 的风险(图 15-16)。

Ⅲa 型功能障碍

必须将Ⅲa 型功能障碍与其他类型进行区分,因为它的发生率最低,修补后持久耐用。心脏超声心动图检查者可以很容易地将这种类型与其他类型的功能障碍区分开来,因为此类型病变中瓣体和瓣缘不会升高至瓣环水平,并且瓣缘在舒张期运动受限。一些患

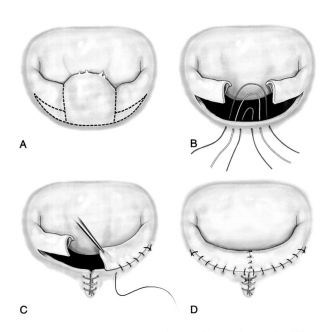

图 15-15   后叶的矩形切除和滑动成形术。**A**,矩形切除,包括分离 P1 和 P3 以缩短它们的高度;**B**,纵向折叠后瓣环;**C**,重新缝合分离的瓣叶区域至瓣环;**D**,在重构瓣环之前重新对合瓣缘。(摘自 Carpentier A, Adams DH, Filsoufi F. Carpentier's Reconstructive Valve Surgery: From Valve Analysis to Valve Reconstruction. Philadelphia: Saunders; 2010.)

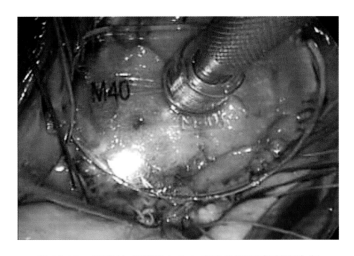

图 15-16   正确的成形环大小由前叶的测量高度所决定

者同样也可能存在舒张期跨瓣压差。心脏超声心动图检查者需要注意特殊病变,包括瓣叶增厚,瓣叶挛缩,后叶高度降低,瓣叶钙化,瓣环钙化以及腱索钙化。尤其需要注意前叶,因为它是瓣膜可修补性的关键性决定因素。如果前叶运动较好,修补通常是可行的;但如果前叶明显增厚、钙化或活动受限,则成功修复的几率较小。检查者也应评估瓣膜交界区融合和钙化的程度。瓣膜交界区钙化是放弃瓣膜成形进行瓣膜置换的指征。Ⅲa 型瓣膜功能障碍的修复方法涉及增加瓣叶

的活动性,常常对活动受限的腱索进行分离或开孔,以及用心包补片扩大挛缩的瓣叶。

大多数Ⅲa 型功能障碍的病因是风湿性二尖瓣病变。其他一些罕见病因,如放射治疗或合并卵圆孔未闭的类癌心脏病,也会导致出现类似的图像。当二尖瓣严重狭窄时,超声心动图图像上会出现左心房自发显影。这种情况下常常会发现左心房血栓,尤其在左心耳处。如果发现左心房血栓,必须在术中清除掉,并结扎左心耳。

经皮二尖瓣球囊扩张是严重风湿性二尖瓣狭窄的一种安全的非手术的治疗措施。这种方法通常可以获得较好的即刻效果,被广泛使用。

一些风湿性二尖瓣狭窄的患者不适合进行球囊扩张。例如,瓣下结构钙化,或者出现大量二尖瓣或三尖瓣反流从而可能改变瓣膜形态,因此不适合做球囊扩张。这些患者必须开胸进行瓣膜修复或置换术。手术会涉及瓣膜交界区切开、腱索分离、去除瓣环或瓣叶的钙化灶。

手术修复后,评估瓣膜残余的狭窄或反流程度是非常重要的。虽然二尖瓣置换术比瓣膜成形术的挑战小,但是心脏超声心动图检查者评估置入瓣膜的功能是非常重要的。需评估生物瓣和机械瓣是否功能正常。如果发现了置入瓣卡瓣或瓣周漏,在拔出动脉插管和中和肝素之前应该与外科医生进行沟通。

Ⅲb 型功能障碍

心脏超声心动图检查者必须区分是二尖瓣后叶活动受限还是前叶脱垂,两者的治疗方法非常不同(图 15-17)。在Ⅲb 型功能障碍病变中,虽然瓣膜开放尚

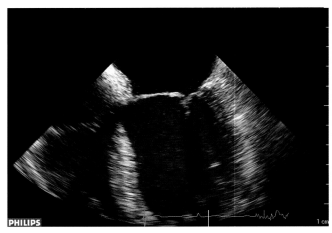

图 15-17   食管中段四腔心切面。假性脱垂,注意后叶活动受限,前叶活动的高度超越后叶但并没有到达瓣环平面之上

可,但后叶活动受限(有时也会是前叶)会导致瓣膜关闭受限。这种类型病变的标准治疗是缩小瓣环。心脏超声心动图检查者必须寻找Ⅲb型瓣膜功能障碍进展期的迹象,如果发现了这些迹象,就需要提醒外科医生。尤其是如果左心室舒张末期内径大于65mm,或者瓣膜隆起高度大于15mm,则瓣环成形的效果有限,这时外科医生也许需要考虑联合其他方法,如切断腱索、转移乳头肌、甚至置换二尖瓣[16]。

瓣膜修补术后的 TEE 评估

体外循环停止后,拔出主动脉插管前,应该通过上述的七个切面来评估手术操作的质量。首先通过二维超声心动图评估瓣膜的结构和运动,对于二尖瓣成形术,需要在二维图像上叠加彩色多普勒来排除是否有残余反流。反流可发生在对合区,瓣体内(如瓣叶残余裂隙或缝合成形环时瓣膜穿孔),或者是成形环外(瓣周漏)。如果发现了残余反流,就必须尝试根据Carpentier三要素来重新明确反流,这些信息对指导外科医生处理残余反流至关重要。更重要的是,必须鉴别瓣膜功能障碍的类型。Ⅰ型功能障碍提示可能是成形环过大,瓣膜残余裂隙,或者是医源性瓣膜穿孔。Ⅱ型功能障碍提示残余的或者新发的瓣膜脱垂,如果病变比较局限,这种类型是较容易纠正的。Ⅲ型功能障碍提示瓣叶重建不到位,或瓣膜成形导致瓣叶过度受限,或成形环的位置不正确,或瓣叶组织切除过多。

通过对瓣叶进行分区评估,明确残余瓣叶功能障碍的具体位置。应该找到导致残余反流的病变。例如,P1区组织高度过高会导致SAM。外科医生需重新进行体外循环,直接修复导致病变和功能障碍的主要原因,或者明确病变不可修复则及时进行瓣膜置换。如果没有分区分析导致残余反流的病变以及鉴别功能障碍的类型,外科医生即使是在直视下重新检查瓣膜,也很难理解残余反流的机制。这些信息对于如何处理残余反流非常重要。外科医生可以选择再次进行短时间的体外循环,以修复瓣膜根部穿孔所导致的轻微反流。如果心脏超声心动图检查者不能发现明确的反流机制,或者反流机制复杂,或者反流需要延迟处理,则不主张再次进行体外循环。

对于置入的瓣膜也需要检查瓣膜的功能,心脏超声心动图检查者尤其要关注瓣叶开放和关闭功能以确保瓣叶对合良好。在正常功能的生物瓣发现小的中心性反流束是很常见的,正常功能的机械瓣会出现多发的细小的闭合流。这些发现代表瓣膜功能正常。

置入瓣和瓣环成形术后都可能出现瓣周漏。心脏超声心动图检查者需要对其严重程度进行分级并明确位置,与手术团队交流这些发现。

评估二尖瓣反流束

如果发现了反流束,必须分析其方向、大小及在收缩期的持续时间。通过定性和定量的方法评估反流束的严重程度。

定性评估

反流束方向

在瓣叶部分活动受限或脱垂时,会出现偏心反流,这为心脏超声心动图检查者提供了关于瓣膜功能障碍分型的有用信息。瓣叶活动受限导致的偏心反流束会指向活动受限区域的方向,而由瓣膜脱垂导致的反流束会指向病变区域相反的方向。瓣膜对合不良会出现中心性的反流束(如成形环过大)。

反流束持续时间

识别和量化收缩期反流束的持续时间是非常重要的。通常认为收缩早期的反流束是无害的。由细小的瓣叶裂隙、切迹或对合区不规则造成的收缩早期反流,需要瓣膜关闭产生的压力来确保对合区对合牢固。然而,全收缩期的反流束代表了瓣膜结构存在缺陷,必须与手术团队进行沟通。

反流束面积

也可用反流束面积占据左心房面积的百分比来定性评估二尖瓣反流的严重程度。反流束面积小于左心房面积的20%,是轻度反流;反流束面积大于左心房面积的40%,是重度反流[17]。虽然在日常操作中常常使用此方法,但这种方法非常依赖心室的容量负荷状况和心脏超声心动图检查者对多普勒设置的正确使用。通常,推荐 Nyquist 极限值为 0.55m/s 到 0.65m/s以显示二尖瓣反流[17]。Nyquist 极限值设置过低会高估病变程度,设置过高则会低估病变程度。经验不足的心脏超声心动图检查者常常低估朝向或紧贴左心房壁的偏心性反流的严重程度,而高估中心性反流的严重程度。

缩流颈

据报道,缩流颈在大多数情况下不依赖容量负荷情况,因此是围术期评估二尖瓣反流严重程度的较好方法(表 15-2)[5]。

表 15-2   缩流颈

缩流颈直径	二尖瓣反流分级
<3mm	轻度
4～6mm	中度
>7mm	重度

MR,二尖瓣反流

近端等速表面积法(PISA)

由于只有在明显反流的情况下才会出现血流汇聚,因此,近端等速血流围绕反流口形成半球形,这一形状的出现提示严重二尖瓣反流的可能性,并且提醒心脏超声心动图检查者需要进一步检查。必须强调的是进行所有彩色多普勒检查时要设置标准的 Nyquist 极限(图 15-18)。

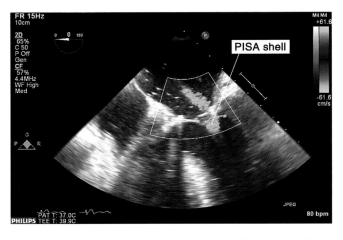

图 15-18   二尖瓣成形术后出现 PISA 半球形,提醒心脏超声心动图检查者可能存在残余的严重反流

定量评估

如果定性评估一直不能确定反流程度,则必须使用多普勒进行定量评估。定量评估包括估算反流口面积,计算反流容积与反流分数。

估算反流口面积

估算反流口面积(estimated regurgitation orifice,ERO)与病变严重程度的相关性最好[18]。根据连续公式,反流口面积可用以下方程计算:

$$ERO = 2\pi r^2 \times V_{nl}/V_{max}$$

ERO,估算反流口面积;r,PISA 半球形的半径;V_{nl},Nyquist 极限值;V_{max},收缩期二尖瓣跨瓣最大血流速度(详见第 4 章)。

可用一种简化的方法评估围术期反流的严重程度。假设大多数个体的 V_{max} 大致为 5m/s,检查者可设置 Nyquist 极限速度为 0.4m/s,上述方程可简化为:

$$ERO = 1/2r^2$$

二尖瓣反流程度可通过表 15-3 的数值进行分级[5]。

表 15-3   定量二尖瓣反流

ERO	MR 分级	
$0.1cm^2$	微量	+
$0.2cm^2$	轻度	++
$0.3cm^2$	中度	+++
$0.4cm^2$	重度	++++

ERO,估算反流口面积;MR,二尖瓣反流

反流容积

反流容积是容量超负荷的绝对测量值,可以通过两种方法进行计算。使用脉冲多普勒(PWD)可以测得左心室流出道(LVOT)和二尖瓣前向血流量,舒张期二尖瓣前向血流量减去收缩期左心室流出道前向血流量即可得到反流容积。另一种方法是,使用连续多普勒(CWD)测得二尖瓣反流束的速度-时间积分,然后乘以反流瓣口面积,即可得到反流容积(详见第 4 章)。

在退行性瓣膜病变中,反流容积超过 60ml 即为重度二尖瓣反流,反流容积低于 30ml 通常为轻度反流。如果病因是缺血性的二尖瓣反流,反流容积超过 40ml 即认为是重度反流。

反流分数

这个方法代表容量超负荷的相对测量值,反流分数为反流容积与左心室流出道前向血流量的比值。反流分数大于 50% 为重度反流,小于 30% 为轻度反流。

尽管这些量化二尖瓣反流程度的理论方法听起来很有吸引力,但是检查者必须认识到这些方法都是基于假设几何形状(如,假设 PISA 为半球形,二尖瓣环和左心室流出道为椭圆形)为前提的,因此有可能导致低估或者高估二尖瓣反流的严重程度。为了正确诊

断二尖瓣反流程度,必须进行全面评估,根据多个参数明确诊断。

　　残余二尖瓣反流的量化是非常重要的,因为这关系着外科医生是否需要进一步处理。中度或重度的残余二尖瓣反流提示手术效果较差,并且与早期和中期不良预后相关。因此,如果麻醉医生发现中度或重度的残余二尖瓣反流,就要直接告诉外科医生必须重新进行体外循环(如果患者的整体情况可以接受再次体外循环),采取进一步瓣膜修复或者瓣膜置换。如果是微量残余反流,则直接告诉外科医生不需要再次体外循环。如果报道轻度残余二尖瓣反流,则根据分析的反流机制和患者的临床情况,决定是否再次进行体外循环。

二尖瓣狭窄分级

　　大多数二尖瓣狭窄的病因仍然是风湿性心脏病。罕见的原因包括:二尖瓣修复术后狭窄并发症,瓣环严重钙化,肺静脉梗阻,左心房黏液瘤,三房心。

　　瓣膜修复术后,尤其是在缺血性反流病变中使用成形环较小的情况下,必须测量二尖瓣跨瓣压差以明确有无功能性二尖瓣狭窄。在原发性狭窄瓣膜病变中也可使用相同的方法进行评估。根据二尖瓣的有效瓣口面积和跨瓣压差,将二尖瓣狭窄严重程度分为轻、中、重三级(表 15-4)。

表 15-4　二尖瓣狭窄分级

	轻度	中度	重度
平均跨瓣压差(mmHg)	<5	5~10	>10
肺动脉收缩压(mmHg)	<30	30~50	>50
瓣口面积(cm²)	>1.5	1.0~1.5	<1

数据引自:2008 focused update incorporated into the ACC/AHA 2006 guidelines for the management of patients with valvular heart disease. Circulation. 2008;118:e523-661.

二尖瓣狭窄的全方位 TEE 成像

　　二尖瓣狭窄的非瓣膜特征是左心房扩大,房间隔向右明显膨出。重度二尖瓣狭窄常常合并右心衰的表现,如三尖瓣反流,右心房扩大和肺动脉高压。由于左心室舒张期充盈时间延长,室间隔移位,左右心室相互作用,左心室舒张期顺应性降低,左心室会充盈不足。

二尖瓣跨瓣压差

　　狭窄瓣膜的跨瓣压差可通过简化的伯努利公式计算(详见第 4 章):

$$压差(mmHg)=4v^2$$

　　v 代表二尖瓣前向血流速度。

　　二尖瓣前向血流的连续多普勒频谱测量可用于评估跨瓣压差。在食管中段四腔心切面、两腔心切面和左心室长轴切面可获得二尖瓣前向血流的多普勒血流频谱。

　　当手动描迹舒张期频谱后,超声诊断仪内置软件会以 mmHg 显示测量的平均跨瓣压差(图 15-19)。可通过尺度测量功能来获得二尖瓣最大跨瓣压差。

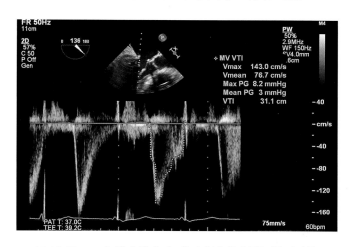

图 15-19　二尖瓣成形术后,描迹舒张期频谱,得到平均跨瓣压差为 3mmHg

　　心脏超声心动图检查者必须注意跨瓣压差会根据血流的变化而变化,如在心输出量升高或降低时。例如,在合并二尖瓣反流的二尖瓣狭窄病变中,跨瓣压差比较高,会导致高估二尖瓣狭窄的严重程度。

　　另一个值得注意的问题是当多普勒取样鼠标与血流矢量的夹角大于 20°时,可导致低估跨瓣压差。为了避免此问题,确保多普勒取样鼠标与二尖瓣前向血流相平行是很重要的。二尖瓣平均跨瓣压差超过 10mmHg 则提示严重二尖瓣狭窄。

连续公式

　　应用连续性定理假设流经心脏某一部位的血流量与流经另一部位的血流量相等,则可假设舒张期流经二尖瓣的血流量与收缩期流经左心室流出道的血流量相等。

$$VTI\ MV \times CSA\ MV = VTI\ LVOT \times CSA\ LVOT$$

　　二尖瓣瓣口面积可通过以下方程变形计算:

$$MVA = VTI\ LVOT \times CSA\ LVOT / VTI\ MV$$

此假设不适用二尖瓣反流或主动脉瓣关闭不全的患者。

压力减半时间和衰减时间

压力减半时间为左心房与左心室之间压力差的斜率。压力减半时间可快速评估二尖瓣狭窄患者瓣口面积,其值与狭窄程度直接相关。压力减半时间可在二尖瓣前向血流多普勒频谱上测量获得。二尖瓣狭窄患者,舒张早期左心室被动充盈过程中,压差持续时间延长,二尖瓣连续多普勒显示 E 峰下降时间延长,E 峰斜率减小。因此,二尖瓣狭窄程度越重,左心房与左心室之间压差下降的斜率越缓,压力减半时间越长。

计算压力减半时间时,应使连续多普勒取样鼠标与二尖瓣前向血流一致,获得二尖瓣前向血流速度频谱,然后测量最大速度减至其除以 2 的平方根速度所用时间即为压力减半时间。超声诊断仪软件以 ms 显示压力减半时间,可用于计算二尖瓣瓣口面积并以 cm^2 显示。

$$MVA = 220/PHT$$

在中度或重度主动脉瓣反流、二尖瓣成形术后或二尖瓣球囊扩张术后,应用上述公式进行即刻测量是不准确的。

正常二尖瓣,压力减半时间常常小于 60ms;轻度二尖瓣狭窄,压力减半时间为 100ms;中度二尖瓣狭窄,压力减半时间接近 200ms;重度二尖瓣狭窄则超过 300ms。

另一个评估二尖瓣瓣口面积和二尖瓣狭窄程度的有效方法是 E 峰衰减时间。衰减时间为最大速度减至基线所用的时间。根据减速时间来计算二尖瓣瓣口面积的公式为:

$$MVA = 759/DT$$

值得注意的是压力减半时间和衰减时间这类参数都会受到血流动力学状态和联合瓣膜病变的影响。例如,在高心排状态、合并二尖瓣反流或轻度主动脉瓣关闭不全以及舒张功能受限的情况下,可能高估二尖瓣瓣口面积。

在心动过缓和左心室舒张功能受损情况下,则会低估二尖瓣瓣口面积从而高估二尖瓣狭窄程度。

描迹瓣口面积

经胃基底段短轴切面可获得二尖瓣瓣口开放图像,通过描迹瓣膜最小开口测量瓣口面积。由于在二维 TEE 切面上以正确的角度恰好横切二尖瓣是比较困难的,因此这个方法受到限制,导致二尖瓣瓣口面积测量法不准确。

另外一些错误也会影响瓣口面积测量的结果,例如增益设置。如果增益设置过低,回声脱失,将高估瓣口面积。同样的,当增益设置过高或者瓣环和瓣膜严重钙化时,声影会影响此方法的准确性,从而低估瓣口面积。

近端血流汇聚法和近端等速表面积法(PISA)分析

PISA 以连续公式定理为基础,舒张期彩色多普勒成像使二尖瓣左心房面的血流形成彩色混叠和 PISA。

与二尖瓣反流病变中利用 PISA 法评估有效瓣口面积不同,在二尖瓣狭窄病变中计算二尖瓣瓣口面积时有必要使用角度校正。因此,用此方法计算二尖瓣瓣口面积的公式为:

$$\frac{2\pi r^2 \times \frac{\alpha}{180} \times NL}{Ve}$$

α,舒张期二尖瓣两个瓣叶之间的角度;NL,Nyquist 极限;Ve,舒张期二尖瓣前向血流最大流速。此方法在合并二尖瓣或主动脉瓣反流时仍然准确。

二尖瓣修补术后可能遇到的问题

收缩期二尖瓣前向运动(SAM)

瓣叶的活动必须正常,收缩期前叶和后叶上升至瓣环平面,瓣叶边缘形成的对合区长度至少 5mm。尤其在退行性瓣膜病变修复后,心脏超声心动图检查者必须检查有无 SAM 现象,即收缩期二尖瓣前叶被不断带入左心室流出道。这会导致动态左心室流出道梗阻,阻碍血流从左心室到升主动脉。根据梗阻程度不同,心输出量可能会严重下降,导致血流动力学不稳定。前叶移位至左心室流出道,同样会导致对合区和二尖瓣整体性的缺失,引起二尖瓣反流、左心室舒张末期充盈压升高、肺血管充血。造成 SAM 潜在的原因常常是二尖瓣修复术后瓣叶相对于成形环大小而言留置过长。后叶过长会推挤前叶进入左心室流出道,而前叶过长则不能容纳在成形环内,致使过长的瓣膜组织留在左心室内。SAM 的处理措施包括增加后负荷、降低心肌收缩力以及纠正低血容量。正确的保守治疗常常是有效的,而重新进行体外循环纠正顽固性 SAM 比较少见[19]。

对合区

当前,二尖瓣修复技术的目标之一是在前叶和后叶之间构建一个较大的对合区。经胃深部左心室长轴切面对评价对合区是很有价值的,因为在这个切面上对合区不会被成形环形成的声影所遮挡。二尖瓣修复术后,推荐瓣膜对合区的长度至少8mm[20]。对合区长度小于5mm是不够的,这些患者即使在手术室瓣膜功能正常,术后也有可能再次出现二尖瓣反流(图15-13)[20]。

▣ 未来方向

经历了过去50余年的发展,超声心动图从一维超声(A-型,M-型)发展成二维显像模式。其唯一的发展方向是心脏三维显像技术(见第9章)。这将有助于更好地理解心脏结构之间的解剖关系。虽然20世纪70年代已经有三维超声心动图,但是其在手术室环境下的应用受限,原因是通过心电和呼吸门控技术来重建图像耗时较长。随着矩阵技术的引入,实时三维超声心动图成为可能,这是超声心动图的另一个革命性进步。超声心动图成像技术的进步能够使检查者更好地理解心脏病理生理学,并且有可能进一步指导外科技术。二尖瓣微创治疗技术日益普及,需要在超声心动图引导下建立体外循环和心脏灌注插管。介入心脏内科医生和外科医生正在以创新的理念治疗二尖瓣疾病(如血管内瓣膜置入和冠状静脉窦内装置置入),这些技术都是在超声心动图引导下实施的。这类新技术能否改善预后还需进一步研究。

超声心动图在二尖瓣修复术中的应用价值是明确的,并且在不断变化和持续发展。心脏麻醉医生紧跟超声心动图技术的发展将有益于麻醉学专业的发展和患者的健康。

参考文献

1. Nkomo VT, Gardin JM, Skelton TN, Gottdiener JS, Scott CG, Enriquez-Sarano M. Burden of valvular heart diseases: a population-based study. *Lancet*. 2006 Sep 16;368(9540):1005-1011.
2. Rose AG. Etiology of valvular heart disease. *Curr Opin Cardiol*. 1996 Mar;11(2):98-113.
3. Sand ME, Naftel DC, Blackstone EH, et al. A comparison of repair and replacement for mitral valve incompetence. *J Thorac Cardiovasc Surg*. 1987;94:208-219.
4. Goldman ME, Mora F, Guarino T, et al. Mitral valvuloplasty is superior to valve replacement for preservation of left ventricular function an intraoperative two-dimensional echocardiographic study. *J Am Coll Cardiol*10. 1987;568-575.
5. Bonow RO, Carabello BA, Chatterjee K, et al. 2006 Writing Committee Members; American College of Cardiology/American Heart Association Task Force. 2008 Focused update incorporated into the ACC/AHA 2006 guidelines for the management of patients with valvular heart disease: a report of the American College of Cardiology/American Heart Association Task Force on Practice Guidelines (Writing Committee to Revise the 1998 Guidelines for the Management of Patients With Valvular Heart Disease): endorsed by the Society of Cardiovascular Anesthesiologists, Society for Cardiovascular Angiography and Interventions, and Society of Thoracic Surgeons. *Circulation*. 2008 Oct 7;118(15):e523-e661.
6. Carpentier A. Cardiac valve surgery—the "French correction." *J Thorac Cardiovasc Surg*. 1983;86:323-337.
7. Anyanwu AC, Adams DH. The intraoperative "ink test": a novel assessment tool in mitral valve repair. *J Thorac Cardiovasc Surg*. 2007;133:1635-1636.
8. Salgo IS, Gorman JH, Gorman RC, et al. Effect of annular shape on leaflet curvature in reducing mitral leaflet stress. *Circulation*. 2002;106:711-717.
9. Shanewise JS, Cheung AT, Aronson S, et al. ASE/SCA guidelines for performing a comprehensive intraoperative multiplane transesophageal echocardiography examination: recommendations of the American Society of Echocardiography Council for Intraoperative Echocardiography and the Society of Cardiovascular Anesthesiologists Task Force for Certification in Perioperative Transesophageal Echocardiography. *Anesth Analg*. 1999;89:870-884.
10. Aklog L, Filsoufi F, Flores KQ, et al. Does coronary artery bypass grafting alone correct moderate ischemic mitral regurgitation?*Circulation*. 2001;18:104:I68-75.
11. Smith MD. Evaluation of valvular regurgitation by Doppler echocardiography. *Cardiol Clin*. 1991;9:193-228.
12. Grayburn PA, Fehske W, Omran H, et al. Multiplane transesophageal echocardiographic assessment of mitral regurgitation by Doppler color flow mapping of the vena contracta. *Am J Cardiol*. 1994;74:912-917.
13. Enriquez-Sarano M, Seward JB, Bailey KR, et al. Effective regurgitant orifice area: a noninvasive Doppler development of an old hemodynamic concept. *J Am Coll Cardiol*. 1994;23:443-451.
14. Klein AL, Obarski TP, Stewart WJ, et al. Transesophageal Doppler echocardiography of pulmonary venous flow: a new marker of mitral regurgitation severity. *J Am Coll Cardiol*. 1991;18:518-526.
15. Adams DH, Anyanwu AC, Sugeng L, et al. Degenerative mitral valve regurgitation: surgical echocardiography. *Curr Cardiol Rep*. 2008;10:226-232.
16. Braun J, van de Veire NR, Klautz RJ, et al. Restrictive mitral annuloplasty cures ischemic mitral regurgitation and heart failure. *Ann Thorac Surg*. 2008;85:430-436.
17. Zoghbi WA, Enriquez-Sarano M, Foster E, et al. American Society of Echocardiography. Recommendations for evaluation of the severity of native valvular regurgitation with two-dimensional and Doppler echocardiography. *J Am Soc Echocardiogr*. 2003;16:777-802.
18. O'Gara P, Sugeng L, Lang R, et al. The role of imaging in chronic degenerative mitral regurgitation. *J Am Coll Cardiol Imaging*. 2008;1:221-237.
19. Brown ML, Abel MD, Click RL, et al. Systolic anterior motion after mitral valve repair: is surgical intervention necessary? *J Thorac Cardiovasc Surg*. 2007;133:136-143.
20. Yamauchi T, Taniguchi K, Kuki S, et al. Evaluation of the mitral valve leaflet morphology after mitral valve reconstruction with a concept. *coaptation length index.*" *J Card Surg*. 2005;20:432-435.

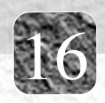

16

三尖瓣疾病

JOANNA CHIKWE

翻译:于晖　王鑫　校对:黄佳鹏　审阅:彭勇刚

概述

　　器质性三尖瓣反流和继发或者功能性三尖瓣反流的区分制定于 20 世纪 50 年代[1]。器质性三尖瓣反流是指常见的风湿性瓣膜疾病、心内膜炎、类癌瓣膜疾病等病理情况导致瓣叶结构损害,继发或者功能性三尖瓣病变是指瓣叶的宏观结构正常。迄今为止三尖瓣手术最常见的原因是主要手术指征为二尖瓣疾病的患者存在功能性三尖瓣反流(TR)。功能性三尖瓣反流可能是右心功能障碍或者扩张、肺动脉高压或者左心功能障碍这四种情况的任意组合,这种情况下三尖瓣的结构是正常的。因二尖瓣、主动脉瓣和冠状动脉搭桥手术的患者中,是否同期行三尖瓣手术尚存在争议,而且三尖瓣反流非常依赖于血流动力学而使准确评估变得复杂。心脏手术患者中器质性三尖瓣疾病例如心内膜炎、类癌、风湿性瓣膜病相对罕见。

　　无论潜在病因是什么,在其他手术中同期行三尖瓣修复术的患者代表了非常不同于单独三尖瓣手术患者的一类患者人群。后者手术中,严重右心室功能障碍、肺动脉高压、肝功能障碍以及之前手术的左心瓣膜疾病导致了显著的围术期附加风险、更高的手术病死亡率和严重的并发症。

功能性三尖瓣反流

　　功能性三尖瓣反流发生在没有影响三尖瓣叶的病理条件下。原因是右心室扩张和(或)左心室功能障碍时瓣环扩张、腱索牵制造成瓣叶对合不良,最常见的病生理原因是充血性心衰,伴随而来的肺动脉高压和主动脉或者二尖瓣功能障碍。在严重缺血性和扩张性心肌病中这很常见。至少三分之一或者更多的接受二尖瓣手术患者存在严重的功能性三尖瓣反流[2]。严重的三尖瓣反流是广泛认可的手术指征,而中度三尖瓣反流随血流动力学而改变,它对预后和心功能的影响尚未有定论。在同期心脏手术时对中度功能性三尖

瓣反流治疗的适应证和最佳策略仍存在争议。

功能性解剖

　　三尖瓣通过三个瓣叶、瓣下结构(包括附着在瓣叶边缘和主体的右心室乳头肌发出的细腱索)和马鞍形瓣环的完整性保障其功能[3]。这些组成部分的三维形状的任何改变都会引起反流。可以使用的 Carpentie 病理生理三联症和分级来描述反流(表 16-1)[4]。这个命名法最常用于二尖瓣,但在 Carpentier 最原始的手稿中也提及可以用于三尖瓣,目前 Carpentier 命名法仍然是一个很有用的命名法。右心室和瓣环扩张(引起 Ⅰ 型瓣叶功能障碍)和(或)乳头肌异位和瓣叶牵拉(引起 Ⅲb 型瓣叶功能障碍)都会引起功能性三尖瓣反流。这些机制通常合并存在,导致瓣叶不能对合,可以描述为三期[5]:

表 16-1　反流的 **Carpentier** 分级,列表每种瓣叶功能障碍常见相关的损伤

瓣膜功能障碍	损伤
Ⅰ 型:瓣叶正常运动的瓣膜功能障碍	瓣环扩大和变形
	瓣叶穿孔
Ⅱ 型:瓣叶脱垂	腱索断裂
	腱索变长
	乳头肌断裂
	乳头肌变长
Ⅲ 型:瓣叶活动受限	
Ⅲa:舒张期	瓣叶变短和回缩
	交界区融合
	腱索变短
	腱索融合
	钙化
Ⅲb:收缩期	心室壁瘤
	心室纤维斑块
	心室扩大
	瓣叶卡压

　　摘自 Carpentier A, Adams DH, Filsoufi F. *Carpentier's Reconstructive Valve Surgery: FromValve Analysis to Valve Reconstruction.* Philadelphia: Saunders; 2010:188.

1. 最初阶段存在右心室和瓣环扩张,可能有或没有三尖瓣反流;

2. 瓣环和右心室扩张加重导致明显的三尖瓣反流;

3. 右和(或)左心室功能障碍引起乳头肌异位,导致瓣叶牵拉和更加严重的三尖瓣反流。

早期的右心室扩张或者功能障碍导致了缺乏结构性纤维瓣环扩张,可使瓣环周长从大约 100mm 增加至 170mm。瓣环扩张是不对称的;缺乏支撑的后部和前部比隔部瓣环扩张得更快(图 16-1)。靠近三尖瓣的结构可因疾病病变或者三尖瓣手术而损伤,包括在 Koch 三角尖端的房室传导组织(由冠状窦、隔部瓣环和 Todaro 腱组成)、右冠状动脉中部以及主动脉瓣的无冠瓣(图 16-2)。

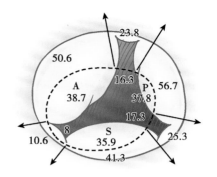

图 16-1 正常(点状图)和病理状态下三尖瓣环各部分的周长(以 mm 为单位)。相比隔部,前后部的瓣环扩大更加明显。(摘自 *Deloche A,Guerinon J,Fabiani JN. Etudeanatomique des valvulopathies rhumatismales tricuspidiennes:application à l'étude des différentes valvuloplasties. Ann Chir Thorac Cardiovasc. 1973;12;343-349.*)

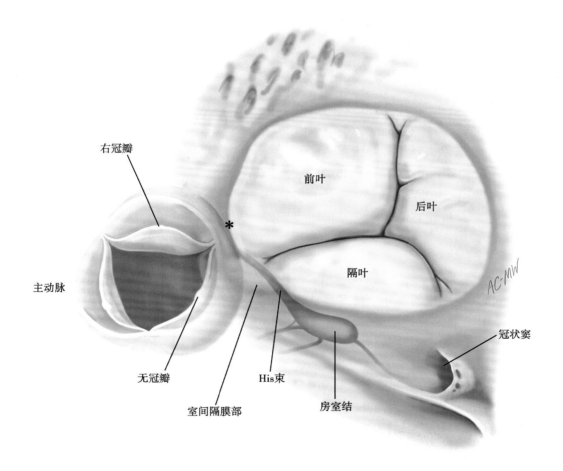

图 16-2 术者角度观察三尖瓣和冠状窦,显示靠近三尖瓣瓣环的解剖结构。星号提示右冠瓣和无冠瓣的交接部(摘自 *Carpentier A,Adams DH,Filsoufi F. Carpentier's Reconstructive Valve Surgery:From Valve Analysis to Valve Reconstruction. Philadelphia:Saunders;2010;178.*)

病理生理学

引起反流的主要机制是肺动脉高压对三尖瓣瓣膜压力过负荷传导;这个假说是医疗和外科手术治疗的基础。当肺动脉高压不存在时,三尖瓣反流的主要机制是瓣环扩张和瓣叶牵拉。

肺动脉高压

严重左侧心肌病变和瓣膜病导致左心房压升高,直接转移到肺血管床。肺动脉高压是因为后负荷增加、代偿性肺血管收缩和慢性血管重构引起,导致右心室压力过负荷,后者可能直接导致三尖瓣反流。肺动脉高压只能在有限程度上决定继发性三尖瓣反流的严重程度,而并非直接关系[6]。功能性三尖瓣反流也可能在缺乏显而易见的肺动脉高压情况下出现,意味着还存在其他潜在的机制。

瓣环扩大

瓣环扩大导致瓣叶失去对合,引起 I 型反流,已被证明是功能性三尖瓣反流的强有力的独立预测因子[6]。近期更加明确的是,除瓣环扩大外还有其他的瓣环异常造成功能性三尖瓣反流。三维超声心动图显示功能性三尖瓣反流时三尖瓣失去了马鞍形瓣环的几何构造,随着瓣环扩大而变得扁平和圆形,以及伴随的瓣环收缩不对称性缺失。

瓣叶牵制

引起 Carpentier Ⅲb 型反流的瓣叶牵制可能是腱索或乳头肌变短或者乳头肌异位的结果,最常见于心室扩大时。在右心室功能、大小和肺动脉压正常时可以观察到因为隔叶牵制引起的三尖瓣功能性反流。这种情况下,左心室病变是这种三尖瓣反流唯一解释。在室间隔部分左右心室是互相依赖的,乳头肌以及三尖瓣隔叶的腱索也是从室间隔发出。即使右心室超声心动图正常,左心室病变会导致室间隔功能障碍或者移位,从而造成隔叶牵制和三尖瓣反流[7,8]。这可能就是为什么左心功能障碍与功能性三尖瓣反流有关。在一篇 75 例右心室扩张患者的分析中,右心室离心指数和三尖瓣牵制面积是三尖瓣功能性反流最强的预测因子,而右心室功能、大小和肺动脉压力是非显著性的决定因素[9]。

器质性三尖瓣疾病

需要手术的器质性三尖瓣疾病不常见(表 16-2)。右心感染性心内膜炎提示可能的静脉使用毒品,但也可见于置入导管进行透析或者化疗患者。多发的赘生物附着在置入的导管和导丝上,在增厚瓣叶的心房和心室表面扩展很常见,其次是瓣叶穿孔和瓣环脓肿较少见。创伤能导致三尖瓣反流,最常见于心脏移植患者心内膜活检、围绕起搏器导线的纤维化或者拔除长期置入的心内导线等医源性原因。钝性创伤使乳头肌破裂导致三尖瓣反流是罕见的。风湿性瓣膜病、风湿性关节炎、系统性红斑狼疮和抗磷脂综合征都与引起严重三尖瓣功能障碍的器质性瓣膜损伤有关。风湿性三尖瓣疾病主要是功能性的,但是偶尔以瓣膜增厚、瓣膜缩短和交界处融合为特征。类癌导致的瓣膜疾病通常涉及三尖瓣和肺动脉瓣,引起非常显著的瓣膜增厚和既有狭窄又有反流的混合病变(通常反流是主要的)。这些患者中,瓣膜手术的目标之一是方便随后的肝转移癌的切除。三尖瓣狭窄主要因为风湿性瓣膜疾病引起,偶尔也是类癌性瓣膜疾病的一个特征,在发达国家是极其罕见的。

表 16-2　三尖瓣疾病干预指征

指征	分级
左心瓣膜手术患者中严重三尖瓣反流	I C
药物治疗后虽然没有严重的右心室功能障碍,但存在严重原发的三尖瓣反流和症状	I C
药物治疗后依然有症状的严重三尖瓣狭窄(±三尖瓣反流)*	I C
行左心瓣膜手术的患者存在严重的三尖瓣狭窄(±三尖瓣反流)行左心瓣膜手术患者存在中度器质性三尖瓣反流	II aC
行左心瓣膜手术患者三尖瓣瓣环扩大(>40mm)的中度继发性三尖瓣反流	II aC
行左心瓣膜手术后严重的三尖瓣反流和症状,而且不存在左心心肌、瓣膜病或者右心室功能障碍以及严重肺动脉高压(肺动脉收缩压>60mmHg)	II aC
严重的单发的三尖瓣反流伴随轻度或者没有症状但是右心室持续扩张,功能下降	II bC

* 当三尖瓣狭窄独立存在时,经皮技术可作为尝试的首选方法。
摘自 Vahanian A,Baumgartner H,Bax J,et al. Guidelines on the management of valvular heart disease;the Task Force on the Management of Valvular Heart Disease of the European Society of Cardiology. *Eur Heart J.* 2007;28;230-268.

三尖瓣手术指征

有症状的严重三尖瓣反流是美国心脏病学会/美国心脏协会（n ACC/AHA）和欧洲心脏病协会Ⅰ级手术指征（框16-1和框16-2）[10,11]。大家也都接受单纯中度三尖瓣反流不是手术指征这一观点。大部分患者处于这两种极端情况的中间灰色地带。这些患者通常因为二尖瓣手术就医（虽然偶尔出现在主动脉瓣疾病或者冠状动脉搭桥术患者）而偶然发现功能性三尖瓣反流。患者除了原来要做的手术外还需要额外的三尖瓣修复术吗？这种情况下手术纠正功能性三尖瓣的理由缺乏直接证据。长期随访证实，仅接受左心瓣膜手术而没有同期行三尖瓣修复术的患者三分之一以上会发展成显著的三尖瓣反流[12,13]。这会导致更差的临床转归吗？在非手术患者中，中度三尖瓣反流与早期

框16-1 器质性三尖瓣疾病的病因

原发性瓣膜疾病
- 先天畸形
- 感染性疾病
  1. 风湿性
  2. 红斑狼疮
- 退行性疾病
  1. 巴洛病
  2. 马凡综合征
  3. 弹性纤维组织缺乏症
- 细菌性心内膜炎*
- 创伤
- 瓣膜肿瘤
- 类癌瓣膜病
- 放疗

继发于心肌病的疾病
- 缺血性心肌病
- 扩张型心肌病
- 心内膜纤维化
- 心肌肿瘤
- 心脏移植

其他原因
- 永久性起搏器或者除颤电极
- 右心室胸骨粘连
- 药物引发

*细菌性心内膜炎可能是原发的瓣膜病或者可能使之前存在的瓣膜疾病病程复杂化。
摘自 Carpentier A，Adams DH，Filsoufi F. *Carpentier's Reconstructive Valve Surgery：From Valve Analysis to Valve Reconstruction*. Philadelphia：Saunders；2010；185.

框16-2 三尖瓣反流患者的管理

Ⅰ级 需要二尖瓣手术并伴有严重的三尖瓣反流的患者行三尖瓣修复术有利。（证据等级：B）

Ⅱa级
1. 伴有症状的严重的原发性三尖瓣反流患者有理由行三尖瓣置换术或者瓣环成形术。（证据等级：C）
2. 继发于疾病引起/异常三尖瓣叶而不能通过瓣环成形术或者修复术来修正的时候有理由行三尖瓣置换术。（证据等级：C）

Ⅱb级
接受二尖瓣手术患者伴有非严重的三尖瓣反流如果存在三尖瓣环扩或肺动脉高压时，可以考虑三尖瓣瓣环成形术。（证据等级：C）

Ⅲ级
1. 二尖瓣正常肺动脉收缩压低于60mmHg而又没有症状的三尖瓣反流患者不应行三尖瓣瓣环成形术或者置换术。（证据等级：C）
2. 轻度原发性三尖瓣反流患者不是三尖瓣瓣环成形术或者置换术的指征。（证据等级：C）

摘自 Bonow RO，Carabello B，Chatterjee K，et al. ACC/AHA 2006 guidelines for the management of patients with valvular heart disease：a report of the ACC/AHA Task Force on Practice Guidelines. *J Am Coll Cardiol*. 2006；48：e1-148，with permission.

和晚期死亡率增加、功能转归降低有关；这可能也适用于二尖瓣手术患者。大多数这方面的研究因为没有足够的患者，从而没有强有力证据证实在二尖瓣修复术时，中度三尖瓣反流同期行三尖瓣瓣环成形术比单纯行二尖瓣修复术会明显改善生存。但是来自两项非随机研究的有限的证据表明，实施三尖瓣瓣环成形术与改善功能状态和生存有关[16,17]。这可能是因为研究中包括修复严重的（而不是中度）三尖瓣反流的有益效果。虽然在二尖瓣手术同时修补严重的三尖瓣反流这方面已达成共识，修补中度或轻度三尖瓣反流指征尚未明确，不同医生之间是否同期行三尖瓣修复术有很大的差异。

同期实施三尖瓣修复术的理论依据

中度三尖瓣反流

中度三尖瓣反流首次被发现可能是在建立心肺转流体外循环前常规的术中经食管超声检查时，这种情况下出现中度三尖瓣反流高度提示存在显著的瓣膜功能不全。房室瓣反流在患者全麻后因为前负荷、后负荷和右心室功能降低时会至少减轻一个严重等级[18]。

而且,定量方法也会低估三尖瓣反流[19]。

传统共识认为纠正二尖瓣和主动脉瓣疾病可以改善肺动脉高压、允许右心室重建,从而足以解决中度的三尖瓣反流,但现有的观察数据不支持这个观点。据报道单纯二尖瓣手术后至少三分之二的患者出现持续或者加重的三尖瓣反流[12,13]。三分之二的患者第一次单纯二尖瓣手术时三尖瓣仅表现为轻度反流,之后会逐渐发展成重度三尖瓣反流,需要再次进行三尖瓣手术。(再次三尖瓣手术是特别高风险的手术,并不是因为手术本身的风险,而是因为三尖瓣反流引起的严重的充血性心衰和肺功能障碍)。这在退行性瓣膜病早期进行二尖瓣修复术时的患者不是大问题[20]。在中度三尖瓣反流患者中很难准确鉴别谁会进展谁不会进展,因此越来越多人认为进行二尖瓣手术时可能应该同时修复中度功能性三尖瓣反流。

瓣环扩大

瓣环扩大是功能性反流的强有力预测因子,而瓣环直径是比反流束更为稳定的测量指标,瓣环尺寸最常用于确定可能受益于三尖瓣修复术的患者。但是想要正确和可重复地测量三尖瓣环大小却有挑战性。三尖瓣不对称的马鞍形瓣环意味着超声声束角度非常小的变化都能引起非常大的差异。三尖瓣环扩大可定义为在任意一个二维平面交界区之间的距离大于35mm,但是手术修补指征的超声心动图的临界值是多样的,在收缩早期最大或者收缩晚期最小直径大于27mm[21],四腔心切面收缩晚期直径最大值大于40mm[22],舒张期平均瓣环直径四腔心切面大于51mm短轴切面大于54mm[22],或者经胃切面大于70mm(图16-3)[3]。三维超声心动图可以更加准确地分析三尖瓣扩大。术中直接评估可以得到肯定的答案。缺乏明显的三尖瓣反流病史时,三尖瓣瓣环成形术合理的指征包括在松弛的心脏三尖瓣交界区间的最大距离大于70mm或者瓣环的面积明显大于后叶和前叶表面积的总和[17]。

肺动脉高压

当存在三尖瓣功能障碍时,即使没有明显的三尖瓣反流时,肺动脉高压是三尖瓣修补的相对指征,因为如前所述,即使纠正了左心瓣膜损伤常常仍存在肺动脉高压,这可预测残留和逐渐进展的三尖瓣反流。当存在中度肺动脉高压,进行三尖瓣瓣环成形术以纠正轻度功能性反流或者瓣环扩大可能是合理的。

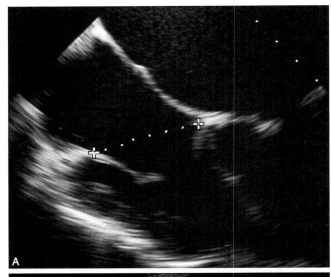

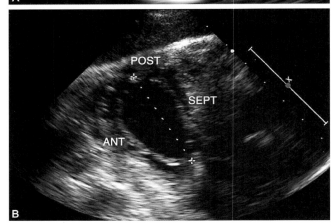

图16-3　瓣环明显扩大的临界值是四腔心切面瓣环为40mm(**A**);经胃切面为70mm(**B**)。ANT,前;POST,后;SEPT,隔(摘自 Carpentier A, Adams DH, Filsoufi F. Carpentier's Reconstructive Valve Surgery:From Valve Analysis to Valve Reconstruction. Philadelphia:Saunders; 2010;185.)

系统性三尖瓣修复

在二尖瓣手术中应该常规同期行三尖瓣成形术吗? 没有瓣环扩大或者中度反流时常规的三尖瓣瓣环成形术可能不是指征,这些患者并发症虽然小但是却有危险(之后会讲述),可能超过潜在的收益。

🞐 手术注意事项

通过正中胸骨切开术或者右前外侧开胸手术可以进行三尖瓣手术,最常用的是右心房斜切术。上下腔插管——可以是直接也可以是间接(通过右心耳和右心房,或者在微创心脏手术或多次开胸时经颈内静脉或者股静脉插管)和腔插管夹紧器和(或)负压辅助静脉吸引一起用来消除可以导致突然终止静脉吸引的气栓。

修复三尖瓣额外需要的体外循环时间是 15~20 分钟，如果使用阻断钳横跨阻断技术修补的话也明显增加了缺血的时间。如果在减少缺血时间方面很重要时，有两种替代方法有优势：①阻断钳横断钳夹升主动脉之前在体外循环心脏不停跳下进行三尖瓣修复术（利用这个机会直接查实冠状静脉窦逆灌导管的放置）或者②在撤除阻断后进行排空气和再灌注时进行三尖瓣修补。

三尖瓣反流手术治疗的目的是处理异常的解剖和病理生理。这包括瓣环缩减、纠正明显的左心病理状态、治疗肺动脉高压、心室重构。实际操作中通过手术和调整用药来实现。如前所述，不能在所有患者中单独依赖消除肺动脉高压或者左心瓣膜疾病来治疗三尖瓣反流。同样的，没有处理严重的瓣叶牵制只进行瓣环缩减术不可能产生耐久的修复。心室重构引起的功能性三尖瓣反流可能也需要解决心室问题或者进行瓣膜置换。

单纯三尖瓣手术

单纯三尖瓣手术患者是一组具有独特挑战性的群体。患者相对能很好地耐受右心瓣膜损伤直到严重的右心室功能障碍和严重肺动脉高压常见的疾病晚期阶段。严重三尖瓣反流使准确评估右心室功能障碍和肺动脉高压变得非常具有挑战性。在这种情况下，术前右心导管来量化肺动脉高压、肺血管阻力和右心搏出功能特别有帮助。心脏磁共振（MRI）用于识别心肌病的病因、量化瓣膜和心室功能障碍也非常有价值。应仔细评估肝功能。因为肝充血引起的中等程度功能障碍在术后通常会改善，但是晚期肝硬化（即使肝脏酶和胆红素轻度紊乱但也会出现）在术后通常表现为难治性凝血障碍、血管麻痹、肝肾衰竭。左心瓣膜手术几年后患者通常表现为单纯的严重三尖瓣反流。晚期心肌病和肺肝功能障碍时二次进入纵隔主要问题在于这些患者会发生术后血管麻痹、心源性休克、呼吸功能衰竭，最常见的死因是多器官功能衰竭和败血症。在类癌瓣膜性疾病中，手术目的之一是有利于之后转移癌的肝切除。这些患者的治疗会因为肝转移引起的类癌综合征而变得复杂。患者需要静滴奥曲肽、避免外源性儿茶酚胺以减少发生类癌危象、之前化疗的后遗症和肝功能障碍的影响。

手术治疗功能性三尖瓣反流

三尖瓣瓣环成形术这项被最广泛使用的修复技术可以有效处理瓣环扩大和几何构造异常。众多瓣环成形术术式选择可以被分成缝合或者人工瓣环成形术。

人工瓣环分为可弯曲、半刚性或者刚性，大多数是不完整的环。三尖瓣置换术并不是修复中度功能性反流的指征，因为手术带来了血栓栓塞和出血并发症的额外的风险（机械瓣本身固有的）或者结构性瓣膜退化需要再次手术的风险（与生物瓣有关）。

三尖瓣瓣环成形术

有两种经典的手术方法来将扩大的瓣环恢复至生理尺寸和稳定瓣环至正常尺寸（图 16-4）[3]。重构瓣环成形术通过缝入刚性或者半刚性瓣环并缩减三尖瓣瓣口大小将瓣环固定在收缩期位置[4]。这个方法的替代术式是缩减瓣环成形术——通常使用 De Vega 缝合瓣环成形技术、其衍生技术或者使用一个完全可弯曲环，使用连续荷包缝合瓣环以减少瓣环尺寸，依赖于缝线和瓣环收缩以及纤维化的连续整合以维持新瓣环的尺寸。两种方法都稳定了最容易扩大前后叶瓣环。根据选择的人工瓣环情况，隔叶部相对不用缝合，尤其在前叶和隔叶交界处防止损伤传导组织。

后叶瓣环折叠或者将瓣叶缝在一起的方法已经不再流行，因为长期结果表明很难去除残余和复发反流。重塑瓣环可以提供最好的耐用性，观察研究证实人工瓣环修复比缝线修复更加耐久[23]。外科文献得来的数据证实超过85%的人工瓣环成形术患者术后 5~10 年没有中度或者重度三尖瓣反流[2,23]。

器质性三尖瓣疾病的修复

三尖瓣心内膜炎患者在小心地剔除赘生物以后可以修复三尖瓣，主要是直接修补瓣叶小的穿孔，用自体心包修补大的穿孔，使用人工瓣环来稳定瓣环。长期放置起搏导线引起三尖瓣反流时通常需要从瓣叶上去除纤维物质，这时可能需要补片修补。连枷样瓣叶可使用新的腱索或者用腱索移位的方法来悬吊。

三尖瓣置换

三尖瓣手术的选择主要考虑的是大多数需要置换的患者不能够遵守抗凝治疗，不同于左心人工瓣膜手术基本的考虑是平衡机械瓣相关的血栓和出血并发症风险，以及生物瓣瓣膜结构退化的风险。需要肝切除的类癌瓣膜疾病的患者（已有显著肝功能异常）必须要权衡潜在的抗凝困难和肿瘤活性影响到生物瓣膜寿命。高5-羟色胺或者5-HIAA 水平可能和严重的瓣膜结构退化，有时只需 2 年时间有关[24]。行三尖瓣置换术的患者经常放置永久性心表起搏导线，是因为考虑到手术增加术后全心阻滞和放置跨瓣膜起搏导线是禁

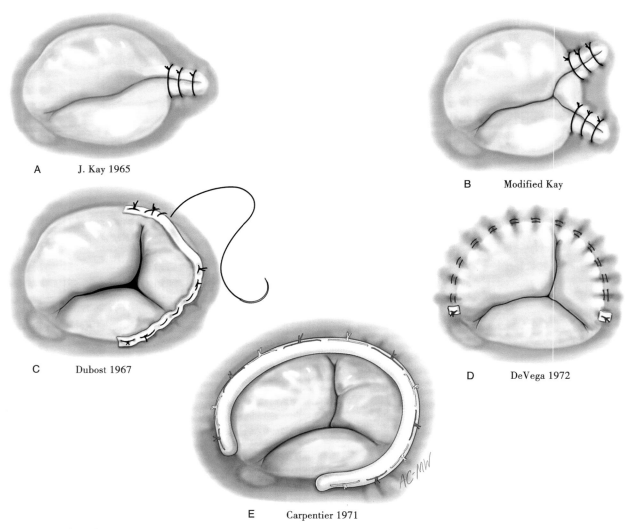

图 16-4 三尖瓣瓣环成形术的可选技术。Kay 双瓣化技术（A 和 B）耐受期短于缝合（C 和 D）和人工瓣环（E），最不常见。（摘自 *Carpentier A*，*Adams DH*，*Filsoufi F*. arpentier's Reconstructive Valve Surgery：From Valve Analysis to Valve Reconstruction. *Philadelphia*：*Saunders*；2010；195. ）

忌证的原因。

技术要点

　　三尖瓣最接近无冠瓣和右冠瓣、房室传导阻滞和右冠状动脉中部。前面提到了暴露瓣膜需要进行特殊插管。三尖瓣手术有几个潜在的特定并发症。如果直接从上腔静脉插管太靠近窦房结或者腔静脉插管夹紧器放置不正确，那么窦房结存在损伤风险。如果缝合位置在 Koch 三角的顶端部分可能损伤房室结。大多数瓣环成型技术被设计来避免这个区域以减少所报道的三尖瓣术后大约 3% 的全心传导阻滞和需要永久起搏器的风险[25]。前隔叶瓣环位置缝合过深、升主动脉窦扭曲或者甚至压迫主动脉瓣叶造成的急性主动脉瓣反流也是公认的并发症。

三尖瓣手术的预后

单纯三尖瓣手术

　　既往系列研究中三尖瓣手术有高达 25% 的手术死亡率[26]。最近，全国登记的单纯三尖瓣手术死亡率为 10%～15%，比其他单纯瓣膜手术都要高，反映了这群患者显著的并发症[27,28]。和既往系列研究相比明显降低死亡率的原因是患者选择和术前优化的递增改变；改善二次纵隔入路策略；更加积极使用吸入性肺血管扩张药物（例如一氧化氮，依前列醇以及口服肺血管扩张剂如西地那非）；必要时使用强心药物和机械支持管理右心室功能障碍患者；术后防止和有效治疗终末期器官功能障碍、凝血障碍和败血症。常见术后机械通气延长和长时间需要强心药物支持。无事故生存的长期数据有限。在最近的系列中,单独三尖瓣修复术的 10 年生存率是 69% ,而三尖瓣置换术是 50% 。10 年内免于瓣膜再次手术方面,生物瓣是 95% ,机械瓣是 80%[29,30]。肝功能障碍、右心功能障碍和类癌危象的联合挑战导致类癌疾病瓣膜置换的死亡率在 10% 到 20% 。

同期三尖瓣手术

与单纯三尖瓣手术预后相比,在当前实践中二尖瓣手术同期行三尖瓣瓣环成形术增加的病死率风险微不足道[17]。三尖瓣修复术会额外增加 15 ~ 20 分钟但是可以在不阻断主动脉保持心脏灌注和跳动的条件下进行,所以虽然明显增加了体外循环时间,但是如果有所顾虑可以不增加缺血时间。心脏传导阻滞需要放置起搏器的发生率在同期三尖瓣手术中可能会更高,但在可比较系列研究并没有表现出来,而且高度依赖于瓣环成形术技术的选择[17]。类似的是,目前得到的数据并没有证实理论上右心房切开术缝合增加术后出血的风险[17]。和行单纯二尖瓣手术患者相比,三尖瓣瓣环扩大或者中度三尖瓣功能性反流同期行三尖瓣瓣环成形术中期没有出现明显的三尖瓣反流的患者更多,一些证据显示功能状态得到改善[17]。

参考文献

1. Anyanwu AC, Chikwe J, Adams DH. Tricuspid valve repair for treatment and prevention of secondary tricuspid regurgitation in patients undergoing mitral valve surgery. *Curr Cardiol Rep*. 2008;10: 110-117.
2. Chan V, Burwash IG, Lam BK, et al. Clinical and echocardiographic impact of functional tricuspid regurgitation repair at the time of mitral valve replacement. *Ann Thorac Surg*. 2009;88:1209-1215.
3. Carpentier A, Adams DH, Filsoufi F. *Carpentier's Reconstructive Valve Surgery: From Valve Analysis to Valve Reconstruction*. Philadelphia: Saunders; 2010.
4. Carpentier A. Cardiac valve surgery–the "French correction." *J Thorac Cardiovasc Surg*. 1983;86: 323-337.
5. Dreyfus GD, Chan KM. Functional tricuspid regurgitation: a more complex entity than it appears. *Heart*. 2009;95:868-869.
6. Park YH, Song JM, Lee EY, Kim YJ, Kang DH, Song JK. Geometric and hemodynamic determinants of functional tricuspid regurgitation: a real-time three-dimensional echocardiography study. *Int J Cardiol*. 2008;124:160-165.
7. Fukuda S, Saracino G, Matsumura Y, et al. Three-dimensional geometry of the tricuspid annulus in healthy subjects and in patients with functional tricuspid regurgitation: a real-time, 3-dimensional echocardiographic study. *Circulation*. 2006;114:I492-I498.
8. Fukuda S, Gillinov AM, McCarthy PM, et al. Determinants of recurrent or residual functional tricuspid regurgitation after tricuspid annuloplasty. *Circulation*. 2006;114:I582-I587.
9. Kim HK, Kim YJ, Park JS, et al. Determinants of the severity of functional tricuspid regurgitation. *Am J Cardiol*. 2006;98:236-242.
10. Bonow RO, Carabello BA, Kanu C, et al. ACC/AHA 2006 guidelines for the management of patients with valvular heart disease: a report of the American College of Cardiology/American Heart Association Task Force on Practice Guidelines (writing committee to revise the 1998 Guidelines for the Management of Patients With Valvular Heart Disease), developed in collaboration with the Society of Cardiovascular Anesthesiologists, endorsed by the Society for Cardiovascular Angiography and Interventions and the Society of Thoracic Surgeons. *Circulation*. 2006;114:e84-231.
11. Vahanian A, Baumgartner H, Bax J, et al. Guidelines on the management of valvular heart disease: the Task Force on the Management of Valvular Heart Disease of the European Society of Cardiology. *Eur Heart J*. 2007;28:230-268.
12. Porter A, Shapira Y, Wurzel M, et al. Tricuspid regurgitation late after mitral valve replacement: clinical and echocardiographic evaluation. *J Heart Valve Dis*. 1999;8:57-62.
13. Matsunaga A, Duran CM. Progression of tricuspid regurgitation after repaired functional ischemic mitral regurgitation. *Circulation*. 2005;112:I453-I457.
14. Sagie A, Schwammenthal E, Newell JB, et al. Significant tricuspid regurgitation is a marker for adverse outcome in patients undergoing percutaneous balloon mitral valvuloplasty. *J Am Coll Cardiol*. 1994;24:696-702.
15. Nath J, Foster E, Heidenreich PA. Impact of tricuspid regurgitation on long-term survival. *J Am Coll Cardiol*. 2004;43:405-409.
16. Calafiore AM, Gallina S, Iaco AL, et al. Mitral valve surgery for functional mitral regurgitation: should moderate-or-more tricuspid regurgitation be treated? a propensity score analysis. *Ann Thorac Surg*. 2009;87:698-703.
17. Dreyfus GD, Corbi PJ, Chan KM, Bahrami T. Secondary tricuspid regurgitation or dilatation: which should be the criteria for surgical repair? *Ann Thorac Surg*. 2005;79:127-132.
18. Grewal KS, Malkowski MJ, Piracha AR, et al. Effect of general anesthesia on the severity of mitral regurgitation by transesophageal echocardiography. *Am J Cardiol*. 2000;85:199-203.
19. Grossmann G, Stein M, Kochs M, et al. Comparison of the proximal flow convergence method and the jet area method for the assessment of the severity of tricuspid regurgitation. *Eur Heart J*. 1998;19:652-659.
20. Yilmaz O, Suri RM, Dearani JA, et al. Functional tricuspid regurgitation at the time of mitral valve repair for degenerative leaflet prolapse: the case for a selective approach. *J Thorac Cardiovasc Surg*. 2011;142:608-613.
21. Ubago JL, Figueroa A, Ochoteco A, Colman T, Duran RM, Duran CG. Analysis of the amount of tricuspid valve anular dilatation required to produce functional tricuspid regurgitation. *Am J Cardiol*. 1983;52:155-158.
22. Come PC, Riley MF. Tricuspid anular dilatation and failure of tricuspid leaflet coaptation in tricuspid regurgitation. *Am J Cardiol*. 1985;55:599-601.
23. McCarthy PM, Bhudia SK, Rajeswaran J, et al. Tricuspid valve repair: durability and risk factors for failure. *J Thorac Cardiovasc Surg*. 2004;127:674-685.
24. Castillo JG, Filsoufi F, Rahmanian PB, Zacks JS, Warner RR, Adams DH. Early bioprosthetic valve deterioration after carcinoid plaque deposition. *Ann Thorac Surg*. 2009;87:321.
25. Ghoreishi M, Brown JM, Stauffer CE, et al. Undersized tricuspid annuloplasty rings optimally treat functional tricuspid regurgitation. *Ann Thorac Surg*. 2011;92:89-95:discussion 6.
26. King RM, Schaff HV, Danielson GK, et al. Surgery for tricuspid regurgitation late after mitral valve replacement. *Circulation*. 1984;70:I193-I197.
27. Rankin JS, Hammill BG, Ferguson Jr TB, et al. Determinants of operative mortality in valvular heart surgery. *J Thorac Cardiovasc Surg*. 2006;131:547-557.
28. Bridgewater B, Keogh B. The Society for Cardiothoracic Surgery in Great Britain and Ireland Sixth National Adult Cardiac Surgical Database Report 2008: Dendrite Clinical Systems ; 2009.
29. Moraca RJ, Moon MR, Lawton JS, et al. Outcomes of tricuspid valve repair and replacement: a propensity analysis. *Ann Thorac Surg*. 2009;87:83-88:discussion 8–9.
30. Filsoufi F, Anyanwu AC, Salzberg SP, Frankel T, Cohn LH, Adams DH. Long-term outcomes of tricuspid valve replacement in the current era. *Ann Thorac Surg*. 2005;80:845-850.

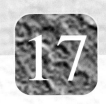

肺动脉瓣疾病

SHUBHIKA SRIVASTAVA I PUNEET BHATLA

翻译：于晖　都义日　校对：汪红　审阅：彭勇刚

肺动脉瓣疾病大多数都是先天性的,极少数是后天获得的。右心室流出道疾病包括引起肺动脉瓣血流梗阻和(或)反流的情况。肺动脉瓣狭窄可单独发生,或者与其他更复杂的畸形例如法洛四联症或大动脉转位相关联。本章将着重介绍单纯性右心室流出道异常术前的超声心动图。这些异常可分为肺动脉瓣狭窄、肺动脉瓣下狭窄、主肺动脉狭窄以及肺动脉瓣发育不全。当肺动脉瓣成像时,肺动脉下漏斗部与主肺动脉也必须成像。

肺动脉瓣狭窄

肺动脉瓣狭窄定义为在肺动脉瓣水平的梗阻,可见于80%～90%的右心室流出道梗阻患者。该病在常见先天性心脏病中居第4位,大约每10万例活婴中发生53(35～83)例[1]。在肺动脉瓣狭窄患者的兄弟姐妹中,心脏病(肺动脉瓣狭窄或法洛四联症)的发生率为2.1%[2]。另一项有关先天性心脏缺损的自然病史研究指出,明确的和可能的先天性心脏缺陷的发生率分别是1.1%和2.1%[3]。相关的基因异常包括努南(Noonan)综合征、威廉姆斯(Williams)综合征以及阿拉基利(Alagille)综合征。在单纯性肺动脉瓣狭窄中,主肺动脉和左肺动脉通常会扩张。主肺动脉未扩张的情况见于合并肺动脉瓣发育不全或者单纯的肺动脉瓣上狭窄。

肺动脉瓣下狭窄

限于右心室流出道内的原发性纤维肌性狭窄是极为罕见的,可能是双腔右心室相关疾病的一部分[4]。相比之下,不同程度的继发性流出道狭窄通常被认为是肺动脉瓣狭窄所致的右心室心肌肥厚的一部分。这种继发性梗阻通常在瓣膜切开术或瓣膜成型术后缓解[5]。肺动脉瓣上狭窄即主肺动脉及其分支的单纯或者多个部位狭窄虽有报道,但在成年人中罕见[6]。

形态

单纯肺动脉瓣狭窄中最常见的形态是三叶型正常肺动脉瓣,正常的瓣环内径,但在瓣与瓣的连接处有不同程度的融合[7]。双瓣和单瓣畸形在单纯肺动脉瓣狭窄中罕见,但多见于法洛四联症患者。小部分患者(特别是那些努南Noonan综合征患者)可见明显的瓣膜发育异常,瓣膜出现黏液退行性变和增厚,瓣叶之间极少融合,肺动脉瓣环和肺动脉近端通常发育不良[8]。这些瓣膜往往严重狭窄,通常需要在儿童时期进行修复。长期瓣膜狭窄的典型继发性病变包括肺动脉狭窄后扩张、不同程度的右心室肥厚以及最终出现的右心室功能障碍和扩张。

经食管超声心动图评估肺动脉瓣

肺动脉瓣是距离食管最远的瓣膜,位于胸部前上部分,瓣叶较薄。因为它的位置和形态学特点使经食管超声心动图成像困难。肺动脉瓣的血流方向是由前向后,由右到左,常规的食管中段切面难以与血液方向平行。所以频谱多普勒在肺动脉瓣测定血流的可靠性是有限的。

评估右心室流出道和肺动脉瓣的切面

1. **食管中段右心室流入-流出切面**　在右心室流入和流出道切面中(60°～75°),单个切面直接通过左心房显示血流自三尖瓣流入右心室(左侧显示),之后血流自肺动脉瓣流出右心室(右侧显示)(图17-1)。使用这个切面,肺动脉瓣、主肺动脉和右心室流出道的二维长轴在单一切面中成像效果最佳。对于评估涉及包括瓣上与漏斗区域水平的梗阻,以及评估肺动脉瓣反流,这个切面效果非常好[9]。

2. **食管中段升主动脉短轴切面(SAX)**　从食管中段右心室流入流出道(60°),从升主动脉短轴切面回撤探头,然后将多平面角度旋转回0°,使用这个切面可以显示右肺动脉(RPA)和主动脉(MPA)的二

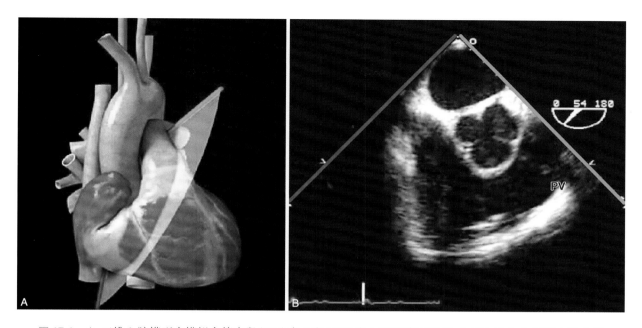

图 17-1 **A**,三维心脏模型中模拟食管中段(ME)右心室(RV)流入流出道切面;**B**,食道中段右心室流入流出道切面。PV,肺静脉

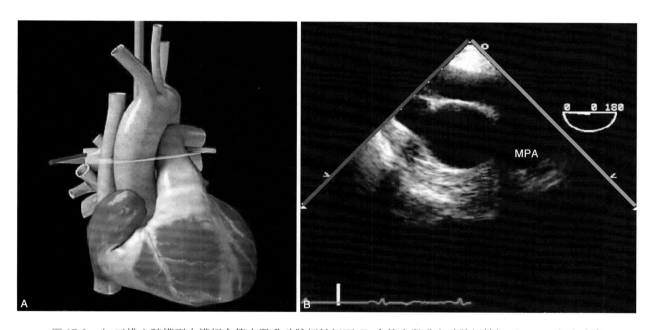

图 17-2 **A**,三维心脏模型中模拟食管中段升动脉短轴切面;**B**,食管中段升主动脉短轴切面,MPA,主肺动脉

维长轴图像(图 17-2)。左肺动脉起源于主肺动脉后跨越左主支气管,因为气道的干扰通常较难显示。

3. **食管上段(UE)主动脉弓短轴切面** 从食管中段升主动脉短轴切面(0°)回撤探头以获得食管上段主动脉弓短轴切面(0°),旋转多平面角度到 60° ~ 90°,探头转向左侧,显示肺动脉瓣和主肺动脉(图 17-3)。在这个水平上后屈探头可改善肺动脉瓣成像。这也是一个将连续波多普勒声束与经过肺动脉瓣和主肺动脉血流方向达到平行的非常好的切面,可用于评

估这些水平梗阻的严重程度。

4. **经胃(TG)长轴切面** 从深胃切面,用力前屈探头,旋转多平面角度在 70° ~ 110° 之间(通常是 90°),向右弯曲得到右心室流出道图像(图 17-4)。这是一个很好的成像平面,声波角与血流平行,可获得精准更可靠的右心室流出道频谱多普勒信息(见图 17-3)。

评估的常见指征

肺动脉瓣围术期评估的指征包括:

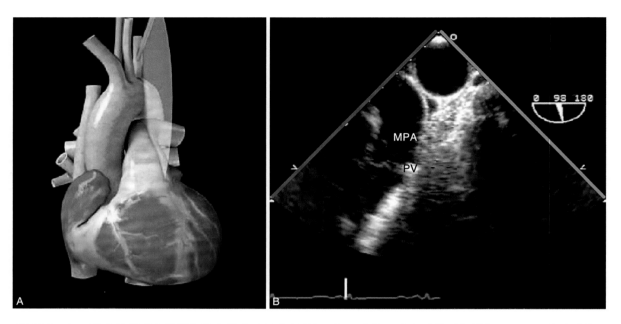

图 17-3   **A,** 三维心脏模型中模拟食管上段主动脉弓短轴切面; **B,** 食管上段主动脉弓短轴切面, MPA, 主肺动脉, PV, 肺静脉

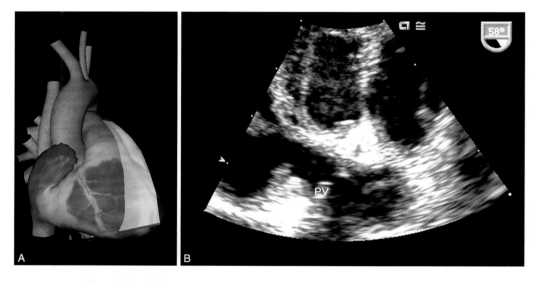

图 17-4   **A,** 三维心脏模型中模拟经胃右心室流出道长轴切面; **B,** 经胃右心室流出道长轴, PV, 肺静脉

1. 先天性心脏病的围术期评估(法洛四联症,双腔右心室,肺动脉瓣和瓣上狭窄,转位和肺动脉瓣狭窄,冠状动脉异常起源于肺动脉,冠状动脉瘘)。实施自体肺动脉瓣移植替换主动脉瓣术(ROSS 手术)之前,明确正常的肺动脉瓣形态与功能非常重要,因为二叶肺动脉瓣是实施自体肺动脉瓣移植替换主动脉瓣术的禁忌证。为了避免空气栓塞,在肺动脉瓣或带瓣动脉导管置换手术前 TEE 成像房间隔以确认其完整性也是必不可少的一步。

2. 以下情况的术中评估。在初步尝试修复右心室流出道、肺动脉瓣或肺动脉病变后,需要恢复体外循

环进行修正的指征是在右心室流出道的任何水平包括主肺动脉有明显的残余梗阻。推荐在返回体外循环之前通过术中直接测量再次确认多普勒压力梯度。一些室间隔缺损(VSD),例如双重确定动脉干下型又称为肺动脉瓣下室间隔缺损,可以通过肺动脉瓣途径进行手术闭合。因此,残余的肺动脉瓣反流和主肺动脉狭窄成像也应成为例行检查的一部分。在肺动脉瓣置换术以及带瓣动脉导管替换术后也应检查是否有瓣环上狭窄。

3. 置入导管干预后,评估残留病变和返流程度。残余肺动脉瓣跨瓣压差如果大于 20～30mmHg,或出

现任何高于轻度反流的情况,即为不理想结果。

4. 肺动脉瓣肿瘤(纤维母细胞瘤、纤维瘤以及兰布尔氏(Lambl)现象)和心内膜炎。

5. 类癌综合征

6. 经食管超声心动图目前没有用于辅助经皮经导管肺动脉瓣的放置(例如 Melody 瓣膜)。

肺动脉瓣的 TEE 评估目标

以下为 TEE 对肺动脉瓣进行综合评估的内容:

1. 肺动脉瓣瓣叶的活动与厚度成像。

2. 测量肺动脉瓣瓣环以及环上尺寸。

3. 使用二维,彩色多普勒与频谱多普勒进行肺动脉分支成像。

4. 右心室流出道成像评估梗阻是否在瓣下水平。

5. 对肺动脉瓣狭窄与反流实施彩色多普勒和频谱多普勒评估。

6. 判定右心室扩张和肥厚的程度。

7. 评估右心室功能。

8. 评估三尖瓣反流跨瓣压差的程度以测定右心室收缩压。

9. 评估相关的先天性缺陷,例如三尖瓣异常,房间隔缺损,动脉导管未闭,室间隔缺损以及冠状动脉瘘。

10. 判定左冠状动脉是否异常起源于肺动脉 (anomalous origin of the left coronary artery from the pulmonary artery, ALCAPA)或者是否存在冠状动脉走行异常。冠状动脉异常起源于错误的冠状窦会在主动脉与肺动脉之间走行。源于右冠状窦的双左前降支或左主干会向前穿过右心室漏斗区,或者在肺动脉瓣环或瓣环下水平走行于心肌。

评估肺动脉瓣狭窄的严重程度

以下为肺动脉瓣狭窄严重程度的评估标准[10]:

1. 轻度肺动脉瓣狭窄:右心室压低于体循环压一半,连续波多普勒的即时压力阶差峰值低于 35 ~ 40mmHg。

2. 中度肺动脉瓣狭窄:右心室压为 50% ~75% 体循环压,连续波多普勒的即时压力阶差峰值在 40 ~ 70mmHg 之间。

3. 严重肺动脉瓣狭窄:右心室压高于 75% 体循环压,连续多普勒的即时压力阶差峰值高于 70mmHg。

如果存在肺动脉瓣下、瓣环或瓣上不同水平的狭窄,那么肺动脉瓣下、瓣环或瓣上不同水平的脉冲多普勒也会不同。在没有锐角或平行探测右心室流出道时,三尖瓣反流跨瓣压差可以用来评估右心室压。

肺动脉瓣狭窄的自然病史

轻度肺动脉瓣狭窄患者预后良好,存活率高,运动适应正常。

正如自然病史研究中观察到的,这种轻度狭窄的患者病情不会进一步发展,所以针对这个患者亚群,建议随访患者,不必进行干预[3]。一个需要注意的特例是新生儿及婴儿,56 例年龄小于 1 个月的轻度梗阻患儿中,16 例病情发展到中度狭窄,其中 50% 的患儿在最初 6 个月内出现这种情况[3]。

中度梗阻患者的随访和治疗存在更多争议。这种程度的梗阻容易进一步发展,需要干预治疗的可能性更大。结果还显示,无临床症状的中度梗阻患者在进行运动测试时心输出反应不理想,而且右心室舒张末期压力较高。这表明这些患者已经存在右心室收缩和舒张功能障碍的迹象。

严重肺动脉瓣梗阻的患者在休息时表现出低心搏指数和高右心室舒张末期压力,活动时更加严重。儿童期未进行治疗可导致不可逆的后果。

绝大多数患者单纯肺动脉瓣狭窄可选择经导管球囊扩张术,通常不需要手术治疗,当合并其他水平的梗阻时才需要手术治疗,例如瓣上或者瓣下区域。2006 年美国心脏学院/美国心脏协会肺动脉瓣狭窄治疗指南推荐没有临床症状、心导管检查导管峰值压力阶差高于 40mmHg(Ⅰc 级指征)的患者进行球囊成形术[11]。对于有症状的患者,导管检查峰值压力梯度高于 30mmHg(Ⅰc 级指征)即建议接受治疗。计划进行治疗时,需要测量肺动脉瓣环。经典做法是,使用一个尺寸是肺动脉瓣环 1.1 ~ 1.3 倍的球囊进行扩张。Noonan 综合征、肺动脉瓣上狭窄以及双腔右心室时常存在瓣膜发育不良,通常需要手术治疗。

肺动脉反流

肺动脉反流通常是一种获得性疾病,见于肺瓣膜切开术和针对法洛四联症的跨瓣环补片修补术之后,常见于合并类癌综合征或心内膜炎。超声心动图定义中度及更严重肺动脉反流的标准如下:

1. 缩流颈宽度大于肺动脉瓣环宽度的 50%。

2. 肺动脉支分存在舒张期反向血流。

3. 肺动脉瓣反流时间超过三分之二舒张期。

4. 压力减半时间低于 100 毫秒[12]。

术前进行经 TEE 检查能够确定肺动脉瓣反流程度。肺动脉瓣环的测量与成像对于指导更换的人工肺动脉瓣尺寸十分重要。在手术置换瓣膜、导管介入治疗或带瓣动脉导管置入/修补后,TEE 检查发现肺动脉瓣轻度以上闭合不全会造成较差的结果。

人工肺动脉瓣与带瓣动脉导管的评估

评估单纯或作为带瓣动脉导管一部分的人工肺动脉瓣的数据极少。这里很大原因来自于技术限制,影响了经胸或经食管超声心动图的肺动脉瓣成像。由于"漏斗形"动脉圆锥的存在导致相关的连续方程而无效,不可使用诸如有效开口面积等常规测量方法评估人工瓣膜功能。

人工肺动脉瓣适用于先天性心脏病需要肺动脉瓣置换的患者中进行带瓣动脉导管同种或异种移植,或者适用于自体肺动脉瓣移植替换主动脉瓣术中(Ross 术式)冷藏保存的同种移植[13]。

当前指南推荐的人工肺动脉瓣功能综合评估包括如下几项:

1. 注意瓣或瓣叶的增厚或活动度差。
2. 确定在前向彩色血流显像中是否有狭窄。
3. 评估通过同种移植物的峰值速度是否大于 2～3m/s。
4. 监测系列研究中峰值速度的增长。
5. 评估右心室功能及收缩压。

关于人工肺动脉瓣反流,并没有明确的 TEE 标准。肺动脉瓣评估的标准适用于人工肺动脉瓣反流度的评估。

三维 TEE

三维 TEE 在肺动脉瓣成像的使用性目前还不确定。因为肺动脉瓣的瓣叶偏薄及其与食管的距离,目前三维 TEE 应用有其局限性。所以它的潜在应用价值尚有待开发。

📖 总结

TEE 指导的肺动脉瓣治疗具有挑战性,需要综合运用来自相邻结构的成像与频谱多普勒获取的相关信息,包括右心室、三尖瓣以及肺动脉。由于先天性心脏病肺动脉瓣手术中 TEE 围术期应用经常涉及肺动脉瓣置换以及带瓣动脉导管修复的再次手术,单靠使用标准切面可能无法满足需求。建议寻求对先天性心脏病具有经验的超声医师的帮助。

参考文献

1. Hoffman JI, Kaplan S. The incidence of congenital heart disease. *J Am Coll Cardiol*. 2002 Jun 19;39(12):1890-1900.
2. Campbell M. Factors in the aetiology of pulmonary stenosis. *Br Heart J*. 1962;24:625-632.
3. Hayes CJ, Gersony WM, Driscoll DJ, et al. Second natural history study of congenital heart defects. Results of treatment of patients with pulmonary valvar stenosis. *Circulation*. 1993 Feb;87(suppl 2): I28-137.
4. Cabrera A, Martinez P, Rumoroso JR, et al. Double-chambered right ventricle. *Eur Heart J*. 1995 May;16(5):682-686.
5. Robertson M, Benson LN, Smallhorn JS, et al. The morphology of the right ventricular outflow tract after percutaneous pulmonary valvotomy: long-term follow up. *Br Heart J*. 1987 Sep;58(3):239-244.
6. Kreutzer J, Landzberg MJ, Preminger TJ, et al. Isolated peripheral pulmonary artery stenosis in the adult. *Circulation*. 1996 Apr 1;93(7):1417-1423.
7. Moore GW, Hutchins GM, Brito JC, Kang H. Congenital malformations of the semilunar valves. *Hum Pathol*. 1980 Jul;11(4):367-372.
8. Koretzky ED, Moller JH, Korns ME, Schwartz CJ, Edwards JE. Congenital pulmonary stenosis resulting from dysplasia of valve. *Circulation*. 1969 Jul;40(1):43-53.
9. Shanewise JS, Cheung AT, Aronson S, et al. ASE/SCA guidelines for performing a comprehensive intraoperative multiplane transesophageal echocardiography examination: recommendations of the American Society of Echocardiography Council for Intraoperative Echocardiography and the Society of Cardiovascular Anesthesiologists Task Force for Certification in Perioperative Transesophageal Echocardiography. *J Am Soc Echocardiogr*. 1999 Oct;12(10):884-900.
10. Prieto LR, Latson LA. Pulmonary stenosis. In: Allen HD, Driscoll DJ, Shaddy RE, Feltes TF, eds. *Moss & Adams' Heart Disease in Infants, Children, and Adolescents*. 7th ed. Philadelphia: Lippincott Williams & Wilkins; 2008:835-848.
11. American College of Cardiology/American Heart Association Task Force on Practice Guidelines, Society of Cardiovascular Anesthesiologists, Society for Cardiovascular Angiography and Interventions, Society of Thoracic Surgeons, Bonow RO, Carabello BA, et al. ACC/AHA 2006 guidelines for the management of patients with valvular heart disease: a report of the American College of Cardiology/American Heart Association Task Force on Practice Guidelines (Writing Committee to Revise the 1998 Guidelines for the Management of Patients with Valvular Heart Disease), developed in collaboration with the Society of Cardiovascular Anesthesiologists, endorsed by the Society for Cardiovascular Angiography and Interventions and the Society of Thoracic Surgeons. *Circulation*. 2006 Aug 1;114(5):e84-231.
12. Renella P, Aboulhosn J, Lohan DG, et al. Two-dimensional and Doppler echocardiography reliably predict severe pulmonary regurgitation as quantified by cardiac magnetic resonance. *J Am Soc Echocardiogr*. 2010 Aug;23(8):880-886.
13. Zoghbi WA, Chambers JB, Dumesnil JG, et al. Recommendations for evaluation of prosthetic valves with echocardiography and Doppler ultrasound: a report from the American Society of Echocardiography's Guidelines and Standards Committee and the Task Force on Prosthetic Valves, developed in conjunction with the American College of Cardiology Cardiovascular Imaging Committee, Cardiac Imaging Committee of the American Heart Association, the European Association of Echocardiography, a registered branch of the European Society of Cardiology, the Japanese Society of Echocardiography and the Canadian Society of Echocardiography, endorsed by the American College of Cardiology Foundation, American Heart Association, European Association of Echocardiography, a registered branch of the European Society of Cardiology, the Japanese Society of Echocardiography, and Canadian Society of Echocardiography. *J Am Soc Echocardiogr*. 2009 Sep;22(9):975-1014:quiz 1082-4.

心肌病

KENT H. REHFELDT ｜ WILLIAM J. MAUERMANN ｜ GREGORY A. NUTTALL ｜
WILLIAM C. OLIVER,JR.

翻译:周雁　校对:于晖　审阅:彭勇刚

心肌病

　　心肌病是指心肌结构和功能的任何异常,但是这些异常不直接归属于特异的原因或疾病过程,如冠状动脉性疾病(coronary artery disease,CAD)、先天性心脏病或瓣膜疾病。多年来,随着遗传学、影像学以及临床研究的快速发展,心肌病的分类在不断更新。2006年专家小组联合美国心脏协会(AHA),更新了心肌病的分类以弥合迅速扩大的基因学知识和现有临床经验

之间的差距,提出了一个新的定义为:

　　心肌病是由各种不同原因(常为遗传原因)引起的一组心肌病变,伴有心脏机械和(或)心电活动障碍,常表现为不适当的心室肥厚或扩张,可导致心血管死亡或心功能障碍,该病可能局限于心脏本身,亦可能是全身系统性疾病的部分表现[1]。

　　新的分类方法基于主要累及的器官将心肌病主要分为两组——原发性和继发性。它保留因心肌收缩或舒张功能障碍而恶化的心肌功能这一常见的临床心肌病代名词,但是首次纳入了可以引起致命性心律失常

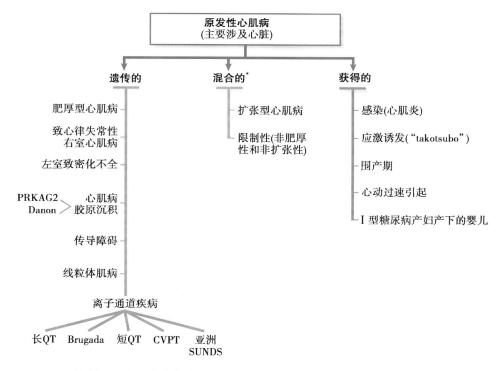

图18-1　原发性心肌病是指仅仅或主要涉及心肌的临床相关疾病过程。根据他们遗传或非遗传病因将情况进行分类。主要是已有少数病例报道的非基因的;有遗传起源的家族性疾病。(摘自 Maron BJ,Towbin JA,Thiene G,et al. Contemporary definitions and classification of the cardiomyopathies;an American Heart Association scientific statement from the Council on Clinical Cardiology,Heart Failure and Transplantation Committee; Quality of Care and Outcomes Research and Functional Genomics and Translational Biology Interdisciplinary Working Groups;and Council on Epidemiology and Prevention. Circulation. 2006;113;1807-1816.)

189

的心电活动异常性疾病(由它们特定的分子学特征而分化)。原发性心肌病是指病变仅局限在或大部分局限在心脏的心肌,根据发病机制原发性心肌病又分为遗传性、遗传和非遗传混合性及获得性三种(图 18-1)。它将传统的心肌病如肥厚型心肌病(hypertrophic cardiomyopathy,HCM)与基因组的变化导致离子通道编码异常而引起的心律失常这一类异常情况放在了一起[1]。继发性心肌病是指任何疾病过程引起的心肌病变,它是全身多器官病变的一部分,它累及了心脏但不局限在心脏。这类疾病以前被称为特殊心肌病或特发性心肌病。框 18-1 列出了一些可能与心肌有关的

框 18-1　继发性心肌病

渗透性的 *
- 淀粉样变性
- Gaucher 病†

储存性‡
- 血色素沉着病
- 法布里病†

中毒性心肌病
- 药物,重金属,化学物质

心内膜心肌病
- 心内膜心肌纤维变性
- 高嗜酸细胞综合征(吕夫勒心内膜炎)

感染性心肌病(肉芽肿性变)
- 结节病

内分泌疾病
- 甲状腺功能低下

嗜铬细胞瘤

心面综合征
- Noonan 综合征†

神经肌肉接头病
- 弗里德西共济失调†
- 杜氏肌营养不良†

营养缺陷
- 脚气病(硫胺素 B1)

自身免疫(胶原)
- 系统性红斑狼疮
- 硬皮病

肿瘤治疗后
- 蒽环类药物(阿霉素,柔毛霉素)
- 环磷酰胺
- 放射治疗

* 肌细胞间沉积异常物质
† 遗传病
‡ 肌细胞内沉积异常物质

摘自 Maron, BJ, Towbin JA, Thiene G, et al. Contemporary definitions and classification of the cardiomyopathies: an American Heart Association Scientific Statement from the Council on Clinical Cardiology, Heart Failure and Transplantation Committee; Quality of Care and Outcomes Research and Functional Genomics and Translational Biology Interdisciplinary Working Groups; and Council on Epidemiology and Prevention. *Circulation* 2006;113;1807-1816.

主要疾病过程,但是根据新的分类方法这些不被认为是原发性心肌病。同样排除的还有由于心肌特定条件如瓣膜、先天性心脏和动脉粥样硬化性疾病引起的心肌病。常说的"缺血性心肌病"亦被排除在外。

超声心动图在心肌病患者的诊断、研究和患者护理中的重要性显而易见。根据 AHA 心肌病的分类,本章将首先概述成人原发性心肌病一系列超声心动图影像,包括围术期的影像学特征。这类患者可能需要大范围的心脏外科手术(包括心脏移植手术),围术期食管超声心动图(TEE)监测非常必要。TEE 在指导这类患者进行非心脏手术例如胆囊切除术或关节置换术等最佳治疗中具有更为重要的意义。

现在已经进行了大量的工作识别引起心肌病的基因。基因检测正在被快速推进以识别无症状但是高风险的家庭成员可能引起疾病的突变序列[2]。原发性心肌病有非常复杂的遗传特征,许多不同的突变位点会影响同一种疾病的临床表达。它的结果是加强临床监测,以及尽可能早的干预和预防心肌病的后遗症。现在遗传测试不是 100% 敏感,因此通常在病情已被诊断和临床证实时进行。基因筛选最大的用途是识别出家庭中病变基因的携带者。这样可以随访家庭携带相同突变基因的成员,因为他们可能具有减小的外显率,从而导致更轻形式的疾病甚至无症状表达[3]。

大多数遗传性心肌病展示出一种常染色体显性遗传,叫孟德尔显性遗传。众所周知 HCM 在很大程度上是一个收缩蛋白的遗传缺陷。与此相反,扩张型心肌病(dilated cardiomyopathy,DCM)遗传线索真的很可靠,因为它属于家族性 DCM。更常见的偶发 DCM 尚未发现具有遗传基础。致心律失常性右心室心肌病/发育不良(arrhythmogenic right ventricular cardiomyopathy/dysplasia,ARVC/D)主要与桥粒的编码蛋白质遗传突变有关。桥粒、细胞-细胞粘连细胞器在心脏组织中特别丰富[4]。限制性心肌病(restrictive cardiomyopathy,RCM)的遗传基础尚未确定,但是它以家族形式存在,且由肌钙蛋白(troponin Ⅰ)基因突变引起[5]。造成左心室致密化不全(left ventricular noncompaction,LVNC)的遗传基础一直没有发现(LVNC 的诊断标准一直饱受争论)[6],但它通常是家族性的,至少 25% 的无症状亲属中具有一定范围的超声心动图异常[5]。现在能得到原发性心肌病更广泛的遗传信息[7-10]。

扩张型心肌病

以前称为充血性心肌病或特发性心肌病,DCM 是迄今为止四大心肌病在成人中最常见的一种(占

60%），患病率为 1∶2500[1]。它是造成全部心脏衰竭的第三大原因，每年新增 55 万例确诊病例。不令人惊讶的是，它是心脏移植最常见的指征，因为诊断后成人 1 年和 5 年的生存率分别仅为 76% 和 35%[11]。由于 DCM 根据 2006 年的标准归类为原发性心肌病，因为心脏是主要受累器官，特发性一词很少被采用。疾病的过程是混合病因，已描述过遗传学的和获得性的病例[1]。现在人们认识到，当排除所有比较常见的原因后，DCM 是具有遗传基础的。最近，DCM 的家族患病率显示为 20%～50%[8]。超过 20 个基因已被确定为 DCM 的病因。大多数基因遗传是常染色体显性遗传。DCM 的家族性形式表现出年龄依赖性外显率，所以即使患者超声心动图正常也不排除在以后的生活中发病[10]。尽管基因突变相同，不完全外显率可能导致了疾病严重程度的差异和家族性 DCM 的进展程度[12]。有趣的是，30% 诊断为 DCM 的患者是无症状的[13]。如果立即开始就医，生活质量将会提高，个体存活率会显著增加。生存率的提高支持心肌病基因研究具有巨大的潜在价值。

引起获得性 DCM 有许多原因，其中包括各种各样的病毒、细菌和寄生虫感染；自身免疫性疾病；神经肌肉疾病（杜氏肌营养不良症）；接触有毒剂，包括化疗药物，乙醇，汞和铅；以及某些饮食缺陷。在北美，心肌炎是 DCM 的重要原因，通常继发于病毒感染[12]。

DCM 的形态学特点是右心室及左心室心腔的扩大，肌肉纤维肥大，却不伴有室间隔或游离壁厚度相应增加，心脏呈现近乎球形。心脏通常有正常的 2～3 倍大[12]。瓣膜结构可能是正常的，但是心室腔的扩张以及继发性的乳头肌移位及腱索牵拉可导致反流性疾病。组织学变化是非特异性的，且没有相关联的阳性的免疫组化、超微结构或微生物试验结果。显微镜下，无法观测到心肌大面积的缺损，但可以观测到岛状显微组织及弥漫性组织损失，以及缺血性心肌病非特有的间质纤维化和瘢痕形成[12]。

DCM 时，收缩功能的损害重于舒张功能的损害。尽管收缩功能严重降低，但是由于舒张末期容积增加，每搏输出量得以维持正常。尽管射血分数（ejection fraction（EF））严重受损，每搏输出量却近乎正常。甚至，由于左心室（LV）显著地扩张以及左心室壁厚度正常或变薄，室壁张力会增加[14]。DCM 的超声心动图诊断标准为 LV 扩张（图 18-2），并伴随着收缩功能降低，心室壁正常或变薄（图 18-3）。然而，为了更准确地诊断，患者不应有异常的 LV 负荷条件（例如，严重的心脏瓣膜病，显著 CAD）[15]。有专家建议应对左心室大小和收缩功能进行测量并制定特异的诊断标准，包括 LVEF 小于 45% 时，缩短分数小于 25% 和 LV 舒

张末期直径大于 112%[15]。诊断标准应该用年龄、性别和体表面积来校正（表 18-2）。

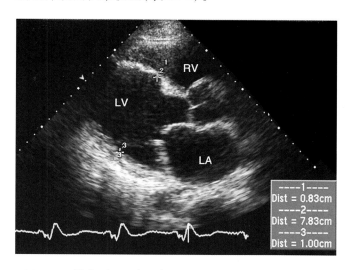

图 18-2　扩张型心肌病患者经胸超声心动图胸骨旁左心室长轴图像，此舒张期图像上可见明显增大的左心室，不伴有心肌肥厚。LA 左心房，LV 左心室，RV 右心室

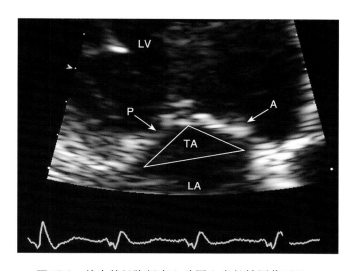

图 18-3　放大的经胸超声心动图心尖长轴图像可见二尖瓣前叶（A）和后叶（P）。注意明显的瓣叶隆起，隆起区域为划线区域。LA 左心房，LV 左心室

框 18-2　扩张型心肌病的超声诊断标准

- 左心室内径增大（舒张末期直径>112% 预计的相关年龄，性别，体表面积）
- 左心室收缩功能下降：
  - 左心室射血分数<45%
  - 左心室缩短分数<25%
- 左心室厚度正常或减小
- 缺乏异常负荷造成左心室功能下降的原因
- 没有明显的缺血性心脏病

BSA，体表面积；LV，左心室
摘自 Elliott P. Cardiomyopathy. Diagnosis and management of dilated cardiomyopathy. *Heart.* 2000;84:106-112.

由于 DCM 患者存在功能性二尖瓣反流(MR),因此左心房(LA)大小增加可能表明舒张功能障碍进一步恶化[16]。心脏扩大以及瓣膜反流将共同加重心肌的代谢负担,将导致明显的循环衰竭。补偿机制可以使心肌功能障碍的症状在很长时间内被忽视。然而,MR 的发病预示着预后不良,因为心室功能若无干预将进一步恶化。直到最近认定相应神经体液调节的影响(例如肾素-血管紧张素系统)在该病进展过程中的重要作用,它是充血性心脏衰竭(congestive heart failure,CHF)常见症状和体征的出现,以及治疗方法发展的主要影响因素(图 18-4)[17-18]。

DCM 通常在 40～50 岁之间发病[12]。典型的临床表现包括 CHF 的症状和体征,通常在确诊前数月会出现疲劳、乏力及运动耐量下降[15]。1/3 患者有胸痛症状[14]。然而,DCM 的首要表现可能是中风、心律失常,甚至猝死。越来越多的患者是在例行体检常规胸部 X 线摄片时发现心脏扩大。症状可能会在几年间不知不觉地进展,或在不相关的疾病后迅速发展。DCM 的体征主要依赖于疾病进展的程度,可能包括奇脉、颈静脉怒张、房室瓣膜反流杂音、心动过速、心脏奔马律、啰音、肢端发凉、触诊心前区心尖顶点向左位移。

胸部 X 线检查证明了不同程度的心脏扩大和肺静脉充血(图 18-5,A)。令人惊讶的是心电图(ECG)可能是正常的,也有可能表现为 QRS 波低电压、异常心电

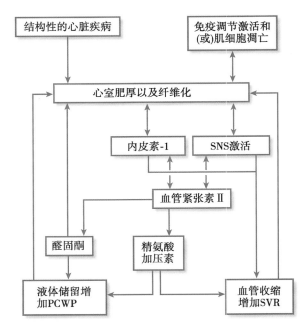

图 18-4　心衰患者病理生理介质对血流动力学的影响。PCWP 肺毛细血管契压,SNS 交感神经系统,SVR 体循环血管阻力。(摘自 *McBride BF,White CM. Acute decompensated heart failure:a contemporary approach to pharmacotherapeutic manage-ment. Pharmacotherapy. 2003;23;1002.*)

轴、非特异性 ST 段异常、左心室肥厚、传导障碍和心房扩大的证据。房颤很常见,约 1/4 患者有短阵室性心动过速(VT)[15]。B 型利钠肽(B-type natriureticpeptide,BNP)水平随室壁张力增加而显著升高,

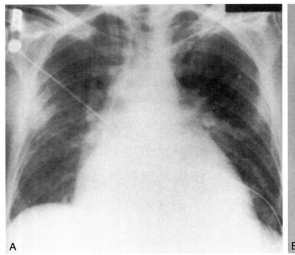

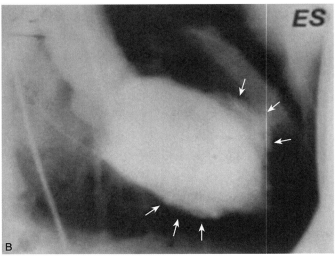

Figure 18-5 * **A,** Chest radiography showing marked cardiomegaly in patient with AIDS who developed dilated cardiomyopathy following treatment for *Pneumococcus carinii* pneumonia. **B,** Left ventriculogram of different patient with sarcoidosis and dilated cardiomyopathy at end-systole,demonstrating uneven wall motion abnormalities with discrete dyskinetic or akinetic regions (*arrows*). There is marked dilation even in end-systole. *ES*,End-systole. (*A from Corboy JR,Fink L,Miller WT. Congestive cardiomyopathy in association with AIDS. Radiology. 1987;165:139-141. B from Yazaki Y,Isobe M,Hiramitsu S,et al. Comparison of clinical features and prognosis of cardiac sarcoidosis and idiopathic dilated cardiomyopathy. Am J Cardiol. 1998;82:537-540.*)

*　根据授权要求,保留原文

可以用来预测急性失代偿性 CHF 的死亡率[19]。冠状动脉导管置入可见明显的左心室扩张（图 18-5，B），以及一般正常的冠状血管，它对治疗和预后有影响。心内膜心肌活检对于评估或指导 DCM 病因研究的明确意义有限，但是可能有助于排除与 DCM 具有相似表现的其他疾病[12]。

超声心动图是临床诊断 DCM 的最佳方法。它可以用来排除如严重原发性心脏瓣膜病导致的左心室功能障碍引起的症状，并且用来评估和量化相关的心脏疾病如功能性 MR。定期系列的超声心动图检查用来量化左心室大小、形状和收缩功能，并协助医师评估治疗效果。

使用超声心动图诊断 DCM 的方法中首要为室壁厚度正常或减小时，出现左心室心腔扩大和收缩功能障碍。事实上，所有表示收缩功能的指标（EF，短缩分数，每搏量，心输出量）会一致降低[20]。下面列举了超声心动图的特异性诊断标准（见表 18-2）。

随着逐步扩张，LV 几何形状变化，显示出更像球形而不是椭圆形。二尖瓣几何形态的改变伴随着心室的重构。左心室重构导致的几何形态异常可以用于 DCM 患者的定量。具体地说，球形指数允许在超声心动图上观察形态从椭圆形到 DCM 特异性的球形进展来定量 LV 形状的进展。一种以上的方法已被报道用于计算球形指数，可能导致报告解释的困扰。一种计算球形指数的方法为：计算出的 LV 容积除以球体的体积，球体体积的直径是 LV 线性测量所得的最大轴（长轴）[21]。其他的使用简单线性测量而不是容积测量。Matsumoto 等计算球形指数的方法为在超声心动图四腔心切面，LV 最大轴（长轴）与 LV 最小轴（短轴）的比值[22]。这两种方法得到不同的结果，前者产生一个小于 1 的值，而后者产生一个大于 1 的值。例如，Matsumoto 使用简单的线性测量，并提出 DCM 患者球形指数平均为 1.5±0.2，而在正常对照人群指数平均为 1.9±0.3[22]。Sadeghpour 等[23]指出球形体积的增加意味着功能性 MR 的恶化。

功能性 MR 是 DCM 患者的共同特点。虽然瓣叶结构正常，LV 重构将导致二尖瓣及其瓣下结构的改变。二尖瓣瓣环扩大以及瓣叶结合点靠近心尖会导致瓣叶隆起（图 18-3）。可测定隆起的面积和隆起的直径距离（图 18-6）。MV 隆起的程度与功能性 MR 的严重程度有极好的相关性。Sadeghpour 等[23]指出隆起直径与功能性 MR 的严重程度的相关性优于瓣环直径或者球形指数。研究者特别指出，轻度功能性 MR 患者，隆起的距离（从二尖瓣瓣叶结合点到瓣环平面的距离）平均为 1.1cm±0.25cm。然而重度功能性 MR 患者，隆起的距离平均为 1.56cm±0.25cm（P<0.001）。

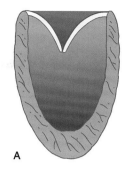
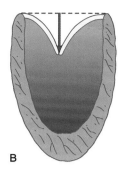

图 18-6　A，蓝色区域为二尖瓣隆起区域。B，箭头所示为隆起距离，或二尖瓣瓣环平面到瓣叶结合点的距离。（原图使用经过了梅奥医学和教育研究基金会许可，所有权保留）

对于 DCM 患者全面的超声检查应当包括对右心室大小和收缩功能的评估。DCM 患者可以造成右心室介入的多种表现。如果出现右心室功能不全提示由于存在严重的左心室功能不全[15]，而且有严重的心衰症状合并较差的临床预后[24]。同样，舒张功能的评估也许有所帮助。Faris 及同事注意到有限制性左心室充盈方式的 DCM 患者比没有左心室充盈限制的患者死亡率高三倍[25]。通常舒张功能评估方法包括二尖瓣入流多普勒频谱，肺静脉频谱和对二尖瓣环测定的组织多普勒频谱（详见第 12 章）。

LV 收缩功能障碍导致心腔内血流瘀滞可能会形成心腔内血栓。DCM 患者综合的超声心动图检查应包括对心腔内血栓的搜索，特别是在 LV 心尖和左心耳处。然而，即使 EF 很差、超声心动图证实有心腔内血栓存在，血栓栓塞并发症的风险仍然相对较低（1%～3%/年）[26]。由于发生率低，因此很难判断使用抗凝药物对预后的影响。如果 DCM 患者曾经发生过栓塞事件，或存在阵发性或持续性房颤，应使用抗凝治疗，但其疗效仍不清楚[27]。

彩色多普勒成像也可以用于评估是否存在瓣膜反流。脉冲和连续多普勒（脉冲多普勒，连续多普勒）可用于量化 CO，评价充盈压力和肺动脉压力。代偿良好的 DCM 患者可能只有舒张功能轻度受损。随着病情的发展，患者将逐渐处于失代偿状态，LV 舒张充盈方式改为限制性充盈。这些患者收缩功能可能并未改变，随着左心室充盈受限，充盈压进一步增加，往往会恶化患者的 CHF 症状。

相比于缺血性心衰患者，非缺血性 DCM 患者使用目前治疗方法与过去相比其症状、LV 功能及心室重构更容易改善[28]。目前在 DCM 患者的整个临床治疗过程中（从症状发生之前到终末状态）均有指南可以参考[26]。治疗主要围绕 DCM 患者症状及进展的管理，而其他措施的目的是防止并发症,如肺栓塞和心律失常。DCM 治疗的核心是血管紧张素转换酶抑制剂(ACE)或血管紧张素 Ⅱ 受体阻滞剂、利尿剂和 β 受体阻滞剂。最近的试验则支持 DCM 患者选择性使用安体舒通可以改善生存率,但一定要密切注意肾功能[26]。降低后负荷的药物如选择性磷酸二酯酶 3 抑制剂(例如米力农)可提高生活质量,但不影响死亡率,所以在 DCM 患者中很少长期应用。地高辛不被认为是 CHF 和 DCM 的一线治疗药物,但对少数入选患者可能起到一定的作用,已经有两个大样本的成人临床实验证实是有益的[26,29]。

在 DCM 患者使用 β 受体阻滞剂不仅可以改善症状,而且可以大幅度减少纽约心脏病学会(NYHA)Ⅱ级和Ⅲ心衰患者的突发性和渐进性死亡率[30]。因为 50% 的死亡为猝死,因而这一点非常显著[31]。β 受体阻滞剂的应用经验表明,如果长期服用,不仅可以改善症状还可以改善总体预后。和血管紧张素转换酶抑制剂(ACE)一样,β 受体阻滞剂可以降低死亡以及死亡与住院的联合风险[26]。

DCM 患者常见高级别室性心律失常。DCM 患者的大约 12% 是猝死,但总体预测在 DCM 个体猝死发生率是不足的[31,32]。电生理(EP)测试的阴性预测价值有限,因而限制了它的用处。猝死的最好预测指标仍是左心室功能障碍。有持续 VT 或院外室颤的患者猝死风险增加,但是超过 70% 的 DCM 患者在门诊监护时可见非持续性 VT[33]。预防性应用抗心律失常药物以抑制室早去极化和非持续性室性心律失常并不能改善生存率[26]。因此,抗心律失常药物不被认为是 DCM 患者的常规治疗,即使对于频繁室早去极化或无症状的非持续性 VT 患者。此外,大多数的抗心律失常药物都有负性肌力作用。胺碘酮是抗心律失常治疗最安全、最有效的药物,对于防止房颤或有症状的室性心律失常复发是非常必要的[26]。

在这些患者中可植入心律转复除颤器(implantable cardioverter-defibrillator,ICD)的作用是非常复杂的,需要平衡风险收益比。有证据表明,既往有心搏停跳或持续性室速的患者,ICD 治疗可以获得更多的效益[34]。最近,Kadish 等[35]研究了 458 例 LVEF 小于 36%、存在室性早搏或短阵室速的非缺血性 DCM 患者。229 例患者随机分配接受标准的药物治疗,229 例患者接受标准药物治疗加上单腔 ICD。有 17 例患者发生心律失常猝死:ICD 组 3 例,标准治疗组 14 例(P=0.006)。该类患者中,ICD 显著减少猝死的风险,同时显示任何原因引起的死亡危险并没有显著

减少(P=0.08)。与 ICD 植入相关的并发症(例如,出血、感染)可能会很严重。该研究不能说明所有 DCM 患者应常规放置除颤器,而是应根据具体情况具体分析。

对心衰药物治疗耐药的心衰合并 DCM 患者,最近几年开始接受左心室辅助装置(left ventricular assist devices,LVAD)、心脏手术(二尖瓣修复或更换)或心脏移植手术。移植仍然是最可行的终末期 DCM 手术方式,可以大大延长生命[36],但是由于可用的器官有限以及与药品有关的并发症的存在,未来的研究应该关注在改进增加生存率的辅助装置上。机械装置,如 LVADs 已经发展为可植入,所以以离院治疗是可行的。LVADs 目前主要用作移植前的桥接,但也被考虑对于一些不适合移植的患者是终末治疗手段。一项刚刚完成的针对不适合移植手术的 DCM 患者的研究显示,使用 LVADs 为终末治疗与药物治疗比较,使用 LVAD 患者的 2 年生存率为 23%,而只接受药物治疗的患者仅为 8%[37]。虽然 LVADs 证明是有效的,但是有一些严重的并发症如出血、卒中、败血症和器件失效。偶有病例报道如果余下的心室已经恢复足够的功能,可在放置几个月后撤除机械装置。

最后,如果患者必须进行手术,即使患者 EF 严重下降并且合并 DCM,但手术并不是很危险。有时,如果 DCM 患者病情进展出现 MR,二尖瓣修复或置换是安全可行的,并已证明可以改善 NYHA 分级和生存率[38]。

肥厚性心肌病

HCM 是最常见的遗传性心脏疾病,在临床表现、病理生理和预后方面有显著的不均匀性。一般成年人群总患病率为 0.2%,男性和女性发病率相同[39]。HCM 是运动员猝死的最常见原因,然而大部分 HCM 患者不会有残疾,也不需要大的医疗干预,其存活寿命与正常人相同[40]。

HCM 是心脏肌节的疾病,属于原发性心肌病,表现为细胞结构紊乱、舒张功能障碍和不对称的左心室肥厚(图 18-7,A)。HCM 与其他心脏疾病最明显的区别是肌节紊乱的程度,但是这一特征也可见于压力-过负荷的心室[41]。肥厚的肌肉由形状各异的细胞及许多纤维结缔组织构成了一个混乱的"螺旋形"结构是 HCM 的典型特征(图 18-7,B)[39,42]。纤维结缔组织增加的同时心肌细胞显示出明显的结构紊乱以及肥厚,导致了所有 HCM 患者都会表现出舒张功能异常。患者表现为严重的心室受限、心室肌肉松弛受损并且延

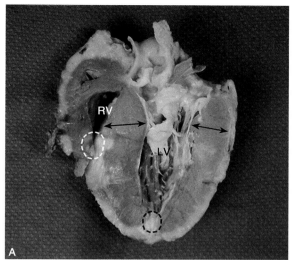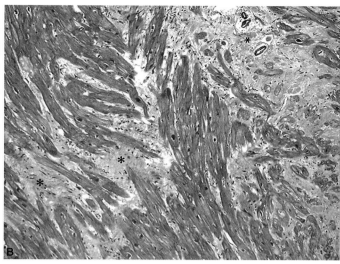

图 18-7　**A,** 肥厚性心肌病心脏的矢状位断面,箭头标示了不对称的心肌增厚,心室腔狭小。除主动脉下区域的明显增厚,心肌在心室壁中部,心尖区和前后壁也有明显增厚。左心室(黑色圈)和右心室(白色圈)可见心尖室壁瘤。注意由于二尖瓣前叶和室间隔增厚导致左心室流出道梗阻。**B,** 肥厚性心肌病的室间隔心肌镜下图像。注意肌纤维杂乱分布伴肥大,形成漩涡样。正常肌细胞呈平行束分布,有一定的角度,间质纤维可见。此图中,肌细胞肥大和肌纤维杂乱明显,并且核的大小明显不同。*区域示明显的间质心肌纤维。(Movat 五色染色×6400)。(摘自 *Soor GS,Luk A,Ahn E,et al. Hypertrophic cardiomyopathy:current understanding and treatment objectives. Clin Pathol. 2009;62;226-235.*)

长、严重的充盈受限以及不稳定的电生理基质导致复杂性心律失常和猝死[39]。多普勒成像技术对于评估HCM 患者的舒张功能可能有一定作用,但是许多用于舒张功能分级的特异性指标在 HCM 患者中的可信度并不像其他一些疾病那么高,特别是 E 波衰减时间(E-wave deceleration time)及跨二尖瓣 E/A 比值(transmitral E/A ratios),与 HCM 患者 LV 舒张末压力相关性差[43]。肺静脉流速在 HCM 患者及其他心肌病患者中也不可靠。E/e′(组织多普勒影像产生的 e′)在预估左侧充盈压方面更加可靠[44]。但是有研究显示,25% E/e′ 比大于 15 的患者,LA 压力仍然 <15mmHg[45]。值得注意的是 LA 大小正常的患者(LA容积指数≤28cm³/m²),LV 充盈压可能是正常的[46]。

除舒张功能障碍外,HCM 患者的另一主要异常及基本特征是非扩张的心室腔可见 LV 肥厚,且这种 LV肥厚程度无法用其他心脏或全身性疾病解释[1]。这种不均匀、不对称的肥大通常发生在基底段前间壁及左心室前壁,同时相对于左心室后壁,心室壁厚度不成比例的增加(图 18-7,A)。这一典型特点出现在室间隔,HCM 患者的扩张和肥厚特点存在很大差异。在所有心脏疾病,左心室壁厚度是常用指标,然而心脏的大小并不可靠,它可能是正常的,也有可能增大超过了一倍[39]。室壁厚度增加而不是心腔扩大,会引起心室质量的增加。

在二维及多普勒超声心动图上很容易识别 LV 肥

厚。虽然典型的心室肥厚是非对称性而且多累及室间隔,但是任何一个心肌的节段都有可能被累及(图 18-8)[47-49]。非对称性的室间隔肥厚比左心室弥漫性向心性肥厚更加常见,而且室间隔的基底段及中段前间壁增厚更加常见[48,50-51]。典型患者室壁最厚可以达到20~30mm,某些患者甚至可以达到 35~40mm[42]。左心室向心性肥厚时可能会有其他的情况而混淆,这种肥厚有可能是其他原因引起的,例如高血压或主动脉瓣狭窄引起的后负荷增加[40]。室间隔增厚在食管中段(ME)四腔心切面和长轴(LAX)切面上更容易观察(图 18-9)。左心室向心性肥厚在经胃(TG)短轴(SAX)切面更容易观察。在经胃切面上(TG)经常可以见到收缩期 LV 近乎达到心腔闭合的状态。HCM二维超声心动图的诊断标准包括:任一节段心肌的室壁最大厚度>15mm,且不能被其他原因解释(但是室壁最大厚度在 13~15mm 时会有疑惑);非高血压患者室间隔/后壁厚度比值>1.3,高血压患者室间隔/后壁厚度比值>1.5[40,47]。

HCM 患者的 LV 收缩功能通常是正常的或是高动力型的,只有一小部分患者收缩功能受损,如果收缩功能严重受抑制,通常会伴随 LV 扩张及室壁变薄[47]。

HCM 是常染色体显性遗传[41]。它可以由 8 个基因组中超过 1400 个突变引起,但是 3 个编码心脏肌节蛋白的基因在出现频率上占主导[40,49]。基因的相似

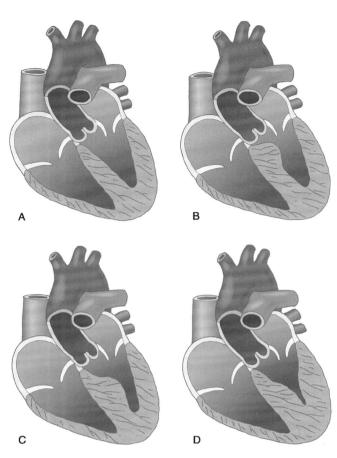

图18-8　肥厚梗阻性心肌病分型。**A**,正常心脏;**B**,单纯基底段和室间隔肥厚;**C**,室间隔中部肥厚伴流出道梗阻;**D**,心尖部肥厚导致左心室腔狭小和小心尖袋。(原图使用经过了梅奥医学和教育研究基金会许可,所有权保留)

性会使许多不同 HCM 的表现类似于一种疾病特征。基因的因果突变编码了肌节功能的变化,导致的肥大

和纤维化最早在青春期就可以出现[8]。可能产生任何数量的异常,如蛋白质结构的变化改变了调节剂(如钙)的相互作用或敏感性,导致心肌细胞收缩力或速度的改变[42]。目前,只确定了部分基因突变到临床之间的通路。并不是所有具有 HCM 基因的患者都会表现出该病的临床特征,这可能是因为基因的不完全表达[39]。表型的出现不仅依赖于突变而且还取决于其他修饰基因和环境因素[49,52]。没有 HCM 家族史的患者可能有零星的基因突变或者仅仅是非常轻微的疾病形式。无症状患者的临床前诊断可能包括基因检测,但不常规,也不能被用于建立治疗策略。

从婴儿到 90 岁都可能出现 HCM 的临床症状,这是其独特的特点。虽然主要转诊中心描述的症状很重,但是在过去的研究中很多轻度或无症状的老年人未被记录,导致年死亡率为 3% ~6%;更近的研究表明它的年死亡率接近 1%[39]。多数 HCM 患者无症状或者只有轻度症状,症状进展缓慢或根本不进展[14]。如果出现轻微症状,通常是在 20 ~30 岁。然而,LV 肥厚可以发生在任何年龄,在一生中动态地增加或减少[39]。

HCM 的症状是非特异性的,包括胸痛、心悸、呼吸困难、晕厥。90% 的患者出现呼吸困难,主要由于舒张功能障碍使充盈压增加从而导致肺淤血。只有 20% 的患者出现晕厥,而 50% 患者可能有晕厥前症状。大部分患者会有心电图异常(表现为 QRS 电压增加、ST 段和 T 波异常、QRS 轴移位和左心室顺应性肥厚),但也有 5% 的患者 ECG 是正常的[42]。心电图电压和 LV 肥厚程度之间毫无关联[39]。窦性心律占主导地位,但

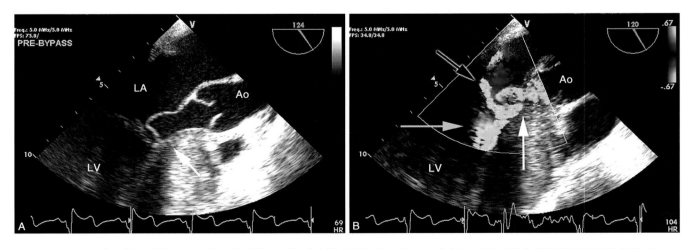

图18-9　**A**,典型的肥厚性心肌病的二位图像。图像为食管中部探头倾角124°获得。可见到箭头所指的肥厚的基底膜,在收缩中期,可见整个二尖瓣脱入左心室流出道。导致左心室排空梗阻以及二尖瓣瓣叶的接合障碍。**B**,上图的彩色多普勒超声,黑色箭头所指部分为二尖瓣反流,彩色信号表示梗阻从心脏基底段肥厚处的下方(黄色箭头)开始,并在左心室流出道处严重,白箭头处显示了高速的涡流。这些彩色信号综合的显示成 Y 形。Ao,主动脉;LA,左心房;LV 左心室

患者的动态心电图监测显示室上性心动过速(46%)和非持续性室速(26%)。25%~30%年龄较大的患者可能会发生房颤及严重的后遗症[42]。胸部X线片可能显示LA增大或正常。

最重要的临床决策是确定患者是否有HCM的非梗阻性或梗阻性的类别,因为治疗策略将主要集中在存在或没有那些继发症状。三分之二的患者会合并左心室流出道(LVOT)梗阻[40]。最近一项320例HCM患者和他们的梯度的前瞻性研究表明,37%在静息状态下有左心室流出道阻塞,33%需要刺激产生[53]。这可能会增加HCM临床诊断的不可靠性,因为并不总是存在与左心室流出道阻塞相关的经典体征。

室间隔肥厚及乳头肌和二尖瓣瓣叶前移会缩窄左心室流出道。心室收缩期的高速血流将把二尖瓣(特别是前叶)拖拽入流出道,进一步减小功能性LVOT口径,在收缩中期二尖瓣前叶会与室间隔接触,造成LV排空突然停止和主动脉瓣关闭。二尖瓣叶的延长将导致瓣叶体部的对合,而不是瓣叶尖部的对合。由于强大的文丘里效应导致部分二尖瓣前叶远离对合部分,从而产生二尖瓣前叶收缩期前向运动(SAM)。二尖瓣与室间隔接触并最终产生LVOT梗阻(图18-10)[49]。大约30%~60% HC患者会出现二尖瓣瓣叶SAM征。这一动态过程的最终结果是因流出道受阻导致主动脉瓣提前关闭,每搏输出量减少和MR(如果SAM征导致二尖瓣叶之间对合受损)。与SAM征的传统解释相比,SAM征发生在主动脉瓣开放之前是因为LVOT上二尖瓣叶的位置产生的最大文丘里效应这一解释反映了其在SAM产生中所起到的重要作用。心室纵向血流可能将二尖瓣前叶推入LVOT[54]。二尖

瓣前叶的SAM征也可引起MR,这与二尖瓣内在结构异常导致的MR不同。SAM征和LVOT梗阻很容易在二维超声心动图上成像,是鉴别非阻塞性和梗阻性HCM的重要方法(见图18-9)。

二尖瓣叶-室间隔接触的开始时间及持续时间决定了压力梯度的大小和MR的程度。主动脉与左心室之间的压力梯度会因为舒张末期容积的减少、收缩力的增加或主动脉流出阻力的下降而恶化(图18-11)[55]。压力梯度大的患者LV腔常常非常小。多普勒超声心动图是发现、定位和评估LVOT梗阻严重程度必不可少的检查。连续多普勒对于测量跨左心室流出道压力梯度绝对值有帮助,而脉冲多普勒可以确定梗阻的解剖位置是在心室中部还是心底。

连续多普勒TEE可以从经胃深部(TG)长轴、食管中段(ME)四腔心或食管中段长轴切面(ME LAX)测量最大瞬时梯度(图18-12)。典型的LVOT信号在连续多普勒的图像为高速的"匕首征"。尤其当从食管成像时,LVOT信号的图像相对容易与二尖瓣反流混淆。两个信号的速度相似,但二尖瓣反流的信号更趋于对称圆润,没有LVOT信号的"匕首征"表现(图18-13)。

在清醒患者进行经胸超声心动图(TTE)检查时,为了产生一个压力梯度,可以使用Valsalva(屏气)呼吸动作的用力期、运动或使用硝酸戊酯。麻醉状态下的患者需持续使用正压通气,更长使用的是异丙肾上腺素2~4μg造成心动过速并减小体循环压力。

虽然连续多普勒可以确定最大压力梯度,但是不能在心室排空时确定压力梯度产生的路径在哪里。特别当一些患者的梗阻位置位于心室中部时。通过心尖附近样本体积脉冲多普勒连续成像和向主动脉瓣逐步

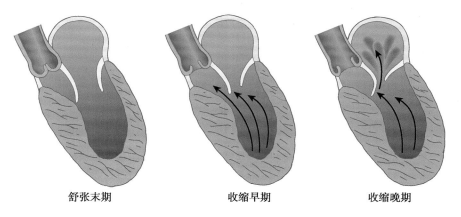

舒张末期　　　收缩早期　　　收缩晚期

图18-10　肥厚性心肌病左心室流出道的梗阻机制。收缩早期肥厚的室间隔周围不正常的血流将二尖瓣推入至左心室流出道,导致梗阻和二尖瓣反流发生

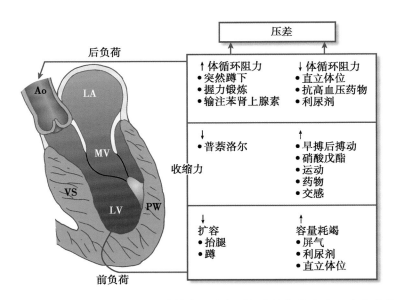

图 18-11   肥厚性心肌病流出道梯度的改变引起收缩期的杂音。流出道梯度与前负荷、后负荷及心肌收缩力相关。Ao，主动脉；LA，左心房；LV，左心室；MV，二尖瓣；PW，后壁；VS，室间隔。（摘自 *Giuliani ER，Fuster V，Gersh BJ，et al*. Cardiology：Fundamentals and Practice. *St. Louis：Mosby*；1991. ）

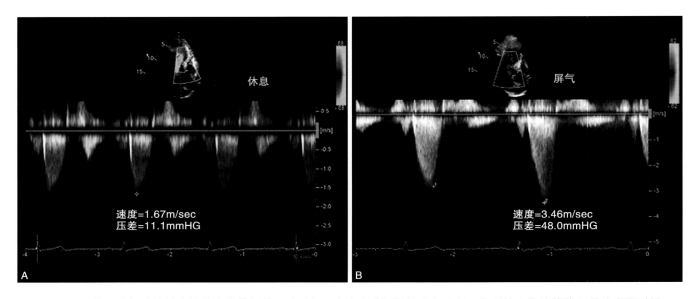

图 18-12   从心尖部采集的连续的多普勒频谱显示了左心室流出道梗阻的动态过程。典型的晚期峰值像匕首或者滑雪坡的形态。基线（A）的速度为 1.67m/s，左心室流出压力为 11.1mmHg。B，患者做 VALSALVA 动作时的图像，速度为 3.46m/s，压力达到 48mmHg

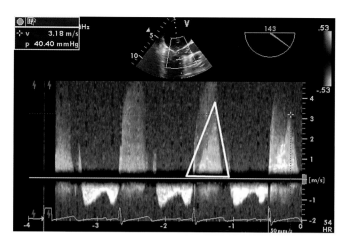

图18-13　此图为食管中段探头倾角143°在二尖瓣和左心室流出道之间获得的多普勒信号。可以看到左心室流出道的信号上有更亮的高速信号,即二尖瓣反流信号(白色三角内)。图中陡峭的角度是由于收缩期加重流出道梗阻造成的,形成匕首征。在随后的心动周期中,可测得二尖瓣反流信号,流出道速度为3.18m/s,压力40.4mmHg

移动的方式可以确定主要梗阻发生在哪里。由心尖进行TTE成像相对容易。由于深部切面容易被斜切缩短,TEE成像可能更困难。但当患者的成像窗口足够时,序贯脉冲多普勒成像有可能通过ME四腔心和LAX切面来完成。

在梗阻性HCM患者中,彩色多普勒成像能发现很多主观的结果。梗阻性疾病的患者典型的结果包括:心室中部血流加速或者在LV底部的血流在接近LVOT时开始加速。因为LVOT梗阻,在LVOT血流达到最大加速度时可见混响,也能看到二尖瓣反流(见图18-9)。梗阻性HCM经典的彩色多普勒成像描述为:加速→梗阻(左心室流出道)→漏(MR)。血流加速的彩色多普勒成像能够看到LV排空时的梗阻程度。这些发现对于房间隔切除术有重要的提示。

动态梯度压力与HCM症状没有必然的联系。没有压力梯度的HCM患者也可能出现有意义的功能限制、残疾和猝死,但是压力超过30mmHg在生理和预后方面有重要意义[49]。三分之二LVOT梗阻的患者将会出现严重的症状,4年内的死亡率为10%。LVOT梗阻是HCM死亡的独立预测因素[56]。

冠状动脉造影检查可以没有冠心病发现,但这些患者会有心肌缺血的倾向。铊再分配扫描显示HCM患者的心肌缺血经常伴有非典型的胸痛,使用硝酸甘油不缓解[57]。冠状动脉造影正常的冠状动脉灌注减少是冠状动脉微血管功能障碍的特点,增加缺血的风险,特别是在心内膜的位置。最近,LVOT梗阻的程度

和室壁压力发现可以加重微血管功能障碍[58]。这可能提示治疗策略应该是减少左心室质量和室壁压力而不是使用药物增加舒张期充盈时间(例如β受体阻滞剂和钙通道阻滞剂),同时可能解释心肌切除术的好处。HCM患者中,铊异常提示与异常心肌内冠状动脉灌注不足有关。心脏收缩期和舒张期异常造成的心肌耗氧、增加的心室质量和冠状动脉循环的比例失调加重了心肌缺血。心肌梗死和瘢痕形成可能是室性心动过速和室颤的基础[39]。

HCM的临床治疗是复杂的,ACC(the American College of Cardiology,美国心血管协会)基础和AHA临床实践指南给出了指导意见[40]。无症状的HCM患者药物治疗还不清楚。然而HCM患者有症状是因为心室舒张期异常,改善心室舒张状态可以缓解症状。负性肌力药物被用于减轻充血性心衰的呼吸困难和运动耐量异常[59],但是60%使用药物治疗的患者症状会有反复[60]。近年来认为应用大剂量β受体阻滞剂要好于钙通道阻滞剂。没有证据证明联合使用β受体阻滞剂和钙通道阻滞剂并有益处。通过限制运动相关的梯度,β受体阻滞剂能够减轻心绞痛和呼吸困难的症状,改善运动耐量。使用药物并没有减少静息状态下的压力梯度[49]。β受体阻滞剂其他的好处有减慢心率、减少心肌氧耗和延长充盈灌注时间。但是没有改善充盈功能,也没有延长生存期。使用钙通道阻滞剂的患者梗阻症状会加重,因为钙通道阻滞剂有很强的扩张血管的功能。丙吡胺,一种负性肌力药,可以改变钙离子的动力学特征,产生血管收缩作用,被推荐替代钙通道阻滞剂用于HCM梗阻患者[49]。丙吡胺最大作用是减轻LVOT的梗阻,也能减轻症状[61]。与β受体阻滞剂联合使用时,丙吡胺在延长动作时间方面可能比异搏定更好。

对于其中5%的药物难治患者,外科矫正治疗可以减轻LVOT梗阻的症状[40,49]。总之,这些患者主动脉下压力超过50mmHg,无论有没有刺激,经常伴有严重的CHF[14,39]。经主动脉的心肌切开术或者心肌切除术可以减轻梗阻(图18-14)。切除的心肌是从室间隔最近端延伸二尖瓣叶上段,从而增宽LVOT。当前,经典的Morrow技术已经被更广泛心肌切除所取代[61-62]。这是一个技术上有挑战的手术,因为显露受限和需要精确定位切除心肌。这一术式通常保留给有丰富心肌切除术经验的医疗中心实施[40]。

应在术前明确诊断和心室解剖,包括心室流出道梗阻的位置,但是术中行TEE检查是非常有用的。首先,应该明确梗阻性HCM的诊断。如前所述,术中二

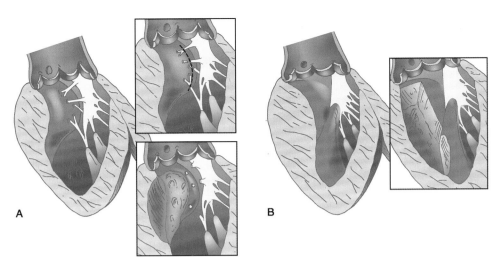

图 18-14　在肥厚性梗阻性心肌病中进行室间隔切除术的两种手术方法。**A**，右侧切入，主要由二尖瓣的收缩期前向运动引起的室间隔基底段肥厚及主动脉瓣下梗阻为主导的流出道形态学特点。可以看到在前二尖瓣叶至隔膜的对合线处的心内膜增厚（摩擦损伤）（**A**，左侧切入）。标准矩形切除槽（Morrow 程序）从主动脉瓣下方 1cm 处切至二尖瓣上段-间隔接触线及心室内阻塞处，允许缓解流出道梯度和保持窦性心律。**B**，当存在由异常乳头肌引起的肌肉中腔阻塞时，直接插入二尖瓣或进行广泛扩散性间隔肥大扩张直至乳头肌基地处，通过将标准操作与扩展的心室中部切除相结合从而进行更为实质性的切除手术。切除槽的顶端部分宽得多，并且包括室间隔右侧的远侧三分之一。（摘自 *Dearani JA，Ommen SR，Gersh BJ，Schaff HV，Danielson GK. Surgery insight：septal myectomy for obstructive hypertrophic cardiomyopathy—the Mayo Clinic experience. Nat Clin Pract Cardiovasc Med. 2007；4：503-512.*）

维经典图像为室间隔基底段肥厚（见图 18-9）。通过测量与室间隔相连的二尖瓣前叶到主动脉瓣环的距离可以确定梗阻的位置。彩色多普勒成像也能显示梗阻的位置。LVOT 的压力梯度可以从深胃深部（TG）切面、经胃长轴（TG LAX）切面、经食管中段（ME）四腔心或使用连续多普勒观察 LAX 切面测量。我们的做法是通过 LV 和主动脉的穿刺针同时直接测量压力来确定梯度。室性期前收缩（post-premature ventricular contraction，PVC）后搏动会导致压力梯度增加，因为两次搏动之间的代偿间歇将导致前负荷增加及其后的 LV 收缩力增加。

术前检查时应特别注意二尖瓣（图 18-15），因为

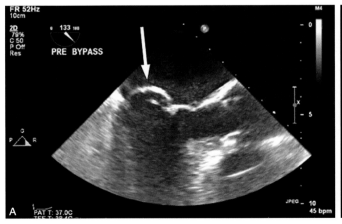
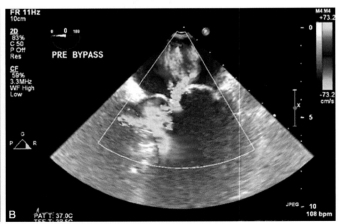

图 18-15　食管中段长轴图视及的左心室、二尖瓣和主动脉瓣。舒张期二尖瓣后叶脱垂到左心房（**A**，箭头）。在 **A** 和 **B** 中还应注意室间隔基底段肥厚，使用彩色多普勒，可见中央型的反流射流。不太好视及的是二尖瓣装置在收缩期的轻度前向运动。如果二尖瓣反流（MR）仅仅是由于二尖瓣后叶脱垂，可以预测反流的射流是向前指向的。如果 MR 是由于二尖瓣叶的收缩期前向运动，则射流应该指向后侧。在该例患者中，两种机制都发挥了作用，因此合成射流是起源于中心的。该患者需要室间隔切除术和二尖瓣修复治疗 MR

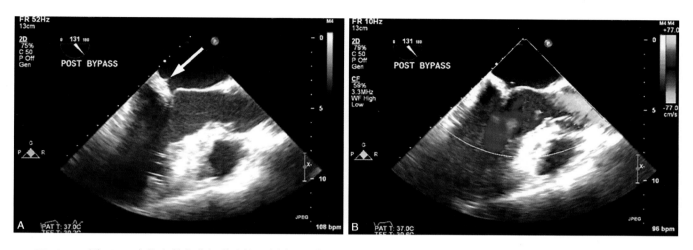

图 18-16 图 18-15 中的患者在进行脱垂的二尖瓣后叶修复和间隔切除术后的 TEE 影像。**A**,注意二尖瓣后叶典型缩短、增厚表现(箭头)以及室间隔基底段的切除,同时左心室流出道(LVOT)典型的增宽特色;**B**,彩色多普勒显示在收缩期,没有二尖瓣反流和 LVOT 血流显示为完全的层流

肥厚性心肌病的患者经常合并二尖瓣及其瓣下结构异常。二尖瓣瓣叶的伸长和乳头肌的前移使一些患者容易出现 SAM 征和左心室流出道梗阻[63,64]。其他患者可能出现短腱索或乳头肌异常插入二尖瓣瓣叶[48]。通常肥厚型梗阻性心肌病的患者由于 SAM 征导致的瓣膜关闭不全,会出现中度或重度的二尖瓣反流。彩色多普勒检查提示二尖瓣反流束指向后方。如果反流方向指向左心房的中线或前方,必须进一步评估二尖瓣明确造成这种反流的原因,比如二尖瓣脱垂或腱索断裂。肥厚性心肌病的一部分患者表现为二尖瓣形态学异常,并且必须实施二尖瓣修复术(图 18-16)。

心肺转流后,TEE 对于评价手术效果是至关重要的。应尽可能完全缓解 SAM 征(图 18-17)。在二维成像下,少量残留 SAM 征可能是无关紧要的,在住院期间可以通过药物治疗缓解[65]。应计算出 LVOT 压力梯度作为梗阻缓解的证据。应评估二尖瓣以明确二尖瓣反流缓解的程度。应仔细评估室间隔,明确是否有室间隔缺损的征象。应注意当彩色多普勒成像看到射流进入左心室即代表在室间隔横断的冠状动脉(图 18-18)。这些小冠状动脉-心腔瘘不应和室间隔缺损混淆。横断的冠状动脉的血流通常在舒张期最为显著,而室间隔缺损主要在收缩期,这有助于确定流入左心室的血流来源。最后,如果采取通过主动脉瓣的手术方法,在手术完成后必须确认主动脉瓣的完整性。

当室间隔切除成功,LVOT 变宽,SAM 征、二尖瓣反流、流出道压力梯度都得到很大改善。当同时存在原发性二尖瓣结构异常时,室间隔切除常伴有二尖瓣修复或置换,但二尖瓣置换术不会用于单独治疗左心

室流出道梗阻[54]。如果在室间隔切除术中没有修复二尖瓣,可能发生梗阻的不全或者暂时缓解。最近 Wan 等[66]对合并左心室流出道梗阻和二尖瓣退行性变的患者进行二尖瓣修复术。二尖瓣修复术比二尖瓣置换术更为有效,并且早期死亡率较低,能够成功治疗流出道梗阻和二尖瓣反流。而二尖瓣置换术较少见。

手术可以持久地缓解症状,效果超过目前任何形式的内科治疗[59,67]。心肌切除 5 年后,85% 患者 NYHA 分级能够提升 1 级[68]。心肌切除术后左心房大小也随之减少,可能部分促成房颤发生率降低[49]。随着时间的推移,室间隔心肌切除术后左心室心肌减少的重量超过切除的心肌质量,表明压力过负荷得到缓解[69]。在主要医疗机构心肌切除术的死亡率低于 1%[60]。这种低死亡率更值得关注,因为外科患者通常比接受内科治疗的患者患有更严重的疾病。1 年、5 年和 10 年的长期生存率分别为 98%、96% 和 83%。手术患者总体生存率与同年龄、同性别的人群生存率相同[70]。心肌切除术的并发症比较少见,比如完全性心脏传导阻滞或室间隔穿孔(0~2%)[61]。同样的,因为复发 LVOT 压力梯度或 SAM 征需要二次心肌切除术的发生率小于 2%[54]。

手术是目前治疗肥厚型梗阻性心肌病患者内科治疗无法缓解症状时最合适的方法[40]。不推荐用于没有流出道梗阻、无症状或症状较轻的个体,因为:①不确定是否手术治疗比内科治疗更能延长生存期;②在受累较轻的患者中手术死亡率可能超过 HCM 的风险;③在选定个体中左心室流出道梗阻可能不影响寿命;④没有证据显示手术可以阻止 HCM 进展到终末

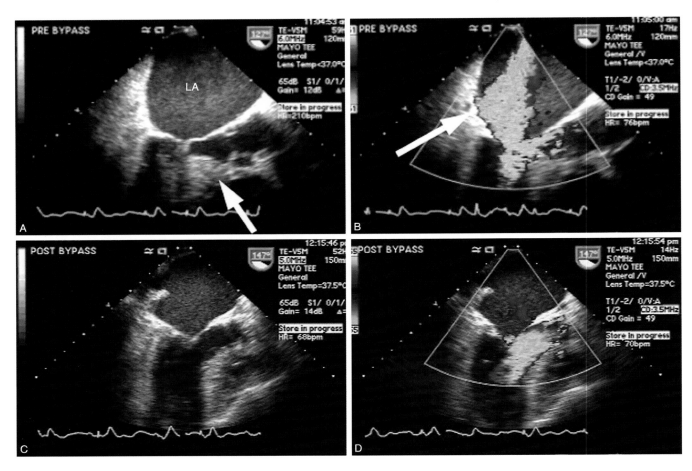

图 18-17   进行室间隔切除术的肥厚性梗阻性心肌病患者的 TEE 顺序成像。A，二维(2D)食管中段长轴切面(ME LAX)视图显示室间隔肥厚(箭头)以及收缩期二尖瓣叶的收缩期前向运动；B，相同切面 A 图与彩色多普勒成像相加。注意由于左心室排空受阻导致严重的后向二尖瓣反流(MR)(箭头)和左心室流出道(LVOT)混叠；C,2D ME LAX 视图，再次在收缩期。与 A 相比，没有收缩期二尖瓣小叶的前向运动，同时肥厚的室间隔被切除，产生更宽的 LVOT。D，增加彩色多普勒成像。在 B 图中所见的 MR 缓解，减轻阻塞后流出道中的颜色信号显示较低的速度和更多的层流。LA，左心房

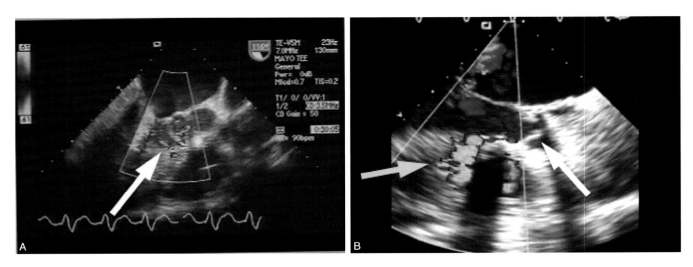

图 18-18   A,食管中段(ME)长轴视图，左心室流出道(LVOT)中显示信号。注意在切除部位两个红色射流流入 LV(箭头)。射流是由于室间隔冠状动脉穿支的横断。来自这些射流的流动主要发生在舒张期，基本上会导致无关紧要的左向左分流。重要的是，不要将它们与由切除术产生的医源性间隔缺损(VSD)引发的心室继发性流量相混淆；B,在收缩期主动脉瓣开放(白色箭头)期间拍摄的 ME 图像中看到 VSD(黄色箭头)。在 LVOT 和右心室之间观察到血流信号，并且主要在心脏收缩期发生，导致从左向右分流

期[49]。严重的收缩功能降低、非梗阻性 HCM 终末期患者心脏移植治疗是有效的,7 年存活率为 90% ,与需要移植的 DCM 相似[71]。

所有患有 HCM 的患者均应接受心源性猝死综合评估[40]。然而只有少数确诊患者心源性猝死的风险会增加,每年约为 1% 。通常这些患者无症状或仅有轻微症状,并构成 HCM 群体非常小的一部分。猝死不受年龄限制,年轻患者更常见,常伴有体力活动。HCM 是健康年轻人猝死最常见的病因,20 ~ 30 岁人群发生率高达 6%[72]。

猝死的危险因素分类是很必要的,现在发现 VT 或室颤是猝死的主要原因[39,73]。现在已经明确了多个猝死的危险因素[49,72]。两个或多个危险因素与每年 4% 到 5% 的猝死风险相关。与猝死预测相关的 EP 检查的价值是复杂的[49,74,75]。极度增厚的左心室壁与较高的自发性室性心律失常和猝死的发生率相关。将来,基因分型可以可靠的定义猝死的风险,但是目前没有基因筛选测试来确定猝死临床特点的风险分级[76]。与 LVOT 梗阻和没有手术的非梗阻性 HCM 患者相比,室间隔心肌切除术降低了 HCM 患者猝死的风险,但其改善存活率的机制仍不明确[70]。

目前预防 HCM 相关猝死的唯一有效方式是 ICD。近年来已证实通过药物治疗预防猝死只是缓解症状而没有减少猝死的风险[77]。放置 ICD 的决策应包括临床判断、讨论论据强度、益处和风险(图 18-19)[40]。放置 ICD 的 HCM 患者长期随访表现出不适合除颤和适合除颤率分别为 5.3%/年和 4%/年[78]。5 年内装置并发症的发生率为 36% 还是令人担忧的。ICD 可以挽救高风险患者的生命,但是在患者放置 ICD 之前应考虑其并发症的风险。

双腔起搏器和经皮酒精室间隔化学消融术可能替代手术治疗。以往,房室顺序起搏器已经显示能够减少主动脉瓣下压力梯度,其原因可能是由于引起异常的间隔运动,因此即使机制尚未被证明仍被认为是一种可能的治疗方式[59]。起搏器已经成为所有 HCM 治疗方法中最需要严格评估的方法。一系列非随机和随机研究已经证实可以降低 LVOT 压力梯度和改善症状,但一些文献认为压力梯度、NYHA 分级、生活质量分级、运动持续时间或最大氧摄取没有差异,反映了明显的安慰剂效应[79]。组间比较显示起搏器治疗有效,但是没有变量来识别这些患者[54]。因此需要重新评估 HCM 患者放置起搏器最适用的指征[59]。与手术治疗相比,放置起搏器患者仅有 26% LVOT 压力梯降

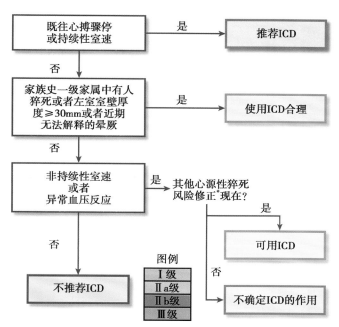

图 18-19　肥厚性梗阻性心肌病患者植入型心律转复除颤器(ICD)使用的指征。心源性猝死(sudden cardiac death,SCD)风险的改变包括确定的风险因素和新出现的风险处理方法。(摘自 Gersh BJ, Maron BJ, Bonow RO, et al. 2011 ACCF/AHA guideline for the diagnosis and treatment of hypertrophic cardiomyopathy: a report of the American College of Cardiology Foundation/American Heart Association Task Force on Practice Guidelines Writing Committee Members. Circulation. 2011;124:e783-e831.)

低低于 20mmHg,而 90% 手术患者术后 LVOT 压力梯度降低低于 20mmHg。表明起搏器明显缺乏适应证[54]。而且所有手术患者症状均得到了改善,而起搏器只有 50% 有效。起搏器的地位已经降低到除非其他疗法均为绝对禁忌证时应用。

酒精室间隔化学消融术是 1994 年首次尝试的非手术减少心肌的治疗方法,通过阻断室间隔的血运而引起梗死,导致室间隔厚度变薄和重塑左心室流出道,从而减少症状。应用酒精室间隔化学消融术控制 CAD 来治疗 HCM。血管成形球囊通过左前降支的第一间隔支给予酒精。可以在 TEE 或 TTE 引导下通过导管进行心肌造影(图 18-20)。TTE 成像通常是充分的,可以避免为了耐受 TEE 检查而进行全身麻醉或深度镇静。注射造影剂后,可见室间隔增厚部分造影增强,且只有这一部分增强。如果在心肌区出现造影增强,而这个区域不适宜注射酒精,应当重新评估冠状动脉血管系统,以便找到更适合注射酒精的位点(图 18-20)。可能由于酒精注射区域的心肌顿抑,左心室流出道压力梯度可以立即改善。心肌恢复后 24h 内压力梯度发生反复是常见的。最终,由于室间隔的重塑,压

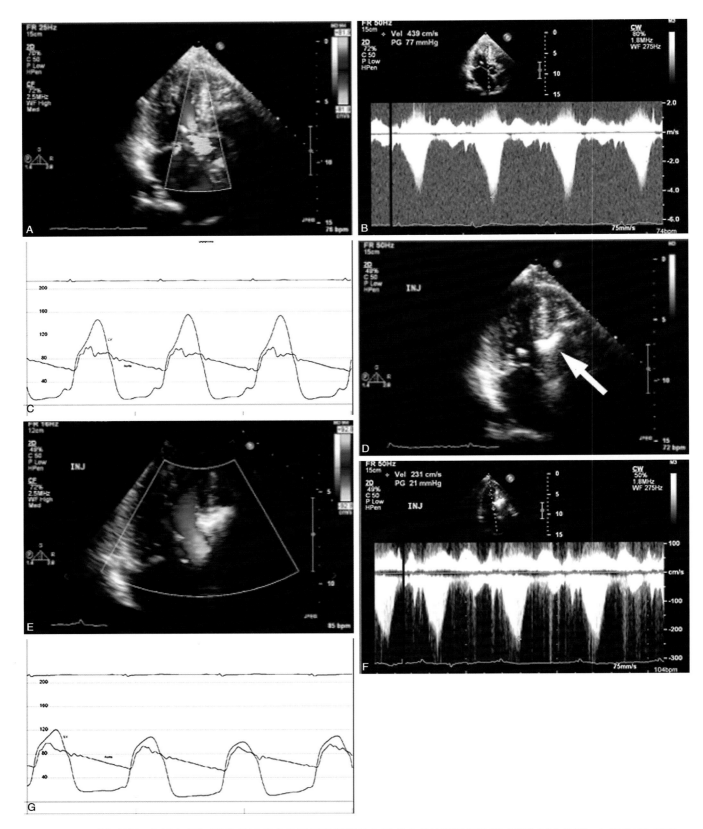

图 18-20 进行单侧肥厚室间隔酒精化学消融术的肥厚性梗阻性心肌病患者的顺序经胸廓成像和压力梯度。A、B 和 C,经胸心尖长轴视图可见左心室流出道梗阻引起的颜色混叠信号。连续频谱多普勒信号显示通过流出道的压力梯度为 77mmHg,同时可以由导管为基础的主动脉和左心室压力测量来进一步确认;D. 将造影剂和酒精注入营养室间隔的冠状动脉分支,可见明亮的白色室间隔(箭头);E、F 和 G,阻塞流出的分辨率。心尖长轴视图(E)显示流出道层流。通过多普勒测量的梯度(F)已经降低至 21mmHg,并且基于导管的测量(G)在注射后显示类似的梯度降低

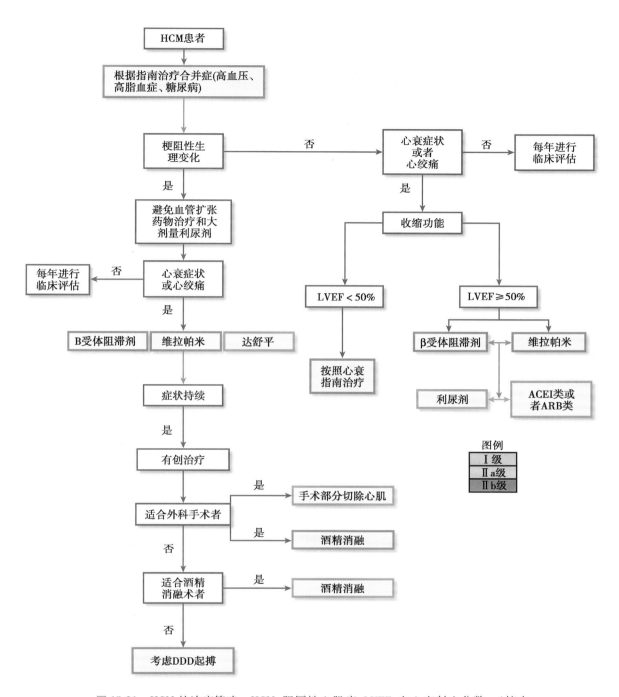

图 18-21　HCM 的治疗策略。HCM，肥厚性心肌病；LVEF，左心室射血分数。(摘自 *Gersh BJ, Maron BJ, Bonow RO, et al. 2011 ACCF/AHA guideline for the diagnosis and treatment of hypertrophic cardiomyopathy：a report of the American College of Cardiology Foundation/American Heart Association Task Force on Practice Guidelines. Circulation. 2011；124；e783-831.*)

力梯度在 6 至 12 个月的过程中缓慢下降。这对整个左心室功能的影响通常很小[49]。

　　基于近期 42 项研究和 3000 例患者酒精化学消融术综述，证明其成功率是很好的[80]。研究显示，化学消融后 12 个月与心肌切除术相比，NYHA 分级和压力梯度明显得到改善。但是，20% 的患者需要第二次操作，甚至有些患者需要在酒精化学消融后进行心肌切除术。对 375 例行酒精消融术的患者进行回顾性分析，20 例患者接受后续的手术来治疗复发性动态左心室流出道梗阻[81]。所有消融失败患者后续手术治疗均成功，表明室间隔心肌切除术是酒精消融术失败后的补救方法。尽管心肌切除术和酒精消融术对血流动力学和症状都有益处,一些比较观察、非随机观察和一个近期的荟萃分析表明,与酒精消融术相比,手术治疗可以最一致、最完全,最迅速地缓解症状,尤其是超过65岁的患者[67]。

有人担心酒精消融术的并发症。在美国最好的医疗中心,酒精消融术年死亡率为2%;加拿大为4%~10%[54]。除了死亡率,与心肌切除术相比,酒精消融术非致命性并发症受到关注。近来Maron等人[67]比较观察和进行非随机研究报告,心肌切除术有较低的干预后压力梯度、较少的术式相关并发症和需要干预。11%~38%行心肌消融术的患者发生心脏传导阻滞,需要放置起搏器[82]。酒精毒性有可能造成冠状动脉循环和心肌发病[59]。

随着信息的更新,HCM治疗方法不断更新。图18-21显示HCM患者的治疗方法,这是当前实践的一个很好的总结。

限制性心肌病

2006年,AHA更新了限制性心肌病(restrictive cardiomyopathy,RCM)的定义:"一种罕见的导致心衰的心肌疾病,双房增大,左右心室容积正常或减低,左心室壁厚度和房室瓣正常;有心功能受限的心室充盈受损,收缩功能正常(或接近正常);可出现偶发和家族性发病[1]。"然而,由于包含了一系列广泛病变,RCM仍然很难准确定义。RCM确切发病率不详,但应是心肌病中发病率最低的,成人中几乎没有精确的病例系列[5,83,84]。最近关于RCM的分子遗传学研究并未发现RCM与系统性疾病相关,大多数与HCM、DCM和LVNC相关的肌动蛋白基因发生突变相关[85]。

RCM和许多因素相关(如淀粉样变、类癌、结节病),主要病因可归为五大类(框18-3)[86,87]。也可把限制性心肌病归类于造成限制性生理状态的过程:细胞外浸润、细胞内异常物质积累、炎症或心内膜疾病[84,85]。限制性心肌疾病的表现多为非典型特征或继发于其他心脏疾病的终末期,如DCM或HCM。对于特发性RCM,病因完全未知,病理生理学特征也没有特别之处。

限制性生理状态表现为室壁僵硬导致较小心室容量变化造成心室压力急剧上升。然而没有心室肥大或心室扩张。舒张期功能障碍主要是由于心室舒张功能障碍导致后期心肌顺应性下降。由于心室扩展性降低,舒张早期心室充盈加快,之后充盈受阻。心室舒张

框18-3　限制性心肌病病因

原发性限制型心肌病
放射线诱导心肌病
嗜酸性心内膜病
浸润异常:
- 淀粉样变
- 节结病
- Gaucher病
- Hurler病
沉积异常:
- 血色素沉积病
- 法布雷病
- 胶原沉积病

数据来自Nihoyannopoulos P, Dawson D. Restrictive cardiomyopathies. *Eur J Echocardiogr.* 2009;10;iii23-33; Kushwaha SS, Fallon JT, Fuster V. Restrictive cardiomyopathy. *N Engl J Med.* 1997;336;267-276.

期压力表现为特征性的早期下陷和后期高原波形(开方根征)。左心室壁变厚,室腔变小。即使左心室容积正常,心房也会增大。目前的报道认为心室收缩功能受影响很小,但不一定是正确的[5]。一旦心室充盈受到限制,预后就会很差。

成人患者典型症状为渐发的乏力和劳力性呼吸困难。因为累及左心室或右心室或者左右心室同时累及,可出现左右心室衰竭的症状或者两种症状同时出现。胸部X片可见肺淤血、心影大小正常,或心房增大而心影小于预计值。心电图检查可能会存在双房增大[85]。临床上很难辨别限制性功能障碍和缩窄性功能障碍,因为限制性生理状态不仅存在于RCM,而且可见于二尖瓣狭窄、三尖瓣狭窄和主动脉瓣狭窄。RCM和缩窄性心包炎鉴别诊断十分重要,因为二者的预后和治疗完全不同[88,89]。有关诊断RCM和缩窄性心包炎的细节可以参考其他文献[88,89]。超声心动图和其他一些非侵入性方法被用于试图鉴别诊断RCM和缩窄性心包炎,仍然是目前主要可依赖的方法。但是,RCM的诊断标准仍难统一[85]。

如果排除了其他引起限制性功能障碍(如DCM)的疾病,无论何种原因(感染性与非感染性)导致的RCM超声心动结果是相似的。大多数患者的二维超声心动图显示心室大小正常,心室收缩功能正常或稍减低[83]。由于病因不同,心室壁厚度可能正常或增厚。继发于长期心室充盈压升高时可见双侧心房增大。心室顺应性减低时,心室容量少量增加就会引起室内压较大的升高。测量经二尖瓣血流可见早期快速充盈(E峰)衰减时间缩短(<160ms)。由于左心房内

压力升高,二尖瓣在较高压力下开瓣,心室舒张期缩短。增高的房内压加快舒张早期血流,E 峰速度>1m/s。左心室压力快速升高,导致心房收缩对心室充盈贡献不大,所以 A 峰速度降低,E/A 比值>2[90]。

当左心房压增大时,收缩期来自肺静脉的心房充盈很少。从本质上来说,左心房表现为管道其充盈主要发生在心室舒张期。肺静脉血流速度出现大 D 波和小 S 波。左心房压增大的另一个结果是心房收缩期肺静脉内的心房逆流量增加,逆流时间延长。这种现象也发生在右心房,心房收缩期肝静脉内心房逆流增加。然而对于麻醉状态下行围术期 TEE 监测的患者,测量肝静脉和下腔静脉血流是不可靠的。

最后,组织多普勒显像可以提示严重舒张功能障碍。二尖瓣的 e' 流速小于 7m/s,如上文所述 E 峰速度升高,导致 E/e' 比值大于 15[91]。已经证实,组织多普勒显像可以通过测量 E 峰速度评估心室舒张功能,从而鉴别诊断 RCM 和缩窄性心包炎,该方法敏感度89%,特异性100%[92]。

RCM 的超声心动图多普勒诊断标准不存在,框18-4 总结了支持 RCM 诊断的标准。一旦 RCM 诊断成立,多普勒检查结果可以反映疾病的严重性。

心导管检查也用于鉴别 RCM 和缩窄性心包炎。RCM 患者可能会出现左右静脉压增大伴大 A 波和大V 波。右心房压达到 15~20mmHg 并不罕见。心室压力曲线表现为如前文描述的收缩期早期下陷和后期高原波形(平方根征)。最近,越来越多的心导管检查指标被用来鉴别诊断 RCM 和缩窄性心包炎[93]。

心内膜心肌活检可用于鉴别 RCM 和缩窄性心包炎。与缩窄性心包炎不同,RCM 的活检结果极少有正常的。活检的结果可以鉴别功能障碍的病因,比如结节病、淀粉样变和法布瑞氏症[84,94]。然而,心内膜活检常常仅表现为隔断分布的心肌细胞伴心肌纤维化和间质纤维化[83,95]。如果心导管检查、放射性核素血管造影、多普勒及超声心动图都无法确诊,可进行手术探查,手术探查是鉴别 RCM 和缩窄性心包炎最确切的方法。曾经有很多关于 RCM 患者接受麻醉的顾虑,但为了明确诊断,目前这些顾虑越来越少[96]。

RCM 并没有特效的治疗方法。除了伴嗜酸性粒细胞浸润的心内膜纤维化患者,极少采用手术治疗。手术治疗方法常常为心内膜切除联合二尖瓣或三尖瓣置换。RCM 的存活时间很大程度取决于病因,如果不行心脏移植,存活时间很少能超过两年,但是心脏移植并不适用于成年 RCM 患者,因为导致 RCM 的发病因素会作用于移植来的新心脏[85]。

虽然 RCM 致病因素很多,有三个特别值得探讨:特发性 RCM、淀粉样变性和嗜酸性粒细胞综合征。特发性 RCM 是一种单纯的疾病表现。二维超声可见心室壁厚度接近正常,并且在病理组化不能鉴定明确的致病因素。特发性 RCM 比较少见,5 年生存率64%[83]。

淀粉样变性是 RCM 最常见的致病因素。事实上,大部分关于 RCM 的文献都与淀粉样变性患者相关。淀粉样变性是一种系统性疾病,导致细胞外蛋白亚基沉积,沉积发生在包含心肌在内的多种组织中。淀粉样变性分为很多种类型,是否累及心脏主要取决于淀粉样变性对患者的作用。例如,高达 50% 的原发性淀粉样变性累及心脏,而继发性淀粉样变性累及心脏的几率小于 5%[97]。心肌的蛋白沉积最终导致心肌增厚,尸检发现心肌呈现橡胶样纹理。超声心动图可以提示淀粉样变性,但确诊需要心内膜心肌活检。对于淀粉样物质,心内膜心肌活检敏感性和准确度高,并且可以检测淀粉样物质亚型以便指导治疗。

淀粉样变引起的 RCM 晚期患者多普勒检查结果(图 18-22)与框 18-4 中描述的充盈受限征象一致。由于疾病是不断进展的,疾病早期多普勒可能仅表现为舒张功能障碍或假正常。随着病程进展,心室不断变厚。收缩功能一般保持正常,但疾病终末期功能下降。蛋白沉积会导致心肌回声增强,出现通常描述的"颗粒状"或"闪烁状"征象(图 18-23)。出现这些征象有助于诊断,但是敏感度不高。有一项关于淀粉样变性患者的研究表明,仅 26% 的患者呈现这种心肌形态[98]。

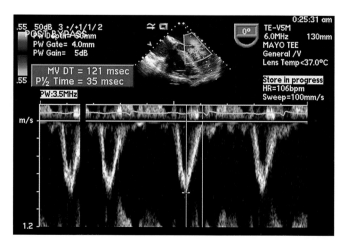

图 18-22　在淀粉样变的限制性心疾病患者二尖瓣流入速度。在食道中段四腔心视图,脉冲波多普勒光标已经放置在二尖瓣叶的顶端。尽管患者处于窦性心律,只有一个微小的 A 波和一个非常大的 E 波,E 波减速时间非常短,仅为 121 毫秒

框 18-4　限制型心肌病的超声多普勒诊断

E 波降速时间<140ms

二尖瓣 E/A>2

二尖瓣 E/e'>15

肺静脉和肝静脉收缩期流速<舒张期流速*

吸气时肝静脉舒张期逆向流速增加*

肺静脉逆向流速和时长增加*

　　* 假设自主呼吸下

超声心动技术的发展有益于心脏淀粉样变性患者的评估和随访。组织多普勒显像提示充盈压受限的患者侧室壁和室间隔运动速度降低[100]。该结论是与年龄和左心室心肌质量无关的独立因素。心肌应力和应力速度检测可以在患者出现心衰症状前发现收缩早期和舒张末期的心肌功能障碍[101]。

超声心动图有时会表现为心室肥厚伴高动力状态,尤其见于疾病早期。如果是小的高动力性心室,可能也存在二尖瓣 SAM 征。这种表现与继发于高血压、HCM 和淀粉样变性产生的心室肥厚难以鉴别,此时 ECG 对鉴别很有帮助。左心室心肌质量增加时,ECG 会出现高电压,但心室肥厚时这个发现不可靠[39]。而心肌淀粉样变性表现为低电压。左心室心肌质量增加伴 ECG 低电压是心肌淀粉样变性特有表现[98,102]。其他的 ECG 低电压(如心包填塞)不出现心室肥厚。有一个系列证实,低电压 ECG 伴室间隔厚度大于 1.98cm 对诊断心脏淀粉样变性具有 72% 的敏感度和 91% 的特异度[98]。

传统意义上,嗜酸性粒细胞增多症被定义为超过 6 个月嗜酸性粒细胞数量大于 1500 嗜酸性粒细胞/mm³,且无明确病因(如寄生虫感染、过敏反应等)和终末器官受累[103]。最近,专家们开始把此类综合征细分为更具体的疾病诊断,这部分内容超出了本书的讨论范围[104]。但是心脏受累比较常见并且值得引起注意。

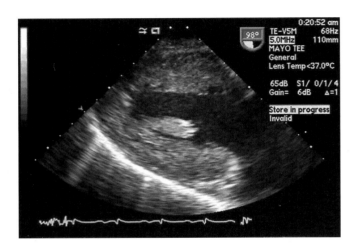

图 18-23　进行心脏移植的心肌淀粉样变性患者的经胃长轴图像。心室重度增厚。虽然很难视及,注意心肌的颗粒回声性,在心肌淀粉样变性的患者中常见

心脏淀粉样变患者应该仔细进行影像学检查,以发现心脏内血栓。一项包含 156 名心脏淀粉样变患者的尸检研究发现 27% 的患者存在血栓。大部分血栓存在于左心耳或右心耳。房颤使舒张功能降低,左心房排空速度降低从而增加血栓发生率(图 18-24)[99]。

嗜酸性粒细胞和粒细胞浸润的心肌细胞顺应性降低,多普勒检查表现为典型的舒张功能受限。另外,左心尖血栓形成较常见,表现为二维图像心尖回声增强,增强造影超声检查时,左心尖造影剂缺如(图 18-25)。心尖血栓也可能发生在右心室。通常基底段下间壁增厚,二尖瓣后叶也会增厚,导致二尖瓣反流[105]。嗜酸

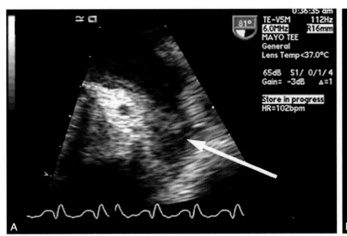

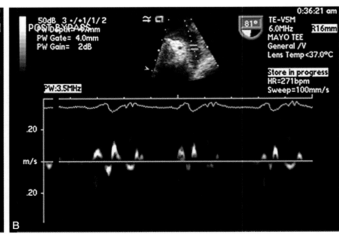

图 18-24　A,食道中断视图将焦点放在左心耳(LAA)。可见血流停滞导致的自发显影,以及左心耳内可能存在的明显血栓;B,脉冲多普勒信号已经放置在 LAA 孔口。附加的排空速度低(<20cm/s),表明存在的停滞血流

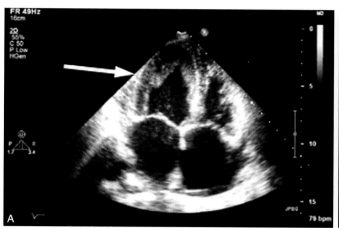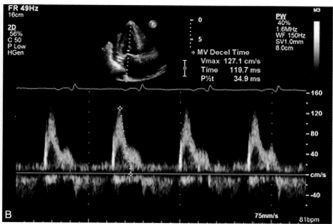

图 18-25 患有嗜酸细胞增多综合征和心脏表现的患者的胸部成像。**A**，经心尖四腔二维图像显示左心室心肌严重增厚（箭头），心室顶端部分的闭塞；**B**，脉冲波多普勒显示二尖瓣流入速度。E 波非常陡峭，比 A 波大得多，具有非常短的降速

性粒细胞增多很少引起有心室扩张和收缩功能障碍表现的心肌炎。

致心律失常性右心室心肌病/发育不良

起初该病被称为致心律失常性右心室发育不良，AHA 将致心律失常性右心室心肌病/发育异常（ARVC/D）定义为一种"不常见的可遗传性心脏病（人群中发病率约为 1：5000）"[1]。定义进一步指出，该疾病心肌细胞逐渐变性退变被脂肪或纤维脂肪组织替代，引起局部或弥漫性异常，从而主要影响右心室（图 18-26）。既往主要认为是右心室功能失调，但现在越来越多的人赞成左心室也可能受累[1]。ARVC/D 是人类心脏病中最容易致心律失常的心脏疾病，虽然罕见，但仍占年轻人心源性猝死的 20%[4,106]。ARVC/D 常与病毒性心肌炎有关，但它并不是炎症性心肌病。一些围绕 ARVC/D 诊断的困惑主要由于人类是唯一可以不需要相应的纤维化即可将右心室心肌细胞脂肪化的物种。如今，分子生物学已经将 ARVC/D 更好地定义为在胚胎发育至成年期过程中出现的发育或结构缺陷[107]。

ARVC/D 在 30%~50% 患者中是家族性发病。其主要是常染色体显性遗传，具有可变的表达能力；外显率取决于年龄和性别[9]。近期在 ARVC/D 的患者及其亲属中的临床和遗传评估研究指出表型多样性的重要性，表现为患者（先证者）和亲属之间的 ARVC/D 表达的差异[9]。

尽管 ARVC/D 存在于胚胎阶段，但患者通常无法意识到，直到青春期致命的心律失常发病。最近，在

100 个家族的 ARVC/D 的 210 个一级亲属和 45 个二级亲属中进行了临床和分子遗传学评价[9]。在超过一半的家庭中先证者伴有心源性猝死；其余大多数有心律失常的表现，只有 3 个偶然诊断的先证者幸存。31% 的先证者在 14 至 20 岁之间突然死亡。与先证者相反，一级亲属具有较轻的疾病表达；与左心室功能障碍相同，右心室的主要结构和功能异常较少见。基因阳性亲属中的疾病表达与年龄相关，50 岁以上的患者占 50% 以上。

ARVC/D 通常表现为心室期前收缩甚至是室颤。替代心肌的脂肪和纤维组织为致命的心律失常创造了一个极好的环境[108]。其 10 年死亡率为 15%[109]。现在已知该疾病分为四个阶段：①潜伏，没有心脏病的症状或证据，但一些电生理变化使患者处于心脏猝死的风险；②明显的电生理障碍引起心律失常；③单纯性右心衰竭；④双心室受累，功能衰竭[110]。

2010 年，一个协作组修订了 ARVC/D 的诊断标准，包括了对染色体基因突变更多的基因筛选以及 ECG 和电生理特征[111]。疾病的呈现范围和缺乏单一诊断性、无创性测试增加了诊断困难。虽然病史和体格检查可能无明显异常，但右心室可能已经存在结构和功能的变化[106]。临床表现可以从无症状的心肌病到具有明显临床症状的累及双心室的弥漫性心肌病[108,112]。ARVC/D 的不稳定电生理特征不是自然病程进展的唯一原因。最近，在 50% 的患者中存在显著的心室机械性不同步[113]。这导致右心室进一步扩张以及功能下降。伴有进行性心室功能障碍的心肌损伤最终进展为心力衰竭，占死亡病例的 20%。由于累及左心室，末期 ARVC/D 可能难以与 DCM 区分。

ARVC/D 很难在早期诊断。较新的成像技术（例

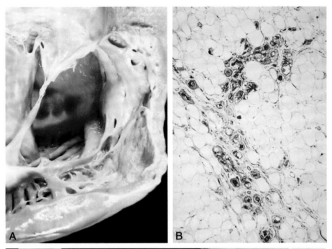

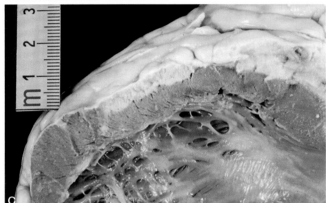

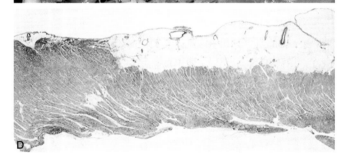

图 18-26　RV 流出道的大体解剖图像（A）显示严重 RV 自由壁的透壁损失和漏斗状羊皮纸样动脉瘤。组织学视图（B）在高放大倍数下在广泛脂肪替代的环境中和微小间质性纤维化环境中存活着退化的右心室肌细胞。左心室前壁的大体（C）和组织学（D）切片显示醒目的心外膜脂肪浸润和纤维化。（摘自 *Corrado D*，*Basso C*，*Thiene G*，*et al. Spectrum of clinicopathologic manifestations of arrhythmogenic right ventricular cardiomyopathy/dysplasia：A multicenter study. J Am Coll Cardiol. 1997；30：1512.*）

如心脏 MRI、对比增强超声心动图、电生理解剖压力成像）和更新的 12 导联 ECG 的诊断标准。对诊断有帮

助。ECG 变化可能发生在任何组织学变化之前，例如丧失心肌细胞或右心室功能障碍[111]。一种新的用于诊断 ARVC 的活检标本的免疫组化分析已经被证实具有高度的敏感性及特异性[114]。心内膜组织也可用于诊断，但由于心内膜心肌活检大多自室间隔取材，而多数患者右心室病变较局限，室间隔一般不受累，会因为缺乏特征性而无法用于诊断[14]。

与大多数心肌病不同，超声心动图不是 ARVC/D 的主要诊断手段。很少见到围术期经食管超声心动图。具有突出小梁和（或）等密度调节带的围术期右心室扩张患者更应注意是否符合 ARVC/D 的潜在诊断（图 18-27）。

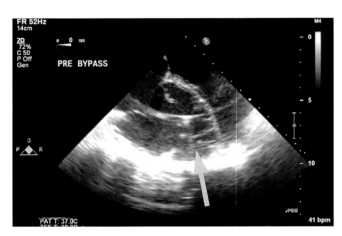

图 18-27　在食道中段四腔心切面旋转探头聚焦到右心室。可见心室严重扩张，以及严重的收缩功能下降。注意心尖部突出的肌肉小梁（箭头）

2005 年，一项关于右心室发育不全的多学科研究试图描述 ARVC/D 患者的超声心动图结构[115]。当与对照组比较时，ARVC/D 患者在心脏收缩期（即扩张的右心室收缩功能降低）RV 尺寸明显增加，RV 分数面积减少。2010 年，来自 108 位被新诊断为 ARVC/D 的年龄大于 12 岁的先试者的数据被纳入国家卫生研究院支持的右心室发育不良的多学科研究。一个协作组通过与对照进行比较，提出了新修订的 ARVC/D 诊断标准[111]。这些标准包括用于诊断 ARVC/D 的主要和次要的超声心动图检查指标（表 18-1）。需着重注意的是在超声心动图检查期间注意 ARVC/D 中的严重三尖瓣反流，因为它在这些患者中带来不利的预后[109]。

表 18-1 右心室图像标准的敏感性和特异性

	值	敏感性(%)	特异性(%)
超声图像:主要的			
胸骨旁长轴右心室流出道(舒张期)	≥32mm	75	95
修正的身体大小(胸骨旁长轴/体表面积)	≥19mm/m²		
胸骨旁短轴右心室流出道(舒张期)	≥36mm	62	95
修正的身体大小(胸骨旁短轴/体表面积)	≥21mm/m²		
面积变化分数	≤33%	55	95
超声图像:次要的			
胸骨旁长轴右心室流出道(舒张期)	≥29mm	87	87
修正的身体大小(胸骨旁长轴/体表面积)	≥16 to ≤18mm/m²		
胸骨旁短轴右心室流出道(舒张期)	≥32mm	80	80
修正的身体大小(胸骨旁短轴/体表面积)	≥18 to ≤20mm/m²		
分数面积改变	≤40%	76	76

aVF,加压单极左脚电压;aVL,加压单极左上肢电压;BSA,体表面积;PLAX,胸骨旁长轴图像;PSAX,胸骨旁短轴图像;RVOT,右心室流出道
数据摘自 Marcus FI,McKenna WJ,Sherrill D,et al. Diagnosis of arrhythmogenic right ventricular cardiomyopathy/dysplasia:proposed modification of the task force criteria. *Circulation*. 2010;121:1533-1541.

左心室心肌致密化不全

左心室心肌致密化不全(left ventricular noncompaction,LVNC)是左心室心肌发育的解剖状况。左心室心肌致密化不全导致左心室心肌的增厚区域和由心内膜表面上的深凹陷分隔成异常粗大的肌小梁(图18-28)。左心室的形态外观如同"海绵状"[1]。与心外膜表面相邻的更薄的"紧密"心肌层的存在具有典型的两层外观(图18-29)。随着医生认识的提高以及心脏的无创高分辨率成像检查的应用(包括超声心动图和 MRI),LVNC 的报道越来越多[116]。

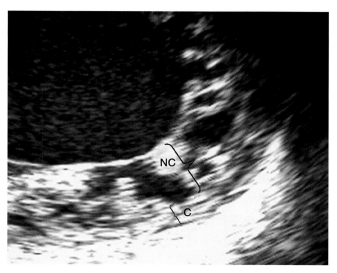

图 18-29 经胃中部左心室短轴图像聚焦在左心室前外侧壁。致密化不全的患者可见典型的两层外观,具有正常的"致密化"组分(C)和较厚的致密化不全部分(NC)

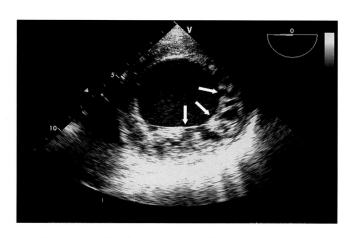

图 18-28 经胃中部左心室短轴图像显示侧壁的致密化不全改变(箭头)

该疾病虽然在 80 年前就已经在尸检中被提出,但LVNC 尚未被广泛认可或分类。1995 年,世界卫生组织将 LVNC 列为一种未分类的心肌病[41]。11 年后,AHA 的工作组将 LVNC 定义为遗传性原发性心肌病(见图 18-1)[1]。许多基因突变最近才在表达 LVNC 表型的患者中发现,并且一些专家建议筛选一级亲属

的状况[2,117]。非家族性病例也有报道,一些患者似乎患有 LVNC,而以前的超声心动图检查没有显示这些个体的异常[116]。家族性病例中报道了 X 染色体相关遗传,常染色体显性遗传和常染色体隐性遗传[10]。LVNC 与其他先天性心脏缺陷,包括主动脉缩窄、房间隔缺损、心室中膈缺损(VSD)和复杂性紫绀型心脏病一起被发现[1]。许多缺乏先天性心脏病发现的 LVNC 患者也已经被描述并且被认为患有孤立存在的 LVNC。

　　LVNC 最初被认为是先天性疾病,是因为宫内发育停滞,导致发展中的肌小梁不能致密化的结果[118]。这种过程通常从左心室基底到心尖处。在心肌紧缩的基底到心尖序列中的中断可以解释为什么非压缩心肌节段最常见于心尖并且最少见于心室基底段[119]。然而,一些医生认为 LVNC 的进展过程是对左心室扩张的适应性重塑[120]。这些医生挑战了所有的 LVNC 的例子是先天性起源这一理论,强调了出现突出的左心室肌小梁和随后系列超声心动图中序贯性减少的病例。

　　报告所示的 LVNC 发病率差异很大,可能反映了所研究人群的人口统计变化和所使用的诊断标准的差异。最初,单纯的 LVNC 被认为具有 0.05% ~ 0.24%的患病率[117]。然而,Kohli 等人[6]最近研究了由一个心衰门诊提供的 190 名患者的研究,报告该组中有24%满足至少一组 LVNC 的诊断标准,其中 8% 的健康对照组也是如此。顾虑 LVNC 的诊断标准可能太敏感。在社区医院的超声心动图检查发现近 3.7% 的EF 小于45% 的患者确定或可能是 LVNC[121]。此外,非洲人后裔比白人更有可能达到 LVNC 标准。非洲裔具有更突出的左心室心肌小梁,另外 LVNC 增加的速率是否精确地反映了该组中更高的心肌病的发生率或者代表正常表型变体的错误分类仍是未知的[122]。

　　该病的自然发病过程并未真正明确,LVNC 患者的临床表现是非常多样的。一些患者表现为心力衰竭、心脏死亡或需要心脏移植、血栓栓塞、心律失常和心源性猝死,而其他患者无明显症状[1]。左心室的收缩功能可能正常或严重降低。在回顾了超过 100 例LVNC 患者的临床过程后,Saleeb 等人提出这些患者的临床结果是通过心室功能障碍的程度预测的,而不是小梁过度形成的形态学改变[120]。

　　临床医生最常根据超声心动图研究做出 LVNC 的最终诊断,但是心脏 MRI 和 ECG 发现可能也有支持诊断的作用。单一的超声心动图结果不能用于确诊LVNC;研究者经常引用三组不同的诊断标准(表 18-2)。Chin 等人[123]描述了从基底段到心尖部增加的小梁的变化。通过使用 TTE SAX 和舒张末期的心尖切面,Chin 的小组测量从心外膜表面到小梁间凹槽的距离(距离 X)以及从心外膜表面到小梁顶端的距离(距离 Y)。比值为 0.5 或更小的 X/Y 比与 LVNC 一致(图 18-30)。Jenni 等人[124]提出了一种诊断方法,使用 TTE 胸骨旁 SAX 切面,其中两层心肌是可见的,具有更薄的压实的心外膜层和更厚的小梁或非致密的内膜层。在该方案中,在收缩末期测量两层的相对厚度,非压缩层测量为压实层的至少两倍厚。最后,Stollberger 等人[125]将 LVNC 定义为在单个超声心动图切面从心尖到乳头肌可见超过三个左心室小梁。所有三种诊断方案意味着存在于小梁凹陷内的血液与 LV 腔连续(图 18-31)。

表 18-2　　左心室致密化不全的诊断标准

Chin 等[123]	舒张末期测量
	经胸胸骨旁短轴或心尖图像
	X/Y<0.5(X = 心外膜到小梁凹距离,Y = 心外膜到小梁尖的距离)
Jenni 等[124]	收缩末期测量
	经胸胸骨旁短轴图像
	NC/C>2(NC = 非致密层厚度,C = 致密层厚度)
Stollberger 等[125]	心尖到乳头肌截面的超声影像
	同一超声断面可见超过三个左心室小梁

　　在超声心动图检查中,通常在心尖处看到 LVNC的变化,很少在心室基底段水平看到。在室内水平,侧

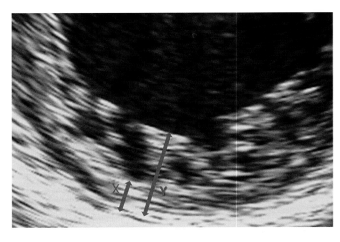

图 18-30　经胃中部左心室短轴图像聚焦在左心室前壁上。致密化层(X)和非致密化层(Y)的测量,如 Chin 等人所描述(摘自 *Chin TK, Perloff JK, Williams RG, et al. Isolated noncompaction of left ventricular myocardium. A study of eight cases. Circulation. 1990;82:507-513.*)

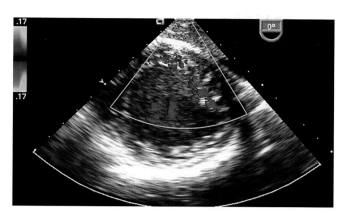

图 18-31　左心室致密化不全患者经食道中段短轴图像。彩色多普勒成像显示左心室腔内的小梁内凹陷处的灌注。显示为较低的混叠速度

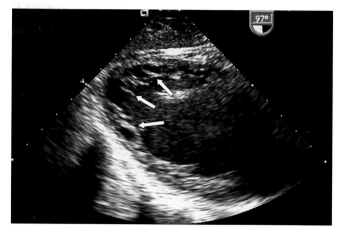

图 18-32　经胃两腔心视图显示致密化不全累及了左心室心尖部(箭头)

壁和下壁比前壁和间隔壁更能显示典型的超曲率外观[119]。有趣的是,LV 尺寸和收缩功能的测量不包括在当前公布的诊断标准中。整体收缩功能可以从正常到严重下降。Sviggum 等[116]研究了 60 例 LVNC 患者,发现 LVEF 正常的仅 27%,降低的为 73%。

鉴于已公布的诊断标准的变异性,在建立 LVNC 的诊断方面观察者之间的一致性是相当低的。当 104 名先前诊断为 LVNC 的患者的超声心动图随后被不同的超声心动图检查者检查时,仅有 67% 的病例被确认[120]。对于建立大于 2 或小于 2 的非致密至致密厚度比,观察者间一致性最高(74%~79%)。用于确定给定患者中是否存在三个或更多个小梁,观察者之间的一致性较低(59%~73%)。

致密化不全的心肌节段通常收缩能力低。假定致密化不全心肌有异常外观,可能难以在整个心动周期中视觉地估计增厚程度和主动与被动组织偏移。心脏组织多普勒成像已被提议作为一种可行的方式来评估 LVNC 患者的心肌运动[41]。在一项关于 LVNC 儿童的研究中,在外侧二尖瓣环处测量的小于 7.8cm/s 的组织多普勒速度预示着心力衰竭、心源性死亡和移植的可能[126]。尽管缺乏 LVNC 患者的研究,已明确应变和应变率成像在一些类型的心肌病中有作用[41]。

虽然现有的超声心动图诊断标准依赖于 TTE 成像,但是可以使用 TEE 获得类似的图像[123]。特别是 TG 中段 SAX 或基底段 SAX 切面可以替代 TTE 胸骨旁 SAX 切面。可以在 TG 位置进一步屈曲 TEE 探头以更好地观察 LV 心尖。可以使用 ME 四腔心、两腔心和 LAX 切面代替 TTE 胸骨旁切面。TG 两腔心切面还可以提供受影响节段的图像(图 18-32)。必须小心避免缩短心尖,因为 LVNC 的变化通常在心尖最突出。

来自 LV 的血液在小梁凹陷内的灌注已证明可以通过彩色多普勒成像完成(图 18-31)。因为探头和心腔内血流之间的角度可能不理想,所以需要降低混响速度以充分显示小梁之间的血流。或者使用静脉内注射的造影剂与经肺通道可突出显示 LV 和小梁间凹陷之间的小梁和血流。

在一些 LVNC 患者中发现 LV 心尖血栓促使早期研究者得出结论,该病症与血栓栓塞性疾病的风险增加相关[123]。然而,随后的调查未能证实 LVNC 是心内血栓形成的独立危险因素[120]。事实上,心内血栓形成的风险更多地涉及收缩功能障碍和其他合并症的程度,而不是与 LV 存在小梁相关。然而,如果存在左心室功能障碍,全面的超声心动图检查应该包括搜索心内团块。

Takotsubo 心肌病

Takotsubo 心肌病 (Takotsubo cardiomyopathy, TTCM),也被称为心尖部气球样变综合征、应激性心肌病和破碎心脏综合征,这在文献中逐渐得到认识和报道。1991 年一位日本医生描述了有此种症状的五例患者[127]。影像学研究左心室形态时发现心尖部无动力而基底段收缩功能正常或高动力,这种功能通常类似于一个传统的日本捕章鱼罐,因此被称为 Takotsubo(图 18-33)。通常患者在受到身体上或情绪上的过分刺激后,会出现胸部疼痛和急性冠状动脉综合征 (acute coronary syndrome, ACS) 等典型特征。有趣的是,几十年前 Engel 曾报道在强烈的压力之后出现的心脏猝死病例,应激性心肌病这一概念已被提出来解释巫毒信徒所相信的死亡病例[128,129]。

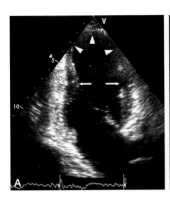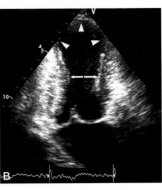

图 18-33　Takotsubo 心肌病患者的经胸心尖两腔心视图。**A**,舒张期;**B**,收缩框。左心室心尖不动(箭头),而心室的基底段和中段的收缩功能(箭头)正常

目前或许很难区分 TTCM 和 ACS。胸部疼痛在 TTCM 患者中出现的概率是 70% 到 90% ,同时伴随着心脏生物标志物的升高、心电图改变包括 ST 段抬高和 T 波倒置[130]。典型的 TTCM 患者是在出现身体或心理压力事件之后的绝经妇女。一个大数据研究显示,约有 43% 的患者是在经历了紧急的医疗事件,如中风、外科手术或哮喘发作之后出现心脏病症状[131]。此外,大约四分之一的患者是在承受了情绪或身体上的压力之后出现的心脏病症状。其他可以诱发心脏病的情况包括使用可卡因、甲状腺毒症和阿片类药物戒断症状[130]。也有医源性病例的报道。Abraham 等人在对 9 例患者进行肾上腺素或多巴酚丁胺输注后,描述了 TTCM 的特征[132]。

TTCM 患者经典的影像显示左心室心尖无运动,而保留基底段收缩功能。然而,越来越多的研究报道有左心室中间或基底段无运动而心尖运动正常这样不一样的情况[130]。因此,心尖气球样变综合征(甚至 Takotsubo 心肌病)这样的术语可能使人产生误解,因为并不是所有的患者都有典型的左心室形态特征。TTCM 诊断标准已经被提出,包括短暂性左心室超越单一冠状动脉分布区的室壁运动异常,阻塞性 CAD 诊断依据不足,新的心电图改变或心脏生物标志物的适度抬高,没有心肌炎或嗜铬细胞瘤诊断依据[133]。TTCM 的诊断需要将冠状动脉的解剖结构可视化。在几天或几周时间内症状的可逆性也提示 TTCM 诊断。在一项研究中,入院时 LVEF 为 41% 的患者出院时 LVEF 为 64%[131]。机械性并发症如左心室破裂是罕见的,但高达 22% 的患者可能出现肺水肿,15% 患有心源性休克,9% 会有室性心动过速或室颤[130]。因为基底段左心室收缩功能可能是高动力性的,超声心动图检查中可能显示二尖瓣 SAM 征和 LVOT 梗阻影像。

TTCM 病理生理学改变的核心是急性儿茶酚胺过剩。虽然最初冠状动脉痉挛被假设是致病条件中的一个因素,而现在专家们怀疑冠状动脉痉挛在 TTCM 病因学中起着至关重要的作用[130]。心脏科医生很少发现这些患者血管造影时发生冠状动脉痉挛。此外,急性心电图改变经常被记录在没有出现痉挛的情况下。相反,研究人员相信儿茶酚胺诱导的心肌细胞毒性可能是由环磷酸腺苷(cAMP)介导钙超载而引起[129]。为什么有些患者患 TTCM,而另一些人暴露于类似潜在因素下却不发病,这可能是由于受累患者身上发现的不同特异 β-受体多态性来解释[134]。特异的多态性可能会使受累患者更易受儿茶酚胺引发细胞内钙超载的影响。

短暂的左心室收缩功能障碍可见于蛛网膜下腔出血、合并危重症和嗜铬细胞瘤患者。在应激性心肌病的疾病谱中,导致循环中的儿茶酚胺激增的情况可能与 TTCM 有相似的病理生理机制并于 TTCM 并存。

心尖气球样变或 Takotsubo 心肌病这样的术语用于在如血管造影或超声心动图等动态研究中因为左心室典型表现而出现明显应激引起心肌病的患者。如前所述,最初的报告描述了患者的左心室心尖部无运动或"气球"样变,同时基底段运动正常或呈高动力性收缩状态[129]。然而现在专家们认为,短暂的收缩功能障碍可能会影响左心室的任何节段。因此,心尖部运动功能可能呈现正常,而中间部或基底段可能无运动。标准的超声心动图切面可以用来评价节段室壁运动,包括两腔心、四腔心、LAX 以及 SAX 切面。理想状态下,节段性室壁运动异常(regional wall motion abnormalities,RWMA)能通过一个以上的切面确认。TTCM 的一个标志是 RWMA 存在于多个冠状动脉分布区域中。

右心室节段性收缩功能障碍可能会出现在 TTCM 患中者。超声心动图检查可能显示右心室中部或心尖部游离壁无运动。应该仔细检查所有疑似 TTCM 患者的右心室。如果存在右心室功能障碍的话,可能预示着并发症发生率更高和住院天数增加[130]。

因为基底段左心室收缩功能可能是高动力型的,应使用超声心动图仔细检查二尖瓣和左心室流出道(LVOT)以明确是否存在 SAM 征和左心室流出道(LVOT)梗阻。显然发现 SAM 征具有重要的临床意义。对于低血压和可疑左心室收缩功能障碍的患者应该输注正性肌力药物进行治疗,但是这些药物可能会造成左心室流出道(LVOT)动态梗阻从而恶化血流动力学。

缺血性心脏病的典型机械并发症并不常出现在TTCM患者中。研究结果提示室间隔缺损、心肌破裂、迅速扩大的心包积液或乳头肌断裂最有可能表明患者罹患的是急性冠状动脉闭塞性疾病的并发症。在这种情况下,不太可能诊断为TTCM。

患者一旦在超声心动图检查中发现心尖无运动,应该彻底寻找左心室血栓。左心室心尖部的血栓在TTCM的患者中是一种潜在的并发症,需要进行抗凝治疗。

结论

遗传学的进展已经使临床医生能够更好地理解主要的心肌病。在未来有希望通过了解与疾病表达真正相关的分子生物学机制,促进优化患者治疗方法的发展。诊断方法的持续改善不仅会更好地确认这些心肌病种,还可以提供未来的治疗策略。在未来超声心动图将继续位于这些患者诊断和管理手段的第一线。

参考文献

1. Maron BJ, Towbin JA, Thiene G, et al. Contemporary definitions and classification of the cardiomyopathies: an American Heart Association Scientific Statement from the Council on Clinical Cardiology, Heart Failure and Transplantation Committee; Quality of Care and Outcomes Research and Functional Genomics and Translational Biology Interdisciplinary Working Groups; and Council on Epidemiology and Prevention. *Circulation*. 2006;113:1807-1816.
2. Hershberger RE, Lindenfeld J, Mestroni L, et al. Genetic evaluation of cardiomyopathy–a Heart Failure Society of America practice guideline. *J Cardiac Fail*. 2009;15:83-97.
3. Raju H, Alberg C, Sagoo GS, et al. Inherited cardiomyopathies. *BMJ*. 2011;343:d6966.
4. Saffitz JE. Arrhythmogenic cardiomyopathy: advances in diagnosis and disease pathogenesis. *Circulation*. 2011;124:e390-e392.
5. Elliott P, Andersson B, Arbustini E, et al. Classification of the cardiomyopathies: a position statement from the European Society Of Cardiology Working Group on Myocardial and Pericardial Diseases. *Eur Heart J*. 2008;29:270-276.
6. Kohli SK, Pantazis AA, Shah JS, et al. Diagnosis of left-ventricular non-compaction in patients with left-ventricular systolic dysfunction: time for a reappraisal of diagnostic criteria? *Eur Heart J*. 2008;29:89-95.
7. Ashrafian H, Watkins H. Reviews of translational medicine and genomics in cardiovascular disease: new disease taxonomy and therapeutic implications cardiomyopathies: therapeutics based on molecular phenotype. *J Am Coll Cardiol*. 2007;49:1251-1264.
8. Hershberger RE, Cowan J, Morales A, et al. Progress with genetic cardiomyopathies: screening, counseling, and testing in dilated, hypertrophic, and arrhythmogenic right ventricular dysplasia/cardiomyopathy. *Circ Heart Fail*. 2009;2:253-261.
9. Quarta G, Muir A, Pantazis A, et al. Familial evaluation in arrhythmogenic right ventricular cardiomyopathy: impact of genetics and revised task force criteria. *Circulation*. 2011;123:2701-2709.
10. Ackerman MJ, Priori SG, Willems S, et al. HRS/EHRA expert consensus statement on the state of genetic testing for the channelopathies and cardiomyopathies this document was developed as a partnership between the Heart Rhythm Society (HRS) and the European Heart Rhythm Association (EHRA). *Heart Rhythm*. 2011;8:1308-1339.
11. Givertz MM. Underlying causes and survival in patients with heart failure. *N Engl J Med*. 2000;342:1120-1122.
12. Luk A, Ahn E, Soor GS, et al. Dilated cardiomyopathy: a review. *J Clin Pathol*. 2009;62:219-225.
13. Aleksova A, Sabbadini G, Merlo M, et al. Natural history of dilated cardiomyopathy: from asymptomatic left ventricular dysfunction to heart failure–a subgroup analysis from the Trieste Cardiomyopathy Registry. *J Cardiovasc Med*. 2009;10:699-705.
14. Franz WM, Muller OJ, Katus HA. Cardiomyopathies: from genetics to the prospect of treatment. *Lancet*. 2001;358:1627-1637.
15. Elliott P. Cardiomyopathy. Diagnosis and management of dilated cardiomyopathy. *Heart*. 2000;84:106-112.
16. Park S-M, Park SW, Casaclang-Verzosa G, et al. Diastolic dysfunction and left atrial enlargement as contributing factors to functional mitral regurgitation in dilated cardiomyopathy: data from the Acorn trial. *Am Heart J*. 2009;157:762.e3-e10.
17. McBride BF, White CM. Acute decompensated heart failure: a contemporary approach to pharmacotherapeutic management. *Pharmacotherapy*. 2003;23:997-1020.
18. Patterson JH, Adams Jr KF. Pathophysiology of heart failure: changing perceptions. *Pharmacotherapy*. 1996;16:27S-36S.
19. Cheng V, Kazanagra R, Garcia A, et al. A rapid bedside test for B-type peptide predicts treatment outcomes in patients admitted for decompensated heart failure: a pilot study. *J Am Coll Cardiol*. 2001;37:386-391.
20. Oh JK, Seward JP, Tajik AJ. *The Echo Manual*. Journal 3rd ed. Baltimore, Md: Lippincott Williams & Wilkins; 2006.
21. Gelsomino S, van Garsse L, Luca F, et al. Impact of preoperative anterior leaflet tethering on the recurrence of ischemic mitral regurgitation and the lack of left ventricular reverse remodeling after restrictive annuloplasty. *J Am Soc Echocardiogr*. 2011;24:1365-1375.
22. Matsumoto K, Tanaka H, Okajima K, et al. Relation between left ventricular morphology and reduction in functional mitral regurgitation by cardiac resynchronization therapy in patients with idiopathic dilated cardiomyopathy. *Am J Cardiol*. 2011;108:1327-1334.
23. Sadeghpour A, Abtahi F, Kiavar M, et al. Echocardiographic evaluation of mitral geometry in functional mitral regurgitation. *J Cardiothorac Surg*. 2008;3:54.
24. La Vecchia L, Paccanaro M, Bonanno C, et al. Left ventricular versus biventricular dysfunction in idiopathic dilated cardiomyopathy. *Am J Cardiol*. 1999;83:120-122:A9.
25. Faris R, Coats AJ, Henein MY. Echocardiography-derived variables predict outcome in patients with nonischemic dilated cardiomyopathy with or without a restrictive filling pattern. *Am Heart J*. 2002;144:343-350.
26. Hunt SA. American College of Cardiology/American Heart Association Task Force on Practice Guidelines. ACC/AHA 2005 guideline update for the diagnosis and management of chronic heart failure in the adult: a report of the American College of Cardiology/American Heart Association Task Force on Practice Guidelines (Writing Committee to Update the 2001 Guidelines for the Evaluation and Management of Heart Failure). *J Am Coll Cardiol*. 2005;46:e1-e82.
27. Shivkumar K, Jafri SM, Gheorghiade M. Antithrombotic therapy in atrial fibrillation: a review of randomized trials with special reference to the Stroke Prevention in Atrial Fibrillation II (SPAF II) Trial. *Prog Cardiovasc Dis*. 1996;38:337-342.
28. Ng ACC, Sindone AP, Wong HSP, et al. Differences in management and outcome of ischemic and non-ischemic cardiomyopathy. *International Cardiol*. 2008;129:198-204.
29. Siu SC, Sole MJ. Dilated cardiomyopathy. *Curr Opin Cardiol*. 1994;9:337-343.
30. MERIT-HF Study Group. Effect of metoprolol CR/XL in chronic heart failure: Metoprolol CR/XL Randomised Intervention Trial in Congestive Heart Failure (MERIT-HF). *Lancet*. 1999;353:2001-2007.
31. Borggrefe M, Block M, Breithardt G. Identification and management of the high risk patient with dilated cardiomyopathy. *Br Heart J*. 1994;72(suppl):S42-S55.
32. Brachmann J, Hilbel T, Grunig E, et al. Ventricular arrhythmias in dilated cardiomyopathy. *PACE*. 1997;20:2714-2718.
33. O'Connell JB, Moore CK, Waterer HC. Treatment of end stage dilated cardiomyopathy. *Br Heart J*. 1994;72(suppl):S52-S56.
34. Connolly SJ, Hallstrom AP, Cappato R, et al. Meta-analysis of the implantable cardioverter defibrillator secondary prevention trials. AVID, CASH and CIDS studies. Antiarrhythmics vs Implantable Defibrillator study. Cardiac Arrest Study Hamburg. Canadian Implantable Defibrillator Study. *Eur Heart J*. 2000;21:2071-2078.
35. Kadish A, Dyer A, Daubert JP, et al. Prophylactic defibrillator implantation in patients with nonischemic dilated cardiomyopathy. *N Engl J Med*. 2004;350:2151-2158.
36. Tjang YS, van der Heijden GJMG, Tenderich G, et al. Impact of recipient's age on heart transplantation outcome. *Ann Thorac Surg*. 2008;85:2051-2055.
37. Rose EA, Moskowitz AJ, Packer M, et al. The REMATCH trial: rationale, design, and end points. Randomized Evaluation of Mechanical Assistance for the Treatment of Congestive Heart Failure. *Ann Thorac Surg*. 1999;67:723-730.
38. Romano MA, Bolling SF. Update on mitral repair in dilated cardiomyopathy. *J Card Surg*. 2004;19:396-400.
39. Maron BJ. Hypertrophic cardiomyopathy: a systematic review. *JAMA*. 2002;287:1308-1320.
40. Gersh BJ, Maron BJ, Bonow RO, et al. 2011 ACCF/AHA guideline for the diagnosis and treatment of hypertrophic cardiomyopathy: a report of the American College of Cardiology Foundation/American Heart Association Task Force on Practice Guidelines. *Circulation*. 2011;124:e783-e831.
41. Richardson P, McKenna W, Bristow M, et al. Report of the 1995 World Health Organization/International Society and Federation of Cardiology Task Force on the Definition and Classification of cardiomyopathies. *Circulation*. 1996;93:841-842.
42. Ommen SR. Hypertrophic cardiomyopathy. *Curr Probl Cardiol*. 2011;36:409-453.
43. Nishimura RA, Appleton CP, Redfield MM, et al. Noninvasive doppler echocardiographic evaluation of left ventricular filling pressures in patients with cardiomyopathies: a simultaneous Doppler echocardiographic and cardiac catheterization study. *J Am Coll Cardiol*. 1996;28:1226-1233.
44. Nagueh SF, Lakkis NM, Middleton KJ, et al. Doppler estimation of left ventricular filling pressures in patients with hypertrophic cardiomyopathy. *Circulation*. 1999;99:254-261.
45. Geske JB, Sorajja P, Nishimura RA, et al. Evaluation of left ventricular filling pressures by Doppler echocardiography in patients with hypertrophic cardiomyopathy: correlation with direct left atrial pressure measurement at cardiac catheterization. *Circulation*. 2007;116:2702-2708.
46. Geske JB, Sorajja P, Nishimura RA, et al. The relationship of left atrial volume and left atrial pressure in patients with hypertrophic cardiomyopathy: an echocardiographic and cardiac catheterization study. *J Am Soc Echocardiogr*. 2009;22:961-966.
47. Williams LK, Frenneaux MP, Steeds RP. Echocardiography in hypertrophic cardiomyopathy diagnosis, prognosis, and role in management. *Eur J Echocardiogr*. 2009;10:iii9-iii14.
48. Ommen SR, Nishimura RA. Hypertrophic cardiomyopathy. *Curr Probl Cardiol*. 2004;29:239-291.
49. Maron BJ, McKenna WJ, Danielson GK, et al. American College of Cardiology/European Society of Cardiology clinical expert consensus document on hypertrophic cardiomyopathy. A report of the American College of Cardiology Foundation Task Force on Clinical Expert Consensus Documents and the European Society of Cardiology Committee for Practice Guidelines. *J Am Coll Cardiol*. 2003;42:1687-1713.
50. Shapiro LM, McKenna WJ. Distribution of left ventricular hypertrophy in hypertrophic cardiomyopathy: a two-dimensional echocardiographic study. *J Am Coll Cardiol*. 1983;2:437-444.
51. Klues HG, Schiffers A, Maron BJ. Phenotypic spectrum and patterns of left ventricular hypertrophy in hypertrophic cardiomyopathy: morphologic observations and significance as assessed by two-dimensional echocardiography in 600 patients. *J Am Coll Cardiol*. 1995;26:1699-1708.
52. Roberts R, Sigwart U. New concepts in hypertrophic cardiomyopathies, part I. *Circulation*. 2001;104:2113-2116.
53. Maron MS, Olivotto I, Zenovich AG, et al. Hypertrophic cardiomyopathy is predominantly a disease of left ventricular outflow tract obstruction. *Circulation*. 2006;114:2232-2239.
54. Ommen SR, Shah PM, Tajik AJ. Left ventricular outflow tract obstruction in hypertrophic cardiomyopathy: past, present and future. *Heart*. 2008;94:1276-1281.
55. Kern MJ, Deligonul U. Interpretation of cardiac pathophysiology from pressure waveform analysis: III. Intraventricular pressure gradients. *Cathet Cardiovasc Diagn*. 1991;22:145-152.
56. Maron MS, Olivotto I, Betocchi S, et al. Effect of left ventricular outflow tract obstruction on clinical outcome in hypertrophic cardiomyopathy. *N Engl J Med*. 2003;348:295-303.
57. Cannon RO III, Dilsizian V, O'Gara PT, et al. Myocardial metabolic, hemodynamic, and electrocardiographic significance of reversible thallium-201 abnormalities in hypertrophic cardiomyopathy. *Circulation*. 1991;83:1660-1667.
58. Knaapen P, Germans T, Camici PG, et al. Determinants of coronary microvascular dysfunction in symptomatic hypertrophic cardiomyopathy. *Am J Physiol Heart Circ Physiol*. 2008;294:H986-H993.
59. Fifer MA, Vlahakes GJ. Management of symptoms in hypertrophic cardiomyopathy. *Circulation*. 2008;117:429-439.
60. Brown ML, Schaff HV. Surgical management of hypertrophic cardiomyopathy in 2007: what is new? *World J Surg*. 2008;32:350-354.
61. Sherrid MV, Chaudhry FA, Swistel DG. Obstructive hypertrophic cardiomyopathy: echocardiography, pathophysiology, and the continuing evolution of surgery for obstruction. *Ann Thorac Surg*. 2003;75:620-632.
62. Minakata K, Dearani JA, Nishimura RA, et al. Extended septal myectomy for hypertrophic obstructive cardiomyopathy with anomalous mitral papillary muscles or chordae. *J Thorac Cardiovasc Surg*. 2004;127:481-489.
63. Klues HG, Maron BJ, Dollar AL, et al. Diversity of structural mitral valve alterations in hypertrophic cardiomyopathy. *Circulation*. 1992;85:1651-1660.
64. Klues HG, Roberts WC, Maron BJ. Anomalous insertion of papillary muscle directly into anterior mitral leaflet in hypertrophic cardiomyopathy. Significance in producing left ventricular outflow obstruction. *Circulation*. 1991;84:1188-1197.
65. Ommen SR, Park SH, Click RL, et al. Impact of intraoperative transesophageal echocardiography in

the surgical management of hypertrophic cardiomyopathy. *Am J Cardiol.* 2002;90:1022-1024.
66. Wan CKN, Dearani JA, Sundt TM III, et al. What is the best surgical treatment for obstructive hypertrophic cardiomyopathy and degenerative mitral regurgitation? *Ann Thorac Surg.* 2009;88:727-731:discussion 31–2.
67. Maron BJ, Yacoub M, Dearani JA. Controversies in cardiovascular medicine. Benefits of surgery in obstructive hypertrophic cardiomyopathy: bring septal myectomy back for European patients. *Eur Heart J.* 2011;32:1055-1058.
68. Louie EK, Edwards LC III. Hypertrophic cardiomyopathy. *Prog Cardiovasc Dis.* 1994;36:275-308.
69. Deb SJ, Schaff HV, Dearani JA, et al. Septal myectomy results in regression of left ventricular hypertrophy in patients with hypertrophic obstructive cardiomyopathy. *Ann Thorac Surg.* 2004;78:2118-2122.
70. Ommen SR, Maron BJ, Olivotto I, et al. Long-term effects of surgical septal myectomy on survival in patients with obstructive hypertrophic cardiomyopathy. *J Am Coll Cardiol.* 2005;46:470-476.
71. Biagini E, Spirito P, Leone O, et al. Heart transplantation in hypertrophic cardiomyopathy. *Am J Cardiol.* 2008;101:387-392.
72. Hagege AA, Desnos M. New trends in treatment of hypertrophic cardiomyopathy. *Arch Cardiovasc Dis.* 2009;102:441-447.
73. Maron BJ, Shen WK, Link MS, et al. Efficacy of implantable cardioverter-defibrillators for the prevention of sudden death in patients with hypertrophic cardiomyopathy. *N Engl J Med.* 2000;342:365-373.
74. Chang AC, McAreavey D, Fananapazir L. Identification of patients with hypertrophic cardiomyopathy at high risk for sudden death. *Curr Opin Cardiol.* 1995;10:9-15.
75. Maron BJ. Risk stratification and prevention of sudden death in hypertrophic cardiomyopathy. *Cardiol Rev.* 2002;10:173-181.
76. Brown ML, Schaff HV. Surgical management of obstructive hypertrophic cardiomyopathy: the gold standard. *Expert Rev Cardiovasc Ther.* 2008;6:715-722.
77. Melacini P, Maron BJ, Bobbo F, et al. Evidence that pharmacological strategies lack efficacy for the prevention of sudden death in hypertrophic cardiomyopathy. *Heart.* 2007;93:708-710.
78. Lin G, Nishimura RA, Gersh BJ, et al. Device complications and inappropriate implantable cardioverter defibrillator shocks in patients with hypertrophic cardiomyopathy. *Heart.* 2009;95:709-714.
79. Nishimura RA, Trusty JM, Hayes DL, et al. Dual-chamber pacing for hypertrophic cardiomyopathy: a randomized, double-blind, crossover trial. *J Am Coll Cardiol.* 1997;29:435-441.
80. Alam M, Dokainish H, Lakkis N. Alcohol septal ablation for hypertrophic obstructive cardiomyopathy: a systematic review of published studies. *J Interv Cardiol.* 2005;19:319-327.
81. Nagueh SF, Buergler JM, Quinones MA, et al. Outcome of surgical myectomy after unsuccessful alcohol septal ablation for the treatment of patients with hypertrophic obstructive cardiomyopathy. *J Am Coll Cardiol.* 2007;50:795-798.
82. Nishimura RA, Holmes Jr DR. Clinical practice. Hypertrophic obstructive cardiomyopathy. [Erratum appears in N Engl J Med. 2004 Sep 2;351(10):1038.]. *N Engl J Med.* 2004;350:1320-1327.
83. Ammash NM, Seward JB, Bailey KR, et al. Clinical profile and outcome of idiopathic restrictive cardiomyopathy. *Circulation.* 2000;101:2490-2496.
84. Stollberger C, Finsterer J. Extracardiac medical and neuromuscular implications in restrictive cardiomyopathy. *Clin Cardiol.* 2007;30:375-380.
85. Mogensen J, Arbustini E. Restrictive cardiomyopathy. *Curr Opin Cardiol.* 2009;24:214-220.
86. Kushwaha SS, Fallon JT, Fuster V. Restrictive cardiomyopathy. *N Engl J Med.* 1997;336:267-276.
87. Nihoyannopoulos P, Dawson D. Restrictive cardiomyopathies. *Eur J Echocardiogr.* 2009;10:iii23-iii33.
88. Chatterjee K, Alpert J. Constrictive pericarditis and restrictive cardiomyopathy: similarities and differences. *Heart Fail Monit.* 2003;3:118-126.
89. Hancock EW. Differential diagnosis of restrictive cardiomyopathy and constrictive pericarditis. *Heart.* 2001;86:343-349.
90. Nagueh SF, Appleton CP, Gillebert TC, et al. Recommendations for the evaluation of left ventricular diastolic function by echocardiography. *J Am Soc Echocardiogr.* 2009;22:107-133.
91. Ha JW, Ommen SR, Tajik AJ, et al. Differentiation of constrictive pericarditis from restrictive cardiomyopathy using mitral annular velocity by tissue Doppler echocardiography. *Am J Cardiol.* 2004;94:316-319.
92. McCall R, Stoodley PW, Richards DAB, et al. Restrictive cardiomyopathy versus constrictive pericarditis: making the distinction using tissue Doppler imaging. *Eur J Echocardiogr.* 2008;9:591-594.
93. Talreja DR, Nishimura RA, Oh JK, et al. Constrictive pericarditis in the modern era: novel criteria for diagnosis in the cardiac catheterization laboratory. *J Am Coll Cardiol.* 2008;51:315-319.
94. From AM, Maleszewski JJ, Rihal CS. Current status of endomyocardial biopsy. *Mayo Clin Proc.* 2011;86:1095-1102.
95. Wilmshurst PT, Katritsis D. Restrictive cardiomyopathy. *Br Heart J.* 1990;63:323-324.
96. Seifert FC, Miller DC, Oesterle SN, et al. Surgical treatment of constrictive pericarditis: Analysis of outcome diagnostic error. *Circulation.* 1985;72(suppl 2):II264-II273.
97. Dubrey SW, Cha K, Simms RW, et al. Electrocardiography and Doppler echocardiography in secondary (AA) amyloidosis. *Am J Cardiol.* 1996;77:313-315.
98. Rahman JE, Helou EF, Gelzer-Bell R, et al. Noninvasive diagnosis of biopsy-proven cardiac amyloidosis. *J Am Coll Cardiol.* 2004;43:410-415.
99. Feng D, Syed IS, Martinez M, et al. Intracardiac thrombosis and anticoagulation therapy in cardiac amyloidosis. *Circulation.* 2009;119:2490-2497.
100. Palka P, Lange A, Donnelly JE, et al. Doppler tissue echocardiographic features of cardiac amyloidosis. *J Am Soc Echocardiogr.* 2002;15:1353-1360.
101. Koyama J, Ray-Sequin PA, Falk RH. Longitudinal myocardial function assessed by tissue velocity, strain, and strain rate tissue Doppler echocardiography in patients with AL (primary) cardiac amyloidosis. *Circulation.* 2003;107:2446-2452.
102. Carroll JD, Gaasch WH, McAdam KP. Amyloid cardiomyopathy: characterization by a distinctive voltage/mass relation. *Am J Cardiol.* 1982;49:9-13.
103. Hardy WR, Anderson RE. The hypereosinophilic syndromes. *Ann Intern Med.* 1968;68:1220-1229.
104. Klion AD, Bochner BS, Gleich GJ, et al. Approaches to the treatment of hypereosinophilic syndromes: a workshop summary report. *J Allergy Clin Immunol.* 2006;117:1292-1302.
105. Ducharme MB, Lounsbury DS. Self-rescue swimming in cold water: the latest advice. *Appl Physiol Nutr Metab.* 2007;32:799-807.
106. Marcus FI, Zareba W, Calkins H, et al. Arrhythmogenic right ventricular cardiomyopathy/dysplasia clinical presentation and diagnostic evaluation: results from the North American Multidisciplinary Study. *Heart Rhythm.* 2009;6:984-992.
107. Fontaine GH. The multiple facets of right ventricular cardiomyopathies. *Eur Heart J.* 2011;32:1049-1051.
108. El Demellawy D, Nasr AA, Loawmi S. An updated review on the clinicopathologic aspects of arrhythmogenic right ventricular cardiomyopathy. *Am J Forensic Med Pathol.* 2009;30:78-83.
109. Pinamonti B, Dragos AM, Pyxaras SA, et al. Prognostic predictors in arrhythmogenic right ventricular cardiomyopathy: results from a 10-year registry. *Eur Heart J.* 2011;32:1105-1113.
110. Sarvari SI, Haugaa KH, Anfinsen O-G, et al. Right ventricular mechanical dispersion is related to malignant arrhythmias: a study of patients with arrhythmogenic right ventricular cardiomyopathy and subclinical right ventricular dysfunction. *Eur Heart J.* 2011;32:1089-1096.
111. Marcus FI, McKenna WJ, Sherrill D, et al. Diagnosis of arrhythmogenic right ventricular cardiomyopathy/dysplasia: proposed modification of the task force criteria. *Circulation.* 2010;121:1533-1541.
112. Corrado D, Basso C, Thiene G, et al. Spectrum of clinicopathologic manifestations of arrhythmogenic right ventricular cardiomyopathy/dysplasia: a multicenter study. *J Am Coll Cardiol.* 1997;30:1512-1520.
113. Tops LF, Prakasa K, Tandri H, et al. Prevalence and pathophysiologic attributes of ventricular dyssynchrony in arrhythmogenic right ventricular dysplasia/cardiomyopathy. *J Am Coll Cardiol.* 2009;54:445-451.
114. Asimaki A, Tandri H, Huang H, et al. A new diagnostic test for arrhythmogenic right ventricular cardiomyopathy. *New Engl J Med.* 2009;360:1075-1084.
115. Yoerger DM, Marcus F, Sherrill D, et al. Echocardiographic findings in patients meeting task force criteria for arrhythmogenic right ventricular dysplasia: new insights from the multidisciplinary study of right ventricular dysplasia. *J Am Coll Cardiol.* 2005;45:860-865.
116. Sviggum HP, Kopp SL, Rettke SR, et al. Perioperative complications in patients with left ventricular non-compaction. *Eur J Anaesthesiol.* 2011;28:207-212.
117. Pantazis AA, Elliott PM. Left ventricular noncompaction. *Curr Opin Cardiol.* 2009;24:209-213.
118. Eidem BW. Noninvasive evaluation of left ventricular noncompaction: what's new in 2009? *Pediatr Cardiol.* 2009;30:682-689.
119. Oechslin EN, Attenhofer Jost CH, Rojas JR, et al. Long-term follow-up of 34 adults with isolated left ventricular noncompaction: a distinct cardiomyopathy with poor prognosis. *J Am Coll Cardiol.* 2000;36:493-500.
120. Saleeb SF, Margossian R, Spencer CT, et al. Reproducibility of echocardiographic diagnosis of left ventricular noncompaction. *J Am Soc Echocardiogr.* 2012;25:194-202.
121. Sandhu R, Finkelhor RS, Gunawardena DR, et al. Prevalence and characteristics of left ventricular noncompaction in a community hospital cohort of patients with systolic dysfunction. *Echocardiography.* 2008;25:8-12.
122. Stollberger C, Finsterer J. A diagnostic dilemma in non-compaction, resulting in near expulsion from the Football World Cup. *Eur J Echocardiogr.* 2011;12:E8.
123. Chin TK, Perloff JK, Williams RG, et al. Isolated noncompaction of left ventricular myocardium. A study of eight cases. *Circulation.* 1990;82:507-513.
124. Jenni R, Oechslin E, Schneider J, et al. Echocardiographic and pathoanatomical characteristics of isolated left ventricular non-compaction: a step towards classification as a distinct cardiomyopathy. *Heart.* 2001;86:666-671.
125. Stollberger C, Finsterer J, Blazek G. Left ventricular hypertrabeculation/noncompaction and association with additional cardiac abnormalities and neuromuscular disorders. *Am J Cardiol.* 2002;90:899-902.
126. McMahon CJ, Pignatelli RH, Nagueh SF, et al. Left ventricular non-compaction cardiomyopathy in children: characterisation of clinical status using tissue Doppler-derived indices of left ventricular diastolic relaxation. *Heart.* 2007;93:676-681.
127. Dote K, Sato H, Tateishi H, et al. [Myocardial stunning due to simultaneous multivessel coronary spasms: a review of 5 cases]. [Article in Japanese] *J Cardiol.* 1991;21:203-214.
128. Engel GL. Sudden and rapid death during psychological stress. Folklore or folk wisdom? *Ann Intern Med.* 1971;74:771-782.
129. Richard C. Stress-related cardiomyopathies. *Ann Intensive Care.* 2011;1:39.
130. Hurst RT, Prasad A, Askew JW III, et al. Takotsubo cardiomyopathy: a unique cardiomyopathy with variable ventricular morphology. *JACC Cardiovasc Imaging.* 2010;3:641-649.
131. Tsuchihashi K, Ueshima K, Uchida T, et al. Transient left ventricular apical ballooning without coronary artery stenosis: a novel heart syndrome mimicking acute myocardial infarction. Angina pectoris-myocardial infarction investigations in Japan. *J Am Coll Cardiol.* 2001;38:11-18.
132. Abraham J, Mudd JO, Kapur NK, et al. Stress cardiomyopathy after intravenous administration of catecholamines and beta-receptor agonists. *J Am Coll Cardiol.* 2009;53:1320-1325.
133. Prasad A, Lerman A, Rihal CS. Apical ballooning syndrome (Tako-Tsubo or stress cardiomyopathy): a mimic of acute myocardial infarction. *Am Heart J.* 2008;155:408-417.
134. Spinelli L, Trimarco V, Di Marino S, et al. L41Q polymorphism of the G protein coupled receptor kinase 5 is associated with left ventricular apical ballooning syndrome. *Eur J Heart Fail.* 2010;12:13-16.

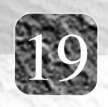

主动脉瘤与夹层

JOHN G. AUGOUSTIDES | ALBERT T. CHEUNG

翻译：郭文娟　于春华　校对：葛亚力　审阅：于晖

胸主动脉

经食管超声心动图（TEE）可以充分全面地评估胸主动脉[1]。主动脉瘤及夹层会导致主动脉形态学上的病变，由于主动脉与食管解剖上紧密毗邻，这些病变很容易被高分辨率的 TEE 探测出来。然而，由于在升主动脉远端及主动脉弓近端水平，气管位于食管与主动脉之间，形成 TEE 的盲区，导致使用 TEE 检查上述主动脉节段有很大的局限性[2]。上述 TEE 检查盲区可被主动脉表面成像（epiaortic imaging）所弥补，再结合心表面成像（epicardial imaging），可以更好地完善TEE 在评估主动脉病变方面的作用[3-5]。

TEE 是一项评估主动脉的高质量成像技术[6]。首先，在急性主动脉综合征（acute aortic syndromes）临床不稳定患者的急诊评估方面，TEE 有不可或缺的作用[6-7]。其次，结合 TEE 的三维成像功能还可以发现主动脉夹层所致的并发症，如心包填塞、主动脉瓣反流以及心肌缺血[8]。再次，TEE 还可以指导主动脉介入操作前后的外科决策[6-8]。

虽然 TEE 可用于清醒患者的检查，但是必须保证充分的局部麻醉以及足够的镇静以防止患者由于 TEE 检查刺激所致的高血压反应造成主动脉破裂[9]。虽然 TEE 检查在全麻气管插管患者中的应用是相对安全的，但是对于巨大主动脉瘤患者，TEE 操作也可能有很大的危害。同时，在合并有外部的食管挤压时，TEE 检查所致食管穿孔的风险也更高[10]。此外，放置 TEE 探头这一操作可能会加重肺动脉以及（或）主气道的压迫，进而恶化由于通气／血流比失调所致的低氧血症[11-12]。

主动脉的解剖

主动脉管壁

主动脉壁分为三层：最外层的外膜、中间的中膜以及最内层的内膜。正常情况下，TEE 无法分辨上述三层组织结构。夹层以及动脉粥样硬化（atheroma）等病变可以改变主动脉管壁的解剖结构。主动脉夹层时，随着假腔的形成，主动脉内膜逐渐与外膜分离。主动脉粥样硬化将损伤内膜，导致内膜增厚、钙化以及溃疡形成。

主动脉外膜是主动脉最外的一层胶原组织，含有滋养血管和神经。虽然外膜很薄，但由于含有丰富的胶原成分，外膜仍是主动脉三层结构中抗张强度最大的一层。主动脉中膜是位于外膜及内膜之间一层较厚的组织。中膜一般占据主动脉管壁80%的厚度，由大量弹性组织及肌纤维交织构成。主动脉内膜是主动脉最内侧的薄层，其组织学特征为直接与血液接触的带有基底膜的一层内皮细胞。由于内膜结构精细，最容易受到损伤。

主动脉分段

主动脉起始于心室-主动脉交界（ventricular-aortic junction）水平的主动脉瓣，终止于腹腔并分岔为双侧髂总动脉。主动脉主要分为以下几段结构：主动脉根部（aortic root）、升主动脉、主动脉弓、胸降主动脉（descending thoracic aorta）以及腹主动脉。

主动脉根部　起始于心室-主动脉交界（ventricular-aortic junction），终止于窦管交界。主动脉根部复合物（aortic root complex）包含以下几个部分：主动脉瓣环（aortic valve annulus）、主动脉瓣瓣叶（aortic valve cusps）、乏氏窦（Sinuses of Valsaval，sinus segment）以及窦管交界，在这里乏氏窦部分和管状升主动脉相连接。主动脉根部以及升主动脉近端均位于心包腔内。整个主动脉管壁最为薄弱的地方为乏氏窦部分（sinus segment）。上述解剖位置关系非常重要，原因是该水平主动脉破裂位于心包腔内，将导致急性心包填塞。TEE 可以在食管中段（ME）主动脉瓣长轴切面清晰的显示主动脉根部各个结构，并精确测量各径线数值（图 19-1）[13]。主动脉瓣瓣叶（cusps）及其相对应的乏氏窦（Valsaval sinuses）的命名来源于他们相应的冠状动脉开口（coronary artery ostia）：右冠瓣、左冠瓣以及无冠

217

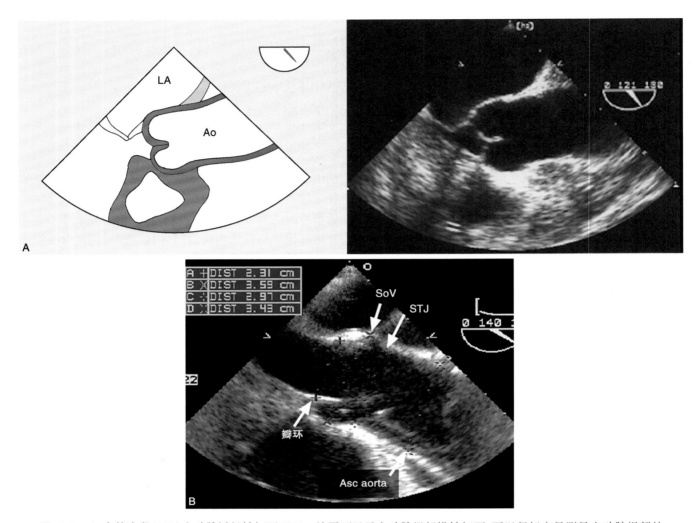

图 19-1   **A,** 食管中段(ME)主动脉瓣长轴切面121°。该平面显示主动脉根部横轴切面,可以很好定量测量主动脉根部的主动脉瓣环、乏氏窦以及窦管交界水平各个直径;**B,** ME 主动脉瓣长轴切面140°。该患者患有 Stanford A 型主动脉夹层,其特征为起始于主动脉根部并延伸至升主动脉(Asc aorta)的内膜片。主动脉直径定量测量分为以下几个水平:A,主动脉瓣环;B,乏氏窦;C,窦管交界;D,升主动脉。Ao,主动脉;LA,左心房;SoV,乏氏窦;STJ,窦管交界。(摘自 Cheung AT, Weiss SJ. Diseases of the aorta. In:Oxorn DC, ed. Intraoperative Echocardiography. Philadelphia;Saunders;2012:161-182.)

瓣。主动脉根部复合物(aortic root complex)也被称为功能性主动脉瓣环(functional aortic valve annulus),其原因在于一处或多处的形态学改变可能造成主动脉瓣反流[13]。

升主动脉　为窦管交界处向上延伸的管状主动脉(tubular aorta),并在无名动脉起始处与主动脉弓交接。在右肺动脉水平,升主动脉可在长轴和短轴切面获得成像(图 19-2)。然而如前文所述,由于经过富含气体的气管而导致超声影像的衰减作用,TEE 无法显示升主动脉远端及主动脉弓近端[2]。

主动脉弓包含各头臂血管的开口:无名动脉、左颈总动脉以及左锁骨下动脉(图 19-3)。主动脉弓分支血管解剖变异总体发生率高达25%[14]。最常见的解剖变异(发生率20%)为牛型主动脉弓(bovine arch),

其定义是无名动脉及左颈总动脉在主动脉弓上起始于共同开口[15]。

胸降主动脉　起始于左锁骨下动脉,终止于膈肌裂孔(图 19-4)。其主要分支为成对的肋间动脉,为脊髓血供的重要侧枝循环网。主动脉峡部(aortic isthmus)位于左锁骨下动脉开口的远端,动脉韧带处,后者为胎儿动脉导管的遗迹。主动脉峡部为主动脉缩窄、动脉导管未闭(PDA, patent ductus arteriosus)以及创伤性内膜损伤(traumatic intimal disruption)最常见的发生部位。

腹主动脉　起始于膈肌裂孔,终止于主动脉分叉,并在该水平延伸为双侧的髂总动脉。此段主动脉的主要分支包括腹腔干、肠系膜上动脉、双侧肾动脉、肠系膜下动脉、腰椎节段动脉(lumbar segmental arteries)。

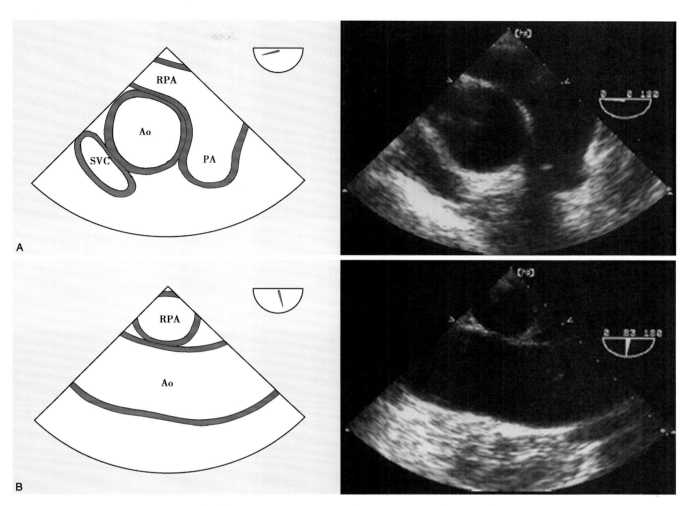

图 19-2　食管中段(ME)升主动脉短轴切面 30°。**A**,此切面可清晰地显示是否存在主动脉夹层或动脉瘤。可在该切面测量升主动脉在右肺动脉水平的直径;**B**,ME 升主动脉长轴切面 83°。该切面可测量右肺动脉水平升主动脉的直径,评估是否存在夹层、动脉瘤、粥样硬化斑、钙化以及是否有动脉破裂。Ao,主动脉;PA,主肺动脉;RPA,右肺动脉;SVC,上腔静脉(摘自 *Cheung AT,Weiss SJ. Diseases of the aorta. In;Oxorn DC,ed.* Intraoperative Echocardiography. *Philadelphia;Saunders;*2012: 161-182.)

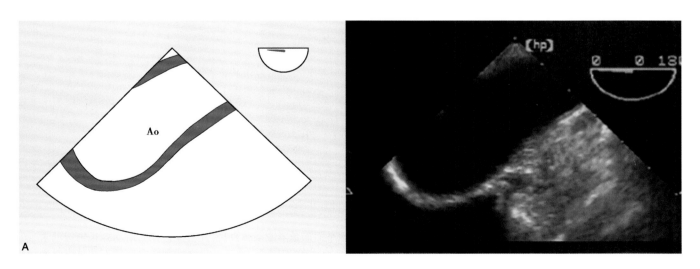

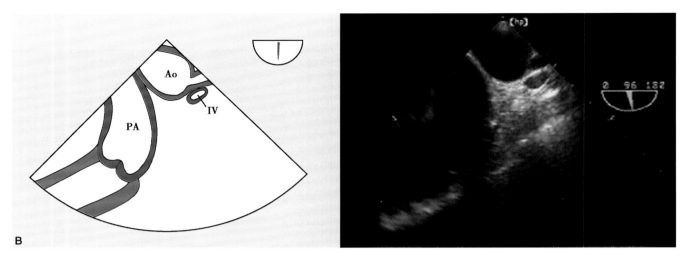

图 19-3　**A**，食管上段（UE）主动脉弓长轴切面 0°。该切面可评估主动脉弓远端，有助于发现主动脉弓是否存在夹层以及（或）动脉瘤；**B**，UE 主动脉弓短轴切面 86°。该切面用于评估主动脉弓远端，通常还可显示肺动脉、无名静脉、锁骨下动脉以及左颈动脉的起源。该切面有助于评估主动脉弓各分支血管是否被夹层或动脉瘤所累及。Ao，主动脉；PA，主肺动脉（摘自 *Cheung AT*，*Weiss SJ. Diseases of the aorta. In*：*Oxorn DC*，*ed.* Intraoperative Echocardiography. *Philadelphia*：*Saunders*；2012：161-182.）

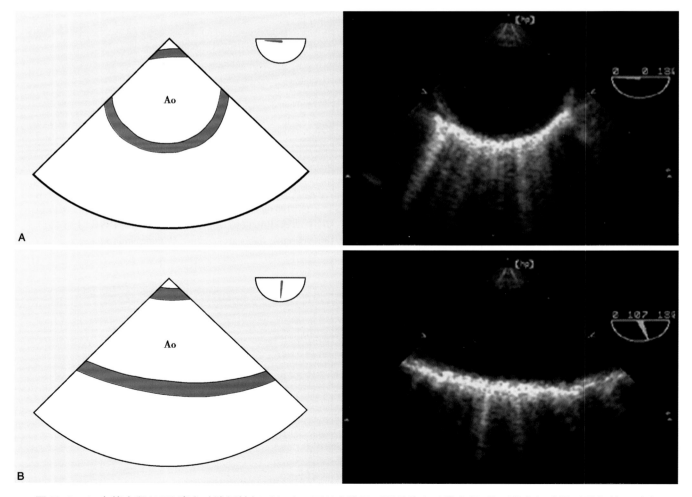

图 19-4　**A**，食管中段（ME）降主动脉短轴切面（0°）。可以在该平面测量降主动脉直径，并可操作探头沿动脉长轴运动来评估整个胸降主动脉是否存在夹层或动脉瘤；**B**，ME 降主动脉短轴切面（107°）。该平面可以详细检查胸降主动脉内膜表面的情况。Ao，主动脉（摘自 *Cheung AT*，*Weiss SJ. Diseases of the aorta. In*：*Oxorn DC*，*ed.* Intraoperative Echocardiography. *Philadelphia*：*Saunders*；2012：161-182.）

胸主动脉腔内修复术/支架中的主动脉分段解剖学

主动脉弓

近端胸主动脉被人为分成 5 个解剖节段,以用于描述胸主动脉腔内修复术(TEVAR,thoracic aortic endovascular repair)的划分区间(landing zone)(图 19-5)[16]。0 区(Z0)定义为升主动脉至无名动脉起始部的近端主动脉弓。1 区(Z1)定位为无名动脉起始部至左颈总动脉起始部之间的主动脉弓。2 区(Z2)定义为左颈总动脉起始部至左锁骨下动脉起始部之间的主动脉弓。3 区(Z3)定义为左锁骨下动脉起始部以远的远端主动脉弓和近端胸降主动脉弯曲部的主动脉节段。4 区(Z4)定义为起始于第四胸椎水平的平直的胸降主动脉。

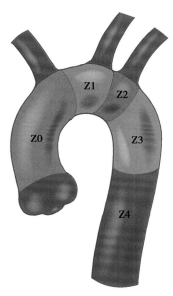

图 19-5 胸主动脉腔内隔绝修复术的主动脉着落区间。依据胸主动脉腔内修复术的着落区间,胸主动脉被分为 5 个解剖学分区。0 区(Z0)定义为升主动脉至无名动脉起始部的近端主动脉弓。1 区(Z1)定位为无名动脉起始部至左颈总动脉起始部之间的主动脉弓。2 区(Z2)定义为左颈总动脉起始部至左锁骨下动脉起始部之间的主动脉弓。3 区(Z3)定义为远端主动脉弓及近端胸降主动脉衔接处弯曲的主动脉节段。4 区(Z4)定义为起始于第四胸椎水平的平直的胸降主动脉。Z,区(摘自 Cheung AT,Weiss SJ. Diseases of the aorta. In:Oxorn DC,ed. Intraoperative Echocardiography. Philadelphia:Saunders;2012:161-182.)

虽然 2 区至 4 区是可行的 TEVAR 着落区间,然而着落 2 区需要覆盖左锁骨下动脉,往往需要辅助额外的血管操作以减少脑卒中及上肢缺血的风险[17,18]。0 区及 1 区着落需要在 TEVAR 之前对头臂干血管行建立分支血管技术(debranching of the

brachiocephalic vessels)以保证足够的脑灌注[19]。上述技术被统称为杂交主动脉弓修复术(hybrid aortic arch repair)[19]。

胸降主动脉

胸降主动脉同样依据 TEVAR 技术被分为 3 种类型。A 型覆盖区域起始于左锁骨下动脉,延伸至第 6 胸椎水平[20,21]。B 型覆盖区域起始于第 6 胸椎水平,延伸至膈肌裂孔(diaphragmatic hiatus)[20,21]。C 型覆盖区域起始于左锁骨下动脉,延伸至膈肌裂孔[20,21]。

主动脉重要解剖关系

胸主动脉及食管的解剖位置关系具有非常重要的临床意义(图 19-6)。主动脉根部及近端升主动脉位于心包腔内,这就解释了为何急性主动脉夹层有导致心包填塞的风险(图 19-7)。由于这些主动脉节段位于食管及左心房前方,利用左心房作为声窗,很容易通过 TEE 清晰成像(见图 19-1)。右肺动脉走行于食管

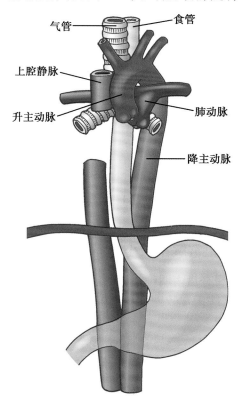

图 19-6 示意图,显示胸主动脉(红色),主肺动脉(蓝色),左肺动脉,右肺动脉,上腔静脉(蓝色),下腔静脉,食管(黄色),气管(灰色)。胸降主动脉在接近主动脉弓段时走行于食管前方,继而向下在胸部中段走行于食管侧面,最后在膈肌裂孔处移行于食管后方。气管远端及左主支气管走行于食管与主动脉弓之间(摘自 Cheung AT,Weiss SJ. Diseases of the aorta. In:Oxorn DC,ed. Intraoperative Echocardiography. Philadelphia:Saunders;2012:161-182.)

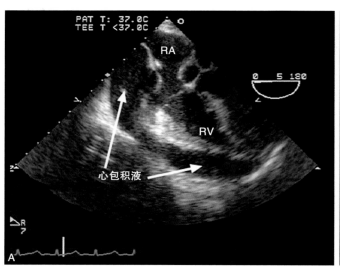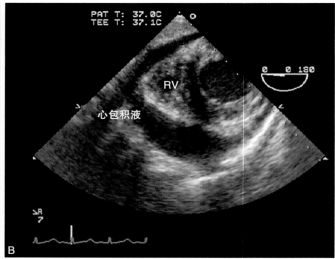

图 19-7　主动脉破裂伴心包积血。这组超声图像显示了 Stanford A 型夹层低血压患者的食管中段四腔心切面（**A**）和经胃左心室短轴切面（**B**）。两幅图像均显示了环绕心脏的心包腔积液，为近端升主动脉破裂导致心包积血的具有诊断意义的表现。**A** 图显示右心房（RA）收缩期塌陷，提示存在心包填塞。RV，右心室（摘自 *Cheung AT, Weiss SJ. Diseases of the aorta. In: Oxorn DC, ed.* Intraoperative Echocardiography. *Philadelphia: Saunders;* 2012:161-182.）

与升主动脉之间，为升主动脉的 TEE 成像提供了很好的声窗及解剖参照点（见图 19-1，图 19-2）。

由于升主动脉最初走行于食管正前方，故通过 TEE 可以获得很清晰的成像。气管远端及左主支气管走行于食管及远端升主动脉和近端主动脉弓之间，故阻碍了 TEE 对上述主动脉节段的成像（图 19-6）。胸降主动脉最初走行于食管前方，向下在胸部中段转向食管侧面，继而在膈肌裂孔水平走行于食管的后方（见图 19-6）。尽管胸降主动脉相对于食管的解剖位置是变化的，TEE 依然能清晰的对整个胸降主动脉成像。

主动脉的正常解剖大小

虽然现有指南明确指出了主动脉各节段正常的内径，然而这些正常数据也是依据年龄、性别及身材而确定的（表 19-1）[6,22,23]。主动脉的最大直径位于窦部（sinus segment），之后在窦管交界以远逐渐变细（表 19-1）。近期胸主动脉指南推荐，应在垂直于主动脉血流方向的切面上测量主动脉直径（Class Ⅰ 推荐，C 级证据）（图 19-8）[6]。此外，超声心动测量主动脉直径应该测量垂直于血流方向的内径（血管内膜到内膜的距离）（Class Ⅰ 推荐，C 级证据）[6]。在主动脉根部水平，超声应测量的最宽内径一般在乏氏窦的中部（Class Ⅰ 推荐，C 级证据）[6]。由于 CT 报告测量的主动脉直径是垂直于血流方向主动脉外膜到外膜的距离，故通过超声心动测量得出的主动脉直径往往比 CT 测量的小一些（图 19-8）。

表 19-1　正常成人胸主动脉直径

主动脉分段	男性：平均值±标准差 Mean±SD（cm）	女性：平均值±标准差 Mean±SD（cm）	成像技术
主动脉瓣环	2.6±0.3	2.3±0.2	Echo
乏氏窦	3.4±0.3	3.0±0.3	Echo
窦管交界	2.9±0.3	2.6±0.3	Echo
升主动脉近端	3.0±0.4	2.7±0.4	Echo
降主动脉中段	2.7±0.3	2.5±0.3	CT
降主动脉远端	2.6±0.3	2.4±0.3	CT

CT，计算机断层扫描成像；*Echo*，超声心动图；*SD*，标准差
数据来自 Johnston KW, Rutherford RB, Tilson MD, et al. Suggested standards for reporting on arterial aneurysms. Subcommittee on Reporting Standards for Arterial Aneurysms, Ad Hoc Committee on Reporting Standards, Society for Vascular Surgery and North American Chapter, International Society for Cardiovascular Surgery. *J Vasc Surg.* 1991;13:452-458; and Roman MJ, Devereux RB, Kramer-Fox R, et al. Two-dimensional echocardiographic aortic root dimensions in normal children and adults. *Am J Cardiol.* 1989;64:507-512.

主动脉增宽的定义

根据最新指南，主动脉增宽有其严格的定义[6]。主动脉瘤（真性动脉瘤 *true aneurysm*）的定义是主动脉局部永久性增宽，增宽部分大于该节段正常主动脉直径的 50%[6]。虽然真性动脉瘤的瘤壁包含三层主动脉壁，但巨大动脉瘤的血管内膜及中膜超声影像减弱，几乎无法探测到。主动脉假性动脉瘤（*pseudoa-*

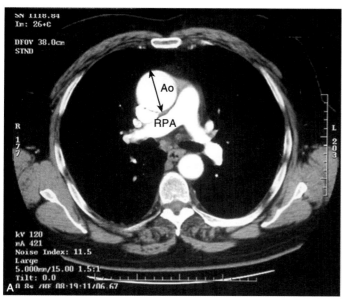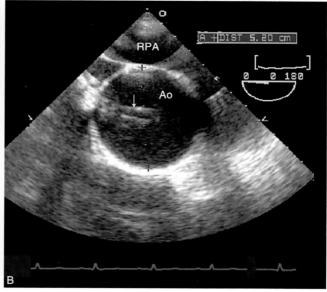

图 19-8　升主动脉动脉瘤成像中的伪像。**A,** 计算机断层扫描血管造影(CTA, Computered tomographic angiogram),升主动脉(Ao)右肺动脉(RPA)水平轴位像;**B,** TEE 食管中段 RPA 水平升主动脉短轴切面。影像学显示升主动脉扩张。升主动脉由 CTA 测量外膜间直径为 5.4cm。升主动脉由 TEE 测量内膜间直径为 5.2cm。注意,TEE 成像被线性伪像所干扰(箭头所示),该伪像是由旁瓣伪像及声波混响所导致的。在升主动脉增宽患者中,TEE 检查的线性伪像很常见,往往跨越主动脉的解剖边界,需要注意和主动脉夹层中的内膜片所区别(摘自 *Cheung AT, Weiss SJ. Diseases of the aorta. In: Oxorn DC, ed. Intraoperative Echocardiography. Philadelphia: Saunders;2012:161-182.*)

框 19-1　经食管超声心动图胸主动脉检查步骤

1. 总结异常发现,包括描述病变的解剖学位置,累及胸主动脉的节段

2. 有可能时,在主动脉各段垂直于血流方向的平面上测量内膜至内膜间的距离

3. 报告主动脉扩张和内径最大值的主动脉节段

4. 报告主动脉瓣环、乏氏窦、窦管交界、右肺动脉水平的升主动脉、远端主动脉弓及胸降主动脉的直径

5. 依据标准定性定量评估主动脉瓣的功能

6. 依据标准定性定量评估主动脉粥样硬化情况(表 19-3)

7. 评估附壁血栓位置及累及范围及性质

8. 评估主动脉壁钙化的部位累及范围及性质

9. 寻找是否存在胸腔积液、心包腔积液以及血管周围血肿等提示主动脉破裂的证据

---

neurysm/false aneurysm)是由主动脉破裂造成的,其瘤壁由动脉周围结缔组织包绕而成,而非真正的动脉壁[6]。若假性动脉瘤与血管外的间隙有交通,则亦被称为搏动性血肿(pulsating hematoma)。主动脉扩张(aortic ectasia)的定义是主动脉增宽,但小于该段主动脉正常直径的 150%[6]。巨大主动脉(aorto-megaly)的定义是主动脉瘤覆盖两个及以上的主动脉节段[6]。

TEE 胸主动脉成像

系统评估步骤(框 19-1)

首先,在 ME 水平主动脉瓣短轴切面成像。分辨出主动脉瓣的各个瓣叶,其钙化情况,瓣叶活动度,并测量主动脉瓣口面积。利用彩色多普勒超声评估主动脉瓣反流及反流与各瓣叶的关系。此外,检查右冠状动脉及左冠状动脉的起源。

其次,在 ME 水平主动脉瓣长轴平面成像(图 19-9及图 19-1,A)。测量主动脉根部内膜到内膜的直径(图 19-1,B)。分析主动脉瓣叶的活动度、主动脉根部钙化情况以及窦管交界处病变的范围。利用彩色多普勒超声评估是否存在主动脉瓣反流及其严重程度。

第三步,从主动脉瓣水平减浅 TEE 探头深度并使探头前屈,在右肺动脉水平对近端升主动脉短轴成像(图 19-2,A)。在该水平测量升主动脉直径。检查动脉壁是否存在动脉粥样硬化斑块(atheroma)、钙化或夹层等征象。谨记升主动脉远端及主动脉弓近端位于 TEE 成像盲区[1,2]。此时将探头旋转90°,对升主动脉近端长轴成像(图 19-2,B)。测量升主动脉直径,评估主动脉壁是否存在粥样硬化、钙化或夹层。

第四步,对胸降主动脉短轴成像(图 19-4,A)。确

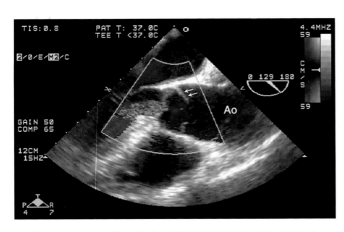

图 19-9　在食管中段主动脉瓣长轴切面 129°显示的 Stanford A 行主动脉夹层。该图像显示了主动脉(Ao)管腔内的内膜片(箭头),在主动脉根部一直延伸到主动脉瓣叶水平。彩色多普勒超声成像显示中度主动脉瓣反流(摘自 *Cheung AT, Weiss SJ. Diseases of the aorta. In：Oxorn DC, ed. Intraoperative Echocardiography. Philadelphia：Saunders*；2012：161-182.)

定主动脉直径,并评估是否存在动脉粥样硬化、动脉瘤、动脉夹层以及胸腔积液(图 19-4,A)。转动探头大约 90°,在该水平对胸降主动脉长轴成像(图 19-4,B)。该平面可以更好的观察主动脉内膜以发现各种病变征象。

第五步,逐渐增加 TEE 探头深度并逆时针旋转探头,进而检测胸降主动脉远端至膈肌水平。减浅探头深度并顺时针旋转可逐步显示胸降主动脉的近端。此方法能检测到该主动脉节段全长,值得注意的是主动脉弓远端距门齿约 20～25cm,胸降主动脉中段距门齿约 30～35cm,而膈肌水平距门齿约 40～45cm。随着逐渐向主动脉远端成像,其搏动性及动脉直径逐渐减小,尤其在伴有主动脉瓣病变时更为明显[24,25]。同时,对于仰卧位患者,TEE 降主动脉短轴平面可以显示是否存在左侧胸腔积液。

第六步,从胸降主动脉远端逐渐减浅探头深度,注意观察探头距离门齿的距离,可以对主动脉弓远端成像。主动脉弓远端长轴切面通常可以在探头 0°时成像(图 19-3,A)。旋转探头 90°,可见主动脉弓远端短轴切面(图 19-3,B)。通常,在主动脉弓成像时,通过从左向右顺时针旋转 TEE 探头,可以逐步显示头臂干血管的起源(最常见的为左锁骨下动脉)。利用彩色多普勒技术通常可以检测道头臂干血管中的血流。由于头臂干血管中的血流往往是层流,且位于超声波轴线外,需要降低彩色血流速度(Nyquist limit,Nyquist 极限)才能获得。上述平面可以细致评估主动脉弓远端的直径,是否有动脉瘤形成,是否有夹层或粥样硬化。食管上端主动脉弓短轴切面同样可以显示肺动脉瓣长轴切面、肺动脉主干及无名静脉短轴(图 19-10)。

超声心动图主动脉成像中的伪像

超声心动图检查中的伪像非常常见,尤其在评估扩张的升主动脉管腔时。在评估主动脉时,CT 成像可能产生的运动伪像,结合超声心动的伪像,可能被误认为是内膜片(intimal flap),导致误判为急性主动脉夹层。这些伪像是可以被识别的,原因是伪像经常会跨越解剖学上的组织边界,并且伪像往往并不能在多个平面上均被显示出。

线性伪像(linear artifacts)为各腔室或血管壁的混

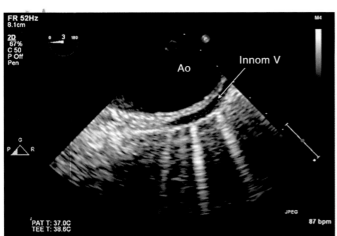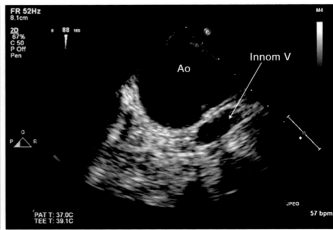

图 19-10　左图为食管上段主动脉弓长轴切面 0°显示的无名静脉,右图为主动脉弓短轴切面 88°显示的无名静脉。上述切面清晰显示了主动脉弓(Ao)远端及无名静脉(Innom V)之间关系密切。在长轴切面,邻近无名静脉的主动脉弓血管壁与主动脉夹层时的游离内膜片非常相似。然而在短轴切面可以清晰地显示上述两根血管,消除该伪像。在多个平面评估同一结构可以有效减少超声心动图的误判(摘自 Cheung AT, Weiss SJ. Diseases of the aorta. In：Oxorn DC, ed. Intraoperative Echocardiography. Philadelphia：Saunders；2012：161-182.)

叠或共振(reverberation)导致的。在左心房壁及(或)右肺动脉管壁之间产生的超声混叠可能在升主动脉管腔内产生线性伪像,与主动脉夹层时的内膜片非常相似。注意在图 19-8 中,该线性伪像超越了主动脉的边界。这种类型的线性伪像同样可能由心腔、血管表面及血管内导管之间的混叠造成,例如肺动脉中的 Swan-Ganz 导管。

旁瓣伪像(Side-lobe artifacts)可能由钙化的主动脉斑块或血管内导管如 Swan-Ganz 导管所造成。旁瓣伪像同样可以表现为血管管腔内的线性伪像。旁瓣效应导致的线性伪像通常表现为某一特定深度的曲线形伪影,且通常超越主动脉的边界。

镜像伪像(Mirroring artifacts)是由于超声波被主动脉壁等声波界面(acoustic interfaces)反射所造成的。该反射将产生被检测界面附近的主动脉的镜面成像。与胸降主动脉并行的镜像伪像可能被误认为是主动脉夹层。本书第 6 章更详尽地描述了伪像成像的原因。

超声心动图主动脉成像中的缺陷

主动脉管壁周围的血管可能被误判为主动脉夹层。在食管上段长轴切面,与主动脉弓毗邻的无名静脉与主动脉夹层影像非常相似(图 19-10)。采用不同平面成像,或从左上肢外周静脉注入超声造影剂,可以很容易将无名静脉与主动脉夹层影像区分开来。主动脉周积液(para-aortic effusion)同样与主动脉夹层很相似。在 ME 短轴切面,胸降主动脉旁的左侧胸腔积液具有特征性的新月形影像特征,可以很容易与主

动脉夹层相区别(图 19-11)。通过向右旋转 TEE 探头,同样可以显示出一片新月形状的液性暗区,即为右侧胸腔积液。

主动脉表面超声成像

检查主动脉根部、升主动脉及主动脉弓时,可通过将无菌套内 5~7MHz 的超声探头直接放置在主动脉前壁上成像(图 19-12)[4,5]。通常采用系统的检查策略,在心脏手术胸骨劈开后,可以进行主动脉表面超声(epiaortic imaging)[3-5]。为了提高近场结构的成像质量,常常将纵隔内充满温热的无菌盐水以及(或)将包裹探头的无菌套内充满液体或超声胶,以提供一个透声介质(acoustic standoff)。

主动脉表面超声的一项重要指征是在心外手术进行升主动脉外科操作或插管前,评估升主动脉是否存在粥样硬化及钙化。与脑血管栓塞相关的升主动脉事件包括体外循环术中的主动脉插管以及主动脉阻断。升主动脉粥样硬化的危险因素包括脑栓塞病史、严重外周血管疾病、严重主动脉狭窄、术前影像学提示主动脉粥样硬化以及 TEE 所示严重的胸降主动脉粥样硬化[26,27]。主动脉表面超声还可用来评估 TEE 检查无法评估的升主动脉及主动脉弓等节段的动脉瘤及夹层,例如用来评估 TEE 盲区的主动脉节段的病变,及评估 TEE 禁忌证患者的主动脉病变[1-5]。

依据近期指南,主动脉表面超声按照成像平面和沿血管走行的血流方向之间的角度被分为短轴及长轴切面[5]。主动脉壁被分别命名为前壁、右侧壁、左

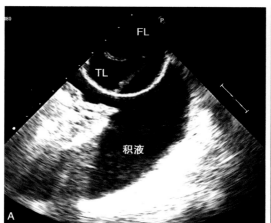
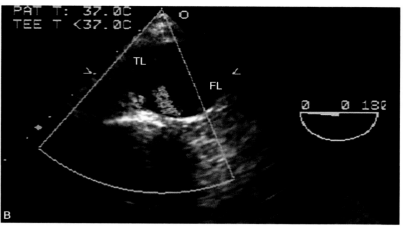

图 19-11 A 食管中段(ME)胸降主动脉短轴切面 0°所显示的胸降主动脉夹层。该图显示存在主动脉夹层,伴有内膜片形成,将真腔(TL)及假腔(FL)区别开来。左侧胸腔内的胸腔积液可能是由降主动脉破裂或心衰所导致的;B,ME 降主动脉短轴切面 0°所显示的胸降主动脉夹层。该主动脉夹层非常明显,伴有内膜片形成分隔真腔(TL)及假腔(LF)。彩色多普勒超声分析显示内膜片的存在两个破口(two fenestration),与内膜损伤影像学特征相符合,该损伤使血流可以从真腔流向假腔。(摘自 Cheung AT,Weiss SJ. Diseases of the aorta. In:Oxorn DC,ed. Intraoperative Echocardiography. Philadelphia:Saunders;2012:161-182.)

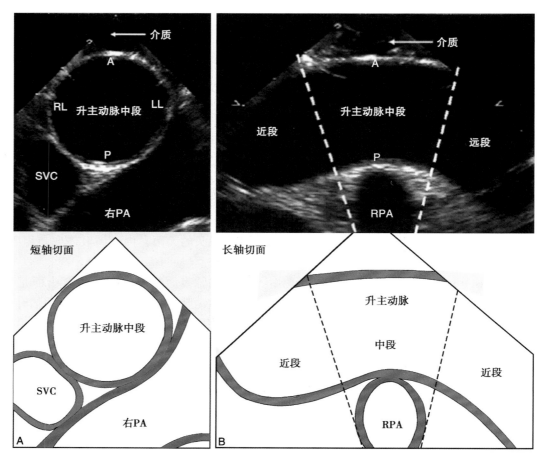

图 19-12　升主动脉心外膜超声短轴(A)及长轴(B)。升主动脉各节段,依据其相对于右肺动脉 (RPA)的解剖关系,被命名为近段、中段及远端。升主动脉各管壁被命名为前壁(A)、后壁(P)、右侧 壁(RL)及左侧壁(LL)。肺动脉(PA),上腔静脉(SVC)(摘自 *Glas KE,Swaminathan M,Reeves ST,et al. Guidelines for the performance of a comprehensive intraoperative epiaortic ultrasonographic examination:recommendations of the American Society of Echocardiography and the Society of Cardiovascular Anesthesiologists:endorsed by the Society of Thoracic Surgeons. J Am Soc Echocardiogr. 2007;20:1227-1235.*)

侧壁及后壁(图 19-12)[5]。近端升主动脉短轴切面通常可以在右肺动脉近端水平处成像。中段升主动脉短轴切面在右肺动脉水平成像。远端升主动脉短轴切面在右肺动脉远端及主动脉弓近端水平成像。升主动脉长轴切面在右肺动脉水平成像,可以显示升主动脉近段、中段及远段等部分。主动脉弓长轴切面是在无名动脉、左颈动脉以及左锁骨下动脉水平成像的。

主动脉夹层

主动脉夹层的特征为主动脉内膜连续性中断,血流进入中膜层,将血管内膜与外膜分开[28]。出现临床症状 2 周之内的主动脉夹层被定义为急性[28]。出现临床症状 2 周以上的主动脉夹层被定义为慢性[29]。

主动脉夹层超声心动诊断学特征为主动脉管腔内的内膜片将血管的真腔与假腔分开(图 19-1B,图 19-9 和图 19-11)。彩色多普勒超声可见血流穿过内膜片,提示内膜破口(图 19-11)。壁间血肿(IMH,intramural hematoma)是主动脉夹层的一种特殊类型,其特征是血管内膜与外膜的分离,并在中膜层形成血肿(图 19-13)[30]。IMH 的常见特征是超声心动图无法分辨出内膜破口部位,虽然有时在中膜层血肿内会存在类似于非凝固血液的无回声区(echolucent area)。

TEE 在诊断主动脉夹层的准确率方面与螺旋 CT 及磁共振成像(MRI)相似,敏感性及特异性均高于 90%[6,28-31]。由于 TEE 设备便于移动,诊断准确率高,在床旁快速评估血流动力学不稳定且怀疑存在急性主动脉夹层的患者中的应用十分广泛(图 19-14)。近期胸主动脉疾病指南推荐,采用 TEE、CT 或 MRI 对紧急主动脉夹层高危患者进行确诊性影像学检查(Class I 推荐,B 级证据)[6]。对于主动脉夹层诊断已明确的外科患者,术中全面的 TEE 评估可以进一步确定夹层的范围,发现并发症,并指导外科治疗(图 19-15)。

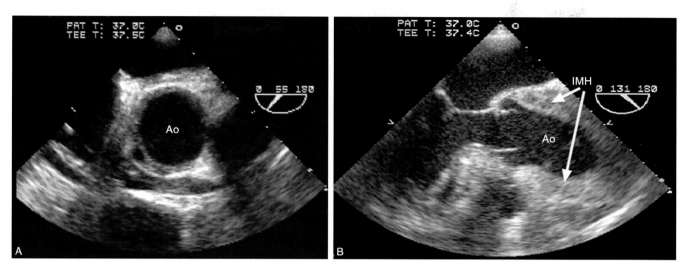

图 19-13　食管中段主动脉瓣短轴切面55°(**A**)及长轴切面131°(**B**)所示的壁间血肿(*IMH*)。**A.** IMH 作为主动脉夹层的一种特殊类型,在该切面表现为围绕主动脉周的或新月形的主动脉管壁增厚。在急性 IMH 时,血液可能在主动脉壁间形成无回声的腔隙;**B.** 此切面显示由壁间血肿造成的沿主动脉根部及升主动脉长轴水平管壁的增厚。*Ao*,主动脉(摘自 *Cheung AT*,*Weiss SJ. Diseases of the aorta. In*:*Oxorn DC*,*ed. Intraoperative Echocardiography. Philadelphia*:*Saunders*;2012:161-182.)

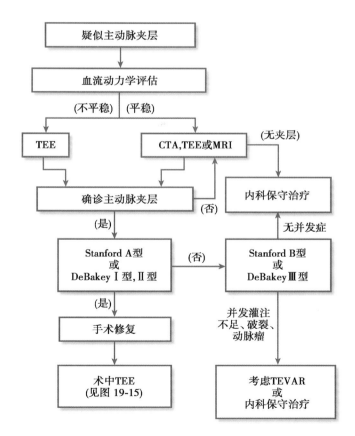

图 19-14　经食管超声心动图(TEE)在评估及诊断主动脉夹层中的作用。*CTA*,计算机断层扫描血管造影;*MRI*,磁共振成像;*TEVAR*,胸主动脉腔内修复术。(摘自 *Cheung AT*,*Weiss SJ. Diseases of the aorta. In*:*Oxorn DC*,*ed. Intraoperative Echocardiography. Philadelphia*:*Saunders*;2012:161-182.)

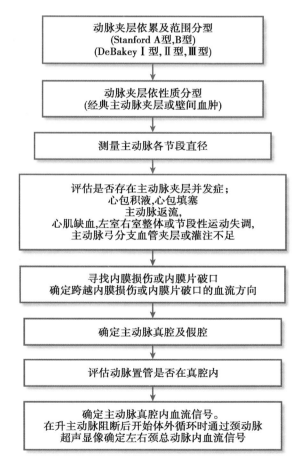

图 19-15　主动脉夹层术中经食管超声心动图检查。(摘自 *Cheung AT*,*Weiss SJ. Diseases of the aorta. In*:*Oxorn DC*,*ed. Intraoperative Echocardiography. Philadelphia*:*Saunders*;2012:161-182.)

主动脉夹层的分型

可依据血管内膜撕裂的部位（intimal tear site）及范围对主动脉夹层进行分型（图 19-16）。DeBakey 分型主要将主动脉夹层分为三种亚型。Stanford 分型将主动脉夹层分为两种主要的亚型。主动脉夹层的分型具有很重要的临床意义，它可以指导临床干预措施，并评估预后。累及升主动脉的急性主动脉夹层通常为外科急症，手术干预的延误与高死亡率息息相关[32,33]。

Stanford 分型着重强调了升主动脉夹层的临床重要性（图 19-16）。Stanford A 型主动脉夹层的定义为任何累及升主动脉的夹层，而不考虑内膜撕裂部位（通常需要外科手术修复）。Stanford B 型主动脉夹层的定义是任何不累及升主动脉的夹层（通常推荐内科保守治疗，除非已发生或即将发生主动脉破裂 threatened/frank aortic rupture 以及（或）脏器灌注不足）[28,29]。

DeBakey 分型更着重强调内膜撕裂位置及撕裂范围（图 19-16）。DeBakey Ⅰ 型的特征是内膜撕裂部位在升主动脉，同时撕裂范围累及升主动脉、主动脉弓以及降主动脉（通常推荐手术治疗）。DeBakey Ⅱ 型夹层的特征是内膜撕裂部位在升主动脉，同时撕裂范围局限于升主动脉（通常推荐手术治疗）。DeBakey Ⅲ 型夹层的特征是内膜撕裂部位位于胸降主动脉，同时撕裂范围累及降主动脉（通常推荐内科保守治疗，除非已发生或即将发生主动脉破裂 threatened/frank aortic rupture 以及（或）脏器灌注不足）。如果撕裂范围局限于胸降主动脉，则称为 DeBakey Ⅲa 型，如果撕裂范围包括降主动脉及腹主动脉，则称为 DeBakey Ⅲb 型。

虽然升主动脉夹层通常为外科急症，但是围术期死亡率与临床症状的关系极为密切，其中，是否存在分支血管灌注不足（局部缺血以及（或）合并血流动力学失代偿（广泛缺血）极为重要[34,35]。近期针对急性 A 型主动脉夹层推出了 Penn 分型，该分型主要针对这一危及生命急症的临床表现及其所需临床干预措施所制定的，以期提高此类患者的临床预后[34,35]。Penn A 型的临床特征为没有缺血症状，尤其是指不存在灌注不足及循环衰竭的表现。Penn B 型的临床特征为存在分支血管灌注不足的表现（例如脑卒中，上肢变冷且无脉）。Penn C 型临床特征为全身的循环衰竭，包括休克和（或）心搏骤停。Penn B 级和 C 级的临床特征是既存在分支血管的灌注不足也存在全身的循环衰竭。Penn 分型是基于 A 型急性主动脉夹层临床表现的基础上建立的，可以独立预测围术期患者死亡率[34,35]。近期有人提出将基于 Stanford A 型夹层不同临床表现基础上的 Penn 分型与 DeBakey 分型相结合，以推动急性主动脉综合征（acute aortic syndrome）全面综合的治疗策略[36]。上述三种主动脉夹层分型的结合很可能为此类外科急症未来的诊断及治疗策略奠定良好的基础[36]。

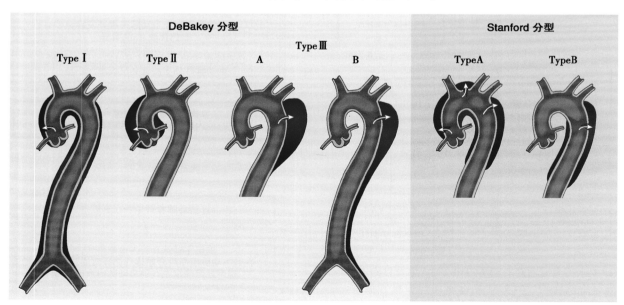

图 19-16　主动脉夹层分型。两种主动脉夹层的解剖学分型主要是基于内膜撕裂部位及夹层范围而制定的：DeBakey 分型分为 3 中亚型，Stanford 分型分为 2 种亚型。急性主动脉夹层累及升主动脉时通常被视为外科急症（DeBakey Ⅰ 型及 Ⅱ 型，Stanford A 型）（摘自 *Cheung AT，Weiss SJ. Diseases of the aorta. In：Oxorn DC，ed.* Intraoperative Echocardiography. *Philadelphia：Saunders*；2012：161-182. ）

欧洲急性主动脉夹层分型分为五型,强调主动脉夹层的解剖学分类,以及其特殊类型(图 19-17)[37]。Ⅰ型被定义为经典主动脉夹层,伴有内膜撕裂,且可见内膜片将主动脉分隔为真腔及假腔。Ⅱ型被定义为 IMH,并伴有主动脉中层内血肿形成,其内膜破口往往不易被超声心动图发现;Ⅲ型被定义为仅局限于主动脉一小段的夹层。主动脉内膜部分撕裂被称为隐匿性夹层(subtle dissection),内膜破裂处瘢痕形成被称为退行性确定夹层(abortive discrete dissection)。Ⅳ型被定义为穿透性动脉粥样硬化性溃疡(PAU, penetrating atherosclerotic ulcer),并伴有局部血肿或假性动脉瘤的形成。Ⅴ型被定义为外伤性或医源性主动脉夹层,尤其是指和主动脉插管或外科主动脉操作相关的夹层。

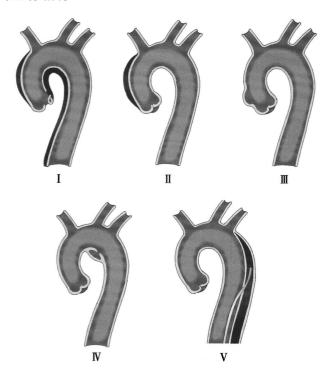

图 19-17　欧洲主动脉夹层及其变体的分型:Ⅰ型,经典主动脉夹层;Ⅱ型壁间血肿;Ⅲ型,隐匿性主动脉夹层(subtle discrete aortic disection);Ⅳ型,斑块破裂或溃疡;Ⅴ型,创伤性或医源性主动脉夹层。(摘自 *Cheung AT, Weiss SJ. Diseases of the aorta. In:Oxorn DC, ed. Intraoperative Echocardiography. Philadelphia:Saunders;2012:161-182.*)

作为主动脉夹层的一种特殊类型,IMH 的特征为主动脉中层血肿形成,同时可伴有外膜下血肿[38]。这类夹层大约占所有急性主动脉综合征(acute aortic syndrome)患者总数的 30%(图 19-13),尤其常见于亚洲人种中[39,40]。通常表现为 IMH 的患者为老年人,伴有高血压或其他合并的外周血管疾病[38,39]。IMH 的

发生机制尚存争论,可能是主动脉夹层假腔血栓形成后导致,也可能是主动脉壁滋养动脉破裂于中膜内所致。IMH 的累及范围可依据 Stanford A 型或 B 型来区分。A 型 IMH 需要手术干预的指征包括难以控制的疼痛、升主动脉直径大于等于 5cm、血肿厚度超过 1cm以及患者存在血流动力学不稳定[38]。

作为主动脉夹层的另一种特殊类型,PAU 表现为局部动脉粥样硬化斑块逐渐腐蚀并穿透血管弹性内膜层并累及中膜[38,39]。可同时伴有 IMH 或假性动脉瘤形成。表现为 PAU 的患者通常为合并有其他动脉粥样硬化性疾病的老年人。PAU 在主动脉上的解剖学分布根据发生概率依次为降主动脉、主动脉弓、腹主动脉以及罕见的发生在升主动脉部位[38,39,42]。PAU 的腔内修复/支架指征包括难以控制的疼痛、主动脉破裂以及主动脉直径超过 55mm[38]。

主动脉夹层并发症的超声心动学评估

主动脉夹层伴有心包积血(hemopericardium)、急性重度主动脉瓣反流、冠状动脉灌注不足以及主动脉弓上血管灌注不足时,即被视为外科急症。心包填塞往往继发于破入心包腔的主动脉夹层,并且不论夹层撕裂范围,均为急性升主动脉夹层常见的致死原因[28,29]。主动脉夹层合并心包积血在超声心动图的表现为包绕心脏的心包腔积液(图 19-7)。心包填塞的超声心动图特征有心腔受压、随呼吸运动心室充盈期变异度增大以及舒张期心腔塌陷。

主动脉瓣反流是升主动脉夹层的一个常见并发症(图 19-1B 和图 19-9)[28,29]。若表现为严重的急性主动脉瓣反流,由于左心室没有足够的时间适应该血流动力学改变,患者通常会并发心衰。导致主动脉瓣反流的发病机制包括主动脉根部扩张、夹层累及主动脉根部导致主动脉瓣膜悬挂位点改变(malsuspension)和(或)内膜片脱垂至主动脉瓣水平(图 19-18)[43,44]。

若主动脉夹层累及主动脉根部及冠状动脉开口,可导致冠状动脉夹层和继发的冠状动脉灌注不足。右冠状动脉灌注不足的超声心动图表现为右心室功能障碍以及左心室下壁运动减低。依据分支血管受累情况不同,左冠状动脉灌注不足的超声心动图表现为左心室功能障碍及节段性室壁运动异常[34-36]。

颈动脉灌注不足可能由主动脉夹层累及主动脉弓的分支血管导致(静态阻塞),也可能是由主动脉夹层内膜片阻塞主动脉弓分支血管开口造成(动态阻塞)。主动脉弓分支血管灌注不足往往伴有脉搏缺失(pulse deficit)或急性缺血性脑卒中。颈动脉超声检

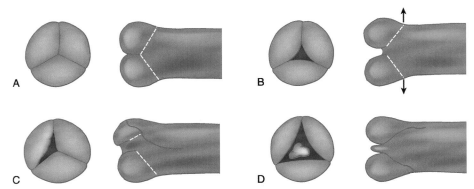

图 19-18　Stanford A 型夹层主动脉瓣反流的发病机制。**A,** 食管中段短轴切面(左)及长轴切面(右)正常主动脉瓣结构。虚线标识主动脉瓣叶尖端与窦管交界的连接处;**B,** 由窦管交界扩张(箭头)所致瓣叶关闭不全。在彩色多普勒超声检查时通常表现为中心性反流;**C,** 由主动脉瓣叶与瓣环附着点撕裂导致的主动脉瓣叶脱垂,通常导致瓣叶脱垂至瓣膜平面下,表现为偏心性反流;**D,** 夹层内膜片脱垂穿过各主动脉瓣瓣膜间,可表现为间断性中心性的主动脉关闭不全(摘自 Cheung AT, Weiss SJ. Diseases of the aorta. In: Oxorn DC, ed. Intraoperative Echocardiography. Philadelphia: Saunders; 2012:161-182.)

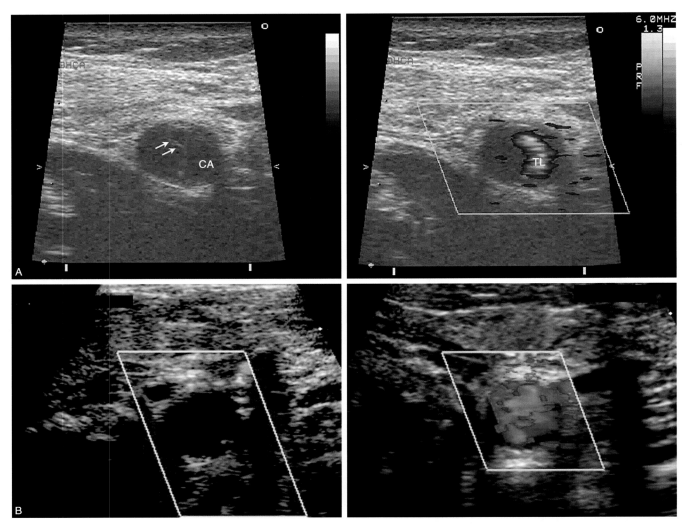

图 19-19　A 型主动脉夹层患者经皮颈动脉超声。Stanford A 型主动脉夹层患者右颈部体表超声成像显示夹层累及无名动脉及右颈总动脉。右颈动脉(*CA*)内可见内膜片(箭头)。彩色多普勒超声显示颈动脉真腔(*TL*)在体外循环期间存在血流信号(右图);**B,** Stanford A 型主动脉夹层患者体外循环期间右颈动脉经皮超声(体表超声)。在升主动脉阻断后,彩色多普勒超声显示右颈动脉急性血流缺失(左图),提示主动脉阻断钳下内膜片破口阻塞,导致假腔灌注受损,立即与心外科大夫沟通,右侧图片显示将阻断钳位置移到内膜片破口近端,右颈动脉血流迅速恢复(摘自 *Movsowitz HD, Levine RA, Hilgenberg AD, et al. Transesophageal echocardiographic description of the mechanisms of aortic regurgitation in acute type A aortic dissection: implications for aortic valve repair. J Am Coll Cardiol. 2000;36:884-890.*)

查可见夹层内膜片或颈总动脉血流受限（图19-9）。术中颈动脉超声可用于检测主动脉插管后、体外循环开始时以及升主动脉阻断后的颈总动脉灌注情况。颈动脉体表超声检查可用于诊断并协助纠正急性A型夹层修补术中头臂干血管灌注不足的情况（图19-15和图19-19）[45,46]。

术中TEE可用于指导体外循环的主动脉插管，以减少急性A型夹层修补手术期间灌注不足的风险（图19-15）。术中TEE可用于确定主动脉插管时导丝插入主动脉真腔。通常情况下，夹层真腔往往比假腔小，随心脏的收缩而扩大，并且边界更接近圆形。夹层的假腔通常呈新月形。血流通过内膜片上的破孔从真腔流入假腔。然而，超声心动图主动脉夹层显像往往变异性很大，有时很难将真腔与假腔相区分。此时可用主动脉表面超声帮助鉴别夹层的真腔[47,48]。

创伤性主动脉夹层

外伤主动脉损伤

虽然多数时候首选CT诊断外伤性主动脉损伤，然而采用TEE进行诊断也有很多优势：TEE便于运转，可以在床旁或手术间进行检查；可以即刻做出诊断；同时可以诊断心包填塞、低血容量或心肌挫伤所致心室功能障碍。存活率最高的主动脉外伤往往是由胸部钝挫伤或急速减速伤造成的。最常见的损伤部位为主动脉峡部，即主动脉弓与胸降主动脉交界的

部位（图19-20）。外伤性主动脉损伤的超声心动图特征包括内膜撕裂、内膜片形成、假性动脉瘤以及主动脉破裂[49]。完整的主动脉外形轮廓提示主动脉外膜是良好的，不存在主动脉破裂。在这种情况下，最初处理措施往往是内科保守治疗。如果定期复查影像学提示内膜破损有进展和（或）主动脉破裂，则需要进一步临床干预，通常首选腔内隔绝技术/支架[49]。更积极的腔内修复术（endovascular repair）指征包括血流动力学不稳定、血管壁轮廓异常提示可能存在假性动脉瘤或主动脉破裂以及患者其余临床情况需要其维持较高的血压（例如创伤性脑损伤患者）[49]。

当怀疑主动脉损伤时，推荐采用TEE（或其他影像学手段）仔细检查降主动脉近端，这是由于多数可以存活至入院的主动脉损伤患者最常见受损部位位于主动脉峡部（图19-20）。然而，主动脉损伤在胸主动脉全程都可能存在，故需利用超声心动图全面评估主动脉的所有节段。

创伤性主动脉损伤的内膜损伤往往表现为一个位于主动脉管腔内、局限在1~2cm主动脉节段的较厚的附壁膜片（mural flap）（图19-20）。附壁膜片（mural flap）通常较典型主动脉夹层的内膜片活动性更差。内膜破损同样可以表现为主动脉内膜层的小缺损或内膜表面连续性中断。

IMH提示主动脉损伤处存在包裹性破裂（contained rupture），表现为主动脉壁局限性增厚并伴

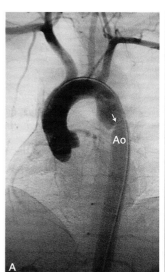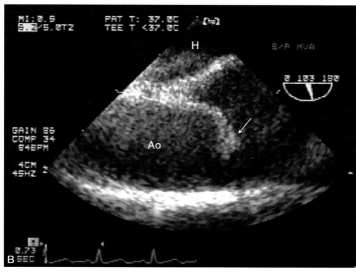

图19-20 外伤性主动脉损伤。主动脉造影（**A**），TEE近端降主动脉长轴切面103°（**B**），同样显示累及主动脉峡部的主动脉钝性伤。主动脉造影和经食管超声检查（TEE）均显示了降主动脉（*Ao*）管腔内较厚的附壁膜片（箭头），提示动脉管壁存在破损，导致动脉轮廓异常。TEE成像同时显示了降主动脉及食管间有主动脉周血肿（*H*）形成，与包裹性破裂（contained rupture）的影像学表现相符。（摘自Cheung AT, Weiss SJ. Diseases of the aorta. In: Oxorn DC, ed. Intraoperative Echocardiography. Philadelphia: Saunders; 2012: 161-182. ）

有主动脉轮廓改变。包裹性破裂所致血管周围血肿（perivascular hematoma）的影像学表现为主动脉损伤周围组织密度影。血管周围血肿可能导致食管内 TEE 探头顶端与主动脉峡部后侧壁分离，也可能导致血管壁变形（图 19-20）。夹层真性破裂（frank rupture）破入胸膜腔将导致血胸，TEE 表现为左侧胸膜腔积液伴血栓形成（图 19-11，A）。

医源性主动脉损伤

医源性主动脉夹层最常发生于心脏手术或心脏导管手术中[50]。近期一项大型观察性研究表明，心脏手术并发主动脉夹层的发生率约为 0.06%[51]。虽然十分罕见，但该并发症死亡率高达 48%。导致这种致命性并发症的独立危险因素包括术前应用激素类药物、合并外周血管疾病以及进行股动脉置管（OR 2.67；95% CI 1.78～3.99）[51]。

心脏手术并发的医源性主动脉损伤多数为 Stanford A 型夹层。与此相反，心脏导管手术并发更多的是 Stanford B 型夹层。在进行需要 TEE 监测的心脏手术时，需要多次反复利用 TEE 检测胸主动脉，以排查是否存在主动脉损伤[52]。

主动脉瘤

主动脉瘤定义为局部主动脉永久性增宽，直径大于该节段正常主动脉直径的 50%[6]。真性动脉瘤瘤壁包含整个主动脉管壁的三层结构，然而假性动脉瘤的定义是其瘤壁未包含主动脉的全部三层结构。主

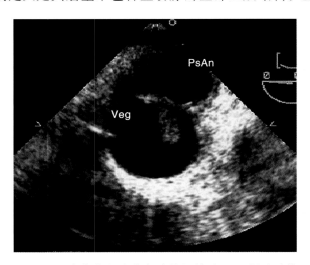

图 19-21　食管中段胸降主动脉短轴平面 0° 所示霉菌性假性动脉瘤。此患者患有心内膜炎，超声可见胸降主动脉腔内邻近霉菌性假性动脉瘤（*PsAn*）的活动性赘生物（*Veg*）。（摘自 *Cheung AT, Weiss SJ. Diseases of the aorta. In: Oxorn DC, ed. Intraoperative Echocardiography. Philadelphia: Saunders; 2012: 161-182.*）

动脉动脉瘤可依据其外形被分为纺锤状（fusiform）的或囊状的（saccular）。胸主动脉动脉瘤有多种病因，包括动脉粥样硬化性疾病、胶原血管病（collagen vascular disease）、遗传性疾病、炎性疾病、感染以及创伤（表 19-2）[6]。假性动脉瘤是由主动脉管壁缺陷导致的，其病因包括外科器械损伤、血管吻合、创伤、穿透性动脉粥样硬化溃疡或感染（图 19-21）。

表 19-2　胸主动脉动脉瘤手术指征

临床诊断	手术指征
退化性主动脉瘤	Asc Ao≥5.5cm
	Asc Ao < 5cm，且生长速度 > 0.5cm/年
	Desc Ao>6cm
	Desc Ao>5.5cm，且可行 TEVAR
	囊状动脉瘤
	假性动脉瘤
Marfan 综合征	Asc Ao（4.0～5.0）cm
Ehler-Danlos 综合征	Asc Ao（4.0～5.0）cm，且伴有动脉夹层家族史
Turner 综合征	Asc Ao（4.0～5.0）cm，且动脉瘤迅速扩张
主动脉瓣二叶瓣畸形	Asc Ao（4.0～5.0）cm，且计划妊娠
家族性 TAA	Asc Ao（4.0～5.0）cm，且伴明显主动脉瓣反流
家族性主动脉夹层	Desc Ao>5.5cm
Loeys-Dietz 综合征	TEE 检查示 Asc Ao≥4.2cm
	CT 或 MRI 检查示 Asc Ao≥4.4cm
主动脉瓣修补/置换	Asc Ao>4.5cm

以超声心动图评估主动脉动脉瘤应包含以下几方面特征，动脉瘤的大小、形状、位置和累及范围，上述特征均有助于手术策略的制定（见框 19-1 和表 19-2）。此外，TEE 可描述的动脉瘤特征还包括瘤体内血流、附壁血栓以及是否合并主动脉夹层。若存在超声自显影（spontaneous echo contrast）则高度提示瘤体内血流速度很慢。

动脉瘤直径大小是瘤体破裂的重要危险因素，故也是提示预后的重要特征[53]。采用 TEE 测量瘤体直径往往较采用 CT 测量小若干毫米。产生上述差异的原因为 TEE 通常测量动脉瘤内膜间的距离，而 CT 测量动脉瘤外膜之间的距离（见图 19-9，表 19-2）。

若动脉瘤同时合并主动脉瓣二叶瓣畸形、胶原血管病或其他家族遗传性综合征，其在较小直径时即有

较高的破裂风险（见表 19-2）[53,54]。此外，囊状动脉瘤及假性动脉瘤比纺锤状动脉瘤的破裂风险更高。

巨大的升主动脉及主动脉弓动脉瘤还可能产生纵隔占位效应（mediastinal mass effect），表现为外力压迫右肺动脉、左主支气管、气管、食道、右心室流出道，以及上腔静脉（见图 19-6）。对伴有纵隔占位效应的患者进行 TEE 检查时应非常谨慎，原因是 TEE 探头在食道内的体积很可能导致气道阻塞或循环衰竭[10-12]。

若同时压迫了右肺动脉及左主支气管可导致低氧血症。TEE 探头如遇到阻力，不应强行深入探头到食道，可能导致损伤。较大的胸降主动脉动脉瘤可能会改变食管的形状，在这种情况下，食管内的任何器械操作均可能损伤食管，或导致动脉瘤破裂。

主动脉根部或升主动脉动脉瘤可能使主动脉瓣环扩大，导致主动脉瓣反流（图 19-22 至图 19-25）[55]。主动脉根部动脉瘤可能局限于某一个乏氏窦（Sinuses

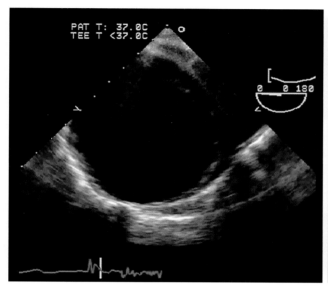
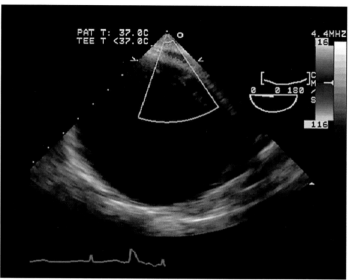

图 19-22　食管中段升主动脉短轴切面右肺动脉水平 0° 所示升主动脉动脉瘤。注意图中所示巨大主动脉动脉瘤。巨大升主动脉动脉瘤可能产生纵隔占位效应（mediastinal mass effect）。彩色多普勒成像（右图）显示右肺动脉，走行于升主动脉后方，被动脉瘤压迫。将经食管超声心动图的探头置入食管可能会直接压迫右肺动脉，若探头同时阻塞左主支气管及右肺动脉，则患者有潜在的低氧血症风险（摘自 Cheung AT，Weiss SJ. Diseases of the aorta. In：Oxorn DC，ed. Intraoperative Echocardiography. Philadelphia：Saunders；2012：161-182.）

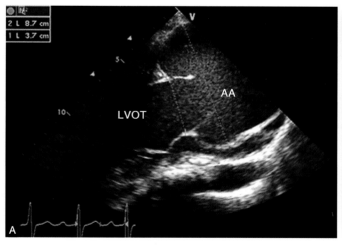
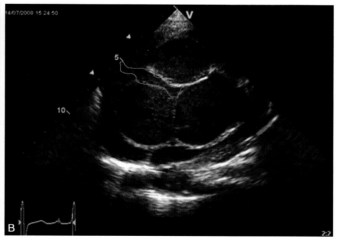

图 19-23　主动脉根部动脉瘤。**A**，食管中段（ME）心脏收缩期主动脉瓣长轴切面。主动脉瓣环扩张（直径 3.7cm）。纵隔占位效应（Sinus segment）动脉瘤形成（直径 8.7cm）；**B**，ME 心脏舒张期主动脉瓣短轴切面。被描绘区域清晰地显示舒张期时主动脉瓣瓣叶缘分离（diastolic separation of aortic valve cusps），这是由于巨大升主动脉根部动脉瘤使得各瓣叶被相互拉开所致的，造成严重的主动脉瓣反流。*AA*，升主动脉；*LVOT*，左心室流出道（摘自 Myers PO，Aggom Y，Tissot C. Giant aortic root aneurysm in Marfan syndrome：a rare complication in early childhood. J Thorac Cardiovasc Surg. 2011；141：293-294.）

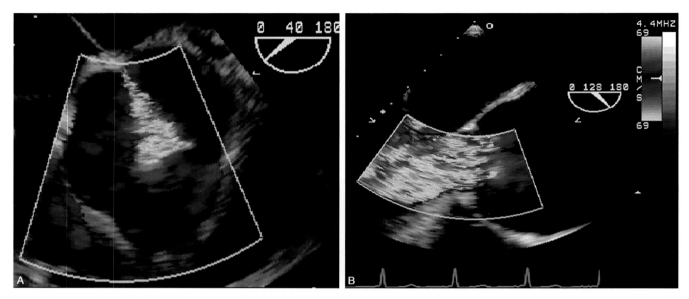

图 19-24 主动脉根部动脉瘤所致的主动脉反流。**A**,食管中段(ME)主动脉瓣短轴切面 42°;**B**,ME 主动脉瓣长轴切面 128°。彩色多普勒成像显示与主动脉根部动脉瘤相关的若干中心性主动脉瓣反流血流束。主动脉根部扩张使得瓣叶被向外拉伸,舒张期瓣叶边缘闭合不良,导致中心性三角形的反流窗(triangular-shaped reguritant orifice)(摘自 Cheung AT, Weiss SJ. Diseases of the aorta. In:Oxorn DC,ed. Intraoperative Echocardiography. Philadelphia:Saunders;2012:161-182.)

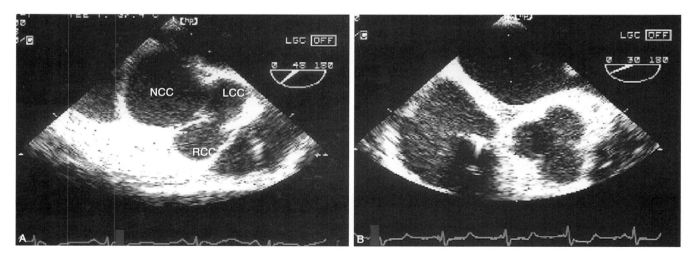

图 19-25 乏氏窦(Sinuses of Valsaval)动脉瘤。**A**,食管中段(ME)主动脉瓣短轴切面 48°。三个乏氏窦(Sinuses of Valsaval)均有移位。无冠窦有动脉瘤样改变;**B**,ME 主动脉瓣短轴切面 30°。乏氏窦(Sinuses of Valsaval)的无冠窦已通过人工瓣膜修复恢复正常形态。*LCC*,左冠瓣;*NCC*,无冠瓣;*RCC*,右冠瓣(摘自 Hines MH,Kon ND. Sinus of Valsalva aneurysm repair with partial allograft and 10-year follow-up. Ann Thorac Surg. 2010;90:1701-1703.)

of Valsaval)(见图 19-25)。主动脉窦部(sinus segment)动脉瘤的并发症包括动脉瘤压迫或者破裂入邻近心腔如右心房、左心房或右心室[56]。这种情况下,TEE 不仅可以对动脉瘤进行定位和定量评估,而且可以评估其并发症如压迫、破裂以及主动脉瓣反流是否加重。此外,TEE 可以协助外科修复。如果采用介入导管技术进行修复,TEE 可以为成功封堵住主动脉窦部(sinus segment)动脉瘤破口提供实时的指导[57]。

主动脉瓣二叶瓣畸形往往容易合并近端胸主动脉瘤[58,59]。主动脉扩张的表现通常可以分为以下四种类型:第 I 类,主动脉根部;第 II 类,升主动脉;第 III 类,升主动脉和主动脉弓;第 IV 类,主动脉根部,升主动脉及主动脉弓[60]。第 IV 类是最为常见的类型[60]。主动脉扩张的累及部位及严重程度决定了外科手术的方式[60,61]。

TEE 在胸主动脉腔内治疗评估着落区间(landing zone)时具有指导意义(图 19-5),同时可以评估支架

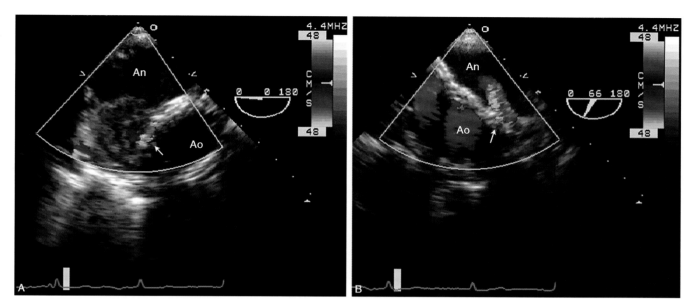

图 19-26　胸主动脉腔内修复术。食管中段(ME)胸降主动脉短轴切面(**A**)及长轴切面(**B**)。在腔内隔绝支架释放后,经食管超声心动图可以显示主动脉管腔(*Ao*)以及被隔绝的动脉瘤(*An*)。该图像还显示在被隔绝的动脉瘤腔内存在血栓形成及漩涡式的超声自发显影(swirling spontaneous echo contrast)。彩色多普勒成像显示在主动脉瘤腔和被隔绝的动脉瘤瘤腔之间存在内漏(箭头)(摘自 Cheung AT, Weiss SJ. Diseases of the aorta. In:Oxorn DC, ed. Intraoperative Echocardiography. Philadelphia:Saunders;2012:161-182.)

释放后是否存在支架内漏(endovascular leaks)[62,63]。支架内漏的表现为被隔绝的动脉瘤内在多普勒超声成像时有血流信号发现和(或)存在漩涡式超声自发显影(swirling spontaneous echo contrast)(图 19-26)。TEE 此时的另外一项优势为可以减少介入治疗操作时造影剂的使用。

TEE 还可以评估主动脉弓及胸降主动脉的粥样硬化斑(表 19-3)。严重的和(或)活动性动脉粥样硬化可使患者在接受主动脉腔内操作时存在粥样硬化栓塞并发症的风险,例如在导丝置入、放置支架以及在主动脉瓣置换术(TAVR)时(图 19-25)[64-66]。

表 19-3　经食管超声心动图主动脉粥样硬化程度分级

分级	严重程度	描　述
Ⅰ	正常	内膜正常或轻度增厚
Ⅱ	轻度	内膜增厚≤3mm,形态规则
Ⅲ	中度	固着动脉粥样硬化斑,凸入管腔厚度<5mm
Ⅳ	重度	固着动脉粥样硬化斑,凸入管腔厚度≥5mm
Ⅴ	重度	任何含有活动性成分的动脉粥样硬化斑(Any size atheroma with mobileconponents)

数据来自 Katz ES, Tunick PA, Rusinek H, et al. Protruding aortic atheromas predict stroke risk in elderly patients undergoing cardiopulmonary bypass:experience with intraoperative transesophageal echocardiography. *J Am Coll Cardiol*. 1992;20:70-77.

主动脉粥样斑

动脉粥样硬化性疾病的严重程度是依据斑块厚度及是否存在活动性粥样硬化而确定的(表 19-3)。动脉粥样硬化的主动脉,TEE 可以检测粥样硬化病变的严重程度,以预测患者粥样硬化栓塞的风险。动脉粥样硬化在超声心动图检查中的影像学特征是主动脉内膜表面不规则增厚(图 19-27 和图 19-28)。由于粥样硬化斑块密度更高,在超声显像上比正常区域的血管壁显得更亮。钙化斑块还会产生超声声影(图 19-28)。

TEE 显示的重度主动脉弓粥样硬化及主动脉弓处活动性粥样斑均为围术期脑卒中的危险因素(图 19-27)。这种动脉粥样斑的类型很容易在胸主动脉操作时发生栓塞事件。此外,在这种情况下,超声心动检查者还应评估主动脉粥样硬化斑的相关并发症,如动脉瘤、穿透性动脉粥样硬化性溃疡伴或不伴(IMH)内膜血栓形成。

采用 TEE 和(或)主动脉表面超声等超声学手段评估动脉粥样硬化斑可以确定斑块的位置和大小。上述措施可以减少心脏手术期间由于动脉插管、主动脉阻断等操作所致的脑卒中风险。考虑到如前文所述的 TEE 检查的盲区,主动脉表面超声较术中徒手触诊或 TEE 在发现升主动脉粥样硬化性疾病方面更为

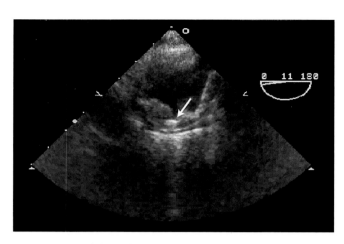

图 19-27　胸主动脉粥样硬化:动脉粥样硬化栓塞的危险因素。接受胸主动脉腔内隔绝术患者的食管中段(ME)胸降主动脉近端短轴切面。经食管超声心动图(TEE)显示在支架植入近端划分区间有重度动脉粥样硬化(Ⅴ级)伴有移动性粥样斑(atheroma)形成。利用TEE 引导定位导丝(箭头),以避免在支架释放前粥样斑移位(摘自 Cheung AT, Weiss SJ. Diseases of the aorta. In:Oxorn DC, ed. IntraoperativeEchocardiography. Philadelphia:Saunders;2012:161-182.)

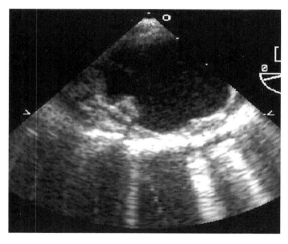

图 19-28　胸主动脉粥样斑。食管中段胸主动脉短轴切面 15°显示明显的动脉粥样硬化性疾病,伴有内膜表面不规则。主动脉管壁伴有钙化,在超声显示为强回声信号及之后的声影伪像。该患者动脉粥样斑凸入管腔内厚度超过 5mm,故其动脉粥样硬化程度为重度。当粥样斑内存在移动成分时,同样应评为重度(摘自 Cheung AT, Weiss SJ. Diseases of the aorta. In:Oxorn DC, ed. Intraoperative Echocardiography. Philadelphia:Saunders;2012:161-182.)

敏感[1-5]。近期指南指出,在心脏手术期间推荐常规使用主动脉表面超声以评估升主动脉是否存在动脉粥样硬化性斑块、评估斑块的位置及严重程度以减少粥样硬化栓塞性并发症的风险(Ⅱa 级推荐,B 级证据)[66]。

TEE 还可用于评估主动脉球囊反搏的患者降主

动脉粥样硬化斑块存在状况。若 TEE 检查提示严重主动脉粥样斑,则需要考虑用于建立体外循环的动脉插管的其他位置[67]。

主动脉缩窄相关的主动脉瘤

主动脉缩窄的病变范围从局限性缩窄到累及主动脉的完全性缩窄。成人患者中,主动脉缩窄通常发生在动脉导管的远端,即恰好位于锁骨下动脉起始处或动脉韧带的远端。采用 TEE 诊断此类疾病往往很有挑战性。此类情况时,随着 TEE 探头深度减浅逐渐显示降主动脉至主动脉弓时,降主动脉近端可有显示中断。彩色多普勒成像显示血流在狭窄处为高速的湍流。此时用频谱多普勒(spectral Doppler)行压力梯度评估(gradient estimation)往往比较困难,原因是超声波方向很难与通过主动脉瓣狭窄段最大血流方向平行。

主动脉缩窄可能与胸主动脉瘤并存,由于上述两种临床疾病都可能和主动脉瓣二叶瓣畸形综合征相关[68,69]。此外,主动脉缩窄修复后动脉瘤形成的发生率大概在 10% 左右[70-72]。这种情况下,腔内修复术是比外科开放性手术更受欢迎的治疗手段[73]。当 TEE 检查发现主动脉二叶瓣畸形时,应认真排查是否存在胸主动脉瘤或主动脉缩窄。

🔲 肺动脉

同时参见第 17 章。

肺动脉解剖

主肺动脉是右心室漏斗部的延续,起始部位于心包腔内。肺动脉走行于左心房顶部。肺动脉起始段即主肺动脉,走行于主动脉前方,随着向上延伸,逐渐走行至主动脉的左后方,并分为左右肺动脉(见图 19-6)。右肺动脉平行穿过升主动脉及上腔静脉后方,同时走行于右主支气管前方(见图 19-8,图 19-22)。

肺动脉 TEE 检查

TEE 食管中段(ME)主动脉瓣短轴切面可以显示主肺动脉及肺动脉瓣,位于主动脉的左前方。TEE 食管上段主动脉弓短轴切面同样可以提供肺动脉瓣和主肺动脉的长轴成像(图 19-3,B)。可在 ME 升主动脉短轴及长轴切面升主动脉左侧显示主肺动脉远端及其分支(图 19-3)。在 ME 升主动脉短轴切面可以显示右肺动脉的长轴影像。肺动脉导管可以反射超

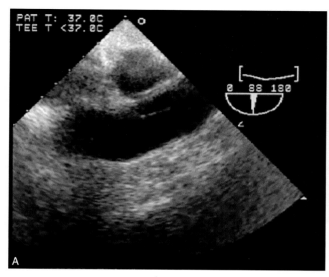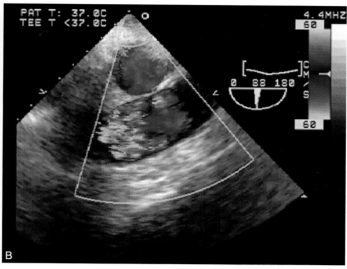

图 19-29 食管上段升主动脉长轴切面 88°所示肺动脉伪像。**A** 图显示的就是旁瓣伪像（side-lobe artifacts），表现为主动脉管腔内线性密度影。该伪像是由右肺动脉内导管折射超声波导致的；**B**，旁瓣伪像（side-lobe artifacts）表现为跨越正常解剖结构的线性密度影，在多普勒超声显像上并不造成血流的分隔（摘自 Cheung AT，Weiss SJ. Diseases of the aorta. In：Oxorn DC，ed. Intraoperative Echocardiography. Philadelphia：Saunders；2012：161-182.）

声波，在主动脉管腔内形成线性伪像，需要和主动脉夹层相鉴别（图 19-29）。虽然左肺动脉近端可以在 ME 升主动脉短轴切面被成像，但是其远端因为左主支气管的遮挡而显示不清。

肺动脉夹层

　　肺动脉夹层很罕见，多数并发于严重肺动脉高压的患者中（图 19-30）[74,75]。肺动脉夹层的并发症包括肺动脉破裂及心包填塞[76]。肺动脉夹层同样可能是

由 PDA 并发严重肺动脉高压，包括 Eisenmenger 综合征所导致的[76,77]。

　　动脉导管为胎儿时期连接肺动脉和降主动脉的通路，若出生后仍未闭合，则称为动脉导管未闭（PDA，patent ductus arteriosus）（图 19-31）。彩色多普勒超声可以显示开放的动脉导管内血流从主动脉流向肺动脉（图 19-32）。如果为限制性 PDA，在整个心动周期中，主动脉内压力均超过肺动脉压力，PDA 内将持续有高速血流通过（图 19-33）。PDA 所致持续性左向右

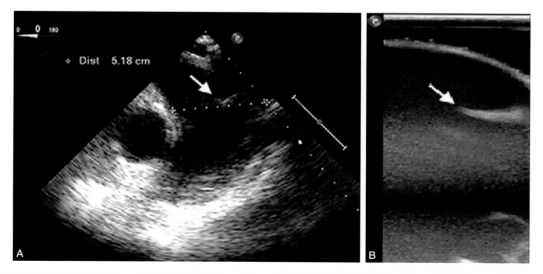

图 19-30 肺动脉夹层。**A**，高位食管（high esophageal）上段升主动脉短轴切面 0°。该图像显示某慢性严重肺动脉高压患者存在主肺动脉动脉瘤（直径 5.18cm）。箭头显示内膜片形成，符合肺动脉夹层表现；**B**，肺动脉的动脉表面成像（Epiaterial scan），箭头所示为内膜片（摘自 *Rousou AJ，Haddadin AS，Badescu G，et al. Surgical repair of pulmonary artery dissection. Eur J Cardiothorac Surg.* 2010；38：805.）

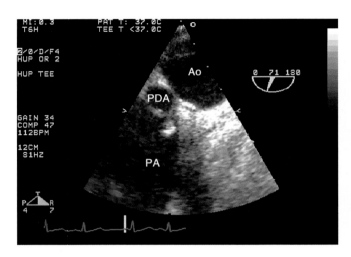

图 19-31　动脉导管未闭(PDA)。食管上段主动脉弓短轴切面 71°。图像显示主动脉弓(Ao)短轴切面和肺动脉(PA)长轴切面存在 PDA(摘自 Cheung AT, Weiss SJ. Diseases of the aorta. In: Oxorn DC, ed. Intraoperative Echocardiography. Philadelphia: Saunders; 2012: 161-182.)

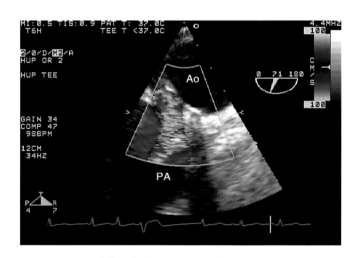

图 19-32　动脉导管未闭(PDA)。食管上段主动脉弓短轴切面 71°。彩色多普勒成像显示舒张期血流从短轴的主动脉弓(Ao)通过 PDA 进入长轴的右肺动脉(PA)(摘自 Cheung AT, Weiss SJ. Diseases of the aorta. In: Oxorn DC, ed. Intraoperative Echocardiography. Philadelphia: Saunders; 2012: 161-182.)

分流将导致慢性肺动脉高压,肺动脉扩张,右心室肥厚。严重情况下,肺动脉可形成动脉瘤以及(或)出现肺动脉夹层。长此以往,将发展为 Eisenmenger 综合征,导致跨 PDA 的右向左分流。

肺动脉瘤

　　成年人肺动脉的正常直径不超过 3cm,左右肺动脉直径通常在 2cm 左右[78]。肺动脉瘤可能是原发性的,但大多数时候是继发于肺动脉高压、感染以及上游梗阻性疾病如漏斗部狭窄(infundiular stenosis)[79-81]。

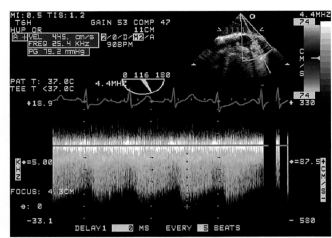

图 19-33　动脉导管未闭(PDA)。食管上段主动脉弓短轴切面 116°。连续多普勒显示从主动脉经过动脉导管未闭的血流到达肺动脉在整个心动周期中是连续的,是时相性的,峰值压力梯度为 79.2mmHg(摘自 Cheung AT, Weiss SJ. Diseases of the aorta. In: Oxorn DC, ed. Intraoperative Echocardiography. Philadelphia: Saunders; 2012: 161-182.)

虽然罕见,肺动脉假性动脉瘤也可能由肺动脉恶性肿瘤撕裂造成[81,82]。肺动脉瘤并发症包括肺动脉瓣反流、肺动脉夹层、肺动脉瘤压迫邻近组织器官、肺动脉瘤破入心包腔、胸膜腔或气道[79-83]。由于常并发肺动脉高压及肺动脉反流,对肺动脉疾病患者的右心室功能进行细致的超声评估非常重要。

🔲 左心室

左心室室壁瘤

真性室壁瘤

　　左心室真性室壁瘤的临床特征为局灶性心室扩张,扩张的心室壁包含全部三层心肌结构。病因可能为先天性或获得性的,包括感染以及缺血[85-88]。左心室室壁瘤并发症包括心律失常、心室破裂、心包填塞、假性动脉瘤形成、血栓形成、血栓栓塞以及二尖瓣反流[85-88]。利用超声心动图评估左心室真性室壁瘤应评估其位置、形状、内径、瘤壁厚度、瘤壁活动性、是否存在血栓或钙化、是否存在破裂(伴或不伴假性动脉瘤形成)以及对瓣膜功能的影响。

　　左心室下壁真性室壁瘤通常由右冠状动脉缺血导致(图 19-34)[89]。由冠状动脉缺血导致的真性室壁瘤的瘤壁通常较薄,瘤颈宽,伴有不同程度的附壁血栓(图 19-34)。随着坏死的心肌组织逐渐纤维化甚至钙化,室壁瘤的瘤壁渐渐变薄。通常情况下,真性室壁瘤宽大的瘤颈直径往往大于瘤体最大直径的50%。以超声心动图分析瘤壁运动情况时会发现严重的节段性室壁运动异常,如反向运动(dyskinesis)或者无运动(akinesis)。MRI目前被认为是围术期评估心肌梗死后左心室室壁瘤的金标准,可用于指导外科治疗[90-92]。最近发展的三维超声心动图技术逐渐取代了MRI的地位,也可用于评估左心室大小、形状、整体或节段性收缩功能、是否有心肌瘢痕以及瓣膜反流

(图19-35~图19-37)[91]。在评估室壁瘤方面超声心动图较MRI检查有明确的优势,前者可行性更高,检查仪器便于转运方便使用,可在床旁或手术期间实施,也可避免造影剂的使用,并且在伴有金属植入物的患者中进行检查也是安全的[91]。三维超声心动图的局限性在于全容积成像(full-volume imaging)需要心电图门控技术(electrocardiographic gating),故在伴有心房纤颤的患者中临床应用受限[91]。

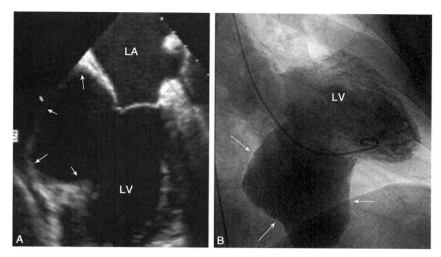

图19-34 巨大左心室室壁瘤。**A**,食管中段二腔心切面。箭头显示巨大左心室(LV)下壁真性室壁瘤,累及下壁基底段及中段。注意该图还显示由于血流瘀滞所致的心室内血栓形成;**B**,术前左心室造影显示下壁室壁瘤累及范围较广,与患者慢性右冠状动脉堵塞病史相符。*LA*,左心房。(摘自 *Grimaldi A,Castiglioni A,De Bonis M,et al. Large left ventricular aneurysm.* J Thorac Cardiovasc Surg.2011;142:940-941.)

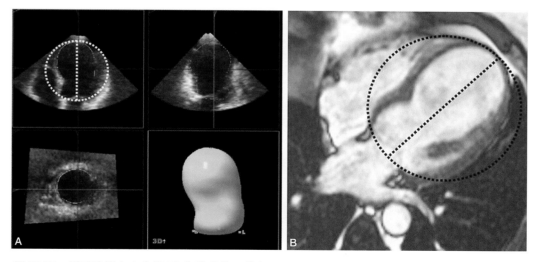

图19-35 用于检测左心室(LV)室壁瘤的三维(3D,three-dimensional)超声心动图(**A**)及磁共振成像(**B**)(MRI,magnetic resonance imaging),两种影像学检查均可测量左心室室壁瘤的球形指数(sphericity index)。球形指数的定义是左心室舒张末期容积除以左心室长轴测得直径而算出的球形容积。3D超声心动图测量舒张末LV长轴是指二尖瓣瓣环至心尖部心内膜的最大距离,通过3D参数优化后。LV舒张末容积是通过3D全容积数据库的标准容积分析算出的(图A中的右下图),MRI有相似的运算程序(**B**)。(摘自 Marsan NA,Westenberg JJM,Roes SD,et al. Three-dimensional echocardiography for the preoperative assessment of patients with left ventricular aneurysm. Ann Thorac Surg.2011;91(1):113-21.)

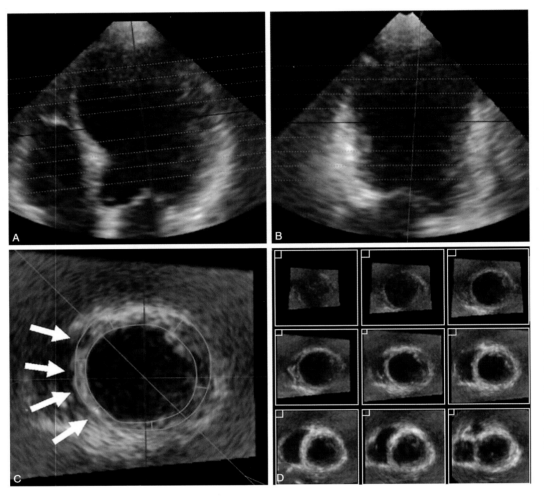

图 19-36　三维(3D)超声心动图所示左心室(LV)室壁瘤:伴瘢痕形成。利用 3D 超声分析 LV 局部室壁厚度。四腔心切面(A)和二腔心切面(B)显示将 3D 数据库(dataset)切割为 9 个短轴切面(3 个在基底段,3 个在心室中段,3 个在心尖部);C 图显示心室中段舒张末期心内膜及心外膜描记线。白色箭头显示室间隔变薄,与透壁瘢痕形成相符;D 图显示 LV 心尖部心肌也明显变薄。(摘自 Marsan NA,Westenberg JJM, Roes SD, et al. Three-dimensional echocardiographyfor the preoperative assessment of patients with left ventricular aneurysm. Ann Thorac Surg. 2011;91:113-121.)

图 19-37　三维超声心动图所示左心室(LV)室壁瘤:二尖瓣。利用 3D 超声心动图评估左心室室壁瘤患者的二尖瓣反流情况。三维数据库是通过调整使垂直于反流束的平面至最小反流面积时手动获得的。这个平面称为对面像(en face view),用来手动测量有效反流口面积。0.26cm² 的有效反流口面积对应于轻-中度的二尖瓣反流。(摘自 Marsan NA, Westenberg JJM, Roes SD, et al. Three-dimensional echocardiography for the preoperative assessment of patients with left ventricular aneurysm. Ann "en face" view Thorac Surg. 2011;91:113-121.)

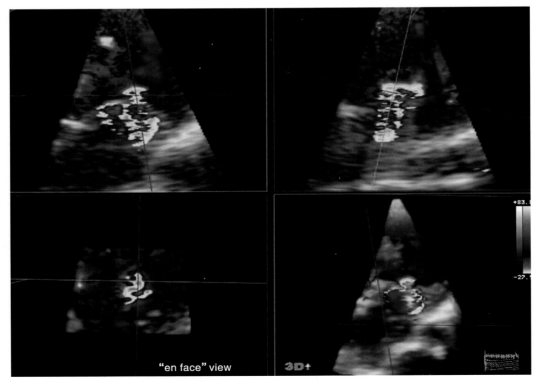

假性室壁瘤

左心室假性室壁瘤是由包裹性左心室破裂造成，瘤壁常常包含心包成分。假性室壁瘤通常在心室破裂部位表现为较窄的瘤颈[89]。与真性室壁瘤不同，假性室壁瘤瘤颈内径通常小于瘤体最大直径的50%。狭窄的瘤颈与无回声囊袋状的腔室相连，该腔室通常位于心室腔外，由于血液瘀滞，内部常含血栓（图19-38）。另一项特征为多普勒检查可见心脏收缩期血流流入瘤腔，而在舒张期有血流流出瘤腔（图19-39）。

假性室壁瘤通常由心肌缺血或累及心肌的手术操作所导致的，如真性室壁瘤修补术、经心尖主动脉旁路术（apicoaortic bypass）、经心尖主动脉瓣植入术（见图19-38和图19-39）[93,94]。与真性室壁瘤相似，左心室

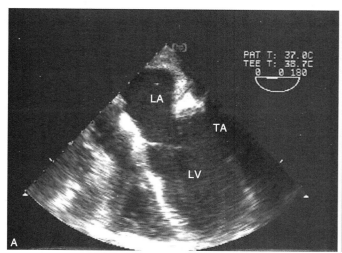
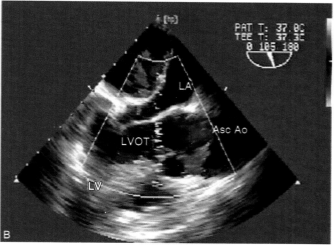

图 19-38　心肌梗死后左心室（LV）假性室壁瘤。**A**，食管中段（ME）四腔心切面0°。注意真性室壁瘤（TA）已累及LV侧壁，并伴有左心房（LA）外血栓形成；**B**，ME主动脉瓣长轴切面105°。注意LA后无回声区。彩色多普勒成像显示该无回声区内存在血流信号。进一步成像显示该腔隙和TA通过一个窄瘤颈相连。综上所述，上述影像学与LV侧壁真性室壁瘤，并破裂在LA后方假性室壁瘤伴血栓形成的特征相符合。*Asc Ao*，升主动脉；*LVOT*，左心室流出道（摘自 *Sidebotham D, Lai J. An abnormal echo-free space behind the left atrium.* J Cardiothorac Vasc Anesth. 2004;18:671-672.）

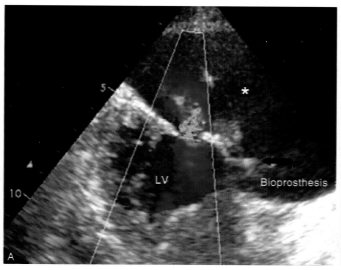
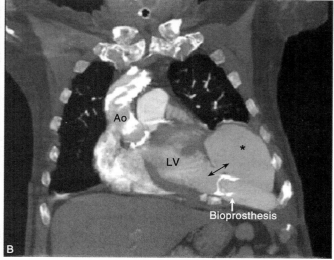

图 19-39　经心尖主动脉旁路术（apicoaortic bypasss）术后左心室假性室壁瘤形成。**A**，经心尖主动脉旁路术（apicoaortic bypasss）组织带瓣管道修复严重主动脉瓣狭窄患者的经胃左心室短轴切面。主动脉生物假体已被标出。星号显示LV后存在的无回声腔隙。彩色多普勒显像提示收缩期血流通过一个窄瘤颈从LV流入无回声腔隙；**B**，计算机断层扫描成像所示的假性动脉瘤。注意升主动脉（Ao）钙化严重。上述影像学特征与"瓷性主动脉"（porcelain aorta）特征相符，由于脑卒中风险过高，故该患者未接受传统的主动脉瓣置换术。原有主动脉瓣环钙化也十分明显。心尖部假性动脉瘤形成也是经心尖主动脉瓣置换术的已知的并发症之一（摘自 Chen JS, Huang JH, Chu SH, et al. Left ventricular pseudoaneurysm after apicoaortic bypass. Eur J Cardiothorac Surg. 2011;40:e132.）

假性室壁瘤通常可以使二尖瓣结构变形,导致需手术干预的二尖瓣反流。可经心室途径实施二尖瓣修复术或置换术,此方法可与假性室壁瘤修复术共用同一切口。

左心室真性室壁瘤和假性室壁瘤等向外凸起的形变,必须注意与左心室憩室相鉴别,后者是一种先天性良性变异(图19-40)[89,96]。超声心动图检查者在行术前评估时需要认真鉴别左心室向外异常突出的各种鉴别诊断,以避免不必要的手术干预[89]。心室憩室的诊断学特征包括:憩室颈部较窄,憩室壁厚度及收缩力正常,收缩期血流通过憩室颈部流入左心室(见图19-40)。左心室憩室手术切除指征包括破裂、严重心律失常以及全身栓塞事件。若未出现上述严重并发症,通常选择内科保守治疗即可。

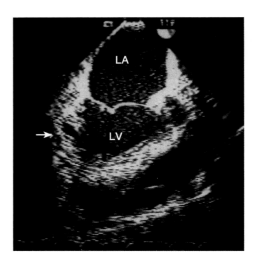

图19-40　左心室憩室。食管中段左心室(LV)长轴切面。注意,图中位于 LV 前间壁的无回声区通过较窄的颈部(箭头)与左心室相通。此类 LV 外凸变形的鉴别诊断包括真性室壁瘤、假性室壁瘤以及憩室。进一步超声心动图成像显示符合左心室憩室的影像学特征:憩室壁厚度正常,收缩力正常,心脏收缩时憩室内血流流入 LV。LA,左心房(摘自 Boyd WC, Rosengard TK, Hartman GS. Isolated left ventricular diverticulum in an adult. J Cardiothorac Vasc Anesth. 1999;13:468-470.)

左心室血栓

虽然心室血栓可能在高凝状态的患者中为原发疾病,但多数时候心室血栓是继发于各类心肌病的[97]。此类继发性病因的临床特征通常为血流瘀滞,如心肌病、节段性室壁运动异常、真性室壁瘤、假性室壁瘤以及心室憩室。血流瘀滞是心室内血栓形成的重要危险因素[88-97]。心室内血栓可能是附壁血栓也可能是游离血栓(图19-41 和图19-42)[98,99]。附壁血栓通常继

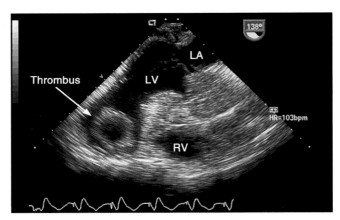

图19-41　左心室活动球形血栓。食管中段主动脉瓣长轴切面138°。注意左心室心尖部巨大的球形血栓。虽然还有其他的鉴别诊断,如左心室肿瘤,该切面所示心尖前壁变薄伴扩张提示患者存在心肌梗死病史伴心尖部室壁瘤形成,高度提示心室内血栓的诊断。术中采用心室切开术(ventriculotomy)取出心室内的巨大球形血栓,并行室壁瘤切除术。LA,左心房;LV,左心室;RV,右心室(摘自 Sharma S, Ehsan A, Couper GS, et al. Unrecognized left ventricular thrombus during reoperative coronary artery bypass grafting. Ann Thorac Surg. 2004;78:e79-80.)

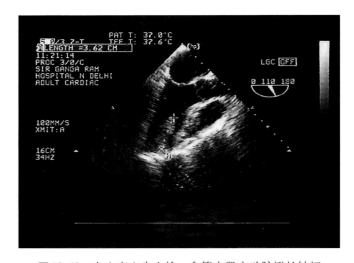

图19-42　左心室心尖血栓。食管中段主动脉瓣长轴切面110°。注意左心室心尖部存在带蒂肿物,测得直径为3.62cm。肿物有较大活动度。心室收缩功能正常,未见节段性室壁运动异常。鉴别诊断包括肿瘤或血栓。由于发生多次严重栓塞时间,故采用手术切除该肿物;组织学分析显示该肿物性质与血栓相符。后续排查高凝状态相关疾病未见阳性结果(摘自 Yadava OP, Yadav S, Juneja S, et al. Left ventricular thrombus sans overt cardiac pathology. Ann Thorac Surg. 2003;76:623-625.)

发于局灶性病变,如节段性室壁运动异常、真性室壁瘤、假性室壁瘤或憩室。心室血栓最突出的临床表现为血栓栓塞事件[98,99]。

心室血栓的超声心动图检查应描述血栓的大小、位置、活动性、质地以及是否合并心肌病变。对接受左

心室辅助装置的患者行超声心动检查时,应注意除外心尖部血栓存在,以减少心尖部插管时所致的栓塞事件风险。

心室破裂

房室沟分离

房室沟处左心室破裂最常见于二尖瓣手术,原因是二尖瓣后部瓣环与房室沟的解剖关系极为密切(图19-34)[101]。二尖瓣手术中出现此类并发症的其他危险因素包括过多的二尖瓣手术操作,二尖瓣病变严重,如瓣环钙化、乳头肌钙化以及广泛的瓣周脓肿[102-105]。此种情况下有三种类型严重的心室损伤[101]。I型破裂的特征为房室结构中断导致包裹性破裂或真性破裂(图19-44,也见图19-43)。

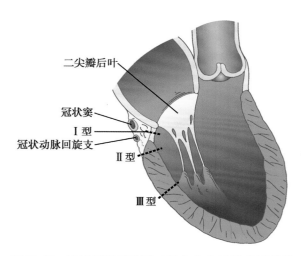

图19-43 该示意图展示了三种左心室后壁破裂的类型。I型破裂发生在房室(AV)沟,为三种破裂类型中最常见的。由于此型破裂在解剖位置上与冠状静脉窦及冠状动脉回旋支关系密切,故此型破裂修复术损伤上述结构的风险较高。II型破裂发生在房室沟与乳头肌之间。III型破裂发生在乳头肌水平

全面的超声心动图评估可以协助制定手术策略、确定瓣环切除范围以及如何实施瓣环修复[103-105]。在修复I型破裂时,存在损伤冠状动脉回旋支及冠状静脉窦的风险,原因是上述结构和房室沟的关系很密切(见图19-43)。冠状动脉回旋支严重损伤通常导致左心室侧壁运动减退或无运动,伴或不伴心电图所示的心肌缺血征象。治疗手段包括瓣环翻修、冠状动脉搭桥和经皮冠状动脉支架植入。冠状静脉窦的严重损伤可能导致破裂或窦道形成。超声心动图可以很明确发现冠状静脉窦破裂,表现为心脏后夹层血肿。冠状静脉窦窦道可与左心室沟通,导致严重的急性左向右分

流。后者的超声心动图表现也很突出,冠状静脉窦内可见高速湍流[106]。若存在较大分流,将会导致心衰,并需要手术修复[107]。

II型破裂位于二尖瓣瓣环及后内侧乳头肌之间(图19-45,也见图19-43)。III型破裂发生在乳头肌水平(图19-46,也见图19-43)。若破裂被包裹,由于左心室内压很高,将形成夹层血肿(见图19-45)。如果完全破裂,将会穿透左心室壁,导致心包积血(见图19-45)。虽然III型破裂通常累及下后壁,但若前外侧乳头肌存在严重钙化,也会累及左心室前壁(见图19-43和图19-46)。虽然II型及III型破裂已经较为少见(与保留二尖瓣腱索结构的二尖瓣手术操作相关),上述两种情况仍需紧急的高危手术修复。

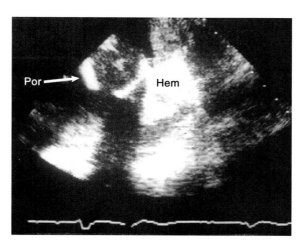

图19-44 左心室室壁破裂:I型。食管中段四腔心切面0°。在刚刚脱离体外循环时进行检查,调节超声焦距,使得焦点位于刚刚置入的猪二尖瓣生物瓣上(Por)(Freshly implanted mitral valve prosthesis)。注意广泛累及左心房壁及左心室侧壁的夹层血肿(Hem)(dissecting hematoma)。重新建立体外循环。手术探查发现后壁房室沟包裹性破裂,与I型破裂表现相符。虽然尝试手术修复,患者最终无法脱离体外循环。(摘自Lingreen R, Eaton M, Lappas D, et al. Diagnosis by transesophageal echocardiography of atrioventricular groove dissection after mitral valve replacement. J Cardiothorac Vasc Anesth. 1991;5: 61-62.)

室间隔破裂

室间隔破裂最常见于缺血性或创伤性心肌损伤(图19-47至图19-49)[108-110]。超声心动图评估获得性室间隔缺损(VSD)应包含以下几方面:缺损的位置、大小、形状、血流方向以及所伴有的心脏异常。缺血性室间隔缺损通常伴有心室的功能障碍、节段性室壁运

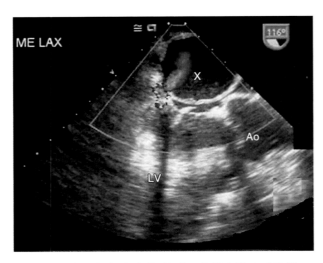

图 19-45　左心室室壁破裂：Ⅱ型。食管中段主动脉瓣长轴切面（ME LAX）116°。患者刚刚接受二尖瓣修补及瓣环成形术。图中 X 提示左心房后方血肿形成伴左心房受压。彩色多普勒超声显像提示收缩期存在从左心室（LV）流入左心房壁血肿的血流，与乳头肌水平上的左心室破裂表现相符，并累及左心房壁。上述特征与Ⅱ型破裂特征相符。在手术修复术后，患者成功脱离体外循环，并恢复良好。Ao，主动脉。（摘自 *Milla F, Adams DH, Mittnacht AJ. Contained left ventricular rupture with left atrial dissection after mitral valve repair. J Cardiothorac Vasc Anesth. 2010；24：817-819.*）

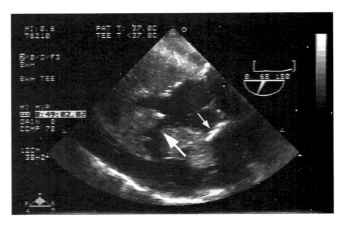

图 19-46　左心室室壁破裂：Ⅲ型。经胃二尖瓣（小箭头）长轴切面 68°。患者刚刚接受二尖瓣置换术。大箭头显示左心室室壁乳头肌水平破裂，心室壁全层破裂并破入心包腔。患者二尖瓣置换术后左心室破裂修复术出现了假性室壁瘤形成并发症，并于术后 3 个月行左侧开胸假性室壁瘤切除。这种累及左心室前壁而非后壁的Ⅲ型破裂比较少见。Ⅲ型破裂发生于罕见位置的危险因素可能为该患者存在前外侧乳头肌钙化、弹性张力下降，导致体外循环下行左心室操作暴露二尖瓣置换术术野时乳头肌水平的破裂。（摘自 *Mihaljevic T, Couper GS, Byrne JG, et al. Echocardiographic localization of left ventricular free wall rupture after minimally invasive mitral valve replacement. J Cardiothorac Vasc Anesth. 2003；17：733-735.*）

动异常和二尖瓣反流[108,109]。评估创伤性 VSD 时，应利用超声心动图仔细检查以排除心脏外伤所导致的瓣膜、心肌、心包或主动脉损伤，不论是心脏钝性伤还是锐器伤[110]。

　　临床处理措施包括内科保守治疗、介入封堵、手术修复（图 19-47 ~ 图 19-49）。介入治疗 VSD 的指征及操作技术仍在不断完善发展。这种情况下，三维 TEE 可以为室间隔封堵介入操作提供很好的实时监测指导及术后评估[108-111]。

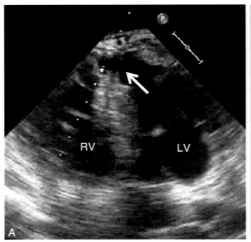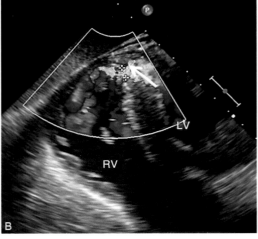

图 19-47　**A** 和 **B**，经胃双心室切面所示心肌梗死患者缺血性室间隔缺损。**A** 图中箭头指向靠下的 VSD。彩色多普勒超声成像（**B**）显示 VSD 两侧湍流血液从左心室（LV）流入右心室（RV），与右冠状动脉堵塞所致透壁心肌梗死的临床特征相符（摘自 *Kulkarni M, Conte Ah, Huang A, et al. Coronary artery disease, acute myocardial infarction, and a newly developing ventricular septal defect：surgical repair or percutaneous closure. J Cardiothorac Vasc Anesth. 25：1213-1216.*）

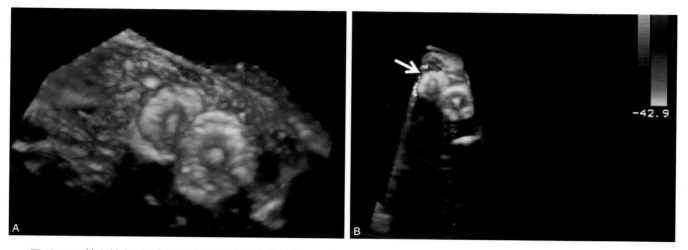

图 19-48　缺血性左下室间隔缺损（VSD）经皮修复术。**A** 和 **B**，3 维超声心动图对 VSD 的不同平面成像。**A** 图显示通过超声心动实时指引，在介入下利用双 Amplatzer 封堵器（double Amplatzer occlude device）行室间隔修复。彩色多普勒成像（**B**）显示缺损两侧存留少量分流束（箭头）。（摘自 *Kulkarni M，Conte Ah，Huang A，et al. Coronary artery disease，acute myocardial infarction，and a newly developing ventricular septal defect：surgical repair or percutaneous closure. J Cardiothorac Vasc Anesth. 25* （6）：1213-16. ）

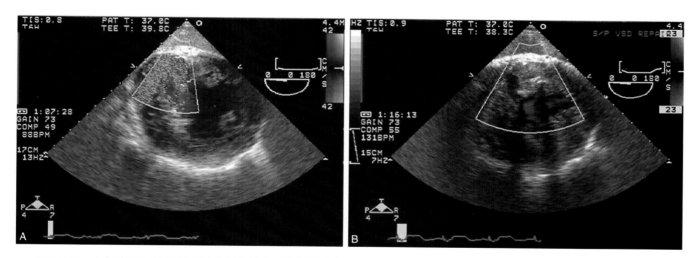

图 19-49　左侧胸壁刀扎伤患者巨大创伤性左下室间隔缺损（VSD）：经胃双心室短轴切面 0°。**A**，彩色多普勒超声成像显示跨越 VSD 从左心室至右心室的血流湍流；**B**，成功体外循环手术修复后，彩色多普勒超声显示原来的跨 VSD 血流消失。（摘自 *Stein E，Daigle S，Weiss SJ，et al. Successful management of a complicated traumatic ventricular septal defect. J Cardiothorac Vasc Anesth. 2011；25：547-552. ）*

结论

　　TEE 可以提供除被气管遮挡的升主动脉远端及主动脉弓近端以外，几乎主动脉全长的高分辨率成像。当心脏手术期间存在 TEE 禁忌证或 TEE 应用受限时，经颈部、经主动脉表面、经心表超声成像可以弥补 TEE 在评估升主动脉、主动脉弓及头臂干血管时的不足。此外，TEE 可用于急诊评估临床血流动力学不稳定的患者，例如心包填塞、主动脉瓣反流、低血容量、心肌缺血、心室功能障碍、灌注不足综合征以及胸腔积液。若患者存在巨大主动脉瘤所致纵隔占位效应，应用 TEE

时应该非常谨慎，原因是 TEE 探头置入食管时，可能压迫大血管和主气道，导致急性循环衰竭。

　　主动脉夹层常见部位包括升主动脉近端或左锁骨下动脉开口以远的胸降主动脉。通常依据 Stanford 分型将主动脉夹层分为 A 型（累及升主动脉）和 B 型（局限于降主动脉）。夹层累及范围及临床表现通常分别以 DeBakey 分型和 Penn 分型来描述。在不同平面下利用 TEE 确认分隔血管真腔假腔的活动性内膜片是确诊主动脉夹层的标志。主动脉 IMH 以及穿透性动脉粥样硬化性溃疡为主动脉夹层的特殊类型。

　　累及主动脉根部的主动脉动脉瘤通常导致中心性主动脉瓣反流，原因是主动脉根部动脉瘤使得主动脉瓣叶对合缘向外拉伸,可能需要主动脉瓣置换术、主动脉瓣膜再悬吊术(resuspension)或主动脉瓣膜再植术(reimplantation)。巨大主动脉瘤可能导致食管外部受压变形,导致 TEE 探头放置危险加重。TEE 检查所示严重的主动脉粥样斑块是冠状动脉搭桥术患者脑卒中及死亡的独立预测因素。主动脉表面显像较手指触摸发现升主动脉粥样硬化斑块更有优势。TEE 在任一主动脉节段检查发现动脉粥样硬化斑块提示整个胸主动脉均可能存在病变。

大多数创伤性主动脉损伤发生在主动脉峡部,其特征为可见较厚的附壁膜片(mural flap),并伴有血管周围血肿形成。细菌性主动脉炎可伴有内膜赘生物及霉菌性主动脉瘤形成。TEE 主动脉成像可以指导主动脉导管置入的精确位置,例如主动脉内球囊反搏,主动脉球囊阻断(endoaortic balloon clamp),TEE 也可用于发现医源性主动脉夹层。

肺动脉高压是肺动脉瘤以及(或)肺动脉夹层常见的危险因素。PDA 是少见的,却是引起肺动脉高压又能够被治愈的病因。全面系统超声评估右心室功能对于肺动脉疾病的诊断和治疗是非常重要的,尤其是在制定手术计划时。

左心室室壁瘤及假性室壁瘤常常继发于心肌缺血或手术损伤。近期证据显示三维超声心动图也是可供选择的术前影像学检查手段。二尖瓣操作相关的左心室破裂依据破裂水平可被分为三类。房室沟重建术存在损伤冠状动脉回旋支及(或)冠状静脉窦的风险。

获得性 VSD 常继发于心肌缺血或创伤。可利用 TEE 对这类损伤进行充分全面的评估。若拟行介入封堵治疗,三维 TEE 可为治疗操作提供实时指导。

胸主动脉、肺动脉及左心室的动脉瘤和夹层均可利用 TEE 在围术期进行细致全面的评估。三维 TEE 技术的出现将进一步提高超声心动图检查者围术期的诊断及治疗能力。

参考文献

1. Shanewise JS, Cheung AT, Aronson S, et al. ASE/SCA guidelines for performing a comprehensive intraoperative multiplane transesophageal echocardiography examination: recommendations of the American Society of Echocardiography Council for Intraoperative Echocardiography and the Society of Cardiovascular Anesthesiologists Task Force for Certification in Perioperative Transesophageal Echocardiography. Anesth Analg. 1999;89(4):870-884.
2. Konstadt SN, Reich DL, Quintana C, et al. The ascending aorta: how much does transesophageal echocardiography see? Anesth Analg. 1994;78(2):240-244.
3. Eltzschig HK, Kallmeyer IJ, Mihaljevic T, et al. A practical approach to a comprehensive epicardial and epiaortic echocardiographic examination. J Cardiothorac Vasc Anesth. 2003;17(4):422-429.
4. Reeves ST, Glas KE, Eltschig H, et al. Guidelines for performing a comprehensive epicardial echocardiography examination: recommendations of the American Society of Echocardiography and the Society of Cardiovascular Anesthesiologists. Anesth Analg. 2007;105(1):22-28.
5. Glas K, Swaminathan M, Reeves ST, et al. Guidelines for performance of a comprehensive intraoperative epiaortic ultrasonographic examination: recommendations of the American Society of Echocardiography and the Society of Cardiovascular Anesthesiologists: endorsed by the Society of Thoracic Surgeons. Anesth Analg. 2008;106(5):1376-1384.
6. Hiratzka LF, Bakris GL, Beckman JA, et al. 2010 ACCF/AHA/AATS/ACR/ASA/SCA/SCAI/SIR/STS/SVM guidelines for the diagnosis and management of patients with thoracic aortic disease. A report of the American College of Cardiology Foundation/American Heart Association Task Force on Practice Guidelines, American Association for Thoracic Surgery, American College of Radiology, Ameri-can Stroke Association, Society of Cardiovascular Anesthesiologists, Society for Cardiovascular Angiography and Interventions, Society of Interventional Radiology, Society of Thoracic Surgeons, and Society for Vascular Medicine. J Am Coll Cardiol. 2010;55(14):e27-e129.
7. Bavaria JE, Brinster D, Gorman RC, et al. Advances in the treatment of acute type A dissection: an integrated approach. Ann Thorac Surg. 2002;74(5):S1848-S1852.
8. Scohy TV, Geniets B, McGhie J, et al. Feasibility of real-time three-dimensional transesophageal echocardiography in type A aortic dissection. Interact Cardiovasc Thorac Surg. 2010;11(1):112-113.
9. Kim CM, Yu SC, Hong SJ. Cardiac tamponade during transesophageal echocardiography in circumferential aortic dissection. J Korean Med Sci. 1997;12(3):266-268.
10. Augoustides JG, Hosalkar HH, Milas BL, et al. Upper gastrointestinal injuries related to perioperative transesophageal echocardiography: index case, literature review, classification proposal and call for a registry. J Cardiothorac Vasc Anesth. 2006;20(3):379-384.
11. Nakao S, Eguchi T, Ikeda S, et al. Airway obstruction by a transesophageal echocardiography probe in an adult patient with a dissecting aneurysm of the ascending aorta and arch. J Cardiothorac Vasc Anesth. 2000;14(2):186-187.
12. Arima H, Sobue K, Tanaka S, et al. Airway obstruction associated with transesophageal echocardiography in a patient with a giant aortic pseudoaneurysm. Anesth Analg. 2002;95(3):558-560.
13. Augoustides JG, Szeto WY, Bavaria JE. Advances in aortic valve repair: focus on functional approach, clinical outcomes, and central role of echocardiography. J Cardiothorac Vasc Anesth. 2010;24(6):1016-1020.
14. Natsis KI, Tsitouidis IA, Didagelos MV, et al. Anatomical variations in the branches of the human aortic arch in 633 angiographies: clinical significance and literature review. Surg Radiol Anat. 2009;31(5):319-323.
15. Jakanani GC, Adair W. Frequency of variations in aortic arch anatomy depicted on multidetector CT. Clin Radiol. 2010;65(6):481-487.
16. Desai ND, Szeto WY. Complex aortic arch aneurysm and dissections: hybrid techniques for surgical and endovascular therapy. Curr Opin Cardiol. 2009;24(6):521-527.
17. Rizvi AZ, Murad MH, Fairman RM, et al. The effect of left subclavian artery coverage on morbidity and mortality in patients undergoing thoracic aortic interventions: a systematic review and meta-analysis. J Vasc Surg. 2009;50(5):1159-1169.
18. Matsumura JS, Lee WA, Mitchell RS, et al. The Society for Vascular Surgery practice guidelines: management of left subclavian artery with thoracic endovascular aortic repair. J Vasc Surg. 2009;50(5):1155-1158.
19. Bavaria JE, Milewski RK, Baker J, et al. Classic hybrid evolving approach to distal arch aneurysms: toward the zone zero solution. J Thorac Cardiovasc Surg. 2010;140(suppl 6):S77-S80.
20. Cheung AT, Pochettino A, McGarvey ML, et al. Strategies to manage paraplegia risk after endovascular stent repair of descending thoracic aortic aneurysms. Ann Thorac Surg. 2005;80(4):1280-1288.
21. Ullery BW, Wang GJ, Low D, et al. Neurological complications of thoracic endovascular aortic repair. Semin Cardiothorac Vasc Anesth. 2011;15(4):123-140.
22. Johnston KW, Rutherford RB, Tilson MD, et al. Suggested standards for reporting on arterial aneurysms. Subcommittee on Reporting Standards for Arterial Aneurysms, Ad Hoc Committee on Reporting Standards, Society for Vascular Surgery and North American Chapter, International Society for Cardiovascular Surgery. J Vasc Surg. 1991;13(3):452-458.
23. Roman MJ, Devereux RB, Kramer-Fox R, et al. Two-dimensional echocardiographic aortic root dimensions in normal children and adults. Am J Cardiol. 1989;64(8):507-512.
24. Cholley BP, Shroff SG, Korcarz C, et al. Aortic elastic properties with transesophageal echocardiography with automated border detection: validation according to regional differences between proximal and distal descending thoracic aorta. J Am Soc Echocardiogr. 1996;9(4):539-548.
25. Petrini J, Yousry M, Rickenlund A, et al. The feasibility of velocity vector imaging by transesophageal echocardiography for assessment of elastic properties of the descending aorta in aortic valve disease. J Am Soc Echocardiogr. 2010;23(9):985-992.
26. Beique FA, Joffe D, Tousignant G, et al. Echocardiography-based assessment and management of atherosclerotic disease of the thoracic aorta. J Cardiothorac Vasc Anesth. 1998;12(2):206-220.
27. Osranek M, Pilip A, Patel PR, et al. Amounts of aortic atherosclerosis in patients with aortic stenosis as determined by transesophageal echocardiography. Am J Cardiol. 2009;103(5):713-717.
28. Golledge J, Eagle KA. Acute aortic dissection. Lancet. 2008;372(9632):55-66.
29. Nienaber CA, Powell JT. Management of acute aortic syndromes. Eur Heart J. 2012;33(1):26-35.
30. Shiga T, Wajima Z, Apfel CC, et al. Diagnostic accuracy of transesophageal echocardiography, helical computed tomography, and magnetic resonance imaging for suspected thoracic aortic dissection: systematic review and meta-analysis. Arch Intern Med. 2006;166(13):1350-1356.
31. Moore AG, Eagle KA, Bruckman D, et al. Choice of computed tomography, transesophageal echocardiography, magnetic resonance imaging, and aortography in acute aortic dissection: International Registry of Acute Aortic Dissection (IRAD). Am J Cardiol. 2002;89(10):1235-1238.
32. Km Harris, Strauss CE, Eagle KA, et al. Correlates of delayed recognition and treatment of acute type A aortic dissection: the International Registry of Acute Aortic Dissection (IRAD). Circulation. 2011;124(18):1911-1918.
33. Bonser RS, Ranasinghe AM, Loubani M, et al. Evidence, lack of evidence, controversy and debate in the provision and performance of the surgery of acute type A dissection. J Am Coll Cardiol. 2011;58(24):2455-2474.
34. Augoustides JG, Geirsson A, Wy Szeto, et al. Observational study of mortality risk stratification by ischemic presentation in patients with acute type A aortic dissection: the Penn classification. Nat Clin Pract Cardiovasc Med. 2009;6(2):140-146.
35. Olsson C, Hillebrandt CG, Liska J, et al. Mortality in acute type A aortic dissection: validation of the Penn classification. Ann Thorac Surg. 2011;92(4):1376-1382.
36. Augoustides JG, Szeto WY, Desai ND, et al. Classification of acute type A dissection: focus on clinical presentation and extent. Eur J Cardiothorac Surg. 2011;39(4):519-522.
37. Erbel R, Alfonso F, Boileau C, et al. Diagnosis and management of aortic dissection. Eur Heart J. 2001;22(18):1642-1681.
38. Sl Lansman, Saunders PC, Malekan R, et al. Acute aortic syndrome. J Thorac Cardiovasc Surg. 2010;140(suppl 6):S92-S97.
39. Vilacosta I, Aragoncillo P, Canadas V, et al. Acute aortic syndrome: a new look at an old conundrum. Heart. 2009;95(14):1130-1139.
40. Pelzel JM, Braverman AC, Hirsch AT, et al. International heterogeneity in diagnosing frequency and clinical outcomes of ascending aortic intramural hematoma. J Am Soc Echocardiogr. 2007;20:1260-1268.
41. Baikoussis NG, Apostolakis EE, Papakonstantinou NA, et al. The implications of vasa vasorum in surgical diseases of the aorta. Eur J Cardiothorac Surg. 2011;40(2):412-417.
42. Nathan DP, Boon W, Lai E, et al. Presentation, complications, and natural history of penetrating atherosclerotic ulcer disease. J Vasc Surg. 2012;55(1):10-15.
43. Movsowitz HD, Levine RA, Hilgenberg AD, et al. Transesophageal echocardiographic description of the mechanisms of aortic regurgitation in acute type A aortic dissection: implications for aortic valve repair. J Am Coll Cardiol. 2000;36(3):884-890.
44. Keane MG, Wiegers SE, Yang E, et al. Structural determinants of aortic regurgitation in type A dissection and the role of valvular resuspension as determined by intraoperative transesophageal echocardiography. Am J Cardiol. 2000;85(5):604-610.
45. Geirsson A, Szeto WY, Pochettino A, et al. Significance of malperfusion syndromes prior to contemporary surgical repair for acute type A dissection: outcomes and need for additional revascularizations. Eur J Cardiothorac Surg. 2007;32(2):255-262.
46. Augoustides JG, Kohl BA, Harris H, et al. Color-flow Doppler recognition of intraoperative brachiocephalic malperfusion during operative repair of acute type A aortic dissection: utility of transcutaneous carotid artery ultrasound scanning. J Cardiothorac Vasc Anesth. 2007;21(1):81-84.
47. Inoue Y, Takahashi R, Ueda T, et al. Synchronized epiaortic two-dimensional and color Doppler

echocardiographic guidance enables routine ascending aortic cannulation in type A acute aortic dissection. *J Thorac Cardiovasc Surg.* 2011;141(2):354-360.

48. Attaran S, Safar M, Saleh HZ, et al. Cannulating a dissecting aorta using ultrasound-epiaortic and transesophageal guidance. *Heart Surg Forum.* 2011;14(6):E373-E375.

49. Starnes BW, Lundgren RS, Gunn M, et al. A new classification scheme for treating blunt aortic injury. *J Vasc Surg.* 2012;55(1):47-54.

50. Jl Januzzi, Sabatine MS, Eagle KA, et al. Iatrogenic aortic dissection. *Am J Cardiol.* 2002;89(5):623-626.

51. Williams ML, Sheng S, Gammie JS, et al. Aortic dissection as a complication of cardiac surgery: report from the Society of Thoracic Surgeons database. *Ann Thorac Surg.* 2010;90(6):1812-1816.

52. Williams JB, Andersen ND, Bhattacharya SD, et al. Retrograde ascending aortic dissection as an early complication of thoracic endovascular aortic repair*J Vasc Surg.* 2012:[Epub ahead of print].

53. Elefteriades J. Indications for aortic replacement. *J Thorac Cardiovasc Surg.* 2010;140(suppl 6):S5-S9.

54. Augoustides JG, Palppert T, Bavaria JE. Aortic decision making in the Loeys-Dietz syndrome: aortic root aneurysm and a normal caliber ascending aorta and aortic arch. *J Thorac Cardiovasc Surg.* 2009;138(2):502-503.

55. Augoustides JG, Szeto WY, Bavaria JE. Advances in aortic valve repair: focus on functional approach, clinical outcomes, and central role of echocardiography. *J Cardiothorac Vasc Anesth.* 2010;24(6):1016-1020.

56. Guo HW, Sun XG, Xu JP, et al. A new and simple classification for the non-coronary sinus of Valsalva aneurysm*Eur J Cardiothorac Surg.* 2011;40(5):1047-1051:2011.

57. Kerhar PG, Laniewar CP, Mishra N, et al. Transcatheter closure of ruptured sinus of Valsalva aneurysm using the Amplatz duct occluder: immediate results and mid-term follow-up. *Eur Heart J.* 2010;31(23):2881-2887.

58. Augoustides JG, Wolfe Y, Ek Walsh, et al. Recent advances in aortic valve disease: highlights from a bicuspid aortic valve to transcatheter aortic valve replacement. *J Cardiothorac Vasc Anesth.* 2009;23(4):569-576.

59. Hi Michelena, Khanna AD, MahoneyD, et al. Incidence of aortic complications in patients with bicuspid aortic valves. *JAMA.* 2011;306(10):1104-1112.

60. Fazel SS, Mallidi HR, Lee RS, et al. The aortopathy of bicuspid aortic valve disease has distinctive patterns and usually involves the transverse aortic arch. *J Thorac Cardiovasc Surg.* 2008;135(4):901-907.

61. Park CB, Kl Greason, Suri KL, et al. Fate of nonreplaced sinuses of Valsalva in bicuspid aortic valve disease. *J Thorac Cardiovasc Surg.* 2011;142(2):278-284.

62. Rouseau H, Chabbert V, Maracher MA, et al. The importance of imaging assessment before endovascular repair of thoracic aorta. *Eur J Vasc Endovasc Surg.* 2009;38(4):408-421.

63. Roselli EE, Soltesz EG, Mastracci T, et al. Antegrade delivery of stent grafts to treat complex thoracic aortic disease. *Ann Thorac Surg.* 2010;90(2):539-546.

64. Szeto WY, Augoustides JG, Desai ND, et al. Cerebral embolic exposure during transfemoral and transapical transcatheter aortic valve replacement. *J Card Surg.* 2011;26(4):348-354.

65. Gutsche JT, Cheung AT, McGarvey ML, et al. Risk factors for perioperative stroke after thoracic endovascular aortic repair. *Ann Thorac Surg.* 2007;84(4):1195-1200.

66. Hillis ID, Smith PK, Anderson JL, et al. 2011 ACCF/AHA guidelines for coronary artery bypass graft surgery: a report of the American College of Cardiology Foundation/American heart Association Task Force on Practice Guidelines. *J Thorac Cardiovasc Surg.* 2012;143(1):4-34.

67. Augoustides JG, Harris H, Pochettino A. Direct innominate artery cannulation in acute type A dissection and severe aortic atheroma. *J Cardiothorac Vasc Anesth.* 2007;21(5):727-729.

68. Oliver JM, Alonso-Gonzalez R, Gonzalez AE, et al. Risk of aortic root or ascending aorta complications in patients with bicuspid aortic valve with and without coarctation of the aorta. *Am J Cardiol.* 2009;104(7):1001-1006.

69. Borger MA, David TE. Management of the valve and ascending aorta in adults with bicuspid aortic valve disease. *Semin Thorac Cardiovasc Surg.* 2005;17(2):143-147.

70. von Kodolitsch Y, Aydin MA, Koschyk DH, et al. Predictors of aneurysmal formation after surgical correction of aortic coarctation. *J Am Coll Cardiol.* 2002;39(4):617-624.

71. von Kodolitsch Y, Aydin AM, Bernhardt AM, et al. Aortic aneurysms after correction of aortic coarctation: a systematic review. *Vasa.* 2010;39(1):3-16.

72. Perloff JK. The variant associations of the aortic isthmic coarctation. *Am J Cardiol.* 2010;106(7):1038-1041.

73. Yazar O, Budts W, Maleux G, et al. Thoracic endovascular aortic repair for treatment of late complications after aortic coarctation repair. *Ann Vasc Surg.* 2011;25(8):1005-1011.

74. Rousou AJ, Haddadin AS, Badescu G, et al. Surgical repair of pulmonary artery dissection. *Eur J Cardiothorac Surg.* 2010;38(6):805.

75. Meng J, Qian Y, Xiao X. Eisenmenger syndrome complicated by pulmonary artery dissection*Thorac Cardiovasc Surg.* 2012:[Epub ahead of print].

76. Khush KK, Randhawa R, Israel E. A full house: complications from an uncorrected patent ducts arteriosus. *Curr Cardiol Rep.* 2005;7(4):310-313.

77. Zhao Y, Li ZA, Henein MY. PDA with Eisenmenger complicated by pulmonary artery dissection. *Eur J Echocardiogr.* 2010;11(8):E32.

78. Cohen GI, White M, Sochowski RA, et al. Reference values for normal adult transesophageal echocardiographic measurements. *J Am Soc Echocardiogr.* 1995;8(3):221-230.

79. Araujo I, Escribano P, Lopez-Gude MJ, et al. Giant pulmonary artery aneurysm in a patient with vasoreactive pulmonary hypertension: a case report. *BMC Cardiovasc Disord.* 2011;11:64.

80. Matsuo S, Sato Y, Higashida R, et al. A giant pulmonary artery aneurysm associated with infundibular pulmonary stenosis. *Cardiovasc Revasc Med.* 2008;9(3):188-189.

81. Piveta RB, Al Arruda, Rodrigues AC, et al. Rupture of a giant aneurysm of the pulmonary artery caused by schistosomiasis. *Eur Heart J.* 2012:[Epub ahead of print].

82. Terra RM, Fernandez A, Bammann RH, et al. Pulmonary artery sarcoma mimicking a pulmonary artery aneurysm. *Ann Thorac Surg.* 2008;86(4):1354-1355.

83. Koch A, Mechtersheimer G, Tochtermann U, et al. Ruptured pseudoaneurysm of the pulmonary artery–rare manifestation of a primary pulmonary artery sarcoma. *Interact Cardiovasc Thorac Surg.* 2010;10(1):120-121.

84. Muthiatu N, Raju V, Muthubaskaran V, et al. Idiopathic pulmonary artery aneurysm with pulmonary regurgitation. *Ann Thorac Surg.* 2010;90(6):2049-2051.

85. Frary G, Hasselman T, Patel P. Atypical left ventricular outflow tract aneurysm diagnosed by three-dimensional echocardiography. *Cardiol Young.* 2012:[Epub ahead of print].

86. Carod-Artal FJ, Gascon J. Chagas disease and stroke. *Lancet Neurol.* 2010;9(5):533-542.

87. Adhyapak SM, Parachuri VR. Architecture of the left ventricle: insights for optimal surgical ventricular restoration. *Heart Failure Rev.* 2010;15(1):73-83.

88. Grimaldi A, Castiglioni A, De Bonis M, et al. Large left ventricular aneurysm. *J Thorac Cardiovasc Surg.* 2011;142(4):940-941.

89. Boyd WC, Rosengard TK, Hartman GS. Isolated left ventricular diverticulum in an adult. *J Cardiothorac Vasc Anesth.* 1999;13(4):468-470.

90. Dor V, Civaia F, Alexandrescu C, et al. The postmyocardial infarction scarred ventricle and congestive heart failure: the preeminence of magnetic resonance imaging for preoperative, intraoperative, and postoperative assessment. *J Thorac Cardiovasc Surg.* 2008;136(6):1405-1412.

91. Marsan NA, Westenberg JJM, Roes SD, et al. Three-dimensional echocardiography for the preoperative assessment of patients with left ventricular aneurysm. *Ann Thorac Surg.* 2011;91(1):113-121.

92. Mukdaddirov M, Demaria RG, Perrault LP, et al. Reconstructive surgery of postinfarction left ventricular aneurysms: techniques and unsolved problems. *Eur J Cardiothorac Surgery.* 2008;34(2):256-261.

93. Jackson BM, Gorman RC. Invited commentary. *Ann Thorac Surg.* 2011;91(1):121-122.

94. Zoffoli G, Mangino D, Venturini A, et al. Diagnosing left ventricular aneurysm from pseudoaneurysm: a case report and a review of the literature. *J Cardiothorac Surg* 4:11

95. Karas TZ, Gregoric ID, Frazier OH, et al. Delayed left ventricular pseudoaneurysms after left ventricular aneurysm repairs with the CorRestore Patch. *Ann Thorac Surg.* 2007;84(1):266-269.

96. Woo YJ, McCormick RC. Transventricular mitral valve operations. *Ann Thorac Surg.* 2011;92(4):1501-1503.

97. Makkuni P, Koller MN, Fiqueredo VM. Diverticular and aneurysmal structures of the left ventricle in adults: report of a case within the context of a literature review. *Tex Heart Inst J.* 2010;37(6):699-705.

98. Urgesi R, Zampaletta C, Masini A, et al. A spontaneous right ventricular thrombus in a patient with ulcerative colitis and protein C deficiency: a review with a case report. *Eur Rev Med Pharmacol Sci.* 2010;14(5):455-463.

99. Kanemitsu S, Miyake Y, Okabe M. Surgical removal of a left ventricular thrombus associated with cardiac sarcoidosis. *Interact Cardiovasc Thorac Surg.* 2008;7(2):333-335.

100. Berdajs DA, Ruchat P, Tozzi PT, et al. Acute Leriche syndrome due to thrombus of the left ventricle. *Eur J Cardiothorac Surg.* 2011;39(3):423.

101. Thunberg CA, Gaitan BD, Arabia FA, et al. Ventricular assist devices today and tomorrow. *J Cardiothorac Vasc Anesth.* 2010;24(4):656-680.

102. Zacharias A. Repair of spontaneous rupture of the posterior wall of the left ventricle after mitral valve replacement. *Oper Tech Thor Cardiovasc Surg.* 2003;8(1):36-41.

103. Lawton JS, Deshpande SP, Zanaboni PB, et al. Spontaneous atrioventricular groove disruption during off-pump coronary artery bypass grafting. *Ann Thorac Surg.* 2005;79(1):339-341.

104. Turkoz R, Gulcan O, Uguz E, et al. Mitral valve replacement after application of atrial appendix flap in endocarditis with posterior annular abscess. *Eur J Cardiothorac Surg.* 2004;26(4):837-838.

105. Feindel CM, Tufail Z, David TE, et al. Mitral valve surgery in patients with extensive calcification of the mitral annulus. *J Thorac Cardiovasc Surg.* 2003;126(3):777-782.

106. Augoustides JG, Hosalkar H, Lin J. Echocardiographic-directed decision making for mitral valve endocarditis. *J Cardiothorac Vasc Anesth.* 2005;19(5):646-649.

107. Benisty J, Roller M, Sahar G, et al. Iatrogenic left ventricular–right atrial fistula following mitral valve replacement and tricuspid annuloplasty: diagnosis by transthoracic and transesophageal echocardiography. *J Heart Valve Dis.* 2000;9(5):732-735.

108. Sun X, Yang C, Zhou G, et al. Acquired left ventricular–right atrial communication following mitral valve replacement. *J Heart Valve Dis.* 2010;19(6):801-802.

109. Mahmood F, Swaminathan M. Postinfarction ventricular septal defects: surgical or percutaneous closure–between a rock and a hard place. *J Cardiothorac Vasc Anesth.* 2011;25(6):1217-1218.

110. Kulkarni M, Conte Ah, Huang A, et al. Coronary artery disease, acute myocardial infarction, and a newly developing ventricular septal defect: surgical repair or percutaneous closure. *J Cardiothorac Vasc Anesth* 25(6): 1213-16

111. Stein E, Daigle S, Weiss SJ, et al. Successful management of a complicated traumatic ventricular septal defect. *J Cardiothorac Vasc Anesth.* 2011;25(3):547-552.

112. Attia R, Blauth C. Which patients might be suitable for a septal occlude device closure of postinfarction ventricular septal rupture rather than immediate surgery? *Interactive Cardiovasc Thorac Surg.* 2010;11(5):626-629.

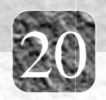

20

心内膜炎

MARTIN E. GOLDMAN

翻译:于晖　都义日　校对:汪红　审阅:郭翔　彭勇刚

感染性心内膜炎(infective endocarditis,IE)是一种累及心脏或血管内皮层的感染性疾病。IE可发生在任何内皮细胞覆盖的表面,包括乳头肌、心房或心室壁、肺动脉、或者人工瓣膜或导管、心脏起搏器,以及植入式自动心脏复律除颤器(automatic implantable cardioverter-defi-Brillators,AICDs)等植入装置的内皮化表面,而心脏瓣膜特别易感[1,2]。器质性结构心脏病是 IE 最常见的危险因素,包括获得性心脏瓣膜病、先天性畸形、人工心脏瓣膜和植入装置。

超声心动图是诊断 IE 以及识别潜在并发症的首选成像技术[3-5]。一旦血液培养和超声心动图确诊IE,合理使用杀菌抗生素及手术(如果有指征)能减少IE 导致的病残率及病死率。未识别未治疗的 IE,通常是致命的[6]。IE 患者围术期必须行超声心动图检查以帮助外科医生评估和治疗[7]。

美国心脏协会(AHA)估计全美 IE 每年新发病例数在 1 万~1.5 万例[8]。IE 的病理生理机制是血液从一个相对高压区域流向一个较低压区域。如果雷诺数超出临界值,就会产生湍流,并导致内皮损伤形成易感灶,利于菌血症或真菌血症中的黏附病原体侵入并造成感染。作为天然免疫反应的一部分纤维蛋白、血小板和炎性细胞等黏附因子被吸引到感染表面,形成一个异源不规则网状物即赘生物。赘生物通常位于高速湍流的低压侧,位于二尖瓣或三尖瓣反流的心房侧,主动脉瓣或肺动脉瓣反流的心室侧,二尖瓣狭窄的心室侧,或主动脉瓣狭窄的主动脉侧(图 20-1、图 20-2)。类似的,如果存在左向右分流的室间隔缺损(VSD),赘生物会出现在低压一侧,在此种特定情况下,位于缺损的右心室一侧。房间隔缺损(ASD)通常缺损的两侧都是低压,因而不会产生湍流喷射,发展为心内膜炎的可能性非常低。

超声心动图确诊心内膜炎是通过经胸(TTE)或经食管超声心动图(TEE)检查到赘生物,图像表现为一个不规则形状性团块回声,无蒂或有蒂,可移动或固定,纤维条索性的或分叶状的,而且与下面的瓣膜或心

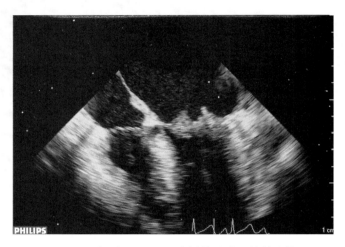

图 20-1　四腔心切面可见二尖瓣前后叶上的赘生物

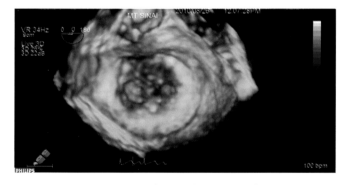

图 20-2　和图 20-1 相同切面的瓣膜 3D 成像,在交界处与 A2 处均能看到赘生物

内膜组织之间有明显不同的界限和回声(组织密度)。感染可能累及到瓣叶或其支持组织。任何附着或黏附在植入性心脏装置上的心内膜表面也可成为赘生物滋生的场所。

超声心动图还可以诊断 IE 的并发症包括脓肿形成、腱索或乳头肌断裂、瓣叶或主动脉窦穿孔、人工瓣膜分离、瘘管形成以及化脓性心包炎(图 20-3)。赘生物的鉴别诊断包括疣状心内膜炎病变(Libman-Sacks lesions),这是一种非细菌性血栓性病变,见于炎症性疾病,例如可见于高达 18% 的系统性红斑狼疮患者[9-10]。这些底部较宽的病变可能发生在瓣叶的基底

部分(与血流所致的喷射损伤没有必然关联),而且通常是无蒂的。消耗性心内膜炎(Marantic endocarditis)也可能发生在诸如黑色素瘤的晚期肿瘤患者当中,尤其是恶性肿瘤合并发热心很难与内膜炎患者区分开。兰伯式赘生物(Lambl excrescences)较小,呈纤维条索状,通常见于主动脉瓣叶接合点,源于机械损伤。它们也可能出现在二尖瓣(MV)上。

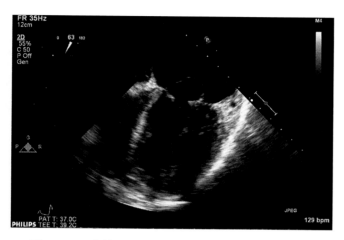

图 20-3　二尖瓣交界区切面显示瓣叶动脉瘤及前叶穿孔

杜克标准

诊断 IE 的杜克标准最初发表于 1994 年,修订于 2000 年,诊断心内膜炎的两个主要标准之一包括 TTE 或 TEE 记录到的心内膜涉及阳性,另一标准为血培养阳性(框 20-1)[3,11,12]。次要标准包括更广泛的临床表现:易患心脏病,体温升高/发热,血管征象,免疫学表现以及某些微生物学发现。该标准还定义了三个诊断类别:①通过病理或临床标准得出的"明确诊断";②"可能诊断"以及③"排除诊断"[3]。其中"可能诊断"被定义为至少有一个主要标准和一个次要标准或三个次要标准[11]。

杜克标准也同样在静脉注射毒品者(intravenous drug user,IVDU)人群中得到验证,右心侧心内膜炎,尤其是累及三尖瓣的病例在这些人群中比在非静脉注射毒品人群(non-IVDU)中发生率高出很多[13]。确诊 IE 的 IVDU 患者与那些可能感染心内膜炎的患者相比更易出现血管征象(动脉栓塞、脓毒性肺梗死、真菌性动脉瘤,颅内出血或詹韦氏损害)以及胸片上多个阴影。

IE 的临床表现也可能不十分明显,而且多达 30% 的病例血培养可能是阴性的,因此超声心动图对于明确诊断十分重要。心内膜炎血培养阴性通常是由于在

框 20-1　感染性心内膜炎诊断杜克标准的主要及次要标准

主要标准

- 感染性心内膜炎血培养阳性。缺乏原发感染灶,两次不同时间的血培养中获得感染性心内膜炎的典型病原体:
  - 草绿色链球菌
  - 牛链球菌,包括营养变异株
  - HACEK 群组—嗜血杆菌属,伴放线菌放线杆菌,人心杆菌,埃肯菌群以及金格杆菌
  - 社区获得性金黄色葡萄球菌或肠球菌
- 血培养持续阳性定义为得到的病原体与感染性心内膜炎的微生物类型一致:
  - 血培养至少间隔 12 小时　或者
  - 所有 3 份血培养或 4 份中的大部分或更多独立的血培养中,第一份和最后一份至少间隔 1 小时
- 心内膜受累的证据
- 感染性心内膜炎超声心动图阳性结果:
  - 在瓣膜或其根部结构或反流道或植入材料上出现心内摆动的赘生物,而且缺乏可替代的解剖性解释　或者
  - 脓肿　或者
  - 人工瓣膜出现新发部分脱离　或者
  - 新发瓣膜反流(原有杂音的增强或改变还不够)

次要标准

- 易感性:易感心脏疾病或静脉注射毒品者
- 发热:体温 38℃
- 血管征象:大动脉栓塞、脓毒性肺梗塞、真菌性动脉瘤、颅内出血、结膜出血、詹韦氏损伤
- 免疫学表现:肾小球肾炎、Osler 结、Roth 斑、类风湿因子
- 微生物依据:阳性血培养结果但不符合上述主要标准(不包括单份凝固酶阴性葡萄球菌和不引起心内膜炎的微生物的阳性血培养)或符合感染性心内膜炎的微生物活动性感染的血清学证据
- 超声心动图:符合感染性心内膜炎,但未达到上述主要标准

摘自 Durack DT,Lukes AS,Bright DK. New criteria for diagnosis of infective endocarditis:utilization of specific echocardiographic findings. Duke Endocarditis Service. Am J Med. 1994;96;200-209.

血培养采集标本之前进行经验性抗生素治疗,或是由于真菌或难养(微)生物所致。在 759 例血培养阴性的心内膜炎患者中,62.7% 的患者随后找到致病微生物(包括链球菌、Q 热和巴尔通体感染),2.5% 的患者确定为非感染性因素所致(特别是肿瘤或自身免疫性疾病)[14]。

经胸与经食管超声心动图

随着科技的进步,微小至 1～2mm 的赘生物也能

通过 TTE 在自体瓣膜上检查到。然而,在 20% 到 40% 的成人患者中 TTE 可能不足以明确疑似心内膜炎的诊断[6]。二维(2D)TTE 检测心内膜炎的敏感度是 29% 至 65%,特异度为 90%,因此,可作为临床上低度疑似 IE 的初步筛选检查[15]。由于声影,人工或植入性装置可能难以通过 TTE 进行全面评估。对于 IE 的检测,TEE 具有更高的敏感度(85% 到 98%),特异度高于 90%,这是因为探头高频(7MHz,而 TTE 为 2~4MHz),而且 TEE 探头在心后位更接近心脏,不需要像 TTE 那样超声波要穿透胸壁和肺。对于自体瓣膜患者,TEE 的阴性预测值接近 100%,但由于声影,人工瓣膜的赘生物可能探测不到。在最近一项针对 511 名患者的研究中 TEE 发现的赘生物中只有 45% 被 TTE 发现[15]。因此,TEE 应该作为初筛检查用于所有置换了人工瓣膜的患者、TTE 可能操作困难或安装了植入性心脏装置的患者。

根据 2011 年合理使用超声心动图的标准指南,TTE 在以下情况中获得了 9 分(可获得的最高分):对血培养阳性或新出现杂音的疑似心内膜炎进行初始评估,以及对临床情况或心脏检查出现变化或存在进展性并发症的高危患者进行 IE 的再评估[16]。在诊断 IE 时,TEE 也获得了 9 分的适宜使用分数以及中度至高度检验可能性(葡萄球菌菌血症、真菌血症、人工心脏瓣膜或心内装置)。

内置血液透析导管、心脏起搏器或 AICD 的患者可能出现右心房、三尖瓣或右心室内的心内膜糜烂及附壁血栓,这些情况又可发生重叠感染,导致心内膜炎[17]。另外,壁性心内膜炎可以发生在室间隔的右心室一侧或室间隔缺损(VSD)喷射的对侧壁上。在进行 TEE 检查时,必须仔细查看这些结构,因为它们可能在 TTE 上较难探测。

TEE 假阴性的情况包括瓣膜或二尖瓣环上的纤维钙化病变、屏蔽声波的人工瓣膜、微小的病变以及部分治疗的感染。假阳性可能是由于二尖瓣软组织增生、腱索断裂、兰伯氏赘生物、血栓以及瓣膜或瓣环的纤维钙化变性所致。对于心内膜炎可能性高的患者,TEE 具有较好的成本效益[18]。

欧洲超声心动图学会最近建议将 TTE 作为疑似 IE 患者的首选检查方法,对于临床高度疑似 IE 并且 TTE 正常的患者应进行 TEE 检查。多数疑似 IE 的成年患者,即便是 TTE 阳性,也应进行 TEE 检查,以评估病情的严重程度和潜在的并发症。初始检查阴性而临床仍高度疑似 IE 的病例,建议在 7 至 10 天内重复进行 TTE/TEE 检查。高质量 TTE 检查明确阴性、临床

低度疑似 IE 的患者不需要进行 TEE 检查[7]。

最近英国抗微生物化学治疗学会工作组的一份论文提出超声心动图诊断 IE 的实用流程(图 20-4)[19]。

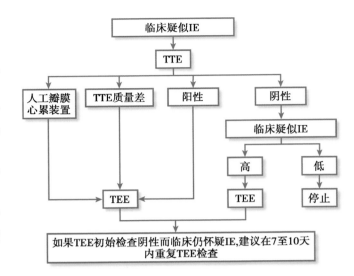

图 20-4　疑似感染性心内膜炎(IE)的超声心动图检查指征。在高质量 TTE 检查明确为单纯右心系自体瓣膜 IE 时,TEE 检查是非必需的(摘自 Gould FK, Denning DW, Elliott TS, et al. Guidelines for the diagnosis and anti-biotic treatment of endocarditis in adults: a report of the Working Party of the British Society for Antimicrobial Chemotherapy. J Antimicrob Chemother. 2012; 67: 269-289.)

▣ 感染性心内膜炎并发症

IE 并发症的发生率在自体瓣膜患者是 30% 到 40%,人工瓣膜患者是 60% 到 80%。最常见的并发症是与瓣膜功能不全有关的心脏衰竭,可能占心内膜炎患者死亡人数的 90%[6]。

超声心动图对于 IE 并发症的检测是非常有价值的,如心室或瓣膜功能障碍、心脏衰竭、脓肿形成以及栓塞。瓣叶上赘生物的存在会影响对合,引起反流,如果赘生物足够大,甚至会阻碍血流前行,产生相对的狭窄。严重的反流也会引起心室功能障碍以及心腔内压力增高,进而导致肺淤血。以上所有病症都可以通过超声心动图检查到。

检查脓肿时,TEE 较 TTE 更为敏感,脓肿即组织坏死以及脓性物质的区域(图 20-5)。脓肿可导致心脏传导阻滞、瘘形成、化脓性心包炎、人工瓣膜脱离以及假性动脉瘤。脓肿的存在可通过与其下心肌层不同的回声被发现,通常与感染瓣膜毗邻。主动脉瓣环或二尖瓣环若出现体积增加或液化和无回声区域,强烈提示脓肿形成。主动脉根部的脓肿多发生于无冠窦/

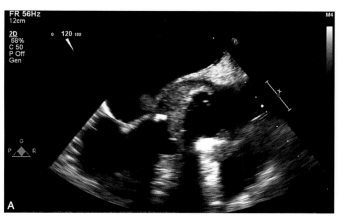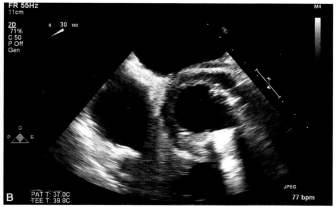

图 20-5　**A**,左心室长轴切面显示主动脉生物瓣膜心内膜炎伴瓣环脓肿。注意瓣膜在心动周期中的摇摆运动;**B**,主动脉瓣短轴显示瓣环脓肿

左心房缘,该处缺乏纤维环支撑。

　　一项为期 5 年的研究采用修订版杜克标准确诊了 115 例 IE 患者,他们均接受了 TEE 检查与心脏手术,围术期发现脓肿病例 44 例(占 38%);其中仅有 21 例(48%)是通过 TEE 检查出的[20]。在漏诊的脓肿患者中,61% 的患者脓肿位于二尖瓣后瓣环,被钙化遮蔽。与术前检测出脓肿的患者相比,漏诊患者手术治疗延误时间明显增加($P = 0.04$),但死亡率没有明显增加($P = 0.2$)[20]。

　　主动脉和心腔瘘管形成是一种不常见但是极为严重的 IE 并发症,能够加速血流动力学不稳定。在一项针对 4681 例 IE 的回顾性多中心研究中,自体瓣膜 IE 患者中有 1.8% 的病例发现瘘管,而人工瓣膜 IE 患者中为 3.5%[21]。TTE 和 TEE 在病例中发现瘘管的比例分别为 53% 和 97%。78% 的病例检测出瓣周脓肿,主动脉窦的三个窦出现瘘管的概率相似,且四个心腔出现瘘管的概率也相似。62% 的病例发展为心力衰竭,66 名患者进行了手术治疗,总体人群死亡率为 41%[21]。

　　IE 最严重的并发症之一是栓塞事件,会导致动脉闭塞、中风、器官缺血或肢体坏死。在一项欧洲多中心前瞻性研究中,纳入了连续 384 名有 TEE 检查结果、确诊为 IE(根据杜克标准)的患者(年龄为 57 + 17岁),131 例(34.1%)出现栓塞,28 例(占 7.3%)在抗生素治疗后出现栓子[22]。感染金黄色葡萄球菌或牛链球菌与栓子独立相关。长度大于 10mm 和明显移动的赘生物是新栓子形成的预测因素,即使是校正金黄色葡萄球菌及牛链球菌因素之后。1 年死亡率为 20.6%。在多变量分析中,长度大于 15mm 的赘生物是 1 年死亡率的预测因素(调整相对危险 = 1.8;95%

可信区间,1.10 ~ 2.82,$P = 0.02$)[22]。该分析的结论是发现大的移动赘生物可能需要积极行手术治疗以预防栓塞。

　　在早期研究中,178 名接受 TEE 检查的 IE 患者中的 66 位(37%)发生过一次或更多栓塞事件。赘生物长度大于 10mm(60%, $P < 0.001$)以及存在可移动赘生物(62%, $P < 0.001$)患者的栓塞发生率明显升高。30 例存在高度移动性的大块赘生物(>15mm)(83%, $P < 0.001$)患者,栓塞发生尤其频繁。多变量分析中,栓塞的唯一预测因素即为赘生物长度($P = 0.03$,)以及移动性($P = 0.01$)[23]。

　　赘生物直径大于 10mm 的患者与直径小于等于 10mm 的患者相比,栓塞发生率明显增加;该风险在二尖瓣心内膜炎患者中也高于主动脉瓣心内膜炎患者[24]。然而,单独依据赘生物大小而进行手术的观点是有争议的。

　　瓣叶穿孔要么发生在主要瓣膜部分,是炎症过程侵蚀的直接结果;要么发生在邻近瓣膜上,是高速喷射导致的结果。这种情况在感染的反流性主动脉瓣膜中最常见。直接朝向二尖瓣前叶的高速射流产生高压病变。传导的感染血液会导致脓肿形成以及随后该叶片的穿孔。TEE 测出的穿孔尺寸通常在 2 ~ 7mm,与术中和病理结果高度一致[25]。因此,若遇见主动脉瓣心内膜炎及反流病例,应该通过超声心动图仔细检查二尖瓣,手术中也应彻底检查。

■ 人工瓣膜心内膜炎

　　人工瓣膜 IE 可能难以通过标准 TTE 诊断,使得 TEE 作为首选成像技术[26]。应检查人工瓣膜的所有叶片是否存在过度反流,人工瓣膜不规则可能代表感染性栓子或赘生物以及脓肿形成。人工瓣膜盘的不规则或不协调运动可能代表"黏着的":由于内皮血管翳长入或由于赘生物存在引起瓣膜反流而导致的梗阻。通过瓣膜的血流速度增加可能由于高心输出量(由全身炎症反应导致的结果)和部分梗阻(栓子/赘生物的存在)导致。与自体瓣膜心内膜炎相比,人工瓣膜心内膜炎的预后较差,死亡率在 20% 到 40% 之间[27]。尽管 TTE 能够检测出人工瓣膜不规则,但是初始检测即选用 TEE 能够更加迅速地确诊并检测出人工瓣膜心内膜炎并发症。

心内装置相关的感染

随着心脏起搏器与 AICD 装置置入的增加,有记载的器械感染例数已有显著增加。明确的器械感染的发生率是 1.9/(1000 器械·年)。与植入性标准心脏起搏器患者相比较,AICD 患者 IE 发生率更高[28]。通过检测植入的囊袋和对上腔静脉中的导线进行超声检测,有助于得出诊断结果,同时也要检查右心房、右心耳、三尖瓣、右心室以及右心房游离壁,当导线在右心房内转弯以穿过三尖瓣时可能在这些地方受到阻碍。所有这些都能成为赘生物形成的处所。在梅奥诊所的一系列与植入性设备有关的 IE 病例中,TEE 检测到了所有瓣膜异常的病例,但 TTE 仅检测到一例[28]。同样的,病例中通过 TEE 检测到的导线赘生物达到 80%,但是仅有不到 10% 病例可以通过 TTE 检测到导线赘生物[28]。葡萄球菌种是最常分离得到的病原体。几乎所有患者均采取完全器械摘除与非口服抗生素相结合的治疗方法。

手术需要考虑的因素

术中 TEE 可以明确心内膜炎并发症情况,其结果可能会改变术式。瓣叶的全面恶化将确定需要进行瓣膜置换术,然而一个小的局灶赘生物可能会选择保留瓣膜的手术切除。广泛累及瓣膜或瓣环脓肿可能需要重新将瓣环缝入心房更深的位置,以避免新瓣膜再次感染。

根据美国心脏学会/美国心脏病协会(AHA/ACC)针对心内膜炎的建议,对于威胁生命的充血性心衰及心源性休克患者,需要进行手术治疗且不宜拖延[29]。如果并发症(严重栓塞性脑损伤)或合并症使得患者恢复的前景渺茫,则不建议进行手术。患有瓣

环或主动脉脓肿、心脏传导阻滞、复发性血栓(尽管已接受适当的抗生素治疗)、抗生素治疗耐药以及真菌性心内膜炎的患者建议进行手术治疗。由金黄色葡萄球菌引起的人工瓣膜及自体瓣膜心内膜炎通常都是需要手术的疾病。由损害严重的病原体(例如,金黄色葡萄球菌或真菌)引起的二尖瓣心内膜炎早期实施手术治疗,修复瓣膜是可能的。随着二尖瓣修复技术的手术经验不断增加,二尖瓣心内膜炎的可治愈率变得更高,且可保留自体瓣膜。复发感染或需要人工瓣膜置换的风险似乎较低,但是手术不应延迟到发生瓣膜大面积损坏后再做[30]。

接受华法林抗凝治疗并患有心内膜炎的人工瓣膜患者应该暂停华法林的使用,使用肝素作为替代。此建议更多地与可能的紧急手术相关,与心内膜炎可能发生的出血性并发症无关。如果需要手术,华法林的效果可能已经消失,并且肝素能够被轻易逆转。如果发生神经系统症状,应暂停抗凝治疗,除非通过磁共振成像或计算机断层扫描排除颅内出血。

自体瓣膜心内膜炎的手术治疗

I 类

1. 手术适用于自体瓣膜合并瓣膜狭窄或反流导致心力衰竭的急性 IE 患者。(证据级别:B)

2. 自体瓣膜手术适用于主动脉瓣或二尖瓣反流合并血流动力学证据显示左心室舒张末期压或左心房压升高[例如,二尖瓣提早关闭合并主动脉瓣反流,由连续波多普勒(V 波界值信号)检测出的二尖瓣反流快速递减信号]或者中度或重度肺动脉高压的急性 IE 患者。(证据级别:B)

3. 自体瓣膜手术适用于由真菌或其他高度耐药病原体引起的 IE 患者。(证据级别:B)

4. 自体瓣膜手术适用于有 IE 并发症的患者:心脏传导传导阻滞,瓣环或主动脉脓肿,或具有破坏性的穿透性病变(例如,主动脉窦到右心房,右心室或左心房的瘘管;二尖瓣叶穿孔伴主动脉瓣心内膜炎;或纤维环感染)。(证据级别:B)

IIa 类

自体瓣膜手术适用于复发性栓塞及尽管进行恰当抗生素治疗仍持续生长赘生物的 IE 患者。(证据级别:C)

Ⅱb 类

IE 患者出现直径大于 10mm 的活动性赘生物,无论是否伴有栓子,可考虑自体瓣膜手术(证据级别:C)。伴有充血性心衰、全身重要器官栓塞、超声心动图发现大赘生物的左心系自体瓣膜心内膜炎患者,单独药物治疗结果不理想。一个使用多变量模型的大型队列研究表明,瓣膜手术与 6 个月生存率增加相关。早期进行手术的一个附加的益处可能包括成功的瓣膜修复,尤其是二尖瓣。活动性感染者应当尽可能实施二尖瓣修复而非二尖瓣置换,因为存在人工瓣膜材料感染的风险。如果存在瓣叶穿孔,主动脉瓣通常也都是可以修复的,基于同样的理由,这种方式好于主动脉瓣膜置换。

人工瓣膜的手术治疗

Ⅰ 类

1. 人工瓣膜 IE 患者应当咨询心脏外科医师。(证据级别:C)

2. 手术适用于人工瓣膜 IE 合并心脏衰竭的患者。(证据级别:B)

3. 手术适用于 X 光摄影检查术或超声心动图证明瓣膜脱离的人工瓣膜 IE 患者。(证据级别:B)

4. 手术适用于梗阻增加或反流加重的人工瓣膜 IE 患者。(证据级别:C)

5. 手术适用于出现并发症(例如脓肿形成)的人工瓣膜 IE 患者。(证据级别:C)

Ⅱa 类

1. 手术对于持续性菌血症或尽管进行恰当抗生素治疗仍然复发血栓的人工瓣膜 IE 患者是合理的。(证据级别:C)

2. 手术对于复发性感染的人工瓣膜 IE 患者是合理的。(证据级别:C)

Ⅲ 类

常规手术对于没有并发症的由敏感微生物首次感染引起的人工瓣膜 IE 患者不适用。(证据级别:C)

总结

术后 TEE 检查有助于明确手术干预的完整性,尤

其是在患者离开手术室前发现任何瓣周漏的证据。国际心内膜炎联合数据库协作组是一项多中心国际性登记研究,研究对象均为杜克标准确诊的心内膜炎患者,其中包括 367 例人工瓣膜感染性心内膜炎(PVIE)。临床、微生物学及超声心动图变量被分析以确定与 PVIE 行手术相关的因素。367 位患者中的 148 位(42%)接受了针对 PVIE 的外科治疗。手术治疗与单独药物治疗患者的住院死亡率是相近的。手术治疗效果的独立相关因素包括患者年龄、病原体微生物、心内脓肿以及充血性心力衰竭。经过调整与手术介入有关的因素后发现,脑栓塞和金黄色葡萄球菌感染与住院死亡率独立相关,有明显的趋势显示手术有利于生存[31]。

在心内膜炎诊断方面,3D 超声心动图已有若干优势超越 2D 超声心动图,可以提供 2D 超声心动图所不能单独提供的检测面图像[32-34]。尤其是 3D TEE 成像能够实现人工瓣膜瓣周漏与脱离的区域定位(图 20-6,也见图 20-2)。这种新的成像方式是否有助于提高诊断的准确度仍有待进一步明确。

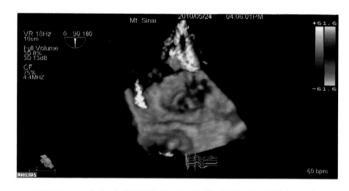

图 20-6 从左心房透视的 3D 成像,从前向后观察二尖瓣人工瓣膜。通过 3D TEE 可以轻易看到瓣周漏的精确解剖位置

参考文献

1. Jain R, Kolias TJ. Three-dimensional transesophageal echocardiography of pacemaker endocarditis. *J Am Coll Cardiol.* Apr 7 2009;53(14):1241.
2. Vincelj J, Barsic B, Rudez I, Unic D, Udovicic M. Echocardiography in detecting implantable cardioverter defibrillator lead endocarditis: case report. *Acta Clin Croat.* Mar 2011;50(1):121-124.
3. Durack DT, Lukes AS, Bright DK. New criteria for diagnosis of infective endocarditis: utilization of specific echocardiographic findings. Duke Endocarditis Service. *Am J Med.* Mar 1994;96(3):200-209.
4. Santise G, D'Ancona G, Mamone G, et al. Echocardiography in acute native aortic valve endocarditis. *J Cardiothorac Vasc Anesth.* Jun 2010;24(3):516-518.
5. Ansari A, Rigolin VH. Infective endocarditis: an update on the role of echocardiography. *Curr Cardiol Rep.* May 2010;12(3):265-271.
6. Paterick TE, Paterick TJ, Nishimura RA, Steckelberg JM. Complexity and subtlety of infective endocarditis. *Mayo Clin Proc.* May 2007;82(5):615-621.
7. Habib G, Badano L, Tribouilloy C, et al. Recommendations for the practice of echocardiography in infective endocarditis. *Eur J Echocardiogr.* Mar 2010;11(2):202-219.
8. Chopra T, Kaatz GW. Treatment strategies for infective endocarditis. *Expert Opin Pharmacother.* Feb 2010;11(3):345-360.
9. Shroff H, Benenstein R, Freedberg R, Mehl S, Saric M. Mitral valve Libman-Sacks endocarditis visualized by real time three-dimensional transesophageal echocardiography. *Echocardiography.* 2012;29(3):E100-101.
10. Galve E, Candell-Riera J, Pigrau C, Permanyer-Miralda G, Garcia-Del-Castillo H. Soler- Soler J. Prevalence, morphologic types, and evolution of cardiac valvular disease in systemic lupus erythematosus. *N Engl J Med.* Sep 29 1988;319(13):817-823.
11. Li JS, Sexton DJ, Mick N, et al. Proposed modifications to the Duke criteria for the diagnosis of infective endocarditis. *Clin Infect Dis.* Apr 2000;30(4):633-638.

12. Tissieres P, Gervaix A, Beghetti M, Jaeggi ET. Value and limitations of the von Reyn, Duke, and modified Duke criteria for the diagnosis of infective endocarditis in children. *Pediatrics.* Dec 2003;112 (6 Pt 1):e467.

13. Palepu A, Cheung SS, Montessori V, Woods R, Thompson CR. Factors other than the Duke criteria associated with infective endocarditis among injection drug users. *Clin Invest Med.* Aug 2002;25(4): 118-125.

14. Fournier PE, Thuny F, Richet H, et al. Comprehensive diagnostic strategy for blood culture-negative endocarditis: a prospective study of 819 new cases. *Clin Infect Dis.* Jul 15 2010;51(2):131-140.

15. Kini V, Logani S, Ky B, et al. Transthoracic and transesophageal echocardiography for the indication of suspected infective endocarditis: vegetations, blood cultures and imaging. *J Am Soc Echocardiogr.* Apr 2010;23(4):396-402.

16. Hendel RC, Berman DS, Di Carli MF, et al. ACCF/ASNC/ACR/AHA/ASE/SCCT/SCMR/SNM 2009 Appropriate Use Criteria for Cardiac Radionuclide Imaging: A Report of the American College of Cardiology Foundation Appropriate Use Criteria Task Force, the American Society of Nuclear Cardiology, the American College of Radiology, the American Heart Association, the American Society of Echocardiography, the Society of Cardiovascular Computed Tomography, the Society for Cardiovascular Magnetic Resonance, and the Society of Nuclear Medicine. *J Am Coll Cardiol.* Jun 9 2009;53(23):2201-2229.

17. Rallidis LS, Komninos KA, Papasteriadis EG. Pacemaker-related endocarditis: the value of transoesophageal echocardiography in diagnosis and treatment. *Acta Cardiol.* Feb 2003;58(1):31-34.

18. Heidenreich PA, Masoudi FA, Maini B, et al. Echocardiography in patients with suspected endocarditis: a cost-effectiveness analysis. *Am J Med.* Sep 1999;107(3):198-208.

19. Gould FK, Denning DW, Elliott TS, et al. Guidelines for the diagnosis and antibiotic treatment of endocarditis in adults: a report of the Working Party of the British Society for Antimicrobial Chemotherapy. *J Antimicrob Chemother.* Feb 2012;67(2):269-289.

20. Hill EE, Herijgers P, Claus P, Vanderschueren S, Peetermans WE, Herregods MC. Abscess in infective endocarditis: the value of transesophageal echocardiography and outcome: a 5-year study. *Am Heart J.* Nov 2007;154(5):923-928.

21. Anguera I, Miro JM, Vilacosta I, et al. Aorto-cavitary fistulous tract formation in infective endocarditis: clinical and echocardiographic features of 76 cases and risk factors for mortality. *Eur Heart J.* Feb 2005;26(3):288-297.

22. Thuny F, Di Salvo G, Belliard O, et al. Risk of embolism and death in infective endocarditis: prognostic value of echocardiography: a prospective multicenter study. *Circulation.* Jul 5 2005;112(1):69-75.

23. Di Salvo G, Habib G, Pergola V, et al. Echocardiography predicts embolic events in infective endocarditis. *J Am Coll Cardiol.* Mar 15 2001;37(4):1069-1076.

24. Mugge A, Daniel WG, Frank G, Lichtlen PR. Echocardiography in infective endocarditis: reassessment of prognostic implications of vegetation size determined by the transthoracic and the transesophageal approach. *J Am Coll Cardiol.* Sep 1989;14(3):631-638.

25. De Castro S, d'Amati G, Cartoni D, et al. Valvular perforation in left-sided infective endocarditis: a prospective echocardiographic evaluation and clinical outcome. *Am Heart J.* Oct 1997;134(4):656-664.

26. Scandura S, Cammalleri V, Caggegi AM, Mignosa C, Tamburino C. Infective endocarditis in mitral mechanical prosthesis: the role of three-dimensional transoesophageal echocardiography. *Eur J Echocardiogr.* Oct 2011;12(10):801.

27. Habib G, Thuny F, Avierinos JF. Prosthetic valve endocarditis: current approach and therapeutic options. *Prog Cardiovasc Dis.* Jan-Feb 2008;50(4):274-281.

28. Sohail MR, Uslan DZ, Khan AH, et al. Infective endocarditis complicating permanent pacemaker and implantable cardioverter-defibrillator infection. *Mayo Clin Proc.* Jan 2008;83(1):46-53.

29. Bonow RO, Carabello BA, Kanu C, et al. ACC/AHA 2006 guidelines for the management of patients with valvular heart disease: a report of the American College of Cardiology/American Heart Association Task Force on Practice Guidelines (Writing Committee to Revise the 1998 Guidelines for the Management of Patients with Valvular Heart Disease): developed in collaboration with the Society of Cardiovascular Anesthesiologists: endorsed by the Society for Cardiovascular Angiography and Interventions and the Society of Thoracic Surgeons. *Circulation.* Aug 1 2006;114(5):e84-231.

30. Zegdi R, Debieche M, Latremouille C, et al. Long-term results of mitral valve repair in active endocarditis. *Circulation.* May 17 2005;111(19):2532-2536.

31. Wang A, Pappas P, Anstrom KJ, et al. The use and effect of surgical therapy for prosthetic valve infective endocarditis: a propensity analysis of a multicenter, international cohort. *Am Heart J.* Nov 2005;150(5):1086-1091.

32. Shapira Y, Weisenberg DE, Vaturi M, et al. The impact of intraoperative transesophageal echocardiography in infective endocarditis. *Isr Med Assoc J.* Apr 2007;9(4):299-302.

33. Lopez-Pardo F, Gonzalez-Calle A, Lopez-Haldon J, Acosta-Martinez J, Rangel-Sousa D, Rodriguez-Puras MJ. Real time three-dimensional transesophageal echocardiography in the anatomical assessment of complex mitral valve regurgitation secondary to endocarditis. *Rev Esp Cardiol.* Feb 2012;65(2):188-190.

34. Liu YW, Tsai WC, Lin CC, et al. Usefulness of real-time three-dimensional echocardiography for diagnosis of infective endocarditis. *Scand Cardiovasc J.* 2009;43(5):318-323.

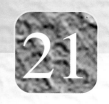

21

心脏肿物、固体、气体物质的影像

PATRICIA M. APPLEGATE I RICHARD L. APPLEGATE II

翻译：于晖 张莹 校对：黄佳鹏 王晟 审阅：彭勇刚 余海

引言

在许多病例，超声心动图观察到的心腔内肿物在得到组织标本以前不能被确诊。重要的是，在超声心动图检查过程中，所看见的正常变异和伪像都可能被误认为是病理性的发现。

心脏假性肿物

很多正常变异可能被误认为是病理性异常，即"假性肿物"。一些心腔内结构很难同心脏肿瘤区分。欧氏瓣（图 21-1）是下腔静脉口（IVC）处的一个不完整的瓣膜。希阿里网是连接右心房界嵴区到欧氏瓣的先天性纤维的残留。它们常常是活动的，可能会套住导管或者导丝。希阿里网通常并不脱垂超过三尖瓣。右心房界嵴是一条肌肉嵴，从上腔静脉（SVC）和 IVC 的右侧开始向头侧延伸至右心耳[1]。调节束是右心室内的正常结构，从前乳头肌延伸到室间隔，是隔缘小梁的一部分[2]。调节束含有右束支传导组织。据报道 Leonardo da Vinci 首先描述了这个结构，称之为"右心

室的连接"[3]。另一个潜在的混淆因素是左心房束带或者游离纤维束带。左心房束带在尸检标本中已被充分认识，不应该和真的三房心混淆。有一篇来自尸检病例的文献报道中记载了一条起源于右心房壁的束带穿过未闭的卵圆孔（PFO）连接到左心房壁以及二尖瓣，向上环绕连接到主动脉瓣，最后到达主动脉[4]。在一些切面上，右心室或者左心室内突出的乳头肌可能显示为心腔内的肿物。类似的，心尖肥厚型心肌病或者明显的心室心肌致密化不全都可能显示出与心脏肿瘤相似[5,6]。明显的心尖小梁形成或者左心室假腱索也可能显示为心腔内肿物或者栓子[7]。

可能和心脏肿瘤混淆的心房发现包括在上肺静脉和左心耳之间的嵴状组织（图 21-2）以及心脏移植时左心房内缝线。突出的房间隔瘤可能被误认为凸出的囊性肿块[8-10]。房间隔脂肪组织浸润，可称为脂肪瘤性房间隔增生（lipomatous atrial septal hypertrophy，LASH），可能表现为心脏肿瘤[11,12]。LASH 是成熟脂肪组织在房间隔无包膜增生聚集（图 21-3）。这些浸润可能非常大（≥7cm），常见于老年肥胖女性，可能与房性心律失常有关。由于缺乏卵圆窝，伴有房间隔上下部分的脂肪组织浸润，LASH 在房间隔形成哑铃型表现。LASH 更

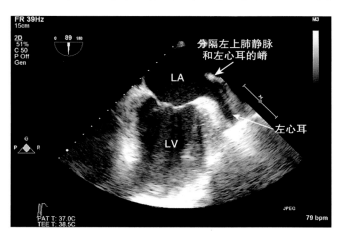

图 21-1 欧氏瓣是胚胎残余物，位于下腔静脉与右心房（RA）连接部。它可能被误认为肿物或者血栓。LA，左心房

图 21-2 在左上肺静脉和左心耳之间的嵴可能被误认为肿物或者血栓。精细显影有助于正确辨认这个结构。LA，左心房；LV，左心室

255

常见于右心房。当房间隔被大量浸润,心脏其他部位的脂肪组织会整体增加,尤其是右心室的心外膜表面。如果超声心动图检查后临床仍旧存在疑虑时磁共振(MRI)有助于识别此异常。脂肪组织有典型的MRI特征,能区别于肿瘤和血栓。LASH尚无绝对的尺寸诊断标准,但是常采用20mm作为标准。冠状静脉窦扩张可能像心外肿块凸向心房。冠状静脉窦明显扩张的患者应评估是否存在永存左上腔静脉和冠状静脉窦的连接以及慢性右心房压增高相关的改变。右心耳和左心耳的梳状肌可能很难与肿瘤或血栓鉴别。类似的,多分叶的心耳或者左心耳内翻可能被误认为心脏肿物[13,14]。

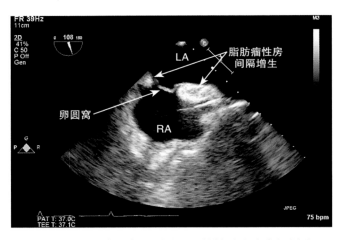

图21-3　脂肪瘤性房间隔增生可能被误认为房间隔肿瘤。LA,左心房;RA,右心房

　　赘生物是心内肿物的一种类型,必须和心脏肿瘤相鉴别。这个问题第20章有所讨论。二尖瓣瓣下结构过多和二尖瓣环钙化都可表现类似心腔肿块。过多的心外膜脂肪可表现为心腔外肿物,这可能与长期皮质类固醇治疗有关[15]。心脏静脉曲张可发生在右心房,经食道超声心动图(TEE)检查时可显示为心脏肿物[16-18]。类似的,房室沟或者横窦的脂肪可能被误认为心腔外肿物。一些伪影被误认为心脏肿物,包括超声束宽伪像、旁瓣伪像、混响伪像和镜面伪像(见第6章)。心包积液中纤维蛋白碎片可能表现为心腔外肿物。漏斗胸能使心脏前方的结构移位,被误认为心腔外肿物[19]。最后,食道裂孔疝可能在经胸或者经食道心脏超声检查中被混淆为肿物[20-22]。患者服用碳酸饮料时这个假性肿物会变得不透明。

■ 真实心脏肿物的影像

　　使用超声心动图评估肿物时,肿物大小、部位、活动度、附着以及相关临床病史对于建立鉴别诊断都非

常重要[23]。心脏肿瘤可能是良性或者恶性,可能是原发或者继发[15,24-33]。最常见的原发肿瘤见表21-1。

表21-1　心脏肿瘤

恶性原发心脏肿瘤	良性原发心脏肿瘤
恶性血管内皮细胞瘤	黏液瘤
横纹肌肉瘤	脂肪瘤
间皮瘤	乳头状弹性纤维瘤
纤维肉瘤	横纹肌瘤
平滑肌肉瘤	纤维瘤
滑膜肉瘤	血管瘤
淋巴瘤	畸胎瘤
	房室结间皮瘤

　　首例生前诊断为心脏肿瘤的病例出现于1934年,确定为肉瘤[34]。继发性(转移)肿瘤更常见,是原发肿瘤的40倍以上。在所有的心脏肿瘤中,94%为良性,6%为恶性。尸检最常见的转移瘤是肺癌(17%)。但是在恶性肿瘤中,转移到心脏最多的是黑色素瘤(46%)。根据Lam的12 485例连续尸检研究中,转移肿瘤发生率为1.23%(154),原发肿瘤为0.056%(7)[26]。根据McAllister的一项533例原发恶性心脏肿瘤研究,血管肉瘤最常见(31%),之后是横纹肌肉瘤(21%)、间皮瘤(15%)、纤维肉瘤(11%)、其他肉瘤(9%)、淋巴瘤(6%)和混合瘤(7%)[35]。在一项319例心脏良性肿瘤研究中,最常见为黏液瘤(40%),之后是脂肪瘤(14%)、乳头状弹性纤维瘤(14%)、横纹肌瘤(11%)、纤维瘤(5%)、血管瘤(5%)、畸胎瘤(4%)以及其他[35]。随着年龄不同肿瘤发生存在差异:儿童患者最常见横纹肌瘤,此类患者中这种肿瘤类型与结节性硬化有密切关系。表21-2总结了心脏瓣膜上最常见的肿物。

表21-2　心脏瓣膜上的肿物

瓣膜上的肿物	说　　明
乳头状弹力纤维瘤	有蒂的、可活动的
兰伯氏赘生物	单薄、可活动的细丝状结构;单一或者多个;1mm厚;1~5mm长,沿着瓣膜的闭合线;AV≫MV;被单层内皮细胞覆盖的无血管结缔组织基质;退行性过程;随着年纪的增长发生率增加
穿孔	瓣叶的退行性改变
囊肿	血性囊肿是薄壁的;多叶结构;与瓣叶相连
免疫引起的瓣膜疾病	半月瓣结和新月形结

房室沟或者心包的肿物可能被认为是在心腔内。这些肿物包括偶然在超声心动图检查时发现的通常位于房室沟的良性肿物心包囊肿、包虫（水疱）囊肿、冠状动脉瘤（图 21-4）、脂肪瘤、嗜铬细胞瘤、包裹性心包积液或者膈疝。TEE 检查时食道裂孔疝也可能被误认为心脏肿物。主动脉异常可能表现为心腔内（图 21-5）或者心腔外肿物。

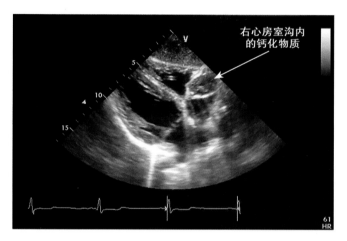

图 21-4 冠状动脉瘤可见于房室（AV）沟。在这个经胸超声心动图示例中，冠状动脉瘤钙化，表现为固体肿物。剑突下经胸切面显示钙化的冠状动脉瘤造成右心房扭曲

原发良性心脏肿瘤

黏液瘤

黏液瘤的细胞起源至今不明[15,36-43]。黏液瘤最常见部位（黏液瘤英文复数的另一种写法是 myxomata）是左心房，最常见的附着部位是房间隔（图 21-6）。据报道黏液瘤 75% 分布在左心房，20% 在右心房，其他在左或者右心室。非常罕见的黏液瘤报道在房室瓣（图 21-7）。黏液瘤外表可能光滑，也可能呈乳头状或者葡萄状（图 21-8）；这些黏液瘤比包裹完好的肿瘤更容易成为栓子。典型的黏液瘤有蒂（虽然它们可能是固着的），通过纤细的蒂附着在卵圆窝。黏液瘤结构不均一，可能有空洞或者突起的叶子状扩展物。黏液瘤可能大到足以脱垂通过房室瓣（图 21-9），引起梗阻以及相关体检发现（舒张期杂音或者"扑通声"）。彩色多普勒和连续多普勒可以评估功能性狭窄/血流梗阻程度。

黏液瘤通常见于 30 至 60 岁患者中，可能是自发/特发、家族性或者综合征。包含黏液瘤的综合征可能被称为黏液瘤综合征、carney 综合征、NAME 综合征（痣、心房黏液瘤、神经纤维瘤、雀斑）或者 LAMB 综合征（小痣、心房黏液瘤、蓝痣）。自发性（特发）黏液瘤最常见，70% 发生于女性[15,44]。接近 7% ~ 10% 的黏液瘤表现出常染色体显性遗传的家族多样性，发生于生命早期（平均年龄 25 岁）[45]。家族发病可能是综合征的一部分，常见于几个腔室多发肿物。这些常发生在非典型位置（13% 在心室腔），由于复发率接近 21%（经常在第一次切除后 4 年内发生）患者需要接受持续筛查。如果患者有多发肿物，嫡系亲属需要接受筛查。Carney 综合征很罕见，包括皮肤、黏膜或心脏的黏液瘤[46-50]。此综合征有家族史，因为患者染色体序列在 17q22-24 编码蛋白激酶 A 的调节亚基 1A（PRKAR1A）异常[51-54]。与雀斑、蓝痣、指端肥大症、库欣综合征、甲状腺癌或者结节、黑色素神经鞘瘤、乳腺导管腺瘤和睾丸肿瘤之间有相关性。

黏液瘤患者典型的临床表现包括晕厥、呼吸困难、心衰以及可能的突然心源性死亡，其与黏液瘤引起的房室瓣梗阻有关。将近 30% ~ 40% 患者中有栓塞。黏液瘤患者常会出现发热、不适、皮疹、体重减轻、雷诺现象、白细胞增多、血小板减少、丙种球蛋白增多、贫血、C 反应蛋白和血沉增高——而所有这些都是非特异性的。黏液瘤相关症状中很多被认为是白介素（IL）-6 的合成和分泌造成的，因为在黏液瘤组织中发现 IL-6 水平升高。IL-6 是促炎症细胞因子，可产生急性期反应。

超声心动图上与黏液瘤相似的肿物的鉴别诊断包括血栓、乳头状纤维弹性组织瘤、脂肪瘤和转移瘤。黏液瘤的治疗即手术。术前 TEE 检查的指征通常是帮助描绘肿物的形态学特征、肿物的附着情况以及评估是否存在多发肿物。术中 TEE 评估是否有残存肿物，相关瓣膜功能障碍或者切除肿物后的相关并发症（例如，房间隔缺损）。

乳头状纤维弹性组织瘤

乳头状纤维弹性组织瘤（PFE）通常很小（平均 8mm，最大 40mm），通常单发（>90%），典型的是附着在瓣膜表面，可能有蒂可移动[55-59]。克利夫兰临床中心的一项研究报道了 162 例乳头状纤维弹性组织瘤患者[60]。乳头状纤维弹性组织瘤 45%（49/162）出现在主动脉瓣，其中最常出现在右冠瓣，其次是无冠瓣，最少出现在左冠瓣。49 例患者中的 40 例在主动脉瓣的主动脉侧。162 例肿瘤患者中 40 例出现在二尖瓣——23 例在前叶、17 例在后叶。这 40 例患者中 32 例在心房侧，一些附着于瓣下结构。PFE 相关的瓣膜功能障碍或者反流并不常见。乳头状纤维弹性组织瘤

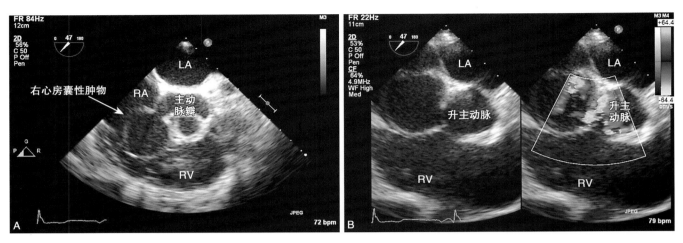

图 21-5　主动脉畸形可能表现为心腔内或者心腔外肿物。**A,**可见不典型主动脉窦瘤突向右心房(RA)和右心室(RV),呈现为囊性肿物;**B,**彩色血流多普勒显示从升主动脉流入动脉瘤的血流,呈现为右心房囊性肿物。LA,左心房

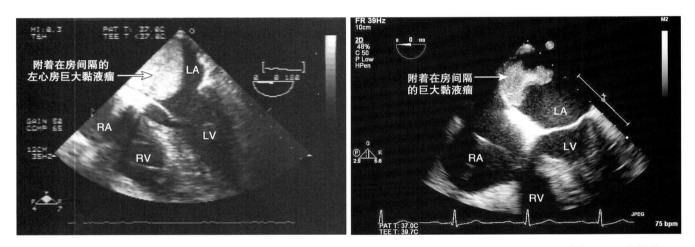

图 21-6　黏液瘤最常见的附着部位是卵圆孔的左心房侧。**A,**巨大光滑的黏液瘤附着于房间隔的左心房侧;**B,**巨大带蒂黏液瘤附着房间隔左心房侧。LA,左心房;LV,左心室;RA,右心房;RV,右心室

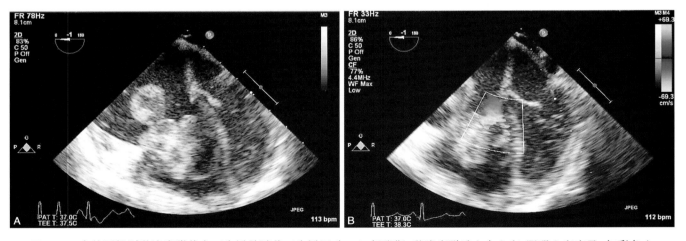

图 21-7　大的不规则黏液瘤附着在三尖瓣并随着三尖瓣运动。**A,**舒张期,黏液瘤脱垂入右心室,阻碍心室充盈,如彩色血流多普勒图像所示(B)

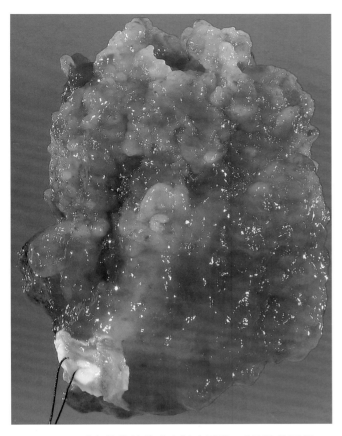

图 21-8　手术摘除的黏液瘤标本图像，可见肿物不规则表面。缝线标志着黏液瘤和瓣叶的附着点

通常是圆形、椭圆形或者不规则形但分界清楚的同质体。接近 50% 的乳头状纤维弹性组织瘤通过茎（50%）附着而且可移动。曾有报道乳头状纤维弹性组织瘤继发的栓塞事件引起脑卒中、短暂性脑缺血发作（transient ischemic attack，TIA）、心绞痛、猝死、心肌梗死（myocardial infarction，MI）、肺栓塞和视网膜动脉闭塞[61,62]。TTE 无法观察到小于 2mm 的乳头状纤维弹性组织瘤。乳头状纤维弹性组织瘤很难与退行性瓣膜疾病鉴别。手术切除的指征包括大的、可移动的、左侧肿物（>1cm）、有过栓塞事件、肿物移动直接相关的并发症例如冠状动脉开口阻塞[56,63]。肿物活动度是死亡或者非致命性栓塞的独立预测因子。这些患者应考虑手术干预。非手术指征的患者应口服抗凝药物，但是目前没有随机对照研究支持此观点。

横纹肌瘤

　　横纹肌瘤是婴儿和儿童最常见的心腔内肿物[64-69]。关于横纹肌瘤是真正的肿瘤还是错构瘤有过一些讨论。横纹肌瘤通常是多发的，涉及左心室和右心室心肌的概率相等，通常凸向心腔，可以自由移动（有流出道梗阻的报道）[70,71]。在某些流出道梗阻病例中，有手术干预指征，但有描述这些肿瘤自发的消融，在没有症状的患者中并不都需要手术。横纹肌瘤

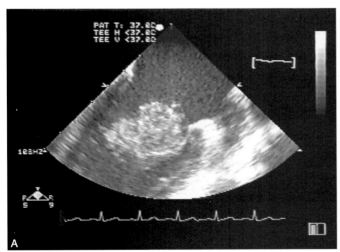 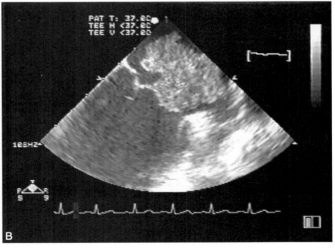

图 21-9　心脏周期中在左心房和左心室中移动的高活动性的黏液瘤，随着黏液瘤的移动表面形状会有变化。**A**，舒张期；**B**，收缩期。高活动性黏液瘤更可能与栓塞有关

患者与心室预激综合征或者 Wolff-Parkinson-White 综合征的发病率增高有关。有研究报道很多横纹肌瘤患者（30% ~80%）出现相关的结节性硬化（面部血管纤维瘤、指甲周围纤维瘤、牛奶咖啡斑以及皮下结节）[72]。

纤维瘤

　　纤维瘤通常长在左心室壁内，主要发生在婴儿和儿童[73-75]。这些肿瘤组织学上是良性的，但与恶性心律失常和严重心衰有关[76]。据估计70%纤维瘤患者

有症状。如果有症状,通常与梗阻、收缩功能障碍或者传导异常有关。据报道接近 15% 患者会发生猝死。心脏纤维瘤可能表现为不成比例不规则的增厚,可能与血栓或者真正的心肌肥厚混淆。外科手术切除肿物会有帮助,但是因为这些肿瘤可能广泛浸润,切除未必能解决问题。

脂肪瘤

脂肪瘤是成熟脂肪细胞肿瘤。脂肪瘤可能发生在心脏的任何部位,可能是小的也可能是大的。大多数发生在心外膜下或者心包下腔隙,而接近 25% 发生在心肌内。左心室、右心房和房间隔是最常见的发生部位。脂肪瘤也可能出现在瓣膜。MRI 可以明确鉴别这些肿物。当肿物的大小或位置引起症状就有外科手术的指征。

血管瘤

心脏血管瘤最常发生于室间隔或者房室结,最佳的诊断方法是冠状动脉造影,特征为"肿瘤染色"。造影剂增强的超声心动图在评估这些肿物血管特征时也很有用处。这些肿物可引起心脏传导阻滞、猝死,通常不能被彻底切除。

心脏的其他肿物

心脏血管瘤、畸胎瘤、房室结间皮瘤和内分泌瘤非常罕见。心脏畸胎瘤发生在心包腔,可能与心包积液有关;肿物和液体聚集的联合作用变大后可能引起血流动力学不稳定。畸胎瘤通过大血管壁内的小营养动脉从升主动脉或者肺动脉干获得血供来生长。主要见于在女性婴儿和儿童。

原发性心脏恶性肿瘤

肉瘤

肉瘤是最常见的原发于心脏的恶性肿瘤,常见于 30 岁至 50 岁患者,少见于儿童。肉瘤在男性和女性的患病几率相同,更常见于右心腔。一些报道提及肉瘤在心脏和外周血管围绕 Dacron 移植物或者人工瓣膜周围生长[77-79]。1958 年发表的大鼠研究表明长链聚合物塑料经过漫长潜伏期会致癌[80]。近期已表明这可能与活化氧簇有关[81,82]。心脏肉瘤侵犯性生长,伴有迅速每况愈下的临床病程。死亡与广泛的心肌浸润或者大面积转移有关。肉瘤会引起流入道或者流出道梗阻,可能会侵犯到心包腔。心律失常很常见。

血管肉瘤

血管肉瘤是最常见的心脏恶性肉瘤,典型的发源于右心房。更常见于男性患者。血管肉瘤倾向于血管特征明显,因此可能产生连续性杂音。大约四分之一的血管瘤在心腔内,产生梗阻和右心衰竭。

横纹肌肉瘤

横纹肌肉瘤是第二常见的心脏肉瘤,也更常见于男性,但是没有倾向于特别出现在哪个心脏腔室,所以可以出现在任意一个腔室中。

转移性心脏肿瘤

转移到心脏的肿瘤比肉瘤更常见,原因很简单,因为癌比肉瘤更常见。继发的心脏肿物会因为几个机制到达心脏,具体内容见表 21-3。

表 21-3　转移至心脏

机　制	肿　瘤　类　型
直接延伸	肺、乳房、食道、纵隔
静脉传播	肾(肾上腺样瘤)最常见,罹患这种肿物的患者多达 43% 涉及右心房[82];肾上腺,肝细胞癌,甲状腺、肺、血管平滑肌肉瘤
血源性	黑色素瘤(46%)、乳房、肺、泌尿生殖道、胃肠道
淋巴系统	白血病、淋巴瘤

转移肿瘤可以表现为心肌部分明显增大,也可以表现为广泛性浸润(图 21-10)。通过下腔静脉延伸的肾脏或者肝脏的恶性肿物有时可以通过超声心动图显像(图 21-11)。除了心脏以外的其他器官有原发肿瘤的患者出现心脏增大、心律失常或者心衰的情况应怀疑是否有心脏转移。但是,肿瘤转移至心脏的患者中仅少数(10%)出现心衰的症状或者体征。在出现心脏症状或体征的患者中,90% 是因为心包侵犯而 10% 是心腔内或者心肌内侵犯[15]。肿瘤转移病灶仅限于心脏的情况非常罕见:心脏转移通常意味着肿瘤已经广泛转移。

与心脏转移相关的原发癌症

肺癌倾向于侵入心包壁层,其后是心包脏层,引起心包渗出和(或)心包缩窄。肺癌也可能通过肺静脉侵犯左心房造成继发性左心室流入道梗阻。无症状的肿瘤也可能侵犯左心室心肌。乳腺癌也倾向于侵犯壁层心包和脏层心包,引起渗出和缩窄。乳腺癌和肺癌也可

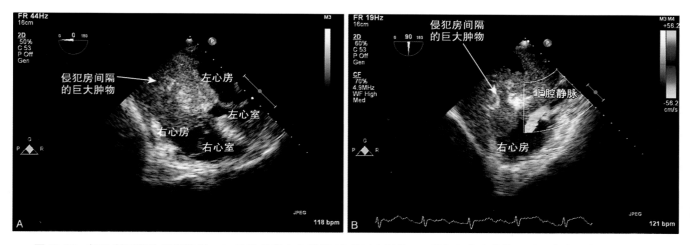

图 21-10　侵犯房间隔的转移肿瘤。**A,** 几乎充满右心房（RA）的巨大肿物；**B,** 彩色血流多普勒显示心房内巨大浸润肿物引起的血流梗阻

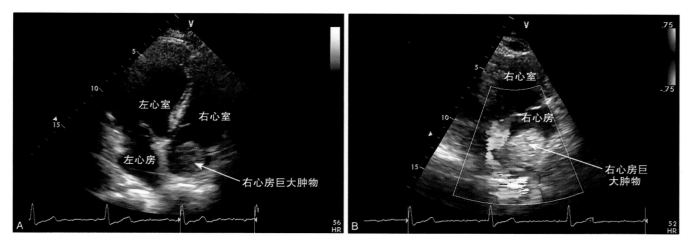

图 21-11　经胸超声心动图评估肿物可能从肝脏延伸到心脏。**A,** 巨大肿物几乎填充右心房（RA）。图象显示肿物从肝静脉延伸至下腔静脉后进入右心房；**B,** 从右心房至右心室的血流被心房内巨大肿物阻拦

能侵犯肺动脉主干以及左右分支造成肺动脉梗阻。

　　黑色素瘤是心脏转移肿瘤中发生率最高（46%）的，可侵犯四个腔室中的任意一个腔室壁以及心外膜和心内膜。转移至心脏的黑色素瘤常常是被偶然发现的。这些固体的心腔内转移肿物被广泛报道，但最常见为亚临床和视觉上被描述为"炭心"，肿瘤点缀在心包表面。

　　平滑肌肉瘤来自平滑肌细胞，可能起源于肺静脉平滑肌。外科根治性切除是可选治疗，常结合化疗和放疗。预后很差，术后平均生存期不足 7 个月。大多数恶性心脏肿瘤倾向于发生于右心房，除了平滑肌肉瘤常见于左心房。

血栓和栓子的图像

　　TEE 在发现心内血栓或者栓子方面有很高的敏感性，评估心内血栓或者栓子时优于经胸超声心动图（TTE）[83-86]。在一篇报道中，231 例患者之前没有抗凝治疗的指征但是近期有过 TIA 或者脑卒中，使用 TTE 或者 TEE 来评估栓子心脏来源[87]。约一半（127例）的患者显示有潜在的心脏来源，但是只有 TEE 证明 127 例患者中的 90 例血栓来源于心脏。

　　血栓可以在特定情况下在任意一个心腔或者血管内形成，通常与异常的血流动力学状态有关。心腔内血栓的超声心动图特点包括在一个以上切面可见边界清晰、独立于周围结构的超声反射和运动[88-91]。心腔内的血栓更常和房颤或房扑、二尖瓣狭窄、左心室功能障碍或者急性心梗等异常情况有关。心腔内的血栓也和例如静脉导管（图 21-12）、心脏起搏导线、手术有关材料例如补片或者缝线等异物有关。

　　伴随左心室前壁（相比于其他区域）急性心梗而发展的心室内血栓更常见，而且预后更差[92-94]。即使

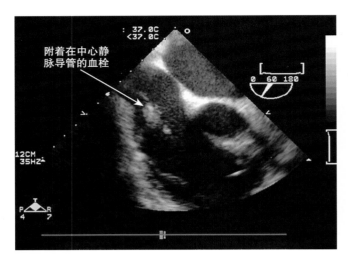

图 21-12　食道中段超声心动图切面显示右心房内附着在中心静脉导管的血栓

接受更早期和更好的经皮血管重建术和抗血小板治疗,以上结论似乎也是正确的[95,96]。左心室心尖部的血栓常通过经胸超声心动图的图像窗更好的观察到(图 21-13)。心肌梗死引起血栓形成时,血栓所处区域会出现室壁运动异常(图 21-14)。梗死之后一段时间,血栓会机化或者钙化(图 21-15)。血栓也可能在左心室瘤样区域处发展。心室血栓也可能在扩张型心肌病中发生(见第 18 章)。左心室血栓的患者存在栓塞事件和死亡的风险增高[84,92]。一些患者中可能很难鉴别附壁血栓,不过据报道使用超声心动图显影剂会改善诊断的敏感性[97-100]。类似的,据报道三维(3D)超声心动图会改善附壁血栓的诊断从而更好地评估血栓活动度和大小[101-103]。术中 TEE 能够诊断急性心梗后的附壁血栓,可能对患者治疗带来重要改变[104]。

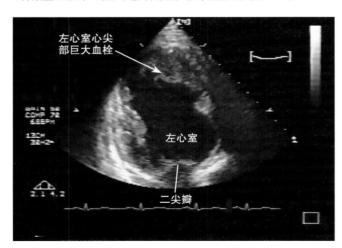

图 21-13　经胸超声心动图经常提供左心室心尖质量较好的图像。在心尖运动功能减退的节段可见巨大血栓。彩色化可以提高识别心室肌与附着血栓的能力

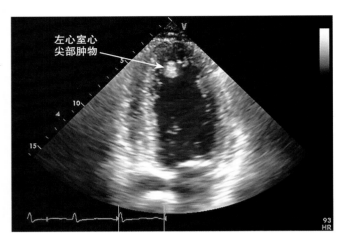

图 21-14　经胸超声心动图经常提供左心室心尖处质量优秀的图像。多平面经胸超声心动图窗口可以清晰描绘左心室心尖部肿物的大小

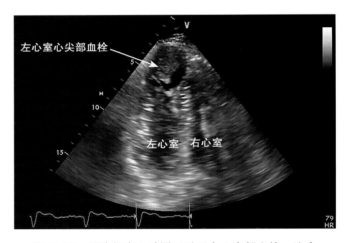

图 21-15　经胸超声心动图显示巨大心尖部血栓。这个病例强调了全面检查的重要性,因为通常心室中段扫描没有清晰的显示血栓。探头向后倾斜才能看见巨大的心尖部血栓

血栓在右心房发生(图 21-16)可能和置入的导管或者起搏导线有关。左心房血栓在房颤或者二尖瓣狭窄的患者中更常见,在二尖瓣反流的患者中不那么常见。血栓可能很难和其他心腔内的肿物比如黏液瘤[85,105-107]或者左心耳内翻鉴别[14]。了解心房血栓相关的病史常会为当时的肿物最可能的分型提供有用的指导。心房血栓患者即使接受抗凝治疗也存在栓塞性脑卒中的高风险[91,108]。即使没有房颤,血栓也可能在左心耳形成(图 21-17)[109]。使用 3D 成像可能更好的描述血栓的大小和活动性(图 21-18)。隔开左上肺静脉和左心房的组织(图 21-2)或者心房梳状肌以及心脏移植后的心房缝合线都可能被误认为心房血栓。从多个扫描切面和更多的心动周期取图成像会减少对超声心动图不正确的解读[90]。

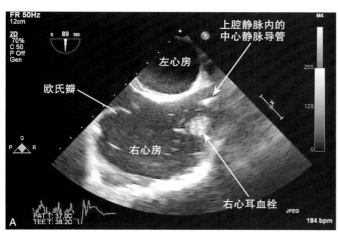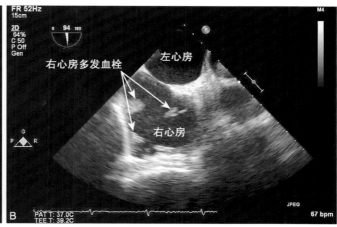

图 21-16 **A**,右心耳血栓。**B**,右心房(RA)多发血栓。LA,左心房

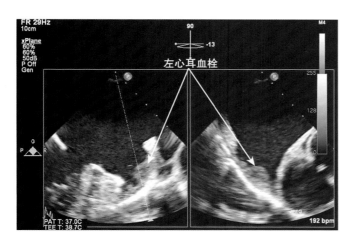

图 21-17 房颤易促进左心耳血栓的形成,见此图

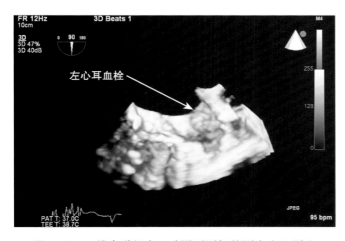

图 21-18 3 维食道超声心动图可更好的测定左心耳血栓的大小和范围

超声自发性显影(spontaneous echo contrast,SEC)即心腔内图像为非造影剂引起的涡流反射(图 21-19)。这种成像形式有时被称为"烟雾",因为它看起来就像在心房血流里来回移动。正确的血流成像技术很重要,因为过度增益会使反向散射看起来像 SEC。严重程度可分级为:0 = 缺乏;1 = 轻度(左心耳一过性 SEC);2 = 轻到中度(左心耳内涡流形式);3 = 中度(左心耳密集的涡流伴随心房腔一些涡流);4 = 严重(左心耳和左心房涡流非常密集)[110]。SEC 可被更简单的分级为无、轻度和严重[111,112]。这些评级系统与数字化反向散射分析相关性很好。SEC 的表现被认为是在疾病状态诸如房颤、二尖瓣狭窄、左心房扩张、左心室舒张功能严重障碍、主动脉夹层假腔等中低速血流的结果[109,113]。左心房和左心耳 SEC(图 21-20)在房颤患者中很常见,甚至即使患者没有二尖瓣狭窄[114]。相反的,SEC 在明显的二尖瓣反流伴随左心房血流增加时并不常见[113,115]。SEC 的存在伴有血栓形成的发生率增高,但是能使血栓的诊断变得困难[84,114]。评估研究前充分抗凝治疗至少 3 周的 1104 例房颤患者,其中 744 例患者在转律前一半有轻度或者轻到中度 SEC,25% 有中到重度 SEC[116]。这 744 例患者中仅 5.9% TEE 提示有心房血栓。高度 SEC 是以后脑卒中风险的标记,但如果没有血栓可能就不是电复律的禁忌证[117]。偶尔,SEC 在体外循环(CPB)复温左心室功能逐渐恢复时出现。

血凝块、脂肪、骨髓、羊水和其他物质栓塞可以被 TEE 发现。存在右心血栓时肺栓塞风险增高[118]。在急性肺栓塞患者中并不常发现活动的血栓栓塞物质,但是看见右心栓子对肺栓塞诊断有高度特异性(图 21-21)。有 4% ~12% 急性肺栓塞患者在超声心动图检查时发现右心活动栓子[119,120]。有活动栓子的患者被发现血流动力学更加不稳定,预后更差[121-123]。

有横跨 PFO 的血栓超声心动图图像的报道[124]。在许多手术中 TEE 可见血栓、脂肪、肿物、黏合剂以及羊水形成的右心栓子,特别是在骨科手术和肝移植手

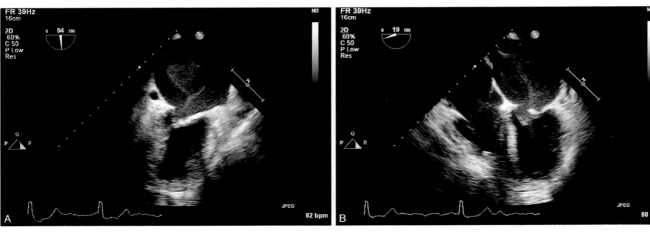

图 21-19　超声自发显影(SEC)或者"烟雾"可在低血流速度区域内见到。SEC 是指并非注射造影剂产生的反射呈涡流的区域。**A**,在食道中段两腔切面可见 SEC 与严重二尖瓣狭窄有关;**B**,自发性显影的出现可随着心动周期而改变,如图所示同一个患者的食道中段四腔心切面

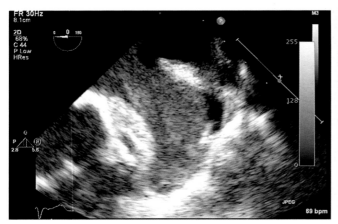

图 21-20　超声自发显影(SEC)可出现在左心耳,尤其在房颤患者中。SEC 几乎填充了整个左心耳。SEC 的出现与血栓有关但也使血栓的诊断不确定,因为它可能使血栓的边界模糊

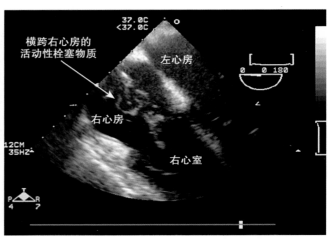

图 21-21　在血栓、肿物、脂肪或者其他物质急性栓塞过程中可见高活动性物质在活动。注意右心房中巨大的匍行的栓子样物质聚集,之后拴塞在肺动脉

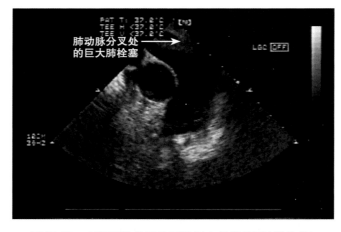

图 21-22　在肺动脉分叉处可见巨大的肺栓子(箭头处)

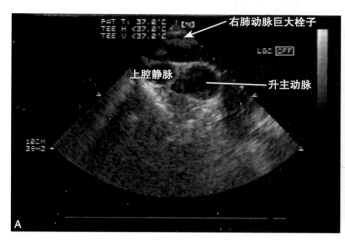
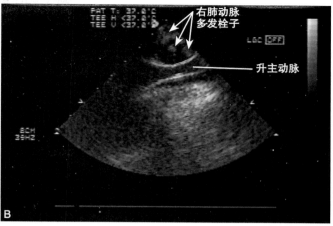

图 21-23 经食道超声心动图有时能显示肺动脉内广泛的栓塞。**A**，右肺动脉内出现大量栓塞物质；**B**，右肺动脉短轴影像显示动脉内多个线样栓塞物质

术[125-137]。这在未预计的血流动力学不稳定患者中很常见。活动的右心血栓偶尔和中心静脉导管有关但也可见于右心或者肺动脉的任何部位。偶尔可见肺动脉鞍状栓塞（图 21-22）。右肺动脉图像可显示大的栓塞范围（图 21-23）。TEE 左肺动脉显像需要额外操作手段因为在食道和左肺动脉之间有左主支气管干预成像[138]。

血管内空气图像

空气和血液声阻抗之间的巨大差距产生超声的强烈反射，从而产生明亮的图像。这个特点使非常少量的空气能够被发现，即微小气泡。有报道 TEE 可发现小到直径 5μm 的气泡[139,140]。这些气泡因为他们的快速运动和频繁的旁瓣或响铃无回声伪像而被识别。心脏内的空气数量可从微小气泡到相对大的集中空气泡[141-144]。通过超声心动图可以看见溶在静脉（IV）液体里的空气，特别是当快速注射液体时。在一些患者中，会在中心静脉导管尖端出现少量微小气泡（图 21-24）。少量的空气可能囤积于多种手术操作中的术野里。坐位开颅术或者头高位会增加这种风险，但是在很多手术操作中可以通过超声心动图发现静脉空气栓塞[144]。在心脏手术中，任何一个心腔都可能看见微小气泡（图 21-25）。经左心房的开心手术可能产生滞留更多的空气在左心，但也可能出现在其他情况中，包括单纯冠状动脉移植术（CABG）[145]。在心脏手术心腔内大量微气泡和神经功能转归不佳之间是否有联系证据不明确[142,146]。

心脏内空气可以在心腔内形成气团。成团的空气表现为线样波浪起伏的界面使远场结构阴影化。在心

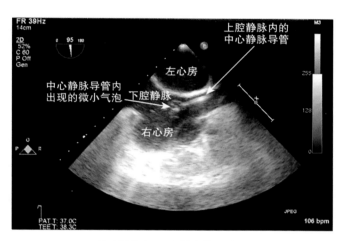

图 21-24 通过导管加压注射液体会产生微小气泡。可见右心房（RA）内的中心静脉导管口出现微小气泡

脏收缩或者手术中排气的操作中，经常能看见成团的在空气/血液界面弹出的小气泡（图 21-26）。这种小气泡从气团脱离称为"爆米花征"[139]。这些成团的空气很难用手工排气方法清除。呈现的空气数量很难量化，因为血液/空气界面使远场心脏结构阴影化。使用已知心脏大小和形状的离体模型，一组观察者发现在实验的心腔中超声心动图显示的气团尺寸和空气容量有很好的相关性[147]。容量很容易达到5ml。在他们的模型中，穿过空气界面2cm 的直径代表大于 1.5ml 的气团。空气/血液界面产生的无回声阴影以及缺乏已知模型来叠加在超声心动图图像上以提供深度，因此在患者中使用这个方法不能测量气团的深度而受限。不管如何，大直径心腔内气团对患者很危险应该在脱离 CPB 前处理。

空气在心脏内的位置依赖于进入的速度、外科操

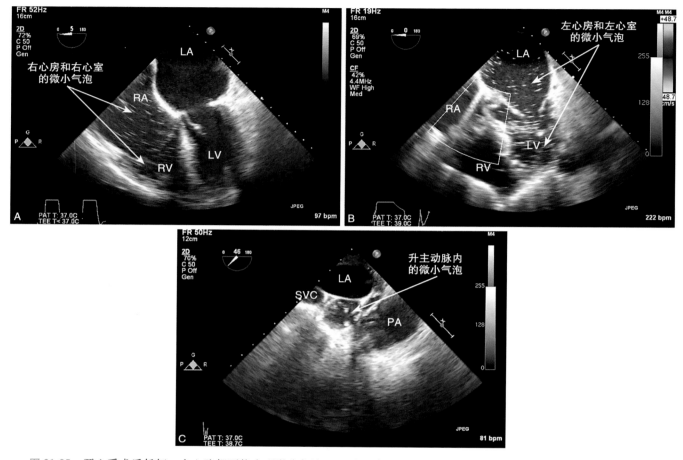

图 21-25   开心手术后任何一个心腔都可能出现微小气泡。**A**,右心房(RA)和右心室(RV)内的中量微小气泡;**B**,左心房(LA)、左心室(LV)和主动脉内的微小气泡;**C**,升主动脉内的气泡。SVC,上腔静脉

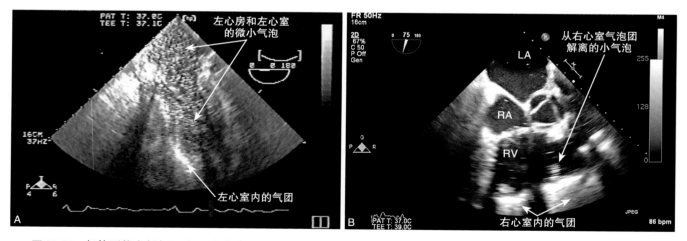

图 21-26   气体可能在任何一个心腔内成团。气团呈现明亮的波动面,使血液/空气界面下的结构阴影化。**A**,左心房(LA)和左心室(LV)心腔内大量气体。注意左心室内的气团,在心动周期中小气泡会由此解离;**B**,右心室(RV)内的大气团使血液/空气界面下的结构阴影化。在心动周期中小部分的气泡会从气团中解离

作和不同心腔位置。修补缺损、切除肿物或者修补或置换瓣膜手术等打开心脏的手术比 CABG 更加容易导致心腔内气体潴留。但是,有报道指出在冠状动脉搭桥术中也可出现心室内空气。而且,在微创手术和不停跳冠状动脉搭桥术中也有心腔内空气的报道[148,149]。心腔内微小气泡出现的最关键时刻是主动脉开放以及血液经过肺血管回流。肺静脉是在涉及左心房切开手术中常见的贮藏室。很多年来已经知道肺静脉是心内气体的来源,但心脏的其他区域也可能在转流时聚集气体。心腔内气体在特定的心脏和大血管区域更常见(表 21-4)。

表 21-4　心腔内气体的常见部位

研究	手术类型	气体部位(从最多见至最少见排列)
Orihashi 1993[139]	开心手术	右上肺静脉 左心室 左心房 右冠窦 肺动脉 左心耳 左上肺静脉
Hoka 1997[150]	开心手术	左心房 心室 主动脉根部
Secknus 1999[148]	微创瓣膜手术	左心室心尖部 左心房前部 上肺静脉
Svenarud 2004[151]	单瓣膜手术	左心房 左心室 主动脉

手术中超声心动图被用来指导从心脏里排出气体,使用的方法包括从手动压迫到经壁层针回吸[150]。

有报道 CPB 脱机后出现新的节段性室壁运动异常的患者 TEE 检查过程中心腔内气体数量更大[148]。这是由于冠状动脉的气体栓塞,因为右冠状动脉开口的位置相对更高(重力作用)所以空气更易于进入右冠状动脉[139,148]。心肌内造影剂显示在受影响的冠状动脉分布区域呈现明亮图像[151-154]。这常和 ST 段异常有关,如果问题解决前血压能够维持这通常是一过性的[148,152,154]。相关的室壁运动异常可能很严重需要给予血管活性药物、重新心肺转流或者采用其他支持循环的方法(图 21-27)。已经提出基于心脏内可见微小气泡的数量或者程度定量心腔内气体严重程度的评分系统(表 21-5)。

表 21-5　心腔内气体分级

作者	评分
Rodigas 1982[142,155] Topol 1985[142]	0:未见微小气泡 1:<5 个/图 2:10~20 个/图 3:许多
Tingleff 1995[145]	0:没有 1:气泡"没有完全占据"屏幕 2:气泡"完全占据"屏幕
Secknus 1999[148]	轻度:<3 个/图 中度:>3 个/图,但是心腔没有乳白化 严重:>30 个/图,或者心腔乳白化
Al-Rashida2009[156], 2011[157]	0:没有空气 1:单个心动周期左心房内有空气 2:单个心动周期左心房和左心室内有空气 3:单个心动周期左心房、左心室和主动脉内有空气

超声图像对小气泡非常敏感,据报道可以发现 5μm 大小的气泡。震荡生理盐水即可产生这样大小的微小气泡。注射震荡的生理盐水可提供现成的用于右心结构显影的造影剂。震荡生理盐水产生的大气泡注入静脉后被肺血管过滤掉。虽然一小部分气泡可能出现在左心房,但因为表面张力的原因大多数很小的气泡会崩解[140]。商用造影剂将气泡(空气或者其他气体)包裹在壳里,可防止表面张力引起的气泡崩解,造影剂经过肺血管系统,用于左心造影。

因为震荡的生理盐水中微小气泡崩解的时间进程比正常肺内血液经过的时间短,微小气泡可被用来作为检查右向左分流的造影剂。一些观察者描述了准备震荡的生理盐水作为造影剂的方法[158-161]。通过三通接头将装有 9ml 生理盐水的注射器和装有 1ml 空气的注射器连接。建议使用少量血液或者胶体提高气泡产量。在两个注射器之间用力推注混合注射液,直到生理盐水呈现云状或者牛奶状,这需要在注射器之间进行 5~20 次用力地推注。接着通过三通接头通畅地注射进静脉输液管中。合格的造影剂注射应该能够从注射部位开始在经历一段合适的时间将右心房完全不透明,使用中心静脉导管注射比使用外周静脉注射显影时间会短。使用生理盐水造影剂注射可应用于诊断卵圆孔未闭(PFO)、肺动静脉畸形(arteriovenous malformation,AVM)和永存左上腔静脉。

据报道 25% 尸检标本中会发现卵圆孔未闭。在

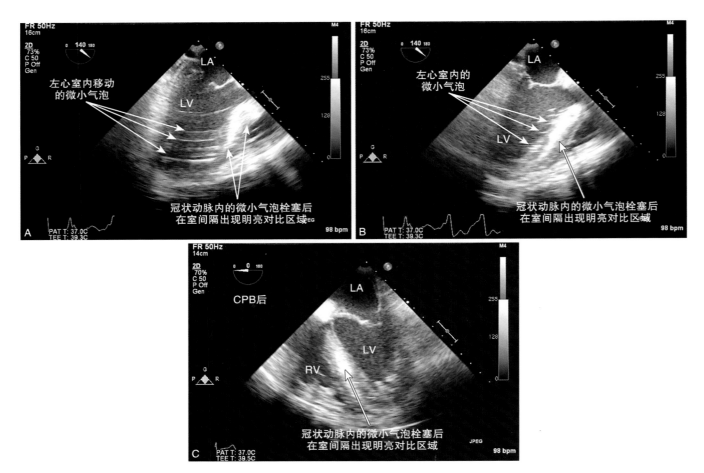

图 21-27　微小气泡可以通过冠状动脉或者移植的血管形成栓塞。随后可见心肌内造影剂形成的明亮区域。**A,**在左心室（LV）内移动的微小气泡。条纹状明亮的造影剂是移动的微小气泡产生的伪像；**B,**通过冠状动脉或者移植血管的气体栓子在室间隔形成明亮的造影剂区域，心电图异常，需要压力支持；**C,**存在心肌内明亮的造影剂区域，但是随着临床症状的改善和脱离体外循环而减少。LA 左心房；RV,右心室

非脑卒中患者中超声心动图检查报道的发生率与前者类似,但是在脑卒中患者中发生率更高[160-165]。在右心房压高于左心房压时,跨过未闭卵圆孔右向左分流可能发生。注射震荡的生理盐水造影剂可以用来评估这种分流的存在。确诊排除卵圆孔未闭需要充分的技术[158-161]。卵圆孔未闭时使用生理盐水为显影剂超声心动图的敏感性会因为输液或者反复注射而增加[162,166]。右-左心房压差的平衡可以被一些临床操作改变。在清醒患者中,Valsalva 动作和咳嗽可改善超声心动图生理盐水造影剂的敏感性以便发现卵圆孔未闭[160,161,167]。用力 Valsalva 动作在放松阶段房间隔偏向左侧,在这个时间点右心房压高于左心房压,可见到通过房间隔或者出现在左心房内的微小气泡[158,167]。机械通气的患者中,通过呼气末正压(positive end-expiratory pres-sure,PEEP)、叹气或者吸气后屏气来制造这个效果[163,168-170]。关于诊断卵圆孔未闭时需要的左心房微小气泡数量有不同的诊断标准。因

为大气泡被肺过滤,右心房(3~5 次心跳)不透明后左心房早期出现微小气泡就意味着房水平有右向左的血流(图 21-28)[167]。微小气泡延迟出现(右心房不透明后 5 次或者更多次心跳)与肺动静脉畸形一致。但是,很多研究学者建议在建立卵圆孔未闭诊断时,左心房内出现的微小气泡数量应该更多。在一些临床情况下,通过肺动静脉畸形到达左心房的微小气泡也可以在早期出现[171]。类似的,不同学者对经过未闭卵圆孔的血流分级也不同[161]。在 Valsalva 动作或者机械通气释放时成团的血液离开肺血管进入左心房应该和生理盐水造影剂的微小气泡鉴别。对没有症状但有分流或者反常栓塞偶然发现的卵圆孔未闭患者最佳治疗方法值得讨论。虽然一些人认为在术后可能有右向左分流时应缝合未闭的卵圆孔(例如,心脏移植或者安置左心辅助装置),其他人提出缺乏术前症状时缝合未闭卵圆孔收效甚微[172-176]。

由于分流的方向是压力依赖性的,一些卵圆孔

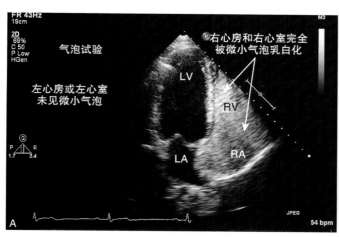

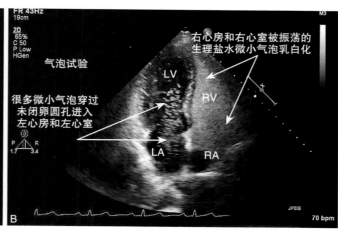

图 21-28　注射震荡生理盐水可以将微小气泡当做造影剂使用。**A**,经胸超声心动图显示卵圆孔未闭(PFO)实验阴性,因为当右心房压高于左心房压时没有微小气泡穿过房间隔;**B**,经胸超声心动图显示 PFO 试验阳性,因为在右心房(RA)完全乳白化之后一开始的 3 次心跳内微小气泡通过房间隔

未闭患者血流以左向右为主。在左心房压慢性增高的患者中尤其是这样,比如二尖瓣狭窄或者左心室衰竭。这类患者诊断卵圆孔未闭时造影剂阳性发生率更低。在左心房压增高的情况下,可能出现震荡生理盐水造影右心房不透明而存在造影阴性的区域[177]。因为注射震荡生理盐水不一定显示存在卵圆孔未闭,应该在诊断分流的造影试验阴性时考虑到以下因素(表 21-6)。

正如讨论所说,从体循环静脉内注射至左心房内出现微小气泡的时间过程可用来作为肺动静脉畸形存在的标志。右心房出现造影剂只经过 5 次心跳就导致左心房内乳白化就意味着肺动静脉畸形(图 21-29)。

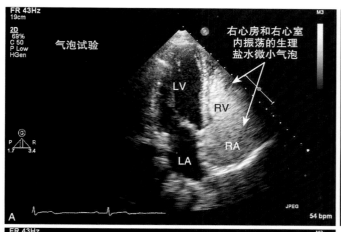

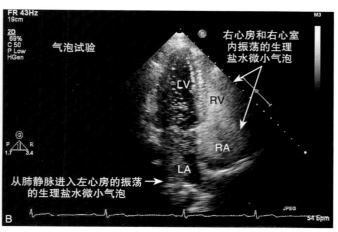

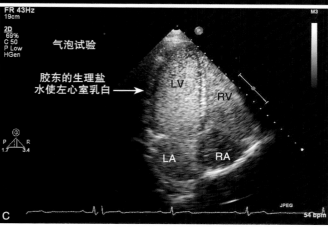

图 21-29　右心房(RA)乳白化之后经过几个心跳后左心房(LA)出现震荡的生理盐水造影剂。**A**,右心房(RA)和右心室(RV)完全乳白化,房间隔没有微小气泡穿过;**B**,RA 完全乳白化之后经过几次心跳微小气泡进入左心房;**C**,经过肺动静脉畸形的血流很大,震荡的生理盐水造影剂从肺脏流出完全使左心房和左心室(LV)乳白化

表 21-6　卵圆孔未闭患者造影试验假阴性的可能原因

造影试验假阴性的可能原因	注意事项
右心房乳白化不充分	反复注射可能增加诊断阳性率 考虑在震荡生理盐水造影剂里增加1ml血液或者胶体提高回声反射 突出的欧氏瓣可能将造影剂引向右心室,考虑通过下肢静脉注射
左心房压升高	参照病史,考虑左心房压身高有关的疾病(例如,二尖瓣狭窄,左心室功能障碍) 评估图像以寻找乳白的右心房内造影剂阴性区域,即代表通过卵圆孔未闭左向右分流
右心房压增加不充分	清醒患者,在注射造影剂前指导和练习 Valsalva 动作 Valsalva 动作放松阶段咳嗽会提高诊断阳性率 插管患者:充分 PEEP 或者吸气后屏气降低右心房压;释放吸气压力时房间隔会偏向左侧 时机:震荡的生理盐水造影剂完全使右心房乳白化后即开始放松阶段

PEEP,呼气末正压;PFO,卵圆孔未闭

重要的是,更高度的肺动静脉畸形可以在右心房乳白化之后经过 3 个心跳左心房就出现微小气泡[171,178]。图像可显示微小气泡从肺静脉进入左心房,更加证实肺动静脉畸形的诊断[179-183]。TEE 提供了在震荡生理盐水造影剂是评估肺静脉血流进入左心房的敏感性很好的方法。经胸生理盐水造影超声心动图有很高的敏感性(97%)和阴性预测值(99%)可作为肺动静

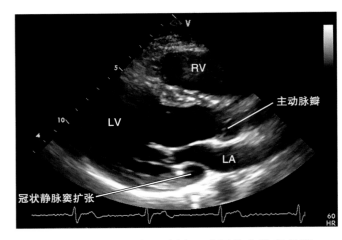

图 21-30　经胸超声心动图显示冠状静脉窦扩张。LA,左心房;LV,左心室;RV,右心室

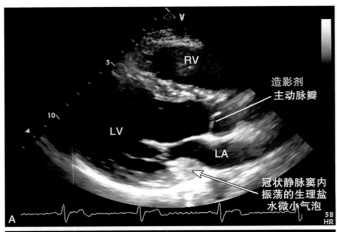

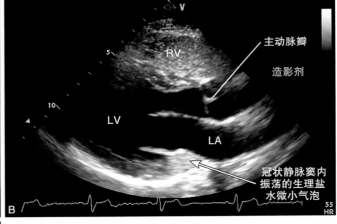

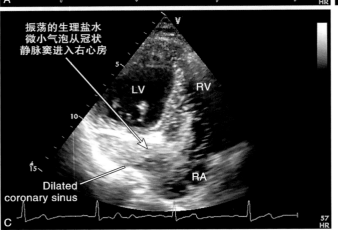

图 21-31　从左上肢注射震荡的生理盐水造影剂以证实存在永存左上腔静脉(SVC)。A,震荡的生理盐水微小气泡先出现在冠状静脉窦而不是在右心房(RV);B,震荡的生理盐水微小气泡先出现在冠状静脉窦之后出现在右心房。这个患者的血流足以使右心室(RV)乳白化;C,从左上肢血管注射震荡的生理盐水之后震荡的生理盐水微小气泡从冠状静脉窦进入右心房,证实存在永存左上腔静脉。LA,左心房;LV,左心室

脉畸形的筛查方法[184,185]。

当超声心动图看见冠状静脉窦扩大时应怀疑永存左上腔静脉(图21-30)。在慢性右心房压升高的患者中冠状静脉窦可能变宽,也可能伴有三尖瓣反流或者肺动脉高压[186]。在左上肢静脉注射震荡的生理盐水可证实存在永存左上腔静脉。在正常的解剖中,注射后微小气泡会先在右心房出现,之后再在冠状静脉窦出现。当存在永存左上腔静脉时,震荡的生理盐水造影剂会在出现在右心房之前先在冠状静脉窦内看见(图21-31)。

总结

全面的超声心动图检查前详尽地了解病史会有助于准确的鉴别心脏肿物(固体或者气体)的大体分类。对影响心脏的固体和气体物质成像的物理学以及对病理学知识的透彻了解将在诊断工作中对超声医师有所指导。

参考文献

1. Pharr JR, West MB, Kusumoto FM, et al. Prominent crista terminalis appearing as a right atrial mass on transthoracic echocardiogram. *J Am Soc Echocardiogr*. 2002;15:753-755.
2. Loukas M, Klaassen Z, Tubbs RS, et al. Anatomical observations of the moderator band. *Clin Anat*. 2010;23:443-450.
3. Durant W. *Heroes of History: A Brief History of Civilization from Ancient Times to the Dawn of the Modern Age*New York: Simon & Schuster; 2001, page 211.
4. Goforth J. Unique heart anomaly: free fibrous cord passing through three heart chambers to the aorta. *JAMA*. 1926;86(21):1612-1613:2.
5. Ward RP, Weinert L, Spencer KT, et al. Quantitative diagnosis of apical cardiomyopathy using contrast echocardiography. *J Am Soc Echocardiogr*. 2002;15:316-322.
6. Agmon Y, Connolly HM, Olson LJ, et al. Noncompaction of the ventricular myocardium. *J Am Soc Echocardiogr*. 1999;12:859-863.
7. Tamborini G, Pepi M, Celeste F, et al. Incidence and characteristics of left ventricular false tendons and trabeculations in the normal and pathologic heart by second harmonic echocardiography. *J Am Soc Echocardiogr*. 2004;17:367-374.
8. Malaterre HR, Cohen F, Kallee K, et al. Giant interatrial septal aneurysm mimicking a right atrial tumor. *Int J Card Imaging*. 1998;14:163-166.
9. Mugge A, Daniel WG, Angermann C, et al. Atrial septal aneurysm in adult patients. A multicenter study using transthoracic and transesophageal echocardiography. *Circulation*. 1995;91:2785-2792.
10. Malaterre HR, Kallee K, Deharo JC, et al. Right- and left-sided interatrial septal aneurysm mimicking atrial tumor and stroke. *J Am Soc Echocardiogr*. 1998;11:829-831.
11. Shirani J, Roberts WC. Clinical, electrocardiographic and morphologic features of massive fatty deposits ("lipomatous hypertrophy") in the atrial septum. *J Am Coll Cardiol*. 1993;22:226-238.
12. O'Connor S, Recavarren R, Nichols LC, et al. Lipomatous hypertrophy of the interatrial septum: an overview. *Arch Pathol Lab Med*. 2006;130:397-399.
13. Minich LL, Hawkins JA, Tani LY, et al. Inverted left atrial appendage presenting as an unusual left atrial mass. *J Am Soc Echocardiogr*. 1995;8:328-330.
14. Aronson S, Ruo W, Sand M. Inverted left atrial appendage appearing as a left atrial mass with transesophageal echocardiography during cardiac surgery. *Anesthesiology*. 1992;76:1054-1055.
15. Roberts WC. Primary and secondary neoplasms of the heart. *Am J Cardiol*. 1997;80:671-682.
16. Trocciola SM, Yee H, Balsam LB, et al. Cardiac varix presenting as a right atrial mass. *J Card Surg*. 2011;26:164-165.
17. Okamoto Y, Matsumoto M, Inoue H. Varix of the heart. *Circ Cardiovasc Imaging*. 2009;2:e22-e24.
18. Harrity PJ, Tazelaar HD, Edwards WD, et al. Intracardiac varices of the right atrium: a case report and review of the literature. *Int J Cardiol*. 1995;48:177-181.
19. Jaroszewski DE, Warsame TA, Chandrasekaran K, et al. Right ventricular compression observed in echocardiography from pectus excavatum deformity. *J Cardiovasc Ultrasound*. 2011;19:192-195.
20. Chan J, Manning WJ, Appelbaum E, et al. Large hiatal hernia mimicking left atrial mass: a multimodality diagnosis. *J Am Coll Cardiol*. 2009;54:569.
21. Percy RF, Conetta DA, Miller AB. Esophageal compression of the heart presenting as an extracardiac mass on echocardiography. *Chest*. 1984;85:826-828.
22. Frans EE, Nanda NC, Patel V, et al. Transesophageal two-dimensional echocardiographic identification of hiatal hernia. *Echocardiography*. 2005;22:533-535.
23. Peters PJ, Reinhardt S. The echocardiographic evaluation of intracardiac masses: a review. *J Am Soc Echocardiogr*. 2006;19:230-240.
24. Bruce CJ. Cardiac tumours: diagnosis and management. *Heart*. 2011;97:151-160.
25. Shapiro LM. Cardiac tumours: diagnosis and management. *Heart*. 2001;85:218-222.
26. Lam KY, Dickens P, Chan AC. Tumors of the heart. A 20-year experience with a review of 12,485 consecutive autopsies. *Arch Pathol Lab Med*. 1993;117:1027-1031.
27. Reynen K. Frequency of primary tumors of the heart. *Am J Cardiol*. 1996;77:107.
28. Mukai K, Shinkai T, Tominaga K, et al. The incidence of secondary tumors of the heart and pericardium: a 10-year study. *Jpn J Clin Oncol*. 1988;18:195-201.
29. Maraj S, Pressman GS, Figueredo VM. Primary cardiac tumors. *Int J Cardiol*. 2009;133:152-156.
30. Elbardissi AW, Dearani JA, Daly RC, et al. Survival after resection of primary cardiac tumors: a 48-year experience. *Circulation*. 2008;118:S7-15.
31. Chan HS, Sonley MJ, Moes CA, et al. Primary and secondary tumors of childhood involving the heart, pericardium, and great vessels. A report of 75 cases and review of the literature. *Cancer*. 1985;56:825-836.
32. Cina SJ, Smialek JE, Burke AP, et al. Primary cardiac tumors causing sudden death: a review of the literature. *Am J Forensic Med Pathol*. 1996;17:271-281.
33. Simpson L, Kumar SK, Okuno SH, et al. Malignant primary cardiac tumors: review of a single institution experience. *Cancer*. 2008;112:2440-2446.
34. Barnes ARBD, Snell AM. Primary sarcoma of the heart: Report of a case with electrocardiographic and pathological studies. *Am Heart J*. 1934;9:12.
35. McAllister HAFJ. *Tumors of the cardiovascular system: Armed Forces Institute of Pathology*; 1978.
36. Malekzadeh S, Roberts WC. Growth rate of left atrial myxoma. *Am J Cardiol*. 1989;64:1075-1076.
37. Keeling IM, Oberwalder P, Anelli-Monti M, et al. Cardiac myxomas: 24 years of experience in 49 patients. *Eur J Cardiothorac Surg*. 2002;22:971-977.
38. Burke A, Virmani R. More on cardiac myxomas. *N Engl J Med*. 1996;335:1462-1463; author reply 3–4.
39. Markel ML, Waller BF, Armstrong WF. Cardiac myxoma. A review. *Medicine (Baltimore)*. 1987;66:114-125.
40. St John Sutton MG, Mercier LA, Giuliani ER, et al. Atrial myxomas: a review of clinical experience in 40 patients. *Mayo Clin Proc*. 1980;55:371-376.
41. Ferrans VJ, Roberts WC. Structural features of cardiac myxomas. Histology, histochemistry, and electron microscopy. *Hum Pathol*. 1973;4:111-146.
42. Goldberg HP, Glenn F, Dotter CT, et al. Myxoma of the left atrium; diagnosis made during life with operative and post-mortem findings. *Circulation*. 1952;6:762-767.
43. Pinede L, Duhaut P, Loire R. Clinical presentation of left atrial cardiac myxoma. A series of 112 consecutive cases. *Medicine (Baltimore)*. 2001;80:159-172.
44. Carney JA. Differences between nonfamilial and familial cardiac myxoma. *Am J Surg Pathol*. 1985;9:53-55.
45. van Gelder HM, O'Brien DJ, Staples ED, et al. Familial cardiac myxoma. *Ann Thorac Surg*. 1992;53:419-424.
46. Boikos SA, Stratakis CA. Carney complex: the first 20 years. *Curr Opin Oncol*. 2007;19:24-29.
47. Carney JA, Gordon H, Carpenter PC, et al. The complex of myxomas, spotty pigmentation, and endocrine overactivity. *Medicine (Baltimore)*. 1985;64:270-283.
48. Mahilmaran A, Seshadri M, Nayar PG, et al. Familial cardiac myxoma: Carney's complex. *Tex Heart Inst J*. 2003;30:80-82.
49. Stratakis CA. Clinical genetics of multiple endocrine neoplasias, Carney complex and related syndromes. *J Endocrinol Invest*. 2001;24:370-383.
50. Stratakis CA, Kirschner LS, Carney JA. Clinical and molecular features of the Carney complex: diagnostic criteria and recommendations for patient evaluation. *J Clin Endocrinol Metab*. 2001;86:4041-4046.
51. Almeida MQ, Stratakis CA. Carney complex and other conditions associated with micronodular adrenal hyperplasias. *Best Pract Res Clin Endocrinol Metab*. 2010;24:907-914.
52. Rothenbuhler A, Stratakis CA. Clinical and molecular genetics of Carney complex. *Best Pract Res Clin Endocrinol Metab*. 2010;24:389-399.
53. Shetty Roy AN, Radin M, Sarabi D, et al. Familial recurrent atrial myxoma: Carney's complex. *Clin Cardiol*. 2011;34:83-86.
54. Pan L, Peng L, Jean-Gilles J, et al. Novel PRKAR1A gene mutations in Carney Complex. *Int J Clin Exp Pathol*. 2010;3:545-548.
55. Klarich KW, Enriquez-Sarano M, Gura GM, et al. Papillary fibroelastoma: echocardiographic characteristics for diagnosis and pathologic correlation. *J Am Coll Cardiol*. 1997;30:784-790.
56. Gowda RM, Khan IA, Nair CK, et al. Cardiac papillary fibroelastoma: a comprehensive analysis of 725 cases. *Am Heart J*. 2003;146:404-410.
57. Topol EJ, Biern RO, Reitz BA. Cardiac papillary fibroelastoma and stroke. Echocardiographic diagnosis and guide to excision. *Am J Med*. 1986;80:129-132.
58. Waltenberger J, Thelin S. Images in cardiovascular medicine. Papillary fibroelastoma as an unusual source of repeated pulmonary embolism. *Circulation*. 1994;89:2433.
59. Zamora RL, Adelberg DA, Berger AS, et al. Branch retinal artery occlusion caused by a mitral valve papillary fibroelastoma. *Am J Ophthalmol*. 1995;119:325-329.
60. Sun JP, Asher CR, Yang XS, et al. Clinical and echocardiographic characteristics of papillary fibroelastomas: a retrospective and prospective study in 162 patients. *Circulation*. 2001;103:2687-2693.
61. Gegouskov V, Kadner A, Engelberger L, et al. Papillary fibroelastoma of the heart. *Heart Surg Forum*. 2008;11:E333-E339.
62. Saloura V, Grivas PD, Sarwar AB, et al. Papillary fibroelastomas: innocent bystanders or ignored culprits? *Postgrad Med*. 2009;121:131-138.
63. Ngaage DL, Mullany CJ, Daly RC, et al. Surgical treatment of cardiac papillary fibroelastoma: a single center experience with eighty-eight patients. *Ann Thorac Surg*. 2005;80:1712-1718.
64. Becker AE. Primary heart tumors in the pediatric age group: a review of salient pathologic features relevant for clinicians. *Pediatr Cardiol*. 2000;21:317-323.
65. Burke A, Virmani R. Pediatric heart tumors. *Cardiovasc Pathol*. 2008;17:193-198.
66. Fenoglio Jr JJ, M, CAllister HAJ, Ferrans VJ. Cardiac rhabdomyoma: a clinicopathologic and electron microscopic study. *Am J Cardiol*. 1976;38:241-251.
67. Fesslova V, Villa L, Rizzuti T, et al. Natural history and long-term outcome of cardiac rhabdomyomas detected prenatally. *Prenat Diagn*. 2004;24:241-248.
68. Smythe JF, Dyck JD, Smallhorn JF, et al. Natural history of cardiac rhabdomyoma in infancy and childhood. *Am J Cardiol*. 1990;66:1247-1249.
69. Burke AP, Virmani R. Cardiac rhabdomyoma: a clinicopathologic study. *Mod Pathol*. 1991;4:70-74.
70. Padalino MA, Basso C, Milanesi O, et al. Surgically treated primary cardiac tumors in early infancy and childhood. *J Thorac Cardiovasc Surg*. 2005;129:1358-1363.
71. Verhaaren HA, Vanakker O, De Wolf D, et al. Left ventricular outflow obstruction in rhabdomyoma of infancy: meta-analysis of the literature. *J Pediatr*. 2003;143:258-263.
72. Bass JL, Breningstall GN, Swaiman KF. Echocardiographic incidence of cardiac rhabdomyoma in tuberous sclerosis. *Am J Cardiol*. 1985;55:1379-1382.
73. Cho JM, Danielson GK, Puga FJ, et al. Surgical resection of ventricular cardiac fibromas: early and late results. *Ann Thorac Surg*. 2003;76:1929-1934.
74. Parmley LF, Salley RK, Williams JP, et al. The clinical spectrum of cardiac fibroma with diagnostic and surgical considerations: noninvasive imaging enhances management. *Ann Thorac Surg*. 1988;45:455-465.
75. Williams DB, Danielson GK, McGoon DC, et al. Cardiac fibroma: long-term survival after excision. *J Thorac Cardiovasc Surg*. 1982;84:230-236.
76. Wong JA, Fishbein MC. Cardiac fibroma resulting in fatal ventricular arrhythmia. *Circulation*. 2000;101:E168-E170.
77. Ben-Izhak O, Vlodavsky E, Ofer A, et al. Epithelioid angiosarcoma associated with a Dacron vascular graft. *Am J Surg Pathol*. 1999;23:1418-1422.
78. Fyfe BS, Quintana CS, Kaneko M, et al. Aortic sarcoma four years after Dacron graft insertion. *Ann Thorac Surg*. 1994;58:1752-1754.
79. Okada M, Takeuchi E, Mori Y, et al. An autopsy case of angiosarcoma arising around a woven Dacron prosthesis after a Cabrol operation. *J Thorac Cardiovasc Surg*. 2004;127:1843-1845.
80. Oppenheimer BS, Oppenheimer ET, Stout AP, et al. The latent period in carcinogenesis by plastics in rats and its relation to the presarcomatous stage. *Cancer*. 1958;11:204-213.
81. Okada F. Beyond foreign-body-induced carcinogenesis: impact of reactive oxygen species derived from inflammatory cells in tumorigenic conversion and tumor progression. *Int J Cancer*. 2007;121:2364-2372.
82. Almassi GH. Surgery for tumors with cavoatrial extension. *Semin Thorac Cardiovasc Surg*. 2000;12:111-118.
83. Mugge A, Daniel WG, Haverich A, et al. Diagnosis of noninfective cardiac mass lesions by two-dimensional echocardiography. Comparison of the transthoracic and transesophageal approaches. *Circulation*. 1991;83:70-78.

84. Corrado G, Klein AL, Santarone M. Echocardiography in atrial fibrillation. *J Cardiovasc Med (Hagerstown)*. 2006;7:498-504.
85. Alam M, Rosman HS, Grullon C. Transesophageal echocardiography in evaluation of atrial masses. *Angiology*. 1995;46:123-128.
86. Pop G, Sutherland GR, Koudstaal PJ, et al. Transesophageal echocardiography in the detection of intracardiac embolic sources in patients with transient ischemic attacks. *Stroke*. 1990;21:560-565.
87. de Bruijn SF, Agema WR, Lammers GJ, et al. Transesophageal echocardiography is superior to transthoracic echocardiography in management of patients of any age with transient ischemic attack or stroke. *Stroke*. 2006;37:2531-2534.
88. Kronik G, Stollberger C, Schuh M, et al. Interobserver variability in the detection of spontaneous echo contrast, left atrial thrombi, and left atrial appendage thrombi by transoesophageal echocardiography. *Br Heart J*. 1995;74:80-83.
89. Stollberger C, Chnupa P, Kronik G, et al. Transesophageal echocardiography to assess embolic risk in patients with atrial fibrillation. ELAT Study Group. Embolism in Left Atrial Thrombi. *Ann Intern Med*. 1998;128:630-638.
90. Schneider B, Stollberger C. Diagnosis of left atrial appendage thrombi by multiplane transesophageal echocardiography: interlaboratory comparative study. *Circ J*. 2007;71:122-125.
91. Bernhardt P, Schmidt H, Hammerstingl C, et al. Atrial thrombi-a prospective follow-up study over 3 years with transesophageal echocardiography and cranial magnetic resonance imaging. *Echocardiography*. 2006;23:388-394.
92. van Dantzig JM, Delemarre BJ, Bot H, et al. Left ventricular thrombus in acute myocardial infarction. *Eur Heart J*. 1996;17:1640-1645.
93. Nayak D, Aronow WS, Sukhija R, et al. Comparison of frequency of left ventricular thrombi in patients with anterior wall versus non-anterior wall acute myocardial infarction treated with antithrombotic and antiplatelet therapy with or without coronary revascularization. *Am J Cardiol*. 2004;93:1529-1530.
94. Nihoyannopoulos P, Smith GC, Maseri A, et al. The natural history of left ventricular thrombus in myocardial infarction: a rationale in support of masterly inactivity. *J Am Coll Cardiol*. 1989;14:903-911.
95. Rehan A, Kanwar M, Rosman H, et al. Incidence of post myocardial infarction left ventricular thrombus formation in the era of primary percutaneous intervention and glycoprotein IIb/IIIa inhibitors. A prospective observational study. *Cardiovasc Ultrasound*. 2006;4:20.
96. Osherov AB, Borovik-Raz M, Aronson D, et al. Incidence of early left ventricular thrombus after acute anterior wall myocardial infarction in the primary coronary intervention era. *Am Heart J*. 2009;157:1074-1080.
97. Mansencal N, Nasr IA, Pilliere R, et al. Usefulness of contrast echocardiography for assessment of left ventricular thrombus after acute myocardial infarction. *Am J Cardiol*. 2007;99:1667-1670.
98. Weinsaft JW, Kim RJ, Ross M, et al. Contrast-enhanced anatomic imaging as compared to contrast-enhanced tissue characterization for detection of left ventricular thrombus. *JACC Cardiovasc Imaging*. 2009;2:969-979.
99. Siebelink HM, Scholte AJ, Van de Veire NR, et al. Value of contrast echocardiography for left ventricular thrombus detection postinfarction and impact on antithrombotic therapy. *Coron Artery Dis*. 2009;20:462-466.
100. Mansencal N, Revault-d'Allonnes L, Pelage JP, et al. Usefulness of contrast echocardiography for assessment of intracardiac masses. *Arch Cardiovasc Dis*. 2009;102:177-183.
101. Anwar AM, Nosir YF, Ajam A, et al. Central role of real-time three-dimensional echocardiography in the assessment of intracardiac thrombi. *Int J Cardiovasc Imaging*. 2010;26:519-526.
102. Puskas F, Cleveland Jr JC, Singh R, et al. Detection of left ventricular apical thrombus with three-dimensional transesophageal echocardiography. *Semin Cardiothorac Vasc Anesth*. 2011;15:102-104.
103. Lo CI, Chang SH, Hung CL. Demonstration of left ventricular thrombi with real-time 3-dimensional echocardiography in a patient with cardiomyopathy. *J Am Soc Echocardiogr*. 2007;20(905):e9-13.
104. Maslow A, Lowenstein E, Steriti J, et al. Left ventricular thrombi: intraoperative detection by transesophageal echocardiography and recognition of a source of post CABG embolic stroke: a case series. *Anesthesiology*. 1998;89:1257-1262.
105. Yadava OP, Yadav S, Juneja S, et al. Left ventricular thrombus sans overt cardiac pathology. *Ann Thorac Surg*. 2003;76:623-625.
106. Robinson NM, Desai J, Monaghan MJ. Atrial and pulmonary mass: intracardiac thrombus mimicking myxoma on multiplane transesophageal echocardiography. *J Am Soc Echocardiogr*. 1997;10:93-96.
107. Deluigi CC, Meinhardt G, Ursulescu A, et al. Images in cardiovascular medicine. Noninvasive characterization of left atrial mass. *Circulation*. 2006;113:e19-e20.
108. Fagan SM, Chan KL. Transesophageal echocardiography risk factors for stroke in nonvalvular atrial fibrillation. *Echocardiography*. 2000;17:365-372.
109. DeRook FA, Pearlman AS. Transesophageal echocardiographic assessment of embolic sources: intracardiac and extracardiac masses and aortic degenerative disease. *Crit Care Clin*. 1996;12:273-294.
110. Fatkin D, Loupas T, Jacobs N, et al. Quantification of blood echogenicity: evaluation of a semiquantitative method of grading spontaneous echo contrast. *Ultrasound Med Biol*. 1995;21:1191-1198.
111. Ito T, Suwa M, Kobashi A, et al. Integrated backscatter assessment of left atrial spontaneous echo contrast in chronic nonvalvular atrial fibrillation: relation with clinical and echocardiographic parameters. *J Am Soc Echocardiogr*. 2000;13:666-673.
112. Klein AL, Murray RD, Black IW, et al. Integrated backscatter for quantification of left atrial spontaneous echo contrast. *J Am Coll Cardiol*. 1996;28:222-231.
113. Cavalcante JL, Al-Mallah M, Arida M, et al. The relationship between spontaneous echocontrast, transesophageal echocardiographic parameters, and blood hemoglobin levels. *J Am Soc Echocardiogr*. 2008;21:868-872.
114. Black IW. Spontaneous echo contrast: where there's smoke there's fire. *Echocardiography*. 2000;17:373-382.
115. Ozkan M, Kaymaz C, Kirma C, et al. Predictors of left atrial thrombus and spontaneous echo contrast in rheumatic valve disease before and after mitral valve replacement. *Am J Cardiol*. 1998;82:1066-1070.
116. Maltagliati A, Galli CA, Tamborini G, et al. Incidence of spontaneous echocontrast, 'sludge' and thrombi before cardioversion in patients with atrial fibrillation: new insights into the role of transesophageal echocardiography. *J Cardiovasc Med (Hagerstown)*. 2009;10:523-528.
117. Patel SV, Flaker G. Is early cardioversion for atrial fibrillation safe in patients with spontaneous echocardiographic contrast? *Clin Cardiol*. 2008;31:148-152.
118. Ogren M, Bergqvist D, Eriksson H, et al. Prevalence and risk of pulmonary embolism in patients with intracardiac thrombosis: a population-based study of 23 796 consecutive autopsies. *Eur Heart J*. 2005;26:1108-1114.
119. Torbicki A, Galie N, Covezzoli A, et al. Right heart thrombi in pulmonary embolism: results from the International Cooperative Pulmonary Embolism Registry. *J Am Coll Cardiol*. 2003;41:2245-2251.
120. Pierre-Justin G, Pierard LA. Management of mobile right heart thrombi: a prospective series. *Int J Cardiol*. 2005;99:381-388.
121. Casazza F, Bongarzoni A, Centonze F, et al. Prevalence and prognostic significance of right-sided cardiac mobile thrombi in acute massive pulmonary embolism. *Am J Cardiol*. 1997;79:1433-1435.
122. Ferrari E, Benhamou M, Berthier F, et al. Mobile thrombi of the right heart in pulmonary embolism: delayed disappearance after thrombolytic treatment. *Chest*. 2005;127:1051-1053.
123. Chartier L, Bera J, Delomez M, et al. Free-floating thrombi in the right heart: diagnosis, management, and prognostic indexes in 38 consecutive patients. *Circulation*. 1999;99:2779-2783.
124. Shah DP, Min JK, Raman J, et al. Thrombus-in-transit: two cases and a review of diagnosis and management. *J Am Soc Echocardiogr*. 2007;20(1219):e6-e8.
125. Langeron O, Goarin JP, Pansard JL, et al. Massive intraoperative pulmonary embolism: diagnosis with transesophageal two-dimensional echocardiography. *Anesth Analg*. 1992;74:148-150.
126. Rastogi S, Abraham M, Geelani MA, et al. Anaesthetic considerations in a patient with right heart thrombi-in-transit. *Acta Anaesthesiol Scand*. 2005;49:117-121.
127. Nicoara A, Assaad S, Geirsson A, et al. Unexpected intraoperative diagnosis of pulmonary embolism by transesophageal echocardiography. *J Cardiothorac Vasc Anesth*. 2010;24:639-640.
128. Issack PS, Lauerman MH, Helfet DL, et al. Fat embolism and respiratory distress associated with cemented femoral arthroplasty. *Am J Orthop (Belle Mead NJ)*. 2009;38:72-76.
129. Akhtar S. Fat embolism. *Anesthesiol Clin*. 2009;27:533-550:table of contents.
130. Boorjian SA, Sengupta S, Blute ML. Renal cell carcinoma: vena caval involvement. *BJU Int*. 2007;99:1239-1244.
131. Sharma V, Cusimano RJ, McNama P, et al. Intraoperative migration of an inferior vena cava tumour detected by transesophageal echocardiography. *Can J Anaesth*. 2011;58:468-470.
132. Schallner N, Wittau N, Kehm V, et al. Intraoperative pulmonary tumor embolism from renal cell carcinoma and a patent foramen ovale detected by transesophageal echocardiography. *J Cardiothorac Vasc Anesth*. 2011;25:145-147.
133. Donaldson AJ, Thomson HE, Harper NJ, et al. Bone cement implantation syndrome. *Br J Anaesth*. 2009;102:12-22.
134. Gist RS, Stafford IP, Leibowitz AB, et al. Amniotic fluid embolism. *Anesth Analg*. 2009;108:1599-1602.
135. Koessler MJ, Fabiani R, Hamer H, et al. The clinical relevance of embolic events detected by transesophageal echocardiography during cemented total hip arthroplasty: a randomized clinical trial. *Anesth Analg*. 2001;92:49-55.
136. Hagio K, Sugano N, Takashina M, et al. Embolic events during total hip arthroplasty: an echocardiographic study. *J Arthroplasty*. 2003;18:186-192.
137. Warnaar N, Molenaar IQ, Colquhoun SD, et al. Intraoperative pulmonary embolism and intracardiac thrombosis complicating liver transplantation: a systematic review. *J Thromb Haemost*. 2008;6:297-302.
138. Nowak M, Shernan SK, Eltzschig HK, et al. A novel view for visualizing a left pulmonary artery thromboembolus with intraoperative transesophageal echocardiography. *J Clin Anesth*. 2008;20:136-138.
139. Orihashi K, Matsuura Y, Hamanaka Y, et al. Retained intracardiac air in open heart operations examined by transesophageal echocardiography. *Ann Thorac Surg*. 1993;55:1467-1471.
140. Meltzer RS, Tickner EG, Popp RL. Why do the lungs clear ultrasonic contrast? *Ultrasound Med Biol*. 1980;6:263-269.
141. Oka Y, Inoue T, Hong Y, et al. Retained intracardiac air. Transesophageal echocardiography for definition of incidence and monitoring removal by improved techniques. *J Thorac Cardiovasc Surg*. 1986;91:329-338.
142. Topol EJ, Humphrey LS, Borkon AM, et al. Value of intraoperative left ventricular microbubbles detected by transesophageal two-dimensional echocardiography in predicting neurologic outcome after cardiac operations. *Am J Cardiol*. 1985;56:773-775.
143. Webb WR, Harrison Jr LH, Helmcke FR, et al. Carbon dioxide field flooding minimizes residual intracardiac air after open heart operations. *Ann Thorac Surg*. 1997;64:1489-1491.
144. Mirski MA, Lele AV, Fitzsimmons L, et al. Diagnosis and treatment of vascular air embolism. *Anesthesiology*. 2007;106:164-177.
145. Tingleff J, Joyce FS, Pettersson G. Intraoperative echocardiographic study of air embolism during cardiac operations. *Ann Thorac Surg*. 1995;60:673-677.
146. Neville MJ, Butterworth J, James RL, et al. Similar neurobehavioral outcome after valve or coronary artery operations despite differing carotid embolic counts. *J Thorac Cardiovasc Surg*. 2001;121:125-136.
147. Orihashi K, Matsuura Y. Quantitative echocardiographic analysis of retained intracardiac air in pooled form: an experimental study. *J Am Soc Echocardiogr*. 1996;9:567-572.
148. Secknus MA, Asher CR, Scalia GM, et al. Intraoperative transesophageal echocardiography in minimally invasive cardiac valve surgery. *J Am Soc Echocardiogr*. 1999;12:231-236.
149. Akhtar S, Lluberes V, Allen K, et al. Unexpected, transesophageal echocardiography-detected left ventricular microbubbles during off-pump coronary artery bypass graft surgery. *J Cardiothorac Vasc Anesth*. 2001;15:131-133.
150. Hoka S, Okamoto H, Yamaura K, et al. Removal of retained air during cardiac surgery with transesophageal echocardiography and capnography. *J Clin Anesth*. 1997;9:457-461.
151. Svenarud P, Persson M, van der Linden J. Effect of CO2 insufflation on the number and behavior of air microemboli in open-heart surgery: a randomized clinical trial. *Circulation*. 2004;109:1127-1132.
152. Chandraratna A, Ashmeg A, Chamsi Pasha H. Detection of intracoronary air embolism by echocardiography. *J Am Soc Echocardiogr*. 2002;15:1015-1017.
153. Orihashi K, Matsuura Y, Sueda T, et al. Pooled air in open heart operations examined by transesophageal echocardiography. *Ann Thorac Surg*. 1996;61:1377-1380.
154. Lamm G, Auer J, Punzengruber C, et al. Intracoronary air embolism in open heart surgery–an uncommon source of myocardial ischaemia. *Int J Cardiol*. 2006;112:e85-e86.
155. Rodigas PC, Meyer FJ, Haasler GB, et al. Intraoperative 2-dimensional echocardiography: ejection of microbubbles from the left ventricle after cardiac surgery. *Am J Cardiol*. 1982;50:1130-1132.
156. Al-Rashidi F, Blomquist S, Hoglund P, et al. A new de-airing technique that reduces systemic microemboli during open surgery: a prospective controlled study. *J Thorac Cardiovasc Surg*. 2009;138:157-162.
157. Al-Rashidi F, Landenhed M, Blomquist S, et al. Comparison of the effectiveness and safety of a new de-airing technique with a standardized carbon dioxide insufflation technique in open left heart surgery: a randomized clinical trial. *J Thorac Cardiovasc Surg*. 2011;141:1128-1133.
158. Attaran RR, Ata I, Kudithipudi V, et al. Protocol for optimal detection and exclusion of a patent foramen ovale using transthoracic echocardiography with agitated saline microbubbles. *Echocardiography*. 2006;23:616-622.
159. Clarke NR, Timperley J, Kelion AD, et al. Transthoracic echocardiography using second harmonic imaging with Valsalva manoeuvre for the detection of right to left shunts. *Eur J Echocardiogr*. 2004;5:176-181.
160. Lam YY, Yu CM, Zhang Q, et al. Enhanced detection of patent foramen ovale by systematic transthoracic saline contrast echocardiography. *Int J Cardiol*. 2011;152:24-27.
161. Soliman OI, Geleijnse ML, Meijboom FJ, et al. The use of contrast echocardiography for the detection of cardiac shunts. *Eur J Echocardiogr*. 2007;8:S2-12.
162. Afonso L, Kottam A, Niraj A, et al. Usefulness of intravenously administered fluid replenishment for detection of patent foramen ovale by transesophageal echocardiography. *Am J Cardiol*. 2010;106:1054-1058.
163. Greim CA, Trautner H, Kramer K, et al. The detection of interatrial flow patency in awake and anesthetized patients: a comparative study using transnasal transesophageal echocardiography. *Anesth Analg*. 2001;92:1111-1116.
164. Hagen PT, Scholz DG, Edwards WD. Incidence and size of patent foramen ovale during the first 10 decades of life: an autopsy study of 965 normal hearts. *Mayo Clin Proc*. 1984;59:17-20.
165. Thanigaraj S, Valika A, Zajarias A, et al. Comparison of transthoracic versus transesophageal echocardiography for detection of right-to-left atrial shunting using agitated saline contrast. *Am J Cardiol*. 2005;96:1007-1010.
166. Johansson MC, Helgason H, Dellborg M, et al. Sensitivity for detection of patent foramen ovale increased with increasing number of contrast injections: a descriptive study with contrast transesophageal echocardiography. *J Am Soc Echocardiogr*. 2008;21:419-424.
167. Woods TD, Patel A. A critical review of patent foramen ovale detection using saline contrast echocardiography: when bubbles lie. *J Am Soc Echocardiogr*. 2006;19:215-222.
168. Jaffe RA, Pinto FJ, Schnittger I, et al. Aspects of mechanical ventilation affecting interatrial shunt flow during general anesthesia. *Anesth Analg*. 1992;75:484-488.
169. Koroneos A, Politis P, Malachias S, et al. End-inspiratory occlusion maneuver during transesophageal echocardiography for patent foramen ovale detection in intensive care unit patients. *Intensive Care Med*. 2007;33:1458-1462.

170. Naqvi TZ, Rafie R, Daneshvar S. Original Investigations. Potential faces of patent foramen ovale (PFO). *Echocardiography.* 2010;27:897-907.

171. Freeman JA, Woods TD. Use of saline contrast echo timing to distinguish intracardiac and extracardiac shunts: failure of the 3- to 5-beat rule. *Echocardiography.* 2008;25:1127-1130.

172. Sukernik MR, Bennett-Guerrero E. The incidental finding of a patent foramen ovale during cardiac surgery: should it always be repaired? A core review. *Anesth Analg.* 2007;105:602-610.

173. Argenziano M. PRO: The incidental finding of a patent foramen ovale during cardiac surgery: should it always be repaired? *Anesth Analg.* 2007;105:611-612.

174. Flachskampf FA. CON: The incidental finding of a patent foramen ovale during cardiac surgery: should it always be repaired? *Anesth Analg.* 2007;105:613-614.

175. Krasuski RA, Hart SA, Allen D, et al. Prevalence and repair of intraoperatively diagnosed patent foramen ovale and association with perioperative outcomes and long-term survival. *JAMA.* 2009;302:290-297.

176. Lo TT, Jarral OA, Shipolini AR, et al. Should a patent foramen ovale found incidentally during isolated coronary surgery be closed? *Interact Cardiovasc Thorac Surg.* 2011;12:794-798.

177. Lindeboom JE, van Deudekom MJ, Visser CA. Traditional contrast echocardiography may fail to demonstrate a patent foramen ovale: negative contrast in the right atrium may be a clue. *Eur J Echocardiogr.* 2005;6:75-78.

178. Parra JA, Bueno J, Zarauza J, et al. Graded contrast echocardiography in pulmonary arteriovenous malformations. *Eur Respir J.* 2010;35:1279-1285.

179. Ahmed S, Nanda NC, Nekkanti R, et al. Contrast transesophageal echocardiographic detection of a pulmonary arteriovenous malformation draining into left lower pulmonary vein. *Echocardiography.* 2003;20:391-394.

180. Gudavalli A, Kalaria VG, Chen X, et al. Intrapulmonary arteriovenous shunt: diagnosis by saline contrast bubbles in the pulmonary veins. *J Am Soc Echocardiogr.* 2002;15:1012-1014.

181. Margreiter J, Dessl A, Mair P, et al. Pulmonary arteriovenous fistula detected with transesophageal contrast echocardiography. *J Cardiothorac Vasc Anesth.* 2001;15:755-757.

182. Duch PM, Chandrasekaran K, Mulhern CB, et al. Transesophageal echocardiographic diagnosis of pulmonary arteriovenous malformation. Role of contrast and pulsed Doppler echocardiography. *Chest.* 1994;105:1604-1605.

183. Jassal DS, Qureshi A, Neilan TG, et al. Pulmonary arteriovenous malformations in hereditary hemorrhagic telangiectasia: an echocardiographic perspective. *J Am Soc Echocardiogr.* 2006;19:e5-e7; 229.

184. Gazzaniga P, Buscarini E, Leandro G, et al. Contrast echocardiography for pulmonary arteriovenous malformations screening: does any bubble matter? *Eur J Echocardiogr.* 2009;10:513-518.

185. van Gent MW, Post MC, Luermans JG, et al. Screening for pulmonary arteriovenous malformations using transthoracic contrast echocardiography: a prospective study. *Eur Respir J.* 2009;33:85-91.

186. Kolski BC, Khadivi B, Anawati M, et al. The dilated coronary sinus: utility of coronary sinus cross-sectional area and eccentricity index in differentiating right atrial pressure overload from persistent left superior vena cava. *Echocardiography.* 2011;28:829-832.

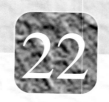

心内装置、导管及管道

MARC E. STONE I CESAR RODRIGUEZ-DIAZ

翻译:王晟　黄小聪　校对:汪红　审阅:彭勇刚　于晖

基本概念

　　食管与纵隔内结构(还有降主动脉)的紧密解剖关系有利于 TEE 对现代心脏手术和麻醉中各种心内装置的成像。以下是一张不完全的清单,介绍应用 TEE 确认位置的心内装置:

- 管道(包括那些用于体外循环的管道和引导插管的导丝)
  - 上腔静脉(SVC)
  - 下腔静脉(IVC)
  - 右心房(RA)
  - 主动脉
- 导管
  - 冠状静脉窦(CS)内逆行灌注心脏停搏灌注管
  - 压力监测导管
  - 肺动脉(PA)导管
  - 左心房(LA)压力导管
  - 中心静脉导管(譬如在小儿患者群体中)
- 引流排气管:左心室引流排气管
- 装置(位置和功能)
  - 主动脉内球囊反搏
  - 主动脉支架
  - 心室辅助装置
- 封堵器
  - 用于封堵未闭合的卵圆孔
  - 用于封堵瓣周漏
  - 用于封堵动脉导管未闭
- 起搏电极:冠状静脉窦内的左心室电极

　　当术者使用其他动脉部位插管时(例如腋动脉),TEE 还用于探测导管和管道阻塞,并保证体外循环期间主动脉弓内有充足血流。

　　超声成像关键靠成像物体(或成像结构)与超声声束之间的夹角,当成像物体与超声声束垂直时,成像效果最佳。当物体与声束平行时,成像效果不佳,这是因为缺乏反射回超声探头的声束。然而,多普勒

技术(包括彩色血流成像)可探测流经这些平行物体的流量并进行定量测量。

　　正如其他管状结构(例如主动脉),如果超声声束在导管的短轴垂直切割该管道,切面则显示为一个圆形的"甜甜圈";如果声束在导管的长轴垂直切割该管,该切面显示为一段包含两条纵向走行线的管道。倾斜的切割角度至少会导致声束部分偏斜,使图像分辨率不佳。因此,如果声束斜向切割导管,我们会看见各种形态的斜切面。

　　大多数医疗装置是用强烈反射超声波的高密度塑料和金属制造的,除了反射该装置本身的超声图像外,还可能造成伪像。有时装置本身成像效果不佳,只要存在伪像就提示该位置存在某些东西。医疗装置超声图像相关的最常见伪像是声影、旁瓣、光栅波瓣和回声。这样的伪像可被误以为是心腔、瓣膜和大血管异常,超声医生必须意识这种可能性。

- 当超声声束无法穿透强反射物时,就能导致该结构或物体远场的信号失落,从而产生声影。超声图像显示为经过明亮结构的一片阴暗区域。
- 当一个强反射物导致超声波在成像结构(或成像物体)与探头表面之间来回反射时,在平均分布的间距内造成多重信号,从而产生回声。回声在超声图像上看似彗星尾巴或远场内一个物体的一系列拷贝。
- 当侧向超声声束经主波束外周的真实结构返回时,导致来自外周真实结构(例如横跨显示器的曲线)的信号移位至中央,从而产生旁瓣和光栅波瓣。这些反射的强度一般远小于主波信号的强度,而且当这些反射看起来穿过心脏结构时,我们经常可辨认出伪像。光栅波瓣仅存在于相控阵探头,而在现代探头中相对来说不常见。旁瓣和光栅波瓣均可导致误诊。

　　由于可能存在伪像,我们最好通过至少两个不同切面观察来确保装置存在;三维成像也相当有帮助。不改变探头位置而获得一个不同切面的最容易方法是增大(或旋转)多平面角度。当多平面角度改变90°

时,长轴切面(管形)的导管即可显示为短轴切面(圆形),反之亦然。

插管

体外循环的插管技术

一般来说主动脉插管是心脏外科医生为建立体外循环放置的第一根管道。主动脉插管通常放置于升主动脉的远端,到达近端主动脉弓。但由于这段主动脉走行于左支气管前方以及血或组织与支气管内空气的巨大声阻差异导致超声波反射,我们通常无法在此处进行 TEE 成像。在一些解剖稍有异常的患者身上(或者当主动脉插管过长或位置非常高时),我们可能获得常规主动脉插管的影像(图 22-1)。必要时当然还可使用经主动脉表面扫描。

动脉粥样斑块与卒中和认知障碍相关[1]。食管中段主动脉瓣长轴切面和食管上段主动脉弓长轴切面可初步评估插管处附近的动脉粥样病变程度,但是只有当术者使用经主动脉表面给实际插管及阻断部位扫描时,才能排除这些部位的显著病变,这样做是非常重要的[2]。

TEE 还可评估插管后主动脉夹层。主动脉夹层可向近端延伸至升主动脉或向远端延伸至主动脉弓或降主动脉。食管中段主动脉瓣长轴切面,食管上段主动脉弓长轴切面和食管中段主动脉弓短轴切面可对插管处的近端或远端的主动脉成像。在体外循环开始后,评估主动脉弓和降主动脉的血流,避免灌注不足等灾难性结果,特别是术者采用非中心性插管灌注(例如,腋动脉或股动脉导管)。一般可使用彩色多普勒在主动脉弓长轴切面和降主动脉长轴切面进行评估。为了评估层流,可能需要调整 Nyquist 极限使血流显像。

静脉插管

对于不打开心腔的手术(例如主动脉冠状动脉旁路移植术),一般可通过右心耳(right atrial appendage,RAA)放置一根两级静脉导管,使其远端开口位于下腔静脉内,近端开口位于右心房内。下腔静脉插管尖端最好是位于下腔静脉内,而不是进入肝静脉(图 22-2)。在食管中段双心房上下腔静脉切面一般较方便对导管成像和定位其尖端。检查者从右心耳入口至下腔静脉追踪该导管。推进和轻微旋转探头至右侧能优化下腔静脉内导管的图像。在最佳的多平面角度下腔静脉和肝静脉的非标准切面可用于判断下腔静脉管尖端的位置。理想情况下,导管尖端应在下腔静脉腔内。如果尖端进入了肝静脉,外科医生应重新调整导管位置,避免静脉引流不佳和腹胀。

对于打开心腔的手术(例如瓣膜手术),通常分别使用两根导管(双腔静脉插管术)插入上腔静脉和下腔静脉。检查者通常可在食管中段双心房上下腔静脉切面右方看见上腔静脉长轴,在食管中段主动脉瓣短轴切面看见其短轴。图 22-3 显示上腔静脉内导管。

右心房静脉插管的备选部位是股静脉,通常采用 Seldinger 技术。股静脉插管需要一根自下腔静脉走行至上腔静脉的多级管。先对导丝成像(使用食管中段双心房上下腔静脉切面),监测它先后进入下腔静脉、右心房和上腔静脉,确保导丝到位(图 22-

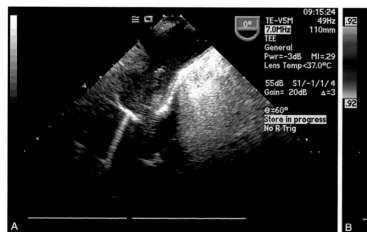
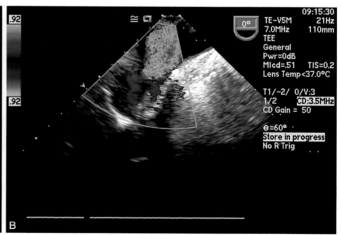

图 22-1　**A**,食管上段主动脉弓长轴切面中近端主动脉弓展示主动脉导管的尖端;**B**,用彩色血流多普勒确认体循环的血流

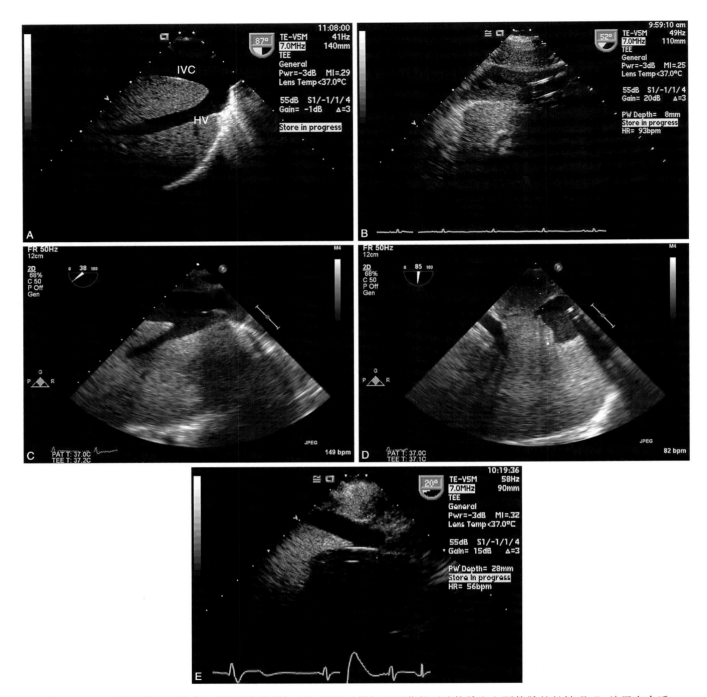

图 22-2　**A**,将探头旋转至右侧,多平面角度增加 90°,通过经胃切面可获得下腔静脉和左肝静脉的长轴观;**B**,放置在合适
位置的下腔静脉管;**C**,下腔静脉内的静脉导管。这个切面通常不易获得,但是它能为确认静脉导管正确位置提供重要信
息;**D**,增加多平面角度获取导管的短轴观;**E**,位置错误的进入肝静脉的下腔静脉导管。导管需移至下腔静脉,避免引流
不足和腹胀风险

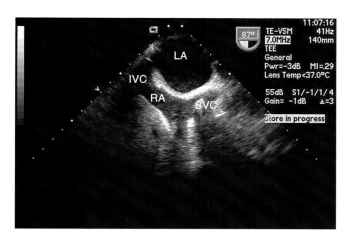

图 22-3　食管中段双心房上下腔静脉切面中可见经右心房进入上腔静脉的导管。IVC，下腔静脉；LA，左心房；RA，右心房；SVC，上腔静脉

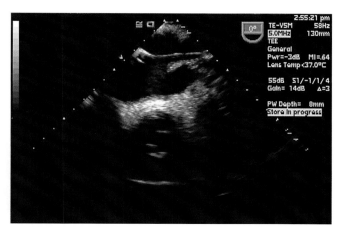

图 22-5　在改良食管中段四腔心切面可见用于左心体外循环的左心房导管从左上肺静脉进入左心房

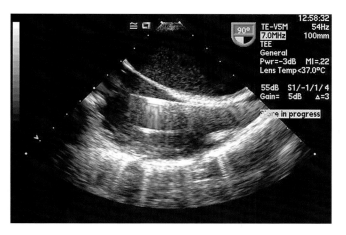

图 22-4　为右心房的股静脉插管放置的导丝。导丝经股静脉置入后，在食管中段双房上下腔静脉切面可见其进入上腔静脉。下方的线状反射物是肺动脉导管

4）。然后通过导丝置入导管。当存在卵圆孔未闭时，术者应注意避免导丝意外进入左心房。为了获得最佳的静脉引流效果，术者应确保导管尖端最终位于上腔静脉内。

用于部分体外循环的插管

　　修复降主动脉瘤所使用的部分左心体外循环要求在左心房放置一根静脉引流管（通常从左肺静脉放置）（图 22-5）及一根股动脉插管。在这个"左心房-股动脉转流旁路"中，通过自身的心肺维持体内血液氧合，左心室的心输出量灌注上半身，来自左心房-股动脉转流旁路的血流提供所谓"远端灌注"（氧合血引流自左心房，然后回输至下半身，灌注动脉瘤远端的脊髓和脏器。）部分体外循环需要灌注师维持上下半身循环的平衡。譬如说，如果上半身压力过高，灌注师需增加上半身引流和下半身灌注，直至双方压力均

等。如果上半身压力过低，灌注师需减少上半身引流和下半身灌注，直至双方压力平衡。

　　食管中段四腔心切面和食管中段两腔心切面用于确认左心房插管的合适位置。左心房管尖端移位至右肺静脉内会限制灌注至下半身的血液量并可能导致上半身循环过负荷。左心房管也可能通过二尖瓣移位至左心室，导致严重的二尖瓣反流和供应上半身的心输出量减少。

用于灌注心脏停搏液的插管

　　除非患者有显著的主动脉瓣关闭不全，术者一般在阻断钳近端的主动脉根部放置一根小导管进行顺行性心脏停搏液灌注。尽管停搏液灌注管一般不能成像，但是在给主动脉瓣关闭不全患者顺行性灌注时，TEE 有助于评价心室扩张程度（同时冠状动脉停搏液的灌注也会不足）。当心室扩张时，停搏液不能充分分布在心内膜，左心室室壁张力增高，心肌耗氧量增加，使心肌保护效果不佳。检查者可通过食管中段长轴切面观察停搏液反流程度和心室容量。经胃乳头肌中段短轴切面可用于评估左心室扩张程度。

　　如有需要，在灌注停搏液时，术者可放置左心室引流排气管（通常是经肺静脉）给左心室减压。二尖瓣和左心室的食管中段切面可用于确保左心室插管越过二尖瓣及尖端留在左心室内。术者还可停止灌注停搏液，打开灌注管，使之与大气相通。通过主动脉瓣将心室内的停搏液挤进停搏液灌注管，手动给左心室减压。

　　术者可将插管经右心耳放置于冠状静脉窦内进行逆行性灌注。这是一个盲探的操作，但医生可使用TEE确保导管到位。在食管中段四腔心切面中稍微

推进探头,几乎在所有病人身上均可于三尖瓣隔瓣上方显示冠状静脉窦(图22-6)。轻微后屈探头一般能改善冠状静脉窦的成像。在食管中段双心房上下腔静脉切面中冠状静脉窦靠近下腔静脉。食管中段双心房上下腔静脉切面显示灌注管在冠状静脉窦内则可确认灌注管到位(图22-6B 和 C)。许多冠状静脉

窦灌注管有一个特别的自体充气球囊,使之容易被辨认(图22-6D ~ F)。

因为术中插管有可能滑出,因此从图像上确认球囊不是部分在右心房是必要的,否则逆行灌注停搏液是无效的。然而由于右心室的静脉引流靠近冠状静脉窦开口,所以将灌注管往冠状静脉窦插入过深则不

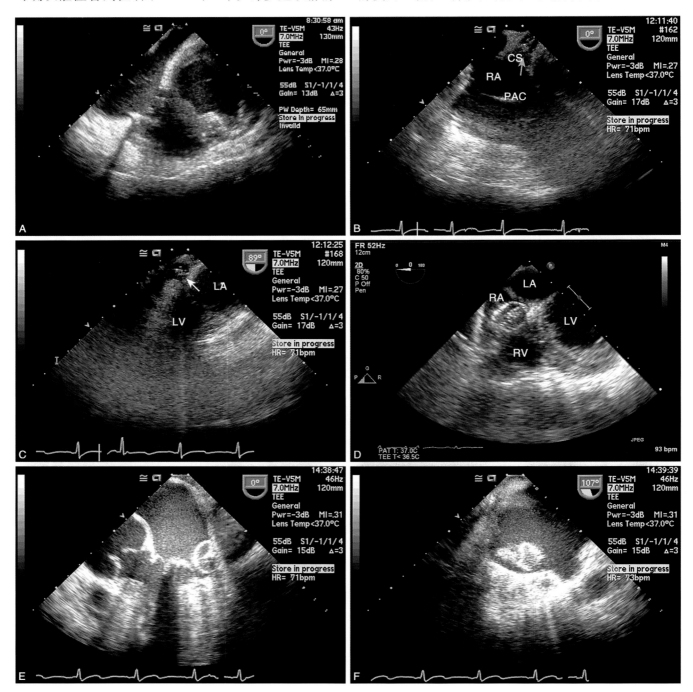

图22-6　A,推进探头直至冠状静脉窦出现在三尖瓣隔瓣上方(通常要后屈探头),通过改良食管中段四腔心切面可见冠状静脉窦;B,在改良食管四腔心切面中可见长轴面逆行性停搏液灌注管(箭头)正好位于冠状静脉窦内;C,在改良食管两腔心切面中可见短轴面逆行性停搏液灌注管(箭头)位于冠状静脉窦内;D,右心房(RA)内可见逆行性停搏液灌注管的自体充气球囊;E,在食管中段四腔心切面中可见错位的逆行性停搏液灌注管位于左心房内;F,多平面角度100°显示左心房内的导管不可能是伪像。LV,左心室;PAC,肺动脉导管;RV,右心室

能给右心室灌注足够的停搏液。有时在微创手术中可经皮放置逆行灌注管（通过右侧颈内静脉），术中食管中段双心房上下腔静脉切面可示灌注管经上腔静脉进入冠状静脉窦[4]。

当患者有扩张的冠状静脉窦（一般大于1.5cm）时，超声检查者应排除引流入冠状静脉窦的永存上腔

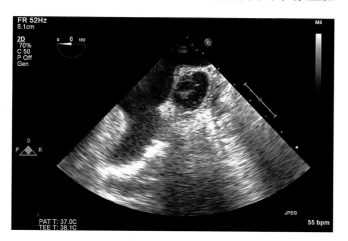

图22-7　永存左上腔静脉（PLSVC）在图像中央。左心房紧邻永存左上腔静脉左侧，左心耳在PLSVC的下方。PLSVC上方的结构是左肺静脉

静脉（persistent left superior vena cava，PLSVC）（图22-7）[5]。由于存在永存左上腔静脉，逆行灌注的停搏液进入体静脉，因此停搏液没有充分灌注心肌，术者应避免这类情况。在这种情况下，从左上肢静脉注射震荡盐水会导致冠状静脉窦处出现浑浊和湍流。稍微后退并前屈探头，在改良食管中段主动脉瓣短轴切面可见永存上腔静脉。永存上腔静脉走行于左心耳与左下肺静脉之间。

主动脉内球囊反搏

主动脉内球囊反搏（intraaortic balloon pump，IABP）包含一条充气导管，此导管以Selding法经皮从股动脉置入，送至胸降主动脉，但也能经锁骨下动脉和升主动脉置入[6,7]。IABP在舒张期充气，增加冠状动脉灌注压力，在收缩期前迅速排气，减少心室后负荷并增加每搏量。在平均身高的成人身上最常放置的IABP尺寸是40ml、8F、70cm的导管。表22-1概括了TEE在IABP中的应用并介绍了监测IABP置入和使用的切面。

表22-1　使用IABP时TEE的作用

作　用	推　荐　切　面	评　论
放置IABP前		
评价左心室功能	食管中段四腔心切面 食管中段二尖瓣交界区切面 食管中段两腔心切面 食管中段主动脉瓣长轴切面 经胃中段短轴切面 经胃两腔心切面	
主动脉瓣关闭不全	食管中段主动脉瓣短轴切面 食管中段主动脉瓣长轴切面 经胃深部长轴切面 经胃长轴切面	
主动脉粥样病变	降主动脉长轴切面 降主动脉短轴切面 食管上段主动脉弓长轴切面	应特别注意活动性斑块。细小的固着斑块通常几乎没有风险
放置IABP时		
导丝	降主动脉长轴切面 降主动脉短轴切面 食管上段主动脉弓长轴切面	若未能在降主动脉看见导丝则应考虑导丝的实际位置
导管	降主动脉长轴切面 降主动脉短轴切面 食管上段主动脉弓长轴切面	导管尖端应置于左锁骨下动脉开口远端2~4cm

作　用	推 荐 切 面	评　论
放置 IABP 后		
位置	降主动脉长轴切面 降主动脉短轴切面 食管上段主动脉弓长轴切面	应重新检查装置位置,确保其没有向近端或远端移位
装置功能	降主动脉长轴切面 降主动脉短轴切面	球囊在充气时应充满主动脉;然后充分放气使前向血流得以通过
左心室功能	食管中段四腔心切面 食管中段二尖瓣联合部切面 食管中段两腔心切面 食管中段主动脉瓣长轴切面 经胃中段短轴切面 经胃两腔心切面	一旦使用 IABP 后应重新评估左心室功能

　　TEE 有助于排除放置和(或)使用 IABP 的禁忌证,并确认导管到位。公认的 IABP 禁忌证包括主动脉瓣反流(削弱提升冠脉灌注压的效果,引起 IABP 工作时左心室扩张)、近端降主动脉和主动脉弓的移动性粥样斑块(显著增加栓塞风险)及胸主动脉瘤。相对禁忌证包括降主动脉严重粥样病变(增加栓塞风险)、腹主动脉瘤(增加破裂及栓塞风险)、怀孕和主动脉夹层[8]。然而,在 TEE 引导下通常可在这些病例中成功放置 IABP[9]。

　　一般在放置 IABP 前应评估自主动脉弓至尽可能

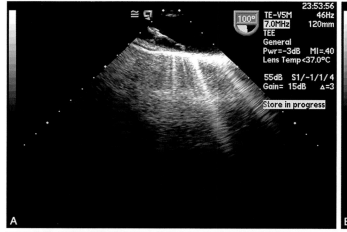

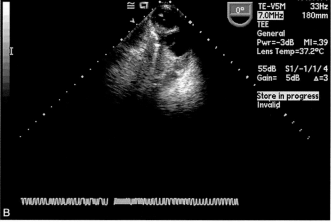

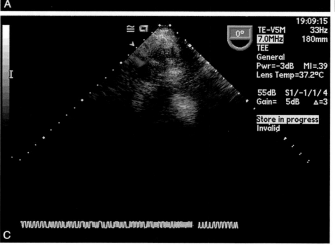

图 22-8　**A**,球囊泵导管的尖端在降主动脉内,接近主动脉弓;**B**,放气状态的球囊泵短轴观;**C**,充气状态的球囊短轴观。注意充气球囊内氦气产生的伪像

成像的远端主动脉的粥样病变程度与活动性斑块。在经股动脉插入导管前,应在胸主动脉看见导丝的影像,导线尖端在左锁骨下动脉附近。若导丝未能到达正确位置,在放置装置以前应考虑导丝的实际位置。IABP 尖端应放置在左锁骨下动脉远端 2 ~ 4cm[10]。位置过低 IABP 无法在球囊排气后降低后负荷并降低心肌氧耗,同时可能阻塞腹腔干和肾动脉[11]。放置IABP 后应重新评估主动脉(特别是如果难以置入),排除并发症(例如出现新夹层)。一旦 IABP 开始工作,应在评估球囊在舒张期充分充气,主动脉充盈;在收缩期充分排气,血液向前流动。图 22-8 展示了工作状态的 IABP。球囊充气时主动脉内出现气泡提示球囊破裂(氦气由于黏性低,所以被用于充气),发现球囊异常运动或明显与该装置的尺寸不匹配,应立即与置入 IABP 的术者讨论。

◼ 心室辅助装置

使用心室辅助装置(VAD)进行机械循环支持(mechanical circulatory support,MCS)已经成为治疗各种病因所致的顽固性心源性休克的常规疗法。在紧急情况下(例如开心术后难治性低心排综合征、心肌梗死、病毒性心肌炎等情况),某些心室辅助装置可用作"紧急救命桥梁""下一步决定的桥接"和(或)"康复桥接"。在更慢性的情况下(例如需行移植术的终末期心肌病患者),某些心室辅助装置可用作"移植桥接"。或改善候选人为移植桥接。不符合移植资格的终末期心衰患者可接受某些心室辅助装置作为永久性替代移植的疗法("终期治疗")。

在我们撰写本书时美国最常用的心室辅助装置是 Heartmate Ⅱ LVAS(Thoratec Corporation,Woburn,Mass;图 22-9)和 CentriMag(Thoratec Corporation,Woburn,Mass;图 22-10)。在急性心源性休克患者中,Impella 平台(Abiomed,Danvers,Mass;图 22-11)和TandemHeart(Cardiac Assist Inc.,Pittsburgh,Pa.;图22-12)越来越被用作"紧急救命桥接"和"相互桥接"。Impella 越来越多被应用于一些以前可能使用 IABP 的高危病人(例如,高危的经皮冠脉介入术,高危非心脏手术患者等)。其他装置(例如 Abiomed AB5000 Ven-tricle、the Thoratec pVAD 等)可能仍在某些美国医学中心使用,而且肯定也有许多不同的装置在世界其他国家使用。

完整描述所有这些装置超出本书的范围,但是从超声检查的角度看,这些装置有许多相同点,因为不管是哪个制造商,心室辅助装置就是一个自心脏引流血液,向衰竭心室下游供血的泵。安装 VAD 要求术者在心脏和大血管插管。了解插管方式有助于给接受VAD 支持的患者做心脏超声检查。

进入左心室辅助装置的流入血液通常来自左心室心尖部(图 22-13),流出血液一般进入升主动脉(图

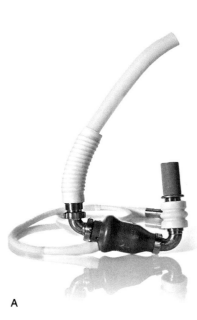
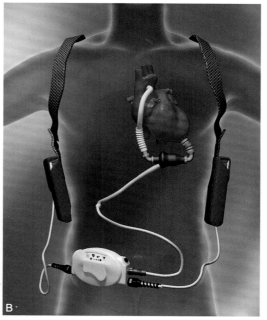

图 22-9　**A** 和 **B**,Heart Mate Ⅱ LVAS。注意图中所使用的插管方法。流入左心室辅助装置的血流来自左心室心尖部,然后流出至升主动脉

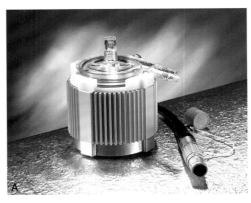

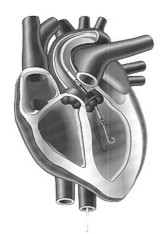

图 22-11   Impella LP 2. 5

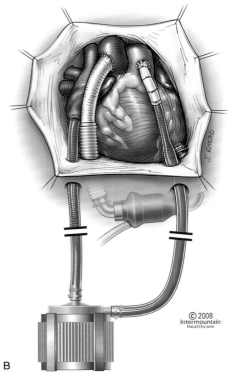

图 22-10   **A** 和 **B**，CentriMag。注意 **B** 中所使用的插管方法。CentriMag 被用作右心室辅助装置，血液自右心房流入 RVAD，然后流出至主肺动脉。血液自左心室心尖流入 HeartMate 左心室辅助装置，流出至升主动脉

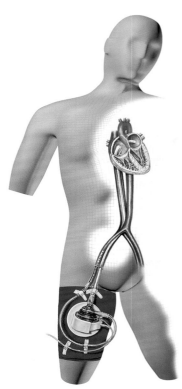

图 22-12   TandemHeart（摘用获 CardiacAssist 公司允许）

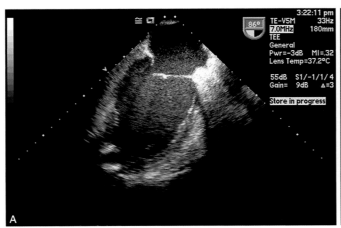

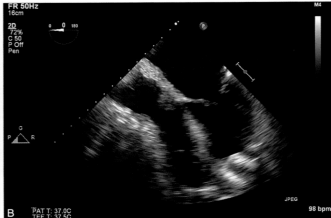

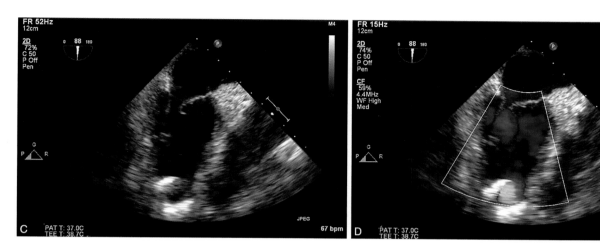

图 22-13　A、B 和 C，左心室辅助装置（LVAD）内流导管。左心室心尖处 LVAD 内流导管的典型图像；D，color flow mapping 显示 LVAD 流入导管的血流没有被阻塞

22-14），尽管在某些装置中流入血液也可进入降主动脉。进入右心室辅助装置的流入血液一般来自右心房，流出血液一般进入主肺动脉（但是它也可进入一侧肺动脉分支）（见图 22-15）。推荐全面的 TEE 检查，但是认识使用的插管方法会明确特定患者最重要的潜在问题并在 TEE 检查时有的放矢。在一些病例中，心脏超声检查要解决某个正在使用的装置的特定问题，为了在检查中有的放矢，检查者需熟悉该装置的细节，了解需要评估的临床问题。心脏超声在以下方面起重要作用：

● 评估合乎机械循环支持适应证的心室功能
● 帮助制定使用左心室、右心室还是双心室机械辅助的外科策略（分别是左心室辅助装置、右心室辅助装置还是双心室辅助装置）
● 查找妨碍心室辅助装置充盈或有效排空的病因

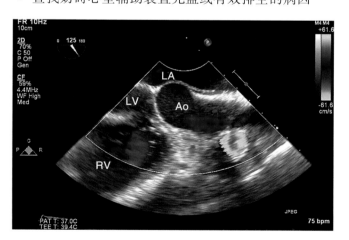

图 22-14　LVAD 流出血液至升主动脉。Color flow mapping 有助于明确定位 LVAD 流入导管或判断流出导管是否阻塞。在这个病人身上，LVAD 的流出血液（黄色）可见于皱褶样流出管道内。Ao，主动脉；LA，左心房；LV，左心室；RV，右心室

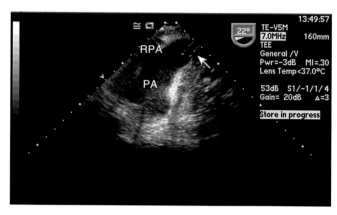

图 22-15　在左肺动脉内可见右心室辅助装置流出导管。RPA，右肺动脉

● 查找升主动脉的粥样硬化病变和潜在的心内血栓，两者都能在围术期增加卒中风险
● 查找当使用心室辅助装置时可能导致患者管理复杂化的心内分流和瓣膜病变
● 使用心室辅助装置前，排空该装置和心脏内的气体
● 评估心脏辅助装置的功能和探寻相关并发症
● 制定关于液体管理、强心药支持和血管活性药物的术后治疗方案
● 评估合乎终止心室辅助装置支持要求的心室功能恢复状况（如果可实施）

接受左心室辅助装置支持的患者

在置入左心室辅助装置前

　　置入 LVAD 前的心脏超声检查用于鉴别及排除妨碍该装置正常运作（例如，妨碍 VAD 充盈或排空）或

可避免的潜在并发症的病变。这些病变一旦存在,必须在使用 VAD 支持前通过外科手段处理。表 22-2 详细介绍影响 LVAD 的这些因素并推荐评估潜在病变的标准食管中段(ME)、经胃(TG)和非标准切面。

表 22-2　放置 LVAD 时 TEE 的作用

作　用	推 荐 切 面	评　论
可能减少 LVAD 充盈的因素		
二尖瓣狭窄	食管中段四腔心切面 食管中段二尖瓣交界切面 食管中段两腔心切面 食管中段主动脉瓣长轴切面 经胃深部长轴切面	
三尖瓣关闭不全	食管中段四腔心切面 食管中段右心室流入-流出道切面 非标准食管中段三尖瓣切面 经胃右心室流入道切面 经胃三尖瓣短轴切面	轻度以上的三尖瓣反流需要治疗 当患者存在显著的主动脉瓣钙化或房间隔脂性肥厚时,非标准食管中段切面是有帮助的
显著的右心室功能不全	食管中段四腔心切面 食管中段右心室流入-流出道切面 探头右旋,聚焦于右心室的经胃底短轴切面 经胃右心室流入道切面	应注意使用 VAD 支持后,右心室游离壁对右心室的最终功能几乎没有预测价值。室间隔的正常功能通常有利于右心室输出
可降低 LVAD 射血和左心室减压效能的因素		
显著的主动脉瓣反流	食管中段主动脉瓣短轴切面 食管中段主动脉瓣长轴切面 经胃深部切面 经胃长轴切面	
心内血栓	食管中段四腔心切面 食管中段二尖瓣联合部切面 食管中段两腔心切面 任何一个可使心尖成像的多平面角度 经胃深部切面 经胃两腔心切面	必须从多个切面评估左心室 血栓通常在无运动的心肌壁及心尖部形成
LVAD 运作后可能引起并发症的因素		
卵圆孔未闭	食管中段两心房上下腔静脉切面(为了获得最佳成像,必要时可稍微调整切面)	
房间隔缺损	食管中段四腔心切面 食管中段双房上下腔静脉切面(为了获得最佳成像,必要时可稍微调整切面)	
升主动脉粥样病变及移动性斑块	经主动脉表面扫描 食管中段主动脉瓣长轴切面 食管中段升主动脉短轴切面 食管中段升主动脉长轴切面 食管上段主动脉弓短轴切面 食管上段主动脉弓长轴切面	
心内血栓	食管中段四腔心切面 食管中段二尖瓣联合部切面 食管中段两腔心切面 任何一个可使心尖成像的多平面角度 经胃深部切面 经胃两腔心切面	必须从多个切面评估左心室 血栓通常在无运动的心肌壁及心尖部形成

由于纵隔内容物旋转及心腔几何结构变形,心脏扩张(和先天畸形)的患者通常需要稍微调整标准切面,以获得特定结构的最佳成像。本书在不同的章节详细介绍了当今用于定性和定量评估考量因素的方法。

放置 LVAD 时

TEE 被用于:

- 确保引流导管在左心室内。通常左心室心尖部的引流导管在位于食管中段两腔心切面和食管中段长轴切面之间可以看到最佳的长轴影像(见图 22-13)。检查者一般可在食管中段四腔心切面看见引流管的短轴,但这个切面一般提供很少信息。一条位置合适的导管在心腔内应指向二尖瓣(不应指向室间隔或其他心室壁),但是必须谨记二维 TEE 并不能显示装置的三维定位,当左心室内有充足容量时,二维 TEE 所见的指向左心室壁的导管实际上可能没有被心室壁阻塞。

- 保证 LVAD 充分排气。观察升主动脉短轴切面和升主动脉长轴切面可检查 VAD 或 VAD 导管内的残余空气。

Impella 经主动脉瓣逆行插入至左心室,使用食管中段主动脉瓣长轴切面可检查其位置(图 22-16)。

TandemHeart 引流导管经皮从一侧股静脉先后进入下腔静脉和右心房,通过房间隔卵圆窝进入左心房(图 22-17)。食管中段双腔静脉切面被用于确保引流导管连接该装置的合理放置,经卵圆窝进入左心房。

左心房 VAD 流入导管可通过心脏后面两房之间置入。TEE 食管中段双腔静脉和四腔心切面评估应确认导管没有穿过右心房经房间隔进入左心房。

放置 LVAD 后

TEE 被用于:

- 评估左心室充盈状况和功能。所有显示左心室的经食管中段和经胃切面都可用于评估左心室减压和心脏功能明显的恢复。检查者一般想看见室间隔居中,因为偏向左侧的室间隔提示左心室充盈不佳。经胃基底段和中段短轴切面,还有食管中段四腔心切面都有助于评估这些内容。

- 确保右心室功能没有恶化。可评价右心室功能的切面包括食管中段四腔心切面,食管中段右心室流入-流出道切面、经胃基底和中段切面(探头右旋,聚焦在右心室)和经胃右心室流入道切面。

- 确保三尖瓣反流没有恶化(或回顾评价三尖瓣成形术的需要)。可评估三尖瓣反流的切面包括食管中段四腔心切面、右心室流入-流出道切面、食管中段三尖瓣的非标准切面、经胃右心室流入道切面和经胃三尖瓣的短轴切面。

- 重新评估卵圆孔未闭(如果发现右向左分流,必须闭合该缺损)通常经食管中段双心房上下腔静脉切面最有帮助。

- 探测流入或流出道的导管阻塞。引流的导管通常在食管中段两腔心切面和食管中段长轴切面之间某处成像最佳。升主动脉的流出道导管成像需要一些想象和一个多平面探头,但检查者通常在食管中段主动脉瓣长轴切面和食管中段升主动脉长轴切面,用二维超声就能找到该导管。对升主动脉行彩色血流成像检查也可帮助寻找流出道导管吻合

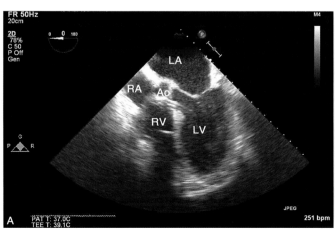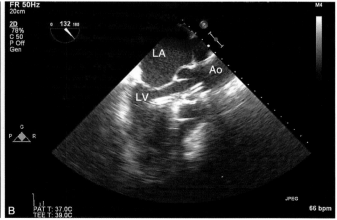

图 22-16　在改良食管中段四腔心切面(**A**)和食管中段长轴切面(**B**)可见一个 Impella 跨过主动脉瓣。Impella LP 2.5 是一个经皮逆行放置的跨越主动脉瓣的微型轴流装置。该装置启动后,自左心室每分钟驱动 2.5L 血液进入升主动脉。Ao,主动脉;LA,左心房;LV,左心室;RA,右心房;RV,右心室

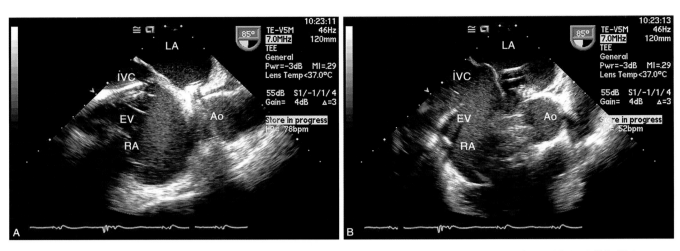

图 22-17　可见 TandemHeart 的经房间隔内流导管接近然后跨过卵圆窝。TandemHeart 是一个经房间隔内流导管提供左心房-股动脉转流的离心泵。Ao,主动脉;EV,欧氏瓣;IVC,下腔静脉;LA,左心房;RA,右心房

部的大概位置。
- 探测心包积液和(或)心包填塞。左心室的经胃基底段和中段切面,还有所有食管中段切面都有帮助。

右心室辅助装置

接受 RVAD 的患者需要进行右心结构评估,查找影响 VAD 功能、充盈或排空的因素。
- RVAD 引流导管最常放置于右心房,其尖端一般置于下腔静脉。检查者一开始时通常能在食管中段双心房上下腔静脉切面找到下腔静脉导管的尖端,然后沿着下腔静脉适当推进和旋转 TEE 探头,保持下腔静脉在切面内。
- 使用食管上段主动脉弓短轴切面评估肺动脉瓣关闭不全(妨碍 RVAD 向肺动脉的有效供血)。食管中段升主动脉短轴切面也有效。
- RVAD 引流管并不总能被看见,但使用食管上段主动脉弓短轴切面和食管中段升主动脉短轴切面通常可探测到肺动脉内中导管内的血流。

肺动脉导管

尽管目前肺动脉导管(pulmonary artery catheters,PAC)的益处还备受争论及它常规使用正在减少,但是 PAC 依然普遍用于心脏手术室和 ICU 患者的监测和辅助管理。PAC 在某些情况下难以漂浮到指定的位置,包括显著的三尖瓣或肺动脉瓣反流、严重三尖瓣或肺动脉瓣狭窄、三尖瓣瓣环成形术后、留有起搏电极、右心房扩张、心肌扩张合并心输出量不足以及某些右心房畸形(例如 Chiari network)。

TEE 可指导 PAC 置入肺动脉,当球囊充气时该装置的尖端容易成像。检查者可根据以下的 TEE 切面看见从上腔静脉或下腔静脉进入肺动脉分支的 PAC 的过程(图 22-18)。

食管中段双房上下腔静脉切面可见 PAC 自上腔静脉或下腔静脉进入右心房,转向三尖瓣(见图 22-18A)。没有轻易漂浮进心室的导管一般是卡在右心耳或横跨在右心房内,进入下腔静脉(或可能是冠状静脉窦)[12]。

球囊充气后,推进导管至心房中部(见图 22-18B),推进导管时轻微旋转导管有助于使导管尖端进入三尖瓣。如果发现导管盘绕或尖端卡在右心耳,术者应后退导管直至尖端在右心房中间。一旦导管后退至右心房中间,必须在 TEE 指导下轻微旋转并推进导管。

随着 PAC 进入右心室,漂浮过肺动脉瓣然后进入主肺动脉,食管中段右心室流入-流出道切面可对 PAC 成像(见图 22-18C)。该切面可见没有进入肺动脉的导管碰到右心室游离壁和盘绕。耐心缓慢推进并且适当转动导管可将 PAC 送入肺动脉。如果发现盘绕,术者应放空球囊内气体,后退导管直至导管尖端进入右心室中间。

随着 PAC 漂浮进右或左肺动脉,食管中段升主动脉短轴切面可见导管尖端。使用该切面也可以确保不会推进 PAC 得太深入而导致肺动脉破裂风险(见图 22-18D)。在食管中段升主动脉短轴切面中,PAC 的理想维持位置可能是紧贴主肺动脉分叉的后方,但如

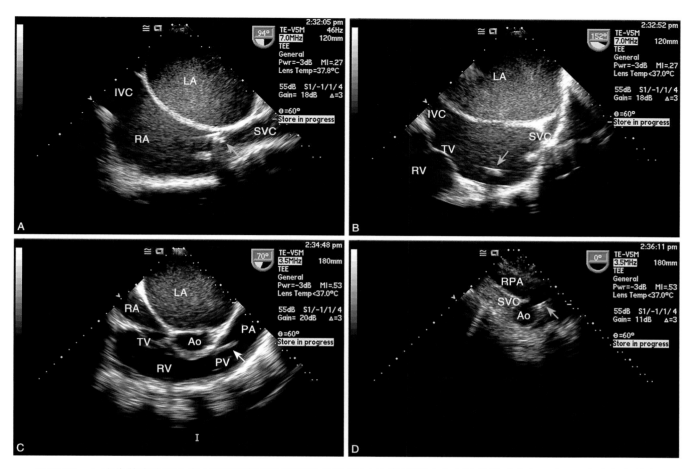

图22-18　**A,**在食管中段双心房上下腔静脉切面可见肺动脉（PA）导管（箭头）自上腔静脉进入右心房；**B,**在改良食管中段双心房上下腔静脉切面可见肺动脉导管接近三尖瓣（箭头）；**C,**在食管中段流入-流出道切面中可见肺动脉导管（箭头）穿过右心室（RV），指向肺动脉瓣；**D,**在食管中段升主动脉短轴切面可见肺动脉导管（箭头）在右肺动脉和左肺动脉连接处。这个是一个放置肺动脉导管尖端的理想切面。Ao,主动脉；IVC,下腔静脉；LA,左心房；PV,肺动脉瓣；RA,右心房；RV,右心室；TV,三尖瓣

果术者想嵌顿PAC,可能还需稍微再推进一点导管。

参考文献

1. Hartman GS, Yao FS, Bruefach M, et al. Severity of aortic atheromatous disease diagnosed by transesophageal echocardiography predicts stroke and other outcomes associated with coronary artery surgery: a prospective study. *Anesth Analg.* 1996;83:701-708.
2. Zingone B, Rauber E, Gatti G, et al. The impact of epiaortic ultrasonographic scanning on the risk of perioperative stroke. *Eur J Cardiothorac Surg.* 2006;29:720-728.
3. Kronzon, Tunick PA, Jortner R, et al. Echocardiographic evaluation of the coronary sinus. *J Am Soc Echocardiogr.* 1995;8:518-526.
4. Plotkin IM, Collard CD, Aranki SF, Rizzo RJ, Shernan SK. Percutaneous coronary sinus cannulation guided by transesophageal echocardiography. *Ann Thorac Surg.* 1998;66:2085-2087.
5. Gonzalez-Juanatey C, Test A, Vidan J, et al. Persistent left superior vena cava draining into the coronary sinus: Report of 10 cases and literature review. *Clin Cardiol.* 2004;27:515-518.
6. Rehfeldt KH, Click RL. Intraoperative transesophageal imaging of an intra-aortic balloon pump placed via the ascending aorta. *J Cardiothorac Vasc Anesth.* 2003;17:736-739.
7. Raman J, Loor G, London M, Jolly N. Subclavian artery access for ambulatory balloon pump insertion. *Ann Thorac Surg.* 2010;90:1032-1034.
8. Krilekval KHV, Mason RA, Newton GB, Angnostopoulous CE, Vlay SC, Giron F. Complications of percutaneous intra-aortic balloon pump use in patients with peripheral vascular disease. *Arch Surg.* 1991;126(5):621-623.
9. Nakatani S, Beppu S, Tanaka N, Andoh M, Miyatake K, Nimura Y. Application of abdominal and transesophageal echocardiography as a guide for insertion of intraaortic balloon pump in aortic dissection. *Am J Cardiol.* 1989;64:1882-1883.
10. Klopman, Matthew A. Positioning an intraaortic balloon pump using intraoperative transesophageal echocardiogram guidance. *Anesth Analg.* July 2011;113(1):40-43.
11. Rastan AJ, Tillmann E, Subramanian S, et al. Visceral arterial compromise during intra-aortic balloon counterpulsation therapy. *Circulation.* 2010;122:s92-s99.
12. Matyal R, Mahmood F, Panzica P, et al. Inadvertent placement of a flow-directed pulmonary artery catheter in the coronary sinus, detected by transesophageal echocardiography. *Anesth Analg.* 2006;102:363-365.

心包疾病的超声心动图评估

JOHN C. KLICK I JAFER ALI I EDWIN G. AVERY IV

翻译:王晟　黄小聪　校对:黄佳鹏　审阅:彭勇刚　余海

心包解剖及生理

心包解剖

心包最简单的定义是一个包绕心脏、心耳和近端

血管连接处的双层囊。心包厚度大约2mm,在正常生理状态下两层心包被一个含有5～50ml液体潜在腔隙分隔。透明的脏层心包构成内层并与心外膜的基底膜直接连接。不透明的外层称为壁层心包。两层心包在多个反折处融合,产生心包腔和两个心包窦。环绕上下腔静脉和肺静脉的心包反折产生斜窦,横窦由围绕

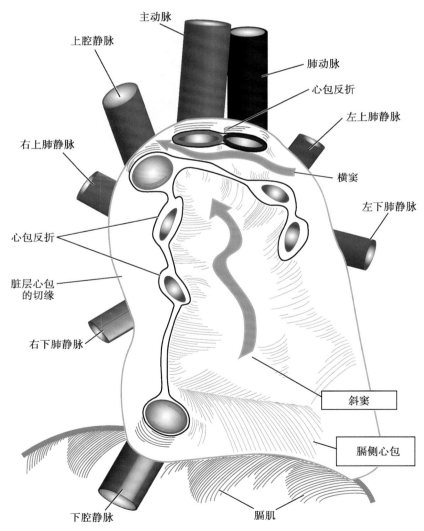

图 23-1　图示脏层和壁层心包组织如何相连形成反折,产生心包腔及两个心包窦(宽灰色箭头)。(摘自 Savage RM, Aronson S. Comprehensive Textbook of Perioperative Transesophageal Echocardiography. Philadelphia: Lippincott Williams & Wilkins; 2010)

288

肺动脉和升主动脉近端的心包反折构成（图 23-1）。通常在 TEE 的食管中段长轴切面可对心包横窦成像（图 23-2）[1,2]。

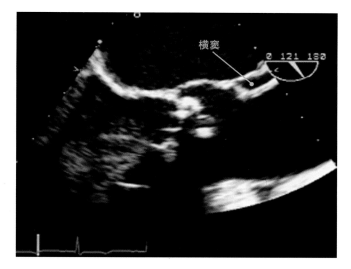

图 23-2　食管中段长轴切面的 TEE 像片。橙色记号指示一片内含少量心包液的低回声区，是位于近端升主动脉后方的横窦。（摘自 *Savage RM，Aronson S. Comprehensive Textbook of Perioperative Transesophageal Echocardiography. Philadelphia：Lippincott Williams & Wilkins；2010*）

每层心包由疏松结缔组织和一层相互交错的浆膜间皮细胞组成，这些间皮细胞有特征性的微绒毛突起。心包的结缔组织包括神经、动脉、淋巴结和淋巴管。脏层心包内的间皮层与壁层心包相连。

然而，壁层心包的不同之处在于它的外层包括纤维膜，其纤维胶原组织增加心包厚度、密度和力量（图23-3）。由微绒毛覆盖的间皮细胞产生一种叫做心包

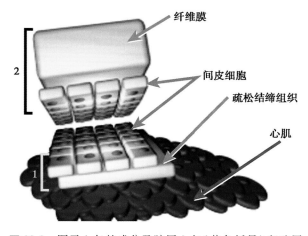

图 23-3　图示心包的成分及脏层心包（黄色括号）和壁层心包（黑色括号）组织的关系。由于存在纤维膜，因此壁层心包明显更厚。（摘自 *Savage RM，Aronson S. Comprehensive Textbook of Perioperative Transesophageal Echocardiography. Philadelphia：Lippincott Williams & Wilkins；2010*）

液的血浆滤液[1,2]。

心包微观生理学

心包确切的微生理功能依然有待阐明。间皮细胞微绒毛产生心包液，而且被认为通过分泌某些生化调节因子（例如前列环素）来调节心脏表面的冠脉血管张力。其余分泌至心包液的生化调节因子起到限制心包腔内凝血的纤溶作用，其他调节因子可能影响心肌收缩力。

间皮细胞的重构和肥厚引起心包腔内相对大量的液体缓慢积聚。但是，心包液在数分钟、数小时乃至数日内快速积聚并没有给间皮重构足够的时间，在这些情况下可能就会发生心包填塞。特征性 J 形的压力-容积曲线可用于描述急性和慢性的心包积液（图 23-4）[3]。

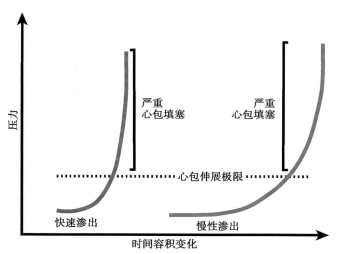

图 23-4　J 形压力-容积曲线表示快速（红线）和慢速（蓝线）心包积液和伴随的心包内压力和容积变化的时间关系。（摘自 *Spodick DH. Acute cardiac tamponade. N Engl J Med. 2003；349：684-690.*）

心包宏观生理学

壁层心包被认为有助于维持心脏的特征性形态。在心包剥脱术或心包开窗术后的患者中心脏一般呈现球型，而这些患者的心功能并没有明显改变。而且，连接纵隔内多处的壁层心包含有大量交错的腱索，在身体各种运动时有助于稳定心脏。膈肌的中心腱与膈侧壁层心包融合，有助于稳定纵隔的心脏（见图 23-1）[1,2]。

介绍和理解呼吸相变异的概念是理解应用心脏超声评估心包生理学的先决条件。呼吸相变异是指与胸膜腔内和心包腔内压力变化相关的心内血流变化。在正常的自主呼吸中，胸膜腔内压力变化几乎同等地传

递至心包腔和心内房室腔;因此,心包腔压力一般约等于胸膜腔压力并在呼吸周期内变化。心包腔压力一般在吸气末期等于−6mmHg,在呼气末期等于−3mmHg。在自主呼吸时,胸内压和心包腔压力的下降增加静脉回流和右心充盈。跨壁压决定心脏的真正充盈压,等于心内压减去心包腔压(图23-5A)。吸气相胸膜腔负压也导致肺静脉循环中血液充盈,从而减少左心房(LA)充盈。左心房血液回流减少导致左心室每搏量和心输出量下降。此外,由于继发于胸膜腔负压的后负荷相对增高,自主吸气时胸内压的下降(与胸外更高的体循环动脉压相比)导致左心输出量下降(图23-5B)。体循环血管阻力的变化是左心室后负荷的主要决定因素,但是心包内压力与胸内压力的相对差值的确影响左心室后负荷。房室瓣流速变化的多普勒评估可反映呼吸周期相关的心包内压力动力学。在自主呼吸的吸气相,经三尖瓣流速一般增加20%(图23-6A)。相反,在自主吸气时,跨二尖瓣流速一般下降约10%(图23-6B)。

使用间歇性正压通气则会产生相反的跨瓣流速变化。伴随IPPV上升而上升的心包压力导致右心充盈和右心输出量下降,可观察到经三尖瓣舒张期流速下降。间歇性正压通气时经三尖瓣流速的相对下降幅度

真正右心房充盈压=右心房压力−心包腔压力
(在吸气末期)

右心房压力=5mmHg(直接测量)
心包腔压力=胸膜腔压力=−8cmH2O
X cmH2O/1.36=mmHg(将cmH2O转换成mmHg)

$$=5mmHg-(-8cmH_2O=-6mmHg)$$
$$=5mmHg-(-6mmHg)$$

A　真正右心房充盈压=11mmHg

真正左心室后负荷=收缩压−心包腔压力
(在吸气末期)

舒张压=90mmHg(直接测量)
心包腔压力=胸膜腔压力=−8cmH2O
X cmH2O/1.36=mmHg(将cmH2O转换为mmHg)

$$=90mmHg-(-8cmH_2O/1.36=-6mmHg)$$
$$=90mmHg-(-6mmHg)$$

B　真正左心室后负荷=96mmHg

图 23-5　计算真正右心充盈压(**A**)和真正左心室后负荷(**B**)的例子。(摘自 *Savage RM,Aronson S. Comprehensive Textbook of Perioperative Transesophageal Echocardiography. Philadelphia:Lippincott Williams & Wilkins;2010*)

依赖于传递到右心的正压幅度和血管内容量状态(图23-6C)。间断性正压通气吸气时相对于胸外压而上升的胸内压增加左心输出量。此外,间歇性正压通气时上升的胸内压将血从低顺应性的肺静脉推向左心房

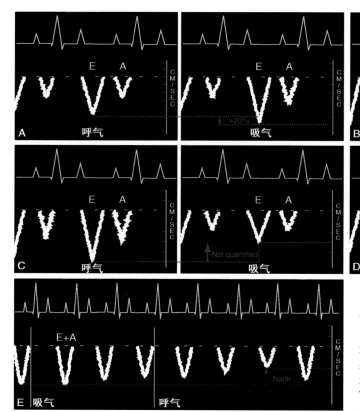

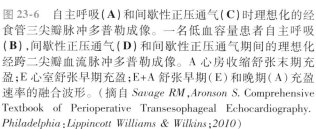

图 23-6　自主呼吸(**A**)和间歇性正压通气(**C**)时理想化的经食管三尖瓣脉冲多普勒成像。一名低血容量患者自主呼吸(**B**),间歇性正压通气(**D**)和间歇性正压通气期间的理想化经跨二尖瓣血流脉冲多普勒成像。A 心房收缩舒张末期充盈;E 心室舒张早期充盈;E+A 舒张早期(E)和晚期(A)充盈速率的融合波形。(摘自 *Savage RM,Aronson S. Comprehensive Textbook of Perioperative Transesophageal Echocardiography. Philadelphia:Lippincott Williams & Wilkins;2010*)

和左心室,增加左心输出量。左心回心血量增加表现为经二尖瓣流速增加约30%(图23-6D)。

有研究在一个犬模型中发现另一种经二尖瓣血流模式,以呼气时经二尖瓣流速下降至最低点为特征(图23-6E)。这项研究的作者将这些意外发现归咎于显著的血管内低容量状态。呼吸相变异这个名词用于描述经房室瓣流速的变化[1,4]。

生理学变量,例如年龄、心率、节律、前负荷、容量流速、心室收缩功能、舒张功能和心房收缩力,都会影响观察到的速率。某些心包疾病可能减弱胸内压力至心包内结构的传导(例如心包炎或心包填塞),导致经房室瓣速率下降。在临床实践中常会观察到这些现象[1,2,4]。

■ 心包疾病

使用心脏超声评估心包疾病可排除直接影响心肌功能的某些疾病。多窗口、多平面 TEE 或经胸心脏超声(TTE)检查对于全面评估心包是必要的。框 23-1介绍了五类基本的心包疾病[1]。

> **框 23-1　心包疾病概括分类**
>
> 先天性心包缺陷
> 心包炎
> 心包渗出
> 心包填塞
> 心包肿物

先天性心包缺损

先天性心包缺损相当罕见,可能包括部分或全部心包缺损[5,6]。然而,Mulibrey 侏儒症是一种主要在芬兰人中发现的常染色体隐性疾病,该先天性心包疾病并不包括任何程度的心包缺损。相反,该病的部分特点是某些患者在成年后罹患缩窄性心包炎(constrictive pericarditis,CP)。如果缩窄性心包炎变得严重,这些患者可出现舒张性心力衰竭。缩窄性心包炎会在后面章节讨论[7]。

大部分罹患心包缺损的患者没有临床症状(表23-1)[8]。一项小型观察性研究发现类似于冠脉缺血的阵发性胸部刺痛是最常见的临床症状。据推测,这种胸痛的机制是由于一部分心肌通过该心包缺损形成疝,导致该缺损附近的冠状动脉暂时形成扭结和阻塞。先天性心包缺损患者罹患其他先天性畸形的风险增加,多达 30% 患者罹患其他疾病(例如间隔缺损)[9]。

表 23-1　多种形式的心包缺损的病理特点

形式	发病率[*]	临床意义
完全双侧缺损	罕见	多数无症状
部分左侧缺损	70%	如果心脏活动增加,则增加主动脉夹层风险;可能通过该心包缺损形成疝或心脏绞窄,伴胸痛、呼吸短促和晕厥
部分右侧缺损	17%	如果该缺损导致心脏活动增加,则增加主动脉夹层风险
总体	0.01%	

[*] 发病率表示总体发病率 0.01% 之中的百分比

使用心脏超声检查时,与心包部分缺损相关的最常见的发现是心脏过度活动、收缩期室间隔反常运动或变平、左心室后壁过度突出以及右心室扩张合并右心房缩小。心脏磁共振成像(MRI)、计算机断层扫描(CT)和胸部平片(相对较少作为确诊手段)是确诊先天性心包缺损最有用的成像手段(图23-7)。这些患者的心电图发现可能包括心动过缓、右束支传导阻滞、胸前导联的 R 波递增不良及前间壁导联显著 P 波[9]。

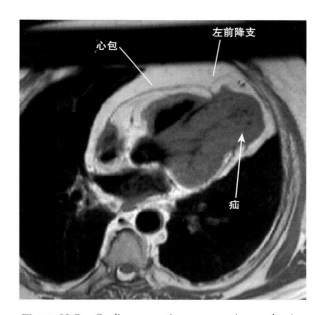

Figure 23-7　Cardiac magnetic resonance image showing herniation of ventricular myocardium (arrow). LAD, Left anterior descending coronary artery. (*From Chassaing S, Bensouda C, Bar O, et al. A case of partial congenital absence of pericardium revealed by MRI. Circ Cardiovasc Imaging. 2010;3:632-634.*)

心包炎

心包炎指由于各种病因导致的心包炎症。心包炎可表现为急性或慢性过程,常与心包渗出有关。急性心包炎可进展为慢性缩窄性心包炎,后者可诱发严重的舒张功能障碍。经典的心包炎临床三联症包括胸痛、弥漫性 ST 段上抬和听诊心包摩擦音。表 23-2 列出心包炎各种临床病因[8]。

表 23-2　与心包炎发病相关的临床疾病

分类	具体病因
免疫/炎症相关	类风湿性关节炎、系统性红斑狼疮、急性风湿热、皮肌炎、韦格纳肉芽肿病、混合性胶原纤维血管病、心肌梗死后(Dressler 综合征)、尿毒症、心脏手术后(炎症相关)
感染相关	细菌感染(例如肺结核),病毒感染
肿瘤相关	原发性间皮瘤、纤维肉瘤、继发性转移疾病(例如黑素瘤、淋巴瘤、白血病、肺癌或乳癌的直接扩散)
心内/心包瘘相关	胸部创伤、PCI 术后(例如心脏瓣膜置换或瓣膜疾病、冠脉介入、与心律失常相关的操作)

　　心脏超声检查时要寻找任何心包增厚的证据。心包增厚一般表现为超声信号的亮度(回声反射性)增加。正常心包厚度约 2～3mm。M 型超声可能有助于分辨并定量任何程度的心包增厚;它显示出多重平行

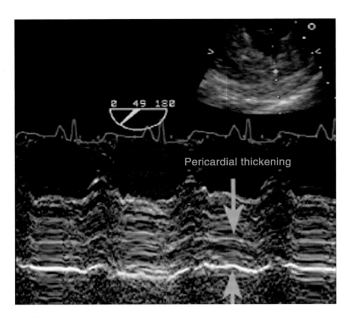

Figure 23-8　Transesophageal echocardiographic image, transgastric short-axis view using M-mode. Severely thickened pericardium is denoted between orange arrowheads. (*From Savage RM , Aronson S. Comprehensive Textbook of Perioperative Transesophageal Echocardiography. Philadelphia：Lippincott Williams & Wilkins；2010.*)

* 　根据授权要求,图 23-8～图 23-25 保留原文。

超声反射(图 23-8)。必须通过多个超声窗口检查心包炎的弥漫或局部病变。不幸的是,心脏超声缺乏足够的可信度统一定量测量心包炎的程度和解剖范围。因此与其他高可信度的成像技术(例如心脏磁共振、64 排螺旋 CT)相比,用心脏超声检测心包炎缺乏足够敏感性和特异性。图 23-9 MRI 片显示心包局部增厚。

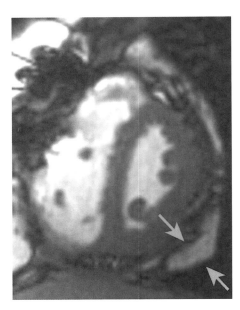

Figure 23-9　Cardiac magnetic resonance image of apparent focally thickened pericardium between orange arrowheads. (*From Savage RM , Aronson S. Comprehensive Textbook of Perioperative Transesophageal Echocardiography. Philadelphia：Lippincott Williams & Wilkins；2010.*)

心包积液和心包填塞

　　心包积液是心包内的液体积聚。心包积液既可在心包腔内均匀分布,也可局部积聚(譬如被隔置)。不同类型的液体分布取决于患者体位和心包腔内的积液量。积液在超声上表现为紧邻心外膜无回声的信号区域。表 23-3 介绍了关于心包积液量和积液分布类型的一般指南[8]。心表脂肪的超声图像类似心包积液。对比于心包积液无回声,仔细观察可发现心外脂肪回声有较弱的信号。图 23-10 中 A 显示术中心外脂肪的大体图像,B 显示相应的 TEE 图像。

表 23-3　心包积液特点

严重程度	超声测量的宽度	体积(ml)	分布区域
少量	<5mm	<100	左心室后壁后方
中量	5～20mm	100～150	往侧方和心尖部扩散
大量	>20mm	>500	围绕心脏均匀分布

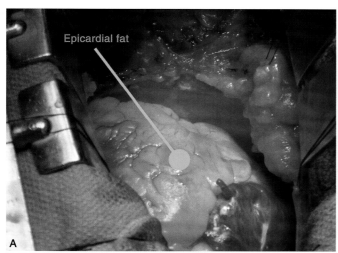
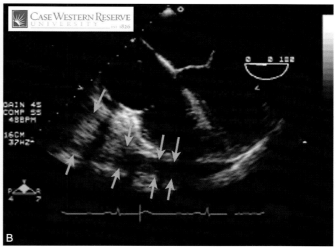

Figure 23-10　**A,** Gross surgical image showing parietal pericardium incised and retracted so apparent epicardial fat (*green marker*) enclosed within visceral pericardium is visible. **B,** Transesophageal echocardiographic midesophageal four-chamber image (same patient) reveals weak echogenic signal of epicardial fat between orange arrowheads. (*From Savage RM, Aronson S. Comprehensive Textbook of Perioperative Transesophageal Echocardiography. Philadelphia: Lippincott Williams & Wilkins; 2010.*)

心包积液的临床意义与心包腔内积液量和积液时间直接相关。大量慢性心包积液通常与"摆动心"相关，特点是心脏过度前后运动及水平面逆时针旋转。心包腔内这种心脏运动导致心电图出现电交替（图 23-11），QRS 波群波幅反复出现交替变化，可累及 P 波、T 波、U 波以及 ST 段。应注意这并不是心包积液的独特心电变化[10]。

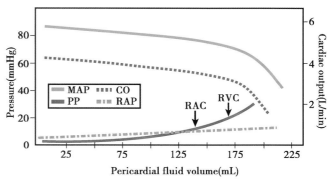

Figure 23-12　Relationship between acute accumulation of pericardial fluid and progressive development of pericardial tamponade with cardiovascular collapse. *CO,* Cardiac output; *MAP,* mean arterial pressure; *PP,* pericardial pressure; *RAC,* right atrial collapse; *RAP,* right atrial pressure; *RVC,* right ventricular collapse. (*From Savage RM, Aronson S. Comprehensive Textbook of Perioperative Transesophageal Echocardiography. Philadelphia: Lippincott Williams & Wilkins; 2010.*)

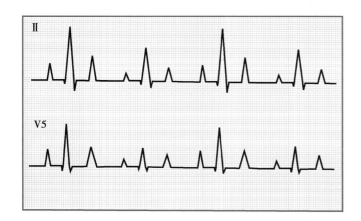

Figure 23-11　Idealized electrocardiogram of clinical finding of electrical alternans that may accompany a large pericardial effusion or cardiac tamponade. (*From Savage RM, Aronson S. Comprehensive Textbook of Perioperative Transesophageal Echocardiography. Philadelphia: Lippincott Williams & Wilkins; 2010.*)

在心脏手术术后患者群体中，心包积液极其常见（85%），发病率一般在术后第 10 天达高峰[11]。术后心包积液的临床意义与积液量和积液速率相关（图 23-12）[8]。心包腔内快速积液导致心包腔内压力急剧上升，最终可能出现心包腔内压高于心腔压。

当心包腔内压上升到影响心腔充盈的程度时，就

会出现心包填塞病理生理，此时患者出现心包填塞的临床症状。心包积液可能导致心包腔内压大幅上升，伴随心室互相依赖，这个临床现象与呼吸周期相关，室间隔极度摆动导致左右心压力交替变化[12]。在自主呼吸患者吸气时右心充盈增加；随着右心室在舒张期充盈，室间隔摆动朝向左心室，导致左心室充盈减少，左心输出量和体循环血压下降（图 23-13）[12]。

自主吸气时右心室压力短暂上升伴随右心充盈增加。右心房压力波形中 y 降波缺失是心包填塞的一个特点。

我们必须注意心包可以高度适应非常缓慢的心包积液（见图 23-4）[3]。心包间皮细胞可变肥厚，因此可

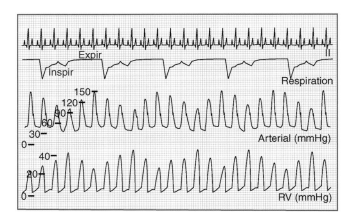

Figure 23-13 Electrocardiogram, respiratory cycle, and associated hemodynamic tracings in patient with pericardial tamponade, demonstrating ventricular interdependence as arterial pressure decreases during inspiration (pulsus paradoxus) while corresponding right ventricular pressure increases as interventricular septum shifts toward the left. Expir, Expiration during spontaneous respiration; Inspir, inspiration during spontaneous respiration; *RV*, right ventricular (pressure). (*From Savage RM, Aronson S. Comprehensive Textbook of Perioperative Transesophageal Echocardiography. Philadelphia: Lippincott Williams & Wilkins; 2010.*)

以长期容纳更大量的心包液(只要积液的速度足够慢,就能发生这种适应)。

心包填塞的病理生理表现为心包腔压力超过心腔压力导致心腔塌陷。当心输出量受损,最终整个循环系统功能衰竭。较低压力的心腔(例如收缩期的右心房)先受影响,如果心包腔压力继续上升,最终其他心腔相继受累(图23-12)。

完全心包填塞时,四个心腔的舒张压上升且相等。在心脏手术患者群中,如果心包积液积聚在低压心腔(例如左心房或右心房)附近,那么即使小量隔置的积

液也可导致心包填塞病理生理。心包腔内的固体(例如血栓或肿瘤)也可导致心包填塞病理生理。二维心脏超声检查必须结合多个窗口,排除心包腔内一个或多个隔置积液。

与心包积液相关的心脏超声发现包括:
- 心包旁不同宽度的无回声信号区(见表23-3)。如果心包腔含有血凝块(正如心包积血所见)无回声信号区可变亮。图23-14A是一位心脏术后患者的TEE图像,显示左心室侧壁旁的心包腔大量血栓积聚。图23-14B是另一个术后早期心包积血的病例,显著的心包积血严重压缩双侧心房。
- 在长期罹患心包疾病的患者中可能看见心包积液内的纤维束。
- 局部间隔运动异常。
- 二尖瓣和三尖瓣脱垂。
- 二尖瓣前瓣的收缩期前向运动征(SAM)。
- 主动脉瓣提前在收缩期关闭。
- 收缩中期主动脉瓣或肺动脉瓣部分关闭。

当心包积液累积至产生心包填塞病理生理时,可以观察到以下心脏超声的多种表现:
- 右心房收缩期塌陷或反转。收缩期反转占据三分之一以上诊断心包填塞有94%敏感性和100%的特异性。
- 右心室塌陷诊断心包填塞的敏感性是60%~90%,特异性是85%~100%。
- 呼吸周期中右心室和左心室容量的相反变化。在自主吸气时,舒张期右心室容量增加导致室间隔偏向左心室。呼气时发生相反的变化,导致动脉压力波形上的奇脉(见图23-13)。

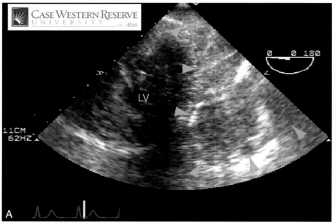

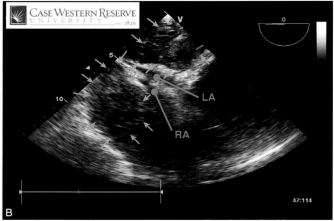

Figure 23-14 Transesophageal echocardiographic images showing (**A**) transgastric short-axis view of hemopericardium and (**B**) midesophageal four-chamber view of hemopericardium with hostile biatrial compression. Orange arrows depict clot in each image; left and right atria are the small echolucent slits at end of round green markers in **B**. LA, Left atrium; *LV*, left ventricle; *RA*, right atrium. (*A from Savage RM, Aronson S. Comprehensive Textbook of Perioperative Transesophageal Echocardiography. Philadelphia: Lippincott Williams & Wilkins; 2010.*)

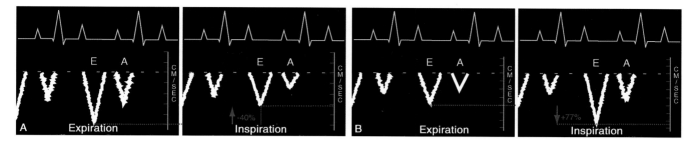

Figure 23-15 **A,** Idealized pulsed wave transmitral Doppler tracing in spontaneously breathing patient with pericardial tamponade. **B,** Simultaneously observed transtricuspid Doppler tracings in same patient. *A,* Late diastolic filling associated with atrial contraction; *E,* early diastolic ventricular filling. (*From Savage RM, Aronson S.* Comprehensive Textbook of Perioperative Transesophageal Echocardiography. *Philadelphia: Lippincott Williams & Wilkins; 2010.*)

- 在吸气时可见下腔静脉(IVC)充血,下腔静脉-右心房连接处附近的直径改变少于50%以内。这个征象诊断心包填塞的敏感度是97%,但是相对不特异[5]。

  自主呼吸患者的心脏多普勒超声也能提供诊断心包填塞的有用信息。如上述讨论,在自主吸气时,正常的经二尖瓣多普勒超声显示经二尖瓣血流流速下降(见图23-6B)。在严重心包填塞病例中,这种下降非常明显,可多达37%(图23-15A)。尽管在自主呼吸时经三尖瓣流速可增加约20%,我们在心包填塞患者中观察到升幅达77%(图23-15B)[13]。心包填塞时心脏被心包腔内的积液或血凝块包绕,不受呼吸周期内正常的胸内压变化影响。心脏不受胸腔内压影响,导致自主呼吸时的正常呼吸期变异增加,经房室瓣膜流速的绝对值减少。实际上大量积液隔绝了心脏和胸膜腔内压力之间产生的压力梯度,这个胸膜腔和心脏之间的压力梯度在呼吸周期导致血流的明显变化。心包填塞患者自主吸气期右心室充盈增加,室间隔偏向左侧,影响左心室充盈。

  如前所述,在正常生理条件下,IPPV时经二尖瓣流速增加(见图23-6D)。由于左心在解剖上不易受胸膜内压影响,所以左心的呼吸相变异比右心要小。心包填塞患者在自主呼吸时经房室瓣流速的呼吸相变异增加的现

象在IPPV下观察不到了(图23-16)。然而,与没有心包填塞的患者相比,心包填塞患者机械通气时血流速度整体减少,这点类似于心包填塞患者自主呼吸时的情况[4]。

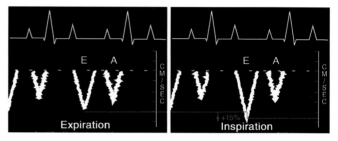

Figure 23-16 Idealized transesophageal echocardiographic transmitral pulse wave Doppler tracings obtained during intermittent positive pressure ventilation in patient with pericardial tamponade; exaggerated respirophasic variation is absent. *A,* Late diastolic filling associated with atrial contraction; *E,* early diastolic ventricular filling. (*From Savage RM, Aronson S.* Comprehensive Textbook of Perioperative Transesophageal Echocardiography. *Philadelphia: Lippincott Williams & Wilkins; 2010.*)

脉冲多普勒(PWD)评价的肝静脉血流报告也可为疑似心包填塞病理生理的自主呼吸患者提供有用信息。正常情况下,肝静脉表现为双模式血流。整个呼吸周期内收缩期前向血流等于或超过舒张期前向血流(图23-17A)。自主吸气时收缩期和舒张期前向流速

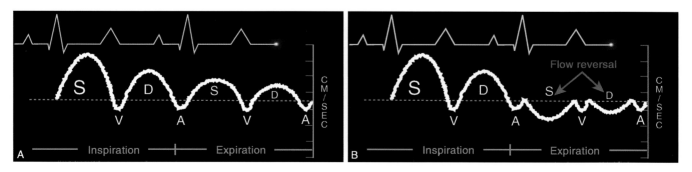

Figure 23-17 Idealized pulsed wave Doppler hepatic vein trace from spontaneously breathing patient in normal pericardial physiology (**A**) and pericardial tamponade (**B**), which is distinguished by expiratory flow reversal (*fuchsia arrows*). *A,* Transient hepatic flow reversal during atrial contraction; *D,* diastolic flow; *S,* systolic flow; *V,* transient hepatic flow reversal associated with tricuspid valve recoil. (*From Savage RM, Aronson S.* Comprehensive Textbook of Perioperative Transesophageal Echocardiography. *Philadelphia: Lippincott Williams & Wilkins; 2010.*)

正常情况下会增加。心包填塞患者自主吸气时收缩期和舒张期前向流速也会增加,但是会出现显著的 S 波和 D 波下降或逆转,这种情况正常患者身上是看不见的(图 23-17B)。遗憾的是,暂时没有 IPPV 期间肝静脉多普勒呼吸相变异可靠数据,所以不鼓励 IPPV 期间用 TEE 评估肝静脉。

测量等容舒张时间(IVRT)是另一种评估心包填塞的定量多普勒超声方法。根据经胸超声数据,与正常患者相比,心包填塞患者 IVRT 明显延长(也就是>100 毫秒)。在大部分年龄组,IVRT 一般少于 100 毫秒。IPPV 期间心包填塞患者的 IVRT 变化依然需要进一步阐述[13]。

▣ 缩窄性心包炎

当评估心包疾病时,一种称为缩窄性心包炎的心包炎亚型相当重要。缩窄的最常见病因是心脏手术史,其次是心包炎、心包积液、放疗等各种其他疾病[1]。Imazio 等[14]发现缩窄性心包炎作为病毒性或特发性急性心包炎的并发症相对罕见,但相比之下,是某些病因(例如细菌性心包炎)相对常见的并发症。缩窄性心包炎可被描述为急性心包炎的一种慢性及更严重形式。从临床角度看,缩窄性心包炎可减少心室充盈,容易与导致限制性舒张功能障碍心肌病混淆(见第 18 章)。缩窄性心包炎的病理生理特点包括心包纤维化、心包炎、心包钙化增厚、舒张期充盈异常、右心室脉压差减少(也就是收缩期右心室压正常,但舒张期右心室压上升),右心室早期舒张压显著下降,接着压力平台化,称为平方根号征(图 23-18)。右心室迅速达到最大容量,舒张期压力平台与之相关。由于右心室不能扩张以容纳更多的容量(与心包缩窄相关),所以压力达到平台。右心房压力通常上升,收缩期显著下降(快速 y 波下降,紧接压力上升及明显的收缩后期平台出现)。这种压力表现为中心静脉压波形上的"M 样"波(见图 23-18)[1,15]。

缩窄性心包炎的诊断相当具有挑战性,最常见是结合二维心脏超声分析、多普勒心脏超声评估(也就是提供舒张功能的动态评估)和高可信度成像技术(例如心脏磁共振或 64 排 CT)。二维心脏超声检查显示心包增厚及其他大量框 23-2 内的特点[11]。增厚的心包可用 TEE 评估,但是 64 排 CT 和心脏磁共振更精确测量心包的增厚程度(见图 23-8 和图 23-9)。

缩窄性心包炎患者的多普勒评估是复杂的,需要多项多普勒技术准确诊断该疾病。

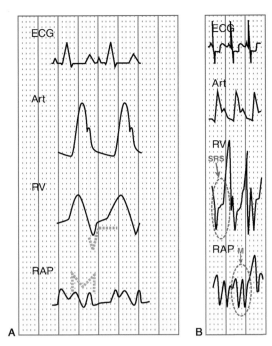

Figure 23-18　Characteristic hemodynamic tracings associated with constrictive pericarditis. Note "square root sign" (*SRS*) in right ventricular waveform (*green in A*, *circled in B*) and "M sign" (*M*) in right atrial pressure waveform (*blue in A*, *circled in B*). Waveforms shown both idealized (**A**) and what is observed clinically (**B**). *Art*, Arterial pressure waveform; *ECG*, electrocardiogram; *RAP*, right atrial pressure waveform; *RV*, right ventricular pressure waveform. (**B** from *Savage RM*, *Aronson S*. Comprehensive Textbook of Perioperative Transesophageal Echocardiography. *Philadelphia*: *Lippincott Williams & Wilkins*; 2010.)

框 23-2　与缩窄性心包炎相关的二维心脏超声特点
室间隔反常运动
室间隔反弹
左心室后壁舒张期变平
舒张中期肺动脉瓣提早开放
自主吸气时房间隔和室间隔左移
扩张的肝静脉
呼吸时扩张的下腔静脉大小不变
心室大小正常
正常或者扩张的心房房壁运动减弱

用于评估缩窄性心包炎的多普勒技术包括脉冲多普勒经三尖瓣和经二尖瓣血流频谱分析、脉冲多普勒肺静脉频谱分析、外侧或隔侧二尖瓣环组织多普勒成像和经二尖瓣内流的 M 型彩色多普勒(血流传播速度 Vp)。缩窄性心包炎患者的三尖瓣和(或)二尖瓣反流可用彩色多普勒评估。如心包填塞所见,缩窄性心包炎患者自主呼吸时经二尖瓣脉冲多普勒显示呼吸相变异增加(也就是吸气时减少约 25%)。更快的扫描速度(100~150cm/s)能更容易观察。图 23-19 是自主呼吸的缩窄性心包炎患者 TTE 检查时经二尖瓣脉冲多

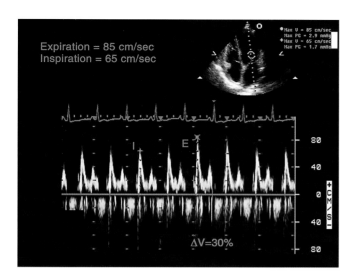

Figure 23-19 Transthoracic echocardiographic transmitral pulsed wave Doppler assessment during spontaneous respiration, showing characteristic exaggerated (30%) respirophasic variation associated with constrictive pericarditis. *E*, Expiration; *I*, inspiration. (*From Savage RM*, *Aronson S. Comprehensive Textbook of Perioperative Transesophageal Echocardiography. Philadelphia: Lippincott Williams & Wilkins; 2010.*)

普勒超声图,显示吸气时速度下降 30% (正常情况下经二尖瓣速度下降 10%)。超声医生应知道 20% ~ 50% 缩窄性心包炎患者不会表现出这种典型的多普勒特点,应用减少前负荷的操作(例如逆向 Trendelenburg 或静脉注射小硝酸甘油)可有效增大呼吸时经二尖瓣速度变化[16]。呼吸相变异增大的病理生理机制是增厚的心包使心包内结构不受胸内压力变化影响(后者与呼吸周期相关),可见于缩窄性心包炎和心包填塞。心包疾病有效阻隔胸膜内压对心内结构的影响,后者导致心外和心内血流之间的梯度,这个梯度增大呼吸期变异。缩窄性心包炎患者的肺静脉也表现出呼吸相变异增大,收缩-舒张比值类似于限制性心肌病的比值(例如,肺静脉舒张期血流流速大于左心室充盈受限患者的收缩期血流流速,或 S:D 比值<1)[17]。缩窄性心包炎的特点是肺静脉 D 波的峰值呈明显的呼吸变异(即在 IPPV 患者吸气时增加>18%)[18]。图 23-20 显示 IPPV 下缩窄性心包炎患者的一个理想化经食管肺静脉脉冲多普勒检查(S:D 比值<1 及吸气时 D 波增加 20%)。

必须区分自主呼吸和 IPPV,才能使用心脏超声准确诊断缩窄性心包炎。除了流速变化的方向相反,自主呼吸患者的呼吸相变异增加同样可见于 IPPV 患者[15,18,19]。这个观察可用以下事实作部分解释:胸内压上升将血液从心包以外低顺应性的肺静脉挤压至左心房,其后经二尖瓣血流增加(图 23-21)。缩窄性心包炎患者的呼吸相变异增加来源于增厚的心包,后者使心腔(在这个病例中指左心房)免受胸内压变化的影响。这

种阻隔使肺静脉和左心房在吸气时形成梯度,反映为正常观察到的经二尖瓣脉冲多普勒血流速度相对增加。

表 23-4 各种鉴别缩窄性心包炎和限制型心肌病多普勒技术的相对敏感性和特异性

多普勒技术	敏感性	特异性
经二尖瓣 E 波峰脉冲波多普勒(PWD)速度(呼吸变化≥10%)	84	91
肺静脉 D 波峰脉冲多普勒速度(呼吸变化≥18%)	79	91
经二尖瓣 M 型超声(Vp)斜率≥100cm/s	74	91
外侧二尖瓣瓣环组织多普勒成像显示 E_m≥8cm/s	89	100

E_m 二尖瓣瓣环组织舒张早期回缩;Vp 血流传播速度

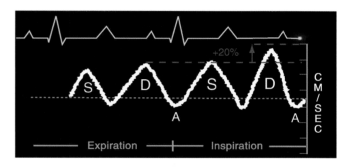

Figure 23-20 Idealized Doppler pulmonary vein tracing obtained with transesophageal echocardiography, depicting increased (20%) diastolic velocity that develops during inspiration with positive pressure ventilation. *A*, Atrial flow reversal; *CM/SEC*, centimeters per second; *D*, diastolic flow; *S*, systolic flow. (*From Savage RM*, *Aronson S. Comprehensive Textbook of Perioperative Transesophageal Echocardiography. Philadelphia: Lippincott Williams & Wilkins; 2010.*)

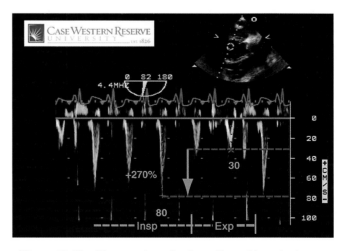

Figure 23-21 Transesophageal echocardiographic pulsed wave Doppler tracing showing constrictive pericarditis in patient on intermittent positive pressure ventilation. Note profoundly exaggerated respirophasic variation. *Exp*, Expiration; *Insp*, inspiration. (*From Savage RM*, *Aronson S. Comprehensive Textbook of Perioperative Transesophageal Echocardiography. Philadelphia: Lippincott Williams & Wilkins; 2010.*)

尽管在缩窄性心包炎和心包填塞患者中观察到呼吸相变异增加,但是这些速度的绝对值会减少。缩窄性心包炎患者的由于心包无顺应性导致舒张期充盈受限,从而限制了心室的充分扩张和充盈。由于缩窄性心包炎限制双侧心室容量,前述经二尖瓣 E 波在 IPPV 吸气时速度较呼气时速度相对增加,同时伴随经三尖瓣 E 波和 A 波速度下降。这种超声发现有两个主要原因。第一,如图 23-6C 所述,胸内压上升限制右心充盈。由于室间隔偏向右侧,当右心充盈受限时,在 IPPV 吸气相左心充盈增加。第二,左心室充盈速度增加和血容量增加会导致室间隔偏向右侧及减少右心室充盈(即心室互相依赖的概念得以证实)。这些经二尖瓣的速度变化似乎可经手术矫正(心包剥脱术),但在某些病例中,这种疗法可导致左心室扩张及短暂性心室舒张功能异常[20]。

临床鉴别缩窄性心包炎和限制型心肌病对于围术期超声医生来说是重要的。两种疾病均有左心室顺应性下降的共同病理生理学特征,但是每个疾病又有其独特的机制。在缩窄性心包炎中,顺应性下降继发于增厚心包的限制性。在限制型心肌病中,顺应性下降继发于心肌本身的病变(也就是,类似淀粉样变等浸润性疾病或心肌肥厚)。左心室顺应性严重下降可表现为左心室充盈受限可能无法用于鉴别缩窄性心包炎和限制型心肌病(图 23-22),因为缩窄性心包炎也可表现出一些限制性的生理特点。

联合使用二维心脏超声、高可信成像技术和多普勒

心脏超声评估是最佳的鉴别缩窄性心包炎和限制型心肌病的方法。对于心包炎,二维心脏超声和高分辨率 CT/心脏磁共振可能都显示增厚的心包,但是并非所有心包增厚患者都表现出缩窄性心包炎的生理变化(见图 23-9)。多普勒技术应该用于评估经二尖瓣和肺静脉多普勒血流流速的呼吸相变异增加[也就是 S∶D 比值<1,在 IPPV 吸气期间 D 波变异>18%(见图 23-20)]。已经有研究在麻醉患者身上使用 TEE 证实呼吸相变异增加[18]。

有助于鉴别缩窄性心包炎和限制型心肌病的新型心脏超声技术包括彩色 M 型血流传播速度(Vp)、外侧二尖瓣瓣环水平的多普勒组织成像(DTI)和多普勒心肌速度梯度(myocardial velocity gradients,MVGs)[19,21,22]。在一项同质化患者群体的研究中,DTI 提供了一种高敏感度和高特异度的鉴别缩窄性心包炎和限制型心肌病的方法[19]。

DTI 的一个独特优势是鉴别缩窄性心包炎和限制型心肌病时,它对前负荷的改变比较不敏感。应用 TTE 和 TEE 时,在二尖瓣瓣环水平的 DTI 提供了一个

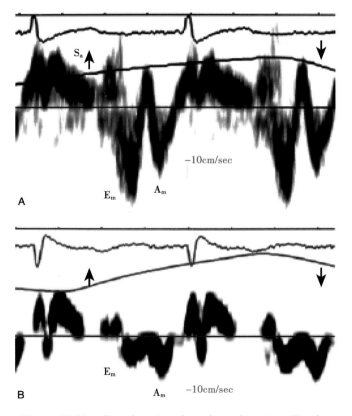

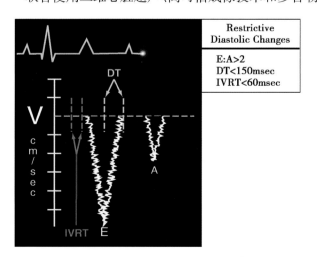

Figure 23-22　Idealized transesophageal echocardiographic transmitral pulse wave Doppler assessment representing expected findings in a heart with restrictive diastolic physiologic changes. *A*, Late diastolic flow associated with atrial contraction; *DT*, deceleration time; *E*, early diastolic flow; *IVRT*, isovolemic relaxation time; *V*, velocity. (*From Savage RM, Aronson S. Comprehensive Textbook of Perioperative Transesophageal Echocardiography. Philadelphia: Lippincott Williams & Wilkins; 2010.*)

Figure 23-23　Transthoracic echocardiographic tissue Doppler imaging of lateral mitral annulus in (**A**) a patient with constrictive pericarditis and (**B**) another patient with restrictive cardiomyopathy. A_m, Late diastolic recoil associated with atrial contraction; E_m, early diastolic recoil of mitral annular tissue; S_a, systolic myocardial motion. (*From Savage RM, Aronson S. Comprehensive Textbook of Perioperative Transesophageal Echocardiography. Philadelphia: Lippincott Williams & Wilkins; 2010.*)

可重复的方法,心脏舒张时脉冲波多普勒光标与心肌移动的纵轴平行。关于二尖瓣瓣环舒张早期速度峰值(Em,也记作 E'),缩窄性心包炎患者一般保留心肌舒张功能和正常的心肌速度(Em>8cm/s)。相反的情况可出现在限制型心肌病患者,其心肌存在固有病变,不能充分舒张(Em<8cm/s)(图 23-23)(见第 12 章)。

彩色 M 型超声血流传递速度(Vp)也应用于评估疑似缩窄性心包炎患者;Vp 似乎较少依赖于前负荷,并提供极好的二尖瓣舒张期血流的空间和时间分辨率。这项技术其中一个缺点是 Vp 结果可重复性不及DTI,可能与不同 Vp 使用者之间差异更大相关。缩窄性心包炎患者流向左室心尖的血流速度一般更高(Vp>100cm/s),然而限制性心肌病患者的速度较之低得多(Vp<45cm/s)(图 23-24)。

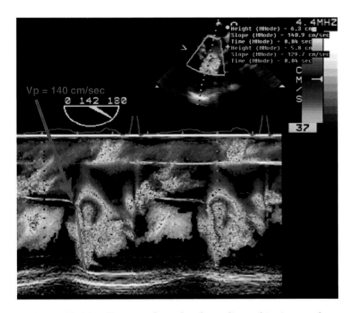

Figure 23-24 Transesophageal echocardiographic image obtained using flow propagation (Vp) in a patient with constrictive pericarditis. (*From Savage RM, Aronson S. Comprehensive Textbook of Perioperative Transesophageal Echocardiography. Philadelphia: Lippincott Williams & Wilkins; 2010.*)

心包肿物

心包肿物包括良性心包囊肿、心包肿瘤(例如间皮瘤、肉瘤、畸胎瘤)以及局部扩散后继发侵犯心包的肿瘤(例如乳癌或肺癌)。心包囊肿通常呈圆形,患者一般无症状,但其症状可包括胸痛、呼吸困难、咳嗽、心律失常及压迫左心房或肺静脉。图 23-25 提供了一个 TTE 检查心包囊肿的例子。如果无法用心脏超声对心包囊肿充分成像,心脏磁共振是一个很好的替代方法。从临床角度看,任何类型心脏肿物都可能阻碍心腔充盈并且影

响血流动力学。心包血栓是另一种心包肿物,最常见于手术后。多种不同疾病可导致心包积血(见图 23-14),包括术后心脏外科出血、主动脉夹层渗血至横窦、经皮导管介入术及心梗后心肌坏死破裂(见第 21 章)[1]。

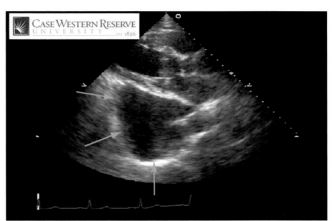

Figure 23-25 Transthoracic echocardiographic parasternal long-axis view demonstrating a large pericardial cyst (*orange arrows*) adjacent to left atrium and ventricle. (*From Savage RM, Aronson S. Comprehensive Textbook of Perioperative Transesophageal Echocardiography. Philadelphia: Lippincott Williams & Wilkins; 2010.*)

参考文献

1. Avery EG, Shernan SK. Echocardiographic Evaluation of Pericardial Disease. In: Savage RM, Aronson S, Shernan SK, eds. *Comprehensive Textbook of Perioperative Transesophageal Echocardiography*. 2nd ed. Philadelphia: Lippincott Williams and Wilkins; 2011:725-740.
2. Spodick DH. Macrophysiology, microphysiology and anatomy of the pericardium: a synopsis. *Am Heart J*. 1992;124(4):1046-1051.
3. Spodick DH. Acute cardiac tamponade. *N Engl J Med*. 2003;349(7):684-690.
4. Faehnrich JA, Noone RB, White WD, et al. Effects of positive pressure ventilation, pericardial effusion, and cardiac tamponade on respiratory variation in transmitral flow velocities. *J Cardiothorac Vasc Anesth*. 2003;17(1):45-50.
5. Gatzoulis MA, Munk MD, Merchant N, et al. Isolated congenital absence of the pericardium: clinical presentation, diagnosis, and management. *Ann Thorac Surg*. 2000;69(4):1209-1215.
6. Maisch B, Seferovic PM, Ristic AD, et al. Guidelines on the diagnosis and management of pericardial diseases executive summary. *Eur Heart J*. 2004;25(7):587-610.
7. Kivisto S, Lipsanen-Nyman M, Kupari M, et al. Cardiac involvement in Mulibrey nanism: characterization with magnetic resonance imaging. *J Cardiovasc Magn Reson*. 2004;6(3):645-652.
8. Otto C. Pericardial disease. *Textbook of Clinical Echocardiography*. 3rd ed. Philadelphia: Elsevier Health Sciences; 2004:259-275.
9. Abbas AE, Appleton CP, Liu PT, et al. Congenital absence of the pericardium: case presentation and review of literature. *Int J Cardiol*. 2005;98(1):21-25.
10. Goldschlager N, Goldman MJ. *Principles of Clinical Electrocardiography*. 13th ed. East Norwalk: Appleton and Lange; 1989. 203-213.
11. Shernan SK. Echocardiographic evaluation of pericardial disease. In: Konstadt SN, Shernan S, Oka Y, eds. *Clinical Transesophageal Echocardiography: A Problem-Oriented Approach*. 2nd ed. Philadelphia: Lippincott Williams and Wilkins; 2003:203-213.
12. Hoit BD. Pericardial disease. In: Fuster V, O'Rourke RA, Walsh RA, eds. *Hurst's The Heart*. 12th ed. China: McGraw-Hill Professional; 2007:1951-1974.
13. Burstow DJ, Oh JK, Bailey KR, et al. Cardiac tamponade: characteristic Doppler observations. *Mayo Clin Proc*. 1989;64(3):312-324.
14. Imazio M, Brucato A, Maestroni S, et al. Risk of constrictive pericarditis after acute pericarditis. *Circulation*. 2011;124(11):1270-1275.
15. Skubas NJ, Beardslee M, Barzilai B, et al. Constrictive pericarditis: intraoperative hemodynamic and echocardiographic evaluation of cardiac filling dynamics. *Anesth Analg*. 2001;92(6):1424-1426.
16. Oh JK, Tajik AJ, Appleton CP, et al. Preload reduction to unmask the characteristic Doppler features of constrictive pericarditis. A new observation. *Circulation*. 1997;95(4):796-799.
17. Klein AL, Cohen GI, Pietrolungo JF, et al. Differentiation of constrictive pericarditis from restrictive cardiomyopathy by Doppler transesophageal echocardiographic measurements of respiratory variations in pulmonary venous flow. *J Am Coll Cardiol*. 1993;22(7):1935-1943.
18. Abdalla IA, Murray RD, Awad HE, et al. Reversal of the pattern of respiratory variation of Doppler inflow velocities in constrictive pericarditis during mechanical ventilation. *J Am Soc Echocardiogr*. 2000;13(9):827-831.
19. Rajagopalan N, Garcia MJ, Rodriguez L, et al. Comparison of new Doppler echocardiographic methods to differentiate constrictive pericardial heart disease and restrictive cardiomyopathy. *Am J Cardiol*. 2001;87(1):86-94.
20. Senni M, Redfield MM, Ling LH, et al. Left ventricular systolic and diastolic function after pericardiectomy in patients with constrictive pericarditis: Doppler echocardiographic findings and correlation with clinical status. *J Am Coll Cardiol*. 1999;33(5):1182-1188.
21. Palka P, Lange A, Donnelly JE, et al. Differentiation between restrictive cardiomyopathy and constrictive pericarditis by early diastolic Doppler myocardial velocity gradient at the posterior wall. *Circulation*. 2000;102(6):655-662.
22. Garcia MJ, Thomas JD, Klein AL. New Doppler echocardiographic applications for the study of diastolic function. *J Am Coll Cardiol*. 1998;32(4):865-875.

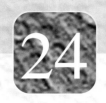

成人先天性心脏病

DOMINIQUE A. BETTEX | MARCO BOSSHART | MATTHIAS GREUTMANN

翻译:曾俊　校对:王晟　审阅:彭勇刚

引言

先天性心脏病(congenital heart disease，CHD)患儿占活产新生儿数的0.5%~1%[1-3]。由于近几十年先天性心脏病手术技术的长足进步，大部分先天性心脏病患儿即使存在复杂的心内畸形也有机会存活到成年。近十年来，成人先天性心脏病患者数量稳步增长，目前这些患者的数量已经超过了儿童先天性心脏病患者的人数[4]。然而需要知道的是，这些患者虽然已经在儿童时期进行了心脏畸形的修复手术，但大部分是没有治愈的，许多人仍存在并发症的风险甚至需要再次手术。

可能遇见的"成人先天性心脏病"(grown-up CHD，GUCH)分为以下三类:

1. 患者在儿童时期进行了心内畸形的修复。 仅有少数患者可以称为治愈(如在婴幼儿期进行了房间隔缺损修补、动脉导管结扎手术)。而绝大多数患者，特别是复杂或较复杂的先天性心脏病患者，早期虽然进行了修复，但仍存在因残余血流动力学损害或心脏瘢痕所致远期并发症的风险。

2. 成年期合并未行处理的可治愈的心内畸形。 此类患者大多合并简单的缺损如房间隔缺损(atrial septal defects，ASD)、单纯的主、肺动脉瓣疾病或主动脉缩窄。这类患者也可能患有一些更复杂的疾病如Ebstein畸形、未治疗的法洛四联症或矫正型先天性大动脉转位(transposition of the great arteries，TGA)。

3. 患有复杂的心脏畸形，且在早期未行手术治疗或仅行了姑息性手术。 这类患者包括已行Fontan手术的单心室患者或仅行了体肺分流手术(如B-T分流)的复杂先心患者。

我们遇到这些患者的时候通常是他们在成年后需要再次行心脏手术或接受新的治疗时，也可能是在重症监护期间。这些复杂的心脏生理学也会影响非心脏手术。

围术期并发症的5个独立危险因素包括:肺动脉高压、发绀、再次手术、心律失常及心功能不全。

本章将重点讲述经食管超声心动图(TEE)在术中及重症监护室的作用。我们将着重列出先天性心脏病分类的概念、超声评估分流量的原则和复杂先心的超声检查标准流程，并将讨论一些重要的成人先天性心脏病的处理。由于先天性心脏病的多样性和复杂性不允许我们在这章对所有类型都做详细描述。我们的重点主要集中在以下三个方面:

1. 评估复杂先天性心脏病，特别是术前经胸超声心动图(TTE)检查未完善的患者。

2. 评估心脏的解剖异常及外科手术期间的治疗效果。

3. 在心脏手术或非心脏手术中处理血流动力学不稳定，甚至延伸至ICU中帮助处理患者。

TEE能帮助我们更好地理解心脏解剖并评估其功能状态。在许多情况下TEE在评估ASD及肺静脉异位引流时优于TTE，因为TEE能提供更清晰的解剖图像，并对瓣膜功能做出更好的评价。

TEE的适应证

在先天性心脏病手术中，TEE是Ⅰ类推荐[5,6]。在围术期或治疗期间TEE应用的原则涵盖以下三个方面(框24-1):

1. 在介入手术室，TEE主要用于引导心脏导管介入手术。特别是用于引导继发孔型房间隔缺损的封堵手术。TEE提供了房缺的位置、数量、几何形态、残端的长度和周围连接结构的精确信息[7]。它能描述肺静脉引流的情况并判断不适合封堵手术的房间隔缺损类型(如冠状静脉窦型房缺)。应着重指出的是围术期TEE不应作为一个独立的诊断方法，因为TEE在某些重要结构的成像上存在固有的缺陷，而这些结构可以很好地被TTE所探查。如果TEE检查的结果与术前的诊断不符，建议与超声科的同事共同评估[8]。

2. 在手术室，TEE在心脏手术的任何阶段都会有帮助。

框 24-1 TEE 的适应证

在心脏介入手术室

- 减少透视的时间及造影剂剂量
- 连续评估手术效果以及探查可能的并发症
- ASD 修补术中,若心内超声(intracardiac echocardiography,ICE)无法操作时,可以通过 TEE 获得标准图像
- 引导室间隔缺损修补
- 引导左心耳封堵
- 在复杂手术中协助导管操作,如在人工瓣膜置换后进行瓣周漏封堵
- 增加经间隔进入左心房操作的安全性

手术室内体外循环前

- 补充诊断信息:TEE 可以再次确认、修正或排除术前诊断
- 评估血流动力学状态及心室功能
- 帮助选择麻醉药物以及正性肌力药
- 协助中心静脉置管操作
- 协助静脉引流管和动脉插管,特别是在微创心脏手术中

体外循环期间

- 评估心腔的扩张
- 评估心内气体及排气的效果

体外循环后

- 在体外循环结束前或关胸前探查潜在的、可处理的、显著的残余畸形
- 评估心脏功能及容量状态,在血流动力学变化时明确其可能的原因

在 ICU

- 术后危重患者 TTE 检查受限时的评估
- 评估心室功能及容量状态
- 帮助判断停止心室辅助装置、ECOM 和关胸的最佳时间以及相应的血流动力学影响
- 明确持续的血流动力学不稳定状态的原因(如心包积液、心包填塞、瓣膜功能障碍)

3. 在 ICU,TEE 在处理血流动力学不稳定患者时尤其重要。

在检查前以及检查过程中,行食管超声检查的医生应注意血流动力学的状态。例如:二尖瓣功能高度依赖左心室后负荷。当评估二尖瓣反流严重程度时,重建正常外周血管阻力是至关重要的,必要时可推注缩血管药物。评估残余心内分流量有时是比较困难的。首先,若术前存在肺动脉高压,在体外循环结束早期也许不会立刻下降,因此会低估潜在的左向右分流的严重程度。其次,在评估过程中许多患者需要吸入氧浓度增高,使得分流量的估算出现误差。最后,虽然彩色多普勒有助于定位残余分流,但依靠其测量实际缺损的大小并不可靠,特别是当分流位于室间隔肌部时[9]。

▣ TEE 的影响

既往已在许多儿童先天性心脏病手术中进行了关于 TEE 对心脏手术影响的研究。发现新的问题或根据 TEE 的结果改变手术方式的比例为 3% ~ 39%[10-15]。而根据 TEE 结果决定重返手术的敏感性和特异性分别为 89% 和 100%[16,17]。

而 TEE 最重要的影响力在于新的信息改变或修正既定计划,该事件的发生率为 13% ~16%[12,13]。通常发生于再次手术、瓣膜成形、复杂的房室连接不一致以及复杂的流出道重建手术[11,12]。若患者离开手术室时仍合并明显的残余缺损或心室功能降低则提示预后较差[13,18,19]。目前认为残余的功能性或解剖缺损是决定先天性心脏病术后死亡率及并发症发生率的主要因素[19,20]。因此,术中 TEE 越来越广泛用于评估先天性心脏病手术效果。

即时评估手术效果非常重要。基于术中 TEE 的发现而重新进行体外循环的比例为 5% ~11%[10,11,14,16,21-24]。脱离体外循环后又再次行 CPB,对于手术团队的人员而言做出这个决定永远是非常艰难的,特别是在历经了一个复杂而漫长的手术后。因此我们应当牢记在心是,手术的目的在于获得一个好的临床效果,而并非一个完美的超声图像。超声检查者应该清楚重行 CPB 所需指征。当血流动力学不稳定时,很容易做出重返 CPB 的决定。但如果缺乏血流动力学不稳定的因素,应慎重考虑这个决定。超声检查者医师与手术团队间有效的交流与合作对做出最适宜于患者的决定是极其重要的[9]。随着经验的累积,手术期间的返工率会随之下降。Ungerleider 等[18] 报道,7 年后同一名手术医生的返工率可从 8.5% 降至 3% ~4%。这也证实了外科医生的手术技巧以及超声检查者的经验可以直接影响 TEE 的功效。从另一方面而言,如果一个未经过严格训练的超声检查者替代一名经验丰富的超声医生,手术的返工率也可以从 9.6% 降至 0%,而术后残余缺损的漏诊率从 21% 可升至 74%[25]。这些发现都证实了一名受过良好训练且经验丰富的超声检查者以及他与手术团队之间合作的重要性。

▣ 解剖命名法:节段分析法

成人先天性心脏病的多样性决定了结构分类的必要性。其中最有效的方法是节段分析法[26,27]。心脏被分为三个节段(心房、心室和大动脉干)并通过两个

连接（房室连接和心室动脉连接）相连（图 24-1）。节段分析法是以心腔的固有形态学为依据进行分类，因为在先天性心脏病中其常规标准（如大小、心腔位置）会发生改变。虽然许多患者在入手术室前已经经过了术前评估和诊断，但超声检查者掌握先天性心脏病的命名原则对于和手术团队间交流患者诊断不明确的病情非常重要。按顺序分析心脏包括以下五个步骤来描述心脏解剖[28]。

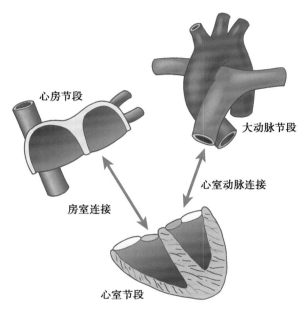

图 24-1　节段分析法的图示：心脏被分为三个节段（心房、心室和大动脉）和两个连接（房室连接、心室动脉连接）。（摘自 Bettex D，Chassot PG. Transesophageal echocardiography in congenital heart disease. In：Bissonnette B，ed. Pediatric Anesthesia：Basic Principles—State of the Art—Future. Shelton, CT：People's Medical Publishing House-USA；2011，with permission.）

确定心房的位置或排列方式

心房位置是指心房的形态学及其排列方式。心房可以处于正常位置（心房正位）、镜像反位（心房反位）或当左右心房呈现异构现象时称为心房不定位。通常腹部和胸腔脏器的位置与心脏的位置相同，但这种情况并非一成不变。区分左右心房最重要的特征是它们的心耳。除宽大的心耳外，右心房还可以通过其他几个形态学特征与左心房区别。下腔静脉（IVC）基本上总是与右心房相连，而连接处可以看到欧式瓣。另一个典型且独特的右心房结构是界嵴，它将右心房分为光滑部（下腔静脉、上腔静脉和冠状静脉窦入口）和小梁肌部。左心房的特异性结构较少，仅有特异性的由梳状肌组成的手指状或钩状心耳，在超声影像中要避免梳状肌与血栓相混淆。

确定心室

左心室常呈现为一组或两组乳头肌，纤细的心尖肌小梁纤细、两个瓣叶的二尖瓣以及部分纤维性的流出道。二尖瓣是流出道纤维组织的延伸，且没有漏斗部。右心室常表现为三个或多个乳头肌（其中一个延伸至室间隔）、三尖瓣的隔瓣附着位置较二尖瓣的前瓣附着点更靠近心尖（图 24-2）、粗大的心尖肌小梁和完整的肌性流出道或漏斗部。

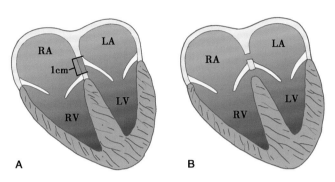

图 24-2　二尖瓣和三尖瓣附着点的图示。**A**，正常解剖：在室间隔水平，三尖瓣的附着点低于二尖瓣；**B**，房室通道：二、三尖瓣在室间隔的附着点处于同一水平。LA，左心房；LV，左心室；RA，右心房；RV，右心室。（Courtesy PG Chassot）

确定动脉干

肺动脉主干上行后分为左右肺动脉，而主动脉在走行到主动脉弓之前无任何分支。冠状动脉通常起源于主动脉，除异位起源的冠状动脉起自肺动脉主干。共同动脉干的定义是指只有一根大的动脉干，且既发出了肺动脉，同时也发出了冠状动脉。

确定房室连接及心室动脉连接

房室顺序连接是指右心房连接到右心室，左心房连接左心室。如果出现了房室连接顺序不一致，则右心房连接至左心室，左心房连接至右心室。连接变异包括正常的房室连接伴随房室间隔缺损（atrioventricular septal defects，AVSDs）、房室瓣骑跨（overriding）（房室瓣开口于对侧室间隔的比例<50%）（图 24-3）和心室双入口（房室瓣开口于对侧室间隔的比例>50%）。房室瓣跨立是指腱索附着点越过室间隔缺损并附着在对侧室壁上（见图 24-3）。该诊断对手术修复具有重要意义，因为这通常提示不能进行双心室修复。

心室动脉连接用以描述心室与大动脉干间的关系。它可能连接一致，也可能不一致（大动脉转位）。存在室间隔缺损时，主动脉可能出现骑跨（与对侧心室连接率<50%）或者表现为心室双出口（骑跨率>50%）。在右心室双出口经常会发现双动脉肌性圆锥以及二尖瓣与主动脉瓣间的纤维连接缺失。

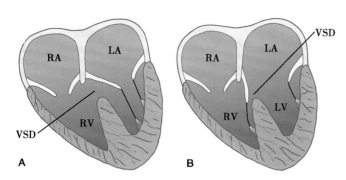

图 24-3　二尖瓣骑跨和跨立的图示。**A**，二尖瓣骑跨，房室瓣开口于对侧室间隔的比例<50%；**B**，二尖瓣跨立：跨立的瓣膜腱索附着点越过室间隔缺损并附着在对侧的室壁上。LA，左心房；LV，左心室；RA，右心房；RV 右心室；VSD，室间隔缺损。（Courtesy PG Chassot）

合并的畸形

最后一步，我们需要确定是否合并其他畸形，如心腔发育不良、间隔缺损、梗阻性病变以及瓣膜异常。依据先前列出的解剖诊断顺序，先天性心脏病患者完整的 TEE 检查应依照系统性逻辑顺序[29]：

- 心房节段：空间构成、位置、排列方式、确定左右心房、静脉连接
- 四个心腔：相对大小、形状、每个心腔的位置
- 房室连接：瓣膜状态、单心室、单心房、单一入口
- 心室节段：数目、大小、排列方式、确定左右心室
- 心室动脉连接：双出口、单出口、流出道、瓣膜情况
- 动脉节段：大血管的排列方式、确定主肺动脉
- 明确心内和心外分流存在与否及其方向

每一次 TEE 检查首先应对四个心腔有个整体观，评估其发育情况以及每个腔室的重塑性。若瓣膜存在狭窄或闭锁，位于下游的结构不能接收足够的血流以保证其正常发育，因此会出现发育不良甚至消失。反之，梗阻上游的结构则会出现容量以及压力负荷过重。分流或者反流也会导致容量超负荷，并引起下游心腔的扩大；梗阻或者血管阻力升高导致压力超负荷并诱发心肌肥厚；当然两种情况可以并存。

分流以及压力梯度

心内分流可能发生在心房层面（ASD）、室间隔（interventricular septum，VSDs）或动脉与心房间（动脉-心房瘘）。分流也可位于大动脉水平（主肺动脉窗、动脉导管未闭）或由部分或全部肺静脉异位引流回右心房所致。分流具备以下三个特征：

1. 分流的方向以及时相：左向右（L-R）、右向左（R-L）或双向。可以是收缩期、舒张期或从收缩期到舒张期的连续性分流。分流的方向及时相是由受影响的两个心腔或血管间的压力差所决定的，并随心动周期改变。

2. 缺损的大小：小的分流产生的压差大且为湍流，大的缺损不会阻碍血流速度，分流为层流，压差较小甚至没有压差。

3. 接收心腔的扩大：单纯的房室瓣上游的缺损（ASD，肺静脉异位引流）导致右侧心腔增大；而房室瓣下游的缺损（VSD，动脉导管）导致左侧心腔的扩大。这两类缺损均出现肺动脉增宽以及肺血流增加。

间隔缺损在二维超声上表现为间隔连续性的消失。但是当间隔与超声探头的长轴平行或缺损位于肌小梁内时，间隔缺损也可被遗漏。若彩色多普勒同时探查到异常血流信号则可确诊。M 型彩色多普勒、脉冲或连续多普勒可用于精确判定复杂或双向分流的时相。造影剂成像提高了超声的敏感性，对于诊断微小的右向左分流非常有效。

左向右分流的大小通常用肺循环血流量（Qp）与体循环血流量（Qs）之比（Qp/Qs）来描述。其计算需要通过诊断性心导管或超声检查完成。利用超声计算分流量通常是不准确的，用于估测心腔大小计算左向右的分流导致的血流动力学改变更准确些。

利用简化的伯努利方程，TEE 可以通过无创的方式估测两个心腔或心腔与血管间的压差，从而估算出腔内压力。

$$简化伯努利方程：\Delta P = 4(Vmax)^2$$

肺动脉收缩压（pulmonary artery pressure，PAP）可用三尖瓣反流速率进行估算（图 24-4）。若右心室流出道没有异常病理改变，肺动脉收缩压等于右心室收缩压。右心室收缩压等于右心室与右心房间的压差加上右心房压（RAP），该压差可以用简化伯努利方程计算出来。因此

$$PAPs = 4(Vmax^2)_{TR} + RAP$$

当存在 VSD 时需谨慎应用该估算方法，因为分流的血流可能与三尖瓣血流混杂。因此测量出的压力梯度应该为 LV 与 RA 间的压差而并非 RV 与 RA 间的压

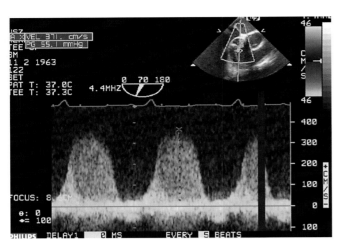

图 24-4　三尖瓣反流的连续多普勒频谱。运用伯努利方程，用最大流速得到右心房和右心室间的最大压力梯度（55mmHg）。估计右心房压为14，在无右心室流出道梗阻的时候，肺动脉收缩压应为55+14＝69mmHg

差。如果存在 VSD 且左心室流出道无梗阻时，右心室收缩压（right ventricular systolic pressure，RVPs）可以用动脉收缩压（systolic arte-rial pressure，SAP）减去通过 VSD 分流的压力差进行计算。如果左心室流出道没有梗阻可以应用该公式；因为此时动脉收缩压与左心室收缩压基本相等。

$$PVPs = SAP-4(Vmax^2)_{VSD}$$

若肺动脉瓣有反流时，肺动脉舒张末压可以用舒张末期肺动脉瓣反流喷射速度进行估算。在 RV 舒张压等于 RAP 的前提下，下列公式可以估算肺动脉舒张末压。

$$PAPd = 4(Vmax^2)_{PR}+RAP$$

特殊的先天性心脏病

先天性心脏病中的右心室

在成人先天性心脏病中，RV 可能位于肺动脉瓣下并维持肺循环，但在完全性大动脉转位中，RV 可能位于主动脉瓣下维持体循环。这类患者的 RV 解剖和功能在很多时候都非常有意义。在详细描述每个先天性心脏病前，对 RV 的解剖和生理稍做阐述是有必要的[30]。

与左心室的圆锥形相比，右心室的形态复杂，为三角形（图 24-5）。正常 RV 的室壁肌层较薄，心肌厚度通常为 3～5mm，但如果压力负荷过重，RV 的厚度可能超过 LV。RV 心肌的收缩更大程度上依赖于沿心室长轴方向的短缩，且 RV 位于肺动脉瓣下方，血液泵入的是阻力较低的肺循环，因此 RV 的力学状态与 LV 相比有很大的区别。虽然形态右心室似乎不能承担体循环的泵血功能，但实际上它具有强大的可塑性，可适应体循环的压力达数十年（如矫正型大动脉转位，完全性大动脉转位 Senning 或 Mustard 术后）。在此类循环类型中，RV 的工作模式类似于 LV。

由于 RV 形态的复杂性，用超声重复、精确测量RV 是比较困难的[31]。必须通过多个平面进行评估，TEE 检查时通常用视觉定量评估的方法。在定义 RV 大小时，通常在四腔心平面测量 RV 与 LV 的相对尺

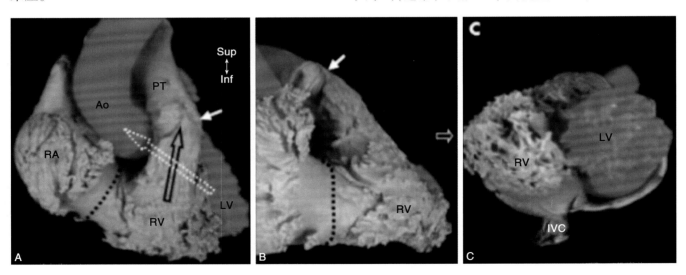

图 24-5　右心室的解剖。右心腔模型，右侧心腔为蓝色，左侧心腔为红色，从不同的视角透视以展现心腔间的空间关系。**A**，前方为相互交叉的左右心流出道；肺动脉瓣位于其上方；**B**，从右前观，右心室为三角形；**C**，从心尖看，右心室为新月形，包绕左心室。Ao，主动脉；Inf，下方；IVC，下腔静脉；PT，肺动脉干；RA，右心房；Sup，上方。（摘自 Ho SY, Nihoyannopoulos P. *Anatomy, echocardiography, and normal right ventricular dimensions. Heart 2006;92:i2-i13*，）

寸,并作为其定量测定的方法。与 LV 相似,RV 收缩功能可以用正常、轻度、中度或严重受损进行描述。随着磁共振(MRI)技术的快速发展,该技术已成为定量评估 RV 容积、质量和收缩功能的标准方法,且不论 RV 是位于肺动脉瓣下还是主动脉瓣下。

评估 RV 最常用的经食管超声平面[32]:

- 食管中段四腔心平面:观察 RV 侧壁,测量 RV 内径和面积变化分数
- 食管中段流入-流出道平面(30°~60°):观察冠状静脉窦,评估三尖瓣反流(TR)
- 食管上段平面:观察右心室流出道(RVOT),评估及定量分析肺动脉狭窄和反流
- 经胃平面(0°~120°):RV 短轴平面,RV 前壁和下壁、间隔,RV 流入流出道,下腔静脉(IVC),以及肝静脉
- 深胃深部平面:观察 RV 流入流出道,三尖瓣瓣环组织多普勒

用容量相关性指标评估 RV 功能具有局限性,其原因在于 RV 的不规则几何学形态和对负荷的依赖性。多普勒测量可帮助评估 RV 功能,如三尖瓣反流速率的 dp/dt,心肌做功指数以及右心室 Tei 指数[33]。其他的测量方式包括三尖瓣瓣环的组织多普勒和等容收缩期心肌加速度,这些方法可测定右心室固有的收缩力,但并不作为常规测量[30]。

我们将先天性心脏病中的 RV 分为两大类:即容量负荷型和压力负荷型 RV。伴随右心室容量负荷增加的三种最常见的病变为:各种类型的 ASD、重度肺动脉瓣反流和三尖瓣反流。导致 RV 压力负荷增加的两种最常见的病变为:不同类型的 RVOT 梗阻和 RV 作为主动脉瓣下支撑体循环的心室。

各种先天性心脏病

在下面的章节中,我们将对各种先天性心脏病做一个总的概述,并对其手术方式、成年后可能的并发症以及围术期 TEE 的作用进行详细描述。

静脉回流异常

体循环静脉回流异常

永存左上腔(left superior vena cava,LSVC)是体循环静脉回流异常中最常见的病变,若不合并其他病变,LSVC 被认为是一种正常变异。在普通人群的发生率为 0.5%,而成人先天性心脏病患者合并 LSVC 的比例超过 10%[34]。LSVC 通常引流回冠状静脉窦(coronary sinus,CS),但也可以直接进入左心房从而导致右

向左分流。当 LSVC 回流至冠状静脉窦时,其超声的典型表现为冠状静脉窦的增粗(图 24-6)。从横断面看,LSCV 位于左上肺静脉和左心耳间,紧邻左心房侧壁。往左上肢静脉内注射微气泡可追踪其异常回流。右侧上腔静脉和无名静脉可能缺如。其他因素也可能导致冠状静脉窦增粗,如左肺静脉与 CS 异常连接,冠状动脉瘘以及任何导致右心房压升高的病变如肺动脉高压或重度三尖瓣反流。因此在诊断残存 LSVC 前应先排除这些疾病。LSCV 通常为意外发现,且不合并临床症状,但该诊断对围术期的治疗仍有重要意义。因为它可能改变中心静脉穿刺或起搏器放置的路径和 CPB 中静脉插管或心搏停跳灌注的方式(不能进行逆行灌注)。

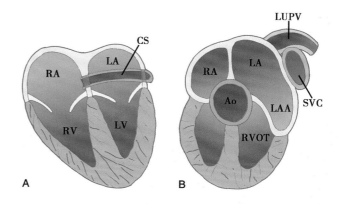

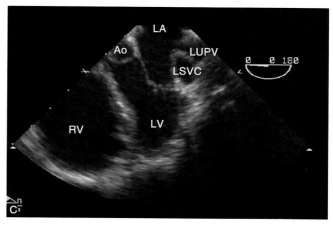

图 24-6　A,左上腔图示(LVSC)。冠状静脉窦扩张,在食管-胃交界平面长轴可见;B,LVSC 图示,在食管中段切面,在左心耳和上肺静脉间可见扩张的静脉;C,食管中段平面 LVSC 的二维图像。Ao,主动脉;CS,冠状静脉窦;LA,左心房;LUPV,左上肺静脉;LV,左心室;RA,右心房;RV,右心室;RVOT,右心室流出道。(A and B courtesy PG Chassot.)

体外循环后,应排除静脉插管导致的管腔狭窄。彩色多普勒可探查到狭窄部位血流加速(图 24-7A),SVC 的双向脉冲多普勒频谱变为不能回到基线的高速连续性血流频谱(>1.5m/s)(图 24-7B)。

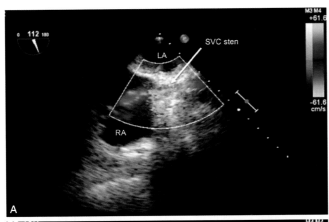

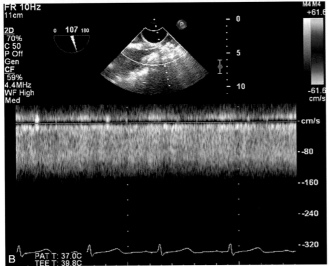

图 24-7   上腔静脉梗阻（SVC sten）。**A**，上腔静脉彩色多普勒：在进入右心房入口处血流加速；**B**，连续性的加速的脉冲多普勒。LA，左心房

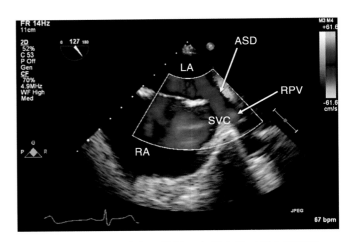

图 24-8   上腔静脉窦型缺损。食管中段双房上下腔静脉平面：此类房间隔缺损通常合并部分性肺静脉异位引流。红色为 RV 流入上腔静脉的血流。LA，左心房；RA，右心房；RPV，右肺静脉

异常肺静脉连接

概述及术前评估

部分或全部肺静脉可能错误的引流回 RA 而不是 LA。如果不进行手术，完全性肺静脉异位引流患者不能存活到成年，因此成人先天性心脏病中碰不到没有进行手术的完全性肺静脉异位引流患者。但可遇见合并部分性肺静脉异位引流的成人，该疾病可单独存在或合并其他异常畸形（如静脉窦型房间隔缺损）。最常见的类型是右上或右中肺静脉引流回右心房或 SVC 的基底段。图 24-8 描述了上腔静脉窦型房间隔缺损合并部分性肺静脉异位。在弯刀综合征中右下肺静脉可能异位引流回下腔静脉。在此类疾病中，房间隔通常是完整的。左肺静脉可与左侧垂直静脉相连然后进入无名静脉或直接汇入冠状静脉窦。部分性肺静脉异位引流导致左向右分流从而引起右心容量超负荷以及右侧心腔扩大。

由于肺静脉在心脏后方进入心房，因此评估部分性肺静脉异位引流时 TEE 比 TTE 更具有优势。我们可看到肺静脉远离其左心房汇入处就如同远离肺门一样。应注意观察四条肺静脉是否引流回左心房以排除明显的 PAPVR。有时我们甚至可以看到某些患者不止四条肺静脉（10% 的患者有 5 条）；而有时左侧肺静脉可能合并在一起进入左心房[35]。明确肺静脉的连接通常需要从多个平面进行评估。正常的肺静脉引流可以经食管上段四腔心平面（0°～90°）进行观察。如果没有在左心房发现肺静脉的汇入，则需要寻找异常汇入的静脉，特别是存在无法解释的 IVC、SVC、RA 或 RV 扩大时。由于左侧支气管树的声学干扰，左肺静脉的异常汇入点以及准确的解剖结构在 TEE 中可能被漏掉。

术后评估

手术修补后，肺静脉血流应为低速双相频谱（通常 <1m/s）（图 24-9），并且在收缩与舒张期峰值间可以回到基线。如果频谱峰值速度超过 1.5m/s 且为连续性时提示残存明显的梗阻（见图 24-7B）[36]。

房间隔缺损

概述及术前评估

ASD 占成人先天性心脏病的 30%，占所有先天性心脏病的 7%。因为此类疾病引发的临床症状轻微，因此在成人先天性心脏病中比较常见[37]。继发孔型房缺是最常见的房缺类型，缺损位于卵圆窝处，60%～75% 的患者均为此类型。原发孔型房缺是 ASVD 的一种类型，约占房缺病例的 15%。静脉窦型房缺的比例约为 10%，此类房缺常合并右肺静脉异位引流。冠状

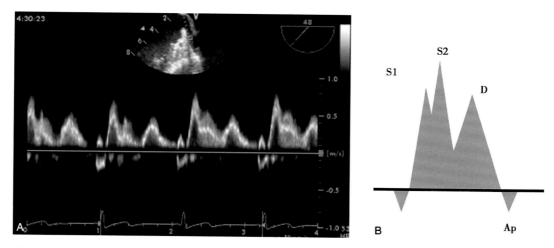

图 24-9　肺静脉频谱。**A**,左上肺静脉正常脉冲多普勒(PWD);**B**,肺静脉 PWD 图示。肺静脉血流由三个部分组成。收缩期部分(可能为双峰),S1 与心房舒张期同时发生,S2 于二尖瓣环下降时发生。舒张期 D 峰发生于血流被动通过二尖瓣的充盈期;反向的 Ap 峰为心房收缩期。最高流速不超过 1cm/s,且在收缩期与舒张期峰值间返回基线

静脉窦型房缺(也称为无顶冠状静脉窦)比较罕见(图 24-10)。左向右分流导致容量负荷增加,分流量取决于缺损的大小以及左右心房间的压差。随着 LV 僵硬度的增加以及年龄增大导致的 LA 压升高,分流量通常也随之增加。若房缺较大,RA 和 RV 的容量负荷增加导致心腔扩大以及肺动脉增宽。

　　ASD 的超声诊断主要依赖于 2D 图像(房间隔回声中断)(图 24-11A)以及彩色多普勒显示的分流(图 24-11B)。三维超声(3D)可用于精确评估缺损位置及大小(图 24-11C)。观察原发孔和继发孔型房缺的最佳平面为食管中段短轴(0°)(图 24-12)或长轴(90°)切面(见图 24-11A)。应谨慎地通过多个平面评估缺损的大小及边缘,可能的情况下应用三维超声也是必要的。继发孔型房缺是 AVSD 的一种类型,通常合并左侧房室瓣的裂缺。探查静脉窦型房缺的最佳平面为在长轴切面的基础上(90°~110°)(图 24-13)稍稍往回退一点探头[14,38]。在探查房缺的同时,必须用彩色多普勒仔细搜寻有无异位引流的肺静脉(见图 24-8)。下腔静脉窦型房缺非常罕见。

　　因为两侧心房间的压差通常较小,因此通过缺损的分流最大流速介于 0.5~1.5m/s。左向右分流的脉冲多普勒为典型的全心动周期的频谱(图 24-14)。分流的变化与心动周期相关:左向右分流频谱中一个峰始于收缩晚期持续至舒张早期(与 v 波同步),而另一个峰发生于心房收缩期(与 a 波同步)。通常可在收缩早期和舒张中期记录到短时的 R-L 分流[39,40]。分流依赖于心动周期中左右心房的压差[41]。在收缩早期可观察到最重要的分流方向反转,此时二尖瓣瓣环突然下沉导致 LA 容积增加,同时左心房压下降[42]。正压通气(positive-pressure ventilation,PPV)和呼气末正压(PEEP)可能增加 RV 后负荷从而增加 R-L 分流。因为房间隔缺损过隔分流的流速比较慢,用彩色多普勒不易探查到 R-L 分流的部分,但用脉冲多普勒或生理盐水-气体声学造影可轻易观测到。IVC 的血流有时可能与分流混淆,特别是存在欧氏瓣时。

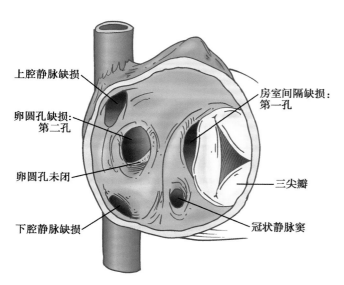

图 24-10　不同类型房间隔缺损的示意图。房间隔缺损有四种类型:继发孔型,位于卵圆窝水平;原发孔型;腔静脉汇入的静脉窦型,通常合并肺静脉异常连接;冠状静脉窦型,无顶冠状静脉窦汇入左心房。(摘自 Bettex D,Chassot PG. Transesophageal echocardiography in congenital heart disease. In:Bissonnette B,ed. Pediatric Anesthesia:Basic Principles—State of the Art—Future. Shelton,CT:People's Medical Publishing House-USA;2011,with permission.)

图中标注:
上腔静脉缺损
卵圆孔缺损:第二孔
卵圆孔未闭
下腔静脉缺损
房室间隔缺损:第一孔
三尖瓣
冠状静脉窦

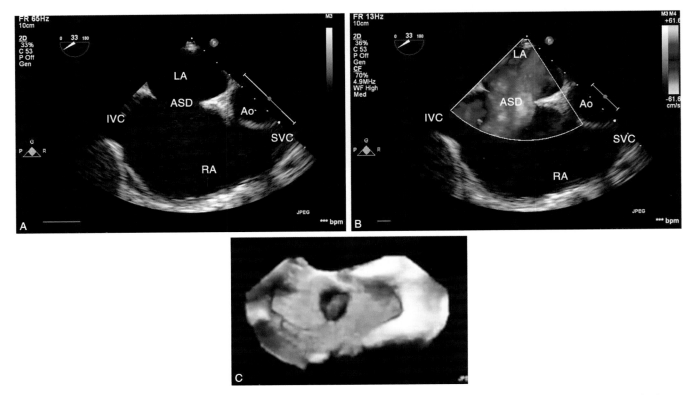

图 24-11 继发孔型房缺。**A**,食管中段双房上下腔静脉切面观察 ASD:房间隔中份超声回声中断。**B**,相同切面的彩色多普勒:通过继发孔 ASD 的层流,非限制性 ASD 的典型表现;**C**,继发孔型 ASD 的三维图像,三尖瓣位于图像右侧。Ao,升主动脉;IVC,下腔静脉;LA,左心房;RA,右心房;SVC,上腔静脉。(**C** courtesy PG Chassot)

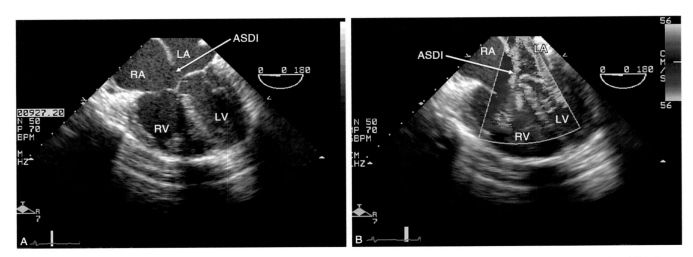

图 24-12 **A**,食管中段四腔心原发孔型 ASD:房间隔基底段的超声影像中断;**B**,相同切面的彩色多普勒:层流,非限制性分流的典型表现。LA,左心房;LV,左心室;RA,右心房;RV,右心室

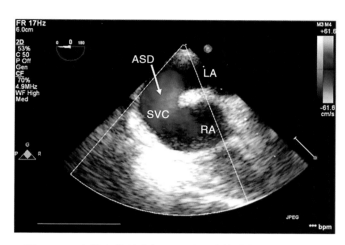

图 24-13　食管上段基底切面显示上腔静脉窦型 ASD；彩色多普勒显示上腔静脉汇入右心房口处两个心房间的交通。分流为非限制性层流。ASD，房间隔缺损；LA，左心房

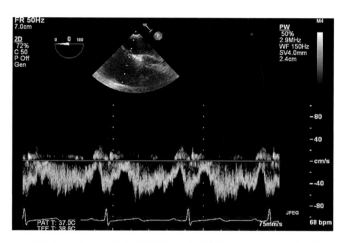

图 24-14　左向右分流的脉冲多普勒频谱（PWD）。通过继发性 ASD L-R 分流的 PWD。因为两个心房间的压差较小，因此分流流速的最大值（Vmax）波动于 0.5～1.5m/s

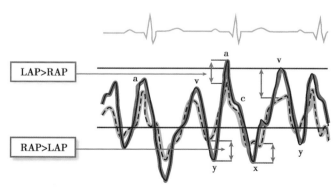

图 24-15　左右心房压力示意图（LAP 和 RAP）。通过房间隔缺损的分流变化依赖于心动周期。左向右分流的一个峰值发生于收缩晚期到舒张早期间（与 v 波同步）；一个峰发生于心房收缩期（与 a 波同步）。短时间的右向左分流可能发生于收缩早期至舒张中期。这部分的分流发生是由于瞬时的左右心房压差变化所致。C，三尖瓣关闭；x，右心房压降低以及三尖瓣瓣环向心尖部运动；y，三尖瓣开放。（摘自 Bettex D，Chassot PG. Transesophageal echocardiography in congenital heart disease. In：Bissonnette B，ed. Pediatric Anesthesia：Basic Principles—State of the Art—Future. Shelton，CT：People's Medical Publishing House-USA；2011，with permission.）

术后评估

如果房间隔缺损修补术后仍有残余分流时，我们需要回答两个问题：分流有多大？需要再行手术吗？缝合线处的微量分流，如同火苗似的射流通常在鱼精蛋白中和肝素后就会自行消失。若是大的裂口则需立刻再次手术。如果肺动脉的氧饱和度比 IVC 和 SVC 的氧饱和度高 20% 以上通常提示需要再次修补。三尖瓣功能以及双心室功能在术后均应有所改善[9]。

在 ASD 修补术后，需要用 TEE 明确以下事项[43]：
- ASD 补片完整，没有残余分流；
- IVC 和 SVC 引流回 RA；
- SVC 和 IVC 的血流不是湍流；
- 所有的肺静脉都引流回 LA，如果术前合并 PAPVR，术后肺静脉血流不是湍流。应用脉冲多普勒进行确认肺静脉血流频谱正常。

若技术条件允许，目前继发孔型房间隔缺损的治疗通常采用经皮封堵。TEE 或心内超声引导对于该操作至关重要。

卵圆孔未闭

卵圆孔未闭（PFO）是残留的胎儿循环，其特征是 RA 侧的继发隔上份与左心房侧的卵圆窝处隔膜（原发隔）间开放的通道。PFO 对患者影响的大小与间隔重叠的程度和左右心房间压差相关。2/3 的新生儿在出生的头几年呈覆瓦状开放的卵圆窝与房间隔出现融合，而另外 1/3 则仍维持开放状态。流行病学研究表明，当合并房间隔膨胀瘤时发生隐匿性脑卒中的风险增大[44-46]。

PFO 的诊断有赖于彩色多普勒（图 24-16）以及震荡生理盐水-小气泡的造影剂成像。在短暂的高 PEEP

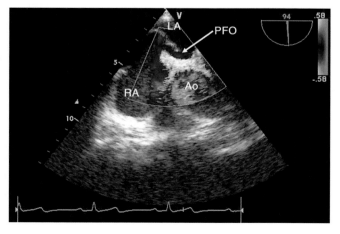

图 24-16　食管中段双房上下腔静脉平面，彩色多普勒显示卵圆孔未闭（PFO）。Ao，升主动脉；LA，左心房；RA，右心房

状态后立刻降低胸内压(如 Valsalva 法后立刻放松),与此同时从中心静脉或股静脉注射微气泡[47]。随着心房内压力的反转,即使只有很少的气泡也将于四个心动周期内出现在左侧心腔[48]。若气泡在五个或更长的心动周期后出现,则提示存在肺内分流。这个方法的有效性可达 92%[44]。

若 PFO 患者有手术指征,其治疗方式一般为经皮封堵。围介入期的超声通常就没有必要了。若因为其他原因需要在心脏手术中行 PFO 修补术的,术后需要用 TEE 评估 PFO 是否完全闭合了。

房室间隔缺损

概述及术前评估

心内膜垫缺损或 AVSD 是心脏在发育过程中出现的中心间隔缺失。此类畸形最容易发生于合并 Down 综合征的患者,偶尔也可单独发生。其特征在于心内十字交叉结构的异常(图 24-17A)。完全型房室间隔缺损表现为原发孔型房间隔缺损,流入道处的 VSD,有五个不同的瓣叶的共同房室瓣。房室瓣存在不同程度的反流(图 24-17B)[49]。由于共同房室连接的固有特性使主动脉前移,导致 LVOT 变得狭长,增加了 LV-OT 狭窄的风险[50,51]。

如果完全性 AVSD 患者未在婴幼儿期行手术修补,大多数会出现肺动脉高压,甚至发展为艾森曼格综合征。因此不会有成年后仍可行手术修补的 AVSD 患者。

儿童期行手术治疗后最常见的并发症是不断进展的左侧和(或)右侧房室瓣的反流(这些瓣膜不应该再称之为“二尖瓣”或“三尖瓣”,因为它们在形态学上与正常瓣膜完全不同)。预测这些瓣膜是否具有可修复性是非常困难的,而且需要专业的心内和心外科医生共同仔细评估。TEE 的三维图像可能对此类患者的决策有帮助,因为它可以描绘反流的机制并帮助制订修补计划。而且,术前 TEE 可以探查到心室或心房内的残余分流。若确实存在分流,根据分流的大小和位置,手术团队可以决定是否有必要进行修补以及判断手术的难度。

部分性 AVSD 的病理生理改变与 ASD 相似。左侧房室瓣异常且桥瓣间存在裂缺,这也是缺损的一部分。补片修补原发孔型 ASD 时,可直接缝合裂缺。部分型房室通道的病理生理表现为右侧心腔的扩大。除非有严重的二尖瓣反流,否则 LV 的大小通常是正常的。

术后评估

术后评估应该包括是否存在心房内或心室间的残余分流;房室瓣修补后的状态;LVOT 是否梗阻。假如房室瓣解剖结构异常,还应特别注意是否存在修补后的瓣膜狭窄。人工补片的材质和对超声的高反射性使得在食管中段观察 RV 心腔比较困难。经深部长轴和短轴切面可以提供更好的图像用以探查残余分流和评估 LVOT 流速。术后常存在小的残余分流以及微量或轻度的房室瓣反流,这种情况通常都可以接受。小的分流在注射鱼精蛋白后通常会自行消失,且血流动力学稳定[52]。

二尖瓣畸形

虽然全面回顾二尖瓣的病理改变及功能超出了本章的内容,但仍有必要提到一些先天性的二尖瓣畸形。

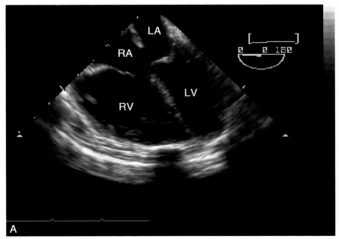
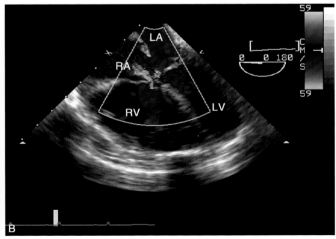

图 24-17　房室间隔缺损(AVSD)。A,食管中段四腔心显示完全性房室间隔缺损。房室瓣在室间隔的附着点位于同一水平;B,同一切面收缩期彩色多普勒图像。彩色血流显示不同程度分流和反流。这例患者有轻度二、三尖瓣反流。LA,左心房;LV,左心室;RA,右心房;RV,右心室

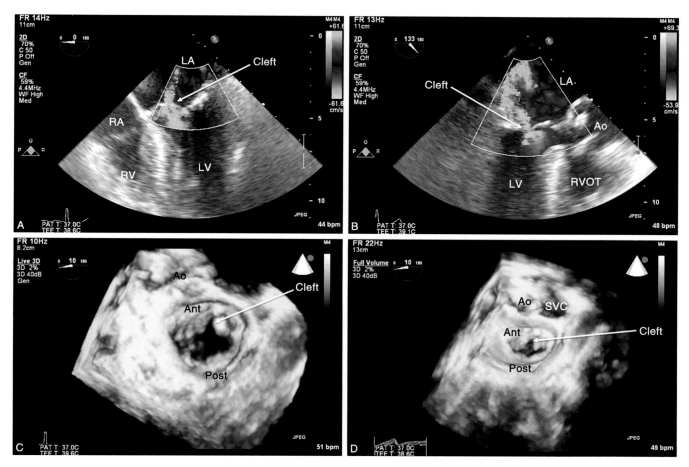

图 24-18 **A,** 食管中段四腔心切面显示二尖瓣裂缺。注意穿过二尖瓣前瓣的偏心反流；**B,** 食管中段长轴切面显示二尖瓣裂缺。同样是偏心性反流，反流部位难以确定；**C,** 三维图像（放大）帮助确定裂缺位于二尖瓣前叶中份；**D,** 相同切面的三维全容积图像。Ao,升主动脉；LA,左心房；LV,左心室；Post,后方；RA,右心房；RV,右心室；RVOT,右心室流出道；SVC,上腔静脉

最常见的二尖瓣病变是脱垂和单发的裂缺,通常都合并二尖瓣反流(图 24-18)。如果是双孔二尖瓣,则该瓣膜的功能可能正常,也可能出现反流、狭窄或者两者并存。降落伞式二尖瓣或者二尖瓣瓣上隔膜会导致 LV 充盈受限。TEE 对于评估这些瓣膜的可修复性有重要的作用。

Ebstein 畸形

概述及术前评估

　　三尖瓣下移畸形在先天性心脏病中相对罕见。是 RV 心肌在发育过程中的异常所致,三尖瓣与心肌组织未能正常分离。其特征为隔瓣和后瓣的附着点位置异常,前瓣增大但发育异常,活动时类似于"船帆状"(图 24-19A)。间隔上二尖瓣和三尖瓣附着点的直线距离除以体表面积称为下移指数[53]。当下移指数大于 8mm/m² 时通常合并不同程度的 Einstein 畸形[54,55]。Einstein 畸形患者的右心室分为三个部分:

真正的 RA,房化右心室,以及功能右心室。该疾病涉及的人群范围较广,可能在新生儿心衰的终末期时发现,也可在老年人中意外发现轻症患者。80%的患者同时合并 ASD(PFO 或继发孔型 ASD)。患者通常会因为房缺的 R-L 分流出现发绀。在极端的情况下,房化右心室可能占据 50%的 RV 容积,而 RV 心腔的膨大使得室间隔向左移位压迫 LV。三尖瓣的特征性病变是反流而并非狭窄(图片 24-19B)。TR 可能导致右心衰,若合并右心室心肌病(难以确诊)则加快其进程。右心室壁非常薄,因此心腔容易扩张并且发展为心衰。因为腱索的缩短、黏附,以及三尖瓣瓣叶的纤维化,三尖瓣逐渐出现运动异常。功能右心室腔变小,流入道房化,右心室功能严重受损。

　　TEE 结果可为外科手术提供瓣叶大小和活动度;是否存在限制性病变;功能右心室大小及功能等有效信息。瓣叶的活动度对于瓣膜的修复非常重要[55]。

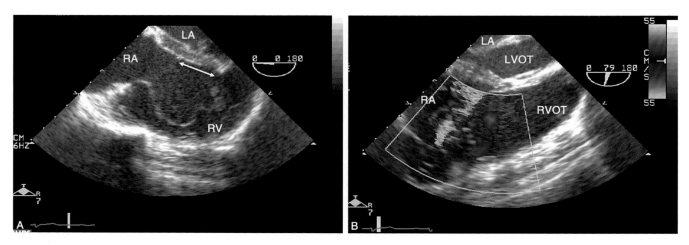

图 24-19 A，Ebstein 畸形。前瓣增大且发育不良，隔瓣在室间隔的附着点明显下移。双箭头显示房化右心室；B，Ebstein 畸形食管中段流入-流出道彩色多普勒图像：三尖瓣中度反流。LA，左心房；LVOT，左心室流出道；RA，右心房；RVOT，右心室流出道

术后超声心动图

手术后，三尖瓣应无前向血流受限（平均压差 < 5mmHg），残余轻度反流（等级 ≤ Ⅱ 级）是可以接受的。术后常发生右心功能障碍而且患者的耐受程度很差。其超声表现为右心室射血分数的降低、右心室的扩大以及室间隔运动障碍甚至反常运动。

室间隔缺损

概述及术前评估

VSD 缺损的在婴幼儿发病率为 20% ~ 25%，在出生后头一年中，除了主动脉瓣二叶式畸形外，最常见的先天性心脏病就是 VSD。因为超过 40% 的 VSD 患者在儿童期可自愈，因此在成人的发病率降至 10%[28,56]。

室间隔大部分是肌性组织，其上份为小部分膜性结构，位于右冠瓣和无冠瓣下方，邻近三尖瓣隔瓣附着点处。有四种类型的 VSD（图 24-20）。

- 膜部或膜周室缺（图 24-21）：此类型的 VSD 最常见，在儿童时期，由于冗长的三尖瓣与之粘连，VSD 可能逐渐变小甚至于自行闭合（图 24-21A 和 C）[57]。膜周部室缺即使缺损很小也可能发生与三尖瓣或主动脉瓣的粘连并导致进行性发展的瓣膜反流。

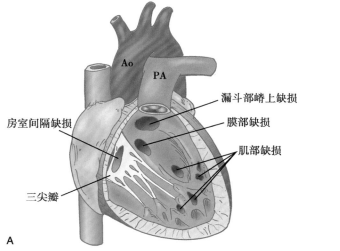
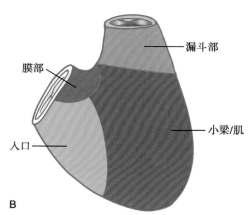

图 24-20 A，不同类型室间隔缺损图示（VSDs）。缺损可能发生于室间隔的四个不同部位。肌部 VSD 多位于心尖部 2/3 肌部间隔；膜部或膜周室缺。可能由于间隔的肥厚或三尖瓣冗长组织的包裹而自行闭合；流入道型 VSD 是 AVSD 的一种类型，位于二、三尖瓣瓣叶之间；嵴上型、漏斗部位于心底部的流出道，紧邻肺动脉及主动脉瓣下。B，从右心室观室间隔。Ao，升主动脉；PA，肺动脉。（摘自 Bettex D，Chassot PG. Transesophageal echocardiography in congenital heart disease. In：Bissonnette B, ed. Pediatric Anesthesia：Basic Principles—State of the Art—Future. Shelton，CT：People's Medical Publishing House-USA；2011，with permission. ）；B courtesy PG Chassot. ）

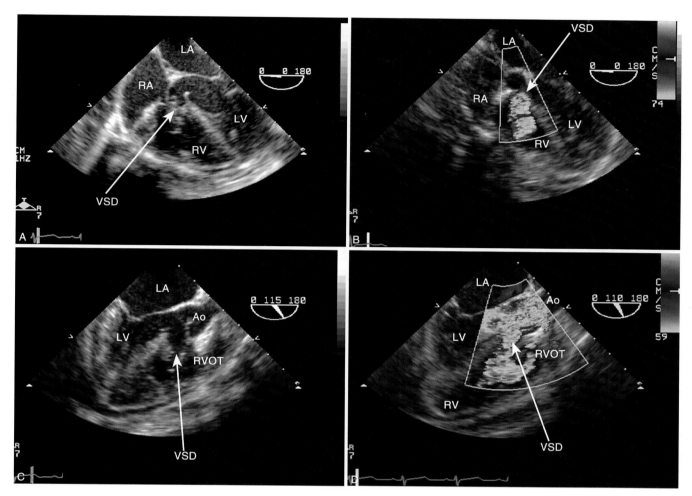

图 24-21　膜部室缺（VSD）。**A,**食管中段四腔心平面：室间隔靠近三尖瓣和主动脉瓣间回声中断，三尖瓣瓣叶将其部分闭合；**B,**同一切面的彩色多普勒：左向右分流以及左心室面的近端等速表面积（PISA）；**C,**同一个患者，食管中段长轴切面，注意缺损靠近主动脉瓣；**D,**长轴切面彩色多普勒。左向右分流，血流在左右流出道均为湍流。Ao,升主动脉；LA,左心房；LV,左心室；RA,右心房；RV,右心室；RVOT,右心室流出道

- 流入道型室缺是 AVSD 的一种类型。
- 嵴上型、漏斗部或双动脉瓣下 VSD：位于流出道，紧邻肺动脉及主动脉瓣下，此类室缺非常少见。患者通常合并主动脉瓣反流，其原因在于右冠瓣脱垂，因此室缺分流受到限制，实际的 L-R 分流量很小。如果主动脉瓣反流进展很快，即使 L-R 分流很小也应及时手术。
- 肌部室缺：常为多发性的。多位于靠近心尖 2/3 处的肌部室间隔（图 24-22），相对于获得性肌部室缺而言，成人先天性心脏病中的肌部室缺更少见。这种缺损在儿童期通常可自行闭合，而且它们远离瓣膜，不会伴随瓣膜功能的损害。

大的室缺通常在婴幼儿期已经诊断。如果缺损没有自行闭合，大部分患者需要在儿童早期性手术治疗。若大室缺在儿童期没有进行手术治疗，则后期将进展为肺动脉高压，许多成人将丧失手术机会。

持续存在的 VSD 导致 L-R 分流而加重肺循环及左心室负荷。从解剖而言，多数先天性缺损的部位邻近右心室接收腔和流出道，因此分流的血流绕过了右心室心腔直接进入右心室流出道。这部分血流通过肺循环进入左心，因此左心室容量和压力负荷增加，容易发生左心衰。右心室肥厚只存在于并发肺动脉高压时。评估 VSD 严重程度的一个重要指征在于是否存在左心室扩大。

成人合并小的膜周或嵴上室缺时，其风险在于由于主动脉瓣脱垂导致主动脉瓣反流逐渐加重。这也是手术的指征之一，即使此时不合并大的室缺。

当患者为膜周部室缺时，可能在右心室腔有异常肌束生长，从而导致右心室中段梗阻逐渐加重。这也是成人期手术修补的指征。

成人合并 VSD 可分为以下四种类型：

1. VSD 自行闭合或手术修补后无残余分流或仅

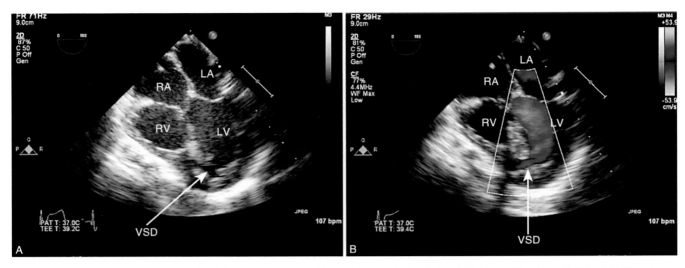

图 24-22　肌部室缺(VSD)。**A**,食管中段四腔心平面。靠近心尖 1/3 处室间隔回声中断;**B**,同一切面的彩色多普勒。心尖部左向右层流。分流表现为非限制性血流特点,可能是由于重度肺动脉高压所致(无左右心室压差)。LA,左心房; RA,右心房

有少量残余分流;

2. 小的 VSD,小的分流量,正常的肺动脉压力;

3. 中量分流,肺动脉压升高,右心室肥厚,但肺血管系统仍有反应;

4. 大量分流且合并艾森曼格综合征。艾森曼格综合征是指严重的无反应的肺动脉高压(肺血管阻力 >800dynes/cm⁵),右心室压进行性升高,逐渐与左心室压相等。双向分流,右心室扩大并右心衰,静脉淤滞,三尖瓣反流。

室间隔的结构是一个复杂的 3D 结构。需要在多个切面进行全面评估。在膜周部室缺,三尖瓣的冗长组织可能部分或全部堵塞缺损。这些组织常常凸向右心室,因此被称为"膜部瘤"(图 24-21A ~ C)。峰上型室缺的特点为缺损上缘为双动脉瓣的纤维连接。因此常合并主动脉瓣的右冠瓣脱垂并导致主动脉瓣反流。最好的观察切面为长轴切面(90°~ 120°)。肌小梁处的肌性室缺不易被观察到,通常位于心尖前部(图 24-22A 和 B)。在四腔心切面,心尖通常被截断了,要观察到室间隔部的心尖,需要将探头前进至胃底,并最大程度的背曲探头。这种室缺通常在经胸超声更容易显示。

VSD 的超声确诊需要用彩色多普勒观察到分流。小的室缺在 2D 超声中可能会被漏掉,它们通常只能用彩色多普勒进行探查。近端血流汇聚区(等速表面积法,PISA)是评估 VSD 大小的一个好的方法,PISA 半径越大,说明 VSD 分流越明显(图 24-21)[58]。用连续多普勒检查 VSD 的分流流速是很重要的。高流速是小室缺的典型表现,通常提示右心室收缩功能正常(图 24-23)。巨大室缺的右心室压接近左心室压时,

分流的收缩期流速可能会很低(<2.5m/s)或者根本就记录不到[59]。虽然大多数小-中等大小室缺的 L-R 分流占据了整个收缩期,但在一些小的肌部室缺,分流只发生于收缩早期很短的时间内,这种现象可能是因为心室收缩中期时,肌部室缺因为心室收缩就闭合了。舒张期的低速分流是由于 LV 舒张期压力大于 RV。当合并重度 TR 或 PR 时,RV 舒张压升高,舒张期的 L-R 分流会消失。

术后评估

VSD 修补后,常常会在补片缝线处看见残余分流(图 24-23A)。只有当补片的裂缝>2mm,且在左心室面可以看到明显的血流汇集时才是重返手术的主要指征。或者至少应用氧饱和度梯度评估分流大小(图 24-23B)[60,61]。在 VSD 修补后,应仔细评估三尖瓣的功能。膜周部 VSD 术后可能会发生隔瓣的牵拉,特别是手术期间需要游离三尖瓣时[43]。VSD 术后必须评估主动脉瓣功能,特别是对于峰上型 VSD。VSD 术后还需要明确是否存在 RV 梗阻以及其严重程度。最后,还需要评估二尖瓣和肺动脉瓣血流,明确是否存在轻度梗阻,这一现象在术前容易被肺静脉回流增加所掩盖[9]。

目前一些特殊的 VSD 可以经皮封堵治疗。而操作过程中食管超声的引导则尤其重要。

单心室-房室连接及 Fontan 循环

两种导致单心室生理的解剖病变为:

1. 两个心室,其中一个太小而失去了循环泵功能。心室节段存在不同程度的发育不良,因此两个心腔极度不对称甚至该心室消失。位于前方的附属心腔

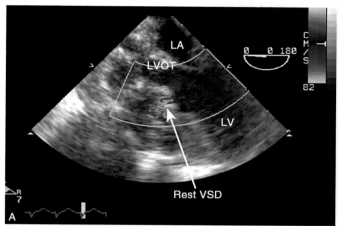

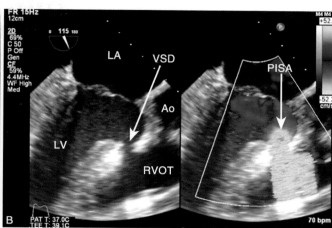

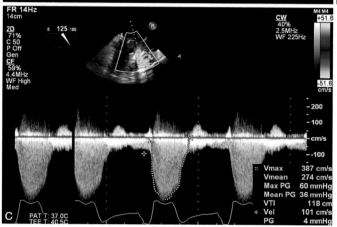

图 24-23　室缺残余分流。**A**, VSD 补片修补术后,彩色多普勒显示室间隔残余小 VSD(<2mm);**B**, 食管中段长轴切面彩色对照图像显示 VSD 修补术 10 年后残余膜周部 VSD。注意左心室面加速血流(PISA)。彩色对照可同时显示二维图像和彩色多普勒,能帮助我们准确定位残余分流;**C**, 通过 VSD 的连续多普勒。左-右心室压差为 60mmHg,缺损为限制性的,右心室压正常。Ao,主动脉;LA,左心房;LVOT,左心室流出道;RVOT,右心室流出道

是残存右心室,而后方的是残余左心室(图 24-24)。左心发育不良综合征的患者大部分存在房室连接不一致。TGA 的患者两个大动脉是并行排列的。

2. 并发的其他不同种类的畸形导致无法手术重建双循环(如房室通道病变房室瓣跨立时,严重的 Ebstein 畸形)

单心室是最复杂的先天性心脏病病变之一,因此

在这一章节我们不做详细的讨论。

很少会碰到未行手术治疗可幸存到成人的患者。这些患者都存在发绀,合并或者不合并肺动脉高压。他们不适合行心脏手术治疗,但可能会行非心脏手术。择期手术前仔细评估每个患者独特的病理生理改变是必要的。在这类复杂患者行非心脏手术时,TEE 可以监测心脏功能、容量状态,是保证患者安全的重要监测工具。

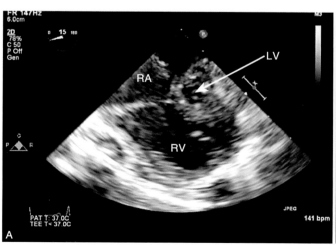

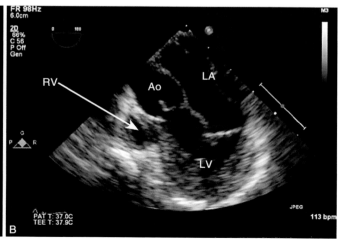

图 24-24　**A**,左心室发育不良。后方的附属心腔,残余左心室;**B**,右心室发育不良伴三尖瓣闭锁。前方的附属心腔,退化的右心室。AO,升主动脉;LA,左心房;RA,右心房

大多数功能性单心室的患者行改良 Fontan 术后最初数十年内症状可明显缓解。Fontan 手术是将体循环静脉血直接引流到肺动脉,从而绕过单心室(图 24-25)[62]。自从该手术方式在 1968 年引入以来已经过许多重大改进。目前,大多数成人仍进行改良右心房肺动脉连接术,但未来我们会看到更多行心房内侧隧道或心外管道的 Fontan 手术的患者。

若患者行右心房-肺动脉连接的 Fontan 术后合并房性心律失常,有时我们会考虑将其改为更"现代化"的 Fontan 解剖类型。在这种复杂的手术操作中,TEE 在评估房室瓣功能、开窗及其分流以及监测心室功能、容量状态方面发挥重要的作用,甚至能指导此类患者的通气模式选择[9,63,64]。

行 Fontan 手术后,肺血流的驱动完全依赖于中心静脉压与左心房压之间的压差,通常认为 8～10mmHg 的压差才能保证足够的跨肺血流。通过静脉肺动脉吻合口或管道的血流呈现两种不同的模式[65]:双期的前向血流,其收缩期及舒张期峰值流速为 0.2～0.5m/s;或者是伴有血流反转的前向血流[34]。患者如果呈现出反向血流提示与没有反向血流的患者相比其缩短分数明显降低((26.5%±2.1%) vs (35.5%±6.3%))且右心房及左心房间压差增加((10.8±1.3)mmHg vs(8.0±0.9)mmHg)[65]。若血流频谱增大(>1.5m/s),不随心动周期变化并且在心动和(或)呼吸周期间不能回到基线常提示存在明显的梗阻[63]。血流的模式高度依赖于呼吸:在间歇性正压通气模式(intermittent positive-pressure ventilation,IPPV)的正压通气节段,血流减少甚至于反向;而在自主呼吸时血流量达到最大(图 24-

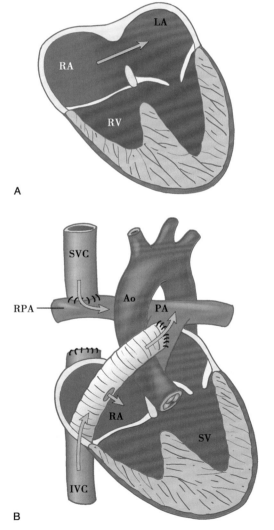

图 24-25　三尖瓣闭锁以及 Fontan 手术示意图。A,三尖瓣闭锁以及发育不良的右心室。静脉血直接通过房间隔缺损进入左心房,右心室发育不良。动静脉血在左心房混合,通过左心室泵入体循环;B,Fontan 手术;体循环的静脉血直接回到肺动脉,旷置右心室。双向 Glenn 吻合术(上腔静脉与右肺动脉的端-侧吻合),心外管道或旁侧隧道将下腔静脉的血直接引流入肺动脉。Ao,升主动脉;RA,右心房;SV,体循环心室。(Courtesy PG Chassot.)

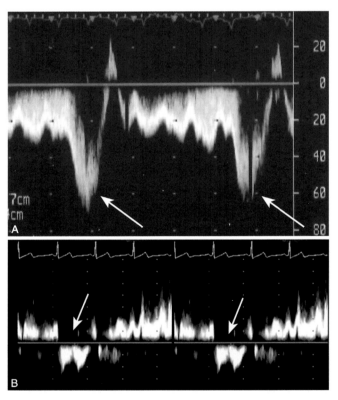

图 24-26　通过 Fonton 循环的血流脉冲多普勒。A,在自主呼吸状态下,血流在吸气相增加(箭头),呼气相维持一定的血流;B,在间歇性正压通气时(intermittent positive-pressure ventilation,IPPV),吸气相无血流甚至血流反向,呼气相维持血流。这就是 Fonton 患者为什么对 PPV 难以耐受的原因(A 摘自 Bettex D, Chassot PG. Transesophageal echocardiography in congenital heart disease. In:Bissonnette B, ed. Pediatric Anesthesia:Basic Principles—State of the Art—Future. Shelton, CT:People's Medical Publishing House-USA;2011,with permission.)

26)[66]。

行右心房肺动脉连接 Fontan 手术的患者术后 RA 极度扩大,血流淤滞,即使在抗凝治疗时仍存在并发血栓的高风险。

法洛四联症

概述及术前评估

法洛四联症(tetralogy of Fallot,TOF)是最常见的发绀型先天性心脏病。占先天性心脏病总数的 4% ～ 9%,在成人先天性心脏病中排名第三[53]。TOF 包含四个解剖异常:膜部室缺,主动脉骑跨,RVOT 或肺动脉瓣狭窄以及右心室肥厚。右心室肥厚继发于因流出道梗阻以及通过 VSD 与体循环连接而导致的后负荷增加。瓣下的肌性狭窄、肺动脉瓣不同程度的狭窄增厚以及肺动脉发育不良均可导致动力性改变。肺动脉血流和压力通常较低。主动脉瓣增大且早期功能无明显异常。但对于未接受治疗的患者,随着

年龄的增长,主动脉增宽从而导致主动脉瓣轻度反流(Ⅰ ～ Ⅱ 级),约 75% 的成人可能出现上述情况[67]。有 25% 的患者可能合并原发孔型 ASD,因此称为"五联症"。18% ～ 35% 的患者并发冠脉起源异常[68,69]。由于 VSD 水平静脉血的混合以及因肺动脉瓣或漏斗部的狭窄导致的肺动脉血流减少,患者表现为发绀。

没有进行干预治疗的患者存活率很低。未经治疗的患者 10 年生存率为 30%,40 年生存率小于 3%[70]。随着现代心脏手术技术的发展,术后存活至成人已不是奢望。手术时机和手术技术在过去几十年里均有重大进展。目前大多数中心倾向于在患者 3 ～ 12 个月的时候不行姑息手术而直接行修复手术。修复手术包括对 VSD 进行补片修复;漏斗部部分切除以解除 RVOT 梗阻;如果需要的话解除肺动脉瓣狭窄。

在食管中段的横截面,可见增大的主动脉瓣的特征性表现(图 24-27A)。在主动脉右冠瓣及无冠瓣间

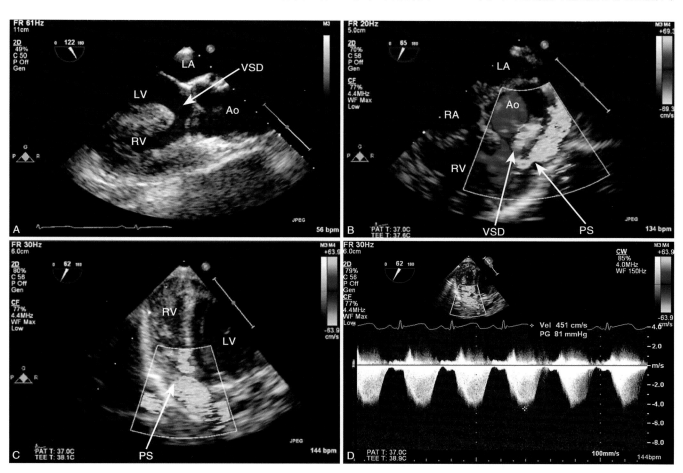

图 24-27　法洛四联症。**A**,食管中段长轴切面,主动脉骑跨伴膜周部 VSD;**B**,食管中段流入流出道切面,通过肺动脉的彩色血流以及漏斗部梗阻;**C**,深胃底长轴切面彩色多普勒,显示通过肺动脉的血流以及漏斗部梗阻;**D**,通过肺动脉及漏斗部血流的连续多普勒频谱显示最大压差为 81mmHg。Ao,主动脉;LA,左心房;LV,左心室;PS,肺动脉狭窄;RA,右心房;RV,右心室

存在一个大的瓣下室缺,因此主动脉瓣向两个心室开放。两个心室的血流通过室缺射向主动脉,没有明显的L-R分流。彩色多普勒显示右心室流出道狭窄区域的血流为明亮的湍流,可位于瓣下(动力性或膜性梗阻)、瓣膜水平(纤维化及肺动脉瓣狭窄)或瓣上水平(联合部狭窄以及肺动脉树膜性狭窄)(图24-27B和C)。通常而言,纤维性狭窄的最高流速(≈3m/s)发生于收缩早期,而动力学狭窄发生于收缩晚期(图24-27D)。分流和侧支循环的血流为后纵隔的从收缩期到舒张期的连续性湍流,其方向为从主动脉到肺动脉。

如果在儿童时期已行手术治疗,大多数成人的一般情况都不错。然而,术后残留的血流动力损害很常见,并且会导致房性或室性心律失常。最常见的残余病变为肺动脉瓣反流,一般而言都非常严重,特别是如果存在肺动脉瓣环发育不良导致术中跨瓣环补片时(图24-28)。

当肺动脉瓣出现重度反流时,右心室的容量负荷增加,右心室扩大最终导致衰竭。然而右心室可以维持正常的收缩功能达非常长的时间,除非同时并存其他导致负荷增加的病变如肺动脉周围血管狭窄阻碍前向血流或者并存另一个容量负荷增加的缺损如残余VSD。右心室极度扩大及功能衰竭后会很快表现出症状。因为存在令人烦恼的心室-心室相互作用机制,右心室射血分数降低(right ventricular ejection fraction,RVEF)时,左心室射血分数(left ventricular ejection fraction,LVEF)也会随之下降。右心室容积的临界值是指超过右心室大小的容量:右心室舒张末期容积应小于等于150ml/m^2[2,30]。即使在肺动脉瓣置换术后RV容积状态减小了,但没有数据表明RVEF升高了。MRI被认为是肺动脉瓣反流及右心室容量定量评估的金标准,也可以用肺动脉反流指数(pulmonary regurgitation index,PRi)对肺动脉反流进行半定量评估。PRi是指肺动脉反流时间与舒张期时长的比值。PRi小于0.77诊断重度肺动脉瓣反流的敏感性100%,特异性85%[71]。肺动脉瓣反流的半降时间小于100也可确诊重度反流(图24-29)。

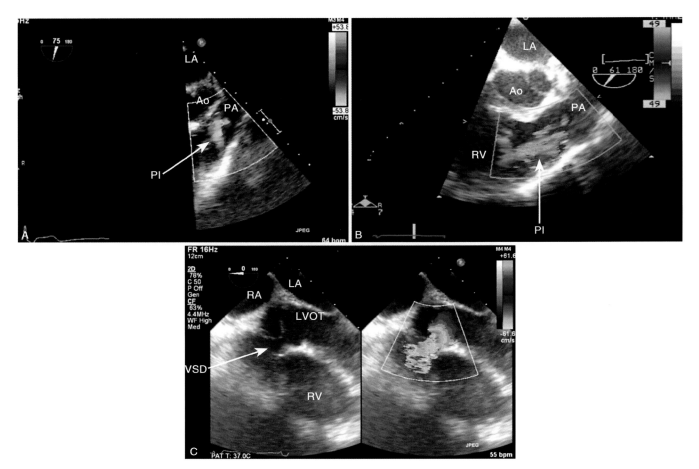

图24-28   法洛四联症修复术后残余缺损。**A**,食管中段流入流出道切面:跨瓣环补片后肺动脉瓣轻度反流;**B**,食管中段流入流出道切面:跨瓣环补片后残余肺动脉瓣中-重度反流;**C**,食管中段五腔心切面彩色对照:残余严重膜部室间隔缺损。Ao,主动脉;LA,左心房;LV,左心室;LVOT,左心室流出道;PA,肺动脉;PI,肺动脉反流;RA,右心房;RV,右心室

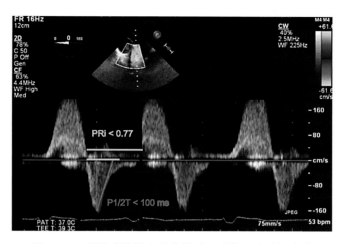

图 24-29 跨肺动脉脉冲多普勒对肺动脉反流进行半定量评估。压力半降时间(P1/2t)小于 100 毫秒以及肺动脉反流指数(PRi = PR$_{dur}$/Diast$_{dur}$)小于 0.77 是重度肺动脉瓣反流的重要指征。Diast$_{dur}$,舒张期时间;PR$_{dur}$,肺动脉瓣反流持续时间

对于 TOF 术后发生的晚期肺动脉狭窄,通常需要进行肺动脉瓣置换术。目前,对于管腔狭窄的患者一般选用介入性 PVR。大多数成人行二次手术时一般选择生物瓣置换。这个手术的手术指征目前尚有争议,也没有前瞻性的数据指导我们选择最佳治疗方案。在肺动脉瓣置换术中,TEE 的作用在于发现潜在的病变如三尖瓣反流、主动脉瓣反流或 VSD 残余漏。

术后 TEE 评估

在肺动脉瓣生物瓣置换术后,用 TEE 评估瓣膜有时比较困难。在右心室流出道长轴平面(食管中段,60°~110°)可能会有一些阴影遮挡,但仍需仔细观察瓣膜,因为这个切面是显示瓣叶活动及功能的最佳切面。测量跨瓣压最好从经胃深部及食管上段的基本切

面进行。

如果二次手术后存在残余的动力性 RVOT 的瓣下狭窄,决定是否返回 CPB 有时是非常困难的,而且需要仔细考虑。动力性的压力梯度常常随时间进展而消失,而且肌束肥厚会逐渐复原,且此类梗阻对 β-受体阻滞剂有效。评估肺动脉分支的通畅情况是很重要的,但对于左肺动脉而言是很困难的,因为左肺动脉可能被支气管树所遮挡[72]。虽然在大多数情况下用 TEE 评估 RVOT 的残余梗阻是准确的,但在 13% 的病例会高估压差。其影响因素包括负荷状态的改变、心功能、血红蛋白水平、术后正性肌力药物用量的变化以及右心室肥厚肌束的作用。

TOF 术后经常会发现 VSD 的残余漏,但通常不会导致血流动力学的明显变化。随着补片的内皮化,这些残余分流通常会自行消失。另一种分流是冠状动脉-右心室瘘[73]。这种分流在术前彩色多普勒检查时可能被漏掉,因为当时 RV 接受的是体循环压力。而术后随着 RV 腔压力的降低,彩色多普勒会发现通过漏口的高速湍流信号。除了先天性因素外,这种瘘也可能为右心室漏斗部切除所致[51]。

右心室限制性生理的超声多普勒表现为舒张晚期(心房收缩期)肺动脉血流频谱为前向层流,而上腔静脉为显著的反向血流(图 24-30)[74]。肥厚的无顺应性的右心室与肺动脉低舒张压导致收缩期前右心房收缩时肺动脉瓣部分开放,引发了前向血流。这种现象通常在 TOF 修复术后早期出现,并常伴随心输出量降低,导致 ICU 停留时间延长[75-77]。反之术后晚期出现的限制性生理抵消了肺动脉瓣反流导致的影响,右心室容积更小、QRS 间期更短以及活动耐量更好[77,78]。

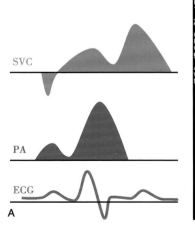
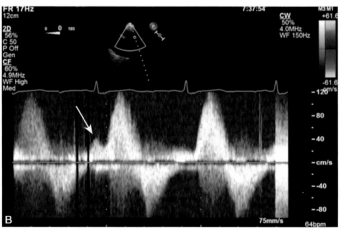

图 24-30 右心室限制性生理。舒张晚期肺动脉前向层流于心电图的心房收缩期一致,并与上腔静脉的反向血流发生时间一致。A,右心室限制性生理示意图:肺动脉、SVC 的多普勒频谱时间以及 ECG;B,法洛四联症根治术后右心室限制性生理的跨肺动脉血流频谱。白色箭头所指处为舒张晚期前向血流

肺动脉狭窄

一定程度的肺动脉狭窄在成人先天性心脏病中占10%。从解剖而言,肺动脉狭窄类似于不合并VSD和主动脉骑跨的法洛四联症。这类患者在静息没有发绀,经常被称之为"粉红色法洛四联症"。如果大的侧支循环可以保证足够的肺血流,合并肺动脉狭窄或肺动脉闭锁的儿童可以存活到成人。80%~90%的肺动脉狭窄患者为肺动脉瓣水平的狭窄[77]。不管在哪个水平的梗阻,都会导致右心室的肥厚。超声是其中一个诊断方法,可以用连续多普勒评估跨RVOT的压力梯度。直到现在,我们都是用矫正的瞬时最大压差来评估肺动脉瓣狭窄,但平均压差更适合评估轻-中度肺动脉或流出管道狭窄[79-81]。如果心输出量降低,多普勒的压力梯度可能降低或消失,此时应用形态学对流出道的狭窄进行分级。

我们一直错误地认为只要右心室的后负荷增高,右心室就会扩大并且衰竭。但只要一直保持窦性节律,且没有其他容量负荷的增加,右心室功能可以保持50年。然而,当右心室压超过50%的体循环压力时,许多患者将出现症状。

肺动脉狭窄的治疗包括开放性或闭合性的瓣膜切开,如果瓣环径过小,则将进行跨瓣环补片。这类手术都会导致肺动脉瓣反流,而患者可以很好的耐受反流很多年。最初的阶段,右心室代偿性扩大以维持正常的收缩功能及每搏量。几十年后,右心室收缩功能恶化,就必须行肺动脉瓣置换了。

左心室流出道梗阻

概述及术前评估

最常见的LVOT梗阻(仅次于主动脉瓣狭窄)是独立的主动脉瓣下梗阻(subaortic stenosis,SAS)。它分为以下三种类型:局限型、隧道性及动力性[53]。局限性SAS表现为流出道中间纤维组织呈环形增厚,其隔膜或纤维肌性组织的肌脊从室间隔延伸至二尖瓣前瓣(图24-31)。通常合并主动脉瓣反流。隧道性SAS包括弥漫性的LVOT发育不良以及间隔的显著性增厚。主动脉瓣通常发育不良。前两类SAS为固有的狭窄,其压力梯度在收缩早期升高。动力性SAS类似于肥厚性心肌病导致的LVOT动力性梗阻(图24-32)。这类梗阻随射血期进展逐渐加重,因此最高压差出现在收缩末期。

用TEE评估LVOT梗阻程度比较困难。最佳测量平面通常为经胃深部0°~120°平面。

手术治疗包括切除隔膜或对室间隔基底段肌肉组织切除。

术后评估

SAS切除术后最主要的并发症为切除组织过多造成意外的VSD或切除不彻底造成残余梗阻(图24-33)。术后TEE检查应仔细排查医源性的VSD、二尖瓣或主动脉瓣损伤。TEE检查对LVOT疏通术有重大影响力,据报道12%~55%的儿童体外循环后重返手术治疗[16,24]。相比于局限性梗阻,重返CPB的情况更多发生于复杂的LVOT狭窄患者。TEE评估术后LVOT残余梗阻的准确率高达96%[16]。

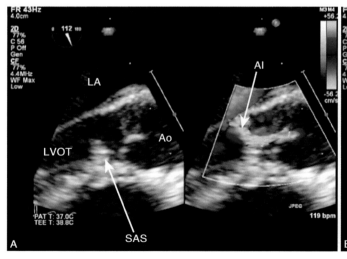

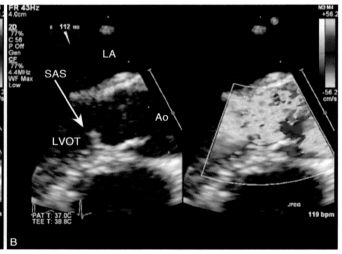

图24-31 主动脉瓣下狭窄(SAS)。食管中段长轴切面彩色对照显示左心室流程道梗阻。A,在舒张期,LVOT彩色多普勒显示主动脉瓣轻度反流,通常合并SAS;B,收缩期,主动脉瓣下隔膜导致LVOT血流明显加速。AI,主动脉瓣反流;Ao,升主动脉;LA,左心房;LV,左心室

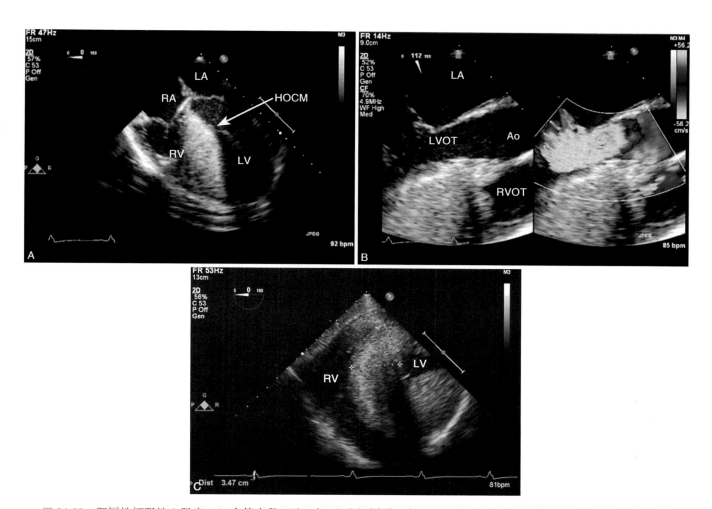

图 24-32 肥厚性梗阻性心肌病。**A**,食管中段四腔心切面:室间隔明显向 LVOT 膨出;**B**,食管中段长轴切面,彩色对照:彩色多普勒显示收缩期 LVOT 血流加速;**C**,经胃切面显示室间隔显著增厚,间隔厚度 3.47cm。Ao,升主动脉;HOCM,肥厚性梗阻性心肌病;LA,左心房;LV,左心室;RV,右心室;RVOT,右心室流出道

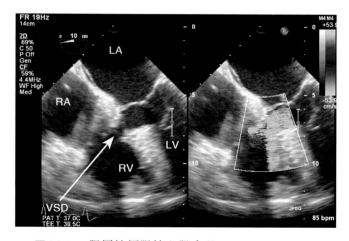

图 24-33 肥厚性梗阻性心肌病(hypertro-phic obstructive cardiomyopathy, HOCM)术后残余室间隔缺损。HOCM 间隔切除术后食管中段四腔心切面,彩色对照:左边图像显示超声回声中断;右侧图像彩色多普勒显示通过 VSD 的左-右分流。LA,左心房;LV,左心室;RA,右心房;RV,右心室

二叶主动脉瓣畸形

二叶主动脉瓣畸形是常见的先天性心脏病,其发生率在普通人群中为 2%[82]。其特征在于三叶瓣由二叶瓣所代替,而且其大小可能不对称。若其大小不对称,大的瓣膜常常在融合处表现为纤维脊。在收缩期瓣膜开放的形态类似于鱼嘴(图 24-34)。二叶式的主动脉瓣比三叶式的退行性变要早 10~20 年。瓣膜可能出现狭窄或反流。其他合并畸形包括升主动脉扩张、主动脉缩窄以及 VSD。

ROSS 手术包括用肺动脉瓣替代主动脉瓣,冠状动脉重植,用同种或生物管道重建右心室流出道。术前 TEE 应评估冠脉的起源以排除异常起源的可能。另外,主肺动脉瓣环径的不一致也是困扰外科医生的重要技术问题。TEE 还需要确定肺动脉瓣的形态和功能(二叶或三叶)、RVOT 肌性间隔的厚度。主动脉开放即刻 TEE 应监测 LV 是否存在膨胀的可能,一旦发

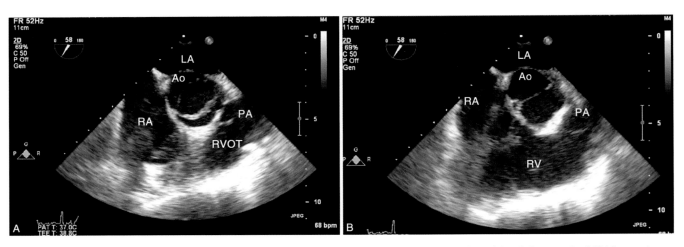

图 24-34   主动脉瓣二叶式畸形。**A,** 收缩期典型"鱼嘴样"开放；**B,** 舒张期，两个瓣叶均无关闭裂隙。Ao，主动脉瓣；LA，左心房；PA，肺动脉瓣；RA，右心房；RV，右心室；RVOT，右心室流出道

生将导致心内膜下缺血，同时这也提示主动脉瓣可能存在明显的反流。患者一旦脱离体外循环，超声检查者应判断是否存在节段性左心室运动障碍，这通常是因为冠状动脉移植不成功所致；同时还应判断人工肺动脉瓣的功能是否正常；主动脉瓣有无反流。

大动脉转位

完全性大动脉转位是常见的先天性心脏病。不行手术矫治或者姑息性治疗是不太可能存活到成人。其特征在于房室连接一致，但心室-动脉连接不一致：主动脉发自于解剖右心室（主动脉瓣下心室），肺动脉起源于解剖左心室（肺动脉瓣下心室）。大动脉在心底呈并行排列。主动脉瓣位于右前，略高于肺动脉瓣（D-TGA）。肺动脉直接起自左心室流出道。TGA 将体肺循环从串联变成了并联。30% ~ 40% 的患者合并VSD，缺损通常位于流出道间隔处，导致肺动脉骑跨。冠脉异常起源也比较常见，这将增加调转手术的难度，特别是当存在冠状动脉壁内走行时（6% 的 D-TGA）[83-85]。

在长轴平面（90° ~ 120°），大动脉从心底发出平行上行而并非正常的一支环绕另一支（图 24-35）。整个肌性间隔比正常间隔平直一些。在短轴平面（0° ~ 20°），主动脉瓣和肺动脉瓣在一个横断面可同时显示，而在正常心脏显示主动脉瓣横断面时肺动脉为长轴切面，反之亦然。主动脉瓣位于右前，稍微高于肺动脉瓣（D-TGA）。肺动脉主干直接起自 LVOT，在肺动脉瓣和二尖瓣间可见纤维连续结构。如果发现后方的大动脉具有分叉通常提示 TGA。ASD 为肺循环和体循环血流混合提供了机会。

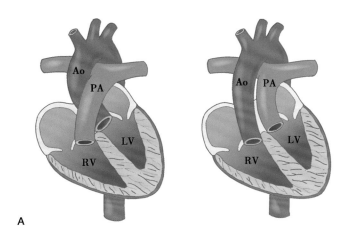

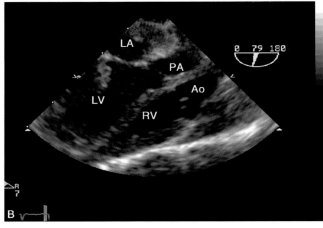

图 24-35   大动脉转位（TGA）。**A,** 左侧示意图显示正常大动脉解剖，肺动脉位于前方，与主动脉相互交叉。右图 TGA 示意图。主肺动脉平行，主动脉位于前方；**B,** TGA 食管中段长轴切面，主肺动脉平行，主动脉位于前方。LA，左心房；LV，左心室；RV，右心室。（**A** courtesy PG Chassot. ）

在动脉调转手术成为标准治疗方案前，大多数患者行心房调转术（Mustard 或 Senning 手术），术后主动

脉瓣下的右心室功能衰竭及进行性的三尖瓣反流是常见的并发症。导致右心衰的原因尚不清楚。单根右冠状动脉供应形态学右心室，因此当右心室因支撑体循环压力而出现肥厚时容易发生灌注不足以及心肌缺血。MRI 的延迟强化显像可显示局灶性纤维化[86]。一些患者心肌肥厚合并纤维化，因此在右心室收缩时呈反向运动。虽然准确评估 RVEF 非常重要，但如何定义 RVEF 的正常值仍然是个问题。目前认为在不存在明显瓣膜反流时，RVEF 大于 50% 为正常心功能[77,87]。左心室心腔很小，且间隔被右心室推向左侧导致左心被挤压。室间隔完整的 TGA 患者常合并随年龄增加而进行性加重的 LVOT 动力性梗阻，这是由于解剖左心室连接至低阻力的肺动脉床所致。当发生板障梗阻时，体循环或肺循环的静脉回流受限。超声彩色多普勒显示为涡流，多普勒频谱则发现血流无时相性，且流速增快（>1.5m/s）。

虽然这些患者在成人期不适合再次行心脏手术，但这类患者有可能在 ICU 和非心脏手术中遇见。

动脉调转术后存活至成人期的患者已被纳入研究。成人期的长期并发症也需要重新定义。有两种并发症可能影响患者的长期存活率：新的主动脉瓣的反流（25%）；冠状动脉口损伤造成心肌缺血[88,89]。RV-OT 及 LVOT 梗阻、残余分流以及左心衰也可能发生[90,91]。

先天性矫正型大动脉转位

如果在心室-动脉连接不一致的同时并发房室连接不一致，则循环系统从生理上得到了矫正。这是因为大动脉和心室都被调转了，肺循环和体循环又变回了串联。血流从 RA 流入 LV，进入 PA 到达肺；然后返回 LA，进入 RV 到主动脉。解剖右心室位于左侧，解剖左心室位于心脏右侧，根据每个心室的解剖特征进

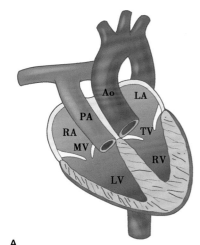

A

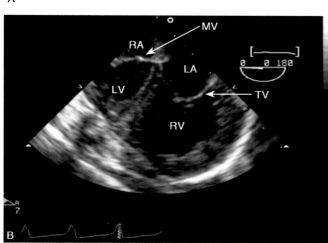

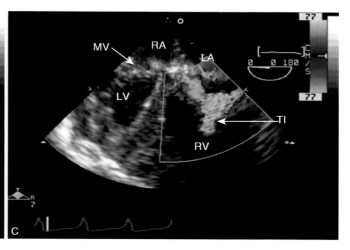

图 24-36　先天性矫正型大动脉转位。**A**，示意图：主肺动脉平行，主动脉通常位于肺动脉的左前方。三尖瓣及其相连的心室（解剖右心室，功能左心室）位于左侧，二尖瓣及其相连的心室（解剖左心室，功能右心室）位于右侧；**B**，食管中段四腔心切面：左侧房室瓣的附着点最低，提示左侧为三尖瓣；**C**，相同切面的彩色多普勒：重度三尖瓣反流。LA，左心房；LV，左心室；RA，右心房；TI，三尖瓣关闭不全。（**A** courtesy PG Chassot.）

行定位。在四腔心平面,正常的 RA 通过附着点较高的具有两个瓣叶的二尖瓣连接至类三角形的心室,该心室具有两个乳头肌以及细小的肌小梁(解剖 LV)。在左侧,LA 通过附着点较低的房室瓣与圆形的心室相连,该心室具有三个乳头肌和粗大的肌小梁(解剖 RV)(图 24-36)。如果没有其他的畸形,这些患者不会表现出发绀,而且在青少年期或成人期之前不会被诊断出来。曾经有人报道过存活到 70 ~ 80 岁的矫正型大动脉转位患者。

先天性矫正型大动脉转位诠释了 RV 对体循环压力的强大适应能力。如果 RV 壁非常薄(通常 3 ~ 5mm),收缩功能正常且主要以纵向缩短为主时,该心室对体循环压力具有很好的适应力。RV 的室壁增厚甚至超过 LV,其游离壁逐渐由纵向缩短变为与室间隔一样的圆周运动。其结果就是系统性的 RV 虽然没有扭转运动却仍具有正常 LV 的运动特征。但其应变率相比于正常 LV 明显降低[92]。游离壁以圆周运动代替纵向缩短能很好地适应体循环阻力,但由于缺乏扭转运动且应变率降低可能导致心功能障碍[92]。

任何新增的容量负荷都可能促成形态右心室的心功能障碍并导致心衰。生存率降低的一个重要标志是体循环的 EF 值降低以及严重的三尖瓣反流。三尖瓣反流主要是因为右心室功能衰竭。但是三尖瓣反流导致了右心衰还是右心衰诱发了三尖瓣反流仍然是一个争议的话题[30,77,93]。如果在体循环 EF 值降低前行房室瓣置换术,则体循环相应的心室功能也许可以维持更长的时间[77]。

从超声的角度而言,大动脉的位置与 TGA 的相似,也是并行上行的。主动脉位于肺动脉的左前方(L-TGA)。70% 的患者可能合并 VSD,通常为膜周型。50% 的患者二尖瓣可能出现病变,30% 的合并三尖瓣反流。此类患者的 40% 左右可能发生左心室流出道梗阻,其原因通常是瓣下隔膜环或纤维组织瘤样扩张而突入 LVOT[51]。RVOT 梗阻的发生率较低,其发生率仅为 10%。三尖瓣附着点可能会更靠近心尖部(Ebstein 样病变)。

动脉异常

主动脉缩窄

主动脉缩窄在新出生儿中的发生率为 0.2%[94],占所有先天性心脏病数量的 8%。其病理生理因出现症状的年龄、狭窄的严重程度以及合并的其他病变不同而不同[53]。几乎 50% 主动脉缩窄的儿童均合并心内畸形:VSD,主动脉瓣狭窄,SAS 或 AVSD。还可能合

并主动脉瓣二叶式畸形(50%)或动脉导管(20%)。从解剖角度而言,后方致密组织形成的嵴导致主动脉峡部管腔变窄(图 24-37)。狭窄段可能不连续也可能为连续长段。主动脉弓发育不良通常导致手术方式变得复杂。缩窄处近端的主动脉弓扩张、搏动增强,而狭窄以远的降主动脉收缩期搏动减弱。狭窄处的彩色多普勒图像为湍流。因压力负荷增加左心室变得肥厚。

术后 TEE 检查需要确定残余狭窄的程度。

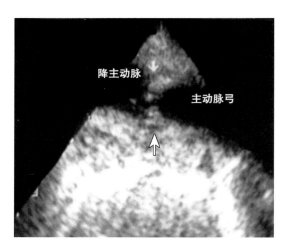

图 24-37　主动脉缩窄。降主动脉二维图像,主动脉弓下管腔狭窄。箭头所指为狭窄处

冠状动脉异常

左冠状动脉异常起源于肺动脉,是一种少见的先天性心脏病。左冠状动脉通常起源于肺动脉的侧壁或后壁。由于肺动脉压力低,自出生时左冠状动脉的血流主要依赖源于右冠状动脉的侧支循环,可能婴儿期即出现心肌缺血。如果侧支循环足够丰富,则源于肺动脉的 LCA 的作用类似于流向肺动脉的 L-R 分流,导致冠脉窃血现象以及后期的心肌缺血[95]。通常可以在食管中段 60° ~ 120° 切面探查到这异常的连接。彩色多普勒可以显示肺动脉内 LCA 连接处的舒张期湍流,同时也可以显示 LCA 内的反向血流。右冠状动脉通常是扩张的。左心室扩大且心功能障碍比较常见,但并不一定合并节段性运动障碍。

手术方式为将左冠状动脉重植回主动脉。TEE 的作用在于监测左心室功能以及探查重植后的左冠状动脉前向层流。用 TEE 观察冠状动脉的开放相对而言比较容易,但比较难以评估是否存在狭窄。冠状动脉术后通常会存在轻度的前向血流速度加快[9]。

冠状动脉可能起自非对应的主动脉窦或发自同一共同干,当其异常走行于主肺动脉间(裂缝样开口)时可能发生心肌缺血。他们可异常终止于右心室、肺动

脉或冠状静脉窦（图 24-38），导致左右心室间的瘘或分流。有效的分流比（Qp/Qs）通常接近 1.6[96]。常发生双心室功能障碍。

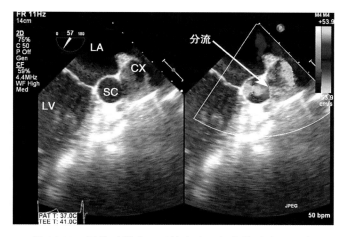

图 24-38　冠状动脉瘘。回旋支瘘入冠状静脉窦。注意扩张的回旋支与冠状静脉窦。彩色多普勒显示回旋支入冠状静脉窦处左-右分流（湍流）。LA，左心房；LV，左心室

这种冠脉起源异常也有可能与一些需要进行冠脉重植的手术相关，如动脉调转、Ross 手术。也可能发生于法洛四联症纠治术中，冠状动脉异常走行于右心室流出道前方，使传统的漏斗部切开扩大术在技术上出现困难。

总结

随着存活到成年的先天性心脏病患儿数量增加，越来越多的成人患者需要行再次手术或因非心脏因素而收入 ICU。对于这类患者，超声心动图，尤其是围介入期或围术期的 TEE 检查是保障治疗安全和效果的重要工具。

TEE 操作人员需要进行专门的训练以及随时处于待命状态。由于先天性心脏病的复杂性，应系统地进行 TEE 检查。序贯分析法可以更准确的评估心脏畸形。最为重要的是超声检查医生可以辨别出不同的组织和异常的结构，可以为成人先天性心脏病的决策和手术方式提供更好的信息。一个多学科的诊疗小组是必要的。

参考文献

1. Brickner EM, Hillis LD, Lange RA. Congenital heart disease in adults. First of two parts. *N Engl J Med.* 2000;342:1-12.
2. Wren C, Richmond S, Donaldson L. Temporal variability in birth prevalence of cardiovascular malformations. *Heart.* 2000;83:414-419.
3. Ou P, Iserin L, Raisky O, et al. Post-operative cardiac lesions after cardiac surgery in childhood. *Pediatr Radiol.* 2010;40:885-894.
4. Webb GD. Care of adults with congenital heart disease – a challenge for the new millennium. *Thorac Cardiovasc Surg.* 2001;49:30-34.
5. American Society of Anesthesiologists. Practice guidelines for perioperative transesophageal echocardiography. *Anesthesiology.* 1996;84:986-1006.
6. An updated report by the American Society of Anesthesiologists and the Society of Cardiovascular Anesthesiologists. Practice guidelines for perioperative transesophageal echocardiography. *Anesthesiology.* 2010;112:1084-1096.
7. Rigby ML. Transoesophageal echocardiography during interventional cardiac catheterisation in congenital heart disease. *Heart.* 2001;86(suppl 2):II23-II29.
8. Ayres NA, Miller-Hance W, Fyfe DA, et al. Indications and guidelines for performance of transesophageal echocardiography in the patient with pediatric acquired or congenital heart disease: report from the task force of the Pediatric Council of the American Society of Echocardiography. *J Am Soc Echocardiogr.* 2005;18:91-98.
9. Smallhorn JF. Intraoperative transesophageal echocardiography in congenital heart disease. *Echocardiography.* 2002;19:709-723.
10. Ungerleider RM, Greeley WJ, Sheikh KH, et al. Routine use of intraoperative epicardial echocardiography and Doppler color flow imaging to guide and evaluate repair of congenital heart lesions. A prospective study. *J Thorac Cardiovasc Surg.* 1990;100:297-309.
11. Li Bezold, Pignatelli R, Altman CA, et al. Intraoperative transesophageal echocardiography in congenital heart surgery. The Texas Children's Hospital experience. *Tex Heart Inst J.* 1996;23:108-115.
12. Randolph GR, Hagler DJ, Connolly HM, et al. Intraoperative transesophageal echocardiography during surgery for congenital heart defects. *J Thorac Cardiovasc Surg.* 2002;124:1176-1182.
13. O'Leary PW, Hagler DJ, Seward JB, et al. Biplane intraoperative transesophageal echocardiography in congenital heart disease. *Mayo Clinic Proc.* 1995;70:317-326.
14. Muhiudeen-Russel IA, Miller-Hance WC, Silverman NH. Intraoperative transesophageal echocardiography for pediatric patients with congenital heart disease. *Anesth Analg.* 1998;87:1058-1076.
15. Wienecke M, Fyfe DA, Kline CH, et al. Comparison of intraoperative transesophageal echocardiography to epicardial imaging in children undergoing ventricular septal defect repair. *J Am Soc Echocardiogr.* 1991;4:607-614.
16. Rosenfeld HM, Gentles TL, Wernkovsky G, et al. Utility of intraoperative echocardiography in the assessment of residual cardiac defects. *Ped Cardiol.* 1998;19:346-351.
17. Stevenson JG, Sorensen GK, Gartman DM, et al. Left ventricular outflow tract obstruction: An indication for intraoperative transesophageal echocardiography. *J Am Soc Echocardiogr.* 1993;6:525-535.
18. Ungerleider RM, Kisslo JA, Greeley WJ, et al. Intraoperative echocardiography during congenital heart operations: Experience from 1000 cases. *Ann Thorac Surg.* 1995;60:S539-S542.
19. Ungerleider RM, Greeley WJ, Sheikh KH. The use of intraoperative echo with Doppler color flow imaging to predict outcome after repair of congenital cardiac defects. *Ann Surg.* 1989;210:526-533.
20. Muhiudeen IA, Roberson DA, Silverman DH, et al. Intraoperative echocardiography in infants and children with congenital cardiac lesions: transesophageal versus epicardial echocardiography. *J Am Coll Cardiol.* 1990;16:1687-1695.
21. Bengur AR, Li JS, Herlong JR, et al. Intraoperative transesophageal echocardiography in congenital heart disease. *Semin Thorac Cardiovasc Surg.* 1998;10:255-264.
22. Stevenson JG. Role of intraoperative transesophageal echocardiography during repair of congenital cardiac defects. *Acta Paediatr Suppl.* 1995;410:23-33.
23. Bettex DA, Schmidlin D, Bernath MA, et al. Intraoperative transesophageal echocardiography in pediatric congenital heart surgery: A two-center observational study. *Anesth Analg.* 2003;97:1275-1282.
24. Stevenson JG, Sorensen GK, Gartman DM, et al. Transesophageal echocardiography during repair of congenital cardiac defects: identification of residual problems necessitating reoperation. *J Am Soc Echocardiogr.* 1993;6:356-365.
25. Stevenson JG. Adherence to physician training guidelines for pediatric transesophageal echocardiography affects the outcome of patients undergoing repair of congenital cardiac defects. *J Am Soc Echocardiogr.* 1999;12:165-172.
26. Shinebourne EA, MacCartney FJ, Anderson RH. Sequential chamber localization. Logical approach to diagnosis in congenital heart diseases. *Brit Heart J.* 1976;38:327-340.
27. Van Praagh R. Terminology of congenital heart disease. Glossary and commentary. *Circulation.* 1977;56:139-143.
28. Dupuis C, Kachaner J, Payot M. *Cardiologie pédiatrique.* Paris: Flammarion; 1991, pp 137-142.
29. Weyman AE. Complex congenital heart disease I: Diagnostic approach. In: Weyman AE, ed. *Principles and Practice of Echocardiography.* Philadelphia: Lea & Febiger; 1994:979-1001.
30. Warnes CA. Adult congenital heart disease. Importance of the right ventricle. *J Am Coll Cardiol.* 2009;54:1903-1910.
31. Lang RM, Bierig M, Devereux RB, et al. Recommendations for chamber quantifications. *Eur J Echocardiogr.* 2006;7:79-108.
32. Haddad F, Couture P, Tousignant C. DenaultAY. The right ventricle in cardiac surgery, a perioperative perspective: I Anatomy, physiology and assessment. *Anesth Analg.* 2009;108:407-421.
33. Eidem BW, O'Leary PW, Tei C, Seward JB. Usefulness of the myocardial performance index for assessing right ventricular function in congenital heart disease. *Am J Cardiol.* 2000;86:654-658.
34. Stümper O, Sutherland GR. *Transesophageal echocardiography in congenital heart disease.* London: Edward Arnold; 1994, pp 37-38.
35. Tausig L, Karch M, Schreiber K, et al. Darstellung der individuellen Pulmonalvenen-Anatomie vor und Detektion von Stenosen nach RF-Ablation von Vorhofflimmern: Ist die MRA der CTA ebenbürtig? *Fortschr Röntgenstr.* 2005;177:S1.
36. Vick GW. Pulmonary venous and systemic ventricular inflow obstruction in patients with congenital heart disease: Detection by combined two-dimensional and Doppler echocardiography. *J Am Coll Cardiol.* 1987;9:580-584.
37. Brecker SJD, Redington A, Shore D, et al. Atrial septal defects. In: Redington A, ed. *Congenital heart disease in adults. A practical guide.* London: WB Saunders Co Ltd; 1994:104-110.
38. Weintraub R, Shiota T, Elkadi T, et al. Transesophageal echocardiography in infants and children with congenital heart disease. *Circulation.* 1992;86:711-722.
39. Jaffe RA, Pinto FJ, Schnittger I, et al. Aspects of mechanical ventilation affecting interatrial shunt flow during general anesthesia. *Anesth Analg.* 1992;75:484-488.
40. Lin FC, Fu M, Yeh SH, et al. Doppler atrial flow patterns in patients with secundum atrial septal defects. Determinants, limitations and pitfalls. *Am J Soc Echocardiogr.* 1988;1:141-145.
41. Levin AR. Atrial pressure-flow dynamics in atrial septal defects (secundum type). *Circulation.* 1968;37:476-488.
42. Louie EK, Konstadt SN, Rao TL. Transesophageal echocardiographic diagnosis of the right to left shunting across the foramen ovale in adults without prior stroke. *J Am Coll Cardiol.* 1993;21:1231-1237.
43. Garg R, Murthy K, Rao S, Muralidhar K. Intra-operative transesophageal echocardiography in congenital heart disease. *Ann Cardiac Anaesth.* 2009;12:173-175.
44. Agoustides JG, Weiss SJ, Weiner J, et al. Diagnosis of patent foramen ovale with multiplane transesophageal echocardiography in adult cardiac surgical patients. *J Cardiothorac Vasc Anesth.* 2004;18:725-730.
45. Konstadt SN, Louie EK, Black S. Intraoperative detection of foramen ovale by transesophageal echocardiography. *Anesthesiology.* 1991;74:212-216.
46. Schneider B, Zienkiewicz T, Jansen V, et al. Diagnosis of patent foramen ovale by transesophageal echocardiography and correlation with autopsy findings. *Am J Cardiol.* 1996;77:1202-1209.
47. Stollberger C, Schneider B, Abzieher F, et al. Diagnosis of patent foramen ovale by transesophageal contrast echocardiography. *Am J Cardiol.* 1993;71:604-606.
48. Nacht A, Kronzon I. Intracardiac shunts. *Crit Care Clinics.* 1996;12:295-319.
49. Piccoli GP. Morphology and classification of complete atrioventricular defects. *Brit Heart J.* 1979;42:633-639.
50. Ebels T, Meijboom EJ, Anderson RH, et al. Anatomic and functional "obstruction" of the outflow tract

in atrioventricular septal defects with separate valve orifices ("ostium primum atrial septal defect"): an echocardiographic study. *Am J Cardiol.* 1984 Oct 1;54(7):843-847.

51. Snider AR, Serwer GA, Ritter SB. Defects in cardiac septation. In: Snider AR, Serwer GA, Ritter SB, eds. *Echocardiography in pediatric heart disease.* 2nd ed. St Louis: Mosby; 1997:235-296.

52. Mc Grath LB, Gonzalez-Lavin L. Actuarial survival, freedom from reoperation, and other events after repair of atrioventricular septal defects. *J Thorac Cardiovasc Surg.* 1987;94:582-590.

53. Fjr Cetta, Seward JB, O'Leary PW. Echocardiography in congenital heart disease: An overview. In: Oh JK, Seward JB, Tajik AJ, eds. *The Echo Manual.* Philadelphia: Lippincott Williams & Wilkins; 2007:332-367.

54. Shiina A, Seward JB, Edwards WD, et al. Two-dimensional echocardiography spectrum of Ebstein's anomaly: detailed anatomic assessment. *J Am Coll Cardiol.* 1984;3:356-370.

55. Gussenhoven EJ, Stewart PA, Becker AE, et al. Offsetting" of the septal tricuspid leaflet in normal hearts and in hearts with Ebstein's anomaly. Anatomic and echographic correlation. *Am J Cardiol.* 1984;54:172-176.

56. Perloff JK. Survival patterns without cardiac surgery or interventional catheterization: a narrowing base. In: Perloff JK, Child JS, eds. *Congenital heart disease in adults.* 2nd ed. Philadelphia: WB Saunders; 1998:pp15-pp53.

57. Flanagan MF, Foran RB, Van Praagh R, et al. Tetralogy of Fallot with obstruction of the ventricular septal defect: Spectrum of echocardiographic findings. *J Am Coll Cardiol.* 1988;11:386-392.

58. Moises VA, Maciel BC, Hornberger LK, et al. A new method for non-invasive estimation of ventricular septal defect shunt flow by color Doppler flow mapping: imaging of the laminar flow convergence region on the left septal surface. *J Am Coll Cardiol.* 1991;18:824-832.

59. Murphy Jr DJ, Ludomirsky A, Huhta JC. Continuous-wave Doppler in children with ventricular septal defect: noninvasive estimation of interventricular pressure gradient. *Am J Cardiol.* 1986;57:428-432.

60. Tee SDG, Shiota T, Weintraub R, et al. Evaluation of ventricular septal defect by transesophageal echocardiography: Intraoperative assessment. *Am Heart J.* 1994;127:585-592.

61. Dodge-Khatami A, Knirsch W, Tomaske M, et al. Spontaneous closure of small residual ventricular septal defects after surgical repair. *Ann Thorac Surg.* 2007;83:902-905.

62. Disessa TG, Child JS, Perloff JK, et al. Systemic venous and pulmonary arterial flow patterns after Fontan's procedure for tricuspid atresia or single ventricle. *Circulation.* 1984;70:898-902.

63. Stümper O, Sutherland GR. Congenital heart disease in adolescents and adults. In: Sutherland GR, ed. *Transesophageal echocardiography in clinical practice.* London: Gower Medical Publishing; 1991: 14.1-14.15.

64. Frommelt PC, Lewis DA, Pelech AN. Intraoperative transgastric echo assessment during left ventricular outflow tract surgery: a reliable predictor of residual obstruction. *Echocardiography.* 1998;15:581-586.

65. Kawahito S, Kitahata H, Tanaka K, et al. Intraoperative evaluation of pulmonary artery flow during the Fontan procedure by transesophageal Doppler echocardiography. *Anesth Analg.* 2000;91:1375-1380.

66. Fyfe DA, Kline CH, Sade RM, et al. The utility of transesophageal echocardiography during and after Fontan operations in small children. *Am Heart J.* 1991;122:1403-1415.

67. Marelli AJ, Perloff JK, Child JS, et al. Pulmonary atresia with ventricular septal defect in adults. *Circulation.* 1994;89:243-251.

68. Berry Jr JM, Einzig S, Krabill KA, et al. Evaluation of coronary artery anatomy in patients with tetralogy of Fallot by two-dimensional echocardiography. *Circulation.* 1988;78:149-156.

69. Jureidini SB, Appleton RS, Nouri S. Detection of coronary artery abnormalities in tetralogy of Fallot by two-dimensional echocardiography. *J Am Coll Cardiol.* 1989;14:960-967.

70. Bertranou EG, Blackstone EH, Hazelrig JB, et al. Life expectancy without surgery in tetralogy of Fallot. *Am J Cardiol.* 1978;42:458-466.

71. Li W, Davlouros PA, Kilner PJ, et al. Doppler-echocardiographic assessment of pulmonary regurgitation in adults with repaired tetralogy of Fallot: comparison with cardiovascular magnetic resonance imaging. *Am Heart J.* 2004;147:165-172.

72. Joyce JJ, Hwang EY, Hb Wiles, et al. Reliability of intraoperative transesophageal echocardiography during tetralogy of Fallot repair. *Echocardiography.* 2000;17:319-327.

73. Swensson RE, Sahn DJ, Valdes-Cruz LM, et al. Left coronary artery to right ventricular fistula after total repair for tetralogy of Fallot. *Am J Cardiol.* 1987;59:713-714.

74. Gatzoulis MA, Clark AL, Cullen S, et al. Right ventricular diastolic function 15 to 35 years after repair of tetralogy of Fallot. Restrictive physiology predicts superior exercise performance. *Circulation.* 1995;91:1775-1781.

75. Cullen S, Shore D, Redington A. Characterization of right ventricular diastolic performance after complete repair of tetralogy of Fallot. Restrictive physiology predicts slow postoperative recovery. *Circulation.* 1995;91:1782-1789.

76. Rathore KS, Gupta N, Kapoor A, et al. Assessment of right ventricular diastolic function: does it predict post-operative course in tetralogy of Fallot. *Indian Heart J.* 2004;56:220-224.

77. Davlouros PA, Niwa K, Webb G, Gatzoulis MA. The right ventricle in congenital heart disease. *Heart.* 2006;92:i27-i38.

78. Norgard G, Gatzoulis MA, Josen M, et al. Does restrictive right ventricular physiology in the early postoperative period predict subsequent right ventricular restriction after repair of tetralogy of Fallot? *Heart.* 1998;79:481-484.

79. Currie PJ, Hagler DJ, Seward JB, et al. Instantaneous pressure gradient: a simultaneous Doppler and dual catheter correlative study. *J Am Coll Cardiol.* 1986;7:800-806.

80. Silvilairat S, Cabalka AK, Cetta F, et al. Outpatient echocardiographic assessment of complex pulmonary outflow stenosis: Doppler mean gradient is superior to the maximum instantaneous gradient. *J Am Soc Echocardiogr.* 2005;18:1143-1148.

81. Silvilairat S, Cabalka AK, Cetta F, et al. Echocardiographic assessment of isolated pulmonary valve stenosis: which outpatient Doppler gradient has the most clinical validity? *J Am Soc Echocardiogr.* 2005;18:1137-1142.

82. Friedman WF. Aortic stenosis. In: Emmanoulides GC, ed. *Moss and Adam's Heart Disease in Infants, Children and Adolescents Including Fetus and Young Adult.* Baltimore: Williams & Wilkins; 1995:1087.

83. Pasquini L, Parness IA, Colan SD, et al. Diagnosis of intramural coronary artery in transposition of the great arteries using two-dimensional echocardiography. *Circulation.* 1993;88:1136-1141.

84. Pasquini L, Sanders SP, Parness IA, et al. Diagnosis of coronary artery anatomy by two-dimensional echocardiography in patients with transposition of the great arteries. *Circulation.* 1987;75:557-564.

85. Pasquini L, Sanders SP, Parness IA, et al. Coronary echocardiography in 406 patients with D-loop transposition of the great arteries. *J Am Coll Cardiol.* 1994;24:763-768.

86. Babu-Narayan SV, Goktekin O, Moon JC, et al. Late-gadolinium enhancement cardiovascular magnetic resonance of the systemic right ventricle in adults with previous atrial redirection surgery for transposition of the great arteries. *Circulation.* 2005;111:2091-2098.

87. Hornung TS, Derrick GP, Deanfield JE, et al. Transposition complexes in the adult: a changing perspective. *Cardiol Clin.* 2002;20:405-420.

88. Formigari R, Toscano A, Giardini A, et al. Prevalence and predictors of neoaortic regurgitation after arterial switch operation for transposition of the great arteries. *J Thorac Cardiovasc Surg.* 2003;126:1753-1759.

89. Tanel RE, Wernovsky G, Landzberg MJ, et al. Coronary artery abnormalities detected at cardiac catheterization following the arterial switch operation for transposition of the great arteries. *Am J Cardiol.* 1995;76:153-157.

90. Tobler D, Williams WG, Jegatheeswaran A, et al. Cardiac outcomes in young adult survivors of the arterial switch operation for transposition of the great arteries. *J Am Coll Cardiol.* 2010;56:58-64.

91. Miller-Hance WC, Silverman NH. Transesophageal echocardiography (TEE) in congenital heart disease with focus on the adult. *Cardiol Clinics.* 2000;18:861-892.

92. Petersen E, Helle-Valle T, Edvardsen T, et al. Contraction pattern of the systemic right ventricle shift from longitudinal to circumferential shortening and absent global ventricular torsion. *J Am Coll Cardiol.* 2007;49:2450-2456.

93. Prieto LR, Hordof AJ, Secic M, et al. Progressive tricuspid valve disease in patients with congenital corrected transposition of the great arteries. *Circulation.* 1998;98:997-1005.

94. Kaemmerer H. Aortic coarctation and interrupted aortic arch. In: Gatzoulis MA, et al, ed. *Diagnosis and management of adult congenital heart disease.* Edinburgh: Churchill-Livingstone; 2003pp 253-26.

95. Backer CL, Stout MJ, Zales VR, et al. Anomalous origin of the left coronary artery. A twenty-year review of surgical management*J Thorac Cardiovasc Surg.* 1992;103:1049-1057:Discussion 1057-8.

96. Bishop A. Coronary artery anomalies. In: Redington A, ed. *Congenital Heart Disease in Adults. A practical guide.* London: WB Saunders Co Ltd; 1994:153-160.

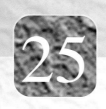

肺动脉高压

TIMOTHY MAUS Ⅰ DALIA A. BANKS

翻译：王晟　何毅　校对：郭翔　审阅：彭勇刚　于晖

引言

一直以来肺循环及右心室并没有得到与左心循环同等程度的重视。近年来随着对肺动脉高压（pulmonary hyperten-sion，PH）及右心衰竭研究兴趣的逐渐增加，我们对于肺血管系统及右心生理学的认识有了长足的进步。同时得益于超声心动图的发展，这些努力使我们能够更好地认识肺动脉高压及右心衰竭的特性。本章节将着重于右心室的解剖结构、肺动脉高压的病理生理学以及肺动脉高压患者的超声影像学评估。

肺动脉高压和右心衰竭

肺动脉高压的成因是由于肺血管阻力（pulmonary vascular resistance，PVR）升高，导致流向肺动脉循环的血流受限，最终发展为右心衰竭。正常的肺循环是一个低压、低阻的循环系统。轻度肺动脉高压定义为静息状态下平均肺动脉压（mean pulmonary artery pressure，mPAP）大于 25mmHg，PVR 大于 300（dynes·sec）/cm⁵（>3.75Wood 单位）；而重度 PH 为 mPAP 大于 50mmHg，PVR 大于 600（dynes·sec）/cm⁵（>7.5Wood 单位）。[1]

最近由世界卫生组织召开的第四届世界肺动脉高压大会上，肺动脉高压被分为 5 型：

1. 原发性肺动脉高压（idiopathic pulmonary arterial hypertension，IPH）、家族性肺动脉高压（familial pulmo-nary hypertension，FPH）以及肺动脉高压合并其他疾病如结缔组织病、门脉高压、肺静脉闭塞病、HIV 以及使用食欲减退药物；

2. 肺动脉高压合并左心疾病；

3. 肺动脉高压合并肺部疾病及（或）低氧血症；

4. 慢性血栓栓塞性疾病造成的肺动脉高压混合型肺动脉高压；

5. 其他[2]。

无论原发病理机制是什么，一旦肺动脉高压形成，对于右心及肺动脉的影响都是相似的。

病理学

肺动脉高压是一种广泛血管病变，主要累及中小动脉，造成广泛的血管异常，包括内膜增生、中膜肥大、外膜增生以及丛状动脉病。多种致病因素参与了肺动脉高压的发展。一开始是血管收缩期，血管内皮及平滑肌功能异常导致血管收缩及局部的血栓形成。随着疾病的进展，血管重塑、增殖，形成丛状的病灶，造成肺血管阻力的增加并最终导致右心功能衰竭和死亡[3]。这种丛状病变作为家族性肺动脉高压及原发性肺动脉高压的组织学特征，是由于内皮细胞的单克隆增殖及平滑肌细胞的迁移及增殖造成的[4]。因此目前治疗方案均基于一点，即内皮功能紊乱引发了血管收缩物质（内皮素 1、血栓素 A₂）及血管舒张物质（前列环素、一氧化氮）间的不平衡[5]。

内皮细胞分泌的血栓素 A₂，是一种强效的血管收缩剂、细胞增殖剂以及血小板激活剂；同时内皮细胞也分泌前列环素，一种强效的血管舒张剂及血小板聚集抑制剂[6]。这种介质的不平衡引起肺血管收缩、内皮细胞增殖紊乱以及中膜细胞的增殖，最终导致典型的丛状病变。

临床表现

肺动脉高压最常见的初发症状为呼吸困难，其他症状包括心绞痛、疲倦、虚弱及晕厥。诊断肺动脉高压的第一步在于确定高危人群。隐匿性和非特异性的出现呼吸急促往往造成诊断延迟。当患者运动时右心室收缩力的增加不能满足提高的左心室前负荷及心输出量时，此病的症状才会开始被注意到。

体格检查应关注肺动脉高压及右心衰竭的体征。第二心音肺动脉瓣部分亢进及三尖瓣反流引起的收缩早期杂音（自主吸气时增强）可能是体格检查的唯一发现。颈静脉怒张、肝颈静脉回流征、外周水肿、肝大以及腹水则是晚期肺动脉高压的体征[7,8]。恰当的处置关键在于正确的评估,超声心动图是进一步评估的最佳选择。右心室肥厚及(或)扩张、左心室充盈不足或室间隔矛盾运动等发现均提示右心衰竭。为了确诊,右心导管检查(right heart catheterization,RHC)评估肺血管阻力及右心房、右心室和左心室压力是必需的。

右心室及右心衰竭的病理生理学

右心室是一个独特而复杂的结构。它最重要的功能是将静脉血泵入肺动脉。当心室功能及负荷情况正常时,食管中段四腔心切面观测到的右心室形状为三角形,横断面为月牙形;左心室为椭圆形。右心室可被分为三段:①流入道,包括三尖瓣(TV)、腱索及乳头肌;②心尖部肌小梁心肌;③流出道,相当于平滑肌动脉圆锥部分并终止于肺动脉瓣(PV)。

一组环绕的心肌束将右心室分为流入道、窦部及流出道(或叫圆锥部)。该心肌束被称作室上嵴,由漏斗隔及壁束组成。右心室内另有两条心肌束:间隔束及调节束。调节束是右心室内重要的标志物,在心脏超声下可被清楚地观察到。它与右心室流出道(RV-OT)相连接,并从室间隔延续至右心室前壁。

右心室以类似于蠕动的形式收缩,收缩起始于入口部,之后继于尖端部,终于动脉圆锥部。它的平均每搏量几乎与左心室相同,但每搏功仅相当于左心室的25%,这得益于肺循环固有的低压、低阻以及高顺应性的特点[11]。因此,正常右心室壁厚度为左心室的一半,并且相应地具有更好的顺应性。与左心室相比由于收缩储备减少,右心室对于后负荷的增加更为敏感。无论是从功能上还是从解剖结构上,右心室均完全适应于产生持续性的低压灌注[12]。左、右心室后负荷的差异导致了两者之间心室压力-容量环之间的差异。左心室压力-容量环为方形,而右心室压力-容量环为三角形。三角形的压力-容量环意味着更短的射血前期,而这是由于右心室的收缩期压力会快速超过肺动脉舒张压。这意味着正常的右心室有一个更长的射血期以及更短的等容收缩期及舒张期[13]。当右心室后负荷增加时,压力-容量环会更趋于方形。此外,室间隔(IVS)的朝向及心脏的几何结构也会因为右心室容量增加或压力过负荷而改变[14]。

心室间的相互依赖源于左、右心室之间紧密的解剖学关系;它们共享室间隔并被包覆在同一个心包内。室间隔参与左右心室功能,在正常情况下负责右心室

大约三分之一的每搏做功;它是表达右心室功能的重要决定因素[15-17]。心室间互相依赖主要是由室间隔介导的,它是右心室功能障碍的病理生理中不可缺少的一部分。在右心室梗死及右心室游离壁收缩力丧失的情况下,是室间隔在继续产生右心室收缩压。右心室射血分数(RVEF)对于右心室后负荷(即肺动脉压力)的增加十分敏感;后负荷增高导致右心室壁张力增加、氧需求增加及右心室缺血。为了适应这种压力的增加,右心室腔相应地增大,结果导致三尖瓣瓣环扩张,造成三尖瓣反流(TR)。最终这些改变会造成右心室舒张末压及右心房压升高以及右心室衰竭的临床表现[18]。尽管右心室在舒张期和收缩期都可以得到正常的灌注,但是心室内压力升高导致收缩期部分的灌注受损[19]。因此,保持灌注压非常重要,特别是当右心室收缩压升高时。Vlahakes等对麻醉状态下的狗右心衰竭的机制及保持灌注压的重要性进行了研究。肺动脉压升高导致右心衰之后,予以静滴去氧肾上腺素升高主动脉压,进而增加心肌灌注压并逆转右心衰竭,表现为心排量的增加[20]。

正常情况下,收缩期及舒张期室间隔均朝向右心室游离壁,帮助右心射血。但当右心室压力增加或容量过负荷时,室间隔发生朝向左心室的矛盾运动。在此情况下,反常运动的室间隔改变了左心室形态,导致左心室前负荷降低、左心室舒张末压力增加、低心排以及参与右心射血的减少[21]。如前所述,全身性血管收缩药的使用及保持灌注压可用于恢复右心室射血及血液供应[22,23]。

超声心动图对于肺动脉高压患者的诊断、评估以及围术期的管理具有很高的价值。

肺动脉高压患者的超声心动图检查

对于肺动脉高压患者的超声心动图评估包括一套针对右心的全面检查。其中包括检查右心房及右心室的解剖及功能(包括其对左心功能的影响)、三尖瓣、肺动脉瓣以及相连的血管结构[上、下腔静脉(SVC、IVC)和肺动脉(PA)]。下面简述一下右心评估所需要的标准超声心动影像,并详述如何在肺动脉高压患者中评估这些结构。另外,Kasper等[24]曾描述了额外的5个关于右心的切面,其中三个着重于描述右心室心肌及肺动脉瓣的评估。同时还会讨论超声心动图用于评估右心血流动力学。

经食管超声心动图标准切面

- **经胃左心室短轴乳头肌切面**显示右心室的前外侧面与左心室的关系，以及心室之间的相互依赖性。
- **经胃右心室流入道切面**显示右心的两腔结构，突出显示三尖瓣、瓣下结构以及右心室游离壁。
- **食管中段四腔心切面**显示右心房、右心室与左心房、左心室的关系，可评估心腔大小、功能及解剖变异。
- **食管中段右心室流入流出道切面**展示了右心房、右心室及肺动脉"包绕"左心的形态特点。这一切面可用于评估右心房、三尖瓣、右心室、肺动脉瓣及肺动脉。
- **食管中段双房上下腔静脉切面**显示左、右心房以及分隔它们的房间隔。标准双腔静脉切面可显示上腔静脉、下腔静脉以及右心耳，改良切面可显示冠状静脉窦及三尖瓣。
- **食管中段升主动脉短轴切面**显示主肺、右肺动脉、升主动脉及上腔静脉间的关系，用于确诊肺动脉扩张及肺动脉栓塞。
- **食管中段升主动脉长轴切面**与短轴切面类似，关注于右肺动脉及升主动脉。
- **食管上段（UE）主动脉弓短轴切面**显示主肺动脉、肺动脉瓣及部分患者的右心室流出道远端。这些结构通常与超声束平行，应用多普勒超声检查非常理想。

附加的经食管超声切面

- **经胃右心室基底段短轴切面**直接显示三尖瓣左心房观、室间隔基底段和右心室游离壁的影像。
- **经胃右心室心尖短轴切面**显示右心室短轴横截面的影像，包括心尖部间隔壁及部分游离壁。
- **经胃右心室流入流出道切面**提供了肺动脉瓣的定位，对于多普勒评估非常理想。
- **经胃深部右心室流入流出道切面**提供了另一个平行的适用于多普勒评估的肺动脉瓣切面，经常还会显示可用于 M 型超声或组织多普勒评估的一部分三尖瓣瓣环。
- **经胃深部右心室流出道切面**展示右心室流出道，常用于多普勒检查平行定位。

右心室

与左心室不同，右心室形状不规则，常被叙述为新月形"包绕"着左心室的侧方及前方，并与左心室共享室间隔壁。右心室被设计为促进血液从右心房向通常为低压循环的肺动脉床流动，其为一薄壁组织，通常分为流入道、心尖及流出道部分。右心室通常被描述为

流入及流出道部分较平滑，而心尖部分为小梁结构。这些部分被一个可在超声下显像的肌性条束分隔开，称调节束。

当右心室后负荷慢性增加时，右心室表现出一些在超声下容易观察到的改变。这些反应通常被视为容量适应扩张性改变及压力相关性改变，诸如右心室扩大、肥厚及室间隔异常运动。随着严重性逐渐增加及慢性肺动脉高压的发展，右心衰竭随之发生，在超声心动图上明显可见右心室收缩功能衰竭。这种右心室适应性的改变将在下节详述。

右心室扩大

超声下容易快速发现右心室的慢性压力及容量超负荷导致的心腔扩大。右心室大小通常通过在食管中段四腔心切面下与左心室大小对比进行定性评估。在舒张末期，正常的右心室横截面积通常约为左心室的三分之二。轻度扩张时，右心室面积增大超过左心室大小的三分之二。中度扩大时，左右心室横截面积相等。右心室严重扩张将使横截面积大于左心室（图 25-1）。在食管中段四腔心切面下，可通过心尖影像快速评估右心大小。通常情况下，左心室构成心尖部。然而在右心室增大的情况下，右心室也参与组成心尖的一部分。右心室严重增大时，超声影像下可见右心室完全占据了心尖部。

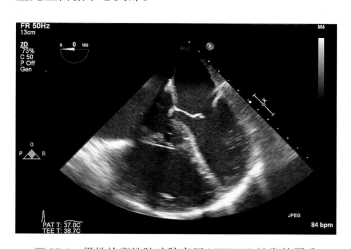

图 25-1　慢性栓塞性肺动脉高压（CTEPH）继发的严重右心室（RV）扩张患者的食道中段四腔心切面。注意右心室的横截面积超过了左心室的横截面积

由于其不规则的形状，右心室很难做到定量地评估，它的大小常常是被低估的。虽然经 TEE 估测的正常右心室大小标准未被确定，美国超声心动协会（ASE）建议在经胸心尖部四腔心切面的右心室基底段大小（在右心室基底段三分之一内）上限不超过

4.2cm(图 25-2)[24]。纵向测量建议的上限不超过
8.6cm。

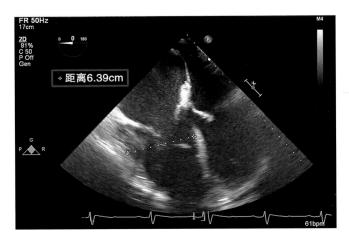

图 25-2   在食道中段四腔心切面测量右心室(RV)基底
径线,提示右心室明显扩大

右心室肥厚

右心室后负荷长期增高的情况下,心肌将发生肥
厚改变。这表现为在超声影像下右心室舒张末期游离
壁厚度大于 5mm(图 25-3)。病程长的严重慢性肺动
脉高压可导致右心室肥厚超过 10mm。这些测量数据
通常在食管中段四腔心切面、食管中段右心室流入-流
出道切面或经胃中段乳头肌切面获得,有时还需要 M
型超声的辅助。右心室肥厚包括了整个环绕肌束的肥
厚,即明显肥厚的调节束在靠近右心室心尖部的区域
可以很容易被识别出来(图 25-4)。

右心室功能

正如前文所述,正常的右心室适应于向低压的

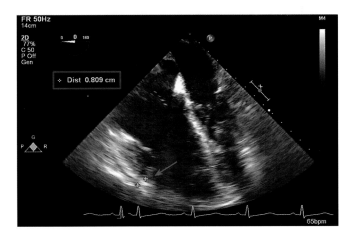

图 25-3   在食道中段四腔心切面测量右心室(RV)游离
壁厚度(红色箭头),提示右心室重度肥厚。Dist,距离

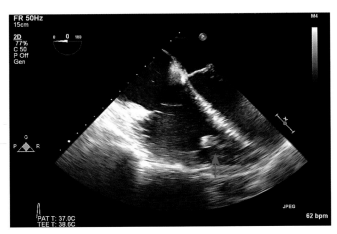

图 25-4   长期肺动脉高压患者的食道中段四腔心切
面,可见右心室肥厚及一个明显的调节束(红色箭头)

肺循环射血。急性及慢性肺动脉压力升高均可导致
右心室收缩功能障碍,常规的超声心动图可以诊断。
右心室不对称的形态给通过心腔测量的方法行收缩
功能评估制造了挑战。与左心室在横径及长轴平面
上均有收缩运动不同的是,右心室收缩表现为蠕动
状,帮助血流运动从流入道起至心尖部最后流向流
出道(圆锥部)。一些用于评估右心室收缩功能的方
法已被提出并在经胸超声(TTE)上被验证,逐步推
广至 TEE 的应用[25]。

二维测量法

作为常用的测量工具之一,三尖瓣瓣环平面收缩
位移(tricuspid annular plane systolic excursion,TAPSE)
的测量是基于三尖瓣基底段在收缩期朝向心尖部的纵
向收缩。由于三尖瓣瓣环隔瓣部分附着于心脏基底
段,右心室基本功能主要部分包括瓣环侧面向心尖部
的链索样活动。食管中段四腔心切面下的二维测量
(通常借助于 M 型超声)对于瓣环的长轴位移做出定量
的描述(图 25-5)[26,27]。TAPSE 参考值的低限(16mm)
被认为是一个截断值,提示右心室功能障碍[25]。

与左心室类似,右心室面积变化分数(RV frac-
tional area of change,RV FAC)为心室收缩期面积及舒
张期面积变化的百分比值。典型的测量数据由食管中
段四腔心切面获得,起始于三尖瓣瓣环侧面延右心室
游离壁至心尖部折返,再延室间隔回到隔瓣处的三尖
瓣环。由于右心室复杂的几何结构,测量的切面要尽
量做到防止心室的投影缩短。Anavekar 等对右心室的
FAC(和其他右心室功能超声心动图参数)与经磁共振
成像(MRI)计算的 RVEF 进行评估,发现两者之间有
良好的相关性[28]。Hinderliter 等[29]使用 TTE 检查原
发性肺动脉高压患者与对照组相比其右心室舒张期面

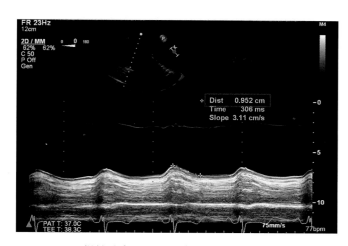

图 25-5　慢性肺高压及右心衰的患者在食道中段四腔心切面下经由三尖瓣环侧壁行 M 型超声成像。三尖瓣环平面收缩位移（TAPSE）能通过收缩期瓣环侧面的位移距离测量出来。Dist，距离；Time，时间；Slope，斜率

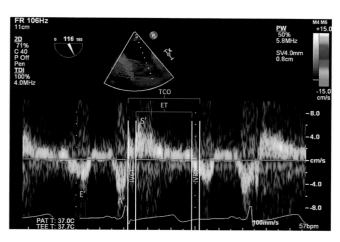

图 25-6　在改良胃底 RV 流入道切面下，通过组织多普勒成像结合脉冲波多普勒评估右心室（RV）下壁及三尖瓣瓣环。A'，心房三尖瓣速率；E'，三尖瓣舒张早期速率；ET，射血时间；IVCT，等容收缩时间；IVRT，等容舒张时间；S'，三尖瓣收缩峰速率；TCO，三尖瓣关闭-开放时间。心肌活动指数（MPI）计算方式为（TCO-ET）/ET

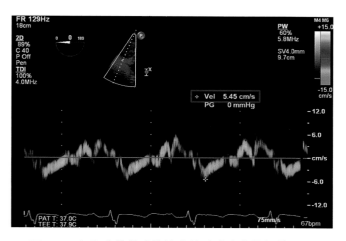

图 25-7　组织多普勒成像结合脉冲波多普勒评估右心室（RV）基底游离壁，显示 RV 收缩功能下降。Vel，速度；PG，压力阶差

积有所增加，伴有右心室的 FAC 减少。当前的指南建议 RV 的 FAC 参考值下限为 35%[25]。

通常，二维下评估右心室容积采用与左心室容积评估相似的方法，如圆盘式叠加求和技术。与 MRI 测量相比，由于右心室复杂的几何结构，其容积往往被低估[25]。因此，三维（3D）超声有望克服二维超声检查的这些缺点，显示出良好的发展前途（见后面的讨论）。

基于多普勒的测量方法

与应用于左心室类似，右心室压的上升速率（dP/dt）被用于作为右心室功能评估的指标。三尖瓣反流的多普勒连续波信号提供了应用在抛物线 0.5m/s 及 2m/s 上升部分利用简化伯努利方程的机会，能够计算出随时间的 RV 压力变化速率。但是这种测量受到肺动脉收缩压的影响，因此是否能应用于肺动脉高压患者尚不能确定[30]。

随着组织多普勒成像技术的发展，此技术已经可以评估右心室心肌的运动，并全面及局部地进行功能评估。对于负荷依赖较少的脉冲多普勒（PWD）组织成像三尖瓣瓣环外侧做轮廓描绘后可提供一些速率及时间的数据用于左心室功能的评估（图 25-6）。这些数据构成了收缩期峰流速（S'）、心肌活动指数（MPI）及等容加速度的基础。

脉冲多普勒组织成像可于食管中段四腔心切面评估右心室基底游离壁的 S'（图 25-7）。食管中段四腔心切面下，难以调整多普勒波束追踪三尖瓣环运动轨迹，因此 David 等[31]建议使用经胃右心室流入道切面以便更好地定位组织多普勒样本体积。Pavlicek 等[32]发现收缩期峰流速与通过磁共振计算的 RVEF 有良好相关性，且与其他超声影像参数相比，能更准确地区分

正常及降低的 RVEF。不过，Hsiao 等[33]表示当三尖瓣严重反流时，S' 及 RVEF 的相关性会发生改变。目前已知 TEE 测量的 S' 低于 TTE 的测量值，可能是由于多普勒测量技术的差异或者右心室心肌活动的测量部位不同所导致的[34]。S' 与 TAPSE 的优点相似，因为它较易于使用，但是也具有同样的缺点，即假定局部右心室功能的评估结果可代表全部的右心室功能。S' 小于 10cm/s 提示右心室功能异常[25]。

心肌活动指数又名 Tei 指数，用于评估右心室整体（包括收缩及舒张）功能。由于是完全由多普勒衍生的参数，因此其数值不受 RV 几何结构的影响。Tei 等[35,36]最初提出 MPI 用于左心室，随后发展到用于原发性肺动脉高压患者及对照组患者右心室功能的测

量。右侧 MPI(RIMP)基于心脏射血期及非射血期的活动来评估心脏的整体功能,计算方式为等容期时间(等容舒张期时间+等容收缩期时间)除以射血时间[(IVRT+ICVT)/ET]。传统上 Tei 指数通过脉冲波多普勒方法经由两个心动周期获得。参数包括 ET,即血流经过右心室流出道的时间;三尖瓣关闭-开放(tricuspid closure-opening,TCO)时间,即三尖瓣关闭和开放之间的时间(从三尖瓣 A 波结束至 E 波起始的时间)[25]。TCO 时间包括 IVRT,ICVT 及 ET;因此 MPI 可以计算为(TCO-ET)/ET。TEE 下能使用脉冲波多普勒技术的切面包括食管中段四腔心切面测量 TCO,经食管上段主动脉弓短轴切面评估右心室流出道血流用于测量 ET(图 25-8)。但是组织多普勒技术可以通过一次心搏即得出 RIMP,有效地避免了由于心率变异造成的脉冲波多普勒技术的混杂效应。组织多普勒技术中,一个组织多普勒剖面因包含侧方组织环,描述出 S'、E' 及 A'。ET 值来自于 S' 间期,而 TCO 来自于 A' 的结束至 E' 开始的间期(图 25-6)。

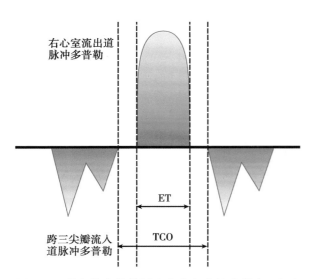

图 25-8 独立的多普勒回声在右心室流出道(RVOT)及穿三尖瓣血流信号时间间隔的示意图。基线上方为 RVOT 基于 TEE 的多普勒信号(如,食道上段主动脉弓短轴切面);基线下方为穿三尖瓣血流基于 TEE 的多普勒信号(如,食道中段四腔心切面)。ET,射血时间;TCO,三尖瓣关闭-开放时间。心肌活动指数(MPI)计算方式为 TCO-ET

Pavlicek 等比较了评估右心收缩功能的多种超声技术,样本来源于包含了正常对照及不同程度的右心室功能障碍的患者,均经心脏磁共振确定其 RVEF。结果显示这些技术,包括 RV FAC,TAPSE,S' 及 MPI,均与 MRI 测量的 RVEF 具有相关性。MPI 大于 0.50 与严重的右心功能减退(RVEF≤30%)有最好的相关

性[32]。Blanchard 等对慢性栓塞性 PH 行肺动脉血栓内膜剥脱术的患者进行术前及术后的 RV 的 Tei 指数评估。他们报告称 RV 的 Tei 指数与 mPAP 及 PVR 有直接相关性,与心排量有间接相关性,因此认为 Tei 指数对于此类患者很有意义[37]。当前的指南提到了经由脉冲多普勒与组织多普勒测出的 MPI 值不同的参考范围,上限分别是 0.40 和 0.55[25]。

等容加速度(isovolumic acceleration,IVA)测量三尖瓣瓣环在等容收缩期运动的线速度变化。该测量同样需使用之前提到过的组织多普勒显像,利用峰值等容心肌速度除以从基线到达峰速度的时间(图 25-9)。与其他首先应用于 LV 功能评估并随后推广于 RV 功能评估的指标一样,Vogel 等在动物模型上描述了 IVA。他们报告称 IVA 可充分评估 RV 收缩功能并且似乎不受前负荷及后负荷改变的影响,但受到心率的影响[38]。在对 7 种多普勒超声心动参数(包括 RV 的 IVA)与通过心脏磁共振计算的 RVEF 进行对比后,Pavlicek 等确定其均具有显著相关性。但是,RV IVA 在这 7 种指标强度中只排在中等位置,并没有 S' 或 MPI 那么强的相关性[32]。虽然其他研究证实其独立于前负荷,但正常值有很大的变异性并且具有年龄依赖性[25,39]。当前的 ASE 指南没有给出参考范围[25]。

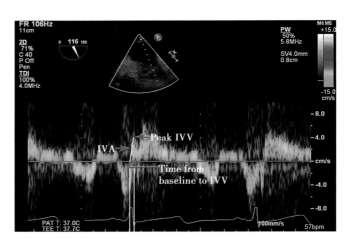

图 25-9 等容加速度(IVA)测量。经改良胃底 RV 流入道切面使用组织多普勒成像结合脉冲波多普勒评估右心室(RV)下壁及三尖瓣瓣环。黄色斜线所示的 IVA,表示心肌活动率。Peak IVV,收缩峰速率。IVA 的计算方式为收缩峰速率除以基线到 IVV 的时间

RV 应变及应变率(分别是心肌形变的变化及其随时间变化的速率)涉及使用颜色编码的组织多普勒模式。当前的指南没有给出参考值,是由于缺少标准的数据及高度的变异性。测量的复杂性需要离线分析[25]。有必要进一步研究和评估应变及应变率在围术期中的潜在应用价值。

三维评估

一种评估右心室功能的较新方法,包含一个商品化的离线软件分析包——四维右心室功能(TomTec Imaging Systems,德国)。该软件包可以对右心室进行容积渲染,显示右心室舒张末期及收缩末期容量、每搏输出量以及射血分数。该软件可通过 TTE 或 TEE 得到的数据进行三维超声心动分析。尽管心脏磁共振仍为最精确的评估手段,借助容积渲染的三维超声心动分析的右心室成像技术显示出对于右心室容积及 RVEF 评估的良好前景[27,40-43]。有必要对于肺动脉高压患者在围术期使用右心室的三维分析技术进行进一步评估。

右心室超负荷

右心室位于左心室的前外侧,与其共享室间隔。右心室超负荷以及右心室低心输出量造成的左心室低充盈可能造成室间隔变形,超声心动图通常可以发现并辨别。这种室间隔变形或变平最容易在经胃中段乳头肌短轴切面发现,因为向左偏移的室间隔塑造了一个"D 型"的左心室腔。偏移的时点可以提供更多的信息用于识别右心室压力或容量过负荷。右心室压力超负荷被认为是收缩期末的室间隔变平,而右心室容量超负荷被认为在舒张末期的室间隔变平(图 25-10)。

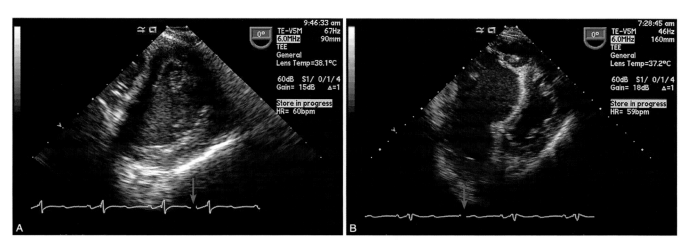

图 25-10　右心室(RV)超负荷可经胃底乳头肌中段短轴切面室间隔展平的发生而诊断。A,D 型的心室间隔出现在收缩末期,提示 RV 压力过负荷。心电图(ECG)中 T 波末端的红色箭头为收缩末期标记;B,舒张末期室间隔弓状弯曲,提示 RV 容量过负荷。ECG 中 P 波末端红色箭头为舒张末期标记

长期存在肺动脉高压及明显的右心室衰竭可最终导致右心室扩张,表现为右心室压力过负荷或右心室容量过负荷。在患有严重慢性栓塞性肺动脉高压及严重右心室衰竭的病例中,压力及容量过负荷可能与变形偏移的室间隔同时存在并贯穿整个心动周期。

右心房

慢性肺动脉高压除了使右心室扩大外,右心房同样趋于扩张。正常情况下,右心房是一个薄壁的结构,容纳在心室收缩期全身静脉血经上下腔静脉的回流以及舒张期作为通过三尖瓣至右心室的管道。在肺动脉高压的情况下,多种因素可能扮演了导致右心房扩张的角色。右心室衰竭降低了心输出量,引起右侧容积及舒张期压力上升,这些压力均会传导至右心房。除此之外,一个扩张的右心室通常表现为三尖瓣瓣环扩张并伴有明显反流,导致进一步的右心房扩张(图 25-11)。

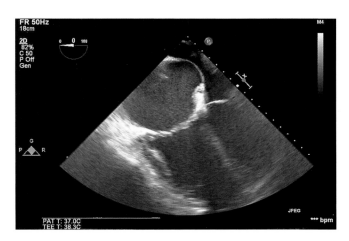

图 25-11　慢性肺高压患者的食道中段四腔心切面图显示右心房(RA)显著扩大。注意到房间隔的明显偏移,提示为 RA 压力显著高于左心房压

最常在食管中段四腔心切面下测量右心房长轴及短轴。长轴由右心房的顶面至三尖瓣瓣环的中心,而

短轴的测量是从右心房中部侧壁至房间隔。ASE 建议长轴和短轴的参考值上限分别为 4.4cm 和 5.3cm[25]。

房间隔

肺动脉高压合并右心室衰竭的患者右心房压力可能会超过左心房。这种情况可以通过食管中段四腔心切面、食管中段右心室流入-流出道切面或食管中段双房上下腔静脉切面观察到全心周期房间隔向左心房膨出。

据估计约 25% 的成年人存在潜在的卵圆孔未闭（PFO），而慢性肺动脉高压及右心房压力升高可能"开放"PFO，导致右向左心内分流[44]。这可以通过超声成像如彩色多普勒或注入震荡的生理盐水而发现，通常使用的切面为食管中段双房上下腔静脉切面（图 25-12）。

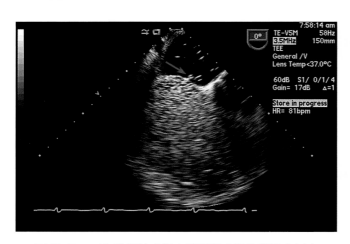

图 25-12　正在进行肺动脉内膜剥脱术的长期肺高压患者，行经食道中段双房心切面的震荡盐水试验确定卵圆孔未闭。红色箭头提示心内分流

三尖瓣

如同前述，肺动脉高压患者往往伴有右心室及右心房扩张，引起三尖瓣结构改变，以至于对合不良导致不同程度的三尖瓣反流。肺动脉高压患者的超声影像学评估应包括对于三尖瓣的评估。

三尖瓣是具有三个瓣叶的瓣膜，可以在食管中段四腔心切面、食管中段右心室流入流出道切面及改良食管中段双房上下腔腔静脉切面观察到，且在经胃中段乳头肌短轴切面下其短轴方向是不定的。三尖瓣反流的严重程度可以通过多种形式进行评估。通过肉眼评估反流面积与右心房大小的比值可以提供三尖瓣的估计值，超过 50% 提示为重度三尖瓣反流。然而这依赖于增益设置及色彩分阶。快速评估严重性的方法包括

缩流颈的测量，大于 0.7cm 提示为严重 TR（图 25-13）。此外，肝静脉血流图的脉冲多普勒评估可提示三尖瓣反流的严重性。正常情况下，收缩期心房松弛时，血流流向右心房，应观察到一个大的前向血流频谱。中度三尖瓣反流会产生一个正向减弱收缩血流的频谱，而重度三尖瓣反流则发生收缩期血流逆向频谱（图 25-14）。

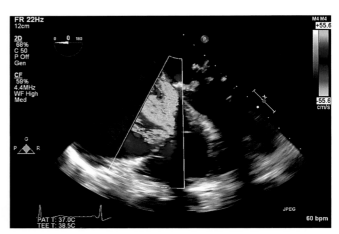

图 25-13　二尖瓣成形术后拟行三尖瓣成形的患者，经食道中段四腔心切面行三尖瓣（TV）的多普勒彩流检查，提示明显三尖瓣返流（TR）。患者由于长期肺高压引起的三尖瓣环扩张而导致 TR，并最终导致右心房扩大

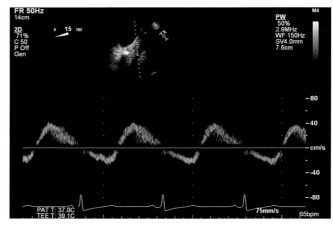

图 25-14　图 25-10 的患者行肝静脉血流脉冲波多普勒成像，显示因中毒三尖瓣反流造成的收缩期血流倒转

肺动脉

同右心房、右心室及三尖瓣环扩张一样，长期肺动脉高压也会导致肺动脉扩张。主肺动脉通常可以在食管中段升主动脉短轴切面或食管上段主动脉弓短轴切面显像。右肺动脉长轴和短轴分别显示于食管中段升主动脉短轴及长轴切面。正常主肺动脉直径的参考值上限为 2.1cm[45]。

移位的血栓

慢性血栓栓塞性肺动脉高压(chronic thromboembolic pulmonary hypertension，CTEPH)被定义为血栓栓塞性疾病导致的肺动脉高压，但由于静脉循环及右心的低流量状态，其他因素导致的慢性肺动脉高压均有潜在更高的静脉血栓发生风险[46-48]。对肺动脉高压患者的超声影像学评估应包括对心内栓子的检查。栓子可能在静脉系统或右心内的任何地方发生，从腔静脉、右心房、反向跨越 PFO、三尖瓣相关的、附着于心内导管或起搏器导线以及主肺动脉及肺动脉(图 25-15)。

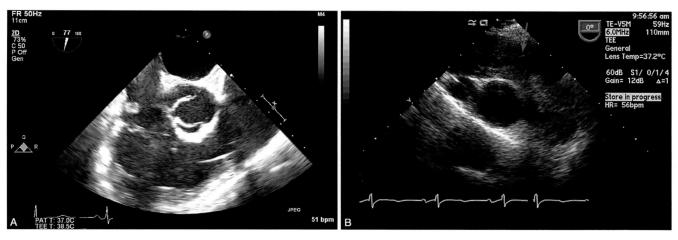

图 25-15　慢性栓塞性肺高压患者行肺血栓剥脱术中确诊的血栓。**A**，食道中段右心室流入流出道切面下观察到的右心房血栓(红色箭头)；**B**，食道中段升主动脉短轴切面下观察到右肺动脉占位性血栓(红色箭头)

血流动力学压力估测

使用多普勒超声影像估测肺动脉压，可能对于肺动脉高压患者的评估有帮助。一道连续的多普勒波束可借由三尖瓣反流得到反流峰流速。根据改良伯努利方程($\Delta P = 4v^2$)加上中心静脉压(CVP)得到一个肺动脉收缩压的估计值(图 25-16)(见第 4 章)[25,26]。虽然具有一定的误差，同时肺动脉导管能够直接测量肺动脉收缩压，由于其侵入性较低，TEE 评估仍具有其用于评估及趋势预测的临床用途[49,50]。

类似的技术应用于肺动脉瓣关闭不全(pulmonary insufficiency，PI)，连续多普勒可用于肺动脉平均压(pulmonary artery mean pressure，PAMP)及肺动脉舒张压(pulmonary artery diastolic pressure，PADP)的评估。PAMP 的估算是将 CVP 加入舒张初期 PI 流速带入伯努利方程，而 PADP 则是将 CVP 加入舒张末期 PI 流速带入伯努利方程(图 25-17)[25]。表 25-1 提供了一个血流动力学估测的小结。

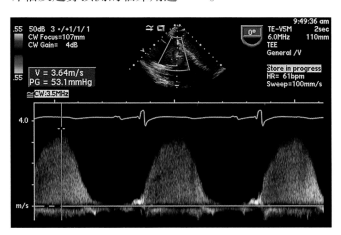

图 25-16　长期肺高压患者经食道中段四腔心切面行连续波多普勒对三尖瓣反流血流进行测量

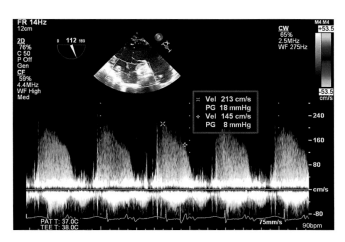

图 25-17　经胃底(TG)右心室(RV)流入道切面，探头稍向右旋转并增加平面角可取到一个非标准的 TG RV 流入流出道切面，允许连续波多普勒波束平行调焦只肺动脉血流。血流动力学评估显示肺动脉血栓剥脱术后肺动脉平均压及舒张压立即得到了降低。Vel，速度；PG，压力阶差

表 25-1　经超声测算的肺动脉压力血流动力学评估

PASP	$4(V_{[TR\ jet\ peak]})^2 + CVP$
PAMP	$4(V_{[PI\ jet\ early]})^2 + CVP$
PADP	$4(V_{[PI\ jet\ late]})^2 + CVP$

CVP，中心静脉压；PADP，肺动脉舒张压；PAMP，肺动脉平均压；PASP，肺动脉收缩压；PI，肺动脉瓣关闭不全；TR，三尖瓣反流

结论

　　右心功能越来越多地被认识到对于预后的重要性。肺动脉高压的情况下，作为一个具有复杂结构及低压、低阻肺循环的活动性管道，右心会发生一些改变。在围术期，超声心脏影像在诊断、评估及管理肺动脉高压患者的方面扮演了一个重要的角色。

参考文献

1. Badesch DB, Champion HC, Sanchez MA, et al. Diagnosis and assessment of pulmonary arterial hypertension. *J Am Coll Cardiol.* 2009;54:S55-S66.
2. McLaughlin VV, Archer SL, Badesch DB, et al. ACCF/AHA 2009 expert consensus document on pulmonary hypertension a report of the American College of Cardiology Foundation Task Force on Expert Consensus Documents and the American Heart Association developed in collaboration with the American College of Chest Physicians; American Thoracic Society, Inc.; and the Pulmonary Hypertension Association. *J Am Coll Cardiol.* 2009;53:1573-1619.
3. Cool CD, Kennedy D, Voelkel NF, Tuder RM. Pathogenesis and evolution of plexiform lesions in pulmonary hypertension associated with scleroderma and human immunodeficiency virus infection. *Hum Pathol.* 1997;28:434-442.
4. Runo JR, Loyd JE. Primary pulmonary hypertension. *Lancet.* 2003;361:1533-1544.
5. Budhiraja R, Tuder RM, Hassoun PM. Endothelial dysfunction in pulmonary hypertension. *Circulation.* 2004;109:159-165.
6. Galie N, Manes A, Branzi A. The new clinical trials on pharmacological treatment in pulmonary arterial hypertension. *Eur Respir J.* 2002;20:1037-1049.
7. Mikhail GW, Gibbs JS, Yacoub MH. Pulmonary and systemic arterial pressure changes during syncope in primary pulmonary hypertension. *Circulation.* 2001;104:1326-1327.
8. Blaise G, Langleben D, Hubert B. Pulmonary arterial hypertension: pathophysiology and anesthetic approach. *Anesthesiology.* 2003;99:1415-1432.
9. Ho SY, Nihoyannopoulos P. Anatomy, echocardiography, and normal right ventricular dimensions. *Heart.* 2006;92(suppl 1):i2-i9.
10. Farb A, Burke AP, Virmani R. Anatomy and pathology of the right ventricle (including acquired tricuspid and pulmonic valve disease). *Cardiol Clin.* 1992;10:1-21.
11. Lee FA. Hemodynamics of the right ventricle in normal and disease states. *Cardiol Clin.* 1992;10:59-67.
12. Bronicki RA, Baden HP. Pathophysiology of right ventricular failure in pulmonary hypertension. *Pediatr Crit Care Med.* 2010;11:S15-S22.
13. Redington AN, Gray HH, Hodson ME, Rigby ML, Oldershaw PJ. Characterisation of the normal right ventricular pressure-volume relation by biplane angiography and simultaneous micromanometer pressure measurements. *Br Heart J.* 1988;59:23-30.
14. Haddad F, Hunt SA, Rosenthal DN, Murphy DJ. Right ventricular function in cardiovascular disease, part I: Anatomy, physiology, aging, and functional assessment of the right ventricle. *Circulation.* 2008;117:1436-1448.
15. Kaul S. The interventricular septum in health and disease. *Am Heart J.* 1986;112:568-581.
16. Lindqvist P, Morner S, Karp K, Waldenstrom A. New aspects of septal function by using 1-dimensional strain and strain rate imaging. *J Am Soc Echocardiogr.* 2006;19:1345-1349.
17. Klima U, Guerrero JL, Vlahakes GJ. Contribution of the interventricular septum to maximal right ventricular function. *Eur J Cardiothorac Surg.* 1998;14:250-255.
18. Ribeiro A, Lindmarker P, Juhlin-Dannfelt A, Johnsson H, Jorfeldt L. Echocardiography Doppler in pulmonary embolism: right ventricular dysfunction as a predictor of mortality rate. *Am Heart J.* 1997;134:479-487.
19. Goldstein JA. Right heart ischemia: pathophysiology, natural history, and clinical management. *Prog Cardiovasc Dis.* 1998;40:325-341.
20. Vlahakes GJ, Turley K, Hoffman JI. The pathophysiology of failure in acute right ventricular hypertension: hemodynamic and biochemical correlations. *Circulation.* 1981;63:87-95.
21. Santamore WP, Dell'Italia LJ. Ventricular interdependence: significant left ventricular contributions to right ventricular systolic function. *Prog Cardiovasc Dis.* 1998;40:289-308.
22. Goldstein JA. Pathophysiology and management of right heart ischemia. *J Am Coll Cardiol.* 2002;40:841-853.
23. Piazza G, Goldhaber SZ. The acutely decompensated right ventricle: pathways for diagnosis and management. *Chest.* 2005;128:1836-1852.
24. Kasper J, Bolliger D, Skarvan K, Buser P, Filipovic M, Seeberger MD. Additional cross-sectional transesophageal echocardiography views improve perioperative right heart assessment. *Anesthesiology.* 2012;117:726-734.
25. Rudski LG, Lai WW, Afilalo J, et al. Guidelines for the echocardiographic assessment of the right heart in adults: a report from the American Society of Echocardiography, endorsed by the European Association of Echocardiography, a registered branch of the European Society of Cardiology, and the Canadian Society of Echocardiography. *J Am Soc Echocardiogr.* 2010;23:685-713, quiz 86-88.
26. Perrino AC, Reeves ST. *A Practical Approach to Transesophageal Echocardiography.* 2nd ed. Philadelphia: Wolters Kluwer Health/Lippincott Williams & Wilkins; 2008.
27. Cacciapuoti F. Echocardiographic evaluation of right heart function and pulmonary vascular bed. *Int J Cardiovasc Imaging.* 2009;25:689-697.
28. Anavekar NS, Gerson D, Skali H, Kwong RY, Yucel EK, Solomon SD. Two-dimensional assessment of right ventricular function: an echocardiographic-MRI correlative study. *Echocardiography.* 2007;24:452-456.
29. Hinderliter AL, PWt Willis, Barst RJ, et al. Effects of long-term infusion of prostacyclin (epoprostenol) on echocardiographic measures of right ventricular structure and function in primary pulmonary hypertension. Primary Pulmonary Hypertension Study Group. *Circulation.* 1997;95:1479-1486.
30. Pai RG, Bansal RC, Shah PM. Determinants of the rate of right ventricular pressure rise by Doppler echocardiography: potential value in the assessment of right ventricular function. *J Heart Valve Dis.* 1994;3:179-184.
31. David JS, Tousignant CP, Bowry R. Tricuspid annular velocity in patients undergoing cardiac operation using transesophageal echocardiography. *J Am Soc Echocardiogr.* 2006;19:329-334.
32. Pavlicek M, Wahl A, Rutz T, et al. Right ventricular systolic function assessment: rank of echocardiographic methods vs. cardiac magnetic resonance imaging. *Eur J Echocardiogr.* 2011;12:871-880.
33. Hsiao SH, Lin SK, Wang WC, Yang SH, Gin PL, Liu CP. Severe tricuspid regurgitation shows significant impact in the relationship among peak systolic tricuspid annular velocity, tricuspid annular plane systolic excursion, and right ventricular ejection fraction. *J Am Soc Echocardiogr.* 2006;19:902-910.
34. Tousignant CP, Bowry R, Levesque S, Denault AY. Regional differences in color tissue Doppler-derived measures of longitudinal right ventricular function using transesophageal and transthoracic echocardiography. *J Cardiothorac Vasc Anesth.* 2008;22:400-405.
35. Tei C, Ling LH, Hodge DO, et al. New index of combined systolic and diastolic myocardial performance: a simple and reproducible measure of cardiac function–a study in normals and dilated cardiomyopathy. *J Cardiol.* 1995;26:357-366.
36. Tei C, Dujardin KS, Hodge DO, et al. Doppler echocardiographic index for assessment of global right ventricular function. *J Am Soc Echocardiogr.* 1996;9:838-847.
37. Blanchard DG, Malouf PJ, Gurudevan SV, et al. Utility of right ventricular Tei index in the noninvasive evaluation of chronic thromboembolic pulmonary hypertension before and after pulmonary thromboendarterectomy. *JACC Cardiovasc Imaging.* 2009;2:143-149.
38. Vogel M, Schmidt MR, Kristiansen SB, et al. Validation of myocardial acceleration during isovolumic contraction as a novel noninvasive index of right ventricular contractility: comparison with ventricular pressure-volume relations in an animal model. *Circulation.* 2002;105:1693-1699.
39. Kjaergaard J, Snyder EM, Hassager C, Oh JK, Johnson BD. Impact of preload and afterload on global and regional right ventricular function and pressure: a quantitative echocardiography study. *J Am Soc Echocardiogr.* 2006;19:515-521.
40. Sugeng L, Mor-Avi V, Weinert L, et al. Multimodality comparison of quantitative volumetric analysis of the right ventricle. *JACC Cardiovasc Imaging.* 2010;3:10-18.
41. Calcutteea A, Chung R, Lindqvist P, Hodson M, Henein MY. Differential right ventricular regional function and the effect of pulmonary hypertension: three-dimensional echo study. *Heart.* 2011;97:1004-1011.
42. Tamborini G, Brusoni D, Torres Molina JE, et al. Feasibility of a new generation three-dimensional echocardiography for right ventricular volumetric and functional measurements. *Am J Cardiol.* 2008;102:499-505.
43. Grapsa J, Gibbs JS, Dawson D, et al. Morphologic and functional remodeling of the right ventricle in pulmonary hypertension by real-time three-dimensional echocardiography. *Am J Cardiol.* 2011.
44. Manecke Jr GR. Anesthesia for pulmonary endarterectomy. *Semin Thorac Cardiovasc Surg.* 2006;18:236-242.
45. Lang RM, Bierig M, Devereux RB, et al. Recommendations for chamber quantification: a report from the American Society of Echocardiography's Guidelines and Standards Committee and the Chamber Quantification Writing Group, developed in conjunction with the European Association of Echocardiography, a branch of the European Society of Cardiology. *J Am Soc Echocardiogr.* 2005;18:1440-1463.
46. Manecke Jr GR, Wilson WC, Auger WR, Jamieson SW. Chronic thromboembolic pulmonary hypertension and pulmonary thromboendarterectomy. *Semin Cardiothorac Vasc Anesth.* 2005;9:189-204.
47. McGoon MD, Kane GC. Pulmonary hypertension: diagnosis and management. *Mayo Clin Proc.* 2009;84:191-207.
48. Johnson SR, Granton JT, Mehta S. Thrombotic arteriopathy and anticoagulation in pulmonary hypertension. *Chest.* 2006;130:545-552.
49. Attaran RR, Ramaraj R, Sorrell VL, Movahed MR. Poor correlation of estimated pulmonary artery systolic pressure between echocardiography and right heart catheterization in patients awaiting cardiac transplantation: results from the clinical arena. *Transplant Proc.* 2009;41:3827-3830.
50. Ben-Dor I, Kramer MR, Raccah A, et al. Echocardiography versus right-sided heart catheterization among lung transplantation candidates. *Ann Thorac Surg.* 2006;81:1056-1060.

26

研究进展

MANISH BANSAL | PARTHO P. SENGUPTA
翻译:何毅　校对:郭翔　审阅:彭勇刚

斑点追踪超声心动图

测量心肌收缩功能的能力一直都是超声心动成像领域的"圣杯"。大量的参数及指数(如缩短变化比率、射血分数等)被开发出来以达到此目的,但均会受到负荷状况的显著影响,不能真实地反映出测定心肌收缩力的情况。提出于1989年的组织速率成像,能够直接测量心肌活动,因此被迅速接受,成为一种评估心肌收缩及舒张功能的新工具[1]。但是它同样也是一种测量心肌收缩力的不完美的方法,因为其只能测量相对于探头位置的心肌运动,而不是实际的收缩情况。随着多普勒技术的发展,一个创新性的方法被提出,用于量化真实的心肌塑变。这种被称为心肌应变成像的技术,通过同时记录两个相邻的心肌区域的速率,找出两者间的差异即为心肌缩短或拉伸的比率(应变率)。对这些随时间变化的瞬时速度梯度积分,即可得到特定心动周期时相(应变)下的心肌缩短或拉伸的净值[2,3]。

虽然基于多普勒的张力成像技术在心肌功能的超声评估方面有重大的技术进展,但是仍然面临着相当多的挑战。作为一种基于多普勒的技术,应变成像高度依赖于声波作用角度,因此只能测量到平行于超声束的心肌收缩情况。因此,只能测量纵向的应变及应变率,而几乎不能提供径向的、圆周的、旋转的以及扭转的复杂多方向的心肌收缩部分的信息。

斑点追踪超声心动图是一种更新的替换技术,用于描绘心肌运动及收缩情况[4,5]。不同于依赖多普勒的技术,斑点追踪超声心动图依靠灰阶成像因此可以进行不依赖于角度的心肌收缩测量。斑点追踪软件识别在心肌层内部的自然声波反射点或斑点,然后使用一个计算模式(完全差异性求和)在整个心动周期内逐帧追踪这些斑点。之后这些数据被用于分析推导出三维空间内心肌运动的信息,例如位移、速度以及任何方向的变形均可被计算出来(图26-1)。纵向的及横

向的应变可由心尖切面计算出来,而短轴切面则被用于推导圆周的应变、径向应变、旋转及扭转。这项技术已显示出高度的可重复性及比基于多普勒的应变成像技术更好的信噪比[6]。

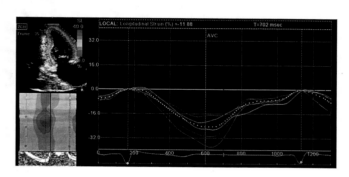

图26-1 使用斑点追踪超声成像在心尖二腔观切面测量纵向应变。左下部分图片显示节段应变值的参数;右侧图表曲线基于同样的表述

斑点追踪超声心动图自从出现以来,已快速成为一种在多种临床情况下可对心肌功能做定量分析的工具[5,7,8]。这项技术最大的优点在于其提供了对心肌收缩功能定量及客观的测量,因此可以用来确定那些传统测量方法如射血分数无法发现的心肌功能的微小改变。这种技术能够精确地评估左心室射血分数,量化冠状动脉疾病患者的心肌损伤程度,并区分心内膜下梗死和透壁性梗死[9-13]。当作为多巴酚丁胺负荷超声心动图的辅助技术时,斑点追踪超声心动图可以比室壁运动分析具有更强的检测心肌缺血及存活力的量化能力[14,15]。它还被成功地用于诊断由于心脏瓣膜病、心肌病、心包病变、先天性心脏病以及应用化疗药物引起的亚临床型左心室收缩功能障碍[16-25]。它有助于生理性与病理性肥厚、限制性心肌病和缩窄性心包炎的鉴别诊断[26,27]。与传统的基于多普勒的模式相比,斑点追踪超声心动图辨识到的径向非同步运动对于心室内非同步运动是更为强有力的定量[28,29]。这项技术同样被用于评估左心房及右心室功能,初步研究展现出了良好的前景[30-32]。

尽管斑点追踪超声心动图潜在的临床应用正在快

速地出现,但这项技术仍有一些限制[4,5]。斑点追踪的准确度高度依赖于灰阶成像的质量和帧数。获取最佳效果的帧数应在 50～70 帧/s 之间;较低的帧数导致斑点追踪跳帧,而更高的帧数不利于图像的分辨率。心动周期中心脏移位导致的平面外运动是另外一个制约二维斑点追踪超声心动图的主要问题,特别是在短轴切面下。幸运的是,正在被开发的三维斑点追踪超声心动很大程度上克服了这一问题[33-35]。

斑点追踪超声心动图的另一个重要问题与不同厂商间的差异有关。不同的斑点追踪超声心动系统使用不同的专利算法用于计算张力值。这将引入一个重要的误差来源,并且阻止了使用不同平台的研究间的对比。

最后,尽管斑点追踪超声心动图技术已经在总体左心室功能评估中表现出很好的精确性和可重复性,但在节段水平上仍有很大差异[36]。

心血管血流可视化

几十年来人们普遍相信血流主要是以层流及单向的形式在心血管系统中流动。但是,近来通过体内及体外实验——主要在快速发展的成像技术的支持下进而认识到,血流经过心腔时实际上是多向的、非层流的并呈现涡流状的[37]。当血流流经心腔,产生了多个流体层,它们之间及与心肌壁之间相互滑动、卷曲或旋转最终产生螺旋状的流线称之为湍流。这种湍流的产生源于压力驱动的前向血流,同时流体层间以及与心肌壁之间的黏度及剪切力试图减慢血流速度交互影响。在血流与内壁分离处这种现象尤为明显,较为典型地发生于当血流从静脉或通过瓣膜进入心腔时。一个相似的现象发生在当相邻的狭窄血管段变化为扩张的一段(如颈动脉窦)或在血管的狭窄处。这种湍流的形成不仅仅反映出变化的心血管解剖结构阻止了"正常"的层流。更大的意义在于,这样多向的血流形式是能够维持循环在大范围内的生理性及非生理性情况下均保持稳定的基础,并在能量的守恒、转换及耗散中保持着精确的平衡[37]。

对于体内血流形态的可视化及特性描述目前仍是一个巨大的挑战。不过,最近的创新科技已经让我们首次能够在体内分析、测量及显示血流形态。流速编码心脏磁共振成像(MRI)、彩色多普勒超声心动及超声心动对比粒子成像测速技术(图 26-2)是目前正在被评估中的技术,主要用于描述心血管血流的特性[37-43]。尽管心脏 MRI 允许对血流进行完整的三维

描述并具有良好的空间分辨率,但受限于扫描时间长、时间分辨率低、需要屏气以及体内置入性金属装置等相关问题。超声心动技术成像更快,具有更好的时间分辨率但只能在有限的方向及层面上分辨血流形态。尽管这些技术存在以上的差异,它们仍处于起步期,在能够投入临床应用前仍需要进行大量的技术改进。

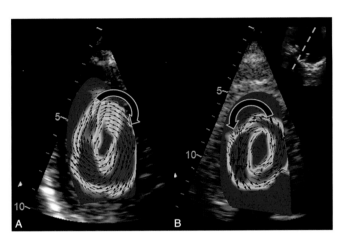

图 26-2 心血管内血流显像图。**A**,流经二尖瓣的正常血流造成不对称涡流环呈顺时针旋转,引导血流朝向心室流出道流动。回声增强颗粒被追踪并用于计算二维血流数据。气泡速率测量结果可推导出动能数据;红色部分显示高能量区域;**B**,流经二尖瓣假体的血流方向倾向于朝向室间隔(插图)。人工瓣膜改变了心室内血流方向,产生一股逆时针血流(箭头)。异常的涡流形态伴随着能量耗散,对心室重构造成有害的影响

虽然临床工作中常规描述体内血流特性仍然是不可行的,有一些潜在的临床应用还是能够用来了解及量化血流形态改变的方法[37]。很多疾病状态下,不正常的血流运动往往早于疾病的体征或被常规的成像技术发现之前出现。因此有机会在早期亚临床阶段诊断疾病,可以更有效地治疗及改善预后。湍流的形成对于确保左心室最佳的收缩及舒张表现具有重要意义,因此不能形成正常的湍流是心肌功能不正常的敏感指标,如扩张型心肌病和其他原因导致的舒张功能障碍[37,44]。血流模式分析同样有助于确定包括肥厚性心肌病在内的病理机制、评估瓣膜病、指导瓣膜反流的手术修复、评估心肌收缩不同步以及优化同步装置[45-47]。类似的,在心房应用这类血流可视化技术能够让我们了解大量的先天性及继发性心脏病造成的心房功能/障碍以及对血栓生成的风险进行评级[48,49]。最后,关于大血管的非正常血流模式的分析有助于对主动脉扩张、主动脉夹层、肺血栓、肺动脉高压及其他问题的风险评估[40,50]。

参考文献

1. Isaaz K, Thompson A, Ethevenot G, Cloez JL, Brembilla B, Pernot C. Doppler echocardiographic measurement of low velocity motion of the left ventricular posterior wall. *Am J Cardiol*. 1989; 64:66-75.
2. Gilman G, Khandheria BK, Hagen ME, Abraham TP, Seward JB, Belohlavek M. Strain rate and strain: a step-by-step approach to image and data acquisition. *J Am Soc Echocardiogr*. 2004;17:1011-1020.
3. Marwick TH. Measurement of strain and strain rate by echocardiography: ready for prime time? *J Am Coll Cardiol*. 2006;47:1313-1327.
4. Blessberger H, Binder T. Non-invasive imaging: Two-dimensional speckle tracking echocardiography: basic principles. *Heart*. 2010;96:716-722.
5. Geyer H, Caracciolo G, Abe H, et al. Assessment of myocardial mechanics using speckle tracking echocardiography: fundamentals and clinical applications*J Am Soc Echocardiogr*. 2010;23:351-369:quiz 453-5.
6. Becker M, Bilke E, Kuhl H, et al. Analysis of myocardial deformation based on pixel tracking in two-dimensional echocardiographic images enables quantitative assessment of regional left ventricular function. *Heart*. 2006;92:1102-1108.
7. Blessberger H, Binder T. Two-dimensional speckle tracking echocardiography: clinical applications. *Heart*. 2010;96:2032-2040.
8. Mor-Avi V, Lang RM, Badano LP, et al. Current and evolving echocardiographic techniques for the quantitative evaluation of cardiac mechanics: ASE/EAE consensus statement on methodology and indications endorsed by the Japanese Society of Echocardiography. *J Am Soc Echocardiogr*. 2011;24:277-313.
9. Brown J, Jenkins C, Marwick TH. Use of myocardial strain to assess global left ventricular function: a comparison with cardiac magnetic resonance and 3-dimensional echocardiography. *Am Heart J*. 2009;157(102):e1-e5.
10. Bertini M, Mollema SA, Delgado V, et al. Impact of time to reperfusion after acute myocardial infarction on myocardial damage assessed by left ventricular longitudinal strain. *Am J Cardiol*. 2009;104:480-485.
11. Gjesdal O, Hopp E, Vartdal T, et al. Global longitudinal strain measured by two-dimensional speckle tracking echocardiography is closely related to myocardial infarct size in chronic ischaemic heart disease. *Clin Sci (Lond)*. 2007;113:287-296.
12. Bansal M, Leano RL, Marwick TH. Clinical assessment of left ventricular systolic torsion: effects of myocardial infarction and ischemia. *J Am Soc Echocardiogr*. 2008;21:887-894.
13. Chan J, Hanekom L, Wong C, Leano R, Cho GY, Marwick TH. Differentiation of subendocardial and transmural infarction using two-dimensional strain rate imaging to assess short-axis and long-axis myocardial function. *J Am Coll Cardiol*. 2006;48:2026-2033.
14. Hanekom L, Cho GY, Leano R, Jeffriess L, Marwick TH. Comparison of two-dimensional speckle and tissue Doppler strain measurement during dobutamine stress echocardiography: an angiographic correlation. *Eur Heart J*. 2007;28:1765-1772.
15. Bansal M, Jeffriess L, Leano R, Mundy J, Marwick TH. Assessment of myocardial viability at dobutamine echocardiography by deformation analysis using tissue velocity and speckle-tracking. *JACC Cardiovasc Imaging*. 2010;3:121-131.
16. Miyazaki S, Daimon M, Miyazaki T, et al. Global longitudinal strain in relation to the severity of aortic stenosis: a two-dimensional speckle-tracking study. *Echocardiography*. 2011;28:703-708.
17. Meimoun P, Elmkies F, Benali T, et al. Assessment of left ventricular twist mechanics by two-dimensional strain in severe aortic stenosis with preserved ejection fraction. *Ann Cardiol Angeiol (Paris)*. 2011;60:259-266.
18. Delgado V, Tops LF, van Bommel RJ, et al. Strain analysis in patients with severe aortic stenosis and preserved left ventricular ejection fraction undergoing surgical valve replacement. *Eur Heart J*. 2009;30:3037-3047.
19. Carasso S, Cohen O, Mutlak D, et al. Relation of myocardial mechanics in severe aortic stenosis to left ventricular ejection fraction and response to aortic valve replacement. *Am J Cardiol*. 2011;107:1052-1057.
20. Kim MS, Kim YJ, Kim HK, et al. Evaluation of left ventricular short- and long-axis function in severe mitral regurgitation using 2-dimensional strain echocardiography. *Am Heart J*. 2009;157:345-351.
21. Meluzin J, Spinarova L, Hude P, et al. Left ventricular mechanics in idiopathic dilated cardiomyopathy: systolic-diastolic coupling and torsion. *J Am Soc Echocardiogr*. 2009;22:486-493.
22. Carasso S, Yang H, Woo A, et al. Systolic myocardial mechanics in hypertrophic cardiomyopathy: novel concepts and implications for clinical status. *J Am Soc Echocardiogr*. 2008;21:675-683.
23. Tanaka H, Oishi Y, Mizuguchi Y, et al. Contribution of the pericardium to left ventricular torsion and regional myocardial function in patients with total absence of the left pericardium. *J Am Soc Echocardiogr*. 2008;21:268-274.
24. Tzemos N, Harris L, Carasso S, et al. Adverse left ventricular mechanics in adults with repaired tetralogy of Fallot. *Am J Cardiol*. 2009;103:420-425.
25. Hare JL, Brown JK, Leano R, Jenkins C, Woodward N, Marwick TH. Use of myocardial deformation imaging to detect preclinical myocardial dysfunction before conventional measures in patients undergoing breast cancer treatment with trastuzumab. *Am Heart J*. 2009;158:294-301.
26. Richand V, Lafitte S, Reant P, et al. An ultrasound speckle tracking (two-dimensional strain) analysis of myocardial deformation in professional soccer players compared with healthy subjects and hypertrophic cardiomyopathy. *Am J Cardiol*. 2007;100:128-132.
27. Sengupta PP, Krishnamoorthy VK, Abhayaratna WP, et al. Disparate patterns of left ventricular mechanics differentiate constrictive pericarditis from restrictive cardiomyopathy. *JACC Cardiovasc Imaging*. 2008;1:29-38.
28. Gorcsan 3rd J, Tanabe M, Bleeker GB, et al. Combined longitudinal and radial dyssynchrony predicts ventricular response after resynchronization therapy. *J Am Coll Cardiol*. 2007;50:1476-1483.
29. Suffoletto MS, Dohi K, Cannesson M, Saba S, Gorcsan 3rd J. Novel speckle-tracking radial strain from routine black-and-white echocardiographic images to quantify dyssynchrony and predict response to cardiac resynchronization therapy. *Circulation*. 2006;113:960-968.
30. Cameli M, Caputo M, Mondillo S, et al. Feasibility and reference values of left atrial longitudinal strain imaging by two-dimensional speckle tracking. *Cardiovasc Ultrasound*. 2009;7:6.
31. Sugiura E, Dohi K, Onishi K, et al. Reversible right ventricular regional non-uniformity quantified by speckle-tracking strain imaging in patients with acute pulmonary thromboembolism. *J Am Soc Echocardiogr*. 2009;22:1353-1359.
32. Pirat B, McCulloch ML, Zoghbi WA. Evaluation of global and regional right ventricular systolic function in patients with pulmonary hypertension using a novel speckle tracking method. *Am J Cardiol*. 2006;98:699-704.
33. Nesser HJ, Mor-Avi V, Gorissen W, et al. Quantification of left ventricular volumes using three-dimensional echocardiographic speckle tracking: comparison with MRI. *Eur Heart J*. 2009;30:1565-1573.
34. Maffessanti F, Nesser HJ, Weinert L, et al. Quantitative evaluation of regional left ventricular function using three-dimensional speckle tracking echocardiography in patients with and without heart disease. *Am J Cardiol*. 2009;104:1755-1762.
35. Reant P, Barbot L, Touche C, et al. Evaluation of global left ventricular systolic function using three-dimensional echocardiography speckle-tracking strain parameters. *J Am Soc Echocardiogr*. 2012;25:68-79.
36. Sjoli B, Orn S, Grenne B, Ihlen H, Edvardsen T, Brunvand H. Diagnostic capability and reproducibility of strain by Doppler and by speckle tracking in patients with acute myocardial infarction. *JACC Cardiovasc Imaging*. 2009;2:24-33.
37. Sengupta PP, Pedrizzetti G, kilner PJ, et al. Emerging trends in CV flow visualization. *JACC Cardiovasc Imaging*. 2012;5:305-316.
38. Roes SD, Hammer S, van der Geest RJ, et al. Flow assessment through four heart valves simultaneously using 3-dimensional 3-directional velocity-encoded magnetic resonance imaging with retrospective valve tracking in healthy volunteers and patients with valvular regurgitation. *Invest Radiol*. 2009;44:669-675.
39. Ebbers T. Flow imaging: cardiac applications of 3D cine phase-contrast MRI. *Curr Cardiovasc Imaging Rep*. 2011;4:127-133.
40. Markl M, Kilner PJ, Ebbers T. Comprehensive 4D velocity mapping of the heart and great vessels by cardiovascular magnetic resonance. *J Cardiovasc Magn Reson*. 2011;13:7.
41. Hong GR, Pedrizzetti G, Tonti G, et al. Characterization and quantification of vortex flow in the human left ventricle by contrast echocardiography using vector particle image velocimetry. *JACC Cardiovasc Imaging*. 2008;1:705-717.
42. Garcia D, Del Alamo JC, Tanne D, et al. Two-dimensional intraventricular flow mapping by digital processing conventional color-Doppler echocardiography images. *IEEE Trans Med Imaging*. 2010;29:1701-1713.
43. Swillens A, Segers P, Torp H, Lovstakken L. Two-dimensional blood velocity estimation with ultrasound: speckle tracking versus crossed-beam vector Doppler based on flow simulations in a carotid bifurcation model. *IEEE Trans Ultrason Ferroelectr Freq Control*. 2010;57:327-339.
44. Carlhall CJ, Bolger A. Passing strange: flow in the failing ventricle. *Circ Heart Fail*. 2010;3:326-331.
45. Lefebvre XP, Yoganathan AP, Levine RA. Insights from in-vitro flow visualization into the mechanism of systolic anterior motion of the mitral valve in hypertrophic cardiomyopathy under steady flow conditions. *J Biomech Eng*. 1992;114:406-413.
46. Dyverfeldt P, Kvitting JP, Carlhall CJ, et al. Hemodynamic aspects of mitral regurgitation assessed by generalized phase-contrast MRI. *J Magn Reson Imaging*. 2011;33:582-588.
47. Pedrizzetti G, Domenichini F, Tonti G. On the left ventricular vortex reversal after mitral valve replacement. *Ann Biomed Eng*. 2010;38:769-773.
48. Fyrenius A, Wigstrom L, Ebbers T, Karlsson M, Engvall J, Bolger AF. Three dimensional flow in the human left atrium. *Heart*. 2001;86:448-455.
49. Markl M, Geiger J, Kilner J, et al. Time-resolved three-dimensional magnetic resonance velocity mapping of cardiovascular flow paths in volunteers and patients with Fontan circulation. *Eur J Cardiothorac Surg*. 2011;39:206-212.
50. Hope MD, Meadows AK, Hope TA, et al. Clinical evaluation of aortic coarctation with 4D flow MR imaging. *J Magn Reson Imaging*. 2010;31:711-718.

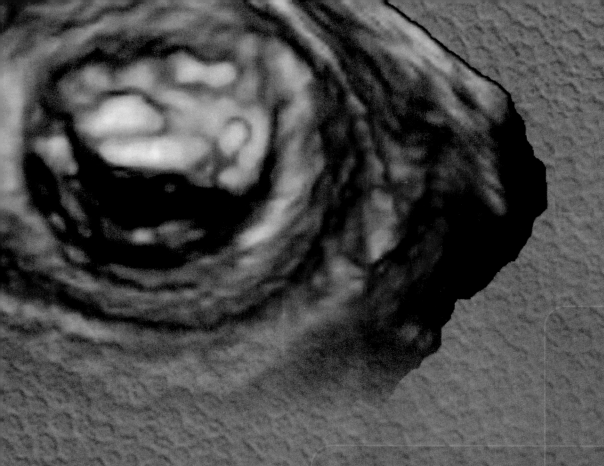

第三部分
围术期经食管超声心动图的质量控制

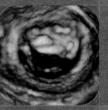

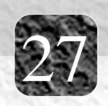

经食管超声心动图监测指征

DANIEL M. THYS | DIANA ANCA | SANFORD M. LITTWIN

翻译:于晖 校对:赵楠楠 审阅:彭勇刚

引言

自从经食管超声心动图(TEE)第一次被引用和帮助麻醉和外科医生用于心脏直视手术中以来,这30年间已经有了很大的进步。最初评估左心室功能现在看来是粗略或者不准确的方法。经过多年,现代超声心动图学取得的巨大进步堪比于影像领域的发展。影像已经从拍照后再到暗房处理的黑白胶片时代跨越到新的数字时代,不仅照相后可以立刻观看图像,而且大部分后处理由照相机自身进行。超声心动图在技术能力和使用方面都有类似的进步。在临床操作和软件处理方面,5至10年前无法达到的技术现在也被整合到超声扫描设备上。彩色多普勒、自动心内膜检测技术、组织多普勒甚至补充了更新的技术例如三维(3D)和实时三维影像。

超声心动图常规用于心脏手术,有利于开展更加复杂的心脏手术,但其作用远远不止这些。在心内科和心外科联合行经皮瓣膜置换术的杂交手术间,超声心动图是心脏非手术介入治疗成功的关键。在心脏手术间外,TEE越来越多地替代了肺动脉导管。在非心脏手术和重症监护室(ICU),它可以监测心功能,发现心肌缺血,指导强心药物和补液治疗。

TEE使用的特别指征和细节在本章以后部分会有详述。随着TEE使用的增多,麻醉医生对这项技术的兴趣和专业知识也在增长。TEE的教育成为麻醉住院医课程的一部分,也是心胸麻醉医生继续教育专科培训人数增加的部分原因。现在高级TEE认证需要专科博士后培训。

哪些患者需要做 TEE 检查

在2010年,美国麻醉学会(ASA)和美国心血管麻醉医生协会(SCA)重新制订了TEE的使用指南。使用TEE的标准有赖于循证医学,它是由随机试验的有效性和使用TEE的预后影响来决定的[1]。

指南的制定基于一系列详尽的文献综述和专家意见:

1. 心脏和胸主动脉手术:对于没有禁忌证的成年患者,TEE应该用于所有的心脏直视手术(例如瓣膜手术)和胸主动脉手术,也可考虑在冠状动脉搭桥手术(CABG)使用以便①确认和细化术前诊断;②发现新的或者遗漏的病理情况;③由此调整手术和麻醉方案;④评估手术治疗的结果。因为小儿患者的特殊风险(例如支气管阻塞),使用TEE要具体情况具体分析。

2. 心内导管手术:TEE可以用于接受心内导管手术的患者。

3. 非心脏手术:当所计划的手术或者患者已知或者可疑的心血管病理情况会导致严重血流动力学、肺或者神经病学危害时,可以使用TEE。如果有TEE设备和技术人员,当出现经过对症治疗仍持续存在无法解释的威胁生命的循环不稳定状态时,应该使用TEE。

4. 重症监护:对于重症患者,当经胸超声心动图(TTE)或者其他方法不能及时提供可以改变治疗的诊断信息时,应该使用TEE。

需要重点说明的是ASA/SCA指南是针对真正在围术期应用TEE的麻醉医生和其他医生(例如心内科医生、外科医生、重症监护医生)。如果不能正确或者安全地使用TEE,或者没有TEE机器和熟练的操作人员,那么就不推荐应用TEE。指南中的推荐应基于对患者个体化的风险/收益比考虑。虽然TEE并发症不常见,但是可以而且确实发生过。操作TEE的麻醉医生以及外科医生或其他需要信息的医务人员必须考虑到这一点。

特殊手术的指征

对于心脏直视手术,经验证据表明在一些特殊手术中 TEE 可帮助医生制定术中决策。会诊的心内科医生术前会对接受瓣膜手术的患者进行详细的评估。但是,瓣膜手术术中的超声心动图监测会提供额外的重要信息。它对评估疾病进展、突出术前评估遗漏的发现很有益,最重要的是,当患者处在麻醉状态还在手术间时医生可以评估手术效果。如果需要,可以重建体外循环(CPB)实施纠正手术。一项研究指出,10%～15%瓣膜反流或狭窄的心脏直视手术会根据术中 TEE 评估所提供的与术前不同的信息来改变手术步骤[2]。

从术中 TEE 监测获益的非瓣膜手术有心腔内肿物、先天性心脏病手术、肥厚性心肌病(HCM)。

瓣膜手术

瓣膜手术中,TEE 能够提供受损瓣膜(主动脉瓣或者二尖瓣)的特殊切面以及心脏功能。CPB 之前 TEE 检查可评估瓣膜功能障碍的机制和严重性,CPB 结束即刻 TEE 可评估瓣膜修复情况(残余反流、存在收缩期前向运动(SAM)或者瓣叶活动受限)。TEE 也提供瓣膜缺损患者矫正前和矫正后持续的心功能图像[3]。在 205 例行二尖瓣后叶四角形切除术以治疗二尖瓣反流的患者中,TEE 监测提示 24 例患者(11%)切除后即刻出现功能障碍,在其中 20 例患者中 TEE 明确了功能障碍的机制并指导了随后的纠正手术[4]。另一项有关 437 例患者接受不同二尖瓣修复术的研究表明,修复耐久性最重要的预测因素是以术中 TEE 监测为证据进行的初次修补成功[5]。在一项 2076 例患者接受二尖瓣修复术的研究中,TEE 监测明确识别出 174 例患者(8.4%)出现这类手术被广为熟知的并发症——收缩期二尖瓣前叶前向运动(SAM),其中 4 例患者因为严重的 SAM 征需要立刻进行二次手术,其余患者需要及时接受保守治疗[6]。虽然二尖瓣成形术是一个成熟的术式,但是正确评估修复情况以减少将来可能出现的二次手术是非常必要的。Kawano 等[7]评估的二尖瓣修复术准确率很高,34 例患者中仅 5 例术后心室造影表现为 1+级二尖瓣反流,仅 1 例患者在随访 TTE 中发现复发的二尖瓣反流。一项历时 5 年的前瞻性研究分析了术中 TEE 监测对手术治疗的影响,体外循环前在 15%患者的 TEE 监测中发现了新信息,直接影响了 14%的手术;体外循环后在 6%患者的 TEE 监测中发现了新信息。最常见的发现是瓣膜功能障碍,需要二次体外循环以便再修复或者换瓣[8]。

体外循环停机后,TEE 监测可以评估瓣膜修复/置换后的瓣周漏以及因为修复本身可能造成心脏系统制约从而导致无法调控的心脏容量或者压力的改变。Steward 等进行的另一项 6340 例心脏手术患者的大样本研究中,根据术中 TEE 监测发现,2226 例二尖瓣手术中 7%需要二次体外循环[9]。

指南推荐在瓣膜置换术(无支架异种移植瓣膜、同种移植或者自体移植瓣膜)以及瓣膜修复术都使用术中 TEE 监测。TEE 监测所有的瓣膜手术都是合理的,可以发现瓣膜功能障碍(瓣叶异常活动)和瓣周反流。对于二尖瓣手术(修复或者置换),TEE 监测可以评估置换过程中回旋支的损伤/阻塞对左心室功能的危害[10]。Shapira 等回顾性研究了 5 年间单中心行瓣膜置换术的 417 例患者(二尖瓣手术 237 例,主动脉瓣手术 221 例,三尖瓣手术 43 例)。352 例患者术中进行 TEE 监测,在停止体外循环后 TEE 监测发现有未预料的病理情况。15 例(3.6%)患者需要立刻手术纠正,47 例患者(11.3%)有瓣周漏、瓣叶活动度差、主动脉生物瓣引起的冠状动脉梗阻以及异种移植瓣膜关闭不全。体外循环后 TEE 监测有助于体外循环脱机困难时的评估,指导针对这些患者的治疗[11]。

TEE 监测能够可靠评估主动脉瓣反流的原因,预测瓣膜的可修复性以及预后。Wroux 等的研究对 163 例因为主动脉瓣反流而接受手术的患者进行 TEE 监测以便对主动脉瓣反流的机制进行分类。与手术探查相比,TEE 监测能够正确预测 93%瓣膜置换术患者和 86%瓣膜修复术患者最终的手术方式。主动脉瓣反流受损的 TEE 分级决定了瓣膜可修复性和术后结果(4 年内不出现>2 级的主动脉瓣反流、无需再次手术或者没有死亡;$P = 0.04$)[12]。

虽然 TEE 设备及应用花费很高,但是其提供信息的价值决定了成本/效益比是有益的。Ionescu 等一项 300 例患者的前瞻性研究是关于择期心脏瓣膜置换术术中常规使用 TEE 监测的临床意义和成本效益。行主动脉瓣置换术的 2 例患者因为明显的二尖瓣反流同期又进行二尖瓣置换术,1 例拟行二尖瓣置换术的患者术中发现明显的主动脉瓣反流需要同期行主动脉瓣置换术。术中常规 TEE 监测所节约的费用计算起来为每个患者每年 109 美元[13]。根据这个数值,第一次手术后再行二次探查术或者额外的手术纠正问题所需要的花费就要远远超过常规 TEE 监测所消耗的费用。

冠状动脉搭桥手术

冠状动脉搭桥手术(CABG)可以在体外循环下和非体外循环下进行。术中使用 TEE 监测会指导手术操作。ASA 和 SCA 工作小组制定的围术期 TEE 操作指南推荐应考虑在没有禁忌证的成人 CABG 患者中使用 TEE[14]。已证明 TEE 监测对于发现其他可能存在的病理状态例如瓣膜受损、容量负荷状态异常或者节段性室壁运动异常有确切的益处,已经成为心脏手术的常规。一项研究指出在 584 例接受手术患者中 98 例(17%)需要术中接受例如补液、抗缺血治疗、抗心律失常治疗、扩张血管或者强心药物治疗,而 TEE 显示是唯一最重要的指导因素[15]。Savage 等观察到术中 TEE 监测会引起 33% 的患者至少一项重大的手术治疗方面的改变,在 51% 的患者中,TEE 监测发现至少会引起 1 项麻醉/血流动力学的调整。这些发现表明如何整合 TEE 监测信息指导手术治疗的效果[16]。类似的数据也表现在不停跳 CABG 手术(off-pump CABG,OPCABG)中,Gurbuz 等在针对 744 例患者的研究中发现,16% 的患者的手术策略需要做重大调整[17]。

肿物

心腔内的肿物是相对不常见却需要手术治疗的疾病,据报道发生率在 0.0017% ~ 0.19% 之间[18]。术中 TEE 监测独特和实际的使用理由是其有能力在手术切除前看见肿物,也可以决定肿物的病理意义,例如危害瓣膜功能。TEE 也可用于监测和判断在手术切除前肿物是否脱落成栓子。

先天性心脏疾病

TEE 监测用于先天性损伤的修复术中,可以评估血流模式、狭窄以及反流。TEE 探头可以用于 3Kg 那样小的婴儿。考虑到这些疾病的特点和复杂性,TEE 监测可以提供更加清晰的疾病图像,看到纠正手术的过程,帮助去除病理状态。更多的先心病儿童存活到成人阶段,才出现在医院接受心脏或者其他种类的手术。Russel 等[19] 更新了 TEE 监测用于成人先心病(先天性矫正心脏病)患者的综述。

肥厚性心肌病

肥厚性心肌病是需要 TTE 和 TEE 检查随访的进展中的疾病。在围术期,TEE 可以决定肥厚的流出道压差以及心室壁的形态学变化。Afonso 等假定随着新技术的创新发展(组织多普勒、应力图像、3D 超声),已经从评估射血分数转向测定心脏做功的机制[20]。

大血管

涉及大血管的疾病,尤其是主动脉疾病,通常由 TEE 诊断,TEE 是发现胸主动脉疾病的高度敏感和特异的方法。在可疑主动脉创伤性破裂的严重损伤的患者中 TEE 是快速安全的检查,可以堪比主动脉弓主动脉造影检查[21]。通过使用 TEE,可以发现主动脉夹层的范围、部位以及涉及的瓣膜,以便手术治疗主动脉夹层。急性主动脉夹层国际登记的数据显示 TEE 诊断主动脉夹层的敏感性(88%)堪比 CT(93%)和主动脉造影(87%)[22]。即使 TEE 的局限性之一为气管导致的图像质量欠佳,TEE 仍可以发现主动脉夹层相关的主动脉反流的机制和严重程度。TEE 发现主动脉粥样斑块的能力可用于体外循环过程中指导置管技术、部位、血流动力学管理,以减少中风的发生率[23]。

导管为基础的心腔内手术和经皮瓣膜置换装置

经导管心腔内手术,例如房缺和室缺闭合以及经皮瓣膜置换手术,已经在大医院中既有导管室又有手术室功能的杂交手术室里成为常规手术。TEE 在管理治疗方面起到了重要的作用。

术中 TEE 监测的作用包括确认房间隔解剖、评估关闭缺损前和后邻近的心脏结构、直接观察装置的位置和有效性以及发现潜在并发症例如心包填塞、装置侵蚀、栓塞或者残余分流。近几年,心内超声心动图也已经成为可替代的影像方法[24]。经皮主动脉瓣植入术是一项新兴技术,有希望成为主动脉瓣疾病的划时代治疗方式。Moss 等评估了围术期超声心动图在病例选择、指导装置放置以及发现并发症方面的作用。在 50 例患者的系列研究中,37 例(74%)患者接受了术中 TEE 检查。在原先的病变瓣膜被经皮瓣膜替代的患者中,97% 的患者是在 TEE 引导下成功置入装置。在检查并发症方面,TEE 用于早期发现主动脉瓣周反流和辅助造影检查并发症。在 12 例明显主动脉瓣周反流的患者中,经皮心脏瓣膜置换术追加了球囊扩张操作[25]。

Cortes 等[26] 研究了 TEE 在二尖瓣瓣周反流的经皮经导管修复术中的应用价值,特别是在关闭缺损之前评估二尖瓣瓣周反流的部位和严重程度和指导经房间隔穿刺。已证明二维(2D)TTE 和 TEE 在评估和管理房缺(ASD)和卵圆孔未闭(PFO)中的作用。在没有复杂的解剖情况下,经皮封堵是更好的治疗方法。

🔲 心脏手术室外的 TEE 应用

TEE 监测用于外科大手术中可以评估患者的液体状态(血管内容量)、低血压的可能原因、发现缺血以及更加微妙的发现比如心包填塞。因为在多数情况下医生们更熟悉更接受 TEE 的优势,TEE 正成为手术室内以及手术室外期待的诊断工具。

现在 TEE 监测在非心脏手术治疗中也起到更加重要的作用,ASA/SCA 指南(之前提及)定义了非心脏手术和危重患者中 TEE 监测的应用。

研究表明在非心脏手术间和 ICU 中,相比于 TEE 的 II 级和 III 级使用指征,麻醉医生在 I 级指征下应用 TEE 的临床管理作用更大。Denault 等的研究中,214 例患者根据 ASA 指南进行 TEE 评估,每一次检查都记录 TEE 监测是否改变了治疗,包括:(1)①变药物治疗;②改变手术治疗;③确认了诊断;④定位血管内装置;⑤作为肺动脉导管的替代治疗。在 I 级使用指征范围内更加有意义,会改变 60% 的治疗,而 II 级指征改变 31%,III 级指征改变 21%(P<0.001)最为常见的影响是有 45% 的病例改变了药物治疗方案[27]。

心肌缺血、心包填塞、血栓栓塞和低血容量等血流动力学并发症会恶化患者围术期的预后。随着围术期超声心动图在非心脏手术中的应用越来越广泛,特别是针对那些有心血管疾病和预计需要强心药物或者血管活性药物治疗的患者,围术期 TEE 监测可以改善预后[28]。

一些研究已经报道了在多种非心脏手术(例如,血管、血管内支架、移植手术、创伤、骨科等),围术期使用 TEE 监测会帮助制定临床决策[29]。尤其对于具有心肌缺血和血流动力学不稳定风险的患者,TEE 监测特别重要。一项包括 98 例患者的前瞻性观察病例系列研究强烈建议术中 TEE 的客观测量会有效改变非心脏手术患者术中治疗(例如补液、给予血管收缩药物、血管扩张药物等)[30]。在血流动力学的评估中,相比于左心室充盈压,TEE 监测可以更好地揭示左心室前负荷,同时评估左心室功能。虽然对于前负荷和功能评估现有一些定量测定的方法,但是很耗时和晦涩,因此超声心动图医生通常是通过训练有素的眼睛和经验来做出经验判断[31]。官方的指南推荐非心脏手术中使用 TEE 监测严重的血流动力学紊乱[32]。这给麻醉医生提供重要的信息以便指导治疗。

重症监护室

超声心动图使用的一个新的环境是重症监护室(ICU)。能够在危重患者的床旁得到既准确又能直接指导治疗的信息方面,再也没有比 TEE 更好的诊断方法。ICU 里发生率最高的病理情况是心肺功能衰竭,而这也是 TEE 监测作为制定决策的新方法最恰当的

指征。患者的容量状态、心肌的缺血改变、心脏泵功能的明确衰竭又都可以通过实时 TEE 监测发现。而且,迄今在 ICU 还没有别的办法像 TEE 监测这样可以直接观察到目标引导治疗之后疗效是否得到改善。发现瓣膜异常(例如反流)、心肌肥厚或者心内腔室的扩张都为治疗方法提供线索。在 ICU 那些休克、不能解释的或者严重低氧血症以及可疑心内膜炎的患者中,当 TTE 检查不确定时,TEE 检查是安全的、能够被很好地耐受。在 ICU 因为 TEE 仪器的费用、缺乏对 ICU 医生的训练、和(或)不能 24 小时随时有可用的仪器或者缺乏能够胜任的人员,TEE 检查可能没有被充分使用[33]。

移植手术

移植受体的病理生理状态带给医生独特的挑战,而这些恰恰是 TEE 检查力所能及的,那就是发现哪些病程不能被纠正而哪些病程可能通过直接治疗得到更好转变。移植这个医学领域因为移植受体所处的紊乱状态而非常复杂,又因为一旦旧器官被取出新器官如期开始工作表现良好而相对简单。麻醉医生桥接这些分歧时存在很多不确定性。大多数情况来自移植受体的系统紊乱。患者因为容量问题或者因承受手术应激而引发相关问题,最常面对多器官衰竭风险。缺血改变和心肌风险都可以在移植手术中通过 TEE 监测发现。Prah 等证明 TEE 作为监测手段改善了血流动力学管理,对 11% 的患者整个围术期治疗有影响[34]。

在肝移植和神经外科手术中使用 TEE 监测证实了 TEE 也常用于与心脏手术关联很远的专业领域。例如肝移植手术,TEE 可以指导麻醉医生在移植的不同阶段对血管内容量、心脏表现等做出决策。Suriani 等回顾性研究了 TEE 监测在肝移植患者中的使用,查阅了 346 例患者的病历记录和 100 例术中 TEE 检查录像。TEE 的指征从需要术中监测(63 例患者中 41 例有重要的发现)到诊断目的(38 例患者中 14 例证实了预测的诊断)。TEE 监测提示的信息(例如,心腔内缺损、瓣膜反流、心室功能、肝异体移植再灌注时的肺栓塞)不能够由其他的术中监测方法发现,对 11% 的患者治疗起到了重大的作用。并发症很轻微罕见[两个患者窦性心动过缓和上消化道(GI)出血]。从这项研究中可以看出,在肝移植患者中应用 TEE 监测是安全有效的[35]。

在一些神经外科手术中,发现静脉气栓是保证患者安全和治疗的关键。使用 TEE 监测来明确的心脏内病变(例如 PFO)风险有助于早期、有效的发现问题并进行治疗。

新技术

在过去的30年间,三维超声心动图已经从获得序列数据重构三维体积来显示感兴趣的区域和结构这种旋转方法(方法耗时并需要下线工作)发展到最近出现的改善电磁特点后保证实时四维图像的新级别的压电晶体[36]。

更多的文献指出在心脏结构和功能——尤其是瓣膜受损图像和评估方面三维超声心动图的辅助价值[37,38]。尤其在显示和评价二尖瓣时,三维TEE已经显示了特别用处,可以更加准确的辨别解剖、功能和病理[39]。一些研究已经证实,在评估二尖瓣反流的严重程度时,三维彩色多普勒超声心动图在发现有效反流孔径区域形状中的意义[40,41]。

Grewal等在一项42例患者因为二尖瓣反流行二尖瓣修复术的研究中证实,术中实时三维超声心动图在诊断P1、A2、A3双瓣叶疾病方面优于二维TEE图像[42]。Langerveld等的研究证实,在21例患者二尖瓣狭窄行经皮二尖瓣球囊瓣膜扩张术——特别是在瓣膜扩张术后,三维TEE比二维更有价值,更好的描述了二尖瓣解剖[43]。

而且,3D超声心动图也更好提供的左心室肿物和功能评估[44]。最近,三维超声心动图在指导经皮心脏介入手术中的地位逐渐上升[45]。Cao等表明将二维和三维TEE用于多种房缺的经心导管闭合手术,三维超声心动图改进了显示房缺解剖的能力[46]。

TEE的安全性

自从TEE应用于手术室,虽然也不是没有什么风险,但一直被认为是相对安全和微创操作。Hogue等发现患者的年龄、手术后插管的留置时间、术中TEE的使用都是吞咽障碍的高危的预测因子($P < 0.003$)[47]。

Lennon等发现,相比于没有使用TEE的343例心脏手术患者,术中使用了TEE的患者主要的消化道并发症更高(1.2% vs 0.29%)[48]。放置和操作TEE探头会引起口咽、食管或者胃部创伤。Kallmeyer等在一项针对7200例心脏手术患者的病例研究中报道,相比于上消化道内镜,TEE的病残率为0.2%,病死率为0。消化道的创伤可能继发于盲置和推进探头、食管探头尺寸相对食管过宽、为得到某些图像探头大幅度的弯曲以及存在未知的食管或者胃的病变[49]。在一项关

于TEE详尽的综述中,Hilberath等发现非手术情况下TEE相关的严重并发症为0.2%~0.5%,而胃镜、食管胃十二指肠镜相关发生率为0.08%~0.13%。术中TEE监测承担不一样的风险,因为患者全麻下气管插管,TEE相关病残率为0.2%~1.2%[50]。

TEE相关损伤包括:
- 口咽:唇撕裂、牙齿损伤、咽部撕裂或者穿孔。
- 食管:吞咽痛、吞咽困难、穿孔、Mallory-Weiss撕裂。
- 胃:撕裂,穿孔,出血。
- 其他:纵隔结构的压迫,气道损伤,舌头坏死。

禁忌证

- 绝对:内脏穿孔,食管病理狭窄、硬化、Mallory-Weiss撕裂、上消化道活动性出血,近期上消化道手术,食管切除术。
- 相对:严重颈椎关节炎或者环枢关节疾病,之前胸部放射治疗,严重的有症状的食管裂孔疝,食管炎,Barrett食管炎,胸主动脉瘤。

必须权衡风险和收益并建议谨慎使用TEE。在放置和推进TEE探头过程中遇到阻力应谨慎操作,不强求以及选择放弃操作是慎重和正确的办法。而且,应考虑请消化科医生会诊、使用更小尺寸的探头、限制探头的操作或者限制检查次数,也可以考虑使用术中心外膜和主动脉表面超声检查技术[51]。心外膜和主动脉表面超声检查在有食管或消化道病变以及TEE探头放置及推进困难的患者中是切实可行的可替代方法。近期已发表进行心表外膜和主动脉表面超声详细检查的指南(见第28章)[52,53]。

总结

目前在心脏麻醉中,已经有很好的TEE检查操作指南和超声心动图检查认证标准。最近TEE监测教育普及已经扩展到非心脏手术领域和ICU。在不远的将来,教育的改善、能支付起的基础设备、更小的设备会使麻醉医生能够更广泛地使用TEE。专业机构制定的TEE操作指南根据科学支持证据的强度或者专家意见划分了围术期TEE指征。随着技术更新,TEE指征已经扩展到基于导管的心内手术(经皮瓣膜置换/修补和心内缺损封堵),这种手术在一些大的医疗中心已经成为常规。心脏手术间外的复杂手术促使TEE向非心脏手术以及ICU中应用方面扩展,而基础TEE检查操作和认证标准也已经建立。

虽然总体来说TEE的安全记录很好(TEE探头置

入和操作病残率非常低实际上没有病死率)，但在有口咽、食管或者胃肠道并发症风险的患者中，应考虑替代方法(例如心表外膜和主动脉表面的超声心动图)。

参考文献

1. Practice guidelines for perioperative transesophageal echocardiography. An updated report by the American Society of Anesthesiologists and Society of Cardiovascular Anesthesiologists Task Force on Transesophageal Echocardiography. *Anesthesiology*. 2010 May;112(5):1084-1096.
2. Click RL, Abel MD, Schaff HV. Intraoperative transesophageal echocardiography: 5-year prospective review of impact on surgical management. *Mayo Clin Proc*. 2000 Mar;75(3):241-247.
3. Cheitlin MD, Alpert JS, Armstrong WF, et al. ACC/AHA Guidelines for the clinical application of echocardiography. A report of the American College of Cardiology/American Heart Association Task Force on Practice Guidelines (Committee on Clinical Application of Echocardiography). Developed in collaboration with the American Society of Echocardiography. *Circulation*. 1997 Mar 18;95(6):1686-1744.
4. Agricola E, Oppizzi M, Maisano F, et al. Detection of mechanism of immediate failure by transesophageal echocardiography in quadrangular resection mitral valve repair technique for severe mitral regurgitation. *Am J Cardiol*. 2003 Jan;91(2):175-179.
5. Shin HJ, Lee YJ, Choo SJ, et al. Analysis of recurrent mitral regurgitation after mitral valve repair. *Asian Cardiovasc Thorac Ann*. 2005 Sep;13(3):261-266.
6. Brown ML, Abel MD, Click RL, et al. Systolic anterior motion after mitral valve repair: Is surgical intervention necessary? *J Thorac Cardiovasc Surg*. 2007 Jan;133(1):136-143.
7. Kawano H, Mizoguchi T, Ayoagi S. Intraoperative transesophageal echocardiography for evaluation of mitral valve repair. *J Heart Valve Dis*. 1999 May;8(3):287-293.
8. Click RL, Abel MD, Schaff HV. Intraoperative transesophageal echocardiography: 5-year prospective review of impact on surgical management. *Mayo Clin Proc*. 2000 Mar;75(3):241-247.
9. Stewart WJ, Thomas JD, Klein AL, et al. Ten year trends in utilization of 6340 intraoperative echocardiographies. *Circulation*. 1995;92(suppl):2453.
10. Bonow RO, Carabello BA, Chatterjee K, et al. ACC/AHA 2006 guidelines for the management of patients with valvular heart disease: a report of the American College of Cardiology/American Heart Association Task Force on Practice Guidelines (writing Committee to Revise the 1998 guidelines for the management of patient with valvular heart disease) developed in collaboration with the Society of Cardiovascular Anesthesiologists endorsed by the Society for Cardiovascular Angiography and Interventions and the Society of Thoracic Surgeons. *J Am Coll Cardiol*. 2006 Aug 1;48(3):e1-e148.
11. Shapira Y, Vaturi M, Weisenberg DE, et al. Impact of intraoperative transesophageal echocardiography in patients undergoing valve replacement. *Ann Thorac Surg*. 2004 Aug;78(2):579-583.
12. le Polain de Waroux JB, Pouleur AC, Goffinet C, et al. Functional anatomy of aortic regurgitation: accuracy, prediction of surgical repairability and outcome implications of transesophageal echocardiography. *Circulation*. 2007 Sep 11;116:1264-1269.
13. Ionescu AA, West RR, Proudman C, et al. Prospective study of routine perioperative transesophageal echocardiography for elective valve replacement: clinical impact and cost-saving implications. *J Am Soc Echocardiogr*. 2001 Jul;14(7):659-667.
14. Practice guidelines for perioperative transesophageal echocardiography. An updated report by the American Society of Anesthesiologists and Society of Cardiovascular Anesthesiologists Task Force on transesophageal echocardiography. *Anesthesiology*. 2010 May;112(5):1084-1096.
15. Bergquist BD, Bellows WH, Leung JM. Transesophageal echocardiography in myocardial revascularization: influence on intraoperative decision-making. *Anesth Analg*. 1996 Jun;82(6):1139-1145.
16. Savage RM, Lytle BW, Aronson S, et al. Intraoperative echocardiography is indicated in high-risk coronary artery bypass grafting. *Ann Thorac Surg*. 1997 Aug;64(2):368-373.
17. Gurbuz AT, Hecht ML, Arslan AH. Intraoperative transesophageal echocardiography modifies strategy in off-pump coronary artery bypass grafting. *Ann Thorac Surg*. 2007 Mar;83(3):1035-1040.
18. Kwong RY. Cardiovascular magnetic resonance imaging (contemporary cardiology) In: *Cardiac and Pericardial Tumors*. Totowa, NJ: Humana Press, Inc.; 2008:429-465.
19. Russell IA, Rouine-Rapp K, Stratman G, et al. Congenital heart disease in the adult: a review with Internet-accessible transesophageal echocardiographic images. *Anesth Analg*. 2006 Mar;102(3):694-723.
20. Afonso LC, Bernal J, Bax JJ, et al. Echocardiography in hypertrophic cardiomyopathy: the role of conventional and emerging technologies. *JACC Cardiovasc Imaging*. 2008 Nov;1(6):787-800.
21. Smith M, Cassidy JM, Souther S, et al. Transesophageal echocardiography in the diagnosis of traumatic rupture of the aorta. *N Engl J Med*. 1995 Feb 9;332(6):356-362.
22. Moore AG, Eagle KA, Bruchman D, et al. Choice of computed tomography, transesophageal echocardiography, magnetic resonance imaging, and aortography in acute aortic dissection. International Registry of Acute Aortic Dissection (IRAD). *Am J Cardiol*. 2002 May 15;89(10):1235-1238.
23. Gold JP, Torres KE, Maldarelli W, et al. Improving outcomes in coronary surgery: the impact of echo-directed aortic cannulation and perioperative hemodynamic management in 500 patients. *Ann Thorac Surg*. 2004 Nov;78(5):1579-1585.
24. Yared K, Baggish AL, Solis J, et al. Echocardiographic assessment of percutaneous patent foramen ovale and atrial septal defect closure complications. *Circ Cardiovascular Imaging*. 2009 Mar;2(2):141-149.
25. Moss RR, Ivens E, Pasupati S, et al. Role of echocardiography in percutaneous aortic valve implantation. *JACC Cardiovasc Imaging*. 2008 Jan;1(1):15-24.
26. Cortes M, Garcia E, Garcia-Fernandez MA, et al. Usefulness of transesophageal echocardiography in percutaneous transcatheter repairs of paravalvular mitral regurgitation. *Am J Cardiol*. 2008 Feb 1;101(3):382-386.
27. Denault AY, Couture P, McKenty S, et al. Perioperative use of transesophageal echocardiography by anesthesiologists: impact in noncardiac surgery and in the intensive care unit. *Can J Anaesth*. 2002 Mar;49(3):287-293.
28. Ng A, Swanevelder J. Perioperative echocardiography for non-cardiac surgery: what is its role in routine hemodynamic monitoring? *Br J Anaesth*. 2009 Jun;102(6):731-734.
29. Mahmood F, Christie A, Matyal R. Transesophageal echocardiography and non-cardiac surgery. *Semin Cardiothoracic Vasc Anesth*. 2008 Dec;12(4):265-289.
30. Schulmeyer MC, Santelices E, Vega R, et al. Impact of intraoperative transesophageal echocardiography during noncardiac surgery. *J Cardiothorac Vasc Anesth*. 2006 Dec;20(6):768-771.
31. Click RL, Abel MD, Schaff HV. Intraoperative transesophageal echocardiography: 5-year prospective review of impact on surgical management. *Mayo Clin Proc*. 2000 Mar;75(3):241-247.
32. Cheitlin MD, Armstrong WF, Aurigemma GP, et al. ACC/AHA/ASE 2003 guideline update for the clinical application of echocardiography: summary article. A report of the American College of Cardiology/American Heart Association Task Force on Practice Guidelines (ACC/AHA/ASE Committee to Update the 1997 Guidelines for the Clinical Application of Echocardiography). *J Am Soc Echocardiogr*. 2003 Oct;16(10):1091-1110.
33. Slama MA, Novara A, Van De Putte P, et al. Diagnostic and therapeutic implications of transesophageal echocardiography in medical ICU patients with unexplained shock, hypoxemia, or suspected endocarditis. *Intensive Care Med*. 1996 Sep;22(9):916-922.
34. Prah GN, Lisman SR, Maslow AD, et al. Transesophageal echocardiography reveals an unusual cause of hemodynamic collapse during orthotopic liver transplantations–two case reports. *Transplantation*. 1995 Mar 27;59(6):921-925.
35. Suriani RJ, Cutrone A, Feierman D, et al. Intraoperative transesophageal echocardiography during liver transplantation. *J Cardiothorac Vasc Anesth*. 1996 Oct;10(6):699-707.
36. Mackensen GB, Swaminathan M, Mathew JP. PRO editorial: PRO: three-dimensional transesophageal echocardiography is a major advance for intraoperative clinical management of patients undergoing cardiac surgery. *Anesth Analg*. 2010 Jun 1;110(6):1574-1578.
37. Sugeng L, Shernan SK, Weinert L, et al. Real-time three-dimensional transesophageal echocardiography in valve disease: comparison with surgical findings and evaluation of prosthetic valves. *J Am Soc Echocardiogr*. 2008 Dec;21(12):1347-1354.
38. Abraham TP, Warner Jr JG, Kon ND, et al. Feasibility, accuracy and incremental value of intraoperative three-dimensional transesophageal echocardiography in valve surgery. *Am J Cardiol*. 1997 Dec 15;80(12):1577-1582.
39. Agricola E, Oppizzi M, Pisani M, et al. Accuracy of real-time 3D echocardiography in the evaluation of functional anatomy of mitral regurgitation. *Int J Cardiol*. 2008 Jul 21;127(3):342-349.
40. Little SH, Igo SR, Pirat B, et al. In vitro validation of real-time three-dimensional color Doppler echocardiography for direct measurement of proximal isovelocity surface area in mitral regurgitation. *Am J Cardiol*. 2007 May 15;99(10):1440-1447.
41. Kahlert P, Plicht B, Schenk IM, et al. Direct assessment of size and shape of noncircular vena contracta area in functional versus organic mitral regurgitation using real-time three-dimensional echocardiography. *J Am Soc Echocardiogr*. 2008 Aug;21(18):912-921.
42. Grewal J, Mankad S, Freeman WK, et al. Real-time three-dimensional transesophageal echocardiography in the intraoperative assessment of mitral valve disease. *J Am Soc Echocardiogr*. 2009 Jan;22(1):34-41.
43. Langerveld J, Valocik G, Plokker HW, et al. Additional value of three-dimensional transesophageal echocardiography for patients with mitral valve stenosis undergoing balloon valvuloplasty. *J Am Soc Echocardiogr*. 2003 Aug;16(8):841-849.
44. Mor-Avi V, Sugeng L, Weinert L, et al. Fast measurement of left ventricular mass with real-time three-dimensional echocardiography: comparison with magnetic resonance imaging. *Circulation*. 2004 Sep 28;110(13):1814-1818.
45. Balzer J, Kühl H, Rassaf T, et al. Real-time transesophageal three-dimensional echocardiography for guidance of percutaneous cardiac interventions: first experience. *Clin Res Cardiol*. 2008 Sep;97(9):565-574.
46. Cao Q, Rdatke W, Berger F, et al. Transcatheter closure of multiple atrial septal defects. Initial results and value of two- and three-dimensional transesophageal echocardiography. *Eur Heart J*. 2000 Jun;21(11):941-947.
47. Hogue Jr CW, Lappas GD, Creswell LL, et al. Swallowing dysfunction after cardiac operations. Associated adverse outcomes and risk factors including intraoperative transesophageal echocardiography. *J Thorac Cardiovasc Surg*. 1995 Aug;110(2):517-522.
48. Lennon MJ, Gibbs NM, Weightman WM, et al. Transesophageal echocardiography-related gastrointestinal complications in cardiac surgical patients. *J Cardiothorac Vasc Anesth*. 2005 Apr;19(2):141-145.
49. Kallmeyer IJ, Collard CD, Fox JA, et al. The safety of intraoperative transesophageal echocardiography: a case series of 7200 cardiac surgical patients. *Anesth Analg*. 2001 May;92(5):1126-1130.
50. Hilberath JN, Oakes DA, Shernan SK, et al. Safety of transesophageal echocardiography. *J Am Soc of Echocardiogr*. 2010 Nov;23(11):1115-1127.
51. Hilberath JN, Oakes DA, Shernan SK, et al. Safety of transesophageal echocardiography. *J Am Soc of Echocardiogr*. 2010 Nov;23(11):1115-1127.
52. Glas KE, Swaminathan M, Reeves ST, et al. Guidelines for the performance of a comprehensive intraoperative epiaortic ultrasonographic examination: recommendations of the American Society of Echocardiography and the Society of Cardiovascular Anesthesiologists; endorsed by the Society of Thoracic Surgeons. *J Am Soc Echocardiogr*. 2007 Nov;20(11):1227-1235.
53. Reeves ST, Glas Ke, Eltzschig H, et al. Guidelines for performing a comprehensive epicardial echocardiography examination: recommendations of the American Society of Echocardiography and the Society of Cardiovascular Anesthesiologists. *J Am Soc Echocardiogr*. 2007 Apr;20(4):427-437.

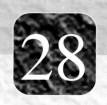

经食管超声心动图的并发症

SANDEEP KRISHNAN　JENNIE Y. NGAI　MARC KANCHUGER

翻译:于晖　校对:赵楠楠　审阅:彭勇刚

引言

经食管超声心动图(TEE)被广泛用于诊断和监测心脏功能。这个基本的影像方法现在被用于几乎所有的心脏手术间,提供重要信息指导围术期外科治疗(例如心肌血管再建、瓣膜功能和先天性心脏病缺损的修补)和药物支持和(或)输液[1]。随着时间的推移,TEE应用的广泛开展,历年来很多研究评估了TEE的安全性,认为它是相对安全和无创。据报道TEE相关的并发症风险在非手术环境下为0.2%~0.5%,报道的病死率为0.01%[2-5]。在心脏手术患者中行TEE监测,病残率0.05%~1.2%,而报道的病死率的风险高达0.02%[6-9]。这一章的目的是描述日常操作中可能会遇到的潜在的TEE的并发症(表28-1)。

表 28-1　TEE 相关损伤

部位	损　　伤
口咽	牙齿/唇部创伤、咽部擦伤/出血、颞下颌关节痛、舌头损伤、下咽穿孔、气管插管/声带创伤
食管	吞咽困难、吞咽痛、穿孔/撕裂、出血
胃	穿孔/撕裂、出血
其他	脾撕裂、气道损伤、心律不齐、血管压迫、烧伤/温度损伤、感染

口咽部并发症

放置TEE探头时可能发生牙齿损伤、咽部擦伤和出血以及颞下颌关节半脱位[10-12]。这些并发症的发生可能因为盲插TEE探头或者直视下放置而不同。硬喉镜辅助下放置TEE探头会减少口咽部黏膜的损伤(55% vs 5%)、吞咽痛(32.5% vs 2.5%)以及尝试放置探头的次数[13]。操作者经验和技能的差异也会影响放置的困难程度。

TEE探头的放置也可能因为口咽部的肿瘤、水肿或者炎症改变甚至颈椎病而变得复杂[14]。放置困难可能源于近端食管入口狭窄、Zenker憩室或者环咽部肌肉肥大[15]。其他疾病,包括贲门失弛缓症、食管狭窄、Schatzki环、食管蹼、硬皮症和弥漫性食管痉挛等也会使TEE探头放置更加困难。甚至正常的解剖变异例如左心房大、左主支气管大以及食管囊肿都可以阻碍TEE插入食管[15]。双主动脉弓和黏膜异常比如既往有放疗史、唾液产生减少和气管造瘘术也可以使插入TEE更具挑战性[15,16]。这些情况会导致咽下穿孔[17]。在一项对159位成人患者的系列研究中,通过经鼻内镜监测下以咽部的光学仪器引导下置入TEE探头与传统的盲插放置TEE探头相比,下咽部的损伤明显减少[18]。尺寸更大一些的多平面探头已被证明会增加放置的难度[14]。

TEE探头留置时间增加已被证明会导致舌头坏死和缺血。这种损伤的病理生理学机制包括长时间压迫舌头引起静脉淤血、水肿和缺血[19]。TEE探头的存在也会使气管插管套囊压力增加至高于通常推荐的水平。一项研究证实平均套囊内压力从27.7(±1.5)升高到36.2(±6.4),其中在45%患者的套囊压力高于35cm H_2O。套囊内压的增加和气管黏膜血流减少以及术后喉咙痛有关[20]。

吞咽痛和吞咽困难

吞咽痛和吞咽困难是放置TEE探头后患者最常见的抱怨。一些研究报道了吞咽功能障碍的发病率可高达7.9%。关于TEE是否是术后吞咽困难和复发性喉神经损伤的独立危险因素,这个争议长期存在。在一项纳入1245例患者的研究中,217例接受TEE,吞咽困难的发生率在接受TEE监测和没有TEE监测的患者之间没有差异[21]。一项81例患者的前瞻性研究(40例心脏手术患者接受TEE监测,41例心脏手术患者没有接受 TEE 监测)和 200 例患者回顾性研究(所有 200 例心脏手术患者都接受 TEE 监测)发现,三组患者术后胃食管症状的发生率相当[22]。另一方面,一项包含 869 名患者的检查发现吞咽功能障碍的发生率为 4%,这与肺部误吸(90%)、肺炎发生率增加、气管切开术的发生率增加以及在 ICU 的滞留时间增加相关[23]。一些患者复发性喉神经麻痹和伴发性吞咽困难的发生也归因于放置 TEE。但是,Kawahito 等观察了 116 例接受心血管手术的患者并得出结论,TEE 探头的放置与术后复发性喉返神经麻痹无关。麻痹可能与手术操作、手术持续时间、体外循环(CPB)和气管插管有关[24]。有报道一例全身麻醉 TEE 监测下进行房颤射频消融的病例,患者发生了食管黏膜血肿和吞咽痛。在这个特殊病例中,患者全麻诱导后被放入 TEE 探头以评价心脏,然后撤出探头。撤出 TEE 探头后,推进食管温度探头有些困难,提示组织完整性发生改变[25]。最近针对 200 患者的一项研究调查了改良 TEE 探头放置流程是否可以减少术后吞咽困难发病率。第一组(n=100)中,在麻醉诱导后插入 TEE 探头并在手术中保持探头在原位。第二组(n=100)中,在麻醉诱导后置入 TEE 探头,然后在心脏检查后撤出。在从 CPB 脱机前再次置入 TEE 探头,完成 CPB 停机检查后再撤出。手术中 TEE 探头保持在原位的患者吞咽困难的发生率明显较高(51.1% vs 28.6%)。多元回归分析显示 TEE 探头在食管中的留置时间长度是吞咽困难的独立预测因子[26]。虽然在关于 TEE 是否导致术后吞咽困难和吞咽痛的争论中有反对意见,但很明显,在任何患者中使用或者决定使用 TEE 时都必须小心。

食管穿孔

食管穿孔是罕见但却危及生命的事件,是 TEE 并发症中最令人担心的。研究表明发生率在 0.01% ~ 0.38% 之间[6,7]。很多因素可以使患者易发生在食管穿孔:患者合作欠佳、临床医生技能不足、大的钙化的淋巴结、环咽括约肌痉挛或肥大、颈关节炎、食管远端向前和向左侧弯曲、一些炎症或肿瘤等食管疾病[27,28]。因为 TEE 而增加穿孔的风险可能发生在有胃食管疾病的患者(Zenker 憩室、食管狭窄或肿物阻塞、继发于之前胸部放疗的纤维化)和解剖变化(严重心脏扩大、气管食管瘘或闭锁、探头置入受阻)[29,30]。一些专家提出体型小的患者、手术时间长、充血性心力衰竭、CPB 前低心排、高龄和长

期使用类固醇或双磷酸盐的患者会增加食管穿孔的风险[31,32]。

食管穿孔部位也不同。一项研究指出最常见的穿孔部位在食管的腹段(57.3%),其次是胸段(33.3%)和颈段(9.3%)。

TEE 探头的损伤机制可以是多因素的。局部压力影响、血管功能不全、温度损伤和 CPB 期间黏膜血液供应受损都可能涉及[7]。Urbanowicz 等[33]研究表明 TEE 探头和食管之间接触产生的压力足以引起食管损伤。作者得出结论,在狗和大多数人中食管和完全弯曲的 TEE 探头之间最大表面接触压力很低,甚至长期接触也与食管组织损伤不相关。他们也提出对人类中造成损伤的潜在危险压力(> 60 mmHg)。作者建议 TEE 探头不宜长时间处于弯曲位置[34]。

放置 TEE 探头(盲插对比直视)、推进探头、弯曲、伸展、侧向运动会直接造成创伤以及为得到更清晰图像所需的一般操作也可能导致食管损伤(图 28-1)。Kharasch 等的理论认为压电晶体的振动产生超声波实际可以加热 TEE 探头的尖端本身,对胃肠(gastrointestinal,GI)组织造成温度损伤。他们认为潜在的组织缺血可能防止产生热量的消散,增加了对温度损伤的易感性[35]。然而 O'Shea 等人认为不能在延长 CPB 的动物中观察到食管黏膜温度损伤的任何病理学证据[36]。

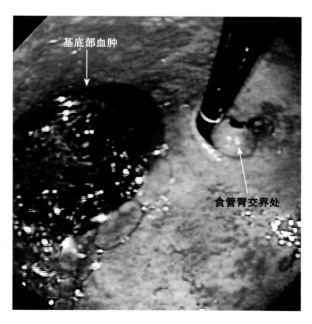

图 28-1 行二尖瓣修补术的 55 岁男性患者上消化道内镜检查发现中等大小的基底段血肿。为成像内镜探头向后屈曲。这个血肿很可能因为术中 TEE 探头后屈造成

食管穿孔的症状差异很大,可能在 TEE 放置即刻发生和感觉严重不适,也可能到 TEE 放置后甚至延迟几周才出现症状。最常见的食管穿孔表现包括出血、皮下气肿和 TEE 探头出现在外科术野。穿孔可以以更隐蔽的方式表现出来,并且常常是被心脏手术全身麻醉掩蔽[37]。患者可能在迟一些的时间表现出非特异性体征,例如呼吸困难、烦躁、发热或鼻胃吸出血性液体。很少出现与自发性食管穿孔有关的症状,例如 Meckler 三联症的呕吐、疼痛和皮下肺气肿。一项研究提出,最初检查中高达 33% 的患者胸片显示正常[22,30]。一些研究甚至认为迟发的表现比早期表现更加常见(图 28-2)。Lennon 等在对 859 例患者研究中报道了所有的食管穿孔(两例)均出现在手术后超过 48h 的(第 11 天和第 4 天)。事实上一名患者在接受完全抗凝治疗时出院回家,5 天后出现轻度眩晕和贫血的模糊症状而返回医院。食管胃十二指肠镜检查显示在胃中有大量新鲜血液[7]。Cote 等评价了所有 TEE 检查后的食管穿孔病例报道,发现 30 例中 11 例在手术后超过 24h 被诊断出来[38]。食管穿孔与延长住院时间相关,死亡率为 20% 至 30%[39]。因此当存在任何穿孔的顾虑包括 TEE 检查后发现例如气胸、胸腔积液或者术后呼吸困难时,临床怀疑穿孔是至关重要的[30]。内窥镜检查或者加造影剂计算机断层扫描、上消化道钡餐检查和直立位胸部 X 线检查可以明确诊断(图 28-3 和 28-4)[38]。

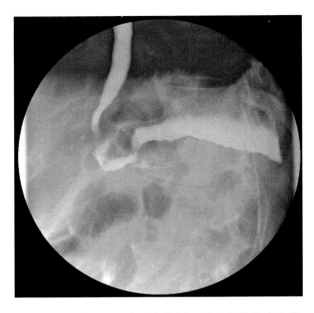

图 28-3   患者的泛影葡胺食管图显示远端胸腔内食管穿孔。可见外漏的造影剂流过胸腔内左半膈顶部(摘自 *Freeman RK,van Woerkom JC,Ascioti AJ. Esophageal stent placement for the treatment of iatrogenic intrathoracic esophageal perforation. Ann Thorac Surg. 2007;83:2003-2008.*)

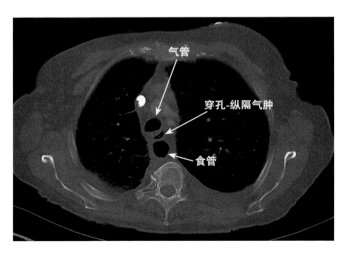

图 28-2   胸部 CT 轴向图,骨窗。可见正常充气的气管和食管。在两者之间有第三个充气的地方是不正常的,可能是纵隔气肿

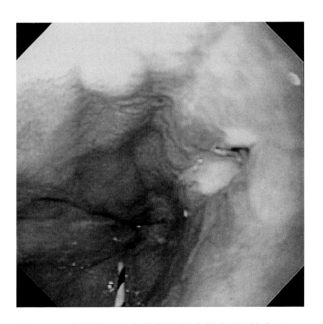

图 28-4   食管图显示食管穿孔的内镜表现(摘自 *Freeman RK, van Woerkom JC, Ascioti AJ. Esophageal stent placement for the treatment of iatrogenic intrathoracic esophageal perforation. Ann Thorac Surg. 2007;83:2003-2008*)

探头机械性问题

TEE 探头也可能发生机械性问题。已经有一些案例报道提到了探头顶端自身折叠从而扣在食管里,导致探头退出困难。在这些病例中,所有的 TEE 操作者都是有经验的而且探头置入不复杂[40]。在所有报道的案例中,探头可以通过操作安全撤出或者将其推入胃中。检查者应该注意可能提示故障的表现,比如在没有大的膈疝时难以获取图像、探头推进或者撤出时有阻力、在最大弯曲位置找到探头旋转控制[41]。检查探头是必需的,特别是当探头使用已经超过 300 次[42]。

胃肠道出血

TEE 检查期间轻微的黏膜创伤可导致咯血或者痰中带血[41]。这可以从口咽部的血液、从患者体内撤出 TEE 探头时探头上的血液或者抽吸胃内容物时发现的血液中识别。Norton 等评估了 10 573 例患者上消化道出血的发生率。他们总结,由于 TEE 检查导致的上消化道出血相关的危险因素包括先前的溃疡病史、老年患者、血管活性药物以及在围术期没有使用 H_2 受体激动剂[43]。其他研究报告指出,体外循环时间延长、急诊手术、二次手术、阿司匹林和和抗凝药物是消化道出血风险增加的其他相关因素[6,44,45]。

抗凝剂使用的问题还存在争议。在一项研究中,107 例患者因为血栓性疾病或人工瓣膜接受完全抗凝(静脉肝素或口服抗凝药物),TEE 检查后没有发现上消化道出血增加[46]。然而,有一例接受溶栓治疗的患者 TEE 检查时因为食管摩擦伤而发展成血胸的报道,一例接受华法林治疗的患者 TEE 检查后出现声门上血肿需要气管切开的报道[45,47]。尽管这是个有争议的话题,重要的是在处理接受抗凝治疗并进行 TEE 检查的患者时要小心。对已知食管静脉曲张或者进行肝移植的患者进行 TEE 检查也存在争议,因为食管可能会出血。Spier 等回顾性分析发现,在 1 级或 2 级食管静脉曲张、近期没有出血的患者中可以进行非经胃平面的 TEE 检查[48]。研究人员在任何患者—甚至既往有静脉曲张出血病史的患者中未发现任何大出血并发症。多年前许多临床医生认为食管静脉曲张是 TEE 的禁忌证,而现在这个观念已经发生了改变。但是仍然非常重要,对食管静脉曲张实施 TEE 检查必须确认很强的临床适应证。

胃肠道和实体器官的其他损伤和并发症

术中使用 TEE 使患者长时间暴露于超声波和探头的压力下。Greene 等观察了 50 例 TEE 监测下接受先天性心脏手术的患儿,并在撤出 TEE 探头后使用可弯曲食管镜检查食管[49]。64%(50 例中有 32 例)的患者食管检查结果有异常(即血肿、黏膜侵蚀、和瘀点)。异常结果中,25 例年龄较大者中占 12 例(48%),25 例较小患者中占 20 例(80%)有异常结果。据报道,强大的超声波束(压力为 1MPa)会引起充气结构组织的振动,导致出血和溶血[50]。这些声束也可以产生过多的热量、气蚀和气体的超声活化;它包括了组织内或者周边小气泡的破裂[51]。

可用于临床的 TEE 探头应具有低得多的强度($\approx$ 5MHz),并且不会引起出血或者有害的副作用。从探头位置产生的高达 60mmHg 的压力(例如,探头弯曲压迫食管)可导致内部出血或黏膜撕裂。有人建议探头不应长时间滞留在弯曲压迫状态[52]。

有两例使用 TEE 后发生脾裂伤的个案报道。第一例患者 71 岁男性行二次冠状动脉旁路移植术(CABG),体外循环后出现腹部膨胀。腹部探查发现显示 1L 暗红色血液和脾门表面浅表性撕裂活动性出血。左上象区域没有其他仪器,提示可能是 TEE 造成创伤。然而,经口胃管放置顺利,功能正常,这使作者怀疑 TEE 是导致出血的原因。他们注意到在多次检查时未发现胃穿孔,认为在胃里探头被操纵时引起脾脏的牵引,造成损伤[53]。他们推测操作 TEE 探头带动脾胃韧带的轻度牵引可能会导致脆弱的脾脏撕裂。另一个病例报告描述了一位 55 岁女性患者行冠状动脉旁路移植术和二尖瓣修复术,在不复杂的手术操作后出现明显的腹部膨隆[54]。该患者因为血流动力学明显恶化、血红蛋白值意外下降可疑心包填塞而被带回手术室。然而,腹部明显膨胀,探查提示脾脏快速出血。这些是单发事件,但表明操作 TEE 探头时必须非常小心。

有时,在食管中会同时放置不止一个监测设备。有报告指出食管听诊器与 TEE 探头放置在一起,撤出 TEE 探头后食管听诊器变得扭结[55]。轻柔的牵引和直接喉镜检查不能帮助撤出 TEE 探头。之后行硬性食管镜检查撤回听诊器。另一个病例描述了鼻温度探头断裂而由于 TEE 操作而进入胃[56]。作者建议适当地润滑探头以减少外源物体脱落到食管的可能性。最后,有一个报告是由于操作 TEE 探头,心脏手术后食管听诊器完全残留胃里。消化科医生多次内镜尝试,最终通过外科干预才将食管听诊器取出[57]。

呼吸道并发症

虽然相当罕见,但 TEE 也被报道引起呼吸道并发症。大多数并发症虽然发生在非手术状态下,也有报道术中 TEE 引起 0.03% 的病例发生气管导管异位[6]。这种异位可能是灾难性的。TEE 操作引起气管导管移位在儿科人群中特别有害。气管导管位置略微变化可导致导管意外脱出或者气管导管进入主支气管。因为小儿气道小尺寸的特点,可能导致 TEE 探头尺寸相关的气道受压(图 28-5 和图 28-6)[58]。1999 年 Stevenson 对 1650 例儿科患者的研究表明 0.5% 的患者脱管,0.2% 的患者导管进入右主支气管,1% 的患者气道梗阻。气道阻塞可发生在气道受压甚至气管导管受压,特别是存在先天性血管异常如双主动脉弓和共存动脉干时[58-60]。

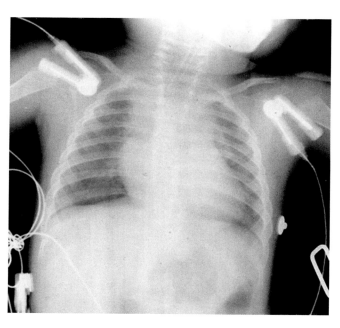

图 28-6 扩张器抽取后 8 小时仰卧前后位床旁 X 线胸片检查显示左肺完全再扩张。(摘自 *Everett LL, Spottswood SE. Intraoperative desaturation and unilateral breath sounds during Nissen fundoplication. Anesth Analg. 2000;90:62-67.*)

成人中也多次报道气道受压。Nakao 等报道了一位 38 岁男子升主动脉和升主动脉弓部主动脉夹层的病例,因为操作 TEE 探头而压迫气道[61]。Arima 等报道了升主动脉假性动脉瘤造成气管扭曲的患者放置 TEE 探头时气道阻塞[62]。

在非手术情况下,Chan 等报道了 1500 例患者中有 4 例(0.27%)TEE 探头被错误置入气管中。其中 2 例患者立刻发展成哮鸣音和持续咳嗽,但这可以被镇静掩盖。研究中一例长期接受支气管哮喘治疗的患者在 TEE 检查中发展成严重支气管痉挛[63]。Sutton 报道了 TEE 探头置入气管的病例。他描述了探头在没有阻力的情况下很容易地放置到 26cm。但是图像质量差,远端结构不清楚。患者被镇静,但表现为轻度咳嗽,脉搏血氧饱和度监测显示氧饱和降低至 90%,并且通气模式显示阻塞而没有喘鸣[64]。清醒或镇静患者中其他呼吸道并发症包括喉痉挛、咽后壁血肿、声门上血肿、声门下狭窄、肺水肿、肺不张以及口咽表面给予苯佐卡因导致的高铁血红蛋白血症[65-70]。神经外科手术镇静下行 TEE 监测时也有喉返神经损伤的描述[71]。但是 Kawahito 等在心脏手术患者喉返神经损伤发病率方面没有发现统计学显著差异[24]。镇静患者行 TEE 检查与氧饱和度的降低有关。Scriven 等对 150 例连续接受 TEE 检查的患者进行了一项的研究,

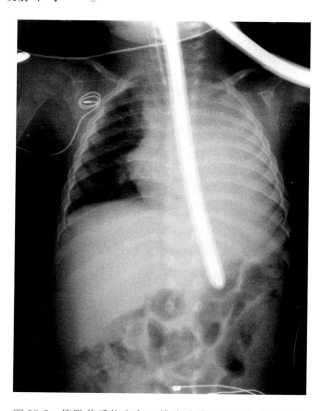

图 28-5 仰卧前后位床旁 X 线胸片检查显示左主干支气管受到来自大口径食管扩张器的外在压迫,导致支气管阻塞和左肺塌陷。(摘自 *Everett LL, Spottswood SE. Intraoperative desaturation and unilateral breath sounds during Nissen fundoplication. Anesth Analg. 2000;90:62-67.*)

发现通过脉搏血氧饱和度监测 150 例患者中有 144 例（96%）氧饱和度下降[72]。他们注意到 27 例患者（18%）出现明显的低氧血症（Sao_2 持续<90%）。2 例明显低氧血症患者发展为重度缺氧（SaO_2 35% 和 SaO_2 74%）。第一例患者发展成一过性呼吸暂停和结性心动过缓，第二例患者发展为呼吸缓慢。两例患者均撤出 TEE 探头，对氟马西尼和氧治疗有反应。基于刚才描述的原因，对镇静下进行 TEE 检查的患者应该给予预防性供氧和动脉血氧饱和度监测。

心血管反应

虽然罕见但 TEE 放置也可以有心血管反应。Daniel 等所做 10 419 例患者的欧洲研究报道了 3 例非持续性室性心动过速，3 例短暂性心房颤动，1 例三度房室传导阻滞[47]。最简单的处理是，可以通过简单移除罪魁祸首—TEE 探头来终止心律失常[41]。内窥镜检查引发的心血管并发症比 TEE 引发的有更多的文献报道。Lee 等研究了 4 年间 21 946 例内窥镜检查，描述了 4 例室上性心动过速，2 例心肌梗死，1 例充血性心衰[73]。Tseng 等发现在上消化道出血急诊内镜检查中，冠心病患者室性心律失常发生率（42% vs 16%；P =0.004）和心肌缺血的发生率（9 例患者 vs 1 例患者；P =0.016）明显高于非冠心病患者[74]。Khanderia 认为心脏收缩功能的严重降低合并由于刺激引发的儿茶酚胺释放以及镇静都可能与 TEE 引发的心力衰竭有关[41]。

建议危重患者或者被认为有心力衰竭高风险的患者应该在全身麻醉下进行 TEE 检查。仅接受镇静的患者尽管口咽部局部麻醉，仍经常在 TEE 检查期间咳嗽或者干呕，并且这种咳嗽和干呕可以增加胸腔内压、中心静脉压和肺部压力。已有报道会导致右心房肿物引起的致命性肺栓塞、左心内血栓栓塞导致中风和进行性主动脉夹层与心脏压塞[75-77]。Park 等报告了一例有血管环的成人患者置入 TEE 探头后右锁骨下动脉闭塞。

儿科患者因放置 TEE 引发的心血管并发症可能比成人更多。有正常位置或者异常右锁骨下动脉、降主动脉、无名动脉、具有全部肺静脉异位引流的婴儿肺静脉受压的报道[78-83]。每位患者都必须单独评估，并且根据患者的解剖和合并症制定 TEE 计划。

探头污染

2008 年，美国疾病控制和预防中心（the Centers for Disease Control and Preven-tion，CDC）下属的医疗感染控制实践咨询委员会（The Healthcare Infection Control Practices Advisory Committee，HICPAC）提出了医疗设备消毒和灭菌的指南[84]。作者描述包括清洁、消毒、冲洗和干燥四个步骤的过程。美国食品和药物管理局（Food and Drug Administration，FDA）批准的高水平消毒剂包括 2.4%（和以上）戊二醛、0.55% 邻苯二甲醛（OPA）、0.95% 戊二醛与 1.64% 苯酚/酚盐、7.35% 过氧化氢与 0.23% 过乙酸、1.0% 过氧化氢与 0.08% 过乙酸，和 7.5% 过氧化氢（双氧水）。使用这些消毒液已经减少内窥镜相关感染发生率，但当冲洗过程不完全时有导致化学灼伤的风险。2003 年报道了一例患者，因为所使用的 TEE 探头使用邻苯二甲醛清洁后冲洗不正确，导致唇、舌、扁桃体柱、会厌、杓状区域和食管化学性溃疡[85]。这个病例强调必须严格遵守 HICPAC 描述的四步清洁过程而不能简化以避免化学灼伤。

感染并发症

因为许多接受 TEE 检查的患者有人工瓣膜或者免疫功能低下，必须考虑感染并发症。在伦敦一项 140 例连续患者的研究中，TEE 检查之前和之后进行血培养。检查前 280 个培养瓶中的 4 个（1.4%）血培养阳性，检查后即刻 280 个培养瓶中 2 个（0.7%）血培养阳性，检查后 1h228 个培养瓶中 2 个（0.9%）血培养阳性[86]。细菌分离物为凝集葡萄球菌（5/8）、丙酸杆菌（2/8）和莫拉菌（1/8）。所有阳性血培养物被认为是污染。作者总结 TEE 相关的菌血症发生率非常低，菌血症血培养阳性的发生率与预期的污染率没有区别[86]。

另一项来自法国的连续 82 例患者的研究发现 2 例患者单次血培养阳性。一名患者为棒杆菌，另一名患者为表皮葡萄球菌。招募到此研究的约 15% 患者被发现在检查后 24 小时内有短暂低热体温，包括两个血培养阳性患者，没有一个患者在 6 个月后发生心内膜炎。作者得出结论，在 TEE 检查前预防使用抗生素是没有必要的[87]。

2006 年英国心脏协会临床实践委员会公布的指南建议应用 TEE 常规预防使用抗生素。这些建议基于一例病例报告，一例 55 岁的男性患者接受 TEE 检查评估二尖瓣双瓣叶脱垂。TEE 检查一周后出现厌食、恶心、头晕和不适，随后发烧和肌痛。在 TEE 检查后 17 天,他寻求医疗帮助,两次血液培养出现链球菌[88]。再次 TEE 检查显示二尖瓣后叶连枷部分结节增加。患者接受了 4 周抗生素疗程治疗。作者在文中承认这个案例不能确凿地归因为 TEE,但他们认为与时间关系有相关性。

TEE 检查之前使用抗生素治疗有些争议。美国心脏协会关于预防细菌性心内膜炎的指南提出,只有感染性心内膜炎风险最高的患者才应该接受预防性抗生素治疗[89]。这些患者包括那些有人工心脏瓣膜、使用人工材料修复心脏瓣膜、有心内膜炎病史、有异常的瓣膜功能的心脏移植患者和具有某些先天性心脏缺损的患者。2006 年英国抗微生物化疗联合会工作组发表指南,推荐只对接受 TEE 检查的高风险患者预防性使用抗生素治疗,包括既往有感染性心内膜炎病史、接受心脏瓣膜置换术以及手术构建的体循环或肺部导管手术的患者[90]。证据表明 TEE 检查不需要常规使用抗生素预防,但重要的是决定使用抗生素时要临床判断。偶尔的情况下考虑抗生素可能是合理的—例如,置换心脏瓣膜的患者以及可疑心内膜炎、证据显示口腔卫生差的患者,后者正在被研究是否是指征[91]。

■ 局部麻醉并发症

手术室外 TEE 检查通常在轻度镇静和局部麻醉的帮助下进行。这种方法通常对患者的刺激小,方便探头置入食管和探头操作。镇静具有前面讨论的效果,但是局部麻醉剂也可以有其他效应,包括毒性、过敏反应和高铁血红蛋白血症。

2% 或 4% 利多卡因是为麻醉口咽部以利于 TEE 探头放置的经典的局部麻醉药。利多卡因可以迅速通过黏膜表面吸收并可导致局部麻醉毒性。病例报告描述使用 10% 喷雾和 2% 黏性利多卡因口腔表面麻醉后,患者变得昏睡、丧失方向感、难以唤醒,甚至癫痫发作[92,93]。利多卡因浓度增加,效果增强。因为 2% 利多卡因和 4% 黏性利多卡因的功效显著,很少见到 10% 利多卡因再用于口咽部麻醉。过去也使用苯佐卡因,但是因为利多卡因的功效和高铁血红蛋白血症的问题导致这种药物很少使用。

这些局部麻醉药在确保临床医生对清醒患者舒适地进行 TEE 检查起到关键作用。但因为有中枢性毒性的风险,需要认真评估每位患者、在有严重肝脏疾病或者充血性心力衰竭患者中尽可能经验性降低剂量是非常重要的[93]。对局麻药物过敏虽然很罕见但可能是致命的,它们通常与酯类麻醉药有关,因为存在对氨基苯甲酸(para-aminobenzoic acid, PABA)代谢。酰胺类不经历这种代谢,但是用于制备酰胺剂的防腐化合物可以代谢为 PABA。已知对酯类局麻药过敏的患者应使用没有防腐剂的酰胺类局麻药[94]。

也有报道使用局麻药口腔表面麻醉引起一种血液中高铁血红蛋白(metHb)水平升高为特征的病症,即高铁血红蛋白血症。高铁血红蛋白对氧的亲和力低,导致释放氧到组织的能力降低。这导致血红蛋白解离曲线左移。视觉上血液被描述为具有巧克力棕色。高铁血红蛋白血症的体征和症状包括气短、发绀、精神状态变化、头痛、疲劳、头晕甚至丧失意识等。局部麻醉剂如丙胺卡因,苯佐卡因和阿替卡因的使用已经认为是高铁血红蛋白血症的潜在原因。梅奥诊所一项包括 28 478 例 TEE 检查的研究报道苯佐卡因引起 19 例高铁血红蛋白血症(0.067%)[95]。所有患者均发绀,氧饱和度低。另一个病例报告描述了一名 35 岁的男性接受 TEE 检查以排除心内膜炎[96]。在接受 20% 苯佐卡因喷雾口咽局部麻醉后,患者的血氧饱和度在检查中降至 87%,他对补充氧或拮抗镇静药物治疗没有反应。动脉血样显示巧克力棕色血液,PaO_2 为 112mmHg,氧饱和度为 97%。

■ 禁忌证

围术期 TEE 使用的增加已经证明其益处同时增加了其使用禁忌证的数量(表 28-2)。2009 年,米勒麻醉学指出禁忌证包括既往食管切除术、严重食管阻塞、食管穿孔、持续性食管出血、食管憩室、食管静脉曲张、食管瘘、既往食管手术、胃手术史、纵隔放射治疗和不明原因的吞咽困难[97]。在 2010 年,美国麻醉学会/心血管麻醉学会实践指南建议如果预期的益处超过潜在风险,那么 TEE 可用于有口、食管或胃部疾病的患者,但应采取适当的预防措施。这些预防措施可以包括考虑其他成像方法(例如心外膜超声心动图)、消化科医生会诊、限制检查、避免不必要的探头操作并由最有经验的操作者操作[98]。为防止本章所讨论的并发症,在使用 TEE 探头对患者进行成像时使用合理的临床判断对医生至关重要。

表 28-2 TEE 禁忌证

绝对禁忌证	相对禁忌证
没有知情同意书	严重的颈椎关节炎、颈部手术
没有 TEE 放置的临床经验的医生	没有出血的食管静脉曲张、食管炎
饱胃	胃部疝
胃肠道穿孔	有症状的食管裂孔疝
食管病理（狭窄、创伤、肿瘤、硬皮病、Mallory-Weiss 撕裂、憩室、瘘）	消化道手术史
上消化道活动性出血	近期上消化道出血
近期上消化道手术史	之前纵隔放疗、胸腹部主动脉瘤、Barrett 食管炎、吞咽痛病史
食管切除术、食管胃切除术	凝血疾病

总 结

TEE 是用于诊断和监测心脏功能和结构异常的完整的且通常安全的检查方法。相比于经胸超声心动图（TTE），TEE 更接近心脏结构，可提供更清晰的心脏解剖成像。虽然放置和使用 TEE 可能引发并发症，研究表明这些事件相对少见。通过了解潜在的并发症和由经过正规训练的医生恰当使用 TEE，这些并发症可以被降到最低。

参考文献

1. Practice Guidelines for Perioperative Transesophageal Echocardiography. *Anesthesiology.* 2010;112(5):1084-1096.
2. Min J, Spencer K, Furlong K, et al. Clinical features of complications from transesophageal echocardiography: a single-center case series of 10,000 consecutive examinations. *J Am Soc Echocardiogr.* 2005;18:925-929.
3. Khanderia BK, Seward JB, Tajik AJ. Transesophageal echocardiography. *Mayo Clin Proc.* 1994;69:856-863.
4. Seward JB, Khanderia BK, Oh JK, et al. Critical appraisal of transesophageal echocardiography: limitations, pitfalls, and complications. *J Am Soc Echocardiogr.* 1992;5:288-305.
5. Danieal WG, Erbel R, Kasper W, et al. Safety of transesophageal echocardiography. A multicenter survey of 10, 419 examinations. *Circulation.* 1991;83:817-821.
6. Kallmeyer I, Collard C, Fox J, et al. The safety of intraoperative transesophageal echocardiography: a case series of 7200 cardiac surgical patients. *Anesth Analg.* 2001;92:1126-1130.
7. Lennon MJ, Gibbs NM, Weightman WM, Leber J. Transesophageal echocardiography-related gastrointestinal complications in cardiac surgical patients. *J Cardiothorac Vasc Anesth.* 2005;19(2):141-145.
8. Piercy M, McNicol L, Dinh D, et al. Major complications related to the use of transesophageal echocardiography in cardiac surgery. *J Cardiothorac Vasc Anesth.* 2009;23:62-65.
9. Huang CH, Lu CW, Lin TY, et al. Complications of intraoperative transesophageal echocardiography in adult cardiac surgical patients–experience in two institutions in Taiwan. *J Formos Med Assoc.* 2007;106:92-95.
10. Rafferty T, LaMantia KR, Davis E, et al. Quality assurance for intraoperative transesophageal echocardiography monitoring: a report of 846 procedures. *Anesth Analg.* 1993;76:228-232.
11. Anantharam B, Collard C, Fox J, et al. Temporo-mandibular joint dislocation: an unusual complication of transesophageal echocardiography. *Eur J Echocardiogr.* 2010;11(2):190-191.
12. Vignon P, Gueret P, Chabernaud JM, et al. Failure and complications of transesophageal echocardiography. Apropos of 1500 consecutive cases. *Arch Mal Coeur Vaiss.* 1993;86:849-855.
13. Na S, Kim CS, Kim JY, Cho JS, Kim KJ. Rigid laryngoscope-assisted insertion of transesophageal echocardiography probe reduces oropharyngeal mucosal injury in anesthetized patients. *Anesthesiology.* 2009 Jan;110(1):38-40.
14. Tam JW, Burwash IG, Ascah KJ, et al. Feasibility and complications of single-plane and biplane versus multiplane transesophageal imaging: a review of 2947 consecutive studies. *Can J Cardiol.* 1997;13:81-84.
15. Mathur SK, Singh P. Transesophageal echocardiography related complications. *Indian J Anesth.* 2009;53(5):567-574.
16. Stevenson JG. Role of intraoperative transesophageal echocardiography during repair of congenital cardiac defects. *Acta Pediatr Suppl.* 1995;410:23-33.
17. Spahn DR, Schmid S, Carrel T, et al. Hypopharynx perforation by a transesophageal echocardiography probe. *Anesthesiology.* 1995;82:581-583.
18. Aviv J, DiTullio M, Jomma SH, et al. Hypopharyngeal perforation near-miss during transesophageal echocardiography. *Laryngoscope.* 2004;114(5):821-826.
19. Takasaki Y. Transient lingual ischemia during anesthesia (case report). *Anesthesia.* 2003;58:717.
20. Tan PH, Lin VC, Chen HS, Hung KC. The effect of transesophageal echocardiography probe insertion on tracheal cuff pressure. *Anaesthesia.* 2011;66(9):791-795.
21. Messina A, Paranicas M, Fiamengo S, et al. Risk of dysphagia after transesophageal echocardiography. *Am J Cardiol.* 1991;67(4):313-314.
22. Hulyalkar AR, Ayd JD. Low risk of gastroesophageal injury associated with transesophageal echocardiography during cardiac surgery. *J Cardiothorac Vasc Anesth.* 1993;7:175-177.
23. Hogue CW, Lappas GD, Creswell LL, et al. Swallowing dysfunction after cardiac operations. *J Thorac Cardiovasc Surg.* 1995;110:517-522.
24. Kawahito S, Kitahata H, Kimura H, et al. Recurrent laryngeal nerve palsy after cardiovascular surgery: relationship to the placement of a transesophageal echocardiographic probe. *J Cardiothorac Vasc Anesth.* 1999;13(5):528-531.
25. Nguyen DT, Wang ZJ, Vedantham V, Badhwar N. Odynophagia after atrial fibrillation ablation. *Circulation.* 2011;123(8):253-254.
26. Chin JH, Lee EH, Choi DK, Choi IC. A modification of the transesophageal echocardiography protocol can reduce post-operative dysphagia following cardiac surgery. *J Int Med Res.* 2011;39(1):96-104.
27. Pong MW, Lin SM, Kao SC, et al. Unusual cause of esophageal perforation during intraoperative transesophageal echocardiography monitoring for cardiac surgery–a case report. *Acta Anaesthesiol Sin.* 2003;41:155-158.
28. Shapira MY, Hirshberg B, Agid R, et al. Esophageal perforation after transesophageal echocardiogram. *Echocardiography.* 1999;16(2):151-154.
29. Massy SR, Pitsis A, Mehta D, Callaway M. Oesophageal perforation following perioperative transesophageal echocardiography. *Br J Anaesth.* 2000;84(5):643-646.
30. Hilberath JN, Oakes D, Shernan S, et al. Comprehensive review–safety of transesophageal echocardiography. *J Am Soc Echocardiogr.* 2010;23(11):1115-1127.
31. Lecharny J, Philip I, Depoix J. Oesophagotracheal perforation after intraoperative transesophageal echocardiography in cardiac surgery. *Br J Anaesth.* 2002;88(4):592-594.
32. Brinkman WT, Shanewise JS, Clements SD, Mansour KA. Transesophageal echocardiography: not an innocuous procedure. *Ann Thorac Surg.* 2001;72:1725-1726.
33. Fernadez FF, Richter A, Freudenberg S, et al. Treatment of endoscopic esophageal perforation. *Surg Endosc.* 1999;13(10):962-966.
34. Urbanowicz J, Kernoff R, Oppenheim G, et al. Transesophageal echocardiography and its potential for esophageal damage. *Anesthesiology.* 1990;72:40-43.
35. Kharasch ED, Sivarajan M. Gastroesophageal perforation after intraoperative transesophageal echocardiography. *Anesthesiology.* 1996;85(2):426-428.
36. O'Shea JP, Southern JF, D'Ambra MN, et al. Effects of prolonged transesophageal echocardiographic imaging and probe manipulation on the esophagus–an echocardiographic-pathologic study. *J Am Coll Cardiol.* 1991;17(6):1426-1429.
37. Ghafoor AU, Schmitz ML, Mayhew J. Esophageal mucosal tear from a transesophageal probe despite preliminary assessment via esophagoscopy in a patient with esophageal disease. *J Cardiothorac Vasc Anesth.* 2004;18:78-79.
38. Cote G, Denault A. Transesophageal echocardiography-related complications. *Can J Anesth.* 2008;55(9):622-647.
39. Lawrence DR, Moxon RE, Fountain SW, et al. Iatrogenic oesophageal perforations: a clinical review. *Ann R Coll Surg Engl.* 1998;80:115-118.
40. Kronzon I, Cziner DG, Katz ES, et al. Buckling of the tip of the transesophageal echocardiography probe: a potentially dangerous technical malfunction. *J Am Soc Echocardiogr.* 1992;5:176-177.
41. Khandheria BK. The transesophageal echocardiographic examination: is it safe? *Echocardiography.* 1994;11(1):55-63.
42. Orihashi K, Sueda T, Matsuura Y, Yamanoue T, Yuge O. Buckling of transesophageal echocardiography probe: a pitfall at insertion in an anesthetized patient. *Hiroshima J Med Sci.* 1993;42:155-157.
43. Norton ID, Pokorny CS, Baird DK, Selby WS. Upper gastrointestinal haemorrhage following coronary artery bypass grafting. *Aust NZ J Med.* 1995;25:297-301.
44. Leitman IM, Paull DE, Barie PS, Isom OW, Shires GT. Intra-abdominal complications of cardiopulmonary bypass operations. *Surg Gynecol Obstet.* 1987;165:251-254.
45. Massa N, Morrison M. Transesophageal echocardiography: an unusual case of iatrogenic laryngeal trauma. *Otolaryngol Head Neck Surg.* 2001;72:2141-2143.
46. Chee TS, Quek SS, Ding ZP, Chua SM. Clinical utility, safety, acceptability and complications of transoesophageal echocardiography (TEE) in 901 patients. *Singapore Med J.* 1995;36:479-483.
47. Daniel WG, Erbel R, Kasper W, et al. Safety of transesophageal echocardiography. A multicenter survey of 10,419 examinations. *Circulation.* 1991;83:817-821.
48. Spier B, Larue S, Teelin T, et al. Review of complications in a series of patients with known gastroesophageal varices undergoing transesophageal echocardiography. *J Am Soc Echocardiogr.* 2009;22:396-400.
49. Greene MA, Alexander JA, Knauf DG, et al. Endoscopic evaluation of the esophagus in infants and children immediately following intraoperative use of transesophageal echocardiography. *Chest.* 1999;116:1247-1250.
50. Baggs R, Penney DP, Cox C, et al. Thresholds for ultrasonically induced lung hemorrhage in neonatal swine. *Ultrasound Med Biol.* 1996;22:119-128.
51. Carstensen EL, Duck FA, Meltzer RS, Schwarz KQ, Keller B. Bioeffects in echocardiography. *Echocardiography.* 1992;9:605-623.
52. Dewhirst WE, Stragant JJ, Fleming BM. Mallory-Weiss tear complicating intraoperative transesophageal echocardiography in a patient undergoing aortic valve replacement. *Anesthesiology.* 1990;73:777-778.
53. Chow MS, Taylor MA, Hanson III CW. Splenic laceration associated with transesophageal echocardiography. *J Cardiothorac Vasc Anesth.* 1998;12:314-316.
54. Olenchock SA, Lukaszczyk JJ, Reed III J, Theman TE. Splenic injury after intraoperative transesophageal echocardiography. *Ann Thorac Surg.* 2001;72:2141-2143.
55. Yascik A, Samra SK. An unusual complication of transesophageal echocardiography. *Anesth Analg.* 1995;81:657-658.
56. Benedict PE, Foley K. Transesophageal echocardiography not without pitfalls. *J Cardiothorac Vasc Anesth.* 1997;11:123.
57. Brook M, Chard PS, Brock-Utmne JG. Gastric foreign body: a potential risk when using transesophageal echo. *Anesth Analg.* 1997;84:1389.
58. Stevenson JG. Incidence of complications in pediatric transesophageal echocardiography: experience in 1650 cases. *J Am Soc Echocardiogr.* 1999;12:527-532.
59. Bezold LI, Pignatelli R, Altman CA, et al. Intraoperative transesophageal echocardiography in congenital heart surgery. The Texas Children's Hospital experience. *Tex Heart Inst J.* 1996;23:108-115.
60. Phoon CK, Bhardwaj N. Airway obstruction caused by transesophageal echocardiography in a patient with double arch and truncus arteriosus. *J Am Soc Echocardiogr.* 1999;12:540.
61. Nakao S, Eguchi T, Ikeda S, et al. Airway obstruction by a transesophageal echocardiography probe in an adult patient with a dissecting aneurysm of the ascending aorta and arch. *J Cardiothorac Vasc Anesth.* 2000;14:186-187.
62. Arima H, Sobue K, Tanaka S, et al. Airway obstruction associated with transesophageal echocardiography in a patient with a giant aortic pseudoaneurysm. *Anesth Analg.* 2002;95:558-560.
63. Chan KL, Cohen GI, Sochowski RA, Baird MG. Complications of transesophageal echocardiogra-

phy in ambulatory adult patients: analysis of 1500 consecutive examinations. *J Am Soc Echocardiogr.* 1991;4:577-582.

64. Sutton DC. Accidental transtracheal imaging with a transesophageal echocardiography probe. *Anesth Analg.* 1997;85:760-762.

65. Khandheria BK, Seward JB, Bailey KR. Safety of transesophageal echocardiography: experience with 2070 consecutive procedures. *J Am Coll Cardiol.* 1991;17:20A.

66. Saphir JR, Cooper JA, Kerbavez RJ, et al. Upper airway obstruction after transesophageal echocardiography. *J Am Soc Echocardiogr.* 1997;10:977-978.

67. Massa N, Morrison M. Transesophageal echocardiography: an unusual case of iatrogenic laryngeal trauma. *Otolaryngol Head Neck Surg.* 2003;129:602-604.

68. Liu JH, Hartnick CJ, Rutter MJ, et al. Subglottic stenosis associated with transesophageal echocardiography. *Int J Pediatr Otorhinolaryngol.* 2000;55:47-49.

69. Lam J, Neirotti RA, Hardjowijono R, et al. Transesophageal echocardiography with the use of a four-millimeter probe. *J Am Soc Echocardiogr.* 1997;10:499-504.

70. Birchem SK. Benzocaine-induced methemoglobinemia during transesophageal echocardiography. *J Am Osteopath Assoc.* 2005;105:381-384.

71. Practice guidelines for perioperative transesophageal echocardiography. A report by the American Society of Anesthesiologists and the Society of Cardiovascular Anesthesiologists Task Force on Transesophageal Echocardiography. *Anesthesiology.* 1996;84:986-1006.

72. Scriven AJ, Cobbe SM. Hypoxaemia during transesophageal echocardiography. *Br Heart J.* 1994;72:133-135.

73. Lee JG, Leung JW, Cotton PB. Acute cardiovascular complications of endoscopy: prevalence and clinical characteristics. *Dig Dis.* 1995;13:130-135.

74. Tseng PH, Liou JM, Lee YC, et al. Emergency endoscopy for upper gastrointestinal bleeding in patients with coronary artery disease. *Am J Emerg Med.* Sep 2009;27(7):802-809.

75. Cavero MA, Cristobal C, Gonzales M, et al. Fatal pulmonary embolization of a right atrial mass during transesophageal echocardiography. *J Am Soc Echocardiogr.* 1998;11:397-398.

76. Black JW, Cranney GB, Walsh WF, Brender D. Embolization of a left atrial ball thrombus during transesophageal echocardiography. *J Am Soc Echocardiogr.* 1992;5:271-273.

77. Cm Kim, Yu SC, Hong SJ. Cardiac tamponade during transesophageal echocardiography in the patient of circumferential aortic dissection. *J Korean Med Sci.* 1997;12:266-268.

78. Carerj S, Paola TM, Oddo A, Lucisano V, Oreto G. Esophageal duplication cyst: a rare obstacle to transesophageal echocardiography. *Echocardiography.* 1998;15:601-602.

79. Koinig H, Schlemmer M, Keznickl FP. Occlusion of the right subclavian artery after insertion of a transesophageal echocardiography probe in a neonate. *Paediatr Anaesth.* 2003;13:617-619.

80. Lunn RJ, Oliver WC, Hagler DJ, Danielson GK. Aortic compression by transesophageal echocardiographic probe in infants and children undergoing cardiac surgery. *Anesthesiology.* 1992;77:587-590.

81. Janelle GM, Lobato EB, Tang YS. An unusual complication of transesophageal echocardiography. *J Cardiothorac Vasc Anesth.* 1999;13:233-234.

82. Frommelt PC, Stuth EA. Transesophageal echocardiography in total anomalous pulmonary venous drainage: hypotension caused by compression of the pulmonary venous confluence during probe passage. *J Am Soc Echocardiogr.* 1994;7:652-654.

83. Kostolny M, Schreiber C, Henze R, Vogt M, et al. Temporary pulmonary vein stenosis during intraoperative transesophageal echocardiography in total cavopulmonary connection. *Pediatr Cardiol.* 2006;27:134-136.

84. Rutala W, Weber D, et al. *Guideline for disinfection and sterilization in healthcare facilities, 2008. Infection Control and Hospital Epidemiology.* 2010;31(2):107-117.

85. Venticinque S, Kashyap V, O'Connell R. Chemical burn injury secondary to intraoperative transesophageal echocardiography. *Anesth Analg.* 2003;97:1260-1261.

86. Melendez LJ, Chan KL, Cheung PK, et al. Incidence of bacteremia in transesophageal echocardiography: a prospective study of 140 consecutive patients. *J Am Coll Cardiol.* 1991;18:1650-1654.

87. Roudaut R, Lartigue MC, Texier-Maugein J, Dallocchio M. Incidence of bacteraemia or fever during transoesophageal echocardiography: a prospective study of 82 patients. *Eur Heart J.* 1993;14:936-940.

88. Foster E, Kusumoto FM, Sobol SM, et al. Streptococcal endocarditis temporally related to transesophageal echocardiography. *J Am Soc Echocardiogr.* 1990;427:3424-3427.

89. Wilson W, Taubert K, Gewitz M, et al. AHA Guidelines for Prevention of Infective Endocarditis. *Circulation.* 2007;116:1736-1754.

90. Gould FK, Elliott TS, Foweraker J, et al. Guidelines for the prevention of endocarditis: report of the Working Party of the British Society for Antimicrobial Chemotherapy. *J Antimicrob Chemother.* 2006;57:1035-1042.

91. Chambers JB, Klein JL, Bennett SR, Monaghan MJ, Roxburgh JC. Is antibiotic prophylaxis ever necessary before transoesophageal echocardiography? *Heart.* 2006;92(4):435-436.

92. Sharma S, Rama P, Miller G, Coccio E, Coulter L. Systemic absorption and toxicity from topically administered lidocaine during transesophageal echocardiography. *J Am Soc Echocardiogr.* 1996;9(5):710-711.

93. Wu FL, Razzaghi A, Souney PF. Seizure after lidocaine for bronchoscopy: case report and review of the use of lidocaine in airway anesthesia. *Pharmacotherapy.* 1993;13(1):72-78.

94. Eggleston ST, Lush LW. Understanding allergic reactions to local anesthetics. *Ann Pharmacother.* 1996;30(7):851-857.

95. Kane G, Hoehn S, Behrenbeck T, Mulvagh S. Benzocaine-induced methemoglobinemia based on the Mayo Clinic experience from 28,478 transesophageal echocardiograms: incidence, outcomes, and predisposing factors. *Arch Inter Med.* 2007;167(8):1977-1982.

96. Dhawan S. Methemoglobinemia–a rare complication of transesophageal echocardiography. *Clin Cardiol.* 2009;32(6):E101.

97. Miller RD, Eriksson LI, Fleisher L, et al. eds. *Miller's Anesthesia,* 7th ed. Philadelphia, Pa: Churchill Livingstone; 2009.

98. Practice guidelines for perioperative transesophageal echocardiography. An updated report by the America Society of Anesthesiologists and the Society of Cardiovascular Anesthesiologists Task Force on Transesophageal Echocardiography. *Anesthesiology.* 2010;112:1084-1096.

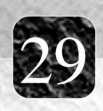

设备、感染控制和安全

ROBERT WILLIAMS

翻译：苗永盛　校对：于晖　审阅：彭勇刚

引言

经食管超声心动图（TEE）系统是最先进的诊断设备，需要医院做大额的初始投资，并且需要非常精细和昂贵的维护。了解采购和维护过程有助于临床医生选择供应商，并最大限度地延长这种昂贵设备的使用寿命。由于 TEE 探头侵入性地用于患者，因此医师和技术人员必须掌握适当的感染控制技术并遵循安全准则以便将患者并发症的风险降至最低。

设备资产：资金、选择和采购

医疗设备资产的选择和采购流程既复杂又是动态变化。医疗设备资产定义为"不动资产"，用于经营业务或提供服务[1]。机构在关于设备资产的政策中有特别定义。例如，任何成本超过 500 美元和（或）使用寿命超过 1 年的物品可以被视为设备资产。TEE 系统的成本超过 35 万美元，价格因技术选择、探头配置和供应商关系而异。TEE 系统是经由医院资产预算并从医院资产基金中拨款购买的，而不是由机构内的医生团体购买。这样做的理由是，美国医院是通过联邦政府的保险计划（即 Medicare）以医疗保险和医疗补助服务中心（Centers for Medicare and Medicaid Services，CMS）支付系统设定的费率报销资产支出的[2]。医疗保险计划包括几个部分：医院保险部分称为 A 部分，支付医生服务的补充医疗保险部分称为 B 部分。Medicare A 部分会支付医院部分资产费用，而 Medicare B 部分会支付医生服务费用。

选择 TEE 供应商最好由包括临床医生、管理者、设备经理、生物医学工程人员、采购人员和法律部门组成多学科团队来完成。选择的目的是满足临床医生的需要，同时决定如何优化使用短缺资源。标准的设备购买过程包括组织多个生产商进行投标并组织临床评估。TEE 设备的评估和选择应遵循相同的步骤。设备选择的标准包括：

- 临床/技术能力
- 所能提供的培训和教育项目
- 预期使用寿命
- 信息技术（IT）考虑
- 购买 TEE 系统的成本
- 保修、预防性维护和维修条款
- 预测所有运营成本
- 供应商的服务质量和声誉

临床医生建议供应商根据个人经验、专业机构提供的信息和（或）参考相关文献来测试 TEE 系统。设备选择应基于对现有系统能力的评估；当前承诺的设备功能可能直到将来某个时候才可用。有关系统升级选项的问题包括：

- 升级是否通过更新软件完成？
- 是否需要额外的设备？
- 相关成本是多少？
- 系统的耐久性和预期寿命有多久？

因为患者病历的所有组成部分转变为通过电子记录来保存，医疗机构必须评估 TEE 设备的 IT 能力。文件管理和影像存储选项是非常重要的因素。TEE 系统应符合医学数字成像和通信（digital imaging and communications in medicine，DICOM）规范。DICOM 是美国放射学院（the American College of Radiology，ACR）和美国国家电气制造协会（the National Electrical Manufacturing Association，NEMA）开发的处理、存储、打印和传输医学成像信息的标准[3]。无线网络功能也很重要。为便于研究管理，TEE 单元的硬盘驱动器应具有充足的存储和人性化的功能，包括传输到便携式存储媒介。

评估预防性维护程序和产品支持

服务质量和预防性维护成本——包括 TEE 探头

维修或更换,是选择供应商时需要考虑的重要注意事项。生物医学工程人员和设备经理参与设备维护计划和维修。必须充分理解维护和修理费用,因为这是持续的运营成本,必须在医院的运营预算中提及。仔细阅读厂家提供预防维护协议的利弊非常重要。供应商可以提供两个计划,一个用于维护超声系统,另一个用于维护 TEE 探头。正如 James Carr 在维护 TEE 探头的白皮书所指出的,大多数 TEE 系统相关的服务要求都与探头故障有关,因为探头很容易受损[4]。特别是对于拥有多个 TEE 系统的大型机构,TEE 探头相关的服务协议具有成本效益,应予以考虑。供应商通常对在销售点(point of sale,POS)处购买的服务协议提供非常有吸引力的定价。更换 TEE 探头的成本非常高,每个探头可能超过 5 万美元。而在替换成本部分可以提议在 POS 处为 TEE 探头购买多年服务协议。探头在购买的前 5 年内损坏或需要多次修理的可能性很高,因此这种类型的服务协议将使更换探头所产生的相关费用最小化。

如果机构的生物医学工程部门没有资源或专业知识来执行计划内的或紧急情况下的维护,也应考虑超声硬件的预防性维护计划。诸如替换计算机硬件、旋钮、键盘和其他部件通常包括在维护协议中。与预防性维护协议相关的成本是固定成本。从预算的角度来看这是有利的,并且将有助于将计划外费用降至最低。

设备供应商的服务质量和可靠性是至关重要的。考虑因素包括完成任何维修所用的时间和维修技术人员的技能。可靠的维护程序将确保停工期最短。需要考虑的问题包括:需要维修时,是否可以使用替代设备?受损探头预计维修周转时间是多久?严格评估和比较参与投标的生产商提供的服务是设备选择过程中的决定性因素。

其他注意事项

临床实践时可能需要其他超声探头,包括儿科 TEE 探头、浅表血管探头以及 TTE 探头。当患者既需要放置中心静脉导管又要进行 TEE 检查时,有这些探头完成操作将腾出专用性不那么强的超声设备以满足其他应用。

除了临床能力和成本之外,还有要考虑其他可能影响选择特定系统的因素。手术室和操作区域的物理空间经常受到限制。系统占用空间和可携带性可能是重要的选择标准。例如,图 29-1 至图 29-3 描绘了来自行业内三个领先供应商的 TEE 系统:Philips iE33

XMatrix,Siemens ACUSON S2000 和 G. E. Vivid-e。医生可以选择配备照片打印机或 DVD 录像机。结合用户需求和系统功能的完整评估将决定需要哪些配件。

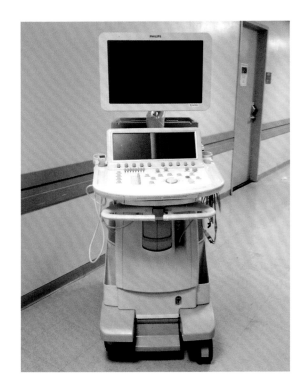

图 29-1　Philips iE33 xMatrix 系统

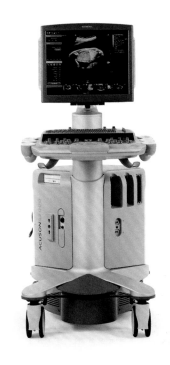

图 29-2　Siemens ACUSON S2000 系统。(西门子 Healthcare 授权转载,Malvern,Pa)

- 检查控制面板是否有破损/缺失的按钮和旋钮
- 检查探头与超声主机的连接
- 检查探头是否有裂纹、破口等
- 测试探头的衔接机制
- 监测硬盘驱动器上可用的内存量

　　一些 TEE 探头（例如，由 Philips 制造的探头）使用针型插件连接器。连接器上针型插件弯曲会导致成像或硬盘驱动器出现问题（图 29-4）。其他系统（例如，西门子）使用非针型插件连接器。安装污染的或湿的探头可能会损坏超声机器的计算机组件。需要定期维护系统的硬盘驱动器。已经完成的 TEE 检查图像应定期转移到永久性存储设备，并从 TEE 主机的硬盘驱动器中删除。存储器已满可能导致系统在操作期间运行缓慢或甚至停滞。在使用前应检查探头以明确是否有损坏。图 29-5 是 TEE 探头前端有裂纹的示例。图 29-6 是 TEE 探头线缆破裂的示例。作为安全预防措施必须停止使用这样的设备，然后由相关方进行维修评估。

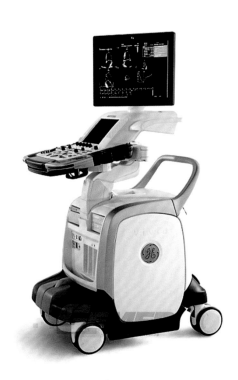

图 29-3　G. E. 医疗 Vivid-e 系统。（G. E. Healthcare 授权转载，Waukesha，Wis）

　　行政管理者根据现有资源制定资产购置预算，临床医生完成临床评估后提出关于选择生产商的建议。为了充分使用现有的资产资源，预购系统的数量和配置应考虑到当前患者数量以及预期的增长。财务人员将监督投标策略并评估诸如融资租赁等支付选择。采购完成后，有关方面将在设备维护、安排技术员和临床工作人员的教育方面制定相关计划，并参与其他业务事宜。

▣ TEE 系统的维护

　　TEE 系统需要定期维护和保养，以确保停机和维修时间最短[5]。负责人员包括设备管理人员、技术人员、生物医学工程人员和临床用户。遵循生产商提出的定期维护推荐意见和医院提出的定期清洁和探头维护的设备流程，可以确保缩短系统停工期，延长 TEE 使用寿命，并确保设备得到持续有效的保修。使用非生产商推荐的清洁溶液或润滑剂可能会损坏探头并使保修失效。使用该系统的临床医生应首先检查超声图像质量是否有任何异常，系统和 TEE 探头是否存在结构性损伤。设备定期检查应包括：

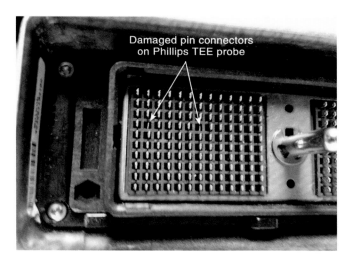

图 29-4　Philips TEE 探头上损坏的针型插件连接器

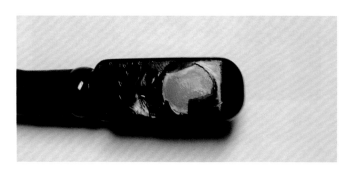

图 29-5　TEE 探头前端受损

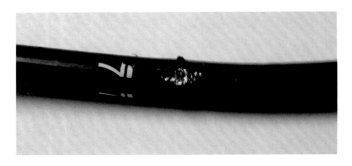

图 29-6 TEE 探头线缆受损

Tallefer 等人总结了避免手术室内 TEE 探头破损的策略[6]。在这个许多卫生专业人员（麻醉医师、外科医生、护士、灌注医生）共同工作的狭窄空间中，风险因素非常独特，包括探头意外暴露于液体、从高处跌落的冲击损伤或者碰撞其他设备。补救措施是关注于规划工作区域避免环境杂乱的细节问题。

在外科手术期间 TEE 探头可在原位保持 3 ～ 5h，如果靠近控制钮的手柄长时间扭结，探头可能损坏。解决方案是使用 TEE 探头支架（Civco 医疗仪器，Kalona，Iowa）（图 29-7），旨在减少扭结风险并在使用 TEE 探头时稳定控制把柄。探头不使用时应存放在保护箱或专用机柜中，如图 29-8 所示。认真执行本节中讨论的检查和系统维护会最大限度地减少例如操作出现故障之列的设备问题，降低潜在损坏、缩短停工期和减少相关的维修成本。

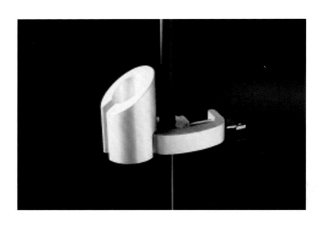

图 29-7 Civco TEE 安装支架（Civco Medical Solutions 授权转载，Kalona，Iowa）

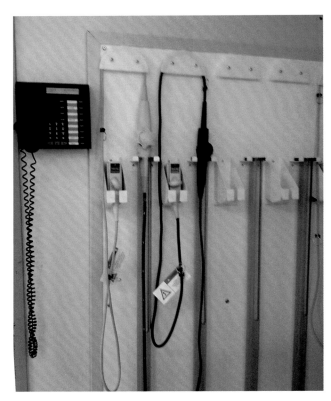

图 29-8 示范正确存储清洁过的 TEE 探头（PCI Medical）

感染控制注意事项

TEE 检查是在患者之间使用需要净化和消毒的可重复使用的探头进行的侵入性操作。感染控制过程执行不利会增加院内感染的风险。为了坚持由来已久的医学宗旨"首先不伤害患者"，工作人员必须使用经过验证的清洁和消毒技术。Nelson 等评价了已成为行业标准的 Spaulding 清洁、消毒和灭菌的合乎逻辑的方法[7]。他建议医疗设备分为三组。

1. 重要：进入正常无菌组织或血管系统的装置或器械。内窥镜器械和植入物是范例。这些装置需要灭菌，定义为破坏所有微生物的生命。

2. 次重要：与完整黏膜接触但通常不穿透无菌组织的装置。内窥镜和喉镜窥视片是范例。这种设备需要最低限度的高水平消毒，其破坏营养生物体、分枝杆菌、病毒、真菌孢子，但不是所有细菌孢子。

3. 非重要：通常不与患者直接接触或仅接触完整皮肤的装置。范例是听诊器或患者供应车。这些物品需要低级别消毒。

TEE 探头属于需要高水平消毒的次重要设备类别。美国疾病控制和预防中心（CDC）制定的内窥镜设备消毒指南已经实施多年,因为许多医疗相关感染源头已经追溯到受到污染的内窥镜[8]。遵循这些指南 TEE 探头的清洁和消毒过程已经根据探头的结构进行了修改。与内窥镜不同的是 TEE 探头内部没有工作通道。这样的结构利于消毒,但是探头部分不是密封的,不可以完全浸入消毒液中,而且需要多种消毒方法[9]。

要完成正确的高水平消毒,必须遵循三个步骤:清洁、消毒和冲洗。如 CDC 指南所述,清洁是指去除物体和表面可见的污垢(例如,有机和无机物质),通常使用配有洗涤剂或酶产物的清洗液人工完成。彻底清洁是必不可少的,因为残留在仪器表面的无机和有机物质可能会干扰高水平消毒的有效性。

当溶液完全覆盖了需要去除污染的设备才能完成高水平的消毒发生,而覆盖的时间和(或)温度根据所使用的消毒剂的不同而有差异。TEE 探头没有密封的部分(手柄、控制器和连向主机的连接器)不能浸没在溶液中(图 29-9),因此必须按照生产商提供的指南用消毒剂擦拭。美国感染控制和流行病学专业人员协会(The Association for Professionals in Infection Control and Epidemiology,APIC)建议使用以下化学制剂实现高水平消毒:

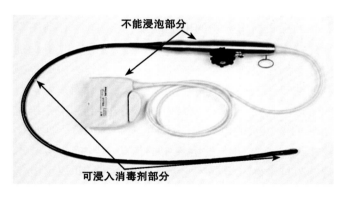

不能浸泡部分

可浸入消毒剂部分

图 29-9　Philips TEE 探头

- 戊二醛溶液
- 过氧化氢
- 过乙酸
- 过乙酸和过氧化氢混合物
- 邻苯二甲醛

选择最适用化学制剂的标准来自 TEE 系统生产商的建议以及职业安全和健康管理局(Occupational Safety and Health Administration,OSHA)制定的指南[10]。暴露于化学制剂可能会危害健康,包括刺激皮肤、烧伤、职业性哮喘以及刺激眼睛和鼻黏膜。个人防护装备如安全护目镜、塑料围裙和呼吸面罩将保护工作人员免受暴露。选择化学消毒剂的逻辑是选择毒性最小且使用简单的消毒剂。例如,20 世纪 60 年代作为高毒性、刺激性和致癌消毒剂甲醛的替代品戊二醛首先被批准使用[11]。1999 年,美国食品药品监督管理局(FDA)批准使用邻苯二甲醛(orthophalaldehyde,OPA),并指出 OPA 有许多优点:不需要活化、处理时间较短、不需要接触监测并且不会对眼睛和呼吸道产生刺激性[12]。由于这些原因,OPA 广泛应用于人工处理设备。

人工消毒过程的第三步也是最后一步就是冲洗。建议使用无菌或过滤水进行多次冲洗,以去除残留的化学制剂。探头干燥后应存放在位于洁净室的指定专用机柜中,以防止污染。

APIC 指南要求设备处理在指定的工作间进行[13]。根据所使用的化学制品特点,可能需要对净化室进行诸如增加通风交换或安装专用罩以去除蒸气之类的工程控制。洗手池和工作水槽应该分开,并且工作水槽必须足够大以适应探头清洗和冲洗。

人工与自动系统

直到最近,人工消毒系统仍是消毒 TEE 探头的唯一选择。该方法很花费劳力,并且需要足够的空间来分别容纳专用于浸泡和随后冲洗的桶。出于工程控制等的需要,唯一合适的空间可能位于机构的中央处理部门。将污染的探头运输到偏远地区会延长停工期并增加损坏的风险。这种做法也影响了技术人员的有效使用。使用人工系统很难监测探头清洁和消毒的质量,而是依赖于人员对指南的依从性。需要定期更换化学溶液并进行质量控制测试以确保溶液的效力。人工和自动化系统都需要有处理记录。要记录的信息包括探头的序列号、质量控制测试结果、溶液的进出时间和室温。技术人员在忙碌的手术室环境中同时有多项任务,容易忽略这样的细节。恰当保存设备后处理记录是证明自己遵守联合委员会等认证机构感染控制标准的方法[14]。在充斥着诉讼的社会,保存记录不充分对从业个人和机构都不利。为临床和技术人员出版详细的书面政策是保证探头消毒系统安全有效的关键。执行消毒程序的工作人员应接受继续教育,他们在这些环节中的表现也应该记录在案。

现在有自动处理器来简化消毒过程和记录保存。市场销售的第一台 TEE 自动消毒机是 TD-100(CS Medical LLC,Creedmoor,N. C)。该设备结构紧凑,可安装在手术室内的污染工作间（图 29-10）[15]。人工清洗后,机器以 17min 为周期对探头进行消毒。自动化过程避免了长时间浸泡消毒剂引发探头意外损坏。使用一次性包装的可以实现高水平消毒。戊二醛制剂包装在机器内部被刺穿,从而避免了飞溅和溢出。因为系统具有内置的蒸气控制管理,所以空气质量监测和附加工程控制不需要太严格。在每个消毒周期中,设备执行连续自我诊断测试,以确认功能正常。在循环结束时,系统生成处理记录。打印输出内容包括日期、时间、消毒剂批号、循环状态（通过、失败或终止）以及操作者和探头编号。打印输出应保存注册。这些益处可以证明每套系统大约 15 000 美元的资产投资是值得的。采购设备的费用应纳入业务预算。

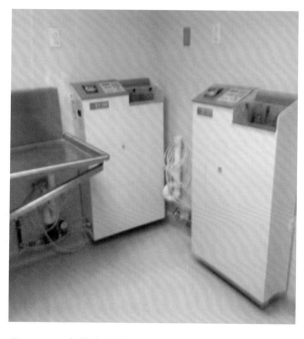

图 29-10 安装在手术室污染工作间的 CS Medical TD 100 自动处理器

设备安全

TEE 检查相关的并发症很少。在 2001 年完成的一项研究中,Kallmeyer 等人报道术中 TEE 并发症发生率为 0.5%[16]。报告的发病率都与探头维护无关。然而,与探头直接相关的潜在安全风险的确存在,包括黏膜损伤、由于感染控制技术不当引发的交叉污染以及探头损坏后泄漏的电流。Venticinque 等人报道一名 72 岁男性由于在心脏手术全身麻醉期间使用 TEE 监测而暴露于在 TEE 探头上残留的高级消毒剂

溶液 OPA,结果气道和消化道遭受化学损伤的病例[17]。撤出 TEE 探头后,患者的下唇和舌头变色为深灰色/黑色。术后患者抱怨吞咽困难,不能耐受口服摄入。鼻咽镜检查提示患者出现烧伤和溃疡,需要再次入院和管饲治疗。幸运的是,治疗后这些病变最终愈合。这个病例中,临床医生注意到 TEE 探头上正常的白色深度标记被染成与 OPA 颜色相同的蓝色。生产商高级消毒制剂建议人工浸泡后,将 TEE 探头浸在无菌水中进行连续三次每次 1 分钟冲洗[18]。本病例报告强调了严格遵循感染控制技术和生产商建议的重要性。2006 年,洛杉矶公共卫生和急性传染性疾病控制部调查了心脏手术患者中大肠杆菌的暴发,术后 1~4 天 9 例患者的血液或痰培养物出现阳性[19]。他们将该病暴发归因于 TEE 探头,探头即使在消毒后对大肠杆菌检测的反应仍为阳性。目测检查发现探头前端有裂纹。如前所述,定期检查 TEE 探头能提醒用户警惕探头明显的损坏,例如可能含有危险污染物（如细菌或化学消毒剂）的裂纹、擦伤或裂口。

漏电测试

未被注意到的小裂空或裂纹可能增加了下一个患者面临暴露于电流泄漏的风险。为了检测不能被清楚看见的探头损伤引发的电流泄漏,美国超声心动图学会建议定期进行漏电测试[20]。漏电测试失败将识别出探头的涂层或绝缘层中可能存在目测检查中未检测到的缺口。该过程不同于生物医学工程师对设备进行的常规电气安全测试。该测试在未连接到超声系统时测量 TEE 探头的电流泄漏（I）或其阻抗（R）。通过比较浸没在诸如 OPA 的溶液中的探头的阻抗与溶液本身的阻抗来确定泄漏。它基于欧姆定律,其规定电压（V）等于电流（I）乘以阻抗（R）或 $V=IR$。Erwine 等人总结了如何应用欧姆定律计算 TEE 探头的漏电流[21]。通过将 Vs 定义为测试仪器的电压,Rb 作为消毒槽的电阻,Rt 定义为探头的绝缘屏障电阻,测量泄漏的公式变为:

$$I=Vs/(Rb+Rt), 或 I=120/(Rb+Rt)$$

I 与 Rt 成反比,当 Rt 较小时,I 较大。当泄漏超过阈值时,测试失败。例如,Erwine 等人讨论的 ULT2000 分析仪正常值的上限为 100μA。图 29-11 显示 UTL 2000 系统的排列,可以配置打印机以记录漏电测试。在选择漏电测试装置和测试频率时,必须遵循探头生产商的建议。未通过漏电测试的探头必须送去修理。

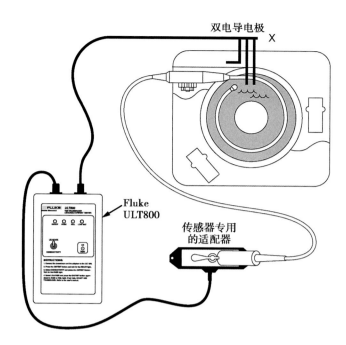

双电导电极

X

Fluke
ULT800

传感器专用
的适配器

图 29-11　Fluke Medical 漏电测试仪原理图。（Fluke Biomedical 授权转载，Everett，Wash）

总结

　　本章介绍了与 TEE 设备相关的挑战，包括医院资产采购流程的概述、设备选择标准的分析、预防性维护计划的评估，以及维护这种非常昂贵的诊断工具的最佳方法。严格遵守感染控制惯例有助于最大限度减少与设备处理不足相关的医院获得性感染。遵循所讨论的安全建议具有双重目的：早期识别探头损伤以及最重要的是将患者的并发症和损伤降至最低。

参考文献

1. Hofman E, Maucher D, Hornstein J, Den Ouden R. *Capital Equipment Purchasing: Optimizing the Total Cost of CapEx Sourcing*. Berlin: Springer; 20127–12.
2. Department of Health and Human Services, Centers for Medicare & Medicaid Services. Acute Care Hospital Inpatient Prospective Payment System. *ICN*. Feb 2012;006815.
3. Bigood W, Horii S. PACS Mini Refresher Course, Introduction to the ACR-NEMA DICOM Standard. *Radiographics*. March 1992:345-355.
4. Carr J. On the Proper Care of a Transesophageal Probe. *Sonora Medical Systems*. 2009:Longmont CO.
5. Philips Electronics Technical Publication 4535 61309821 re A. iE33 Ultrasound System. Getting Started Manual. 261-268.
6. Taillefer J, Couture P, Sheridan P, et al. A Comprehensive Strategy to Avoid Trans-esophageal Echocardiography Probe Damage. *Can J Anesth*. May 2002;49(5):500-502.
7. Nelson D, Jarvis R, Rutala W, et al. Multi-society Guideline for Reprocessing Flexible Gastrointestinal Endoscopes. *Infection Control and Hospital Epidemiology*. July 2003:535-535.
8. Rutala W, Weber D, et al. Guideline for Disinfection and Sterilization in Healthcare Facilities, 2008. *Centers for Disease Control and Prevention*. 2008:13-17.
9. Kangala P, Bradley C, Hoffman P, Steeds RP. Guidelines for Transoesophageal Echocardiographic Probe Cleaning and Disinfection form the British Society of Echocardiography. *Eur J Echocardiogr*. 2011(12):i17-i23.
10. U.S. Department of Labor. Occupational Safety and Health Administration. Best Practices for the Safe Use of Glutaraldehyde in Health Care. *OSHA 3258-08N*. 2006:6-30.
11. Stonehill AA, Drop S, Borick PM. Buffered glutaraldehyde–a new chemical sterilizing solution. *Am J Hosp Pharm*. 1963;20:459-465.
12. Rutala W, Weber D. New disinfection and sterilization methods. *Emerg Infect Dis*. 2001;7(2):348-353.
13. Alvarado C, Reicheldefer M. APIC Guideline for Infection Prevention and Control in Flexible Endoscopy. *AJIC Am J Infect Control*. 2000;28:138-155.
14. *The Joint Commission Hospital Accreditation Standards*. Oakbrook, IL: Joint Commission; 2012.
15. C S Medical LLD publication 200486revE. Td-100 TEE Ultrasound Probe Disinfector Operator's Manual.
16. Kallmeyer IJ, Collard CD, Fox JA, et al. The safety of intraoperative transesophageal echocardiography: a case series of 7200 cardiac surgical patients. *Anesth Analg*. 2001;92:1126-1130.
17. Venticinque SG, Kashyap VS, O'Connell RJ. Chemical burn injury secondary to intraoperative transesophageal echocardiography. *Anesth Analg*. 2003;97:1260-1261.
18. Advanced Sterilization Products, Johnson & Johnson Irvine, CA. Cidex OPA High Level Disinfection Solution: Technical Information LC-20390-008 Rev. C: 2004.
19. 2006 Special Studies Report. Transesophageal Echocardiography, Insufficient Cleaning Practices, Lax Equipment Maintenance and Escherichia coli–A Breakdown in Infection Control. Acute Communicable Disease Control Program. Los Angeles Department of Public Health Acute Communicable Disease Control Program: 27-34.
20. Mathew JP, Glas K, Troianos CA, et al. American Society of Echocardiography/Society of Cardiovascular Anesthesiologists recommendations and guidelines for continuous quality improvement in perioperative echocardiography. *J Am Soc Echocardiogr*. 2006;19:1303-1313.
21. Erwine MR. *Are your TEE and Other Types of Invasive" Ultrasound Transducers Safe? BC Group International*. St. Charles: MO; 2009.

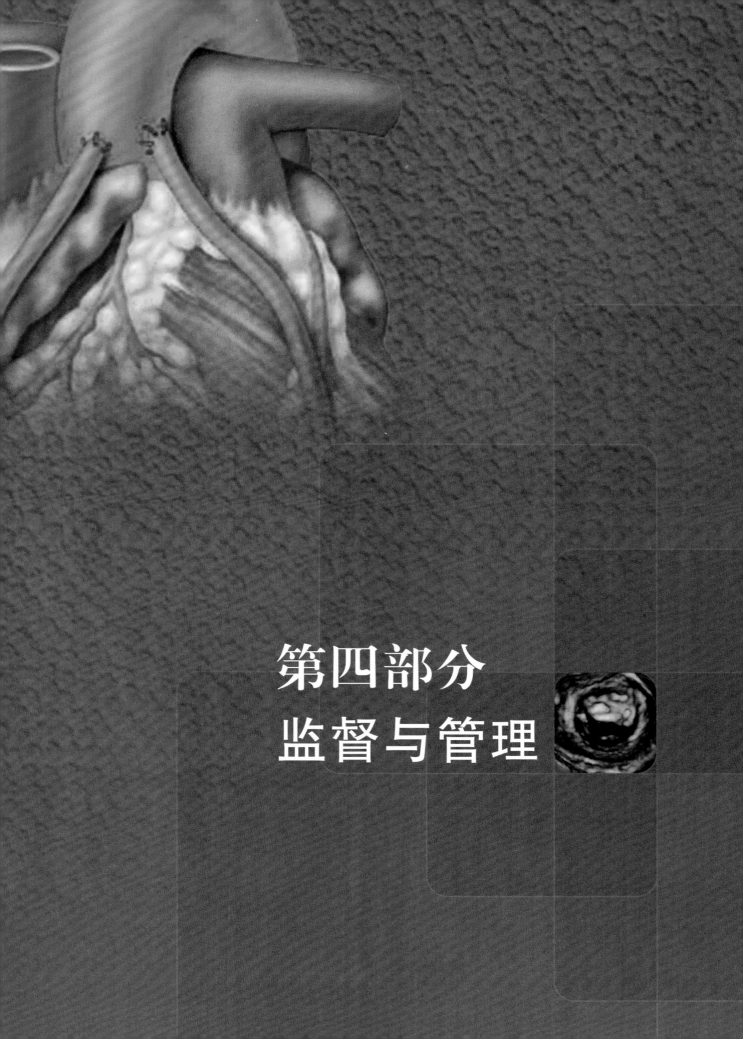

第四部分
监督与管理

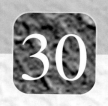

经食管超声心动图的培训和认证

W. BRIT SMITH | GREGORY M. JANELLE

翻译:苗永盛　校对:于晖　审阅:彭勇刚

在过去的几十年里,麻醉领域中超声检查的应用增长迅速[1]。麻醉医生在中心静脉置管和外周神经阻滞中越来越多地应用超声来提高有效性和患者的安全[2,3]。在手术室(OR)和重症监护病房(ICU)超声心动图检查的应用也在不断增加[4,5]。经食管超声心动图(TEE)已经从一种辅助工具过渡为麻醉医生围术期管理、外科医生制订治疗方案及术后评估的不可缺少的工具[6]。事实上,TEE已经成为某些特定手术例如二尖瓣修复术和主动脉瓣置换术的医疗标准。随着TEE在围术期应用越来越多,认证的过程也在发展以确保操作者充分利用这项工具能够胜任完整的检查并合理的解释其发现。

TEE认证在美国的发展过程

1993年,美国麻醉医师协会(ASA)和美国心血管麻醉医师协会(SCA)创建了一个特别工作组,旨在建立手术室内经食管超声心动图的应用指南[7]。工作组除了制定术中应用指南外还评估培训指南[8]。以前虽然认可麻醉医生在手术过程使用TEE来制定临床决策,但TEE指南主要由心脏科医生制订[9]。ASA/SCA工作组承认,许多麻醉医师主要将TEE用于监测和制定治疗决策,而其他专业人员使用目的是诊断,也认识到认证所需的培训和获取的知识在不同的机构有所差异[8]。因此,美国超声心动图协会(ASE)和SCA创建了一个特别工作组,对于想获得围术期TEE认证的个人提供必需的知识和培训要求[7]。最初的建议在1999年由SCA和ASE(2002年更新)共同发表了关于TEE的术中综合应用指南[10,11]。

于1996年ASE首次研发并实施了对心内科医生(虽然也开放给其他专业)成人超声心动图正规的专业能力考试(ASEeXAM)。SCA在1998年独立实施了围术期TEE知识测试,简称PTExAM。随着SCA和ASE的合作,美国超声心动图委员会(the National Board of Echocardiography,NBE)的建立,管理测试和认证在超声心动图的机构形成[7]。指南确立了认证所需的知识和

经验。2004年NBE产生并通过了第一个TEE认证的医生,认证自知识测试通过日期可持续10年。再认证考试(所需资格)后来逐渐研发了为那些希望继续保持围手术TEE认证资格医生的考试。在获得初始认证的8~10年期间必须进行再认证,并且要求备案有关在围术期继续应用TEE进行检查操作和报告的依据。截至2013年中,已有3310名医生在通过PTE高级考试获得考试通过证书,1897已经完成了正式的认证过程,并且颁发了资格文凭。在后者中,539人在临床实践中使用TEE10年后重新获得认证资格(书面交流,2013年5月27日,美国超声心动图委员会)。

起初,认证是为高级的经食管心动超声临床医生所设置,主要用于心脏外科手术病例的工具。围术期TEE的应用不仅仅是局限于心脏麻醉领域,应用TEE获得的信息,可以帮助指导治疗和术中监测。从而又为个别医生建立了一个替代的认证途径,这些个人只需证明掌握了TEE的基础相关知识和性能。ASA要求美国超声心动委员会建立针对个人常规使用TEE的培训和认证指南,虽然不一定经常或者像高级PTE文凭医生一样程度进行相关诊断。这促成了2010年首次基础PTEeXAM的实施,发展出一个为个人实践中使用TEE做处理决策,但不一定用于诊断目的的认证考试。2010年以来有219个人通过了由NBE设立的基础PTE考试。72个人已经完成了正式的认证过程中,其中57人通过基础PTEeXAM,15申请者在启动认证过程之前通过高级PTEeXAM(书面交流,2013年5月27日,美国超声心动图委员会)。

认证

根据NBE的规定,TEE的认证目的包含以下五个方面[12]:

- 建立超声心动图领域实践为目的的认证。
- 评估拥有执照的医师进行有效的超声检查的知识水平。
- 提高超声心动图的质量以及个人在超声心动图方

面的职业发展。

- 正式认证个人已经满足了 NBE 所设置的要求。
- 提高超声心动图在医疗实践中的质量满足服务大众的要求。

NBE 是超声心动图在不同临床领域的认证机构，包括经胸超声心动图（TTE）、经食管超声心动图、负荷超声心动图、高级围术期经食管超声心动图和基础围术期超声心动图。NBE 委员会主要由麻醉科医师和

框 30-1　美国超声心动图委员会对围术期经食管超声心动图认证要求

初级 PTE 认证要求
- 当前无限制的行医执照
- 注册麻醉学
- 通过 PTEeXAM 初级考试
- 完成申请
- 申请费
- 围术期初级 TEE 培训（有两种途径可选）
  - ■ 监督培训途径：
    - 150 例基础围术期 TEE 检查，其中：
    - √ 50 例术中基础检查必须由本人完成
    - √ 没有亲自进行检查者，必须在申请人的所在机构可回顾他（她）参与的 50 例个人检查
  - 监督训练必须从 ACGME 认可的或其他美国机构认可的麻醉科住院医师培训项目获得，并且必须在 4 年的时间内或更短的时间内完成
  - ■ 实践经验途径：
- 连续 4 年至少 150 例基础术中 TEE 检查，再申请认证前每年不少于 25 例
- 在获取 TEE 相关临床经验同时至少 40 小时的美国医学会 1 类继续教育学分

高级 PTE 认证要求
- 当前无限制的行医执照
- 在美国医学专业、美国骨科专业委员会、美国内科专家医师协会或皇家内科医学院和加拿大外科医生协会认证注册
- 通过高级 PTEeXAM 考试
- 完成申请
- 申请费
- 在围术期治疗心血管手术患者的培训/经验
  - ■ 跟随医生途径：
    - 顺利完成心血管外科疾病患者的跟随医生培训期（至少 12 个月）
    - 在监督下完成高级 TEE 专门检查 300 例
    - √ 150 例检查必须由本人完成操作、解释并且报告
    - √ 非本人完成的检查，必须由一个监管医生在检查期间行全方面监督
    - √ 在住院医阶段完成的检查例数不计入要求病历数
  - ■ 实践经验途径：
    - 至少 24 个月的致力于心血管外科疾病患者的治疗临床经验，包括申请人在提交申请的前两年每年必须完成最少 150 例心血管疾病患者的检查
    - 连续 4 年内完成 300 例全面围术期 TEE 病例，每年最少不低于 50 例，必须在申请前十年内完成
    - √ 至少 150 例在术中完成
    - √ 提交申请前 4 年每年平均检查 50 例病例
    - √ 在获取 TEE 考试资格同时至少 50 小时的美国医学会心脏超声相关 1 类继续教育学分

PTE 再认证要求
- 通过再认证考试
- 已经被 NBE 认证的围术期 TEE
- 当前无限制的行医执照
- 持续维持超声心动图操作技能
  - ■ 申请者必须在提交申请的前三年中的其中两年，每年必须至少完成 50 例围术期 TEE 检查
  - ■ 在提交申请的前三年必须完成 15 小时的美国医学会心脏超声相关 1 类继续教育学分

ACGME，毕业后医学教育认证委员会；AMA，美国医学协会；CME，医学继续教育；NBE，美国超声心动图委员会；PTE，围术期经食管超声心动图；TEE，经食管超声心动图。
摘自美国超声心动图委员会：http://www.echoboards.org[17,18,20]

心脏科医生组成的多学科团队。医生想获得围术期经食管超声心动认证有两个选择,不同层次的培训以达到目标。获得认证后,这些医生被认为具有经食管超声心动图的文凭资质。

基础认证

根据美国超声委员会规定,执业范围为个人申请基础 TEE 认证限于麻醉过程非诊断性监测。尽管在紧急情况下会作出诊断,相应的检查结果需要有操作 TEE 高级资质的医师进行确认或者通过其他方法确认。在临床麻醉中 TEE 主要广泛用于临床治疗决策,包括肝移植、危重症患者、特定的非心脏手术患者[13-17]。框 30-1 列举了 NBE 的认证要求[12]。

高级认证

高级围术期 TEE 的目的(见框 30-1)是充分利用围术期 TEE 的诊断功能,包括直接制定围术期决策[18]。一名经过高级认证的麻醉医生应该充分利用 TEE 进行诊断并帮助外科评估或制订计划,通过超声图像及时的规划治疗计划。高级认证不仅限于心脏麻醉医生,但大多数申请者来自麻醉学领域,并且维持这种技能并要求围术期相关再认证对于非心脏麻醉专业医生也比较困难。

2007 年以前,美国高级医学教育委员会(the Accreditation Council for Graduate Medical Education, ACGME)没有为在心胸麻醉领域进行专业化培训的医生提供认证。完成高级围术期超声教育需要进行 1 年的专业化培训[19],让接受培训并通过 PTEeXAM 考试的个人获得 NBE 的认证。然而,对于将来的认证方式目前正在讨论。

专业化培训获得高级 TEE 认证并非必须经过心胸麻醉亚专业的培训,但必须要求培训医生完成 ACGME 要求的围术期心血管疾病手术患者的医疗专业培训。目前已经接受完成相关临床实践要求的重症监护亚专业培训医生获得高级 TEE 的认证。

因为在高级 TEE 认证出现以前,很多麻醉医生已经在临床实践中应用 TEE 多年,必须同意这些"熟手"尤其是不能满足目前新的培训要求的医生获得认证。做出这项决定是为了限制高级 TEE 认证:①只有接受围术期心脏疾病治疗专业化培训的医生和(或)②在 2009 年 6 月 30 日之前完成了 ACGME 要求的麻醉学住院医生,并且满足的术中 TEE 检查病例数的要求和在心脏超声方面的接受继续教育。

再认证

为了满足被 NBE 认证的要求,再认证考试可以是以前通过考试资格的(具体要求在下面说明)和 NBE 文凭资质认证的医生在 9 年、10 年或者 11 年邻近 10 年满期进行。保持 TEE 的认证要求见表 30-1[20]。

通过考试状态

通过考试资格是指顺利通过 TEE 特殊能力的考试,但是未能提供认证相关材料。尽管通过了 PTE-eXAM 考试显示掌握了足够的关于 TEE 的知识,但因为不能提供关于 TEE 相关实践经历的资料,不能为他们进行初级或者高级 TEE 认证。个人在认证过程中并且等待他们提供的材料审批前一直是通过考试资格状态。(文凭状态是提供了认证相关材料)

美国境外认证

在欧洲,由欧洲超声心动协会(the European Association of Echocardiography,EAE)和欧洲心胸麻醉协会(the European Association of Cardiothoracic Anesthesiologists,EATCA)合作建立 TEE 认证。考试和认证由 EAE 从 2005 年组织进行,以下是获得 TEE 认证规定要求的优势[21]:

- 认证的目的是为了避免患者接受由不合格人员进行经食管超声心动检查,并在这个领域设置一个欧洲标准。
- TEE 的认证应通过展示他(她)的能力来得到个人认证,同时认证会带来信誉和专业的合法性。
- 认证过程将确定超声心动图的从业 TTE 资质,应该提升自己的专业形象。
- 欧洲认证的目的在于检验一个人在无人指导的情况下,能够完成常规经食道超声的操作、解释、报告的工作。
- TEE 认证不是表明具备能力或能力优秀的强制性、监管性的证书。个人的完成报告和签署相关临床研究应遵从各个美国的法律和规定。
- 所有学科的超声检查人员(技术员)和医生均可申请 TEE 认证。

认证过程包括两个组成部分:①"理论"部分为计算机笔试考试;②"实践"部分要求考生提供 125 例经本人操作的临床电子病历(或者 75 例如果已经持有 TEE 证书)。认证的有效期为 5 年,申请再认证需获得 CME 学分并且保持 TEE 操作例数,每年至少 50

例。目前,获得认证的个人遍布英国和欧洲多个国家。

英国超声心动协会(the British Society of Echocardiography,BSE)和心胸麻醉医师协会(the Association of Cardiothoracic Anesthetists,ACTA)共同创立了一个联合组织,个人可取得 TEE 认证。ACTA 和 BSE 认可由 SCA 和 ASE 发展建立的认证方法,并于 2003 年发布了关于制定认证途径所需条件的声明[22]。目前,考试每年举行,认证过程仍在完善。

澳大利亚和新西兰麻醉学院(the Australian and New Zealand College of Anaesthetists,ANZCA)不提供正式的认证,但该组织已经建立了对于 TEE 感兴趣的个人的相关实践培训[23]。

为何需要认证?

除了 NBE 列举的目标外,还有很多个人需要认证的理由。认证意味着知识基础和实践经验的确立。确保个人掌握 TEE,无论是执行检查还是解释超声心动图结果,其他人员将被淘汰。一旦超声心动图被记录,接受足够培训的个人,应该通过阅读超声检查,得出和其他通过认证个人相同的报告结论。通过确保个人拥有技能去操作和解释超声检查结果,即可实现优化病人治疗的最终目标。

资格认证能够进行 TEE 相关操作是各个医疗中心决定的。在紧急情况下应用 TEE(例如,心脏骤停)要求操作者绝对通过认证可能是不现实的。然而,任何人常规实践中应用 TEE 会从认证中受益,这将确保患者得到最佳治疗。

值得注意的是,在美国第三方付款机构在支付或偿还 TEE 相关服务费用时,并不区分操作者是否得到认证。

认证阻碍

由 NBE 提出的认证要求一些医生可能无法实现,因为医疗实践的局限性;在某些情况下,需要休假来获取相关培训经验。认证所要求检查的绝对数量,尤其是对那些通过经验途径的个人存在限制。具备完成 150 例 TEE 检查的能力来确保初级认证或者保证每年完成 50 例检查来保持认证,会限制参与或者减少确立或维持认证的兴趣。即使是在高数量的心脏手术中心,如果工作在多名心脏麻醉医生中间均匀地分布,则可能难以实现高级认证所需的数目,并且非心脏麻醉医生可能根本没有进入心脏手术室的机会。

培训/认证的未来

TEE 认证对医生是一个相当新的选择。随着认证要求的演变,培训多元化的模式也在被探索,有很多机会获取 TEE 经验进化到不需医患直接接触。近期,TTE/TEE 模拟器已经开发并有市场应用(例如,the HeartWorks Mannikin Simulator,Inventive Medical Ltd.,London,England),作为辅助训练应用。尽管 TEE 操作对患者风险较低[24],但通过限制经验不足的操作者摆布 TEE 探头可以尽量降低患者风险并能提高模拟器的应用。模拟器可以为那些不能达到首次认证检查例数的个人提供认证或维持认证以及再认证的机会。

围术期 TEE 的领域之外,超声波和心脏超声的临床应用不断扩大。在许多急诊室,重症监护病房,手术室,以及住院病房,床头有限超声心动图(bedside limited echocardiography,BLE)和目标导向心脏超声检查(focused cardiac ultrasound,FCU)不断得到青睐作为评估不稳定的和心脏衰竭患者入院的快速评估方法[25]。在诸如心搏骤停或接近停跳状态心血管功能的有效监测从而指导成功复苏起到关键作用。因此,TEE 已经在这些情况下,成为心脏诊断和检测模式中的最佳选择之一;它较其他方式侵入少,可即刻应用,并能连续实时监测心功能。多个病例报告和病例系列已在高风险的手术和多种应急临床方案证实 TEE 指导临床决策中的优越性[26-33]。

虽然高级循环生命支持(Advanced Circulatory Life Support,ACLS)指南旨在满足接受和未接受过高级医疗培训的救援人员,但并不推荐心肺复苏过程中常规应用 TEE。同样,尽管它被设计用于亚专科医生[33],并且 TEE 和 TTE 在许多医学中心被经常用于围术期心脏骤停的监测,但最近指定的麻醉学特殊高级循环生命支持(anesthesiology-specific ACLS,A-ACLS)指南并未纳入 TEE 作为常规检测手段。

围术期 TEE 认证的基本必要条件仍然显著比在其他专业培训标准更加艰巨。例如,美国急诊医师学院和美国超声心动图协会联合出版建立急诊学医师培训指南[34],推荐 2～3 天的课程涵盖医用超声全部 11 个应用,6～8 小时的实验室技能以及无标准化考试。对于单一应用课程,例如心脏超声,3～4 小时的教学课程和 2～4 小时的实验室操作被认为是足够的[34]。类似的方案已经被改编为创伤外科培训方案,并且应用小型化的 TEE 系统连续监测术后不稳定的患者[35,36]。此外,美国胸外科医师学院(the American

College of Chest Physicians，ACCP）提供 3 天的课程，旨在完成 ACCP 认证的急救超声项目[37]，需通过完成网上课程并在 CHEST 年会完成最终测试。

经食管超声心动图同时出现在美国麻醉委员会（the American Board of Anesthesiology，ABA）考试培训大纲和 ABA 维持认证考试关键词列表上[38,39]。有效实施并解释有创血流动力学检测（例如，肺动脉导管），是大多数医院资格审查委员会作为申请 ABA 资格或认证的一部分，尽管没有具体到这些检测客观测量能力。特定的 TEE 相关教育（通过这些模块测试的能力）由 ABA 认可，并纳入麻醉住院医师培训要求或者维持认证还有待遇观察。像有创血流动力学监测一样，TEE 评估血流动力学的技能是否能够简单地被认为在培训完成后即掌握。

参考文献

1. Bennett S. Training guidelines for ultrasound: worldwide trends. *Best Pract Res Clin Anaesthesiol.* 2009;23(3):363-373.
2. Bailey PL, Glance LG, Eaton MP, Parshall B, McIntosh S. A survey of the use of ultrasound during central venous catheterization. *Anesth Analg.* 2007;104(3):491-497.
3. Abrahams MS, Aziz MF, Fu RF, Horn JL. Ultrasound guidance compared with electrical neurostimulation for peripheral nerve block: a systematic review and meta-analysis of randomized controlled trials. *Br J Anaesth.* 2009;102:408-417.
4. Poterack KA. Who uses transesophageal echocardiography in the operating room? *Anesth Analg.* 1995;80(3):454-458.
5. Field LC, Guldan III GJ, Finley AC. Echocardiography in the intensive care unit. *Semin Cardiothoracic Vasc Anesth.* 2011;15(1-2):25-39.
6. American Society of Anesthesiologists and Society of Cardiovascular Anesthesiologists Task Force on Transesophageal Echocardiography. Practice guidelines for perioperative transesophageal echocardiography. *Anesthesiology.* 2010;112(5):1084-1096.
7. Practice guidelines for perioperative transesophageal echocardiography. A report by the American Society of Anesthesiologists and the Society of Cardiovascular Anesthesiologists Task Force on Transesophageal Echocardiography. *Anesthesiology.* 1996;84(4):986-1006.
8. Pearlman AS, Gardin JM, Martin RP, Parisi AF, Popp RL, Quinones MA, Stevenson JG, Schiller NB, Seward JB, Stewart WJ. Guidelines for physician training in transesophageal echocardiography: recommendation of the American Society of Echocardiography Committee for Physician Training in Echocardiography. *J Am Soc Echocardiogr.* 1992;5(2):187-194.
9. Aronson S, Thys DM. Training and certification in perioperative transesophageal echocardiography: a historical perspective. *Anesth Analg.* 2001;93(6):1422-1427.
10. Shanewise JS, Cheung AT, Aronson S, Stewart WJ, Weiss RL, Mark JB, Savage RM, Sears-Rogan P, Matthew JP, Quinones MA, Cahalan MK, Savino JS. ASE/SCA guidelines for performing a comprehensive intraoperative multiplane transesophageal echocardiography examination: recommendations of the American Society of Echocardiography Council for Intraoperative Echocardiography and the Society of Cardiovascular Anesthesiologists Task Force for Certification in Perioperative Transesophageal Echocardiography. *Anesth Analg.* 1999;89(4):870-884.
11. Cahalan MK, Abel A, Goldman M, Pearlman A, Sears-Rogan P, Russell I, Shanewise J, Stewart W, Troianos C. ASE, SCA. American Society of Echocardiography and Society of Cardiovascular Anesthesiologists Task Force Guidelines for Training in Perioperative Echocardiography. *Anesth Analg.* 2002;94(6):1384-1388.
12. Burtenshaw AJ, Isaac JL. The role of trans-oesophageal echocardiography for perioperative cardiovascular monitoring during orthotopic liver transplantation. *Liver Transpl.* 2006;12(11):1577-1583.
13. Wax DB, Torres A, Scher C, Leibowitz AB. Transesophageal echocardiography utilization in high-volume liver transplantation centers in the United States. *J Cardiothorac Vasc Anesth.* 2008;22(6):811-813.
14. Hüttemann E. Transoesophageal echocardiography in critical care. *Minerva Anestesiol.* 2006;72(11):891-913.
15. Colreavy FB, Donovan K, Lee KY, Weekes J. Transesophageal echocardiography in critically ill patients. *Crit Care Med.* 2002;30(5):989-996.
16. Mahmood F, Christie A, Matyal R. Transesophageal echocardiography and noncardiac surgery. *Semin Cardiothorac Vasc Anesth.* 2008;12(4):265-289.
17. National Board of Echocardiography. Basic PTEeXAMhttp://www.echoboards.org/content/basic-pteexam: Accessed January 29, 2012.
18. National Board of Echocardiography. Advanced PTEeXAM Certificationhttp://www.echoboards.org/content/advanced-pteexam-certification: Accessed January 29, 2012.
19. ACGME Program Requirements for Graduate Medical Education in Adult Cardiothoracic Anesthesiology:Available at http://www.acgme.org/acWebsite/downloads/RRC_progReq/041pr206.pdf. Accessed May 21, 2012.
20. National Board of Echocardiography. RePTE Certificationhttp://www.echoboards.org/content/repte-certification: Accessed January 29, 2012.
21. European Society of Cardiology/European Association of Echocardiography. Adult Transesophageal Echocardiography (TEE)http://www.escardio.org/communities/EAE/accreditation/TEE/Pages/welcome.aspx: Accessed January 29, 2012.
22. Swanevelder J, Chin D, Kneeshaw J, Chambers J, Bennett S, Smith D, Nihovannopoulos P. Accreditation in transoesophageal echocardiography: statement from the Association of Cardiothoracic Anaesthetists and the British Society of Echocardiography Joint TOE Accreditation Committee. *Br J Anaesth.* 2003;91(4):469-472.
23. ANZCA. PS46 Recommendations for Training and Practice of Diagnostic Perioperative Transoesophageal Echocardiography in Adultshttp://www.anzca.edu.au/resources/professional-documents/documents/professional-standards/professional-standards-46.html: (accessed January 29, 2012).
24. Hilberath JN, Oakes DA, Shernan SK, Bulwer BE, D'Ambra MN, Eltzschig HK. Safety of transesophageal echocardiography. *J Am Soc Echocardiogr.* 2010;23(11):1115-1127.
25. Labovitz AJ, Noble VE, Vierig M, Goldstein SA, Jones R, Kort S, Porter TR, Spencer KT, Taval VS, Wei K. Focused cardiac ultrasound in the emergent setting: a consensus statement of the American Society of Echocardiography and the American College of Emergency Physicians. *J Am Soc Echocardiogr.* 2010;23(12):1225-1230.
26. Lin T, Chen Y, Lu C, Wang M. Use of transesophageal echocardiography during cardiac arrest in patients undergoing elective non-cardiac surgery. *Br J Anaesth.* 2006;96(2):167-170.
27. Goins KM, May JM, Hucklenbruch C, Littlewood KE, Groves DS. Unexpected cardiovascular collapse from massive air embolism during endoscopic retrograde cholangiopancreatography. *Acta Anaesthesiol Scand.* 2010;54(3):385-388.
28. Song JE, Chun DH, Shin JH, Park C, Lee JY. Pulmonary thromboembolism after tourniquet inflation under spinal anesthesia – a case report. *Korean J Anesthesiol.* 2010;59(suppl):s82-s85.
29. Newkirk L, Vater Y, Oxorn D, Mulligan M, Conrad E. Intraoperative TEE for the management of pulmonary tumor embolism during chondroblastic osteosarcoma resection. *Can J Anesth.* 2003;50(9):886-890.
30. Ebner FM, Paul A, Peters J, Hartmann M. Venous air embolism and intracardiac thrombus after pressurized fibrin glue during liver surgery. *Br J Anaesth.* 2011;106(2):180-182.
31. Wei J, Yang HS, Tsai SK, Hsiung MC, Chang CY, Ou CH, Chang YC, Lee KC, Sue SH, Chou YP. Emergent bedside real-time three dimensional transesophageal echocardiography in a patient with cardiac arrest following a caesarean section. *Eur J Echocardiogr.* 2010;12(3):E16:Epub 2010 Nov 1.
32. Blavias M. Transesophageal echocardiography during cardiopulmonary arrest in the emergency department. *Resuscitation.* 2008;78(2):135-140.
33. Gabielli A, O'Connor MF, Maccioli GA. Anesthesia Advanced Circulatory Life Support. Monograph by the ASA Committee on Critical Care Medicine: Available at http://search.asahq.org/search?q=acls&site=default_collection&btnG=+Search+&client=asahq_search&output=xml_no_dtd&proxystylesheet=asahq_search&&sort=date%3AD%3AL%3Ad1&oe=UTF-8&ie=UTF-8&ud=1&exclude_apps=1:February 2008. Accessed March 4, 2012.
34. American College of Emergency Physicians. Emergency ultrasound guidelines: 2008: Available at http://www.acep.org:Appendix 3. Accessed January 2012.
35. Wagner CE, Bick JS, Webster BH, Selby JH, Byrne JG. Use of a miniaturized transesophageal echocardiographic probe in the intensive care unit for diagnosis and treatment of a hemodynamically unstable patient after aortic valve replacement. *J Cardiothorac Vasc Anesth.* 2011;26(1):95-97.
36. Costello WT, Billings FTIV, Bick J, Kennedy JD, Wagner CE. Transesophageal echocardiography as a hemodynamic monitor in post operative cardiac surgery patients [abstract A1452]*Programs and abstracts of Anesthesiology 2011.* October 15-19, 2011:Chicago, IL.
37. Ultrasonography. Fundamentals in Critical Care: Available at http://www.chestnet.org/accp/events/ultrasonography-fundamentals-critical-care-2:Accessed March 4, 2012.
38. Outline Content. The Joint Council on Anesthesiology Exminations: Revised September 2009. Available at http://www.theaba.org/pdf/ITEContentOutline.pdf: Accessed May 21, 2012.
39. MOCA Keywords: Available at http://www.theaba.org/pdf/MOCA-Keywords.pdf: Accessed May 21, 2012.

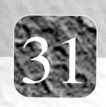

麻醉相关医疗保险申报，依从和赔付政策

DAVID L. REICH I MARIA GALATI

翻译：苗永盛　于晖　校对：王晟　审阅：彭勇刚

引言

在美国，围术期经食管超声心动图检查是被医疗保健中心和医疗补助中心（CMS）和私人医疗保险认可的可以赔付的操作。只要 TEE 是合理的、有医疗必要性并且是以诊断为目的、由资质认证的医疗工作者操作、具有合理的报告记录，医疗保险会将 TEE 与同期实施的麻醉项目分开单独赔付。

本章将会讨论当前美国医疗系统对 TEE 赔付方面所需账单、收款、遵守指南的内容。虽然很多概念适用于心内科和重症监护室，但这一章主要讨论的是麻醉医生在围术期行 TEE 检查的相关内容。我们讨论的内容主要参考 CMS 的指南，因为医疗保险赔付条例主要遵循这一指南。

地区保险公司的确定和医疗必要性

CMS 会与私营部门（一般是指保险公司）建立协议，来管理如医生索赔管理之类的医疗服务项目。这些中介机构被称之为医疗保健的"运营商"，运营商是区域性的，虽然他们需要遵从 CMS 的国家性政策，但也可以根据地区的特点来解释和微调这些政策。运营商会依据"区域性运营政策条文（local carrier determi-nations，LCDs）"来公布自己的支付指南和定义国家医疗保健政策在他们所管辖的地方范围内是如何应用的。医生、为医生管账的工作人员以及合规顾问必须咨询他们的专业运营商相关的区域性运营政策条文以寻找在 TEE 赔付相关问题上的建议，毕竟医疗保健赔付政策方面可能存在地域性差异。

下面有一个关于医疗必须 TEE 检查的医保政策的例子来解释 TEE 赔付方面的 LCD[基于国民政府服务（NGS）运营商][1]：

"当经胸超声心动图（TTE）无法提供有效信息或 TEE 能提供有意义的信息用以制定治疗决策时，TEE 被认为是医疗需求的。特别是，如果 TTE 在技术上存在不足或提供的信息不足以确定治疗方案时，TEE 被认为是必要的。"

而且，在一些特殊的病例，TEE 是优于 TTE 的。医生认为 TEE 更适合测定心脏的某些病理生理特征，如主动脉、心脏的后部结构（左房、二尖瓣、肺静脉等）。运营商会在 LCD 中列举他们认为适宜的 TEE 适应证（框 31-1）。这些适应证有循证医学证据。TEE 服务的医保赔付中支持索赔的重要因素是包含相应的诊断代码。

框 31-1　诊断介入操作和手术应用 TEE 的指征

1. 在经皮心脏介入治疗中指导，例如创建分流、分隔装置的安装、瓣膜成形、心内膜心肌活检、电生理/程序、间隔或心耳封堵器放置的位置或经皮瓣膜置换
2. 术中评估人工或修复/重建的瓣膜功能或复杂的先天性心脏修补术后的完整性/功能
3. 在心脏或者心肺移植手术中评估心肺循环的完整性
4. 对于术中存在流出道梗阻严重程度和腔内分流修复程度的评估
5. 术中关胸后患者状态急性恶化的情况下，对于室壁运动异常的评估

Modified from Medicare Carrier: National Government Services, Inc. LCD for Transesophageal Echocardiography L27381: revised 10/17/2011.

TEE 的技术在进步，在诊断能力上有不断的提高，尤其在三维（3D）TEE、组织多普勒图像和斑点追踪技术。医保政策认识到三维技术在 TEE 使用上有如下

---

* 当麻醉医师只应用 TEE 作为术中监测时，医保不会承担其相关费用（例如，CPT 93318）。其他保险计划可能有不同的支付政策。

适应证,包括手术前和术中对二尖瓣和心房的评估、复杂先心病的修复以及相关心脏介入手术。然而,并不是所有保险运营商都把 TEE 新应用如 3D TEE 当成"医疗必须"[1]国民政府服务运营商称,三维 TEE 对临床疗效的影响尚未得到证实,因此不是"必要的"。其他运营商——例如威斯康星州医师服务保险公司认为,在特定的情况下是医疗需求,如在转诊医师的报告记录中提出需要临床三维成像检查的需求并对相关事宜给予报告和留取副本[2]。这家运营商补充条款规定需要合格的诊断代码并保证相当的信息尚未被提供或者被其他程序提供。

　　总之,确定医疗必须性是当地运营政策要考虑的问题,这受到了很多的规定和要求的限制,即必须在索赔提交和病历文档流程中提供所需证据。

▣ 操作者的培训和资格认证

　　纽约市地区医疗保健运营商在 2005 年修订了关于 TEE 的当地运营的决议,包括对 TEE 操作者的能力和资格认证作为确定其医疗必须性的一个组成部分[3]。这些变化主要强调低于标准的 TEE 检查导致不必要的重复和过度使用。自 2005 年以来,培训和认证要求被更新,司法管辖机构在 2011 年 7 月 1 日提出,TEE 检查者必须遵守 TEE 程序的专业部分的能力分级制度,否则拒付 TEE 职业服务费用:

　　医生进行 TEE 操作需要满足以下可接受的条件:
- 医生需要获得心血管病或围术期超声心动图专业(国家超声心动图机构)的资质认证
- 或这位医生具备 TEE 的 Ⅱ 级训练水平(即独立完成 25 例 TEE 或者在监督下完成 50 例 TEE)或者文件中规定的与 Ⅱ 级同等的水平,这一标准是由美国心脏病协会/美国心脏大会/美国超声心动图能力认证协会制定的。

　　关于提交 TEE 服务的申报必须证实无论在技术上还是专业能力上,都需要有上述资质的医生来进行 TEE 操作[4]。

▣ 合规文件

　　医师必须在管账人员和合规专家的帮助下选择合适的 CPT 代码(当前术式术语)(表 31-1)和相应的 ICD-9-CM 来提交 TEE 服务的医疗保险索赔*。然而,这些索赔或者代码的选择必须有可看清的、已签字的医疗文件的支持,并且必须包含以下需要遵守的要素:

表 31-1　TEE 当前术式术语(CPT)代码

93312	超声心动图,经食管,实时图像文件(2D)(带有或不带有 M 型记录);包括探头放置,图像采集,解释和报告
93313	超声心动图,经食管,实时图像文件(2D)(带有或不带有 M 型记录);仅放置经食管超声探头
93314	超声心动图,经食管,实时图像文件(2D)(带有或不带有 M 型记录);仅获取图像,解释和报告
93315	经食管超声心动图在先天性心脏畸形中的应用;包括探头放置,图像获取,解释和报告
93316	经食管超声心动图在先天性心脏畸形中的应用;仅放置经食管超声探头
93317	经食管超声心动图在先天性心脏畸形中的应用;仅获取图像,解释和报告
93318	超声心动图,经食管(TEE)用于检测目的,包括探头放置,实时二维图像采集和解释,对心脏泵功能(动态改变)的评估以及采取及时的治疗策略
93320	多普勒超声心动图,脉冲频谱和连续频谱显示(需除外超声心动图成像代码);完成
93321	多普勒超声心动图,脉冲频谱和连续频谱显示(需除外超声心动图成像代码);随访或受限研究(需除外超声心动图成像代码)
93325	彩色多普勒超声血流频谱(需除外超声心动图成像代码)
76376	计算机断层扫描,磁共振成像,超声波或其他方式的断层报告应用三维形式渲染;不需要独立的工作站进行图像后处理
76377	计算机断层扫描,磁共振成像,超声波或其他方式的断层报告应用三维形式渲染;需要独立的工作站进行图像后处理
Modifier 59	不同的操作服务:在某些情况下,医生可能需要表明,一个操作或服务是不同的或独立于同一天进行的其他服务
Modifier 26	某些操作是专业技术和技术相结合的组成部分。当只有专业部分报告时,才通过添加修改操作代码 26 来确定服务

From American Medical Association. *CPT 2013 Professional Edition*. Chicago, Ill. : American Medical Association; 2013.

---

* ICD 第 10 次修订版已经在国际上使用。

1. 操作医生的解读和书面报告,包括测量方法(索求时可提供)

2. 数字媒体或纸质永久图像的储存(索求时可提供)

3. 医疗需求的相关文件,包括:

- 病史
- 查体
- 相关诊断或操作的结果
- 重复检查的理由,如能提供

4. 多普勒检查应详细说明所用的模式(连续多普勒、脉冲多普勒和彩色多普勒),并提供定量及定性信息

5. 参与人员的资格文件(索求时可提供)

联合索赔费用

医保提出,术中麻醉医生完成的 TEE 诊断性操作应该同麻醉管理服务一起计费,并且能被认可为单独索赔服务项目。在这种情况下,修改条款 59 被附加到当前操作术语代码,来表明 TEE 是一个单独的不同的医疗服务项目(见表 31-1)。如果操作者的计费只针对 TEE 专业部分服务,也可使用修改条款 26。

2003 年,联邦医疗保险中心更正编码导致了术中 TEE 索赔拒付并且与麻醉管理捆绑付费的提议。在多个专业学会的解释和游说后,这一决定被推翻,术中诊断性 TEE 检查再次被同意付费,并与麻醉管理分开作为一个单独的医疗服务。

美国麻醉医师学会(ASA)把经食管超声心动图定义为一种能提供独特信息的检查手段,对于接受各种外科手术的患者已经超出了常规围术期麻醉管理标准的范围[5]。正因为如此,他们还没有把 TEE 的价值纳入 ASA 任何麻醉管理的相对价值指南(the ASA's Relative Value Guide,ASA RVG)。

TEE 与麻醉管理捆绑付费始终是一个问题,并且付费机构更倾向于审视利用率和费用的增长。谨慎地使用所有的辅助技术,严格遵守由医学文献支持的医疗需要的指导方针和指示是由付费机构认为绑定付费的理由。

医生应当主动咨询专业管账人员和合规人员帮助解决提交医疗索赔,正确应用术式代码和文档的记录[*]。

TEE 付费协议

除医保外 TEE 服务也可以由其他付费机构承担。

私人保险计划也为 TEE 服务提供费用,大多数公司付款标准都遵循医疗保险计划服务的付款政策。但是,医生和医疗管理人员必须注意具体到与各自保险计划有关的医疗文档、医疗需要、计费和支付政策。

在医生选择参加特定保险计划的情况下,应该考虑到因 TEE 检查费用和重症服务的付费增加,能够有机会和保险机构谈判增加付费标准的可能。

2012 年,纽约(曼哈顿)的 TEE 专业部分[CPT 代码 93312-26:TEE,二维影像(带或不带 M-模式),包括探头放置、图像采集、解释和报告]的医疗保险费为 116.17 美元。商业保险计划往往发布自己的"标准费率表",包括 TEE 的费率。在与保险机构谈判计划合同时,有可能就上述的标准费率和费率代码的数据向上"调幅"。

为了促成谈判,医生对 TEE 的深刻认识有益于医疗实践和保险计划的讨论。特别是,医生可以告诉谈判对象,TEE 在操作过程中所需的专业设备、培训和技能,以及 TEE 的相对风险和患者的获益。

医疗管理人员也可以使用 ASA 相对价值指南鉴定工作强度,与其他工作强度对比,TEE 的强度为基准值 6 个单位。这样确立了一个相对较高的付费率计划的框架和讨论提高付费标准的可能。例如,保险计划可能认可每个基础单元的赔付内容如经皮桡动脉置管(CPT36620)。此操作是 3 个麻醉基础单位,是 TEE 操作付费的一半。医疗管理人员可以以这个操作为例,参与讨论 TEE 的医保计划的相对工作量和相关风险,由此争取要求比动脉压力置管付费更高的比例。

医疗单位也应与保险计划机构协同合作,通过反复谈判来决定 TEE 服务是基于麻醉单位价值率还是基于术式统一收取费率的合同结构。无论机制是否能允许高于保险公司标准费用计划的比率,与标准收费存在偏差都是有风险的。

执行合同谈判的保险公司代表往往不知道自己所处理索赔系统的复杂性和局限性。保险计划标准收费计划有偏差能导致仲裁失误、少付,并且造成昂贵的索赔监控和返工。当提高付费标准比率的谈判成功时,会导致医保部门收集与 TEE 收费比率相当的其他许多项目支付率信息的可能。

---

[*] 医疗护理中心为针对寻求医疗保险索赔处理、费用和麻醉医疗服务报销政策的医生提供专门的网站:https://www.cms.gov/Provider-Type/Anesthesiologists-Center.html? redirect =/center/ anesth.asp(2012 年 7 月 6 日,访问)。

TEE 服务的监督和付费

监督医疗保险机构以确保他们对所提供服务合理付费是很重要的。详细审查对 TEE 服务的医保付费尤为重要，因为这些操作主观上容易被拒付或需要提供额外的支持医疗需求的文件以及规整的病例并且满足付费的政策。

有时麻醉医生申请的 TEE 多普勒附加编码（如93320-59-26、93321-59-26 和 93325-26）检查索赔会被医疗保险拒付。一些医疗保险系统条文默认超声检查是由影像科医生完成的。在这种情况下，术中的 TEE 检查是被允许的，但是由此产生的多普勒附加编码检查会因为操作者和操作类型不符而被拒付。在多普勒检查报告缺乏特异性或者病历没能支持该检查的必要性时，TEE 检查报告没有提供临床支持索赔也会被医保机构否定。

临床实践过程中必须有能力对医疗保险付费代码和付款人针对各自付款机构的合同以及收费标准进行追踪。追踪可由患者账户实时发布完成，也可有其他灵敏的手动监督系统完成。支付验证软件也可协助完成这个艰巨的任务。这些合同管理系统能够很大程度上按客户和细节制定，从而有利于保险计划的上诉申请。自动化系统通过提供操作改进、资质认证、规则依从、审计和管理式医疗，来跟踪和改进 TEE 相关医疗服务。

结论

TEE 在整个围术期是一个重要的操作，它能在整个围术期帮助复杂外科患者的诊断及治疗。如果按照医疗指南应用 TEE 并由医疗保险和私人保险计划确认其为术中诊断工具，TEE 相关费用是可以独立付费的。其他国家 TEE 的推广者可以根据本章的内容制定相关策略，在自己国家提供 TEE 医疗服务同时争取更多的经济补偿。

为了临床实践成功应用 TEE 相关医疗服务，必须遵循所有地和个人保险计划的要求，同时提供操作者的资格认证、文档储存和检查报告，并对合理收费及第三方付费实施监管。

参考文献

1. National Government Services, Inc. LCD for Transesophageal Echocardiography L27381: revised 10/17/2011. http://www.ngsmedicare.com. Accessed March 2, 2012.
2. Wisconsin Physicians Service Insurance Corporation. LCD for 3D Interpretation and Reporting of Imaging Studies L30729: revision effective 07/16/2012. http://www.cms.gov/medicare-coverage-database/details/lcd-details.aspx?LCDId=30729&ContrId=147&ver=14&ContrVer=1&Date=10%2f24%2f2011&DocID=L30729&bc=iAAAAAgAgAAA&. Accessed July 4, 2012.
3. Empire Medicare Services LCD for Transesophageal Echocardiography L3120: revised 9/06/2005.
4. National Government Services Inc. LCD for Transesophageal Echocardiography L27381: revised 10/17/2011. http://www.ngsmedicare.com. Accessed March 2, 2012.
5. American Society of Anesthesiologists 2012 Relative Value Guide®. Statement on Transesophageal Echocardiography. Last amended on October 21, 2009. Pgs. 51-56.

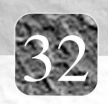

经食管超声心动图相关的监管、法律和责任问题

JAMES E. SZALADOS

翻译：苗永盛　校对：王晟　审阅：彭勇刚　于晖

法律与医学的交叉简介

只要人与人之间的接触存在潜在的利益分歧，规则、条例和法律就变得十分必要。最佳情况是，医生及其患者的利益在成功的诊断和治疗结果上有着共同的目标。患者和医生之间诚实的沟通与协商一致的交流是形成良好医疗的基础。当结果偏离预期时，可能就会出现分歧。当误解或分歧升级为冲突时，必须有一套处理这种冲突的规则和程序来公正和公平地解决问题。法律体系是一个"对抗"的过程，包括陈述的权利、公平公正的审理、正义，并旨在解决冲突。法律制度是在程序和规则的前提下以提供证据为基础，法律体系的目标是公正，而不是确定真理。

由于医学是一种职业，医学实践被复杂的道德理论和道德原则等规则所掌控，并有明确的和潜在的规章。优质医疗服务的原则，是以希波克拉底誓言形成的伦理和法律原则为专业指导。医生必须维护患者的利益，并努力"不伤害患者"。医师职业义务的内在本质是以道德为基础的受托，以保障患者的最佳利益。受托责任（来自拉丁文 *fiduciarius*，意思着承载信任，词根 *fides*，意思是"信仰"）是两个或两个以上当事人之间深厚的信心和相互信任的法律或道德关系。当有一方出现知识、培训或者经验不对等使其在服务协议中处于相对劣势的位置时，就会产生受托责任。在信托关系中，一方是处在较脆弱的位置，因此会向拥有更多经验及博学的一方寻求帮助、建议、保护、真诚和信赖。因此，尽管作为一种愿望或理想，受托责任仍代表了公平或法律的最高标准的专业精神。

虽然现代法律在很大程度上是基于道德和道德原则，但法律制度变得更加复杂和偏离主观性。现代法的规则被编纂为"黑字体法"，体现了宪法、联邦和州的法律（立法）和判例法（先例）。一个平行的法规和规章制度规定了必须严格遵守的法律程序，以便进入司法系统并论证一方的观点。法律管理政府、医疗机构和个人之间的所有正式互动。因此，医生必须首先建立对基本立法和诉讼法律的理解，从而使他们可以更集中精力并受益于临床实践，而不受对未知的恐惧所影响；第二，他们可以主动工作，尽量减少法律风险；第三，他们可以更好地与风险管理者、律师和保险公司沟通；最后，医生可以更好地了解和参与未来的法律、立法、监管和公共政策的发展[1]。

技术涉及医疗法律风险，因为没有任何一种药物或技术是完全安全的。此外，技术的早期采用者可能暴露于未知的产品责任风险；后期使用者可能会因为没有提供最先进的医疗服务而受到批评。

FDA 和医疗器械监管

美国食品药品监督管理局（FDA）全面负责在美国的药物和医疗器械的管理。FDA 制定了有关于医疗设备的开发、批准、营销和上市后跟踪的详细规则和法规，这些规则大体上与药物研发的规则基本一致。美国国会用联邦食品、药物和化妆品法案（the Federal Food, Drug, Cosmetic Act, FFDCA 或 FDCA）形式立法授权 FDA 作为具有法定监管权限的联邦机构[2,3]。1976 年的"医疗器械修正法案"（The Medical Device Amendments Act, MDA）将 FFDCA 的范围从农业和药品扩大到医疗器械[4]。

在 FFDCA 中，器械设备被定义为：

制造商想要单独或组合地用于人类的任何仪器、装置、器具、机器、器材、植入物、体外试剂或校准器、软件、材料、附件、组件部分或相关物品 ①诊断，预防、监测、治疗或减轻疾病的具体目的；②诊断、监测、治疗、缓解或减轻损伤；③解剖或生理过程的检查、替换、修改或支持；④支持或维持生命；⑤受孕的控制；⑥医疗器械消毒；⑦通过对来自人体的标本进行体外检查并且通过药理学、免疫学或代谢方法进行检查，以提供用于医学目的的信息,但通过这些手段可能对功能有辅助作用[5]。

因此,医疗器械的范围可以从简单的压舌板到复杂的计算机成像设备和生物医学植入物。根据 FFD-CA,药物和器械设备之间的区别在于它们各自的作用模式:药物通过化学作用或代谢实现其预期作用,而器械设备不起这些作用。设备又根据预期用途、潜在效益、批准的医疗适应证和风险进行分类。根据设备存在的相关风险,将设备按照Ⅰ~Ⅲ等级进行分类,其中Ⅰ类设备表示最低风险,Ⅲ类表示风险最高;FDA 控制相关的分类确定与特定设备的制造和销售[6]。经食管超声心动图(TEE)设备是Ⅱ类设备,属于中间风险设备,总体管控强度不足,方法/标准/指导过程和文件必须提供安全性和有效性的保证[7]。

医疗器械修订法案的目的是向医疗器械的消费者提供安全性和有效性的合理保证,这是 FDA 批准基础药品和设备的法定授权的双重标准。然而,在设备方面,美国食品和药物管理局的批准更注重于其安全性。任何药物或设备的安全性与产品设计、使用以及操作者犯错误的可能性之间有着复杂的相互关联。法院明确承认,没有任何一种药物或设备是完全安全的,而且这些产品"在本质上就是危险的"[8]。

医疗专业人员和消费者自然期望医疗装置制造良好,具有全面和准确的标识和使用说明,并且根据制造商意图和广告宣传的模式可靠地运行。用户或操作者犯错误的可能性不是 FDA 认为的障碍,目前认识到操作者犯错误可能与制造商控制不了的大量不确定因素相关(例如,个体操作者的培训和技能、患者差异性、人体工程学和复杂的临床环境)。然而,制造商在产品设计期间应考虑人为因素工程原理,并鼓励适当的用户教育和培训,这样可以最小化或减轻用户犯错误的风险[9]。

FDA 批准药物或装置的正式过程是高度结构化的,并且要求厂家在临床试验之前提交数据,以便开始进行人体试验。此后,必须将来自精确控制的临床试验的数据提交给 FDA 专家小组。上市前的方案得到批准之后,医疗器械须遵守医疗器械修正法案的报告要求。制造商有持续的义务包括通知 FDA 新的设备相关的临床调查、科学研究或制造商知道或应该合理地知道的患者伤害的事件。FDA 认识到必须把故障和其他安全问题切实地告知制造商,以便他们可以考虑并可能根据此类报告采取纠正措施。上市后监控和不良事件报告是确保 FDA 能够追踪到现有产品开发和测试期间未检测到的罕见不良事件,并且可以从市场撤回这样的产品,在随后的模型中被修改或重新标记,并附有 FDA 认为必要的警告。FDA 的医疗设备安全监控策略依赖医生、医疗机构、制造商和患者通过医疗设备报告(the Medical Device Reporting,MDR)系统报告医疗设备故障和并发症。该过程类似于不良事件报告系统(the Adverse Event Reporting System,AERS)数据库,它是 FDA 针对药物和生物产品的营销后安全监督计划的基础。FDA 的标准管理人员(the Standards Management Staff,SMS)有责任确保发布不断改进的医疗设备标准,以便正式通知设计师和制造商,从而有助于将新的监管标准纳入产品设计和制造中。

联邦食品、药物和化妆品法案中的医疗器械跟踪规定要求制造商能够通过销售和分销渠道跟踪Ⅱ类和Ⅲ类设备的特定使用者,以便他们能够迅速找到并从临床中召回或撤除特定的设备。2009 年,FDA 启动了 Sentinel 计划,该计划将医疗机构的电子医疗记录(the electronic health records,EHR)与 FDA 数据库整合,以连续执行并在线上市后进行安全分析。由于与药品相比,医疗设备缺少独特的设备标识符(unique device identifiers,UDI),FDA 通过 2007 年的"食品、药品和化妆品法案修正法案"授权,为医疗设备开发了一个全面的独特的设备标识符系统,整合了电子医疗记录以及行政和索赔数据库,以识别接触特定设备的患者,从而跟踪罕见的暴露后的风险。UDI 项目正在与办公室管理和预算(the Office of Management and Budget,OMB)一起接受审议。

关于诊断超声设备,FDA 管理超声探头输出的法规是根据各种权威机构开发的国际商议的标准而制定,这些机构包括例如国际电工委员会(the International Electrotechnical Commission,IEC)、美国医学超声医学研究所(the American Institute of Ultrasound in Medicine,AIUM)和美国电气制造商协会(the National Electrical Manufacturers Association,NEMA)。例如,NEMA 标准对安全问题特别重要,NEMA 输出显示标准(Output Display Standard,ODS)特别针对诊断超声设备的热(thermal indices,TI)和机械指数(mechanical indices,MI)等因素。简而言之,MI 代表由组织中的超声波束产生的声压脉冲的最大幅度,因而与任何潜在的机械生物效应的风险指标相关。TI 代表总声功率与在各种组织类型中提高 1℃的最大温度增加所需的声功率的比率。ALARA("合理的可实现的低")原理将来自超声装置的热和机械输出水平最小化,以便使与使用相关的任何潜在的不利影响最小化[10]。尽管普遍认为没有与超声成像本身相关的已知风险,但是人们还认识到超声可以对身体产生影响,例如空化,超声波可能稍微加热组织并且可以在体液或组织中产生小袋状气体。目前不能绝对明确组织加热和空化的长期效应,特别是在胎儿组织中的相应效应。

医疗设备缺陷和医疗设备故障

产品销售需要有保修期。保修期可以是明确说明和书面的表达,或者它也可能由 UCC 商业法隐含和暗示[11]。严格地说,质保是指制造商对产品适合公共使用、没有缺陷、符合规格的法律保证或许诺;保修通常还会描述双方在发生争议时的权利和义务。例如,适销性的保证是隐含保证的一个例子,其中适销性要求通过商业销售的商品必须合理地符合普通买方的期望。适用于特定目的的保修条款代表隐含保证的另一个例子;在这种情况下,具有特定技术要求的消费者可合理地相信制造商所承诺的货物符合这些特定需要。当产品不符合承诺的合理预期或者具有固有缺陷时,就违反保修条款。

尽管有严格的标准、严格的 FDA 批准程序、制造监督和上市后监控,实际上医疗设备有时会出现使用失败、故障或以其他方式导致患者受到伤害。因此,甚至在最佳环境下仍然不可避免地会发生一些产品召回;这种召回可能导致制造商或 FDA 命令自动地或永久地或临时地撤除产品[12-14]。医疗设备报告强制要求制造商提供相关报告,没有报告故障可能导致罚款惩罚(或被认为是设备错误标签)并取消 FDA 批准。制造商必须向 FDA 提交报告,无论何时只要有数据表明设备:①可能导致死亡或严重伤害;或②发生故障,并且如果故障一旦再次发生,制造商或进口商销售的设备或类似设备很可能导致死亡或严重伤害。不良事件数据由制造商和 FDA 记录备案。虽然医生和医疗机构没有绝对的法律责任报告,不良事件和故障的报告对于防止未来的伤害和趋势事件(文档和趋势,这些可能在将来对于潜在的未来诉讼的辩护中变得重要)是重要的。为响应医疗设备报告(MDR)系统,FDA 还可以通过法定机构命令召回产品。在制造商主动或 FDA 要求下进行的召回都被认为是自愿召回,而根据 FDA 的法定权威起诉的召回被认为是强制召回[15]。

产品缺陷通常分为:①设计缺陷;②制造缺陷;③销售缺陷。在产品责任法中,当缺陷是产品设计中固有的时候,即认为存在设计缺陷。在产品责任案件中,只有当原告(他或她)证明可以有可替代的设计,此设计在保留主要目的的基础上尽管是假设但是:

①更安全;②经济上可行;③与原始设计一样可操作,原告才可以认定存在设计缺陷[16]。另一方面,制造缺陷是在制造和组装期间发生的非预期的缺陷。营销缺陷通常与和缺乏相关的警告和(或)指令不充分有关,并且通常案例都是因为指令不足或错误以及未能向消费者警告与产品的正常使用相关联的潜在危险引发。

产品责任属于法律分析领域,指的是一个或多个当事人在产品商业链的任何环节上负担的责任。产品责任索赔可能基于各种理由,例如过失、严格责任、失实陈述或违反适用性保证。产品责任一般被认为是比较严格的责任,意味着责任不是基于产品的设计、制造或销售中使用的谨慎程度确定。根据严格责任规定,在证明产品有缺陷时制造商应承担责任。然而,原告对医疗器械制造商的产品责任索赔越来越困难。由于没有联邦产品责任法,管辖产品责任的法律已经被编成州政府具体的产品责任法规。矛盾的是,通过 Reigel 和 Medtronic 公司案件的裁决,美国最高法院通过对州政府政府侵权索赔法规的先占权,实际上废除了州政府政府产品责任索赔法规[17,18]。在 Reigel 案件后,医疗设备制造商已经能够使用联邦患者安全立法作为保护伞对抗现有的各州侵权索赔法规。

虚假陈述通常是指有意隐藏与产品相关的缺陷或潜在的危险。然而,如果可以证明一个理智的制造商应该已经知道产品存在缺陷或危险,则可以发现过失(而不是故意)失实陈述的情况。针对医疗器械制造商和分销商的诉讼也可基于"联邦食品、药物和化妆品法案"对设备掺假或标签不当进行指控。如果设备未经 FDA 批准上市、未按照所要求的制造标准制造、被发现质量较差或者如果广告或标签被认为是虚假的或具有误导性的,则可以确定其标签掺假或错误[19]。

专业中介人原则规定,处方药物和(或)医疗设备的制造商在向医生提供关于产品的警告时已履行了他们对患者的医疗责任[20]。该原则基于医患关系,由此可以合理地预见到治疗医生将比制造商更好地向患者告知相关的风险,因为在决定使用任何处方药物或医疗装置时,权衡患者的需求、易感性和预期效益与使用风险的利害关系需要专业的评估。该原则并不排除制造商承担提供充分警告的义务,而是规定医疗专业人员代替患者作为必须接受警告的一方[21]。因此,该原则已成为保护制造商免受责任的另一个屏障,因为制造商被视为已根据原则履行其义务,从而将正常使用下的责任风险转给医疗专业人员。

责任索赔中也可能存在过失。过失被定义为未能尽到恰当或普通的注意义务,如果可以确定制造商在产品生产、设计或装配中缺乏合理的谨慎从而导致了伤害,则制造商应对过失负责。与医疗设备有关的一种具体类型的过失行为是"未警告"情况[22]。只要制造商知道或有理由知道在正常情况下使用其产品所带来的潜在危险,就应负担警告的责任[23]。如果通过应用合理的、已发展的人类技能和先见,制造商可以具有或应该知道这些潜在风险的能力,那么可以认为制造商可能具有对潜在风险的建设性知识。虽然受伤害方仍然有责任证明制造商有这样的实际或建设性知识,但是这种举证责任有时可以通过记录的投诉或先前的伤害、相关科学或贸易文献中的报告、行业专家承认的风险或由 FDA 或其他政府机构发出的警报而得到满足。

实践指南和协会声明的重要性

指南、协议和路径的颁布是医疗法律风险的另一个潜在的重要驱动因素。循证医学强调基于累积证据的临床推理,证据来源于之前的临床研究后来由专家达成共识后提炼为指南[24]。实践指南代表系统形成的共识声明,旨在帮助医生和患者在特定临床情况下做出合理的医疗决策[25]。随着来自荟萃分析的大量和有力的证据支持,EBM 被越来越广泛地接受,以代表在个体化临床决策期间应该考虑的最佳有说服力的实践标准。尽管如此,指南也是变化的,并且随着医学知识、技术和实践的新发展而进行修订。

循证医学的支持者建议,遵守指南可以通过证明遵守一个权威的和广泛接受的标准化医疗公开声明,从而促进行政审查甚至可能减少法律责任,进而加强医生的医疗决策。虽然指南被通俗地称为"标准",但它们本身并不是真正的法律标准。医疗标准的法律定义是医生采用符合良好医疗实践的普通技能和医疗护理[26]。医生的医疗的适当性由其他在相同或相似的实践领域中的专家及医生的证词来判断。尽管 EBM 得到广泛认可,专家证言仍然是评估医疗过程中适当性的法律依据。

在医疗事故诉讼中,以指南形式的循证医学标准逐渐被成功地纳为证据。2006 年,纽约州上诉法院裁定 Hinlicky 和 Dreyfuss 案件,这项裁决强调了遵守公认的医疗标准作为法律义务的重要性[27]。简而言之,案件的内容是一位 71 岁的女性成功地接受了颈动脉内膜剥脱术,但术后发生心肌梗死,25 天后死亡。审判中的关键问题是被告医生、麻醉医师是否由于过失从而未能完善术前心脏评估。原告的心脏病专家认

为,作为"强制性最低限度",患者应该进行术前心脏负荷试验。在审判时,被告麻醉医师详细地解释他严格地遵循美国心脏协会(AHA)/美国心脏病学会(ACC)指南关于有心脏危险因素的患者术前检查的准则[28]。被告作证说,AHA/ACC 指南为他提供了一个流程("数据链中的一个链接"),他在该特定病例中对术前心脏测试的决定是基于指南提供的流程的。当所有同领域专家都同意该流程不仅"代表了医疗的标准",而且实际上也代表了现有医学最先进的技术水平,AHA/ACC 指南的价值得到了重视。法院随后作出了对医生有利的裁决。但 Hinlicky 案件继续通过上诉制度并到达纽约的最高上诉法院,法院维持了原判。上诉法院在其决定中承认,临床实践指南代表医疗系统发布的声明,以协助从业人员做出决定;因此,可以合理地将指南纳入为证据,以便其在特定患者的医疗决策中起作用。

州政府法律的重要性

各个州有权通过宪法赋予警察在各个州范围内的权力管制医学实践。关于医疗实践各个州政府的法律和规章差别很大,医生和其他医疗服人员必须熟悉自己所在州医疗实践的具体法规。州政府执行与医疗实践相关的法规通常被委托给州政府医学委员会、州政府卫生部门、职业办公室或类似的州政府机构。州政府医学委员会的主要职责是:①发放执业医学执照;②调查对执业医师的投诉;③纪律处分。一般来说,州政府执照委员会用纪律来规范医生可能对公共卫生有潜在危害或涉及道德败坏的行为。被判犯有罪行的医生会一律失去行医执照。

医生通常低估了州政府医学委员会的权威和权力范围。指控过失的诉讼可以要求医生对于原告负有赔偿责任,或者在保险政策限制下如果超出裁决金额的情况下,个人则有赔款责任。除非异常频繁、严重或重复,否则医疗过失行为不太可能导致失去医疗执照。另一方面,州政府医学委员会可以通过制裁执照或吊销执照来对医生进行处罚。此外,虽然州政府委员会必须遵守行政诉讼程序,但这种行政听证通常是封闭的、不受限于法律先例并且限制引入证据和证人,一般会将举证责任转移给被告医生。

影响医院实践的政策和程序

与医院医生作为医院的医务人员进行医学实践有

关的两个相互关联的行政过程是：①同行评审；②资质认证。同行评审是指同事集体对个体医生的资格和技能进行持续监测和评估的过程。同行评审通过部门进行医疗质量改进、评估发病率和死亡率、非正式观察以及对外部不良行政行为的审查[29]。同行评审的目的是确定作为医生的医务人员具有最高水平，并有助于减少医院医疗质量相关的诉讼。在同行审查下最常引起法律审查的两个同行审查相关问题涉及：①同行审查的保密性；②以同行审查为幌子的贸易限制。

1986 年美国的"医疗服务质量改进法案"（The Health Care Quality Improvement Act，HCQIA）建立了国家执业数据库（the National Practitioner Data Bank，NP-DB），以此作为国家医生的同行评审数据库和信息交换基地。必须向 NPDB 报告的数据包括：①向医生提起的或者与医生有关的没有进行审判和司法判决而做出的和解[30]；②州政府医学委员会撤销、暂停或以其他方式限制医生执照，或因为医师的专业能力或专业行为的理由而将医生置于留用查看的任何方式；③医疗实体完成专业审查的任何审查行动后，对医师的临床特权产生不利影响超过 30 天或涉及投诉医师的临床特权[31,32]。由于这些数据被认为是尽职调查过程的重要内容，借此授予或更新临床医务人员的特权，因此医院有义务在医生最初申请临床特权时以及随后每 2 年对其进行 NPDB 查询[33]。因此，同行评审是代表了以下依据：①医疗服务者的资格认证，以确保满足教育、培训和认证的最低要求；②对不良临床事件和结果进行正式内部审查[34]。尽管医院或其他实体未能查询到医生的相关信息，但是该医生以后如果因为医疗事故而被起诉时，医院会依法被通知到有关医生的既往历史，并且可能涉及诉讼和（或）根据过失权利要求独立承担医疗责任。除了关于 NPDB 的任务之外，HCQIA 也被制定为促进同行评审过程的一种手段，并保护参与客观评价医生的专业行为和能力。当被处分的医生对参与同行评审的医生提起诉讼要求金钱赔偿时，HCQIA 赋予参与同行评审的医生有限的豁免权[35]。在 HCQIA 得到同行评审豁免权，审查过程必须是：①可以合理地认为其行动促进了优质医疗服务；②合理努力之后获得事件的真实性；③在通知和听证程序之后，对有关医生在经济上可以承担或在这种情况下对医生采取程序是公平的；④可以合理地认为其行为是有事实依据的[36]。

以下两种一般情况下可以考虑对同行审查信息不进行保密而进行法律取证：①犯罪行为、欺诈和滥用或反托拉斯行动的案件；②医疗过失案件。在以前的培训、经验和结果没有通过严格的证书认证的情况下，医院、部门和个人可以因为"过失认证"的责任而被要求索赔。在刑事案件中，联邦机构通常可以通过他们的传票权力从医院档案中获得相应信息；然而，对于过失的案例，关于同行评审材料的保密性每个州都存在不同。大多数州都颁布了保护性法律，任何医疗工作人员委员会使用审查委员会或同行评审委员会口头或书面的诉讼、记录和报告均被视为特权交流，不得通过法律取证被公开或者被获得。然而，例如在纽约，法律限制更加明显。尽管纽约法律一般不会披露与履行医疗或质保审查职能有关的所有程序和记录，但是这也制造了一个例外情况，对于出席这种医疗或质保审查会议的任何人都要发表声明，即在这样的会议上，谁是诉讼的当事方，或者谁在该会议上审查了主题事项。根据纽约法规，如果在同行审查会议期间发表声明，该同行审查会议又涉及与诉讼相同的主题事项，并且声明是由被告在诉讼中作出，则可以获得公开[37]。因此，医生必须熟悉有关其本州同行评审的保密性法律。

同行评审也被用来约束医生的行为。进入成熟的供应商市场的医生对已存在的供货商可能造成经济威胁，或者可能会被禁止以同行评审为幌子获得医务人员的特权。由于同行审查和资格审查的相关行政决定可能上诉以争取司法审查，因此法院对此授予额外级别的安全防范措施以维持公平的正当程序。经济资格认证是指使用经济标准来确定医生是否将被授予医疗工作人员会员资格、特权或转诊，取代医院现有从业人员和团体并采用更符合财政需要的医疗员工是否是滥用认证流程。

在 TEE 方面，TEE 权限的认证可以跨越例如麻醉学、心脏病学和影像学等多个医学专业。在医院内优势专业对 TEE 认证的管制被用于防止其他的认证。虽然严格遵守确定的认证过程对于减少过失认证原则中的医院责任是重要的，但不适当的拒绝权限相反可能会导致对行业造成非法限制而产生法律责任。

知情同意

仅仅因为缺乏知情同意而发生医疗事故索赔的情况相对较少。然而，在另外一些情况下诉讼的正当理由是基于其他医疗服务因素，缺乏知情同意可能进一步①破坏医生的信誉或专业精神；②在医疗记录完整性方面可能将造成不良影响；③证明责任或习惯上有失误；④意味着忽视行政政策和程序[38]。显然，知情同意是包括医生、患者和（或）护理人员之间的讨论过程,并且有法律效力的同意书不仅是书面协议的形式。然而,同意书本身也可以被反驳,因为患者可能声称未完全阅读或理解同意书的内容,被强迫签署或签署时很困惑。然而,大多数法律机构认为签署的并且有目击证人的知情同意书有持续显著的法律效力,可以作为证据展示给陪审团而不需要医生继续依赖收集多年前的讨论。

知情同意以意思自治和身体自主性的基本原则为前提,因此代表了医生与患者共享医疗决策权的伦理和法律义务[39]。行使人身自由、自主权和知情选择的前提是:①提供足够范围和质量的信息;②理解该信息,包括现有数据的内在限制;③理解情况本质的能力;④合理使用信息并比较其他可选的方案的后果以权衡相关风险,从而做出与其价值观或偏好一致的决策的能力;⑤有效沟通个人选择的能力。在另一个意义上,同意书也可以被视为一种合同,需要披露、考察和接受这些要素,然后明确每一方各自的责任和义务。结果是,可以提出来对合同有效性的法律方面的疑问(例如,欺诈性事实或找借口、隐瞒、胁迫、缺乏能力、损害),以质疑所签署的知情同意文件的法律效力。知情同意文件类似于合同,用于保护和告知患者和医生。必须告知患者其同意具有法律效力,并要求医生公开拟议干预或治疗的风险、利益和替代方案。同意是代表患者和医生之间的沟通和记录的重要范例。然而,人们普遍不期望医生在知情同意过程中公开一切,因此不必要求完全公开。确定医生是否充分公开的标准因管辖区而异。美国超过一半的州采用以医生为中心的标准,这种标准指的是“称职的医疗从业者”在相同或者相似的情况下提供的信息[40]。然而,现在的趋势倾向于以患者为中心的标准,其侧重于具有代表性的患者的信息需求[41]。

尽管以历史观点看知情同意的法律原则是基于伤害侵权而建立的,但大多数法院会将缺乏医疗知情同意视为“过失性不公开”,因此将知情同意案件从刑事领域中排除[42]。此外,法院一般起诉过失侵权行为,当出现下列情况时,是很严重的侵权:①患者绝对不同意医疗程序;②程序与患者授权的程序存在实质上和不合理的偏离;③医生根本没有向患者公开信息;④医生有欺诈性隐瞒、失实陈述或其他蓄意的不当行为。此外,虽然理论上州可能代表受伤患者提出刑事侵权伤害索赔,但这种索赔是罕见的,在没有严重和恶劣的行为的情况下相对不可能。由于伤害罪不是医疗事故,医生不能够受医疗责任保险政策的保护而免于侵犯和(或)伤害起诉。然而,未能获得知情同意可能产

生深远的法律后果,甚至可能成为州政府医学委员会的规则和条例下的行业不当行为,从而使未能获得知情同意许可的医生面临吊销执照。此外,美国国家医保条例定义参与赔付的医院其联邦法规要求,除非在急诊情况下,医疗记录应包含在手术之前实施患者签署手术相关的知情同意书。

虽然书面同意代表了理想的标准,但在急诊的临床情况下,可能没有足够的时间就计划程序的本质进行有意义的对话。在纽约,法律将未经同意的医学治疗的民事责任限制于非紧急治疗和侵害性诊断程序。此外,“默示同意”的法律原则是指一种相对常见的情况,即其中医疗服务者可以合理地推断如果患者能够这样做,患者将同意治疗。默示同意本质上是即使患者没有明确表态同意治疗。

医疗服务者仍能合理理解为所有患者的行为与其授权执行程序的意图相一致。例如,在患者出现在急诊室并且随后因为心脏病失去意识的情况下,意味着他或者她来到医院期望得到必要和适当的治疗,这种情境表明默示同意治疗。治疗特权是一种有些专断意味的法律原则,在一些州继续具有法律效力;在本质上,治疗特权允许医师决定是公开风险将对患者造成伤害还是使患者面临有害选择。虽然一些州法规允许医生在面临对未获得同意的指控时使用这种自由特权用以辩护,但是有些人仍然认为如果:①患者已经知道风险;②风险是如此明显,可以合理地假设患者会知道;③风险是很低的;④风险是未知的时,未必需要完全告知所有的信息。

在涉及提供有意义的和法律上有效的知情同意时,comepetence 和 capacity 经常互换被用于描述患者在做出复杂决策时的精神状态。决策能力(capacity)通常受背景和情形所影响,例如近期服用影响精神的治疗物质(例如镇静剂、止痛剂)、妄想状态如“ICU 精神病”或戒断综合征、急性损伤或代谢症如钠、酸碱和血糖失衡。另一方面,“competence”更多地指具有固定特征的患者,例如没有解放的未成年人或者长时间认知功能障碍者;大多数司法裁决都摒弃了这种区别。

由于任何操作的风险都有可能部分与患者现有的合并症、所实施的手术和麻醉以及每个操作者的技术有关,所以知情同意过程中负责的医生最好都要在场并积极参与。当医生选择委托代理例如知情同意这样的至关重要的事项时,如果发生不幸事故,患者可能就医师的同情心、关心和勤勉方面提出质疑。而且,由于主治医生肩负着监管责任,因此他或她出席并记录自

己参与知情同意过程是合理的。通常医院没有义务确保独立的医生让患者参与相关操作的知情同意程序；在许多机构专科医生是拥有在该机构提供服务专有权的独立医生。最后，值得注意的是，由于在诉讼时医院及其医务人员可能存在利益分歧，专科医生可能选择不依靠使用医院制定的同意书标准表格，而是采用各自特定的同意书。

麻醉医生在实践过程中应考虑知情同意法对他们执业的影响。可能需要了解并解决的专业问题包括关于使用知情同意书的科室具体政策、使用麻醉专用同意书以及考虑针对有创性操作的知情同意表格。

执业范围和麻醉护理团队

执业范围这个术语是用来指定州政府法律基于类似教育、培训、经验和特殊资格等专业标准，对医疗服务提供者这类专业相关人群所许可的权利的程度。医生没有明确的执业范围。在大多数州的法律中，医生可以履行与医学实践有关的任何职责，包括那些会归于相关医疗服务人员的职责。医生的执业范围更多地由国家、州、地方和医院认证机构定义，并且趋于以专业为基础。

解释超声心动图数据并不在超声检查者的执业范围内。美国超声医学研究所(the American Institute for Ultrasound Medicine, AIUM)在其"超声检查的解释"声明中，明确赞同超声检查的解读是医疗执业的范围[43]。在其指南中，AIUM指出虽然在某些情况下超声检查者可能在帮助提取信息方面发挥关键作用，但是"超声检查应该由接受过超声专业领域培训和具有经验的医生监督和解释"[44]。因此如果超声检查者根据超声心动图数据提出诊断解释，他或她可能会无意中触犯有关未经授权进行医学执业并且超越执业范围行医的法律。当超声检查者独立进行解释时，或者当医生例行地允许或甚至将超声心动图解读的责任委托给超声检查者时，就会出现法律问题。在这种情况下，医生可能要共同负担协助和教唆未经许可医学执业的责任[45]。如果住院医生、麻醉护士或麻醉助理在手术室中提供超声心动图分析，可能会出现类似的问题[46]。未经授权的初步或最终解释也可能违反各种付费规则和政策，而且如果治疗基于错误的解释，甚至涉及整个医疗团队的不当行为责任[47]。此外，依据医疗保险和医疗补助服务中心(CMS)规定，向医疗保险和医疗补助患者提供的某些医疗服务必须在上级医师的监督指导下进行[48]。患者的病例记录必须反映实际提供服务的医疗人员，索赔的程序代码必须与医疗服务提供者的执业、认证和(或)专业范围一致。

医疗事故

在涉嫌医疗事故案件时。被告医生应至少对诉讼程序和过程具有最低限度的了解以便最好地参与他或她的辩护中。医疗事故代表一种过失的类型。过失是一种侵权行为，并受州政府特定民事法律的管理。为了根据任何具体诉讼原因而追究责任，法院将要求原告证明特定诉讼原因中的每个法律要素。

医疗过失的民事侵权行为要求原告证明：①有责任存在；②有违背责任的行为；③违背责任是损害结果的实际和最接近的原因；④存在确定的伤害性后果[49]。民事诉讼中的举证标准是证据优势("高度盖然性")。由于医疗事故与普通过失不同，超越了外行人的常识，因此法庭要求通过专家证言证明医疗中医疗护理、违反法律和直接原因的要素的标准。医生一般不对判断错误承担过失责任；相反，只有在所提供的治疗明显低于公认的良好医疗执业标准的情况下，才能合理地推断其存在过失责任。

责任是由医患关系产生的。责任要求医生要坚持自己的技能和知识水平与同一职业的其他信誉良好并从事同样的实践或专业成员普遍拥有和使用的技能和知识水平一致。然而在实践中，界定医疗标准的基础即普遍接受的医疗执业规范是难以定义的。医学文献充满争议、新的药物和技术，而且患者之间有很大的差异。尽管如此，法定责任的法律标准是以审慎的医生在相似情况下的法律标准。原告和被告将各自介绍关于自己适用的医疗标准的专家证词，因为这个标准有不确定性的灰色地带，只有专家才被允许提出意见证词。违背责任也必须由原告证明，原告的举证责任要求证明被告医生没有按照适用的医疗标准行事。关于在医疗过失索赔中违背责任的指控，主要类型包括：①失败的诊断；②失败的治疗；③不充分或不适当的治疗；④监督或监测不利；⑤治疗的并发症或副作用。

原告必须通过证明过失行为与受伤害的结果之间存在密切合理的因果联系，从而证实法律意义上的因果关系。被告人的行为必须被证明是实际造成原告人受伤害的原因，也称为事实原因。此外，被告人的行为必须被证明是造成原告人受伤害的直接原因或法律原因。重要的是要注意，法律因果关系的概念不同于医生提到的医学因果关系；法律因果关系不一定是单一的因果关系，也不一定是原告受伤害的主要或医学上最重要的原因,甚至是最直接的原因。法律因果关系既考虑事实因果关系,也考虑可预见性。事实因果关系通常使用"要是没有"检验法来定义:要是没有这个行动或行动失败,就将不会产生并发症或损伤。可预见性要求患者的伤害是被告医生不合格做法的合理可预见的结果。

伤害描述了原告遭受的可确定的损失或损害。损害赔偿一词包括原告对一系列所谓的财务、身体和精神伤害的赔偿要求。在侵权诉讼中给予补偿性损害赔偿的目的是"使原告再次完整",这对于大多数医疗相关伤害来说是法律虚构。由于不可能完全减轻伤害的影响,公共政策要求通过货币补偿来赔救。有两种类型的损害赔偿:特殊和一般。特殊损害赔偿包括如后续住院或治疗费用、援助费用或监护费用、工资损失或收入能力损失等经济损失。一般或非经济赔偿处理处理等如丧失伴侣(配偶)、精神苦恼、悲伤、疼痛和痛苦情感伤害。如果被告的行为可以被归类为肆意、故意、鲁莽、欺诈、特意、严重过失或恶意,则需要引入惩罚性赔偿或者惩戒性赔偿。

责任也可以是"事实自证"的法律原则的前提,其字面上翻译为"事实说话"。各个州事实自证损害赔偿需要的具体要素因州差异很大。在纽约,只有当原告可以证明如下情况时才可以向陪审团提交关于事实自证理论的案件:①事件是在没有过失的情况下通常不发生的事件时;②该事件是由被告独家控制下的机构或工具造成的;③该事件不可能因原告人的任何自愿行动而导致[50]。事实自证索赔的例子包括手术后残留的器械或碎片、体位损伤、灼伤或患者在麻醉镇静或者化学性麻痹状态下受伤。事实自证的法律效果是创建一个表面上证据确凿("在表面上有效")的过失案件。事实自证对于 TEE 相关损伤特别重要,因为尽管 TEE 通常被认为是安全的,但是在麻醉的患者中可能存在对软组织造成创伤性损伤的更大风险,患者在麻醉期间置入探头是不能主诉疼痛的。据报道全身麻醉下术中 TEE 探头放置相关的并发症包括口咽、食管和胃的创伤、咽痛、牙损伤、反流、插入气管内和气管内导管脱落,这样医生容易被指控传统医疗过失和事实自证索赔。

通常,医生有医疗事故保险政策的保障,以便在索赔发生时提供保险。有两种一般类型的医疗事故保险政策。事故保险政策涵盖保险有效期间发生的事故;在提供服务时生效的保险涵盖基于该服务的潜在索赔,即使在未来保险到期或终止该服务仍有效。索赔保险将仅涵盖在保险有效期间提出的索赔。由于普通的医疗事故索赔是在事件发生后 1 ~ 2 年发生的,因此当提出索赔时,医生可能不再受保险政策保护。因此,索赔保险政策可能需要额外购买"鼻子"或"尾部"保险,以便在工作或更换保险公司之间的过渡期间保持有保险的状态。为了保护保险涵盖范围和可能的证据,医疗事故保险通常要求被保险人及时通知承担人任何潜在的索赔。未能提供此类提前通知可能会使承担人免除辩护和(或)赔偿义务。风险管理是潜在索赔通知的基础,从而使在索赔的潜在有效期中用于和解或支付判决所需的资金受到保护。

医疗事故承担人对被保险人有两项主要义务:辩护义务和赔偿责任。为了提供法律辩护,保险公司通常会保留知识渊博和经验丰富的辩护律师,并代表被告医生支付法律费用。赔偿责任要求承担人在规定的政策限制范围内支付所涵盖索赔的和解或判决金额。

提起诉讼的一方(原告)必须在规定的时间内提交索赔文件,这个时限是法定的,州与州之间是不同的,被称为时效法。当原告的律师向法院提起诉讼,法院职员发出传票,诉讼正式开始。通常,传票针对的是被告医生而不是保险公司,重要的是医生立即通知保险公司,因为被告只有有限的时间来应诉。如果医生的辩护人没有在法定期间内应诉,则剥夺被告在法庭上对此事进行辩护的权利默认判决支持原告。如果诉讼未被驳回,则双方将进入到"法庭调查"程序。法庭调查涉及每一方从诉讼各方获取相关信息和文件的机会。法庭调查可以包括质询;提交主要团体、支持人员和家庭的证词;图表审阅;专家审阅;并确定相关附属材料。质询书是指向当事人送达的书面问题;证词是在宣誓后正式口头声明,并由法庭记录员誊写。

在诉讼过程中的不同时期,当事人可以选择和解、尝试替代性争议解决例如调解或仲裁、提案动议或者撤诉或者自愿终止诉讼的意向。法庭为了司法效率,普遍鼓励庭前和解。医疗事故案件常常在法庭外和解,因为这样做有很多潜在的优势:①陪审团是不可预测的;②减少了有罪判决的消极后果和宣传效果;③可能减少辩护律师、专家证人和法院费用;④消除了以前判决对未来类似案件的先例影响。如果诉讼进行到审判,法院将在"诉讼记录"或审判日历上设定审判日期。辩护策略通常是案件事实、证人的信誉、专家意见和当事人的人格之间的复杂博弈。一方当事人通常有权向至少一个更高级的法院提出上诉,该上级法院有权维持、推翻或修改初审法院的判决。

根据医学的本质,医学是个专业实践领域而诉讼的风险高。医生必须要理解不好的结果不等于医疗事故。与患者和家属清晰、开放、诚实的沟通是防止诉讼的最好方法。然而，当遇到医疗事故诉讼时，当医生选择知识渊博和经验丰富的辩护律师并积极参与辩护过程，会得到最好的结果。

医疗差错和公开

每个医疗从业者和机构都在追求职业实践的卓越，这是不言自明的。尽管如此，在与疾病进展、医疗差错、暴露于医院病原体或医源性损伤相关的临床环境中，仍然会有并发症发生。只要有可能，应实施患者安全优化策略，以简化常规流程、最大限度地减少或减轻由潜在的医疗差错导致的对患者造成的伤害。

由于认识到医疗差错导致伤害患者常常是全系统的问题，因此原告律师增加了对机构制度性政策和程序的审查。虽然过去由于护士、治疗师和其他医院工作人员的过失对于患者造成伤害，经常被归咎于医院，但是最近也可能有一种趋势，医生的承担责任也归咎于医院。判例法扩大了医院对患者进行治疗的独立责任范围。因此，由于雇员或主治医师提供的医疗而造成对患者的伤害时，医院作为共同被告的案例并不罕见。将责任归咎于医院的典型法律原则是替代责任或监督者责任[51]。在共同替代责任的情况下，医院可能对医生的过失负有共同责任，或根据代理理论单独承担责任。急诊医疗医院对提供非过失的医生治疗有禁止授权责任。

安全文化也产生了关于医疗差错的公开透明哲学。CMS、联合委员会和许多州政府机构主张医院制定并遵守公开政策和协议。在公开的过程中，在认识到发生医源性损伤或医疗差错后，会在早期告知患者和（或）家庭。初步研究表明，完全公开可能会减少诉讼，但这样公开的最佳政策和程序仍有争议。一些州已经开发了所谓的安全港，以保护在在诉讼期间公开会议中所传递的信息免于法庭调查。然而，这些安全港法律中不同州政府之间存在很大差异。

诚实和同理心经常受到赞赏，并可以保证对医疗至关重要的专业精神和关怀宗旨的整体氛围。根据州法律、监管机构规范或医院政策和程序，公开不良事件甚至可能是强制性的。但是，只有经过仔细思索和考量之后，医师或护理团队才可以向患者或患者代表公开医疗差错。一般来说，法律原则是任何说过或做的事情都可能对被告人不利，而且在某些情况下根据证据规则，公开可被视为不利于己的供认。此外，公开也可能被认为是供认并随后被纳为证据，这样消除了对

医疗事故索赔进行的潜在辩护。在诉讼的情况下，如果承认或供认消除了可疑的事实内容，原告可以提出即刻判决，只剩下由法院确定的损害赔偿金额或和解。大多数保险还包含"合作条款"，要求被保险人为索赔辩护充分合作。有可能会因为参与公开会议而导致对医疗事故索赔的辩护受到威胁、违反合作条款，从而使政策失效。

医院的领导和主治医师应该知道并准备好去改进、审查或遵守所在机构有效的适用的公开政策。此外，虽然医院风险管理人员经常监督公开政策的实施，但是医生可能需要考虑公开会议带给个人的法律后果，并考虑事先与代理律师进行协商。

服务的文档、代码和计费：欺诈索赔法案的含义

"欺诈索赔法案"（the False Claims Act，FCA）最早于1863年由美国国会颁布，最初称为"线人法案"。FCA旨在通过向平民提供对向美国政府提出虚假索赔的任何人提起民事诉讼的权利，来打击采购欺诈。这些民事诉讼拉丁语被称为 *qui tam pro domino rege quam pro si ipso in hac parte sequitur*，在英语中的意思是"代表国王以及为自己起诉"。1986年，美国国会再次修改了FCA，并重点修改了以前的要求的"蓄意"表现，取而代之为裁定"没有蓄意诈骗的具体证据"，如果可以证明被告"蓄意"提出虚假的索赔被告将根据FCA承担责任。"蓄意"这个术语被广义地定义，包括实际上知道是虚假信息，或者故意忽略信息的真实性或者虚假性，或者贸然不顾信息的真实性或虚假性[52]。FCA适用于任何因为蓄意协助而导致政府支付由于欺诈或者浪费的索赔。在2009年，"2009欺诈执法和恢复法案（the False Claims Act，FERA）"被签署为法律，旨在进一步阻止欺诈[53]。2010年，"患者保护和经济保障法案"（the Patient Protection and Affordable Care Act，PPACA）"被签署为法律，再次进一步扩大和加强了FCA的涵盖范围[54,55]。

在卫生保健方面，遵守FCA是至关重要的[56]。合规的重要性体现在由政府和第三方付款人对索赔、计费模式和告发投诉进行例行审计。如果原告因违反法规、条例或合同而失去资格，而索赔是要将钱或财产给予这样的原告，则通常被认为索赔是假的。医疗保健背景中的假索赔的示例包括对不必要服务的索赔、未进行或未记录的服务的索赔、改写实际诊疗项目代码为更高级别代码并索要比实际服务更高的医疗赔

付、歪曲服务提供者的索赔、拆分服务或违反"反回扣法"或者斯塔克法的内容。拆分是指对于应该一次收费的操作被分成若干不同的收费项目。时效条例或提出索赔后政府可能追究 FCA 案件的时间是在虚假索赔的 6 年内,或者从政府得知虚假索赔的 3 年(但不超过 10 年)。

2011 年,美国从医疗保健欺诈案件中收回了超过 24 亿美元。自 1986 年以来,美国已经从医疗保健欺诈案件中收回了超过 210 亿美元。根据 FCA 被起诉的医生受到各种制裁,包括:

1. 刑事制裁。

2. 美国总检察长可以提起民事诉讼,实施制裁和处罚。

3. 总检察长可将该事宜转交美国卫生和人力服务部(the Department of Health and Human Services, DHHS)部长,以便采取行政处罚和制裁。

4. 卫生和人力服务部部长可以寻求在行政追讨程序中追讨过去多付的款项。

FCA 由美国监察长办公室(the Office of Inspector General,OIG)、美国助理检察官的区域办事处和联邦调查局(he Federal Bureau of Investigation,FBI)执行。违反 FCA 的人有可能承担 FAC 的民事处罚不低于 5500 美元,不超过 1 万 1 千美元,加上每次欺诈索赔造成的经济损害 3 倍金额;监管期("企业诚信协议")禁止参与美国国家医疗保险和医疗补助,而且可能受刑事处罚[57]。值得注意的是,依据联邦欺诈和虚假陈述刑事法所提到的"在重要事实方面对政府机构非法和蓄意作出虚假陈述",因 FCA 而被起诉的人可能负有独立责任。此外,许多州根据联邦法规律现在已经颁布了自己的 FCA 法规。例如,纽约的医疗补助检察长办公室(the Medicaid Inspector General,OMIG)调查和起诉根据医疗补助计划提交的虚假索赔。诉讼可由代表政府的私人当事人根据告发或"举报人"诉讼规定提起。如果政府拒绝介入诉讼,举报人可以自己进行,如果他最终胜诉,可以得到政府收回的一部分钱款。通常,举报人可以接受 25% 至 30% 的判决或和解费用。

在教学医院 CMS 计费和代码监察必要的项目是需要主治医师实际在场或立即可以到位,以便带教医生提交对 CMS 偿付费用的索赔。教学医院因为有医学继续教育(graduate medical education,GME)项目而承担更高的间接运营成本,美国国家医疗保险会在预期支付系统下为教学医院支付这笔增加的款项。它还通过为主治医生的服务提交索赔来支持在教学医院的

GME 项目,这些主治医生与治疗美国国家医疗保险 B 部分涵盖患者的住院医师有关,因此,无人指导的住院医生提供的服务不能纳入计费,否则将代表"双重偿付"[58]。CMS 定义了一般规则,规定:

如果住院医生参与教学形式下完成的医疗服务,则在需要支付的任何服务或操作的关键环节,只有承担教学任务的医生在场,才可以按照医生费用表支付款项。在手术、高风险或其他复杂操作的情况下,在操作的所有关键环节带教医生必须在场,并且在服务或操作整个过程可以立即到位完成服务……在评估和管理服务中,带教医生必须在决定服务计费等级的服务环节在场……医疗记录必须写明在治疗服务完成时带教医生在场……带教医生、住院医生或护士各自的医疗记录也可以证明带教医生在操作时在场。在评估和管理操作时,带教医生必须亲自将其参与服务记录在医疗病历中[59]。

DHHS 部长启动了医师在教学医院带教医生(the Physicians at Teaching Hospitals,PATH)计划,通过审查教学医院的美国国家医疗保险 B 部分的账单,旨在收回过去超额支付的服务费用[60]。对宾夕法尼亚大学医疗系统提交的账单进行 PATH 审计后,从 1989 年至 1994 年期间向美国政府申请的 3000 万美元被退还给了美国国家医疗保险机构。

虽然 FCA 解决了向美国国家医疗保险和医疗补助患者提供服务的付款索赔,但私人保险公司也有一种趋势,即监控和强化编码和计费。此外,CMS 与当地和国家私人保险公司签订合同,代表 CMS 为美国国家医疗保险和医疗补助患者处理索赔;在这种情况下,为了可能会强制执行,必须报告向这些私人保险公司提交的不合规索赔。收回审计承包商(recovery audit contractor,RAC)是由 CMS 签约的其他私营实体,负责监督收回超额的付款。

个人遵守规则和法规是任何 FCA 合规计划的基石[61]。此外,完整、同步和准确的医疗记录对于提供偿付服务的任何索赔的辩护都是至关重要,这些服务包括已经完成的治疗,也包括记录分析过程和为了将来转诊的制定的治疗计划、记录治疗的必要性、记录用于治疗的实际时间和记录决策的等级。至于术中 TEE,参与教学的麻醉医师应该可以立即到位的环节包括在探头插入、操作期间以及为了医学决策而进行正式的解读期间。在麻醉医疗团队模式下实施操作的非教学情况,麻醉主治医生必须知道执业规定的范围不仅影响谁能够进行该操作,而且还影响在受限制的执业范围进行服务的计费内容。

HIPAA、隐私和医疗信息安全

对医疗信息的隐私性和保密性的职业尊重是医学伦理和健康法中公认的原则。尊重患者的隐私是确保信任、维持医生职业精神和患者尊严并促进医患关系所必须的全面沟通的基础。诚信责任强调了忠诚、诚实和奉献，代表了医疗信息隐私性的伦理基础。此外，保密责任可以追溯到希波克拉底誓言，被编纂到 AMA 医学伦理原则和联合委员会的指导原则。然而，所有医生必须熟悉 1996 年颁布的"健康保险携带和责任法案"（Health Insurance Portability and Accountability Act, HIPAA）中体现的规则[62]。美国国会为了明确若干目的而颁布了 HIPAA[63]。

1. 提高医疗保险项目在群体和个人市场的便携性和连续性。

2. 打击医疗保险和医疗保健服务中的浪费、欺诈和滥用行为。

3. 促进使用医疗储蓄账户。

4. 提高获得长期护理服务和保险项目的可能性。

5. 简化医疗保险的管理以及其他目的。

HIPAA 还包含规范医疗记录隐私、安全和电子医疗传递处理标准以及适用于医疗服务提供者、健康计划和健康数据集中所得数据存储和恢复标准的法定规则和程序，HIPAA 下统称为覆盖实体。HIPAA 与大多数联邦法规相似，通常效力优于州政府法律，除非州政府法律条款有更加严格的要求。

HIPAA 有四个基本标准：①电子传递和代码集标准；②隐私规则；③安全规则；④国家标识符要求。此外，DHHS 发布了"强制规则"，规定了民事罚款的程序性和实质性要求。

HIPAA 的隐私规则定义了受保护实体可以使用和公开受保护的健康信息（protected health information, PHI）的情况和程序。PHI 是指以任何形式或媒介传送或维护的任何可单独识别的健康信息。隐私规则规定，在未经个人同意的情况下，保险实体不得公开个人健康信息。然而，有些情况下允许未经个人授权而进行公开。例如，允许公开治疗、付款或医疗服务操作；因为执法目的而公开受保护信息；在签署知情同意后，也可用于医疗事故诉讼中。

美国司法部和有权接受和调查隐私投诉的民权办公室共同执行违反 HIPAA 规定的处罚。HIPAA 违规的民事罚款为每次违约 100 美元/（次·年）到最高为 2 万 5 千美元/（次·年）。但是，属于触犯刑事犯罪类别的蓄意或恶意公开范围处罚从 5 万美元到 10 万美元不等，欺诈罪最高可判 5 年有期徒刑。如果出于商业利益、个人利益或恶意伤害而出售信息，处罚可以高达 25 万美元和 10 年有期徒刑[64]。

斯塔克法和反回扣法

医生正受到联邦和州执法机构关于其执业实体的财务结构和与执业合作伙伴的关系的越来越多的审查。"患者转诊伦理法"（斯塔克法）监管医生对享用美国国家医疗保险和医疗补助患者自我转诊[65]。医生自我转诊是指医生将患者转诊到自己拥有经济利益——有所属权或者有投资或者有结构性补偿安排——的医疗实体的做法，医生可能受益于这样的转诊，这样的安排会产生固有利益冲突[66]。斯塔克法的支持者认为这种自我转诊安排可能鼓励过度医疗服务，鼓励内部转诊系统，限制竞争，从而使医疗服务费用增加。

为了确定斯塔克法是否适用于特定安排，必须回答三个问题。

1. 医生或医生的直系亲属安排转诊涉及的患者是否享用美国国家医疗保险或医疗补助保险？

2. 是否是"指定医疗服务"（designated health service, DHS）的转诊？

3. 转诊医生或家庭成员与转诊实体之间是否存在任何形式的财务关系？

如果任何问题的答案是"否"，则不适用斯塔克法。如果所有三个问题的答案都是"是"，则必要接受下一步调查以确定该安排是否属于法定例外。如果是这样，则不适用斯塔克法。如果活动不是法律规定的公认的例外，斯塔克法规确实适用于这种情况，转诊就违反联邦法律[67]。

斯塔克法仅适用于将享用美国国家医疗保险和医疗补助患者转诊给予他们（或直系亲属）有"财务关系"的特定服务（DHS）实体的医生。法规指定的卫生服务和财务关系范围非常广泛。最初，斯塔克法仅应用于美国国家医疗保险可报销的临床实验室服务。斯塔克法律修订后随即扩大了涉及 DHS 的范围，其中影像学服务包括磁共振成像、计算机轴向断层扫描和涵盖超声心动图和血管成像的超声服务。涉及斯塔克法的 DHS 的要素可能包括费用中职业、技术或设施部分，这取决于服务的类型以及医疗服务如何付费。如果转诊医生亲自执行服务，不论医生是否直接对服务项目记帐还是根据分配对其他实体呈报账单,针对自己的转诊不被视为转诊。

反回扣法规定任何人接受任何形式的付款作为回报——即便是将患者转诊给另一个享用美国国家医疗保险或医疗补助服务的机构都是重罪,包括支付购买、租赁或订购任何商品、设施、服务或美国国家医疗保险或医疗补助服务资金付费的项目[68]。医生与医生和医生与医院的相互关系可能会归类于反回扣法律。反回扣法律规定对蓄意和故意提供、支付、索取或接受报酬以获取美国国家医疗保险或医疗补助计划付费的业务的个人或实体给予刑事处罚;并且,这种犯罪是重罪。证明违反反回扣法规所必需的必要因素是蓄意(知情和故意)和报酬(招揽、收受或付款)。回扣是指用于诱导转诊的公开或隐蔽付款。回扣的示例可能包括折扣的办公空间、转诊奖金回扣、吸引入伙的好处费。

虽然斯塔克法只适用于使用美国国家医疗保险和医疗补助患者的医生转诊,但反回扣法规的范围更广,影响了任何从事联邦医疗保健计划业务的人。斯塔克法不要求恶意;无论其意图如何财务关系都可能违反了斯塔克法律。相反,反回扣法则需要具体的"蓄意",违反斯塔克法可能会触及犯罪行为。

违反斯塔克可能会导致一系列制裁,例如民事处罚、拒绝支付违反斯塔克提供的服务以及被拒绝参加美国国家医疗保险、医疗补助计划或任何其他联邦医疗服务计划。转诊和索赔违反斯塔克法的,可处以每项活动1万5千美元的民事罚款。由于不适当转诊而支付的任何索赔均被视为超额付款,可处以10万美元的民事罚款。虽然斯塔克法不允许医生以奖励转诊的方式得到补偿,但是只要满足某些标准,团体中的医生可以分享该团体的整体利润,并且可以因为他们自己的服务或他们的服务衍生而来的服务而被支付增产奖金。除了CMS,许多其他联邦和州机构有权调查和指控起诉或起诉涉及不合规医师财务关系的案件。美国检察院、美国司法部和联邦调查局办公室有权调查和起诉被指控的违反联邦医疗保健法律的行为。DHHS OIG的任务是识别和消除DHHS计划中的欺诈、浪费和滥用行为以及促进部门运营的效率和经济。

术语"医学上必需的或医疗必需"是指医生以预防、评估、诊断或治疗不适、损伤、疾病或其症状为目的,对患者提供谨慎的临床判断的医疗健康服务。这类服务包括:①按照普遍接受的医疗执业标准;②临床

适用的类型、频率、范围、部位和持续时间合适,对患者的不适、损伤或疾病有效;③主要不是为了方便患者、医生或其他医疗保健提供者,提供不比替代服务或服务序列更昂贵的、患者原来的不适、损伤或者疾病的诊断和治疗相比至少可能产生同样的治疗或者诊断结果的服务。出于这些目的,"普遍接受的医疗执业标准"是指基于通常由相关医学界认可的、同行评审过的医学文献中的可靠的科学证据,或者与涉及临床判断的政策项目中规定的标准相符合的标准。在美国,根据CMS对医疗产品和服务的支付在法律上仅限于诊断或治疗疾病或者损伤或者改善功能所需的合理且必要的项目和服务。另一方面,在管理医疗诉讼的背景下,医疗需求的服务已经被法院定义为特定患者的医疗需求,因此个人需要依赖于个人评估,而不是基于执业标准来统一判定。

根据自我转诊法律,麻醉医生可以确定在特定的临床情况下应用TEE并且自己进行干预而没必要落在自我转诊法律之外。但是,如果为了回报而转诊给另一个医疗服务提供者或群体,则可能触及自我转诊法律。斯塔克法也可能涉及医院为麻醉医师提供TEE设备,并且根据其使用与医生共享"每次点击"收入,或者该设备被以低于市场公平价值租给医生以推动使用和医院转诊。斯塔克法和自我转诊法律是非常复杂的,每当有意识到财务安排可能牵涉到自我转诊法律,就必须咨询法律专家顾问,以减少将来未来触犯国家和联邦法律的风险。

远程监控和远程医疗

远程医疗可以被广泛地定义为使用电信技术消除地理间隔,对患者实时面对面远程地提供医疗服务[69]。远程医疗系统可以通过网络摄像机的计算机连接一样简单,或者远程控制机器人进行手术一样先进[70]。远程放射科医师和远程病理科医生早已使用电信来分别读取未联机的放射线照片和标本,以用于诊断或咨询。最近,医疗评估和管理服务已经变得适合检查患者和管理实时使用视听通讯、数字听诊器并远程访问医疗记录。

远程医疗的法律问题分为三类:不是电信媒介所独有的传统医学法律问题、美国州政府医疗保健法律和法规的冲突以及远程医疗特有的问题。此外,尽管政府机构为了获得更多的专科医疗服务而提供了鼓励

性支持,但是扩大远程医疗还面临着一些挑战:①技术基础设施不足;②规则扭曲、竞争受限和需求分散;③不补偿远程医疗服务的公共和私人付费政策;④阻止在州内和州间以及国家范围实施远程医疗的医生执照和证书规则;⑤关于医疗事故责任;⑥关注所传输的患者信息的保密性。

在远程医疗中,患者的身体位置限定了实施医疗的位置以及适用法规的管辖权。因此,尽管患者接受了身处另一个州的医生的诊断和治疗,但是患者而不是医生的位置界定了医疗地点。在州执业或从事医生/患者关系的医生必须在该州获得执照和注册。即使医疗服务不被记账或报偿付销或者不能偿付,在远程医疗的虚拟世界中医患关系被认为就像发生在床旁一样是真实的,并且州法律明确地维护了这种关系的存在。已经通过远程医疗建立了医疗服务关系的医生和提供者医疗团队必须达到与传统的面对面医疗相同的医疗标准。此外,通过电子媒体传播医疗咨询或治疗这个事实并不改变对文件和甚至随访治疗的要求。远程医疗中和面对面一样,必须根据现行的医疗记录标准创建和维护医疗记录[71]。远程医疗受制于强化保密规定,医疗记录的保密标准在 HIPAA 和经济和临床卫生健康信息技术 (Health Information Technology for Economic and Clinical Health , HITECH) 法中被立法授权[72]。

TEE 是远程医疗应用的理想选择,只要有超声操作者就可以远程定位探头。远程医疗理论上可以扩大这种专业服务在通常不能提供诊断干预的地点例如手术室和重症监护室使用的可行性。远程医疗对 TEE 服务的潜在价值是巨大的。尽管如此,本章中概述的法律问题同样适用于通过远程超声的医疗行为。

总结和结论

美国医学执业受到大量的联邦立法、州法规以及来自各种政府和准政府机构的多层法规的高度监管。法律和监管环境必须支持而不是削弱医生代表他或她的患者临床实践的能力。由于医生应该投入时间和精力用于医学实践,保持与他们选择的执业领域的发展一致,重要的是医生与有专业能力的管理人员和法律顾问合作,以最好地代表他们的利益。

免责声明:本文提供的材料仅用于教学,并不作为法律建议。

参考文献

1. Szalados JE. Legal issues in the practice of critical care medicine: a practical approach. *Crit Care Med.* 2007;35(Suppl.):S44-S58.
2. 21 U.S.C. §§307-399.
3. Szalados JE. "Statutory and Regulatory Controls" in Pharmaceutical Law: Regulation of Research, Development, and Marketing. In: Clark ME, ed. BNA Books; 2007:1-120.
4. Pub. L. No. 94-295, 90 Stat. 538 (1976).
5. Generally see 21 C.F.R. 800 – 1299.
6. 21 C.F.R. 860.
7. FDCA § 510(k), 21 U.S.C. § 360(k).
8. Colacicco v. Apotex, Inc., 521 F.3d 253, 257 (3d Cir. 2008) (citing 21 U.S.C. §§ 301-397 (2006))."The FDA is charged with 'promot[ing] the public health by promptly and efficiently reviewing [drug manufacturers'] clinical research and taking appropriate action on the marketing of regulated products in a timely manner' and 'protect[ing] the public health by ensuring that… drugs are safe and effective.'"
9. See eg Venticinque SG, Kashyap VS, O'Connell RJ. Chemical burn injury secondary to intraoperative transesophageal echocardiography. *Anesth Analg.* 2003;97(5):1260-1261.
10. 10 CFR 20.1003
11. The law of products liability is found mainly in common law (state judge-made law) and in the Uniform Commercial Code, Article 2; the key section addressing warranties and products liability are the in §§ 2-314 and 2-315.
12. 21 CFR § 7.40.
13. The FDA may issue a recall order to the manufacturer under 21 CFR § 810, Medical Device Recall Authority.
14. Resnic FS, Normand S- LT. Postmarketing surveillance of medical devices–filling in the gaps. *N Engl J Med.* 2012;366:875-877.
15. Section 518(e) of the FDCA and 21 CFR § 810.13.
16. Restatement (Third) of Torts: Products Liability § 2 1998.
17. U.S. Constitution. Article VI., Clause 2.
18. Riegel v. Medtronic, 128 S. Ct. 999 (U.S., Feb. 20, 2008).
19. United States v. Caputo, 288 F. Supp. 2d 912 (N.D. Ill. 2003). If the intended use of a product changes, manufacturers must obtain Food and Drug Administration approval for the new use so that they can label the product appropriately. 21 C.F.R. § 807.81(a)(3); 21 C.F.R. § 801.4. Including off-label uses in the product's labeling renders it adulterated and promoting off-label uses makes it misbranded. 21 U.S.C.S. §§ 351(f)(1)(B), 352(f). Manufacturing or introducing an adulterated or misbranded product into interstate commerce is prohibited. 21 U.S.C.S. § 331(a-c), (g). Aff'd, United States v. Caputo, 517 F.3d 935 (7th Cir. 2008).
20. Sterling Drug v. Cornish, 370 F.2d 82, 85 (8th Cir. 1966).
21. See Larkin v. Pfizer, Inc., 153 S.W.2d 758, 770 (Ky. 2004) ("[O]nly health-care professionals are in a position to understand the significance of the risks involved and to assess the relative advantages and disadvantages of a given form of prescription-based therapy."); see also Vitanza v. Upjohn Co., 778 A.2d 829, 837 (Conn. 2001); ("The learned intermediary doctrine…is based on the principle that prescribing physicians act as 'learned intermediaries' between a manufacturer and consumer and, therefore, stand in the best position to evaluate a patient's needs and assess the risks and benefits of a particular course of treatment.") (internal citations omitted).
22. See Mason v. SmithKline Beecham Corp. (Mason I), 546 F. Supp. 2d 618, 625 (C.D.Ill. 2008).
23. The standard for judging both design defects and failure-to-warn claims under the Restatement (Third) states that products should be judged according to "foreseeable risks of the harm posed by the product" at the time that the product was manufactured. Restatement (Third) of Torts: Products Liability § 2(b), (c) (1998).
24. Sackett DL, et al. Evidence based medicine: what it is and what it isn't. *BMJ.* 1996;312:71-72.
25. Rosoff AJ. The role of clinical practice guidelines in health care reform. *5 Health Matrix.* 1995;369.
26. See Spensieri v Lasky, 94 NY2d 231, 723 N.E.2d 544, 701 NYS2d 689 (1999); Barrett v Hudson Valley Cardiovascular Assoc., P.C., 91 AD3d 691, 936 NYS2d 304 (2d Dept 2012).
27. Hinlicky v. Dreyfuss 815 N.Y.S.2d 908 (2006).
28. Eagle KA, Berger PB, Calkins H, et al. ACC/AHA guideline update for perioperative cardiovascular evaluation for noncardiac surgery–executive summary: a report of the American College of Cardiology/American Heart Association Task Force on Practice Guidelines (Committee to Update the 1996 Guidelines on Perioperative Cardiovascular Evaluation for Noncardiac Surgery). *J Am Coll Cardiol.* 2002;39:542-553.
29. See JCAHO, Comprehensive Manual on Accreditation, Medical Staff Standard 5.2.
30. Health Care Quality Improvement Act, Pub. L. No. 99-660, 100 Stat. 3784 (codified as amended at 42 U.S.C. §§ 11101-11152 [1999].
31. 42 U.S.C. § 11131.
32. 42 U.S.C. § 11133(a)(1)(A).
33. 42 U.S.C. § 11135(a)(2).
34. 42 U.S.C. § 11151(4)(A)(ii).
35. 42 U.S.C. § 11112; See also Sugarbaker v. SSM Health Care, 190 F.3d 905 (8th Cir. 1999) 'The HCQIA creates a statutory presumption that professional review actions are conducted in accordance with the statutory requirements.' See also 42 U.S.C. § 11137(c)"The HCQIA also contains a separate immunity provision stating that no person or entity shall be held liable in any civil action with respect to any report to the NPDB in the absence of "knowledge of the falsity of the information contained in the report."
36. 42 U.S.C. § 11112(a). See Wayne v. Genesis Med. Ctr., 140 F.3d 1145, 1148 (8th Cir. 1998).
37. N.Y. Pub. Health L. § 2805-m.
38. Szalados JE. Informed consent: a legal overview for clinicians. *Curr Rev Clin Anesth.* 2008;29(11):123-131.
39. Schloendorff v. Soc'y of N.Y. Hosp., 105 N.E. 92 (N.Y. 1914).
40. See Tashman v. Gibbs, 556 S.E.2d 772, 777 (Va. 2002).
41. See Canterbury v. Spence, 464 F.2d 772, 784 (D.C. Cir. 1972).
42. See Restatement (Second) of Torts § 18 (2006). Claims for battery may also be brought in criminal proceedings as well as civil proceedings as a tort. Battery in the medical malpractice context is generally considered a tort, rather than a criminal act.
43. American Institute of Ultrasound in Medicine. 'Interpretation of Ultrasound Examinations' March 27, 2010:Available online at http://www.aium.org/publications/viewStatement.aspx?id=15. Link verified February 16, 2012.
44. Dubinsky T. Medical liability and responsibility: the sonographer's expanding role and legal liability. *J Diagn Med Sonography.* 1985;1(6):286.
45. Kisslo J, Millman DS, Adams DB, et al. Interpretation of echocardiographic data: are physicians and sonographers violating the law? *J Am Soc Echocardiogr.* 1988;1:95-99.
46. American Institute of Ultrasound in Medicine. 'Training Guidelines for Physicians Who Evaluate and Interpret Diagnostic Ultrasound Examinations': ; November 5, 2011:Available online at http://www.aium.org/publications/viewStatement.aspx?id=14. Link verified February 16, 2012.
47. Kisslo J, Millman DS, Adams DB, Weiss JL. Interpretation of echocardiographic data: are physicians and sonographers violating the law? *J Am Soc Echocardiogr.* 1988 Jan-Feb;1(1):95-99.
48. Wegman B, Stannard JP, Bal BS. Medical liability of the physician in training. *Clin Orthop Relat Res.* 2012;470(5):1379-1385.
49. See eg. Hytko v. Hennessey, 62 A.D.3d 1081, 879 N.Y.S.2d 595, 598 (3d Dep't 2009) (internal citations omitted); Smith v. Masterson, 353 F. App'x 505, 507–08 (2d Cir. 2009); Keane v. Sloan-Kettering Inst.

for Cancer Research, 96 A.D.2d 505, 464 N.Y.S.2d 548, 549 (2d Dep't 1983).

50. Simmons v. Neuman, 50 A.D.3d 666, 667, 855 N.Y.S.2d 189 (2d Dep't 2008) (citations omitted); see also States v. Lourdes Hosp., 100 N.Y.2d 208, 211-12, 792 N.E.2d 151, 762 N.Y.S.2d 1 (2003) (citations omitted); "To rely on the doctrine of res ipsa loquitur, a plaintiff must demonstrate that (1) the injury is of a kind that does not occur in the absence of someone's negligence, (2) the injury is caused by an agency or instrumentality within the exclusive control of the defendants, and (3) the injury is not due to any voluntary action on the part of the injured plaintiff."

51. See Schloendorff v. Society of New York Hospital, 211 N.Y. 125, 105 N.E. 92 (1914) overruled Bing v. Thunig, 2 N.Y.2d 656, 163 N.Y.S.2d 3, 143 N.E.2d 3(1951); Moeller v. Hauser, 237 Minn. 368, 54 N.W.2d 639, 57 A.L.R.2d 364 (1952); Rice v. California Lutheran Hosp., 27 Cal.2d 296, 163 P.2d 860 (1945).

52. 31 U.S.C. § 3729.

53. Fraud Enforcement and Recovery Act of 2009, Pub. L. No. 111-21, 123 Stat. 1617 (May 20, 2009).

54. Patient Protection and Affordable Care Act of 2010, Pub. L. No. 111-148, 124 Stat. 119 (2010).

55. See Affordable Care Act § 6402(f)(2), 124 Stat. at 759; see also United States ex rel. Hutcheson et-al. v. Blackstone Med., Inc., 647 F.3d 377, 389 (1st Cir. 2011).

56. 31 U.S.C. §§ 3729 et seq.

57. CMP Statute (Section 1128A of the Social Security Act) at 42 U.S.C. § 1320a–7a(b)(1).

58. Centers for Medicare and Medicaid Services (CMS). *Medicare Part B Reference Manual. "Teaching Physician's Billing Guide."* March 2003.

59. DOH & DHHS CMS Manual System, Pub 100–04 Medicare Claims Processing. Centers for Medicare & Medicaid Services (CMS)Transmittal 2303, September 14, 2011:Available online at https://www.ou hsc.edu/bc/documents/2011-10-R2303CP-TPrulespartial.pdf.

60. Association of American Medical Colleges. *"Background Paper Physicians at Teaching Hospitals (PATH) Initiative."* October 20, 1997.

61. *Fed Reg.* Feb 23, 1998;63(35):8987-8998.

62. Szalados JE. Health information privacy and HIPAA: The Health Insurance Portability and Account-ability Act. *Curr Rev Clin Anesth.* 2004;25(1):3-14.

63. Most of the healthcare delivery provisions of the HIPAA statute, Pub. L. No. 104-191, 110 Stat. 2021 (Aug. 21, 1996), are codified as amendments or additions to the Social Security Act, 42 U.S.C. §§ 1301 et seq.

64. 42 U.S.C. § 1320d-5(a)(1) (2000); 45 C.F.R. § 160.508. A civil penalty may not be imposed for a violation if it is punishable as a criminal offense under 42 U.S.C. § 1320d-6, which is administered by the Department of Justice. 42 U.S.C. § 1320d-5(b)(1); HIPAA Administrative Simplification: Enforce-ment, 70 Fed. Reg. at 20,237.

65. 42 U.S.C. § 1395 et seq.

66. United States v. Ruttenberg, 625 F.2d 173, 177 (7th Cir. 1980).

67. Medicare and state health care programs: fraud and abuse; safe harbors for protecting health plans. *61 Fed Regist.* Jan. 25, 1996;2122:2124.

68. 42 U.S.C. § 1320a-7b(b).

69. Daly HL. Telemedicine: the invisible legal barriers to the health care of the future. *Ann Health Law.* 2000;9:73-106 (citing Conduct on Medical Education and Hospitals and Council on Medical Service and the American Medical Association, Joint Report, 1994).

70. Mendelsohn LB. A piece of the puzzle: telemedicine as an instrument to facilitate the improvement of healthcare in developing countries?*18 Emory Int Law Rev.* 2004;151:163 see also Hamilton-Piercy M. Cybersurgery: why the united states should embrace this emerging technology. 7 J High Tech Law. 203, 210(2007).

71. NYS DOH. Statements on Telemedicine Board for Professional Medical Conduct. Available online at http://www.health.ny.gov/professionals/doctors/conduct/telemedicine.htm.

72. Title XIII, Div. A, and Title IV, Div. B, of the American Recovery and Reinvestment Act of 2009, Pub. L. No. 111-05, 123 Stat. 115 (Feb. 17, 2009), contain the Health Information Technology for Economic and Clinical Health Act (the HITECH Act).